U0339886

河南省中医药研究院院志

周文贞　主编

河南科学技术出版社

·郑州·

图书在版编目（CIP）数据

河南省中医药研究院院志/周文贞主编．—郑州：河南科学技术出版社，2019.10
（2023.3重印）
ISBN 978-7-5349-9740-2

Ⅰ.①河…　Ⅱ.①周…　Ⅲ.①中国医药学-研究院-概况-河南　Ⅳ.①R2

中国版本图书馆 CIP 数据核字（2019）第 223489 号

出版发行：河南科学技术出版社
　　　　　地址：郑州市郑东新区祥盛街 27 号　　邮编：450016
　　　　　电话：（0371）65788629　　　　65788613
　　　　　网址：www.hnstp.cn
策划编辑：吴　沛
责任编辑：赵振华　吴　沛
责任校对：韩如月　董静云
封面设计：张　伟
版式设计：张　伟
责任印制：张艳芳
印　　刷：三河市同力彩印有限公司
经　　销：全国新华书店
开　　本：787 mm×1092 mm　1/16　印张：56　彩插：28 面　字数：1230 千字
版　　次：2023 年 3 月第 2 次印刷
定　　价：398.00 元

《河南省中医药研究院院志》
编纂委员会

主　　任：周文贞

副 主 任：王希浩　田元生　范军铭　李毅萍

委　　员：（以姓氏笔划为序）

王　军　　王守富　　王治阳　　牛国顺　　田文敬　　白清林

毕巧莲　　任孝德　　华　琼　　庆　慧　　刘国平　　刘道清

闫庆栋　　许卫强　　李　琦　　李亚峰　　李更生　　杨辰华

肖　莉　　邱保国　　宋红湘　　张　克　　张关亭　　张明利

张建刚　　张清蕊　　陈阳春　　周永涛　　郑　宏　　赵　凯

赵京伟　　荫　晴　　侯勇谋　　侯留法　　都恒青　　高　宇

高　雅　　郭泉滢　　郭致远　　黄保民　　崔晓飞　　蒋春霞

焦　伟　　蔡小平　　潘金丽　　薛爱荣　　薄立宏

主　　编：周文贞

副 主 编：田文敬　　牛国顺　　王　军

撰　　稿：李春燕　　郭致远　　王学超　　张振亚　　王　明　　孙维莹

孙现鹏　　李开言　　王洪久

审　　校：牛国顺　　李更生　　任孝德　　李亚峰　　王雷生　　王　明

摄　　影：孙维莹

编纂体例

　　河南省中医药研究院长期坚持"一体两翼"的发展思路，即以科研为龙头，以医疗和工贸为两翼的发展格局。围绕科研中心，突出临床重点，将科学研究与临床医疗有机结合，相互促进，将成果转化与工贸发展融会贯通，协同创新。据此，《河南省中医药研究院院志》（以下简称《院志》）的编纂严格遵循这一思路和原则，处理编纂体例中所遇到的各类先后顺序问题；遵照志书编纂的通用性原则和行文格式，处理整体与局部、中心与重点、科研与医疗等各种关系问题。

　　1.《院志》章节内容的叙述，则为先整体后局部、先中心后重点、先科研后临床、先主体后辅助。

　　2.《院志》记述的有关联的部门，如研究室与临床科室，其业务工作各有侧重，人员相互交叉，则侧重于科研的业务编入研究所（室），侧重于医疗的业务编入临床科室。

　　3.《院志》记述的科研成果，均是以研究院（所）人员为第一或第二完成人的获奖项目，编排以时间为序。

　　4.《院志》记述的著作，均是以研究院（所）人员为主编、由出版社出版的著作，以摘要形式编入；以研究院（所）人员为副主编的著作，编入附表。编排顺序以出版时间为序。

　　5.《院志》记述的专利，均是以研究院（所）人员为发明人，并获专利文号，以摘要形式编入，按专利公布日为序排列。

　　6.《院志》记述的立项课题，均是以研究院（所）申报并获批的厅级以上科研课题，或以研究院人员为主要成员的省部级以上课题，在各研究所（室）、中心介绍。无相关专业研究室的在本科室介绍。

　　7.《院志》记述的人物，以现任领导、国务院政府津贴专家、科学研究系列专家（科学研究、实验研究）、医疗系列专家（医学、药学、护理、医技等）、其他系列专家（财会、经济）排序，现任领导以职务排序，职务相同按经常性习惯排列；国务院政府津贴专家按年龄顺序排列；每一系列专家按正高、副高顺序排列，同一级别专家按年龄顺序排列。

　　8.《院志》引述的论文，仅限于与相关课题有关联的部分论文，用以说明课题的研究结论和结果，并非所有论文均列入。

　　9.《院志》记述的研究部门，按研究所、研究室、研究中心顺序排列，实体研究所在前，跨学科研究所在后；临床科室则先病区，后门诊，病区按内、外、妇、儿排序，内科按一号、二号病房楼从高楼层到低楼层顺序排列。

　　10.《院志》记述的相关成果、科研项目、著作、专利等，只记述本单位署名人员，非第一完成人（作者）的在相关位置注明"非第一完成人"，外单位署名人员一律省略。相关成果、著作、专利较多的部门采用表格形式记述，较少的部门采用文字记述。

11.《院志》记述的有关人员职务，以正式任命文为准，无正式任命又确实在岗履职的以"负责人"描述。

12.《院志》记述的内容从1959年起，截至2018年年底。

前　言

　　河南是中华文明的重要发祥地，是传统中医药文化的根，是中医药大省。河南省中医药研究院就是根植于中原大地，专业从事中医药科学研究、临床医疗、产业开发的省级科研机构，是全省中医药研究中心。

　　河南省中医药研究院位于郑州市城北路七号，其前身是河南省中医中药研究所，建所于1959年3月，至今已60年了。60年来，在河南省卫生健康委员会、河南省中医管理局的大力支持下，经过全院职工几代人的努力拼搏，开拓进取，不断创新，已发展成为拥有5个研究所、1所三级甲等中医医院为主体的科研医疗机构，为河南中医药事业和人民的健康做出了重大贡献，在中医药科研、医疗、产业等方面做出了优异成绩。为记述60年发展历史、科研成就、业绩贡献、学术进步、专家学者等，以利"存史、资政、教化"以及借鉴前人，激励后人，河南省中医药研究院筹备启动《河南省中医药研究院院志》（以下简称《院志》）的编纂工作，以资纪念建院60周年。

　　《院志》编纂筹备启动之初，几经走访酝酿讨论，制定了《河南省中医药研究院院志》编纂规划实施方案，搭建了一个大概框架，提出了编纂思路和原则：遵循研究院以科研为主体，以医疗、工贸为两翼的发展格局，突出中医药科学研究这个中心，以附属医院临床医疗发展为重点，着重记述科学研究、医疗机构、工贸企业的历史、发展过程和取得的科研成果、临床医疗成就。以重点学科发展为主线全面完整地记述各科发展进程，以党的组织与行政管理为纲全面记述党务和职能管理工作。

　　据此，《院志》编纂收录的主要内容有研究院概述、建制沿革、党的组织与领导、行政机构与行政管理、科学研究、临床医疗、产业建设、教育、学术期刊、基础设施建设、体制改革、国内外交流、史志编纂、荣誉、大事记、人物介绍、附录等。

　　《院志》编纂主要采用述、记、志、传、图、表、录等体裁，遵循志书的"横排竖写"通用性原则，即以横为主横排门类，内容的记述以竖写的基本体例形式，纵横结合，以横为主。力争使记述对象（事物）条分缕析，使各个组成部分、各个侧面的记述详尽、具体。做到横不缺项，纵不断线，实现纵横两个系统的有机结合。横排门类坚持标准相统一的原则，竖写以时为经，以事为纬，经纬交织，通过点、线、面相结合的形式，准确地表述某个部门、学科在一定历史时空范围内各个方面的基本情况。大事记采用编年体，即按年月日的顺序记述所发生的历史事件。

　　《院志》编纂所引用的资料主要来源于院属各职能部门，如人事管理部门的人事档案，党委办公室的党务档案，科研管理部门的科研档案，医政管理部门的医疗档案，以及办公室留存的相关文件、报告，请示、事件、活动、来访交流资料和院办公会议记录等。相关业务资料来源于各专业研究所、研究室、临床科室，专家人物部分资料由个人按规定格式撰写并经人事部门核准。档案散失或不完整的以分散在个人手中的零碎资料、老专家回忆、科室总结等作为补充。尽力保证资料准确完整、翔实可靠。

《院志》行文遣句必有资料依据，每一个事件节点记述必须有档案出处。让原始资料说话，让原存档案说话，用资料档案复述本真史实。做到资料翔实、原汁原味、体例严谨、文辞规范、核校准确。

《院志》编纂语言以志书规范为准，力求语言简明，要素齐全，过程简明扼要。对事件的记述"以事论事""述而不论"，尊重原始材料，用事实呈现事件本末。力争记述事件完整，始末连贯。

《院志》记述时限始于1959年，下迄2018年。为全面、完整、科学、真实地反映研究院建院60年发展全貌，将原编印的《河南省中医研究所所史》《建院三十五周年成果汇编》的内容融入其中，保持原貌，只对个别文字或前后记述不一致的地方进行修改。

《院志》的编纂过程，就是回顾过去，追溯历史的过程。只有正确认识创业的艰辛，充分理清经历的过程，总结事业发展的经验，才能避免曾经走过的弯路，启发未来建设的思路，才能培育爱国爱院的精神，激励创业干事的热情。

《院志》纵向系统记述了河南省中医药研究院建院60年的创业和发展历程，横向全面记载了研究院科研成就和临床医疗从无到有、从小到大、从专到全的现代医疗体系；既是中医药文化建设的成果，又是精神文明建设的组成部分，更是承前启后、提供借鉴、资助当下、裨益未来的重要参考资料。《院志》的编纂对存史、资政、育人有着重要的意义，对中医药科学研究、临床医疗、学术交流、经验交流、信息传播等都具有重大价值，对河南省中医药研究院的发展，对河南省中医药事业的发展必将起到巨大的推动作用。

目　录

第一章

概述

河南省中医药研究院成立于1959年3月，是全国较早成立的省级中医药研究院（所）之一。是应用现代科技手段和传统中医药理论进行中医、中药研究及中西医结合防治疾病研究的省级专业科研医疗机构。

第一节　基本概况

河南省中医药研究院位于河南省郑州市城北路7号，占地51.9亩（1亩≈666.67m²），建筑面积54 600 m²。下设附属医院（河南省中西医结合医院、河南省高血压病医院）、中药研究所、中医药信息文献研究所、河南省高血压研究所、河南省针灸经络研究所、中西医结合肿瘤研究所、《中医研究》杂志社、心血管病研究室、消化病研究室、呼吸病研究室、肾病研究室、儿科病研究室、妇科病研究室、糖尿病研究室、河南省中达中医药科技开发公司、河南省奥林特药业有限公司（合资企业）。河南省奥林特药业有限公司位于郑州市郑东新区白沙镇白沙组团园区，占地102亩，建筑面积18 542m²。

一、历史沿革

河南省中医药研究院前身为河南省中医中药研究所，成立于1959年3月，行政隶属于当时的河南中医学院。1964年更名为河南省中医研究所。1979年7月划归河南省卫生局（现河南省卫生健康委员会）直接领导，成为专门从事中医药研究的科研机构。1987年更名为河南省中医研究院。1993年更名为河南省中医药研究院。

二、基本院情

河南省中医药研究院现有在职职工603名，专业技术人员547人。具有高级职称者102人，其中取得博士学位者10人，享受国家政府津贴专家10人，全国老中医药专家学术经验继承工作指导老师11人，河南省中医事业终身成就奖获得者1人，省管专家、省学术与技术带头人等15人，河南省名中医4人，硕士研究生导师22人。

近年来，河南省中医药研究院始终坚持"一体两翼"的发展思路（以科研为龙头、以医疗和工贸为两翼的发展格局），围绕中心，突出重点，勇于改革，不断创新，将科学研究与临床研究有机结合，推动临床医疗工作全面发展；将科研成果转化为实际生产力（新药研发），提升整体竞争力和影响力；充分利用研究院雄厚的科研医疗资源联合开展研究生教育；逐步建立起"研医产教一体化"的协同创新发展机制。现拥有2个国家中医药管理局三级实验室，1个国家中医药管理局重点研究室，1个国家中医药管理局重点学科，1个国家卫生健康委员会重点专科，3个国家中医药管理局重点专科，3个河南省中医管理局重点专科，3个院士工作站，以及博士后研发基地和国家药物临床试验研究机构等，为研究院科研和临床医疗的发展奠定了基础。

经过60年的建设，研究院已发展成为多学科相互融合的具有较强科研能力的集科研、医疗、教学、开发、生产、信息服务于一体的综合性中医药科研医疗机构。连续四届被中共河南省委、河南省人民政府命名为"省级文明单位"；先后被河南省委省工委表彰为"省直机关创先争优先进基层党委"，被河南省卫生厅、河南省卫生和计划生育委员会、河南省卫生健康委员会机关党委评选为"先进（五好）基层党组织"；被河南省卫生厅党组授予"河南省卫生系统先进集体"，被河南省卫生和计划生育委员会党组授予"中原健康先锋岗"，荣获"河南省群众满意医院""河南省十佳品牌中医院""河南省医院文化建设先进单位""2015—2017年度河南省持续改善医疗服务示范医院"等荣誉称号。

三、科学研究

研究院（所）成立60年来，围绕中医药基础理论、中药新药开发、中医药信息研究、文献整理及中医临床等方面积极开展研究工作，取得了显著成绩。在四大怀药研究、信息文献研究、高血压及相关心脑血管病、肝病、肿瘤、糖尿病、肾病和中医药防治艾滋病等研究领域达到国内领先水平。共承担各级、各类科研项目600余项，其中包括"七五"至"十二五"期间国家科技攻关计划项目、国家"十二五"科技重大项目、国家自然科学基金项目、省部级项目，以及与其他高等院校、科研院所、企业合作项目等。共获科研成果奖319项，其中省部级以上成果102项；共获国家专利79项，其中发明专利48项、实用新型专利29项、外观设计2项。开发国药准字中药新药10项，其他产品（保健药品、保健食品、保健用品、医疗器械等）30余项，出版著作237部，发表科研论文4 000余篇。

四、特色医疗

河南省中医药研究院附属医院成立于1993年。2014年4月增名"河南省中西医结合医院"，已经发展成为一所学科齐全、设备先进、技术力量雄厚，融医疗、科研、预防、保健、康复为一体，以高血压及相关疾病防治为重点的国家三级甲等中医医院。

医院编制床位1 000张，实际开放600张，设有52个专科诊室和13个病区。同时还是全国中医高血压病医疗中心、河南省高血压病中西医结合诊疗中心、河南省中西医结合肿瘤临床会诊中心、河南省中西医结合学会高血压专业分会主任委员单位、河南省中医药学会外治分会主任委员单位、河南省肝胆病协作组组长单位、河南省软组织病研究会会长单位，卫生部、国家食品药品监督管理局认定的药物临床试验机构、河南省中医住院医师规范化培训基地；是省、市医保（含居民医保）、新农合医疗、企业集团医保、工伤医保、省干部保健医疗定点单位。

医院制剂室注册中药制剂品种46个，涵盖片剂、硬胶囊剂、颗粒剂等7种剂型，为各种制剂生产加工奠定了坚实基础。

五、工贸产业

河南省中医药研究院下属的河南省奥林特制药厂建立于1993年7月，是一个现代化中药制药企业，是河南省首批通过国家药品 GMP 认证的企业，是促进中药产品开发和科研成果转化的重要基地。2010 年 8 月引入社会资金进行股份制改造，合资建立股份制企业——河南省奥林特药业有限公司。2013 年 8 月开始试生产，12 月通过 GMP 认证，2014 年正式投入生产。生产药品有体虚感冒合剂等近 20 种准字号新药。药厂的成功改制，使生产能力、生产规模得到大幅提升，销售前景更加广阔，给企业带来新的生机和活力。

第二节　建所初期

河南省中医药研究院的前身——河南省中医中药研究所，组建于 1959 年 3 月，当时正值 3 年困难时期，一无房舍设备，二无正式编制，三无固定经费，仅由 4 名中医、1 名西医、2 名科技人员共 7 人组成专职队伍，附设在河南中医学院内，由学院党委统一领导，只设 1 名办公室秘书主持日常工作。1964 年改为河南省中医研究所，搬入郑州市人民路中段 10 号院。

建所初期的计划和宗旨是对祖国医药学遗产进行整理研究、总结推广，根据国家医学科学研究规划，着重应用研究，开展疾病防治，为人民健康、为社会主义建设服务。

当时科研组织形式，是以河南省中医研究所专职人员为主，组织河南中医学院的教师及其附属医院的临床医生，以学院教研室、医院各医疗科室共同组成科研专题组开展疾病防治工作，当时共建立 13 个科研小组，有兼职研究人员 68 人。但由于专职队伍人员少，力量薄弱，研究所只能起到组织协调作用，项目的研究和进展相当缓慢。另外当时学院建院不久，教学任务重，附属医院医疗任务也很多，很难形成专业研究力量，仅在常见病、多发病如无黄疸型肝炎、高血压、溃疡病、浮肿、妇女闭经、崩漏、慢性肝炎、代食品等研究方面做了初步的工作。

直到 1963 年，在河南中医学院的主持下，制定了医学科学十年规划，研究所把肝硬化腹水及四大怀药的系统研究作为重点科研项目，并纳入国家科技规划，从而明确了科研任务，有了主攻方向，科研工作取得了一些进展。

在科研基础条件方面，1964 年以前没有科研病床，实验室设备十分简陋，靠借来的一些简单的仪器开展实验。初始无水源，只得暂时接通厕所内的水笼头。但全所人员团结一心，克服困难，边工作边筹建。1964 年在郑州市人民路 10 号购买了一幢二层楼房，使用面积 900 m²（土地面积 9 亩），在后院修建了 800 m² 的实验室（包括中药、生理、生化、病理等实验室）。设立了图书资料室、阅览室、动物房，建立了门诊，并在河南中医学院附属医院（郑州市人民路）争取到 15 张科研病床（1966 年发展到 45 张），初步具备科研的基础雏形。

1964 年 6 月，河南省人民委员会人事局正式任命河南中医学院副院长孙刚兼任河南省中医研究所所长，是年全所职工增加到 25 人，但是仍没有正式建制，也无人员编制，当时只是根据科研任务临时成立研究小组，临时指定研究小组负责人，但常因客观情况而变动，工作不稳定，科研进度不够理想，所承担的科研计划也很难完成。

第三节　文革时期

1966 年 5 月，"文化大革命"开始。科研医疗工作受到严重干扰，科研病床取消，图书资料室被封，实验动物房被砍，一些研究工作被迫中断，但是科研人员力排干扰克服困难，在清热解毒注射液对流脑防治、风湿性关节炎、心血管疾病的普查防治、呼吸四病、针灸、肌肉松弛药、降压降脂药的研究等方面做出一定的成绩。

1966 年 6 月，全所职工投入运动。正在荥阳崔庙公社进行巡回医疗的第二批医疗队奉命分批返回郑州参加运动，所里全部工作转向政治运动。临床研究几乎停止，不能按计划方案进行系统梳理和总结，只有部分同志仍继续坚持门诊观察，积累临床经验。

1967 年春开始，一边抓革命一边做科研，13 名实验室工作人员，不再分中药专业和基础专业，协作搞研究。在"开门办科研，备战备荒为人民"思想指导下，在脑炎流行季节与兄弟单位合作，研制成功清热解毒注射液，取名"681"注射液，在周口地区进行疗效观察，取得良好疗效。1967 年 4 月与河南省药材公司的专家一起专程前往泌阳县王店区柳河公社，采集药材做专题研究，其中对猴耳草从剂型改革到动物实验进行一系列的研究，与郑州市中药厂协作制成浸膏片（商品名：风湿宁片），用于临床治疗风湿性关节炎，确有疗效，取得一定社会效益；对河南野生元胡进行药理实验和含量测定，并研制成止痛一、二号两种注射液，为严寒季节的战地救护提供新药。另外，还对热参进行实验研究，为临床应用提供参考。

1968 年，乙脑注射液试制完成，并用猴分批进行了热原检查。在乙脑流行期间，全所实验室人员投入制剂生产，经临床观察反应良好，对乙脑防治发挥了一定作用。1968年，工宣队进驻研究所，工作秩序逐渐恢复。

1969 年，科研人员进行"斗批改"运动，肝病科研观察床位被内科占用，肝病病房自行撤消。同年，工宣队撤出研究所。

1970 年，临床组根据祖国医学理论结合临床经验积累，制定山银胡小复方治疗感冒；翌年，许昌、舞钢地区流感流行，经百余例患者疗效观察，效果显著，后又进一步深入研究将其制成浸膏片和冲剂，在气管炎防治点和门诊使用。

1971 年 3 月，全国开展防治老年慢性气管炎（简称老慢支）研究，学院党委核心小组决定成立老慢支研究组，研究所全体实验人员参与研究。在郑州砂轮厂、纺织厂及市郊祭城公社建立防治点，对其中 300 余例老慢支病例进行观察治疗。

1973 年春，为适应当时全国研究冠心病的需要，图书资料室摘录国内外资料汇集编写《冠心病专辑》，供教学、医疗、科研参考，并寄发全国有关单位交流。是年6月，研究所与河南中医学院联合成立心血管研究小组，共同制订冠心病研究计划。是年冬，研究所在省气管炎防治办公室的领导下，牵头组织河南省防治气管炎协作组，制订工作计划，组织验证全国第一次慢性气管炎中西医结合诊断分型方案。

1974年春，成立心血管病防治组。立足于挖掘整理祖国医学治疗心血管疾病理论及临床方药，以现代医学诊断为依据，以八纲辨证为纲，以提高心血管疾病临床疗效为目的，开始对心血管三病（冠心病、高血压、脑卒中后遗症）进行研究，在工厂、郊区进行冠心病、高血压普查和通脉冲剂、心绞痛片的实验研究及临床疗效观察。是年秋，发现针灸新穴——环中上穴治疗子宫脱垂具有速效、长效的作用。

1975年，为适应高血压群防群治研究工作需要，图书资料室收集整理国内外相关资料及防治该病的研究概况，编辑《防治高血压病专辑》，实验室开始对心血管药物进行筛选，从民间的中草药中筛选出有苗头的中草药，如野蔷薇根进行降血脂新药（降脂灵）的研究。

1975年7月，河南省防治心血管疾病科研座谈会在郑州召开，由研究所和河南医学院及洛阳市卫生局牵头，组成河南省防治心血管疾病科研协作组，制定规划，明确任务，确定研究方案措施，定期由研究所组织全省进行学术交流，并于1975年、1977年先后整理编辑《心血管疾病研究资料汇编》两册。

1976年，在城北路购土地34.41亩，开始现址基础建设。

1977年4月，研究所作为全国肌松剂研究牵头单位，在广东肇庆召开全国肌松剂经验交流会议，对全国有效的肌松剂进行临床应用比较，制订攻关协作计划。是年6月，研究所派出人员参加赴藏医疗队，传授中药技术，培养中药人才。同年12月，城北路综合科研楼破土动工。

1978年5月，研究所在河南省科学大会上获省直科教战线先进集体荣誉称号，有11项科研项目获河南省科学技术成果奖。

第四节　改革开放时期

一、独立建制　新址起步

1979年，为贯彻落实党的十一届三中全会和五届人大二次会议精神，把科学研究工作的重点转移到四个现代化建设上来。1979年5月，根据中央调整、改革、整顿、提高的方针和河南省卫生局的指示，研究所以中医中药研究为主，走中西医结合道路，加强基础理论研究，用现代科学的新理论、新技术和现代医学知识，探讨中医理论，总结中医临床经验，为开创我国新医学、新药学做出贡献。

根据河南省革命委员会〔1979〕28号文件精神，河南省中医研究所与河南中医学院脱离隶属关系，划归河南省卫生局直接领导，正式编制 200 人，充实人员，拨付经费，支持科研楼、家属楼及附属项目的建设。1981 年 3 月，1 652 平方米的 4 层家属楼竣工，1982 年 4 月，5 716 平方米的五层综合科研楼落成，X 线室、动物房、煎药房、锅炉房等辅助用房相继竣工。1982 年 6 月，从人民路迁入新址。是年 10 月份开始门诊试诊，设立 7 个内科诊室、4 个针灸治疗室，化验、超声波、心电图、心功能、脑电图、放射等医技科室建成投入使用。同年 12 月正式接收住院患者，设科研病床 60 张。协助街道建立 20 余张简易病床。

1982 年，设有中医、中西医结合、针灸经络、中药、基础及情报资料 6 个研究室。行政科室包括办公室、总务科、药械科及政工科。扩充图书资料，图书万余册，订阅中文医药杂志 200 种，外文杂志 40 种；与 100 余有关单位建立了联系，互换交流资料情报。

1982 年，研究所工作人员发展到 142 人，1983 年已增加到 168 人。人员素质、知识结构有所提高。有研究员 1 名、副研究员 6 名、助理研究员 25 名。临床研究从单纯经验疗效的观察，逐渐发展到机制的探讨。中药研究方面从粗制剂的研制、化学成分定性分析发展到有效成分的分离提纯及定量分析。药理研究也逐渐进入到细胞、分子水平，并开始运用先进技术和方法，结合中医理论进行探索性研究。

1983 年，全年门诊 42 385 人次，住院 216 人次。

二、目标管理 一院多制

1985 年，针灸研究室联合郑州市纸袋厂成立针灸康复医院。1986 年 5 月，人员陆续撤回，患者转入本院治疗。1985 年，成立劳动服务公司（招待所）对外经营，增加收入；成立科技咨询服务部，对外提供技术咨询服务；1988 年 9 月，与荥阳广武乡联合开办养蝎厂，养殖全蝎，开发全蝎系列保健品对外销售，合同维持 3 年。

1988 年，药房实行年度目标责任制和计件奖金改革，药厂实行年度目标责任制改革。1989 年，两个研究室病区推行病房效益指标责任制，锅炉房推行维修经费包干制，食堂拆分职工食堂、营养食堂，引入竞争机制。不同形式的改革措施调动了职工积极性，节约了经费，取得一定的经济效益和社会效益。

1989 年，研究院开发了高血压病中西医结合辨证分型个体化诊疗系统，开发研制了降压宝系列中成药并获国家专利。

1990 年，在治理整顿的基础上，对已经实施的各项改革措施进行消化、补充和完善。将医院管理目标纳入各种形式的责任制中，突出服务质量指标，加强对责任人的思想教育，增强责任意识，调动职工积极性。在专科专病研究上，面向临床和社会发展需要，将原有的临床研究室划分为 12 个研究室，逐步形成专科专病特色。

在人事制度改革方面，实行"两聘三岗制"，完善科室建制，按照干部"四化"标准，采取党委提名，群众讨论的民主方法，大胆启用年轻干部。

1993年附属医院成立，制定推行涉及临床、科研、行政、后勤等8种改革方案，实行一院多制改革模式。临床和实验研究实行科研事业单位管理办法，推行全额预算管理，享受单位各项优惠政策；药厂、公司及其他承包科室实行企业化管理，引入风险和竞争机制，推行成本核算基础上的综合目标管理责任制。

1995年在"团结奋进、继承创新"精神的鼓舞下，以市场为导向，以改革为动力，以提高两个效益为目的，立足经济主战场，推进中药新产品开发，主动适应社会主义市场经济改革要求，加强成本核算，实行目标责任制，推行"三保一挂"。将各项消耗和人员工资计入成本，纳入质量控制条款，采取百分制考核，强化目标意识、成本意识、工效意识。同时改革科研管理与奖励制度，修订完善《科研成果奖励办法》，兼顾国家、集体、个人利益。实行扩大开放、内引外联，实施"三引一促"，引入企业资金，先后与30多家企业联合共同开发新产品，与120多家企事业单位合作，开展中药新药及其他产品的临床前药学、药效学、毒理学研究及临床观察；引入院外专科专病人才，先后引进癫痫病、脱发、类风湿性关节炎、白血病、直肠癌等具有专业经验和特长的人才，从而拓宽医疗领域，创造了较好的经济效益。积极与企业接触，促进成果转让，在山东、北京中医工作会议上达成多项转让协议。对外建立科研协作基地，推广科研成果降压宝系列制剂、臌胀片、癫克星胶囊等。

1996年，课题招标取得新进展，科研成果、新药开发成效明显，获"体虚感冒口服液"等3项健字号新药证书，4项完成二期临床研究，6项通过科研成果鉴定。附属医院业务收入明显增加，奥林特制药厂产值突破千万元。

1998年，研究院在全国中医药研究院（所）综合实力评估中位居第三。

1999年，科研工作面向临床、面向生产，面向社会实际需求，围绕降压宝、蝉蜕止咳冲剂、三叉神经痛可停、心律安、一滴清5个具有应用开发前景的重点研究项目，建立中试放大实验室、分子生物学实验室进行开发研究。恢复河南省中达中医药科技开发公司，为科技成果转化提供中介服务。

文献信息检索工作跨上新台阶，建立"河南省中医药信息网"，联通局域网和互联网，检索数据库增至20个，丰富了信息资源，提高了检索质量，中医药信息检索工作步入数据化。科技企业快速发展，新制剂大楼竣工，通过GMP认证。医疗工作围绕全国中医高血压病医疗中心建设，树优势，扬特色，推动大专科小综合的发展之路，调整病区结构，设置高血压并发心脑血管病、心肾病、糖尿病、眼底病等科室，成立高血压急救中心，配备120专线和急救车，增挂"河南省高血压病医院"牌子。

三、科技兴院 一体两翼

2001年是迈入新世纪、迎接新挑战，实施"十五"规划的第一年，研究院进一步解放思想、转变观念，以科研医疗为主题，以高血压防治技术的研究和相关产品的开发为轴心，以科技创新和改革开放为动力，以人才培养、设备更新、科学管理为保障，成立重点学科管理办公室，建立高血压中医文献数据库，编辑出版《高血压动态》。深化高血压二级分科，完善中西医结合高血压的诊疗规范，加快降压宝00号的开发研究。成立协作网络，拓展全国高血压科研协作观察单位62家，辐射全国的高血压医疗服务网络已初步形成。保优势、保重点、放开开发应用研究，主动走向市场与企业联姻，实现企业资金与研究院技术的结合，对外开发应用研究发展势头强劲。加大从事新药开发研究人员的奖励力度，激发科研人员新药研究的积极性和创造性，"益心补肾生发片"获批三类新药证书，转让费400万元。

2002年中药药理和中药分析两个实验室通过国家三级实验室验收，为基础研究奠定了基础。同时与河南大学药学院联合建立硕士学位授予点。降压宝00号、蝉蜕止咳冲剂、三叉神经痛可停、中药名词术语规范化等研究取得阶段性成果。高血压科研协作网络达113家，形成了全方位、多层次、高密度的科研协作和服务网络。组建了一支以体虚感冒合剂为主打产品的营销队伍，年产值达4 000万元。

2006年坚持"科技兴院"发展战略，深化自主创新能力，承担国家科技部基础项目子课题3个，"泻痢康胶囊对HIV/AIDS顽固性泄泻作用机理的研究"等课题中标13项，承担35种中药新药的临床研究。

2008年继续坚持"一体两翼"发展格局，科研龙头优势突现，医疗服务再上新台阶，促进带动产业协调发展。获批国家自然科学基金1项，国家科技部、财政部、卫生部"艾滋病和病毒性肝炎等重大传染病防治科技重大专项"课题3项，科技部"十一五"科技支撑计划项目2项。在高血压的中医辨证分型量化、客观化和规范化研究、临床分期规律、循证医学临床研究、流行病学研究等方面取得较快进展。投资800万元在郑汴产业带白沙组团李湖桥村征地102亩。

四、精细谋划　跨越发展

2009年7月，研究院新一届领导班子到任。在党委第一次全体会议上，书记周文贞带领班子成员重温毛泽东《党委会的工作方法》，建立《党委会议事规则》《院长办公会议事制度》和《院务会、院周会制度》。全面加强党的领导，发挥党委把方向、管大局、做决策、促改革、保落实的领导核心作用，坚持党委领导下的院长负责制，严格落实民主集中制，坚持集体领导、分工负责、团结协作、确保落实；围绕中心服务大局，把党建工作纳入重要议程与全院中心工作同研究、同部署、同推进，为各项事业的发展提供坚强的组织保证。

省级文明单位称号于2008年度到届，当年连创未果。2009年是最后一次连创机会，距验收工作仅半月有余，新一届党委领导班子对连创工作高度重视，成立创建工作领导小组，形成统一领导、分工负责、上下联动、齐抓共管的工作机制，短时间内顺利通过各级文明办验收，连创成功。

面对院区内文物保护和业务用房不足的矛盾，研究院党委果断决策，院领导班子带头组织协调，成功迁出工作区 38 家住户，为下一步业务用房改造打下基础。

编制《研究院"十二五"规划》，明确以科研为主体、以附属医院发展为重点的"一体两翼"发展思路，确立创建三级甲等中医医院目标，实施"科技兴院""人才强院"战略。

重新修订完善科研、医疗、行政、人事、财务、后勤等管理制度 50 多项，制订综合目标考核方案。建立《干部职工考评制度》，对中层干部的评价以 4∶3∶3 的比例，用领导评价、中层干部互评、所在科室人员评价相结合方式进行考核。对职工的考核由研究院考核组组织、各科室负责人牵头，在职工所在科室从德、能、勤、绩、廉五个方面对其进行民主测评，考核优秀人员比例占在岗职工总数的 10%。

修订高级职称晋升推荐办法，采取定性与定量相结合的的方法，实行全面量化考核；以业务工作量、科研业绩等客观指标作为主要评价标准，减少人为干预因素。

建立职工暨工会会员代表大会制度，每年召开一次，对研究院重大决策、发展规划、行政工作报告、财务预决算报告、工会报告及群众关心的热点难点问题、代表提案等进行审议，提高民主管理水平。

附属医院推出"五名"战略，开展"五率"达标和"学经典、用经方、做临床"活动。

2010 年，成立河南省高血压研究所，实现重点学科专科协调发展；获各级各类科研立项 13 项，到位科研经费 2 421 万元。

实施综合科研楼改造工程，扩建 2 256 m²，作为附属医院 2 号病房楼使用，增加诊室 10 间、病区 5 个、床位 300 余张。为改善就医环境，在以后的 8 年间，分别对门诊楼进行装修改造，加建门诊第 4 层，增加面积 1 000 m²；改造 1 号病房楼五个病区，更新设施，加建第 7 层，设儿科病房，增加面积 1 200 m²；装修改造礼堂，增加面积 420 m²，建立康复医学科；医疗用房面积总体规模达到 26 800 m²，共增加医疗用房面积 9 237 m²，诊室增至 59 间、床位数达到 600 张，病区增至 12 个；建设制剂仓库楼，增加面积 544 m²；完成行政办公楼 2 楼装修改造、锅炉房煤改气、家属院城市集中供暖入户管道改造及老旧管网改建等工程。

引入社会资金对原国有企业河南省奥林特制药厂进行股份制改造，建立合资企业河南省奥林特药业有限公司。

研究院党委根据干部个人特点和岗位需要，按照德才兼备、以德为先、才岗相适、群众公认原则，调整干部 4 人，在其后的 8 年间，先后调整中层干部 25 人，提拔中层干部 30 人、护士长 13 人。

赴巩义市北湾村、荥阳市吴村开展精神文明对口帮扶，赴上蔡县文楼村、尚堂社区和登封市老栗树村等地持续开展精准扶贫，助力脱贫攻坚。

2011 年，申报国家自然科学基金项目 13 项、"十二五"重大新药创制项目 1 项、河南省科技计划项目 18 项等，获各级各类科研立项 15 项。信息研究所更名为中医药信息文献研究所，成立高血压文献研究室，建立高血压数据库，探索发病规律，指导临床治疗。启动国家高血压中医重点专科临床协作项目，建立全省高血压防治网络和高血压研究平台，与17家医疗机构签订技术合作协议。

2012年，落实"十二五"发展规划，成立"三甲中医医院评审工作督导组"，签订目标责任书，形成"创建责任大家担，人人肩上有指标"的工作机制，是年8月份，顺利通过国家中医药管理局专家组验收，成为国家三级甲等中医医院。在中医心病学成为国家中医药管理局重点学科建设项目的基础上，心血管专科又成功入选国家卫生部临床重点专科，肝病、肿瘤两个优势专科成功跨入国家"十二五"重点专科建设队伍，高血压专科顺利通过国家中医管理局重点专科验收，疼痛风湿科成功跨入省级重点专科队伍；形成了以一个国家"中医心病学"重点学科、三个重点专科、一个重点专病和一个省级重点专科的创新发展学科体系。

2013年，制定《河南省中医药研究院贯彻落实中央关于改进工作作风、密切联系群众八项规定的实施办法》《领导干部联系群众制度》《人事管理制度》《人事代理制度》等15项规章制度，修订《聘用人员管理制度》，出台《河南省中医药研究院附属医院持续发展实施方案》。

与以岭药业服份有限公司签订战略合作协议，聘请吴以岭院士为院客座研究员、附属医院名誉院长。

2014年，河南省高血压络病研究院士工作站、河南省博士后研发基地、郑州市高血压络病研究院士工作站成功落户研究院。

附属医院增名河南省中西医结合医院，是河南省第一家省级中西医结合医疗机构。招标购置美国GE公司大宝石能谱动态500排CT、西门子磁共振、GE彩超、河南省首台血管内皮功能检测仪等；后又陆续投资1 650余万元，招标采购大型医疗设备12项；开展了一系列新技术、新业务。

2015年，编制《研究院"十三五"规划》，加强临床科研一体化科研平台建设。建立肿瘤研究室，培育院内优势专科，内分泌科、脑病针灸科被确认为河南省第四批重点中医专科。落实国家重点学（专）科"向前、向下"一体化战略要求，建立省、市、县、乡四级防治网络，与基层35家医疗机构建立医联体。

2016年，与中国中医科学院、天津中医药大学第一附属医院、河南省人民医院建立战略合作关系。开设儿科病区、康复医学科、重症医学科（ICU）、治未病健康管理中心和河南省中西医结合肿瘤临床会诊中心。

"门诊医生工作站管理系统""就诊一卡通"等医院信息管理系统上线运行。

2017年，以高血压中医诊疗模式创新试点项目，复制建立全省中西医结合肿瘤防治协作网和疼痛康复医学协作网，拓宽服务范围。推广降压宝等38种院内制剂在46家协作单位调剂使用。

《〈太平圣惠方〉校注》（10册）荣获第六届中华优秀出版物奖图书奖，是河南省获得该奖的第一部中医药著作。

2018年，研究院党委带领相关职能科室负责人，深入各部门分别开展了为期半个月的16次走访调研，掌握实情、理清思路、精准施策。全面实施年度目标考核，行政科室根据年度目标责任执行百分制考核与全年10%浮动奖金挂钩。科研部门实施年度绩效考核，突出科研导向，目标任务量化到个人。临床科室实施年度、月度目标责任考核，将科研、医疗、综合目标纳入年度考核，增加科研指标评价，与全年10%浮动奖金挂钩。

整合中药研究所、中医药信息文献研究所、肿瘤重点专科优质资源，成立肿瘤研究所，开展多学科联合攻关。调整门诊布局，组建专业团队开展新药Ⅰ期临床试验。

推动研企合作，共建"河南省中医药研究院新药孵化中心"；与中健康（北京）高血压医疗科技有限公司合作共建高血压移动互联网医疗服务平台，"智慧医疗空中医院"上线运行；与河南鸿瑞祥健康管理有限公司合作，共建河南省中医药研究院互联网医疗平台；与北京中医药大学中医学院、河南中医药大学研究生院、郑州大学金融工程研究所、民生药业集团分别签约，共建"健康中原产、学、研校企合作者联盟"。

建立竞争机制，取消对个别临床科室的扶持政策，按"多劳多得"实施绩效考核，奖金上不封顶、下不保底；实行诊室、床位动态管理，提高床位使用率。建立血管评价中心，开展动脉功能检测新技术。老年病科、颈肩腰腿痛科、肾病科、高血压（专病）入选省中医专科诊疗中心培育项目。

启动人才培养、中医药青苗人才培养项目拜师仪式，定期举办"中研·经典经方大讲堂"暨"仲景学堂"讲座。河南省风湿病脑病针灸治疗院士工作站获批设立。

建立官方微信公众平台，完成研究院官方网站升级改版，上线运行。

完善财务预、决算管理制度，改革财务审批制度，简化财务报销流程。

修订职能科室岗位职责。完善高级职称推荐办法，突出科研及业务能力指标，提高第一责任人在科研能力评价中的分值，同时分值不设上限，激励青年业务骨干快速成长。

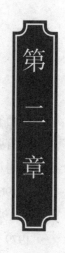

第二章

建制沿革

河南省中医药研究院从 1959 年 3 月建立以来，已走过 60 年的发展历程，经四次更名，二次迁建。从成立时的几个人到院所室建制完善的省级中医药专业科研机构。附属医疗机构从无到有，二度增名，发展为设施先进、科室齐全的国家三级甲等中医医院。附属产业从简单制剂发展为药厂及合资公司（药企），形成了以科研为龙头，以医疗工贸为两翼的现代发展格局。科研所室、临床医疗科室建制几经调整、撤并、充实、完善，形成了符合科研运行机制、适应临床医疗发展的结构体系完整、管理机制完善的建制体系。

第一节　归属、名称沿革

河南省中医药研究院成立于 1959 年 3 月，建院之初原名为河南省中医中药研究所，人员只有张海岑、毕福高、翟明义、都恒青、陈国华、韩俊卿、王廷奇 7 人，没有固定编制，附设在河南中医学院院内，由河南中医学院统一领导，只设办公室秘书一人主持工作。1964 年搬入人民路 10 号，更名为河南省中医研究所，是年工作人员增加到 25 人。到 1976 年医药科研人员达到 67 人。

1979 年，河南省革命委员会〔1979〕28 号文件《批转省卫生局党的核心小组〈关于贯彻执行中共中央批转中共卫生部党组《关于认真贯彻党的中医政策，解决中医队伍后继乏人问题的报告》的意见〉》中明确"把省中医研究所改为河南省中医中药研究所，收归省卫生局直接领导，从现有编制扩大到 200 人。充实人员，增添设备，扩建房舍，通过整顿，调配一批具有较高水平的中医和中西医结合高级医师，使之逐步成为我省名副其实的中医药研究中心"。河南省革命委员会科教办公室，根据中共中央〔1978〕56 号文件和河南省革命委员会豫发〔1979〕28 号文件精神，决定将河南中医学院所属的河南省中医研究所从 1979 年 7 月起正式收归河南省卫生局领导，研究所人员（个别调整可由双方协商解决）、资金、动产和不动产均不得变动，仍归河南省中医研究所所有。

1979 年 7 月，经河南省革命委员会批准，河南省科教办主持召集河南中医学院及河南省卫生局商谈研究交接事宜，办理交接手续，原河南中医学院所属的河南省中医研究所正式划归河南省卫生局直接领导，编制扩大到 200 人。至此，河南省中医研究所成为一个独立的省属中医药科研机构。

1982 年 6 月，研究所由郑州市人民路 10 号搬迁到当时城北路以南，塔湾路以西、城墙以北，即现在的城北路 7 号，并且增添了设备，扩建了房舍。科研科室有中医、中西医结合、针灸经络、中药、基础及情报资料 6 个研究室，临床科室有临床部、药械科，行政科室有政工科、办公室、总务科，人员增加到 142 人。1985 年、1986 年全所人员发展到 175 人、198 人。

1987 年 11 月，河南省编制委员会〔1987〕209 号《关于同意河南省中医研究所改河南省中医研究院的批复》中明确：同意河南省中医研究所改为河南省中医研究院，改名后的中医研究院仍为独立的科研机构，原批县级规格和编制均不变。1988 年 4 月 5 日召开河南省中医研究院成立大会暨全国名老中医经验讲习班，王雪苔、欧阳琦、时振声、李恩、余桂清、郑新、柯雪帆、焦树德到会祝贺并做学术讲座。

1992 年，经河南省中医管理局（豫中医〔1992〕82 号）批准，在不增加编制、不涉及规格的前提下，成立河南省中医研究院附属医院。

1993年，经河南省中医管理局（豫中医〔1993〕9号）批准，将河南省中医研究院更名为河南省中医药研究院，原河南省中医研究院附属医院同时更名为河南省中医药研究院附属医院。

1995年，据河南省机构编制委员会文件豫编〔1995〕54号《关天河南省卫生厅直属事业单位机构编制方案的通知》，河南中医药研究院加挂河南省中医药信息研究检索中心牌子。

第二节　科研机构沿革

建所初期，没有正式编制，所内也无科室建制，只有因临时任务而设立的科研小组。当时有专、兼职研究人员68人，13个临床科研小组。由于科研小组大部分是兼职人员，教学任务重且兼顾附属医院医疗工作，故很难抽出时间致力于中医药科学研究，仅能围绕临床常见病、多发病，如肝炎、浮肿、妇女闭经等方面进行初步的临床观察。

1963年，根据卫生行政部门制定的医学科学10年规划，将肝硬化腹水及四大怀药的系统研究作为重点科研方向。组建了肝硬化腹水研究组、四大怀药研究组。同年将高血压病研究列入1963—1972年科学技术发展规划。由于当时实验室设备十分简陋，靠借来的一些简单仪器进行初步的中药实验研究。

1964年，设有中药实验室、生理实验室、生化实验室、病理实验室及动物房，建立图书资料室和阅览室。在河南中医学院附属医院争取到15张科研病床。1966年，科研病床发展到45张。同年设立中药麻醉研究组，并成为全国肌松剂专题研究组组长单位。

1974年春，正式成立心血管病研究组，对冠心病、高血压、脑卒中后遗症进行研究，1975年成立河南省防治心血管病科研协作组。

1977年，设立气管炎研究组。同年12月，位于城北路7号的综合科研楼动工。

1979年，河南省中医研究所划归河南省卫生局直接领导，成为一个独立的省级中医药科研机构。设立临床研究室、情报资料室。临床研究室下设高血压、针灸、冠心病等研究组。

1981年，撤销临床研究室，成立临床部，主管医疗工作。成立6个专业研究室，即中药研究室、基础研究室、中医研究室、中西医结合研究室、针灸经络研究室、情报资料研究室。

1982年4月，5 716 m²的5层综合科研楼落成。同年6月，研究所迁入城北路院区，中医研究室、中西医结合研究室、针灸经络研究室搬入综合科研楼一楼及二、三楼东半部，设有科研病床60张。中药研究室、基础研究室及情报资料研究室搬入综合科研楼的一、二、三、四、五楼的西半部。

1985年3月，设立业务科，承担全所中医药科研工作和临床工作的管理，恢复设立临床研究室，取消中医研究室、中西医结合研究室（图2-1）。

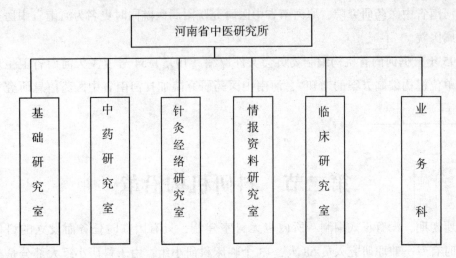

图2-1　1985年河南省中医研究所科研机构

1987年，河南省中医研究所更名为河南省中医研究院。

1989年，为加强科研和临床管理工作，撤销业务科，成立科研科，负责全院的科研管理工作。

1990年1月，为适应当时中医药发展需要，结合本单位实际，对原有的研究室进行重新规划，撤销临床研究室、情报资料研究室、针灸经络研究室，保留中药研究室、基础研究室，设立心血管研究室、消化研究室、呼吸研究室、仲景学说研究室、老年病研究室、泌尿研究室、针灸研究一室、针灸研究二室、肿瘤研究室、情报资料研究中心（图2-2）。

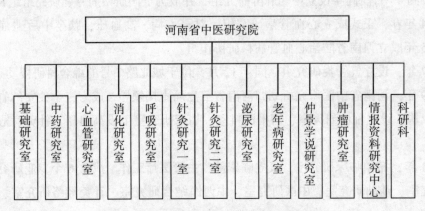

图2-2　1990年河南省中医研究院科研机构

1992年，河南省中医研究院被国家中医药管理局确定为全国重点中医药科研单位。1993年，更名为河南省中医药研究院。

1994年8月，在原基础研究室和中药研究室的基础上，成立中药研究所，下设基础研究室、中药研究室和药理研究室。将针灸研究一室与针灸研究二室整合，成立河南省针灸经络研究所。在中医药情报资料研究中心基础上，成立河南省中医药信息研究检索中心，下设图书室、期刊室、外文室、计算机（检索）室（图2-3）。

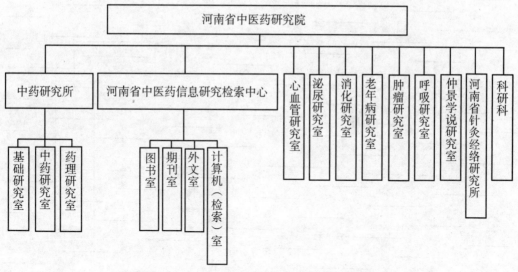

图2-3 1994年河南省中医药研究院科研机构

1996年，投资100余万元，在行政科研楼6层建立了我省第一个符合国家标准的实验动物中心。面积约800 m²，包括普通级400 m²和清洁级400 m²。拥有动物繁殖室（大、小鼠）、动物饲养室（大鼠、小鼠、豚鼠、兔）及动物实验室。

1997年，河南省中医药研究院附属医院申报卫生部新药临床药理基地。

1998年，河南省高血压病治疗中心被国家中医药管理局确定为全国中医高血压病医疗中心建设单位，为落实建设方案和科研工作的开展，设立心血管病研究一室、心血管病研究二室。为加强中药新药临床前研究平台建设，中药研究所增设毒理研究室，原实验动物中心由科研科划归中药研究所管理。河南省中医药信息研究检索中心增名为河南省中医药研究院中医药信息研究所，下设信息研究室、仲景学说研究室（文献研究室）、信息文献检索中心、图书馆（图书室、期刊室、外文室）、声像室。临床研究方面，撤销老年病研究室，增设妇科疾病研究室、儿科疾病研究室。按照国家食品药品监督管理局新药临床试验的规定与要求，成立河南省中医药研究院医学伦理委员会。

1999年，河南省中医药研究院附属医院被国家食品药品监督管理局批准为国家药品临床研究基地，包括脑血管、心血管、消化、呼吸4个专业（图2-4）。

为进一步加强中医药科研实验室的规范化和科学化管理，提高中医药科学实验的质量和水平，国家中医药管理局相继发布《中医药科研实验室分级登记管理办法（试行）》（国中医药科〔1998〕29号）及《中医药科研实验室分级标准》等文件，研究院于2002年在全国范围进行中医药科研实验室的分级等级及验收工作。根据当时的实验条件和科研实力，整合原有的研究室和相应的功能实验室，申报了中药药理与中药分析两个三级实验室。中药药理实验室和中药分析实验室于2002年通过国家中医药管理局首批中医药科研三级实验室评估验收，2003年国家中医药管理局正式批准。

图2-4　1999年河南省中医药研究院科研机构

　　2006年4月，成立糖尿病研究室、艾滋病研究室、高血压病研究室，科研科更名为科教科，泌尿研究室更名为肾病研究室。

　　原河南省中医药研究院附属医院国家药品临床研究基地于2006年5月通过国家食品药品监督管理局重新验收认定，改名为河南省中医药研究院附属医院国家药物临床试验机构，新增加了I期临床试验研究基地和肾病专业、内分泌（糖尿病）专业2个专业，同时能够承接新药I期临床试验。2008年，按照国家中医药管理局《中医药科研实验室管理办法（修订）》（国中医药发〔2005〕82号）相关规定与要求，通过三级实验室换证评估验收，2009年7月再次确认为国家中医药管理局中医药科研实验室（三级）。2011年通过中期评估验收（图2-5）。

　　2007年5月，成立艾滋病防治研究中心。

　　2009年，国家中医药管理局重点研究室（四大怀药的道地性与质量评价方法）建设项目通过国家中医药管理局组织的专家论证与审查，于5月被批准为国家中医药管理局第一批重点研究室项目建设单位。中医心病学获批国家中医药管理局中医药重点学科建设单位。

　　2010年，根据研究院总体发展规划，中药研究所和中医药信息研究所从综合科研楼搬出，中药研究所由综合科研楼整体搬迁至原奥林特药厂综合制剂楼的4~5层。实验室面积由原来的3 000 m²压缩至1 600 m²。根据国家中医药管理局中医药科研三级实验室的管理要求，按时完成研究院两个三级实验室网络信息平台建设，并与国家中医药管理局实行联网管理与交流。完善了生化免疫室、病理室、中药炮制室、植物化学室、生药

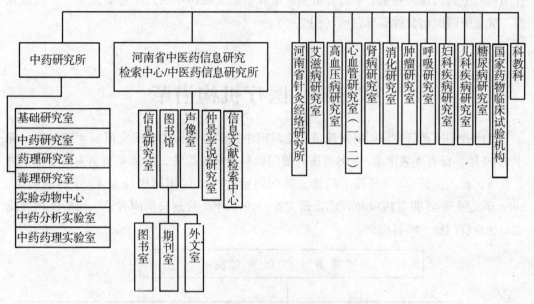

图 2-5 2006 年河南省中医药研究院科研机构

分析室，完成临时动物房的改建。中医药信息研究所的研究室、声像室、检索中心机房等由综合科研楼 5 楼搬迁至现职工食堂 2 楼，图书馆搬迁到礼堂 1 楼的期刊室。

2010 年 7 月，撤销高血压研究室，成立河南省高血压研究所，合并心血管研究室一室、二室为心血管研究室。2011 年 6 月，中医药信息研究所更名为中医药信息文献研究所。

2011—2012 年，投资 95 万元，在原河南省奥林特药厂综合制剂楼 4 楼建设 370 平方米的 SPF 级实验动物中心，并制定有关各项管理制度和操作规程 50 余项。2012 年 4 月通过空气质量检测，10 月通过科技厅验收，11 月，取得实验动物使用许可证。同年，投资 65 万元，在综合制剂楼 4 楼，建设同时满足中医药科研和临床检验需要及符合国家相关标准的分子生物学和细胞生物学实验室。将综合制剂楼第 3 层改为化验室及中药制剂实验室。

2012 年 2 月，成立河南省中医药研究院中医临床疗效评价中心。同年 8 月，撤销艾滋病防治研究中心。

2014 年，为实施研究院高层次人才战略，培养和引进博士及博士后等高层次人才，经河南省人力资源和社会保障厅批准，成立河南省中医药研究院博士后研发基地（豫人社博管〔2014〕4 号）。制定了《河南省中医药研究院博士后研发基地管理办法》。

2015 年，经河南省科学技术厅和郑州市科技局批准为高血压络病研究院士工作站。

2017 年，成立河南省中医药研究院人工智能中医应用研究室。是年 11 月，与河南中医药大学签订联合招生和培养博士后协议，引进科研人员进入院博士后研发基地开展研究工作。

2018 年 7 月，在肿瘤血液科、原肿瘤研究室及国家中医重点肿瘤专科的基础上，依托中药所中药药理实验室、中药分析实验室及信息文献所中医药信息研究室、文献研究室，成立中西医结合肿瘤研究所（图 2-6）。

第三节　医疗机构沿革

河南省中医药研究院附属医院最初是河南中医学院中医中药研究所的 4 间门诊，建于 1959 年，仅有 4 名中医、1 名西医开展门诊科研病历观察。1964 年更名为河南省中医研究所，在人民路 10 号开设了门诊，并在河南中医学院附属医院设 15 张科研病床，1966 年发展到 45 张。1979 年设临床研究室。1979 年 7 月划归河南省卫生局后，相继成立心脑血管门诊、喉科门诊。

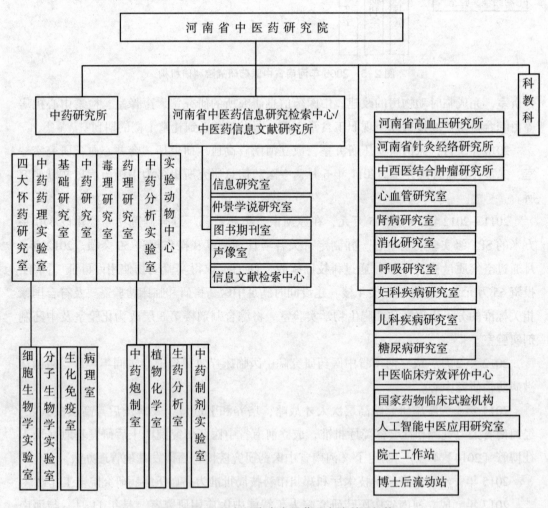

图 2-6　2018 年河南省中医药研究院科研机构

1981 年，设立临床部，负责临床医政工作。1982 年 6 月，迁入现址，成立政工科、药械科。是年 10 月正式开诊。门诊设在综合科研楼一楼，住院部设在综合科研楼的 2~3 楼的东半层，门诊设有 7 个内科诊室、4 个针灸室。化验、超声波、心电图、心功能、脑电图等医技科室，主要集中在综合科研楼 1 楼西侧。放射科在现附属医院影像科位置，有透视、拍片机房及洗片室、办公室等 14 间。住院部设 2 个病区（中医研究室病区、中西医结合研究室病区），床位 60 张，于 12 月正式接收住院患者。此外，与街道办事处合作，建立 20 张简易病床，供针灸研究室收治患者使用（图 2-7）。

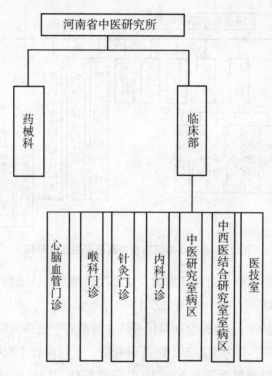

图 2-7　1982 年河南省中医研究所临床机构

1985 年 3 月，成立业务科、门诊办公室。业务科具体负责临床医疗工作和科研工作的管理；并设立业务科档案室，负责收集保存全所医疗科研档案。门诊办公室具体负责门诊工作。同时撤销临床部，恢复临床研究室。同年，研究所委托所属针灸经络研究室与郑州市纸袋厂协商，在郑州南关大街联合建立河南省中医研究所康复医院，由研究所派出医务人员，厂方负责场地房舍与设备，设住院病床 60 张。解决了针灸临床研究问题，也解决了南关一带群众就医难问题。

1986 年在研究所西北角临街建立一排平房，计有 10 多个房间，原中医研究室病区迁入，设立一病区，即消化病区，病床 30 张，主要开展消化疾病的治疗。重新调整综合科研楼布局。在 2 楼设立二病区，即针灸病区，床位 42 张；3 楼中西医结合研究室病区改为三病区，床位 47 张。同时，设立妇科门诊，药械科增设了煎药房（在现颗粒剂药房处）。

1987年，河南省中医研究所更名为河南省中医研究院。同年建立泌尿科门诊、肿瘤科门诊和儿科门诊。

1990年2月，将消化病区、针灸病区、中西医结合病区分别改成一病区、二病区、三病区，设立肿瘤科、癫痫科、妇科、儿科。同年，撤销药械科，成立药剂科、中心实验室；药剂科承担中西药房、煎药房、药库等管理工作，中心实验室负责管理医疗器械及耗材部分。成立医技科，负责影像与检验等辅助检查工作；撤销业务科，成立医政科，由医政科承担全院的医疗行政管理工作（图2-8）。

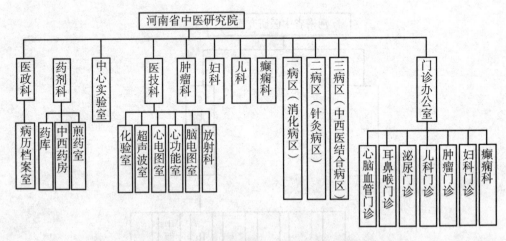

图2-8　1990年河南省中医研究院临床机构

1991年4月，附属医院基建项目启动，建设门诊楼3层，面积1 598.55 m²。病房楼共6层，面积5 230.30 m²，于1992年12月竣工。

1992年12月，经河南省中医管理局批准成立河南省中医研究院附属医院。1993年2月，河南省中医研究院更名为河南省中医药研究院，原河南省中医研究院附属医院更名为河南省中医药研究院附属医院，并于10月正式开诊。门诊部设有心血管、高血压、消化、老年病、针灸、泌尿、肿瘤、呼吸、糖尿病、妇科、儿科、喉科、外科、癫痫、脱发、推拿、理疗、美容等18个中医专科。住院部由3个病区增至5个病区，二病区为呼吸（老年病）科，设在2楼，床位26张；三病区为针灸（脑血管病）科，设在3楼，床位48张；四病区为高血压病科，设在4楼，床位48张；原一病区更名为五病区（消化病），设在5楼，床位48张；六病区为肾病肿瘤病区，设在6楼，床位48张，病区实际开放高级病房和普通病房床位218张。护理工作从医政科分离出来成立护理部。医技科新增了心向量、X线钼靶摄影、放免测定等服务项目，在六病区成立了血液净化中心。同时附属医院与河南中医学院第一附属医院建立了协作供血关系，与郑州市第一人民医院建立了CT检查协作网。

1994年，开设了急诊，外科手术室建设完成，并在四病区的基础上成立了河南省高血压病治疗中心。同年，成立河南省癫痫病治疗中心。

1995年，增设骨伤专科门诊。

1996年7月，成立感染管理科、质控办（图2-9）。

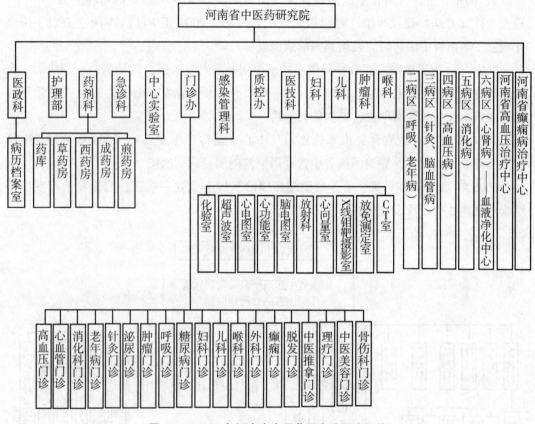

图2-9　1996年河南省中医药研究院医疗机构

1998年7月，附属医院质控办更名为全面质量控制办公室，河南省癫痫病治疗中心更名为河南省癫痫病医疗中心；撤销中心实验室，成立器械科、保健科。同年11月，附属医院病房楼二期扩建，住院部增加建筑面积3 422 m²。同年，院河南省高血压病治疗中心被国家中医药管理局确认为全国中医高血压病医疗中心建设单位。

1999年4月，河南省卫生厅、河南省中医管理局批准附属医院增名河南省高血压病医院。同年6月，在急诊室的基础上，成立急救中心，配备120急救专线。为更好发挥中医药在高血压病预防保健中的作用，经河南省卫生厅党组同意，将河南省高血压病治疗中心改为河南省高血压病防治中心，负责全省高血压病的预防治疗工作。同年12月，附属医院被国家中医药管理局批准为全国中医高血压病医疗中心。

2000年，附属医院门诊楼扩建，增加建筑面积1 299 m²。同时，随着医疗用房的增多，对门诊设置和病房床位进行了相应调整。门诊开设高血压、心血管、中风、肾病、呼吸、消化、肝病、糖尿病、老年病、肿瘤、妇科、儿科、外科、妇瘤、眼科、口腔、皮肤、内分泌、甲状腺病等专科门诊。住院部高级病房和普通病房病床增加到315张。

2002年3月，河南省中医药研究院被国家中医药管理局确定为中医内科心血管重点学科建设单位、中医妇科学协作建设单位。同年6月，成立社区医疗服务办公室（社区办），保健科更名为医保办公室，全面质量控制办公室更名为质量经济核算办公室（质经办）。同年 8 月，河南省中医药研究院高血压病被国家中医药管理局确定为"十五"重点专科（专病）建设单位（建设周期 2002 年 9 月—2006 年 9 月）。同年，在北下街合作成立了河南省中医药研究院附属癫痫病医院。

2003 年，附属医院在综合科研楼一楼东段创办河南名医馆，聘请张磊、门成福、余伦文等省内知名中医老专家，开展内、外、妇、儿等疑难杂症的诊治。同年，急诊科纳入郑州市 120 急救网络单位，建立外科病房。

2004 年 10 月，成立针灸推拿痛疼治疗中心（简称针推中心）。2005 年 7 月，喉科改为耳鼻喉科。同年，撤销河南省中医药研究院附属癫痫病医院。

2006 年 11 月，在针推中心颈肩腰腿痛门诊基础上成立一病区，门诊及治疗室位于综合科研楼 2 楼东段设立病区（图 2-10）。

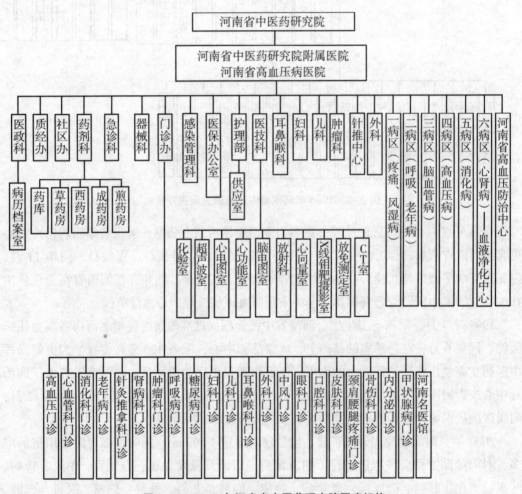

图 2-10 2006 年河南省中医药研究院医疗机构

2007 年，肝病科（肝胆脾胃科）成为河南省中医管理局第二批肝病重点专科建设单位，2010 年验收合格。

2010年4月，成立河南省社区中医药服务指导中心，其职能由社区医疗服务办公室负责。同年8月，成立仲景门诊。

2011年，改扩建原综合科研楼作为2号病房楼使用。原六病区（心肾病）分为心血管科和肾病科，肾病科搬入2号病房楼4楼；原二病区（呼吸内分泌科）分开，内分泌科搬入2号病房楼3楼；原一病区搬入2号病房楼2楼，成立疼痛风湿科；5楼设立肿瘤血液科；外科、妇科搬入6楼，建立手术室；利用研究院西北角平房，成立针灸推拿病区。原病房楼更名为1号病房楼，6楼为心病科，5楼为肝胆脾胃科，4楼为高血压科，3楼为脑病科，2楼为肺病科。从而，病区增加到11个。同年11月，撤销医技科，成立医学影像科、检验科。

2012年2月，肿瘤科、肝病科被国家中医药管理局确定为"十二五"重点专科建设项目。6月，附属医院心血管科被确定为国家卫生部临床重点专科（中医专业）建设项目。10月，附属医院风湿病科被河南省中医管理局确定为第三批河南省重点专科建设项目。同年，附属医院通过国家三级甲等中医医院验收。

2014年3月，成立治未病科/体检中心，社区办更名为医疗发展部。4月，河南省中医管理局批准河南省中医药研究院附属医院增名河南省中西医结合医院。同年，门诊楼扩建，增加面积1 719 m^2。

2015年6月，成立疾病预防控制科，业务职能由感染办公室负责。同年7月，内分泌科、针灸科被河南省中医管理局确定为第四批河南省重点中医专科建设项目。同年，1号病房楼扩建，增加面积1 423 m^2。增设儿科病区。礼堂改建，在3楼设康复医学科。

2016年4月，附属医院高血压多专业联合诊疗模式被国家中医药管理局确定为第二批中医诊疗模式创新试点单位。同年10月，成立重症医学科。同年，启动中医住院医师规范化培训基地建设工作。

2017年6月，撤销质量经济核算办公室，药剂科与制剂室合并成立药学部。8月，成立重症医学科。同年，附属医院被河南省中医管理局认定为河南省中医住院医师规范化培训基地。

2018年8月，附属医院高血压（专病）科、颈肩腰腿痛科、老年病科、肾病科被河南省中医管理局确定为河南省中医专科诊疗中心培育项目。

截至2018年12月，附属医院房屋建筑面积4×10^4 m^2，设有13个病区，编制床位1 000张，实际开放550张。门诊部设有急诊、发热、肠道、高压血、心病、肝胆脾胃、针灸、肾病、肿瘤血液、肺病、内分泌、糖尿病及并发症、甲状腺病、脑病、康复、疼痛风湿病、脊柱病、颈肩腰腿病、颈椎病、经络减肥、跟痛症、妇科、乳腺病、儿科、外科、疮疡外科、肛肠科、骨伤科、骨关节病、内科、眼科、特发性眩晕、皮肤科、耳鼻喉科、口腔科、神志病科、失眠、男科、治未病专科专病门诊，计59个诊室。

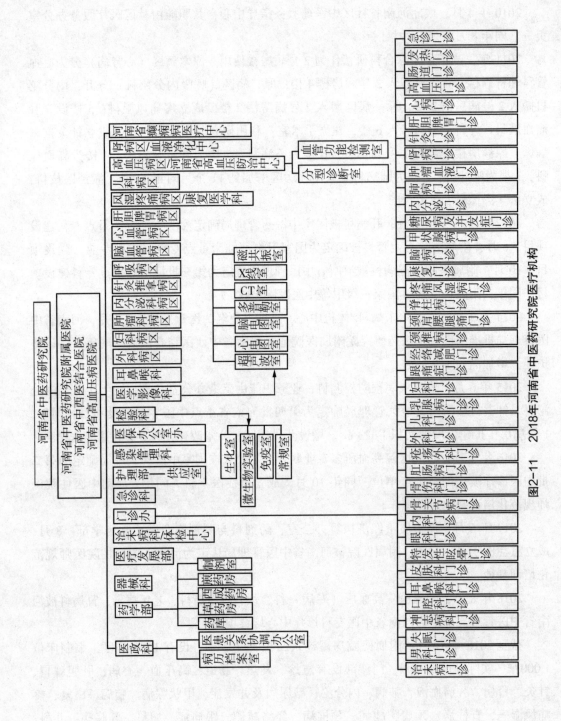

图2-11 2018年河南省中医药研究院医疗机构

第四节 产业机构沿革

一、河南省奥林特制药厂（河南省奥林特制药有限公司）

河南省奥林特制药厂成立于 1992 年，其前身为始建于 1985 年的河南省中医研究院实验药厂。

1977 年，河南省中医研究所开始在城北路新院区西侧进行中药制剂生产场地的规划设计。1982 年 10 月，完成 135 m² 制剂车间的主体工程建设。1983 年，由开封药厂服务公司协作进行提炼车间主要大型设备的安装。1984 年 1 月，委托中药研究室，成立实验药厂筹建组。1985 年 4 月，中药制剂车间建成进行试生产。

1989 年 12 月，成立河南省中医研究院实验兽药厂。

1992 年，建成 1 650 m² 制剂楼。同年年底，原河南省中医研究院实验兽药厂更名为河南省奥林特制药厂。

1993 年 7 月，通过河南省食品药品监督管理局验收，取得了制药企业必备的制药许可证和营业执照，具备药品生产合法资格，建成片剂、胶囊、口服液 3 个生产线。

1998 年，河南省奥林特制药厂被评为河南省高新技术企业和郑州市科技企业。

1999 年，5 层新 GMP 综合制剂楼建成，被评为省优良工程。2000 年，取得国家 GMP 认证证书，并于 2001 年通过换证验收。

2003 年，取得片剂、胶囊剂、口服液三大剂型 GMP 认证证书。2005 年，完成 11 个国家准字号药品的质量标准试行期满转正申报，通过了药品生产许可证的换证验收检查等工作。2008—2009 年，完成合剂、片剂、硬胶囊剂所有生产品种《以品种为单元的药品 GMP》软件完善工作，通过郑州市食品药品监督管理局的验收评分检查。

2007 年 8 月，河南省中医药研究院在郑汴产业带建设规划用地中购买土地 102 亩，计划用于药厂的搬迁和扩建。2010 年，与广西北海阳光药业有限公司合作成立具有独立法人资格的股份制药公司——北海阳光奥林特（郑州）药业有限公司，研究院以郑东新区 40 亩土地、营业执照、药品生产许可证、GMP 证书、专利证书、药品注册批件、GMP 认证软件及部分设备等入股。2013 年 4 月，北海阳光奥林特（郑州）药业有限公司更名为河南省奥林特药业有限公司，2013 年 8 月，开始试生产。2013 年 12 月，饮片、片剂、胶囊、口服液四大剂型通过 GMP 认证。

二、河南省中达中医药科技开发公司

河南省中达中医药科技开发公司成立于 1992 年，开展中医药对外技术与咨询服务，为企事业单位提供中药产品（中药新药、中药保健药品、保健食品与用品、医院制剂）的临床前药学、药效学及毒理学研究等业务。

1992年8月，由河南省中医研究院注资，成立河南省中达中医药科技开发公司，公司位于研究院西侧临城北路的平房（约100 m²）。

2000年8月，公司交由中药研究所重新注册、管理与经营，公司地址位于综合科研楼1层西侧。2010年，公司迁入综合制剂楼3楼西段。

第五节　行政管理机构沿革

河南省中医药研究院前身是河南省中医中药研究所，于1959年3月成立，隶属于河南中医学院。有专职人员7人，张海岑任研究所办公室秘书，主持日常所务工作。1961年3月，河南中医学院党委任命张海岑为办公室主任，主持日常工作，王廷奇任秘书。

1964年6月，河南省中医中药研究所更名为河南省中医研究所，编制人员为25人。河南省人民委员会人事局任命孙刚为河南省中医研究所所长，河南中医学院任命毕福高为办公室秘书。

1965年5月，河南中医学院任命鲍长华任研究所党支部第一书记，毕福高为副书记。

1970年5月，河南中医学院革命委员会党核心小组任命张明生为党支部副书记。

1973年，河南中医学院革命委员会党核心小组任命王青云为支部书记兼革委会主任，邢成堂任副书记兼革委会第二主任，张海岑任副书记兼革委会副主任，谢少白任革委会副主任。

1978年1月，河南中医学院党委任命刘彦瑾任研究所党支部代理副书记。

1978年10月，设立总务科。

1979年7月，研究所划归河南省卫生局，编制扩大到200人。8月，河南省省卫生局党组批准建立临时党支部，任命邢成堂为研究所党支部书记。

1980年8月，河南省卫生厅党组宣布崔照中为研究所负责人。

1981年5月，河南省卫生厅党组任命张戒之为党支部书记，任命张海岑、冯富昌为副所长。行政科室有办公室、总务科和临床部。

1982年，增设政工科和药械科。政工科负责日常党务、宣传、思想、人事、劳资、保卫、青年和计划生育等工作。

1983年10月，河南省卫生厅党组任命焦华斌为党支部副书记，任命赵国岑、魏武英为副所长。同时成立研究所工会，魏武英副所长兼任工会主席。

1984年11月，河南省卫生厅党组任命顾银祥为党支部副书记。

1985年3月，进行了组织机构改革，撤销政工科，设立人事科、业务科，由人事科管理人事、劳资工作，业务科管理临床、医政和科研教育等工作。同时撤销临床部。成立门诊办公室，负责门诊的日常管理工作。管理科室由原来的5个增加到6个，即办公室、人事科、业务科、药械科、总务科、门诊办公室（图2-12）。

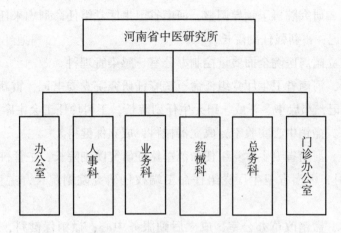

图2-12 1985年河南省中医研究所行政管理机构

1986年5月，河南省卫生厅党组任命庞春生为研究所所长、党支部副书记。12月，庞春生任党支部书记。

1987年3月，河南省卫生厅党组任命庞春生任党委书记。11月，河南省中医研究所更名河南省中医研究院。是年设立财务科。

1988年，设改革办公室，负责目标责任制改革。

1989年2月，河南省卫生厅党组任命张重刚为研究院副院长。8月，河南省卫生厅党组任命邱保国为研究院院长、党委副书记。

1990年，随着业务的发展，人员增多，对院属部分科室设置进行了调整。撤销药械科，成立药剂科、中心实验室；撤销业务科，成立科研科、医政科；增设老干部科、保卫科等科室（图2-13）。

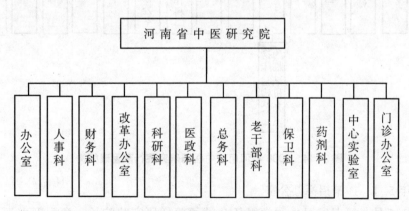

图2-13 1990年河南省中医研究院行政管理机构

1992年12月，经河南省中医管理局批准，成立河南省中医研究院附属医院。

1993年2月，河南省中医研究院更名为河南省中医药研究院，原河南省中医研究院附属医院同时更名为河南省中医药研究院附属医院，成立护理部。10月，附属医院举行开业典礼，国家中医管理局余靖局长及全国各地的专家领导 100 余人参加了庆典活动。

1994 年 4 月，研究院班子领导调整，河南省卫生厅党组任命荆志来任党委书记，张重刚任党委副书记，雷新强任副院长。

1996 年，成立附属医院全面质量控制办公室、感染管理科。

1997 年 7 月，河南省卫生厅党组任命石鹤峰任研究院党委书记，雷新强任院长，王希浩任党委副书记，邓启华、李威、田元生任副院长，王树玲任工会主席。

1998 年 7 月，撤销中心实验室，成立器械科；成立保健科。

2000 年 8 月，河南省卫生厅党组任命范军铭任研究院副院长，主管科研工作。

2001 年 10 月，河南省卫生厅党组任命王端权任研究院副院长，主管行政、后勤、产业工作。

2002 年 6 月，撤销改革办公室，成立后勤服务中心；撤销保健科，成立医保办公室；撤销全面质量控制办公室，成立质量经济核算办公室。

2006 年，老干部科更名为离退休职工工作科；科研科更名为科教科，内设药物临床实验机构办公室；总务科更名为后勤科，撤销后勤服务中心；成立计划生育综合办公室、招标办公室、项目办公室（图 2-14）。

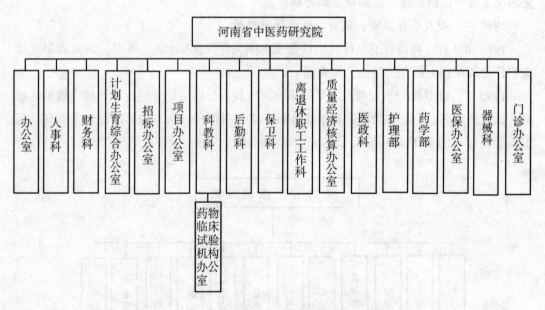

图 2-14　2006 年河南省中医药研究院行政管理机构

2007 年 5 月，撤销招标办公室。

2009 年 6 月，河南省卫生厅党组任命韩颖萍任研究院院长、党委副书记。同年 7 月，河南省卫生厅党组任命周文贞为研究院党委书记、副院长。

2010 年 5 月，河南省卫生厅党组任命李毅萍任工会主席。

2011 年，撤销计划生育综合办公室。撤销奥林特药厂，成立制剂室。

2012 年 2 月，成立学科建设办公室，具体业务由科教科负责。11 月，李毅萍任研究院副院长，主管财务、后勤等工作。

2013 年，成立对外交流中心，具体业务由科教科负责。

2014 年 3 月，成立信息科。

2017 年 6 月，撤销质量经济核算办公室、项目办公室；撤销药剂科、制剂室，成立药学部。同年 9 月，成立纠风办。

2018 年河南省中医研究院行政管理机构见图 2-15。

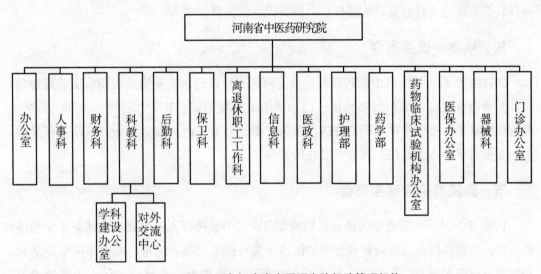

图 2-15　2018 年河南省中医研究院行政管理机构

第六节　特设机构

一、学术委员会

1984 年，河南省中医药研究院学术委员会成立。学术委员会是研究院最高的学术审议、评定与咨询组织。主要职责是参与研究院中长期科研规划的制定、各类各级课题申请及科研成果申报的评审推荐、研究所（室）及学科（专科）建设规划的审议与科研学术有关的工作。委员会主任、副主任由院领导兼任，委员由相关学科专家组成。办公室设在科教科。

二、医学伦理委员会

1998 年，河南省中医药研究院医学伦理委员会成立。主要负责对研究院承接的临床试验项目、涉及人和实验动物相关的科研课题、新药临床观察、相关医疗器械临床验证、医疗新技术应用等科研项目进行相关伦理问题的论证和审查，并提供相应指导性意见和咨询。委员会主任由院领导兼任，委员由临床、药学、法律等相关专业人员组成。

办公室设在科教科。

三、医疗质量管理委员会

2011年7月,河南省中医药研究院成立河南省中医药研究院附属医院医疗质量管理委员会。对全院医疗和护理工作进行全面质量管理,负责调查分析医院发生的医疗、护理缺陷的原因,判定缺陷的性质,制定改进或控制措施。委员会主任、副主任由院领导兼任,委员由相关科室负责人兼任。办公室设在医务科。

四、病案管理委员会

2011年7月,河南省中医药研究院成立河南省中医药研究院附属医院病案管理委员会。负责全院住院病历、归档病历、门诊病历的质量监督、检查、评比,分析、讨论、通报病案质量,提出改进意见,并进行奖惩。委员会主任由主管领导兼任,副主任及委员由相关科室负责人兼任。办公室设在医务科。

五、医院感染管理委员会

1996年7月,河南省中医药研究院成立河南省中医药研究院附属医院医院感染管理委员会。负责贯彻医院感染管理方面的法律法规及技术规范、标准,制定本医院预防和控制医院感染的规章、制度,组织实施医院管理监测检查。委员会主任由主管领导兼任,副主任及委员由相关科室人员兼任。办公室设在感染科。

六、药事管理与药物治疗学委员会

1991年6月,河南省中医研究院成立河南省中医研究院药事管理与药物治疗学委员会。职能是及时向附属医院临床医师宣传、评价、引进药物并对因药物引起的问题给以解决。委员会主任、副主任由院领导兼任,委员由相关科室人员兼任。

七、护理质量管理委员会

1999年,成立河南省中医药研究院附属医院护理质量管理委员会。负责全院护理质量管理目标和各项护理质量标准制定并对护理质量实施控制与管理。委员会主任由主管领导兼任,副主任及委员由相关科室人员兼任。

八、医院输血管理委员会

2006年5月,河南省中医药研究院成立河南省中医药研究院附属医院输血管理委员会。制定相关管理制度,加强经血液传播和感染疾病的监测监督管理,指导临床合理用血,保障临床安全、合理用血。组织学习并贯彻执行有关血液方面的法律、法规,依法加强对临床用血的质量控制,提高了全院医护人员的法律意识。大力宣传《中华人民共和国献血法》，动员和鼓励医院职工积极参与献血活动，保障临床用血安全和需要。委员会主任由主管领导兼任，副主任及委员由相关科室人员兼任。

九、精神文明建设领导小组

1988年，河南省中医药研究院成立精神文明建设领导小组。负责实施对全院精神文明建设工作的组织和领导，制定精神文明创建工作实施方案，研究制定解决创建工作中遇到的困难和问题的具体措施，对全院精神文明创建工作进行督查、指导，做好精神文明创建工作验收的各项准备工作。组长由院领导兼任，成员由相关科室负责人兼任。办公室设在院办公室。

十、党风廉政建设责任制暨惩治和预防腐败体系建设工作领导小组

2014年9月，河南省中医药研究院成立党风廉政建设责任制暨惩治和预防腐败体系建设工作领导小组。负责研究议定全院党风廉政建设和预防腐败工作的安排部署、监督检查、考核奖惩等事项，解决工作落实中存在的重大问题。组长由纪委书记兼任，成员由院属相关科室负责人组成，承担党风廉政建设责任制的实施与落实。

十一、纠正行业不正之风领导小组

2010年9月，河南省中医药研究院成立纠正行业不正之风领导小组。领导小组下设办公室，负责日常工作的组织、协调和管理；贯彻落实上级关于纠风工作的决策部署，组织开展纠风工作专项行动。组长由院领导兼任，成员由院属相关科室负责人组成。

十二、"道德讲堂"领导小组

2012年2月，河南省中医药研究院成立"道德讲堂"领导小组。负责全院精神文明建设工作，继承和发扬优秀传统道德文化，结合郑州市文明委开展"道德讲堂"的具体要求，部署相关工作的组织、协调和管理。组长由院领导兼任，成员由院属相关科室成员组成。办公室设在院办公室。

十三、防汛救灾领导小组

1994年7月，河南省中医药研究院成立防汛救灾领导小组。根据上级工作部署，筹备防汛物资、药品，组建防汛救灾医疗队、抢险预备队。组长由院领导兼任，成员由相关科室人员组成。

十四、非典防控领导小组

2003年4月，针对全国暴发的非典疫情，根据省卫生厅关于非典防控指示精神，河南省中医药研究院成立了非典防控领导小组。组长由院领导兼任，迅速组织人员筹备防

护、消毒物资，提供相关药品。在急诊 1 楼建立发热门诊，实行消毒、无菌、有菌三区隔离，患者在隔离区内检查，进驻的医护人员每 15 天轮换一次。由副院长带队，组织医护人员 20 人，分 5 个小组赴濮阳县、范县、南乐县、清丰县、台前县 5 县开展非典防护督导，对医护人员进行知识培训。

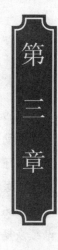

第三章

党的组织与领导

河南省中医药研究院建院（所）60年以来，始终坚持党的领导，管理模式随不同时期的管理体制的变化而有所调整，领导职责随着管理体制的变化而变化，除个别时期外，实行的是党委领导下的院（所）长负责制。在加强党的组织建设，加强基层支部建设，完善纪检监察、工会、团委组织的基础上，实行党委集体领导，职工民主管理的运行体制。建立健全党委集体领导，职工民主管理的运行体制。建立健全党委议事规则、院长办公会制度、院周会制度及职工代表大会制度。

第一节　组织建设

1959年3月建所至1965年4月，研究所党务和政工工作由河南中医学院统一领导，组织活动归属于河南中医学院教务处党总支。1965年5月正式成立河南省中医研究所党支部，任命鲍长华为支部书记，毕福高为副书记，当时有党员10人，预备党员2人，在河南中医学院党委直接领导下开展工作。

1966年6月，"文化大革命"开始，支部工作基本停止，直到1970年所党支部生活渐续恢复。1970年5月，河南中医学院党委任命张明生为研究所党支部副书记。1973年10月，河南中医学院革命委员会党核心小组任命王青云为研究所党支部书记、革委会主任，邢成堂为党支部副书记、革委会第二主任，张海岑为党支部副书记、革委会副主任，谢少白为革委会副主任。

1978年1月，刘彦瑾调入，因病于同年8月到所上班，后邢成堂到党校学习，河南中医学院党委任命刘彦瑾代理邢成堂的工作，任研究所党支部代理副书记。

1979年7月，研究所划归河南省卫生局直接领导。8月河南省卫生局党组批准建立临时党支部，任命邢成堂为党支部书记，张海岑、冯富昌、鲍长华、毕福高、张俊明为支部委员。建立党支部领导下的所长分工负责制，实行所长、科室主任、科研小组组长三级负责制。

1980年8月，研究所进行第二次领导班子和机构调整，河南省卫生厅党组任命张戒之为支部书记，支部委员为张海岑、冯富昌、崔照中、种理、张俊明。1981年底研究所有工作人员115人，其中党员25人，团员35人。1982年成立政工科，负责日常党务、宣传、政治思想、青年等工作。同年组建了团支部，团支部在单位搬迁、文体活动、青年教育等方面做了大量工作。

1983年10月，河南省卫生厅党组任命焦华斌为中共河南省中医研究所党支部副书记，1984年5月，党支部委员会换届，中共河南省中医研究所支部委员会由焦华斌、周清顺、沙培林组成，焦华斌任副书记，周清顺、沙培林任委员。当时全所职工总人数为168人，其中党员31人，团员55人。11月，顾银祥调任河南省中医研究所任党支部副书记。

1985年6月，民主选举产生支部委员会，由焦华斌、顾银祥任党支部副书记，王秀云任党支部组织委员，杨小平任宣传兼青年委员，刘怀民任保卫委员，周清顺为纪检委员，魏琳娜为支部干事，当时共有党员45人，其中预备党员5人。

1986年5月，河南省卫生厅党组任命庞春生为河南省中医研究所党支部副书记、所长，主持党政工作。12月，河南省卫生厅党组研究决定：庞春生任中共河南省中医研究所党支部书记兼所长。同月，河南省卫生厅机关委员会同意中共河南省中医研究所支部委员会改为中共河南省中医研究所委员会。

1987年3月，研究所召开了全体党员大会，民主选举产生党委会，当时有正式党员53人，预备党员5人，参加党员大会的正式党员34人，预备党员4人。庞春生、顾银祥、魏武英、魏林娜、杨小平当选为党委委员。庞春生主持召开了第一次党委会，讨论党委委员分工和党办、支部设置等。庞春生任党委书记，顾银祥任党委副书记，魏琳娜任组织委员，杨小平任宣传委员兼青年委员，魏武英任保卫委员。同时成立了党委办公室和3个基层党支部。5月，研究所召开全体党员大会，民主选举产生纪律委员会，邓振生、王秀云、张国顺、赵宪法、王树玲当选为纪律检查委员会委员，邓振生任书记。

1987年11月，河南省编制委员会同意河南省中医研究所更名河南省中医研究院，中共河南省中医研究所委员会更名中共河南省中医研究院委员会，相关名称也随之更改。

1989年8月，河南省卫生厅党组任命邱保国为河南省中医研究院党委副书记兼院长，主持党委工作。按照纪检机关和国家监察机构合署办公，"实行一套工作机构、两个机关名称"的体制，研究院成立监察室，履行监察职责，纪委书记邓振生兼监察室主任。同时成立共青团河南省中医研究院委员会。

1990年7月，根据《中共中央关于加强党的建设的通知》要求，研究院实行党委领导下的院长负责制。10月，院党委对党支部进行了重新调整和改选，由3个党支部调整为4个党支部。1991年2月，河南省卫生厅党组任命王燕为研究院党委委员、副书记，1993年3月任纪委书记。同年，研究院正式更名为河南省中医药研究院。经河南省卫生厅党组同意，批准中共河南省中医研究院委员会更名为中共河南省中医药研究院委员会，相关名称也相应更改。支部设置和所辖科室人员不变，共有党员66人。

1994年4月，河南省卫生厅党组任命荆志来为研究院党委书记、张重刚为党委副书记，雷新强任党委委员。同年，将原来的4个支部重新划分为6个支部。1996年有党员89人。

1997年7月，河南省卫生厅党组任命石鹤峰为党委书记，王希浩任党委副书记，雷新强任党委委员、院长，邓启华、李威、田元生任党委委员、副院长。

2001年10月，河南省卫生厅党组任命王端权任党委委员、副院长。同年支部换届，各支部所辖科室未变。

2009年6月，河南省卫生厅党组任命韩颖萍任党委副书记、院长。同年7月，河南省卫生厅党组任命周文贞任河南省中医药研究院党委书记、副院长，王希浩为党委副书记、党委委员，田元生任党委委员。新一届党委建立党委会议事规则、院长办公会议事制度和院周会制度。坚持党委领导下的院长负责制，充分发挥院党委的领导核心作用。

2010年5月，河南省卫生厅党组任命李毅萍任党委委员、工会主席。2012年11月，李毅萍任党委委员、副院长。2016年4月，经河南省卫生和计划生育委员会党委批准，河南省中医药研究院召开党委、纪委换届选举党员大会，大会应到党员185人，实到会

153人，符合法定人数。经差额选举，周文贞、韩颖萍、王希浩、田元生、李毅萍当选为新一届党委委员，周文贞当选为党委书记，韩颖萍、王希浩当选为党委副书记；王希浩当选为纪委书记，王红、李琦、朱旭东、肖莉当选为纪委委员。同年进行第八届党支部换届改选。

河南省中医药研究院（所）历任党委（支部）书记、委员见表3-1。

表3-1　河南省中医药研究院（所）历任党委（支部）书记、委员

名称	职务	姓名	性别	任职时间	任命机关
河南省中医研究所	支部委员、党支部书记	鲍长华	女	1965.6—1973.9	河南中医学院党委
	支部委员、党支部副书记	毕福高	男	1965.6—1973.9	河南中医学院党委
	支部委员、党支部副书记	张明生	男	1970.5—1975.5	河南中医学院党委
河南省中医研究所革委会	支部委员、党支部书记	王青云	男	1973.10—1978.1	河南中医学院革委会党核心小组
	支部委员、党支部副书记	邢成堂	男	1973.10—1978.8	河南中医学院革委会党核心小组
	支部委员、党支部副书记	张海岑	男	1973.10—1978.8	河南中医学院革委会党核心小组
河南省中医研究所	支部委员、党支部副书记	刘彦瑾	男	1978.1—1979.8	河南中医学院党委
	支部委员、党支部书记	刑成堂	男	1979.8—1980.8	河南省卫生局党组
	支部委员	张海岑	男	1979.8—1980.8	河南省卫生局党组
	支部委员	冯富昌	男	1979.8—1980.8	河南省卫生局党组
	支部委员	鲍长华	女	1979.8—1980.8	河南省卫生局党组
	支部委员	毕福高	男	1979.8—1980.8	河南省卫生局党组
	支部委员	张俊明	男	1979.8—1980.8	河南省卫生局党组
	支部委员、党支部书记	张戒之	男	1980.8—1983.10	河南省卫生厅党组
	支部委员	张海岑	男	1980.8—1983.10	河南省卫生厅党组
	支部委员	冯富昌	男	1980.8—1983.10	河南省卫生厅党组
	支部委员	崔照中	男	1980.8—1981.5	河南省卫生厅党组
	支部委员	种理	男	1980.8—1983.10	河南省卫生厅党组
	支部委员	张俊明	男	1980.8—1983.10	河南省卫生厅党组
	支部委员、党支部副书记	焦华斌	男	1983.10—1986.5	河南省卫生厅党组
	支部委员、纪检委员	周清顺	男	1984.5—1985.6	河南省卫生厅机关委员会
	支部委员	沙培林	女	1984.5—1985.6	河南省卫生厅机关委员会

名称	职务	姓名	性别	任职时间	任命机关
河南省中医研究所	支部委员、党支部副书记	顾银祥	男	1984.11—1987.4	河南省卫生厅党组
	支部委员	王秀云	女	1985.6—1987.4	河南省卫生厅机关委员会
	支部委员	刘怀民	男	1985.6—1987.4	河南省卫生厅机关委员会
	支部委员、青年委员	杨小平	女	1985.6—1987.4	河南省卫生厅机关委员会
	支部委员、党支部副书记	庞春生	男	1986.5—1986.12	河南省卫生厅党组
	党委委员、党委书记	庞春生	男	1986.12—1989.8	河南省卫生厅党组
	党委委员、党委副书记	顾银祥	男	1987.4—1994.4	河南省卫生厅机关委员会
	党委委员、纪检委书记	邓振生	男	1987.5—1991.5	河南省卫生厅机关委员会
	党委委员、组织委员	魏琳娜	女	1987.4—1993.4	河南省卫生厅机关委员会
	党委委员	魏武英	女	1987.4—1997.7	河南省卫生厅机关委员会
	党委委员、青年委员	杨小平	女	1987.4—1997.7	河南省卫生厅机关委员会
河南省中医研究院	党委委员、党委副书记	邱保国	男	1989.8—1997.7	河南省卫生厅党组
	党委委员、党委副书记	王燕	女	1991.2—1993.3	河南省卫生厅党组
	党委委员、纪委书记	王燕	女	1993.3—2000.8	河南省卫生厅党组
	党委委员、党委书记	荆志来	男	1994.4—1997.7	河南省卫生厅党组
	党委委员、党委副书记	张重刚	男	1994.4—1996.4	河南省卫生厅党组
	党委委员	雷新强	男	1994.4—1997.7	河南省卫生厅党组
	党委委员	顾银祥	男	1994.6—1999.1	河南省卫生厅党组
河南省中医药研究院	党委委员、党委书记	石鹤峰	男	1997.7—2009.6	河南省卫生厅党组
	党委委员、党委副书记	雷新强	男	1997.7—2009.6	河南省卫生厅党组
	党委委员、党委副书记	王希浩	男	1997.7—2000.8	河南省卫生厅党组
	党委委员	邓启华	男	1997.7—2006.11	河南省卫生厅党组
	党委委员	李威	男	1997.7—2001.4	河南省卫生厅党组
	党委委员	田元生	男	1997.7—	河南省卫生厅党组
	党委委员、党委副书记、纪委书记	王希浩	男	2000.8—2019.4	河南省卫生厅党组
	党委委员	王端权	男	2001.10—2009.2	河南省卫生厅党组
	党委委员、党委副书记	韩颖萍	女	2009.6—2017.6	河南省卫生厅党组
	党委委员、党委书记	周文贞	男	2009.7—	河南省卫生厅党组
	党委委员	李毅萍	女	2010.5—	河南省卫生厅党组

第二节 基层党支部

1986 年之前，河南省中医研究所时期，党的组织建制只有一个研究所党支部，有党员 45 人。1986 年 12 月，经河南省卫生厅党组批准，河南省中医研究所党支部改为河南省中医研究所党委之后，设立基层党支部建制。

1987 年 5 月，经河南省卫生厅党组同意，中共河南省中医研究所委员会下设 3 个党支部，当时全所党员 65 人。第一党支部为行政支部，下辖办公室、人事科、业务科、党办、工会、总务科、财务科、保卫科等行政科室及离退休党员，张国顺任支部书记，贾自立、王树玲为委员；第二党支部为临床支部，下辖门诊部、临床病区、编辑部等科室，赵宪法任支部书记，张国泰、翟立华为委员；第三党支部为科研支部，下辖中药研究室、基础研究室、药厂、情报资料中心等科研及相关科室，王秀云任支部书记，李长禄、刘忠义任委员。

1987 年 11 月，经河南省卫生厅党组批准，河南省中医研究所更名为河南省中医研究院。同年，河南省卫生厅党组批复建立中共河南省中医研究院委员会。下设的 3 个党支部亦分别更名为河南省中医研究院第一、二、三党支部，支部组织架构及所辖科室保持不变。

1990 年 10 月，经院党委研究，报请河南省卫生厅党组同意，进行第二届党支部换届选举工作，党支部由原来 3 个调整为 4 个。全院共有党员 68 人。

第一党支部下辖党办、院办、工会、团委、人事科、总务科、财务科、保卫科等科室，王树玲任书记，李红星、何平任委员；第二党支部下辖一病区（消化研究室、仲景研究室）、三病区（心血管研究室、老年病研究室、泌尿研究室）、医政科、《中医研究》编辑部，杨小平任书记，张国泰、翟立华任委员；第三党支部下辖门诊办公室（门诊儿科、妇科、喉科、肿瘤研究室、呼吸研究室）、医技科室、二病区（针灸第一研究室、针灸第二研究室）、药房，焦广荣任书记，王希浩、郭岳峰任委员；第四党支部下辖中药研究室、基础研究室、药厂、情报资料中心、中心实验室、科研科，王秀云任书记，田文敬、李威任委员。并对 23 名党支部委员、党小组长进行了培训，建立了党支部科室联席会议制度，明确科室划分。

1993 年，研究院正式更名为河南省中医药研究院。同年，经河南省卫生厅党组批准，中共河南省中医研究院委员会更名为中共河南省中医药研究院委员会，支部名称也相应更改。支部设置和所辖科室人员不变。

1994 年 7 月，按照《中国共产党章程》（简称《党章》）要求，本着有利于党的建设，有利于开展工作的原则，进行第三届党支部换届选举工作，把原有的 4 个党支部重新划分为 6 个党支部。第一党支部下辖院办、党办、团委、监察室、人事科、总务科、保卫科等科室，王端权任支部书记，周长顺、王树玲任委员；第二党支部下辖门诊办、药剂科、医技科、急诊室等科室，焦广荣任支部书记，王希浩、张国泰任委员；第三党支部下辖医政科、护理部、二病区、三病区、四病区，徐立然任支部书记，王翠花、翟立华任委员；第四党支部下辖五病区、六病区，杨小平任支部书记，郭岳锋、张金楠任委员。第五党支部下辖中药研究所、情报资料研究中心、《中医研究》编辑部、药厂等，李威同志任支部书记，田文敬、王飞任委员；第六党支部下辖老干部科，张学琴任支部书记，周清顺、杨绪谦任委员。

1998 年 8 月，研究院进行第四届党支部换届选举工作，当时全院党员 88 人。支部设置不变，下辖科室略作调整。第一支党部下辖党办、院办、人事科、监察室、团委、工会、科研科、总务科、财务科、保卫科、改革办，王端权任支部书记，周长顺、李双武任委员；第二党支部下辖门诊办、急诊科、医技科、药剂科、器械科、保健科，焦广荣任支部书记，高雅、王国栋任委员；第三党支部下辖二病区、三病区、四病区、医政科、全质办、护理部，徐立然任支部书记，王红、翟立华任委员；第四党支部下辖五病区、六病区，杨小平任支部书记，李培旭、赵章华任委员；第五支部下辖中药研究所、中医药信息研究所、奥林特制药厂、《中医研究》编辑部、中达公司，田文敬任支部书记，张国泰、李长禄任委员；第六党支部下辖老干部科，张学琴任支部书记，贾自立、周清顺任委员。

2002 年 11 月，研究院进行第五届党支部换届选举工作，全院党员 108 人。支部设置及所辖科室不变。第一党支部，李双武任支部书记，王治阳、周长顺任委员；第二党支部，焦广荣任支部书记，高雅、宋红湘任委员；第三党支部，徐立然任支部书记，王红、李士瑾任委员；第四党支部，杨小平任支部书记，赵章华、张红雨任委员。第五党支部，田文敬任支部书记，张国泰、李长禄任委员。第六党支部，张学琴任支部书记，周清顺、贾自立任委员。

2007 年 4 月，研究院进行第六届党支部换届选举工作，全院党员 126 人。设置不变，支部所辖科室有所调整。第一党支部下辖党办、院办、人事科、监察室、工会、团委、科研科、总务科、财务科、保卫科、招标办，李双武任书记，牛国顺、周长顺任委员；第二党支部下辖门诊办、急诊科、医技科、药剂科、器械科、社区办、医保办，宋红湘任支部书记，蒋春霞、张关亭任委员；第三党支部下辖一病区、二病区、三病区、外科、医政科、护理部、质经办、针推中心、感染办，王红任书记，李士瑾、屈冰任委员；第四党支部下辖四病区（高血压中心）、五病区、六病区，杨小平任支部书记，赵章华、张红雨任委员；第五党支部下辖中药研究所、中医药信息研究所、奥林特制药厂、《中医研究》编辑部、中达公司，田文敬任支部书记，侯勇谋、李更生任委员；第六党支部下辖离退休职工管理科，张学琴任支部书记，郑宏、焦广荣任委员。

2011 年 12 月，研究院进行了第七届党支部换届选举工作。全院党员 154 人。建制不变，部分支部增加青年委员。第一党支部，郑宏任支部书记，牛国顺、周长顺、刘茜

（青年）任委员；第二党支部，周永涛任支部副书记，张关亭、张爱华任委员；第三党支部，王红任支部书记，李士瑾、赵凯、陈丽（青年）任委员。第四党支部，杨小平任支部书记，刘青、张红雨、黄谦峰（青年）任委员；第五党支部，王治阳任支部书记，田文敬、侯勇谋、田萍（青年）任委员；第六党支部，李琦任支部副书记，张学琴、郭艳枝任委员。

2016年4月，研究院进行了第八届党支部换届选举工作。全院党员189人。支部增设纪检委员，下辖科室略作调整。第一党支部下辖党办、院办、人事科、监察室、团委、宣传科、财务科、后勤科、保卫科、信息科，郑宏任支部书记，任孝德任组织委员、牛国顺任宣传委员兼纪检委员、刘茜任青年委员；第二党支部下辖药剂科、门诊办、医学影像科、妇科、急诊科、检验科、器械科、医疗发展部、治未病科、医保办、儿科，王治阳任支部书记，周永涛任支部副书记兼宣传委员、张关亭任组织委员兼纪检委员、张爱华任青年委员；第三党支部下辖医务科、护理部、感染（管理）科、疼痛风湿科、康复医学科、针灸推拿科、内分泌科、肾病科、肿瘤血液科、外妇科，王红任支部书记，庆慧任宣传委员兼纪检委员、赵凯任组织委员、陈丽任青年委员；第四党支部下辖肺病科、脑病科、高血压科、肝胆脾胃科、心血管科、重症医学科（ICU），杨小平任支部书记，张红雨任组织委员兼纪检委员、刘青任宣传委员、黄谦峰任青年委员；第五党支部下辖工会、科教科、中药研究所、信息文献研究所、《中医研究》编辑部、临床疗效评价中心、制剂室、中达医药科技开发公司，李琦任支部副书记，田文敬任宣传委员、侯勇谋任组织委员兼纪检委员、田萍任青年委员；第六党支部下辖离退休职工管理科，周长顺任支部副书记，许卫强任组织委员、张学琴任纪检委员、郭艳枝任宣传委员、刘亚敏任调解委员。

2017年6月，第二党支部下辖的药剂科和第五党支部下辖的制剂室合并成立药学部，划属第二党支部。2017年12月，根据支部工作特点的差异性，经研究院党委研究决定，周长顺同志任第六党支部书记，陈丽同志任第三党支部副书记，张红雨同志任第四党支部副书记，强化了支部工作的凝聚力和战斗力。目前全院党员201人。

河南省中医药研究院（所）历任基层党支部书记及委员见表3-2。

表3-2　河南省中医药研究院（所）历任基层党支部书记及委员

支部	书记	副书记	委员	时间
第一党支部	张国顺		张国顺、贾自立、王树玲	
第二党支部	赵宪法		赵宪法、张国泰、翟立华	1987.5—1990.10
第三党支部	王秀云		王秀云、李长禄、刘忠义	

支部	书记	副书记	委员	时间
第一党支部	王树玲		王树玲、李红星、何平	1990.10—1994.7
第二党支部	杨小平		杨小平、张国泰、翟立华	
第三党支部	焦广荣		焦广荣、王希浩、郭岳峰	
第四党支部	王秀云		王秀云、田文敬、李威	
第一党支部	王端权		王端权、周长顺、王树玲	1994.7—1998.8
第二党支部	焦广荣		焦广荣、王希浩、张国泰	
第三党支部	徐立然		徐立然、王翠花、翟立华	
第四党支部	杨小平		杨小平、郭岳锋、张金楠	
第五党支部	李威		李威、田文敬、王飞	
第六党支部	张学琴		张学琴、周清顺、杨绪谦	
第一党支部	王端权		王端权、周长顺、李双武	1998.8—2002.11
第二党支部	焦广荣		焦广荣、高雅、王国栋	
第三党支部	徐立然		徐立然、王红、翟立华	
第四党支部	杨小平		杨小平、李培旭、赵章华	
第五党支部	田文敬		田文敬、张国泰、李长禄	
第六党支部	张学琴		张学琴、贾自立、周清顺	
第一党支部	李双武		李双武、王治阳、周长顺	2002.11—2007.4
第二党支部	焦广荣		焦广荣、高雅、宋红湘	
第三党支部	徐立然		徐立然、王红、李士瑾	
第四党支部	杨小平		杨小平、赵章华、张红雨	
第五党支部	田文敬		田文敬、张国泰、李长禄	
第六党支部	张学琴		张学琴、周清顺、贾自立	
第一党支部	李双武		李双武、牛国顺、周长顺	2007.4—2011.13
第二党支部	宋红湘		宋红湘、蒋春霞、张关亭	
第三党支部	王红		王红、李士瑾、屈冰	
第四党支部	杨小平		杨小平、赵章华、张红雨	
第五党支部	田文敬		田文敬、侯勇谋、李更生	
第六党支部	张学琴		张学琴、郑宏、焦广荣	

支部	书记	副书记	委员	时间
第一党支部	郑宏		郑宏、牛国顺、周长顺、刘茜	
第二党支部		周永涛	周永涛、张关亭、张爱华	
第三党支部	王红		王红、李士瑾、赵凯、陈丽	2011.12—2016.4
第四党支部	杨小平		杨小平、刘青、张红雨、黄谦峰	
第五党支部	王治阳		王治阳、田文敬、侯勇谋、田萍	
第六党支部		李琦	李琦、张学琴、郭艳枝	
第一党支部	郑宏		郑宏、任孝德、牛国顺、刘茜	
第二党支部	王治阳	周永涛	王治阳、周永涛、张关亭、张爱华	
第三党支部	王红		王红、庆慧、赵凯、陈丽	
第四党支部	杨小平		杨小平、张红雨、刘青、黄谦峰	2016.4—2017.12
第五党支部		李琦	李琦、田文敬、侯勇谋、田萍	
第六党支部		周长顺	周长顺、许卫强、张学琴、郭艳枝、刘亚敏	
第一党支部	郑宏		郑宏、任孝德、牛国顺、刘茜、	
第二党支部	王治阳	周永涛	王治阳、周永涛、张关亭、张爱华	
第三党支部	王红	陈丽	王红、陈丽、庆慧、赵凯	
第四党支部	杨小平	张红雨	杨小平、张红雨、刘青、黄谦峰	2017.12—
第五党支部		李琦	李琦、田文敬、侯勇谋、田萍	
第六党支部	周长顺		周长顺、许卫强、张学琴、郭艳枝、刘亚敏	

第三节　精神文明建设

河南省中医药研究院党委十分重视精神文明建设，把创建精神文明作为长期的建设目标和事业发展的标准，定期组织开展精神文明建设活动。1997年，重新修订了文明单位的创建规划，完善了文明科室、文明个人评选标准，细化文明科室考核细则，坚持文明科室的考核评比。1998年成立河南省中医药研究院精神文明建设委员会，建立《文明科室建设管理制度》和《文明单位建设奖惩办法》，办公室负责精神文明建设规划和方案的实施，把精神文明建设作为日常工作，常抓不懈。

一、道德文明教育

改革开放初期，职工队伍中年轻人较多，思想活跃，在政治思想建设方面把精神文明建设与培养"四有"新人有机结合，引导教育青年人积极参加社会主义建设，做有理想、有道德、有文化、有纪律的"四有"新人。

1987 年，加强医德医风教育，把理想信念教育与医德医风教育和优质服务有机结合，作为职工政治思想工作和文明建设的出发点和落脚点，涌现出神针毕福高、老专家翟明义、年富力强的中坚力量邓启华、陈阳春等先进典型，报纸、电台、电视台等新闻单位表扬报导了 25 人次，收到感谢信、表扬信 100 余封。1988 年，认真学习贯彻十三届三中全会精神，加强党纪国法教育，提高职工政治理论素质，增强自我约束意识。1993 年，积极开展形势教育和"双学"教育，把职业道德融入形势教育和党纪、政纪教育之中，组织参加了先进人物事迹报告会，开展经常性的反腐倡廉、医德医风教育，杜绝了"三乱"，涌现出了一批无私奉献的"双学模范"，如徐瑞兰同志长期带病坚持工作，在平凡的岗位上默默奉献。

2012 年 2 月成立了"道德讲堂"领导小组。每年举办道德文化讲堂 4 次，涌现出一批"厚德善行"的道德模范。2014 年 3 月，被金水区精神文明建设指导委员会评为 2013 年度"道德讲堂工作先进单位"。

协助辖区政府开办了市民文明学校，举办精神文明讲座。

二、义务劳动

1982 年，研究院搬到现址后，每周末下午组织全院干部职工义务劳动，以科室为单位，分片包干，填坑割草，清理院内建筑垃圾，平整土地，治理路面，植树，美化院区，环境卫生全靠每周义务劳动维护。1985 年 6 月，组织职工 70 余人参加郑州市金水河清淤治理工程，在紫荆山段下到河里用人挖筐抬的办法清除淤泥 10 余立方米。

1996 年至今，多次号召医务人员，参加义务劳动，优化院区卫生环境，倡导健康生活方式，动员医务人员自律戒烟，院区内禁止吸烟，发现烟头及时捡拾清除，倡导"弯弯腰，动动手"精神，创建无烟门诊、无烟病房、无烟医院。

三、环境治理

20 世纪 80 年代，对院区环境进行综合治理，建设院内月季园，整治综合科研楼周边绿化带，栽树种花植草。20 世纪 90 年代多次对院区月季园和家属区进行改造。2000 年，拆墙透绿、美化院区，改建 1 600 m² 山水花园和家属区绿化带，建成亭台桥曲、石瀑流水、桥映竹溪格局。2006 年，对院区城墙进行美化加固，种药栽藤，植绿育花，红石白缝护坡，花黄草绿覆顶，行有曲径林荫，坐有石凳弈楸，憩有藤爬台亭，行可赏心悦目，弈可淋漓酣畅，憩可亭台远望。弈坐沐风，行憩成趣。

2014 年，对绿化工作管理人员进行了调整。加强园林花园的管理，定期浇水、施肥、修剪树木花草，每天清理花园内的垃圾，保证了良好院内的环境。2016 年 3 月，对院内仿古亭进行全面修复，新铺设草坪 150 m²，种植花木 5 000 余株。

四、爱心捐助

1994年6月,研究院号召全院干部职开展社会救助献爱心活动。向希望工程捐资助学,共计4 000余元;在1加1助学活动中,中药所、人事科、工会、团委等分别资助一个失学儿童。9月,河南省先涝后旱,灾情严重,河南省卫生厅部署"扶贫、帮困、献爱心"活动,研究院积极响应号召,科主任、党员、团员带头,以科室为单位向灾区捐款捐物,捐赠了毛毯18件、棉衣棉被157件和其他物资,共计554件。

2006年,"三下乡"活动中,研究院向小店村卫生院捐助药品4 800元,为福利院捐送药品及灭害灵、花露水等消暑驱虫药品26 000元,并捐赠衣物300余件。积极响应省委"爱心书递"倡议,向洛阳市嵩县德亭乡孙元村捐赠图书484本。

五、争创文明号

1995年,加强精神文明建设工作,先后开展"爱国主义教育""集体主义教育""形势教育"的"三教"活动和"学郭维淮、学孔繁森、学林县精神,争创文明科室"的三学一创活动。1999年,组织开展了争当"青年岗位能手"和争创"青年文明号"活动,改善就医环境,门诊导医、收费、取药实行了柜台式开放式服务,突出以患者为中心的服务理念,推行了文明服务承诺制。

组织成立了河南省中医药研究院"学雷锋"志愿者服务队,多次参加郑州市文明交通义务执勤志愿服务活动。组织文娱活动,陶冶职工情操,在"省会世界传统医药日联欢"活动中,研究院获组织奖,参演3个节目,其中后勤科司建国独唱获一等奖,中药所舞蹈获三等奖,门诊办获优秀奖。在全民健身活动中,举办"陈式太极拳十九式培训班",选拔50名运动员参加河南省卫生厅组织的第八套广播体操、台球、羽毛球等十个项目比赛。

2001年以来,草药房、高血压病医疗中心先后荣获省级"青年文明号"称号。疼痛风湿科、肝胆脾胃科、肿瘤血液科3个科室获省直"青年文明号"荣誉称号。侯留法、韩伟锋、郭建中3人获省级"青年岗位能手"荣誉称号。侯留法、程广书、张明利、邓松涛、韩伟锋、高丽君、魏征7人获省直"青年岗位能手"荣誉称号。

六、军民共建

1995年8月,开展军民共建活动,研究院领导班子前往武警河南省总队郑州消防支队慰问官兵,开展军民联谊活动。同年12月,武警河南省总队郑州消防支队参谋长一行四人就精神文明建设活动到研究院交流座谈,金水区文明办赵明秀主任、张石柱副主任参加活动。

1998年7月,研究院组织医疗专家前往共建单位武警河南省消防总队举办义诊和健康咨询活动。每逢"八一、春节、元旦"到军烈家庭进行慰问。

七、文明单位结对帮扶

2010年，研究院党委开展文明单位结对帮扶活动，组织专家组到巩义市北山口镇北湾村开展对口帮扶，捐赠药品器械1万余元，诊治患者500余人。2012年对荥阳市高村乡吴村进行文明结对帮扶工作，组织专家团开展送医送药活动，捐助设备药品1万余元，诊疗患者400余人。

2016年，对上蔡县尚堂社区三户困难群众开展帮扶，前往家中探望慰问，了解扶贫政策落实情况，商讨扶贫措施。逢年过节送米送油送面，落实党和政府对困难群众的关怀帮助。

2017年8月，开展第四轮文明单位结对帮扶，党委书记带队前往登封市宣化镇老栗树村共商帮扶措施，制订帮扶计划。9月，组织专家团15人前往登封市宣化镇老栗树村开展义诊活动，捐赠药品7 000多元，诊治患者400余人。2018年被授予金水区"结对帮扶工作先进集体"。

八、省级文明单位创建

1988年，河南省中医研究院（1993年更名为河南省中医药研究院）被郑州市人民政府授予"市级文明单位"称号。1993年被郑州市人民政府授予郑州市"卫生达标先进单位"称号。1996年被命名为郑州市文明单位标兵。先后荣获河南省文明中医院先进集体、郑州市综合治理先进单位、创建卫生城市先进单位、计划生育特优单位和绿化先进单位等荣誉称号。

1997年，在郑州市文明单位的基础上，研究院重新修订了文明单位的创建规划，1998年成立河南省中医药研究院精神文明建设委员会，建立《文明科室建设管理制度》和《文明单位建设奖惩办法》，完善了文明科室、文明个人评选标准，细化文明科室考核细则，坚持文明科室的考核评比。精神文明建设规划工作由办公室负责具体实施和落实。通过创建，先后于1999年12月、2004年12月被中共河南省委、河南省人民政府授予"省级文明单位"称号。

2009年，成立了党政主要领导为组长的省级文明单位创建工作领导小组，制订了省级文明单位连创方案。领导小组下设办公室，划分五个小组，将目标层层分解。建立了统一领导，分工负责，上下联动，齐抓共管的工作机制。每周集中大扫除，集中督导；每两周进行一次文明知识测试，前六名提出表扬。通过宣传发动、检查督导、集中整治，12月，被中共河南省委、河南省人民政府第三次授予"省级文明单位"称号。

2013年，重新调整了精神文明建设领导小组，下设精神文明建设办公室，设两名专职人员和两名兼职人员负责全院精神文明建设工作。利用院内宣传栏、文化长廊、院内网站、简报等宣传方式加强宣传工作。以学先进，树典型，身边的人讲身边的事等形式，开展社会主义核心价值观教育等。2014年12月，被中共河南省委、河南省人民政府第四次授予"省级文明单位（2015—2019年）"。

1999年以来，精神文明建设常抓不懈，连续20年被中共河南省委、河南省人民政府授予"省级文明单位"称号。

第四节　文化建设

河南省中医药研究院历来重视文化建设。成立以书记、院长为组长的文化建设领导小组，确立"党委领导、行政负责、群团协作、职工参与"的工作机制，实行文化建设工程项目负责制，制订《中医文化建设实施方案》，建立《中医药文化建设工作制度》。

一、院训

河南省中医药研究院院训为厚生、重德、砺精、求索。

河南省中医药研究院是一所以科研为主体，医疗、工贸为两翼的综合型科研医疗机构，院训倡导科研、医疗工作者勤勉奋进、精心钻研，探索科学真理（规律）；以精益求精、追求卓越的理念，用仁术良药医济众生，惠泽天下。

厚生——语出三国嵇康《答难养生论》："祗足以灾身，非所以厚生也。"《魏书·列女传·封卓妻刘氏》："人处世，孰不厚生？"明代何景明《内篇》第二十篇："厚生者欲也。"谓重视养生以保长寿。意为热爱生命，努力使人民健康长寿，概括了研究院科研医疗工作的目的与意义。

重德——语出汉代阮瑀《吊伯夷文》："东海让国，西山食薇，重德轻身，隐景潜晖。"意为以品德为重。表示既恪守医疗道德，又重视科研道德。

砺精——认真钻研，精益求精。表示对工作事业的态度。

求索——语出屈原的长诗《离骚》之"路漫漫其修远兮，吾将上下而求索。"意为在追寻真理（真知）方面，前方的道路还很漫长，但我将百折不挠，不遗余力地去追求和探索。表达要坚持不懈地追求与探索中医学的科学规律。表明研究院的工作性质。

二、院徽

河南省中医药研究院、河南省中医药研究院附属医院院徽设计主题是字母Y的变形，主色调为土黄色，外周围绕两个同心圆，内标注河南省中医药研究院、河南省中医药研究院附属医院中英文对照（图3-1）。

土黄基色出自中医五行土之本色，土为万物之母，具生化、承载、受纳作用，寓意着博爱、希望和收获。拼音字母Y起源于拉丁字母，是由字母V派生而来，寓意着光明、胜利和新生；同时Y又为河南简称"豫"及研究院全称中"医、药、研"三个核心字的拼音首字母，高度凝练了研究院的地域位置和行业特点。Y字母的形状外观有主

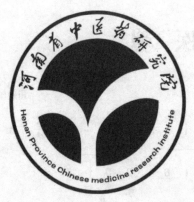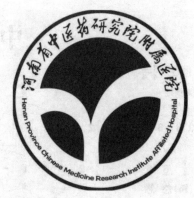

图 3-1 院徽

干和分叉，形象地寓意着研究院以科研为龙头，医疗、工贸为两翼的发展总模式；同时又神似一棵枝繁叶茂的大树，根植中原中医沃土，生命恒久，永不枯萎。圆形的徽框，蕴含圆润和谐之意，表达了"籍方正之气，立天地人间"的为人处世智慧；两个同心圆象征着身处不同空间、不同位置个体和团队都能同心同向、同力同行。全称中英文对照，隐含了中医人衷中参西，博采众长的传承创新理念。

三、院歌

河南省中医药研究院歌为《中医魂》（图 3-2）。

四、医院文化

在"厚生、重德、砺精、求索"的院训及"突出中医药特色、持续提高诊疗水平"的办院理念指导下，坚持"以患者为中心"的服务理念，将中医药文化的核心价值融入各种规章制度、工作规范及员工手册的制定和实施过程中，从语言、举止、礼仪，以及服务方式、服务流程等方面，建立并不断完善行为规范体系，制定医院文化理念、行为规范、标示形象的统一标准《医院文化手册》，形成富含中医药文化特色的服务文化和管理文化。

五、建筑文化

建筑是文化的载体，包含着丰富的文化内涵，承载着一个单位独有的文化特质。研究院整体院区以汉城墙为界分为南北两个院区，北院为工作区，南院为家属区。从空中俯视工作区，呈"品"字布局。二号楼座落在院区中轴线 30 m 的位置择中而立，南靠汉城墙为背，北望纵深 900 m² 的楼前广场，是研究院室外活动主场地，两侧配东西花园。东部院区为附属医院，西部院区为科研综合楼、制剂楼。正门两侧雌雄石狮端坐，东边是郭沫若题写的单位名称，西边是汉画石雕狩猎出行图。院区建筑古朴典雅，楼顶飞檐斗拱，鎏金铜瓦，院区道路水泥硬化青石铺路，东西花园苍松翠柏，绿桐掩映，曲

中医魂

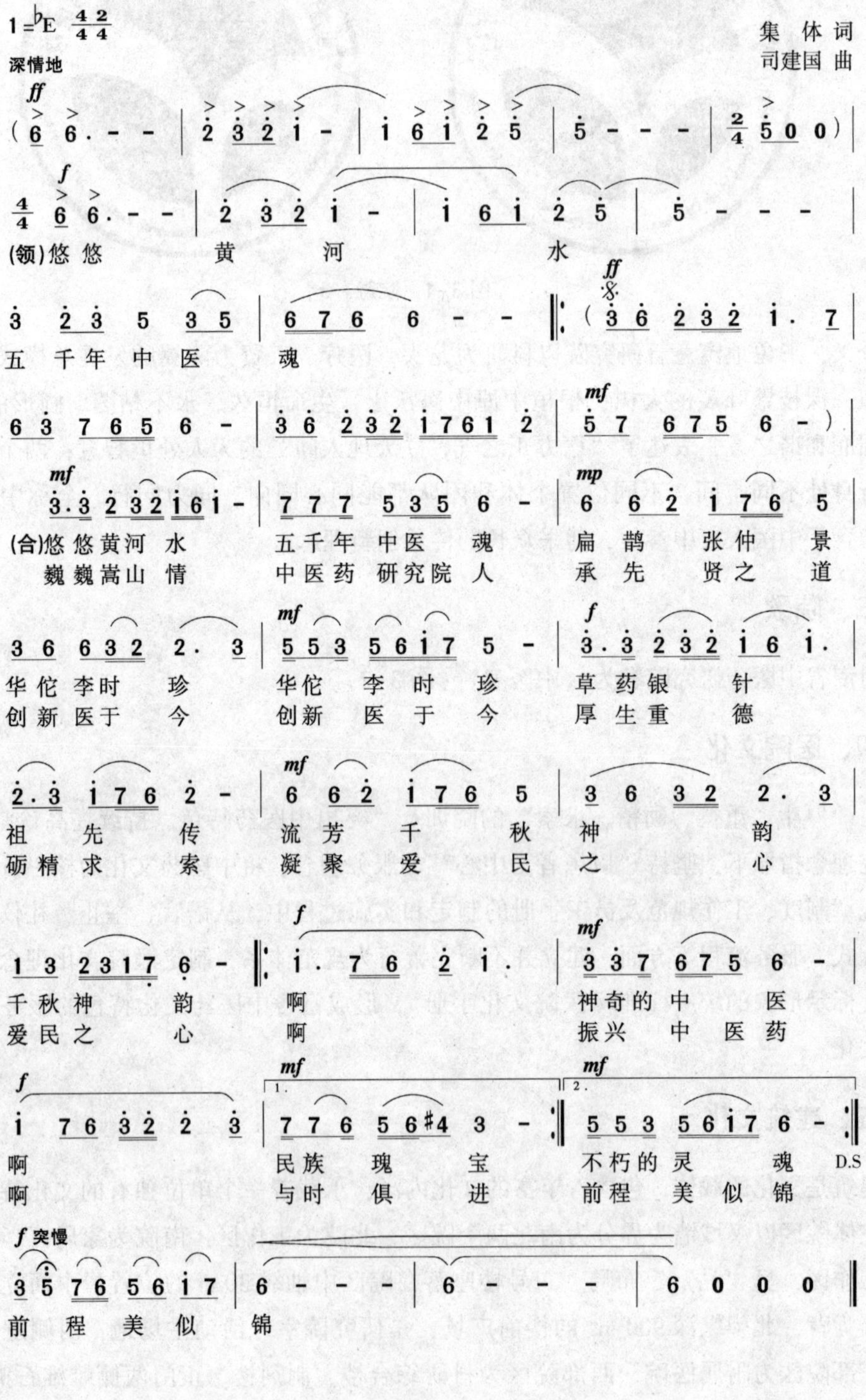
1=♭E 4/4 2/4
深情地
集体词
司建国曲
(领)悠悠 黄 河 水
五 千年 中 医 魂
(合)悠悠黄河 水 五千年 中医 魂 扁 鹊 张仲 景
巍巍嵩山 情 中医药 研究院人 承先 贤之 道
华佗 李时 珍 华佗 李 时 珍 草药银 针
创新 医于 今 创新 医 于 今 厚生重 德
祖 先 传 流芳 千 秋 神 韵
砺精 求 索 凝 聚 爱 民 之 心
千秋神 韵 啊 神奇的 中 医
爱民之 心 啊 振兴 中 医药
啊 民族 瑰 宝 不朽的灵 魂 D.S
啊 与时 俱 进 前程 美 似 锦
f 突慢
前 程 美 似 锦

图3-2 院歌

水环翠，顽石亭台。

六、装饰文化

门诊大厅导医区迎面是仿古花窗，内嵌磨砂玻璃，上刻《黄帝内经》经文以成影壁；四维立柱木石包裹以应四方。"东方苍龙西白虎，南方朱雀北玄武。"上以象天，下以应地以布九州。取药等候区，江南小品设计，东壁仿古竖格窗棂，中间立柱相连拱以圆形花窗，隔窗而望东壁，案几、梅瓶、插花以成江南园林透视效果。心病、肝病、高血压、脑病、肺病5个病区大厅，紫铜浮雕木、火、土、金、水五行以应五脏。一号楼住院部大厅，大型紫铜浮雕，仲景先师执笔伤寒，"上以疗君亲之疾，下以救贫贱之厄，中以保身长全，以养其生。"二号楼大厅明堂设计，前厅挑高6 m，以利采光，内厅历代名医石刻画像布列东西两壁，南面正墙大型石雕以时钟飞轮比象中医发展历史，从《黄帝内经》《伤寒论》到《千金方》《温病条辨》再到当代细胞学、DNA的医学历史演进，两方拱柱内嵌各类中草药名。门诊、病房、走廊、通道、宣传展板以中医药科普、专科专病特色治疗为内容形成文化长廊，展板制作以黄色为主基调，黄色在五行属土，居中央而旺于四时，代表负载万物，养育万物大地。南北院区以汉代风格城阙相连，汉城墙红石修葺水泥沟缝，古朴苍劲，城阙修建青砖装饰，中轴对称，两阙之间下为出入道路，上以短檐相连，以成望楼，挑檐外突，回廊内收，凹凸有致，虚实相应，整体风格统一对称，庄重大方，收杀有度。治未病中心钢架结构，加层于门诊三楼之上，受结构限制诊室居南设置。走廊居北以中式连廊设计，木质廊柱，柱与柱间均匀布置，配仿古连椅，置身其中近实远虚，渐远渐逝。

第五节　纪检监察

监察室于1989年成立，履行监察职能，监察室主任由纪委书记兼任，监察室设专职人员1名。1998年，为了加强纪检监察监督管理，设专职监察室主任负责日常工作。2006年以来，随着纪检监察范围的不断拓展，监察室增设了专职干部1名，协助主任开展工作。多年来，通过警示教育、医德医风教育、廉政文化建设、行风建设、纪律检查等形式多样的工作开展，形成了教育、制度、监督并重的惩治和预防腐败体系。

一、历史沿革

1985年以前，纪检监察工作由河南省中医研究所党支部负责，支部设立监察委员。1985年3月，任命周清顺为所党支部纪检监察委员。1987年2月，成立河南省中医研究所纪律检查委员会，邓振生任纪委书记，王秀云、张国顺、赵宪法、王树玲任纪委委员。研究院于1989年成立了监察室，监察室主任由纪委书记邓振生兼任。1991年，王燕任党委副书记兼监察室主任。1993年，王燕任纪委书记兼监察室主任。1998年，纪律检查委员会进行了换届，王燕任纪委书记，王秀云、王树玲、焦广荣、杨小平、田文敬任纪委委员，朱旭东任监察室副主任，负责日常纪律检查工作，纪委书记不再兼职监察室主任。2001年，院党委副书记王希浩兼任纪委书记。2002年6月，朱旭东同志任监察室主任。2016年4月完成新一届纪委换届选举，王希浩同志任纪委书记，王红、李琦、朱旭东、肖莉同志任纪委委员，各支部增设纪检委员1名。2017年6月，肖莉任监察室主任，2017年9月成立纠风办，肖莉兼任纠风办主任。

二、工作开展

1987年，纪检监察工作主要围绕坚持四项基本原则，严肃党的政治纪律，反对资产阶级自由化，支持和维护改革开放开展工作。1988年研究院纪委被评为河南省卫生系统先进纪委。

1990年，研究院制定了《全体工作人员清正廉洁十条守则》，并设立举报箱和举报电话，受理群众举报。1993年，研究院开展了纠正不正之风和专项治理工作，制定了"医德医风十项规定"。1998年，研究院制定了《中层以上干部不准参加公款支付的营业性场所娱乐活动的规定》。

2002年，研究院开始执行党风廉政建设责任制，逐年完善全院党风廉政建设责任制内容。2006年组织开展了医药购销领域商业贿赂问题专项治理，同时主动接受社会监督，通过《河南日报》公开向社会发出"无红包医院"承诺。2007年，荣获全省卫生系统民主评议行风工作第二名。2010年，加强了对商业贿赂易发部位和薄弱环节的监督，并制定了一系列制度和措施从源头上、制度上杜绝商业贿赂的发生。

2011年，纪检监察工作重点开展了"小金库"专项治理、工程建设领域突出问题的专项治理。2012年，开展了廉政风险防控，实施了廉政风险防控责任制，对容易滋生腐败的重点科室、岗位、人员开展风险点排查。2013年，组织全院党员、中层干部、护士长和纪检监察干部填报了个人会员卡零持有报告，与全院医务人员签订了严禁为医药购销人员"统方"承诺书、拒绝医药回扣承诺书，安装防"统方"软件，对疑似统方行为及时报警并阻断。2014年，落实党风廉政建设"两个责任"，纪检监察部门转职能、转方式、转作风，强化监督、执纪、问责职能。2015年协助院党委分别对院各党支部书记、各科室负责人开展了集体和个人廉政约谈。2016年加强党员干部"六大纪律"落实情况管理。2018年对重点领域关键岗位中层干部进行了集体廉政提醒谈话，围绕重点工作和薄弱环节制定了《招标采购工作监督管理制度》。

三、工作骨干

朱旭东（本科/主任），孙建芳（大专/主管护师），李春燕（本科/主管中药师），肖莉（本科/主管护师/主任），黄高翔（本科/主管护师）。

四、历任负责人

监察室历任负责人见表3-3。

表3-3 监察室历任负责人

姓名	性别	职务	任职年份
邓振生	男	监察室主任（兼）	1989.2—1991.3
王 燕	女	监察室主任（兼）	1991.3—1998.7
朱旭东	男	监察室副主任	1998.7—2002.6
		监察室主任	2002.6—2017.6
肖 莉	女	监察室主任	2017.6—
		纠风办主任	2017.9—

第六节 党委办公室

1987年5月，党委办公室成立，是贯彻执行党的路线、方针、政策和党委决议，综合处理党委日常事务的工作机构。

一、历史沿革

建所初期，研究所党务工作由河南中医学院教务处党总支代管。1965年5月成立党支部，党务工作由所支部统一领导。1982年设立政工科，李瑞钦任副科长，具体负责研究所日常党务、宣传、思想、人事、劳资、保卫、青年和计划生育等工作。

1985年3月，研究所党支部设立支部干事，由魏琳娜任干事，承担党务管理工作。1987年5月，中共河南省中医研究院委员会成立，同时成立党委办公室，魏琳娜任副主任，1989年9月任主任。1993年4月，刘忠义任党委办公室主任。1998年7月李毅萍任党委办公室副主任（主持工作），2002年6月李毅萍任党委办公室主任，李琦任党委办公室副主任。2011年1月，蒋春霞任党委办公室副主任（主持工作），2014年1月至今任党委办公室主任。2017年6月，郭致远任党委办公室副主任。

二、思想教育

1959—1964年，河南中医学院教务处党总支负责研究所党员干部的学习和思想教育工作，组织学习中共八大二次会议文件精神，加强党的作风建设，围绕"调整、巩固、充实、提高"八字方针，统一认识，艰苦奋斗，战胜困难。

1965年研究所成立党支部，支部根据学院党委的统一部署，开展政治思想教育工作。组织全体党员干部学好毛主席著作，号召党员要以身作则，在工作中起到模范带头作用。

1977年，党支部以"四人帮"为反面教材，对党员干部进行思想政治教育。1978年，组织全体党员干部集中学习中共十一届三中全会精神，拨乱反正。

1984年下半年，研究所党支部按照《中共中央关于整党的决定》及河南省卫生厅党组相关文件精神，在全所党员中开展"统一思想，整顿作风，加强纪律，纯洁组织"的第二期整党任务，全所37名党员通过个人总结、小组评议整改、开展批评和自我批评、支部大会讨论通过等形式，全部予以登记，于1985年4月底圆满完成整党任务。通过此项工作，党支部加强了思想建设和组织建设，端正了业务工作的指导思想，开创了工作的新局面。

1986年4月，研究所党支部按照中共河南省委、河南省卫生厅纪检组有关文件精神，在全院党员干部中开展"加强党风党纪工作"活动，用1年时间，使党风党纪根本好转，做到端正党风，改变所貌，保证经济与科研体制改革顺利进行。

1987年8月，研究院党委在全院党员干部中深入开展"党员形象讨论"（新时期共产党员的形象和共产党员如何发挥先锋模范作用的讨论）活动。各支部按照院党委要求，认真学习省委有关文件精神，以"提高党员素质、增强党性，做合格党员"为主题开展讨论，紧密联系党员的工作实际和思想实际，认真开展批评和自我批评；并通过开展短期教育培训、举办演讲会和典型报告会、开展"我为群众做好事、我为党旗添光彩"系列活动等形式，切实达到巩固和发展整党成果，增强党组织战斗力的目的。

1989年春夏之交，研究院党委及时传达贯彻党中央、国务院、中纪委关于制止动乱的指示精神和重大决策；认真组织学习邓小平等中央领导同志重要讲话和十三届四中全会、五中全会精神，加强党的集体领导，做好思想政治工作，使全体党员干部职工认清形势，明辨是非，立场坚定，旗帜鲜明地反对动乱，在思想上和行动上与党中央保持一致，坚守工作岗位，保证了研究院科研医疗工作的正常进行。

1990年，研究院党委组织各党支部认真学习《中共中央关于进一步治理整顿和深化改革的决定》，以及江泽民等中央领导同志的重要讲话精神，用五中全会精神统一全院职工的思想，把稳定局势当作压倒一切的头等大事来抓。

1994年，研究院党委组织各党支部认真学习《邓小平文选》第三卷和党的十三届三中全会的精神，加强思想政治建设。

1996年，研究院党委以《邓小平同志建设有中国特色社会主义理论学习纲要》和《党章》为基本教材，重点组织学习了党的十四届五中、六中全会，全国卫生工作会议和省六次党代会、科技大会的精神，切实提高全院干部职工的政治理论素质。

1998—1999年，研究院党委在全院党员干部中集中开展了"讲政治、讲学习、讲思想"的三讲教育，党员领导干部分别在所在党支部带头谈认识、讲体会、撰写学习笔记。

1999 年，在揭批"法轮功"的斗争中，研究院党委及时组织广大干部职工学习国家的有关文件精神，组织收看中央电视台播发的关于处理和解决"法轮功"问题的重要新闻，座谈"法轮功"的危害，批判其歪理邪说，认清"法轮功"的真实本质。在广大党员干部职工中广泛深入开展马克思主义唯物论和无神论的教育，帮助广大党员不断增强党性，增强政治敏锐性和鉴别力，坚定走有中国特色社会主义道路的信念。

2001 年，研究院党委以党的十五大精神为指导，重点组织学习了江泽民同志的"三个代表"的重要文献、十五届六中全会精神和省七次党代会精神，思想政治建设得到进一步加强。

2005—2006 年，研究院党委在全院党员干部中开展以实践"三个代表"重要思想为主要内容的保持共产党员先进性教育活动（保先教育）。通过教育活动，引导全院广大党员学习贯彻《党章》，坚定理想信念，坚持党的宗旨，增强党的观念，发扬优良传统，认真解决党员和党组织在思想、组织、作风，以及工作方面存在的突出问题，促进研究院各项事业改革发展稳定、涉及群众切身利益的实际问题的解决，不断增强党员队伍和党组织的创造力、凝聚力、战斗力，为实现全面建设小康社会的宏伟目标提供坚强的政治保证和组织保证。

2007 年 4 月，研究院党委开展"讲正气、树新风"主题教育活动。通过开展此项活动，切实提高广大党员干部特别是领导干部的思想认识，转变思想作风和工作作风，把学习的成效落实在弘扬行业正气，改善医疗服务，促进研究院事业发展上。

2013 年 7 月，研究院党委开展"党的群众路线教育实践活动"。重点抓好领导干部和中层干部的作风建设。围绕保持党的先进性和纯洁性，进一步学习弘扬焦裕禄精神，坚决反对形式主义、官僚主义、享乐主义和奢靡之风，教育引导党员、干部牢固树立群众观点，大力弘扬党的优良作风，保持清廉本色，使党员、干部思想认识进一步深化，作风进一步转变，服务人民健康能力进一步提高，党群、干群、医患关系进一步密切。

2015 年 6 月，研究院党委开展"三严三实"专题活动。分层次组织党委领导班子和普通党员认真学习习近平总书记系列重要讲话精神，通过开展学习交流、撰写心得体会、参加专题讲座等形式，不断深化全体党员干部对活动的认识。"三严三实"专题教育重点在领导班子、中层干部，同时覆盖普通党员群众，树好忠诚、干净、担当的形象，凝聚干事创业的强大合力。

2016 年 5 月以来，研究院党委扎实开展并持续推进"两学一做"学习教育制度化常态化。第一时间召开专题党委会安排部署，成立以党委书记周文贞为组长的领导小组，召开全院党员干部动员大会，党委书记做动员报告；强化示范带动，抓自身带全局，党委中心组带头研读党章党规和系列讲话、学习《党委会的工作方法》，带头讲党课，参加支部专题研讨，带头落实整改；党委书记为全院党员干部和所在支部讲党课，党委委员和支部书记为所在支部党员讲党课；抓好学习教育。突出学习教育常态化，以支部"三会一课"等党的组织生活为基本形式、"支部特色年"为特色主题，强化经常性教育，各支部每季度开展一次专题学习讨论，做到学用结合、知行合一、"关键在做"。通过深入开展"五查五促""亮出形象正党风，医德建设争先锋"、志愿者服务、进社区义诊、无偿献血、为灾区捐款、健康扶贫等系列活动，突出学习教育的常态化、制度化。

三、专题活动

1982 年开始，研究院党委开展"争做优秀党员、争创先进支部"的活动。1991 年 5 月，在全院开展医德医风知识教育和竞赛活动。组织全院干部职工重温《纪念白求恩》，以患者为中心，强化服务意识教育。

近年来，研究院组织党员干部先后到辉县市上八里镇回龙村实地学习村党支部书记张荣锁同志先进事迹，到小浪底水利枢纽工程所在处、中共中央旧址西柏坡革命圣地、兰考县焦裕禄纪念园、"人工天河"红旗渠教育基地、大别山革命老区新县、南街村红色教育基地、登封白沙湖拓展训练基地、革命圣地延安等地开展了一系列红色教育活动。

四、组织建设工作

按照研究院党委有关工作要求，党委办公室组织起草党委年度工作计划、总结、报告，安排组织支部换届选举、召开党委扩大会、党员大会等，并检查、督促党委决议和党委安排部署的各项工作任务的落实。组织开展党内活动，丰富党内教育形式，参与上级单位组织的各项活动。

加强党员管理，指导各党支部加强支部建设、严格"三会一课"，落实民主评议党员等党内生活制度，制定支部考核标准，并严格开展考核评价工作。严格按照程序，做好党员发展工作。近年来，研究院高度重视党员发展工作，注重将科研、临床一线的优秀分子吸纳到党的队伍，党的十八大以来，已吸纳 11 位优秀人才入党。

严格按照规定，做好党费的核算、收缴、上交及管理工作。对党费使用、支部活动做到全面指导、审核、把关。

五、文化宣传工作

宣传及文化建设工作，对院网站主页进行管理和更新，对上网稿件内容进行审核把关，严格执行文稿的签核流程。负责院微信公众号党建相关文稿的撰写与推送。在文化建设方面，对院区内的中医药文化宣传栏进行样式的设计及内容撰写，室内走廊、空间进行文化布局设计，制作中医药文化挂图及标牌。2017 年被评为河南省中医药文化建设先进单位。

近年来，中共河南省中医药研究院党委，先后荣获省直创先争优先进基层党委、健康中原先锋岗、河南省卫生计生系统"五好"基层党组织等荣誉称号；多位同志被省直工委、省卫生计生委评为优秀党务工作者、优秀共产党员。

六、业务骨干

李瑞钦（副科长），周清顺（主治医师），魏琳娜（大学/主任），刘忠义（大学/主任），李毅萍（硕士/高级经济师/主任），李琦（本科/中级实验师/副主任），蒋春霞（本科/主管护师/主任），肖莉（本科/主管护师），郭致远（硕士/副主任），孟洁（硕士）。

七、历任负责人

党委（支部）办公室历任负责人见表3-4。

表3-4　党委（支部）办公室历任负责人

姓名	性别	职务	任职年份
李瑞钦	男	政工科副科长	1982—1983.10
魏琳娜	女	支部干事	1985.3—1987.5
		党委办公室副主任	1987.5—1989.9
		党委办公室主任	1989.9—1993.4
刘忠义	男	党委办公室主任	1993.4—1998.07
李毅萍	女	党委办公室副主任	1998.7—2002.6
		党委办公室主任	2002.06-2011.01
李琦	男	党委办公室副主任	2006.6—2010.3
蒋春霞	女	党委办公室副主任	2011.1—2014.1
		党委办公室主任	2014.1—
郭致远	男	党委办公室副主任	2017.6—

第七节　宣　传

宣传工作在党委的领导下围绕不同时期的中心工作，及时准确、客观真实地报导了研究院医、教、研、产各方面的新进展、新成就、典型经验、先进事迹和重大活动，内聚人心，外塑形象，营造了良好的舆论氛围，提高了知名度，展示了研究院社会形象。

一、历史沿革

20世纪90年代初期，虽然开始重视宣传工作，但并无专门人员更无专职机构负责，只是有报社记者不时采写一些有关单位的报道。1997年8月，研究院成立宣传组（信息公关部），组长田文敬，成员黄保民、孙维莹、李培旭、侯勇谋、顾蕾、庆慧、张大明、崔晓飞、薄立宏、赵一。报道组人员均为兼职，负责研究院重大活动的新闻通稿采写及与新闻媒体的联系。

2002 年 6 月，宣传科成立，李毅萍兼任宣传科科长。2004 年 10 月，李琦任宣传科副科长。2006 年 3 月，李毅萍不再兼任宣传科科长。2010 年 3 月，郑宏任宣传科副科长，负责宣传工作，李琦不再担任宣传科副科长。2011 年 1 月，蒋春霞任宣传科副科长。

二、工作开展

1999 年 6 月，围绕河南省高血压病医院成立和"全国中医高血压医疗中心"验收，《河南日报》《大河报》等 10 余家新闻媒体对研究院跟踪报道 10 余次，全面介绍高血压重点专科优势特色，"全国高血压日""全国糖尿病日"组织筹划了义诊、讲座等系列宣传活动。10 月，制作了河南省中医药研究院网页，内容涵盖科研、医疗、药厂、中心等多个部门，以及专家介绍、专科优势、新药研发、科技成果、信息交流等 6 方面内容，首次把研究院推上国内外网络平台。

2000 年，围绕高血压重点专科和优势病种加大宣传力度，拍摄制作了新闻片 5 部，制作电视专题片 2 部，VCD 6 部，拍摄用于宣传的录像 300 多分钟，照相 500 余幅，电视专题片《无形的杀手——高血压》获省科技情报成果二等奖，在河南卫视播出后社会反应良好，增强了社会群众对研究院高血压优势的认同。同年 12 月《大河报》刊发了研究院专题报道《科研带动，产业腾飞——河南省中医药研究院发展纪略》，系统介绍了研究院发展历史与现状。

2001 年 12 月—2002 年 3 月，研究院组织策划了"新县红军流散人员寻找和健康医疗活动"，11 名专家深入新县 9 个乡，49 个行政村筛查出高血压患者 200 余名，捐助地方医院医疗设备药品 4.2 万元，危重病患接入附属医院治疗，活动引发了社会媒体关注，《河南日报》等 10 余家新闻媒体跟踪报导。

2003 年，投资了 20 余万元，在新郑机场和黄河公路桥租用广告塔制作宣传版面，宣传"全国中医高血压医疗中心"品牌。2005 年，投入经费增加了 5 辆公交车车体广告，在紫荆山路和城北路制作路边广告牌，宣传特色专科。2007 年 3 月，建立了附属医院网站，由信息文献所制作更新，门诊办公室负责提供素材和稿件，宣传健康知识，搭起医患沟通渠道。

2010 年，围绕研究院中心工作，服务大局，讲好中医故事，传播正能量，打造四大平台，即以院、科、医护人员三位一体的微信、微博、网络新媒体平台，传统媒体（纸媒、电视、义诊、宣教）平台，创意（拍摄公益大美中医专题片）平台，大众网络媒体（官网、官微和大众网）平台，展示研究院专家风采。编发了《职工行为规范手册》《河南省中医药研究院核心价值观读本》。

2015 年，创建研究院官方微信公众号，宣传科与医疗发展部相互配合，组织稿源，向大众编辑推送研究院信息、专科介绍、科普知识等。同年，以全国医德标兵蔡小平先进事迹为素材，制作了电视专题片《大爱医德，中医情怀》，参选最美中医全国推荐。

2017年，积极推荐，牵线搭桥，附属医院10多位名医专家应邀参加河南省广播电台名医在线栏目组，为广大社会群众答疑解惑；应邀参加河南电视台新闻频道仲景养生栏目组，录制科普养生专题节目；做客河南省广播电视台都市频道都市大医生节目组，录制中医治肺八法和中医肺病养生科普等专题片。

2018年，以侯留法先进事迹为素材制作了电视专题片《仁心仁术，出彩中医》，参加全省首届"最美医生"评选。同年推送20多名专家做客《医药卫生报》健康访谈节目组，录制专科专病访谈专题片30余人次。

多年来，宣传科人员深入科研临床一线，以新闻的视角捕捉新闻热点，组织稿源及时报道了研究院的新思路、新举措、新业务、新技术，每年在《中国中医药报》《大河报》等多家新闻媒体宣传报导200余篇次。

2012年，获"河南省卫生新闻宣传先进集体"。2014年，获"新闻报道先进集体"。

2010年以来发稿情况如下。

2010年《新华网》："河南省中医药研究院开展以'贴近患者、奉献爱心'为主题的系列庆祝活动"；《大河健康报》："中西医结合治疗顽固性高血压""支架术后，专家教你平安度过'支架人生'""饮食太营养，年轻高血压患者增多""中西医结合治疗顽固性高血压"；《医药卫生报》："河南省中医药研究院着重培养临床专家""一名老中医的追求"等。

2011年《大河健康报》："肝病患者卧床休息就是锻炼身体""河南省中医药研究院附属医院肿瘤防治宣传周有专家讲座等活动"；《新浪网》："国家高血压中医重点专科临床协作单位项目启动"；《人民网》："饭后千万别做8件事"；《医药卫生网》："河南省中医药研究院举办首届膏方节"等。

2013年《医药卫生报》："免费药膳粥，情暖患者心""营造中医药文化氛围""河南省有了高血压病中西医结合诊疗中心"等。

2014年《大河健康报》："顽固性失眠 不妨试试针灸治疗""中医专家张明利的中西医结合之道""买氏中医外治法入第四批非遗名单""河南省中西医结合医院四名专家喜获河南省名中医称号""密织高血压病中西医结合防治网络——河南探索高血压病防治新途径"；《医药卫生报》："密织中西医结合防治网络，高血压病防治探索新途径""名中医切磋好中医'成长秘籍'：就得这么静下来、沉下去"。

2015年《健康报》："河南中西医结合肿瘤会诊中心成立""小儿肺炎，这样治疗好得更快更彻底"；《医药卫生报》："公立医院与社会资本合作""能否为肿瘤治疗指明方向""中研'经典经方大讲堂'""河南高血压络病研究有了院士工作站""全国医德标兵蔡小平对有难处的患者从不说'不'"；《大河健康报》"省市县中医院协作，共筑肿瘤治疗新防线""用对方法，治好黄褐斑并不难""针灸没有你想象的那么疼""多学科

16名权威专家搭建会诊平台，给肿瘤患者一套最好的治疗方案""生命不息战癌不止""只做治疗不做康复，是疼痛复发的主要原因""银屑病冬天易加重和复发，抓住'冬病夏治'好时机"等。

2016年《中国中医药报》"中医院建中医科如何打好'中'字牌"；《大河健康报》"以医救人以医教人""论医德：他是全国医德标兵，论医术：他是河南省名中医""肿瘤中西医结合会诊：为患者找条路""女性每年必做这五项检查""有一种咳叫雾霾咳""再晚送医2小时就要截了，糖尿病肾病都要提防这个病"等。

2017年《大河健康报》："老年人腿抽筋，或是动脉硬化惹的祸""平衡人体气机升降，标本兼治高血压""久治不好的感冒，可能是过敏性鼻炎""若要人生常无病，加强锻炼是前提""别被肿瘤吓死，它可防可控可治""良医，体现在临证的点点滴滴""产后女性减肥不影响哺乳"；《医药卫生报》："耳石症，缘何是最常见的罕见病""加强引领，推进'亮争'活动深入开展"；《河南日报》；"中国青年网石学敏针灸康复院士工作站落户河南省中医药研究院"等。

其中，郑宏撰写的通讯《一名老中医的追求》，讲述了为乡亲自费填沟扩路的"苦行僧"——退休专家王金榜的故事，荣获河南卫生新闻一等奖。郑宏、孙维莹撰写的《中西医结合干预顽固性高血压标本兼治获好评》《中医院建中医科如何打好'中'字牌》，荣获河南省卫生好新闻三等奖。

三、业务骨干

田文敬（大学/研究员），黄保民（硕士/副研究员），孙维莹（大专/普工），李培旭（硕士/主任医师），侯勇谋（本科/主任医师），顾蕾（大学/馆员），庆慧（硕士/主任医师），张大明（本科/副主任医师），崔晓飞（本科/主管技师），薄立宏（本科/副主任医师），赵一（本科/主任医师），李琦（硕士/实验师），李毅萍（硕士/高级经济师），郑宏（硕士/宣传科副科长），蒋春霞（本科/主管护师/宣传科副科长）。

四、历任负责人

宣传科历任负责人见表3-5。

表3-5 宣传科历任负责人

姓名	性别	职务	任职年份
田文敬	男	宣传组组长	1997.8—2002.5
李毅萍	女	科长	2002.6—2006.3
李琦	男	副科长	2004.10—2010.3
郑宏	女	副科长	2010.3—
蒋春霞	女	副科长	2011.1—

第八节 工 会

河南省中医药研究院工会成立于1983年。历年来，工会认真贯彻落实《中华人民共和国工会法》和《中国工会章程》，按照相关法律法规积极开展工作。1997年，建立了院工会、分工会、工会小组三级组织管理模式。工会会员从最初成立时的199名已增加到600名（截至2018年9月），职工入会率100%。现设代理主席1名，副主席1名，专职工会干部1名，兼职委员5名。

一、历史沿革

建所初期，没有成立正式的工会组织，相关工作由办公室负责。随着职工人数的增多，1983年工会成立，经研究所全体会员民主选举，并呈报上级工会批准，选举产生第一届工会委员会，主席魏武英（副院长兼），委员王树玲、刘怀民、王金榜、蒯慧英，均为兼职，并无专职干部。1990年，选举产生第二届工会委员会，主席顾银祥（副书记兼），专职副主席王树玲，委员张学琴、郭艳枝、王金榜。1994年，选举产生第三届工会委员会，主席张重刚（副院长兼），专职副主席王树玲，委员张学琴、郭艳枝、王金榜。1997年选举产生第四届工会委员会，主席王树玲（专职），委员郭艳枝、王金榜。1998年选举产生第五届工会委员会，主席王树玲（专职），委员王端权、王治阳、王金榜、李双武、高宇、王红、朱晓燕。2001年，选举产生第六届工会委员会，主席王树玲（专职），委员李双武、李更生、王红、高宇、王治阳。2002年6月，郑宏任工会副主席。2006年4月，选举产生第七届工会委员会，主席王树玲（专职），工会计划生育综合办公室主任王治阳，委员李双武、李更生、朱旭东、王红、高宇。2010年，选举产生第八届工会委员会，主席李毅萍（专职），委员李更生、王红、杨小平、朱旭东、高宇。2011年2月，王治阳任工会副主席（专职）。2012年至今，李毅萍副院长兼工会主席。2016年，任命李琦为工会副主席（专职），负责日常工作。

二、组织活动

多年来，研究院工会按照相关法律和章程，积极组织开展各种各样的职工活动，活跃职工生活。筹备召开了11次职工暨工会会员代表大会，搜集职工意见，代表提案提交大会讨论；会同护理部、女工委员会举办多期不同形式的礼仪培训班、美容知识讲座等。

举办形式多样的春节文艺晚会和职工联谊会、元宵节中药名谜语活动会，清明节踏青活动等；关心职工生活，定时为全院职工发放节日福利、生活福利卫生用品等，每逢职工生日及时送上祝贺卡、蛋糕卡等。

组织春秋季职工运动会，倡导锻炼身体，活跃气氛，增强活力，开展拔河、跳绳、乒乓球、羽毛球、踢毽子、健步走等形式多样的职工运动项目。组织职工积极参加河南省卫生和计划生育委员会直属单位职工运动会及各种游艺比赛活动，并获得名次；多次承办河南省卫生和计划生育委员会直属单位乒乓球比赛，并获优秀组织奖。

2002年，研究院工会获河南省妇女联合会、河南省体育局直属机关委员会跳棋比赛优秀组织奖。2007年，研究院工会分获河南省直属机关工会工作委员会、河南省卫生厅直属单位工会工作委员会授予的"先进职工之家"。2009年，获得河南省卫生厅授予的"2007—2008年度先进基层工会""河南省卫生厅直属单位六运会优秀组织奖"。2014年，获河南省卫生和计划生育委员会"培育和践行社会主义核心价值观'八个一'系列活动先进集体"。2016年获河南省卫生和计划生育委员会授予的"省直六运会优秀组织奖"。2018年，被河南省卫生和计划生育委员会授予"先进基层工会"称号。

三、计划生育

河南省中医药研究院计划生育领导小组成立于1985年。院计划生育工作以计划生育工作领导小组为领导机构，以计划生育协会为组织形式，形成领导重视、群众参与的工作机制。1985年成立院计划生育领导小组，王树玲任副组长，设计划生育专职干部。1997年石鹤峰任组长。2009年后周文贞任组长。计划生育协会1985—1996年，王树玲任副会长，1997年石鹤峰任会长，2006年王树玲任会长，2011年后李毅萍任会长。人口与计划生育具体工作由工会兼管。

计划生育工作采取集中宣传与经常性宣传相结合的方法，从群众盼望得到的优生、优育、生殖保健知识等方面入手，以"婚育新风进万家"活动为载体，促进人们生育观念的转变。多年来，计生干部为计划生育工作不辞劳苦，为确保计生管理目标的全面落实默默奉献。

近30年，研究院连续被上级单位考评为金水区、人民路街道办事处计划生育工作先进单位，成为金水区、人民路街道办事处辖区计划生育工作的一个亮点。

四、妇女工作

2001年12月，河南省中医药研究院成立女工委员会，隶属于研究院工会，设主任1人，由工会主席王树玲兼任。2010年11月，经第三届职工暨工会会员代表大会选举产生女职工委员会，王红任主任，陈秀荣、杜桂琴、刘青、张红雨为委员。2012年2月，经院党委会研究决定，研究院成立妇女工作委员会，李毅萍任主任，王红、庆慧、蒋春霞任副主任，刘青、杜桂琴、张红雨、屈冰、陈秀荣、邱彤、王艳艳任委员。现有女职工400多名。

妇委会开展多种形式的妇女活动，针对妇女特点进行宣传、教育，有意识地引导女职工树立正确的世界观、人生观、价值观，弘扬"自尊、自信、自立、自强"的精神，正确处理事业、家庭、生活的关系。积极开展针对妇女的科技文化及生产劳动技能培训，提高了妇女素质。鼓励女职工参与医院的民主管理、民主监督，促进了妇女参政议政。研究涉及妇女儿童切身利益的热点、难点问题，及时反映院情民意，提出对策建议，维护了妇女儿童合法权益。

2013年，李毅萍获河南省总工会五一巾帼标兵荣誉称号；院护理团队获河南省总工会五一巾帼标兵岗荣誉称号。2015年，李毅萍获河南省妇女联合会省级"三八"红旗手荣誉称号；李春燕获河南省卫生和计划生育委员会"卫生计生创佳绩，巾帼建功展风采"征文比赛三等奖。

五、业务骨干

王树玲（大学/主治医师/工会主席），李毅萍（硕士/高级经济师/工会主席），郑宏（硕士/工会副主席），张建刚（大学/主管技师）/王学超（本科/经济师）/孙建芳（大学/主管护师），王治阳（本科/主管药师/工会副主席）李琦（硕士/实验师/工会副主席/五支部副书记），陈秀荣（本科/主管护师）/高寒（本科/助理研究员），王蕾（大学/经济师）。

六、历任负责人

工会历任负责人见表3-6。

表 3-6 工会历任负责人

姓名	性别	职务	任职年份
魏武英	女	工会主席（兼）	1983—1990.1
顾银祥	男	工会主席（兼）	1990.1—1994.6
王树玲	女	工会副主席	1990.1—1997.7
		工会主席	1997.7—2010.11
张重刚	男	工会主席（兼）	1994.6—1996.4
郑 宏	女	工会副主席	2002.6—2006.4
李毅萍	女	工会主席	2010.5—2012.11
		工会主席（代）	2012.11—至今
王治阳	男	工会计划生育综合办公室主任	2006.4—2011.2
		工会副主席	2011.2—2016.3
李琦	男	工会副主席	2016.3-至今

第九节　职代会

2002 年，河南省中医药研究院建立了职工暨工会会员代表大会制度，职工代表大会和工会会员代表大会合并召开。工会是其日常工作机构。大会代表的产生是按不同选区、按一定比例经全体职工民主选举，再经代表资格审查小组审查确定。代表就研究院发展和职工关心的热点难点问题，形成提案提交大会。大会依据《中国工会章程》《中华人民共和国工会法》和研究院发展需要，经党委会研究，选择适当时间按照法定程序召开。主要就研究院发展重大决策、发展规划、行政工作报告、财务工作报告、工会工作报告以及代表提案进行审议。2010 年以来，每年召开一次。2002—2018 年，召开大会11 次。

第一届职工暨工会会员代表大会（2002 年 1 月—2006 年 8 月）。第一届职工暨工会会员代表大会于 2001 年 8 月 6 日完成代表资格审查。按照职工暨工会会员代表大会代表比例构成和名额分配意见，出席该届代表大会的职工代表总数为 32 人，约占全院职工总数的 11%。全院以科室基层工会为单位共划分 4 个选区。各个选区代表名额的分配是按职工人数的 10%左右的比例确定。

第一届职工暨工会会员代表大会正式代表名单：邓启华、王军、王守富 王军霞、王希浩、王治阳、王树玲、王端权、王翠华、尹慧、田元生、田文敬、石鹤峰、司建国、刘青、李士瑾、李更生、朱超英、余孝东、苏学谦、杨小平、张大明、张关亭、张建刚、范军铭、高宇、徐立然、焦伟、韩丽娜、雷新强、翟立华、蔡州。

第一届职工暨工会会员代表大会第一次会议于 2002 年 1 月 31 日召开，会议审议通过了《河南省中医药研究院 2001 年度工作报告》《河南省中医药研究院职工代表大会暂行条例》等，并形成大会决议。

第二届职工暨工会会员代表大会（2006 年 8 月—2010 年 11 月）。

第二届职工暨工会会员代表大会正式代表名单：邓启华、王军、王守富、王军霞、王希浩、王治阳、王树玲、王端权、王翠华、尹慧、田元生、田文敬 石鹤峰、司建国、刘青、李士瑾、李更生、朱超英、余孝东、苏学谦、杨小平、张大明、张关亭、张建刚、范军铭、高宇、徐立然、焦伟、韩丽娜、雷新强、翟立华、蔡州

第二届职工暨工会会员代表大会第一次会议于 2006 年 8 月 18 日召开，会期半天。会议听取了《代表提案征集问卷汇总报告》《"职工之家"自查报告》《"职工之家"建设活动职工调查测评问卷结果》，审议通过了《河南省中医药研究院工会工作报告》《河南省中医药研究院工会第六届财务工作报告》；选举产生了研究院第七届工会委员会和工会经费审查委员会，并形成大会决议。

第三届职工暨工会会员代表大会（2010 年 11 月至今）。该届职工暨工会会员代表大

会代表的产生，以分工会划分选区，以各工会小组为基本选举单位，由全院职工会员以差额方式民主选举，共选出 85 名代表候选人。院工会委员会扩大会议按照代表占职工会员总数 15%的比例，遵照"严格按照程序，控制代表比例，参考选票高低，照顾点面层次"的原则，对各分工会差额选举的代表候选人进行了资格审查，并一致通过牛国顺等 67 人为第三届职工暨工会会员代表大会代表。

　　第三届职工暨工会会员代表大会正式代表名单：牛国顺、王军、王守富、王红、王希浩、王治阳、王树玲、王彩云、冯喜茹、田中华、田元生、田文敬、白清林、刘方洲、刘国平、刘青、刘淑萍、华琼、孙志华、安华、巩锋、朱旭东、朱晓燕、毕巧莲、毕爱华、汤宝玉、余孝东、余琳玲、张关亭、张向阳、张红雨、张秋娥、李伟伟、李更生、李思三、李荣、李琦、李颖、李鹏鸟、李毅萍、杜桂琴、杨小平、杨永枝、杨辰华、邱彤、陈宝玲、陈秋云、周文贞、周长顺、屈冰、范军铭、郑爱兰、金开元、侯留法、贺红杰、赵京伟、赵凯、陶珠、高宇、高雅、崔晓飞、彭秀丽、程广书、蒋春霞、韩丽娜、韩颖萍、薛爱荣。

　　第三届职工暨工会会员代表大会第一次会议于 2010 年 11 月 9 日召开，会期半天。会议讨论通过了《关于河南省中医药研究院制药厂改制工作的情况报告》以及《关于河南省中医药研究院院训的建议》，讨论通过了《河南省中医药研究院第七届工会委员会工作报告》《河南省中医药研究院第七届工会委员会财务工作报告》，选举产生了研究院第八届工会委员会和第八届经费审查委员会、女职工委员会，并形成大会决议。其中河南省奥林特制药厂改制主要情况为：研究院与北海阳光药业公司经过 2 个多月的了解、研判和多回合谈判，达成了合作意向。2010 年 2 月 1 日，双方签署合作意向书。院训的建议情况为：厚生 重德 砺精 求索。

　　第三届职工暨工会会员代表大会第二次会议于 2011 年 4 月 26—28 日召开，会期 3 天。讨论通过了《河南省中医药研究院行政工作报告》《河南省中医药研究院"十二五"发展规划》和《河南省中医药研究院财务预决算报告》，并形成了相应的决议。其中研究院"十二五"发展规划情况为：经过五年努力，使科研、医疗、工贸及管理体系更加完善，到 2015 年，实现效益翻两番。

　　第三届职工暨工会会员代表大会第三次会议于 2012 年 5 月 8 日召开，会期半天。会议听取了《三届二次职代会代表提案落实情况暨本次职代会代表提案征集情况汇报》，讨论通过了《河南省中医药研究院行政工作报告》《河南省中医药研究院 2011 年收支情况和 2012 年财务预算报告（草案）》《河南省中医药研究院八届工会委员会 2011 年度工作报告暨 2012 年工作要点》《河南省中医药研究院八届工会委员会 2011 年财务工作报告》等，并形成了相关决议。

　　第三届职工暨工会会员代表大会第四次会议于 2013 年 5 月 8 日召开，会期半天。大会听取审议了《河南省中医药研究院行政工作报告》《河南省中医药研究院 2012 年收支情况和 2013 年财务预算报告（草案）》《河南省中医药研究院八届工会委员会 2012 年度工作报告暨2013年工作计划》《河南省中医药研究院八届工会委员会2012年财务工作报告》及《关于河南省中医药研究院（附属医院）院徽的建议》，听取了《三届三次职代会代表提案落实情况暨本次职代会代表提案征集情况汇报》，一致通过了第三届职工暨工会会员代表大会第四次会议决议。其中院徽的建议情况为：设计主体是字母Y的变形，主色调为土黄色，外周围绕两个同心圆，内标注河南省中医药研究院中英文对照。

第三届职工暨工会会员代表大会第五次会议于2014年3月25日召开，会期半天。大会听取、审议并通过了《河南省中医药研究院行政工作报告》《河南省中医药研究院2013年收支情况和2014年财务预算报告》《河南省中医药研究院八届工会委员会2013年度工作报告暨2014年工作要点》《河南省中医药研究院八届工会委员会2013年财务工作报告》和《河南省中医药研究院人事代理管理制度》及其编制说明，听取了《三届四次职代会代表提案落实情况暨本次职代会代表提案征集情况汇报》，并一致通过了第三届职工暨工会会员代表大会第五次会议决议。其中研究院人事代理管理制度情况为：在聘用人员中推行人事代理制度，为研究院的持续、健康发展提供有力保障。分别从范围、参评条件、具备高级职称资格的人事代理人员的院内聘任、待遇、档案管理等方面均有具体规定。

第三届职工暨工会会员代表大会第六次会议于2015年4月15—16日召开，会期两天。大会听取、审议并分组讨论了《河南省中医药研究院行政工作报告》《河南省中医药研究院2014年收支情况和2015年财务预算报告》《河南省中医药研究院八届工会委员会2014年度工作报告暨2014年工作要点》《河南省中医药研究院八届工会委员会2014年财务工作报告》和《河南省中医药研究院与河南蓬勃实业有限公司合作筹建东区门诊部的情况报告》，听取了《三届五次职代会代表提案落实情况暨本次职代会代表提案征集情况汇报》，并一致通过了第三届职工暨工会会员代表大会第六次会议决议。

第三届职工暨工会会员代表大会第七次会议于2016年3月23日召开，会期半天。大会听取、审议并分组讨论了《河南省中医药研究院行政工作报告》《河南省中医药研究院"十三五"发展规划（征求意见稿）》《河南省中医药研究院2015年收支情况和2016年财务预算报告（草案）》《河南省中医药研究院八届工会委员会"十二五"工作总结、"十三五"工作要点暨2015年工会财务工作报告》，听取了《三届六次职代会代表提案落实情况暨本次职代会代表提案征集情况汇报》，一致通过了第三届职工暨工会会员代表大会第七次会议决议。其中河南省中医药研究院"十三五"发展规划情况为：经过五年努力，使科研、医疗、工贸及管理体系和中医药健康服务更加完善，基础条件明显改善，人才结构更趋合理，科研实力、临床诊疗技术和经济效益等达到全国同行业先进水平，实现总收入和业务收入稳步提升。

第三届职工暨工会会员代表大会第八次会议于2017年3月16—17日召开，会期两天。大会听取、审议并讨论通过了《河南省中医药研究院行政工作报告》《河南省中医药研究院 2016 年收支情况和 2017 年财务预算报告（草案）》《河南省中医药研究院第八届工会委员会 2016 年工作报告》《河南省中医药研究院第八届工会委员会 2016 年财务工作报告》，听取了《三届七次职代会代表提案落实情况暨本次职代会代表提案征集情况汇报》，一致通过了第三届职工暨工会会员代表大会第八次会议决议。

第三届职工暨工会会员代表大会第九次会议于 2018 年 3 月 15—16 日召开，会期两天。大会听取、讨论并审议通过了《河南省中医药研究院行政工作报告》《河南省中医药研究院 2017 年财务收支情况和 2018 年财务预算报告》《河南省中医药研究院第八届工会委员会 2017 年工作报告》《河南省中医药研究院第八届工会委员会 2017 年财务工作报告》，听取了《三届八次职代会代表提案落实情况暨本次职代会代表提案征集情况汇报》，一致通过了第三届职工暨工会会员代表大会第九次会议决议。

第十节　团　委

共青团河南省中医药研究院委员会，是在院党委直接领导下的先进青年组织。院团委下设 3 个团支部，共有团员 58 人。

一、历时沿革

河南省中医药研究院团委的前身是原河南省中医研究所团支部，于 1982 年建立。由政工科负责团支部工作，王树玲任团支部书记，支部成立时有团员 35 人，1983 年底有团员 55 人。

1985 年河南省中医研究所团支部共有团员 73 人，支部活动丰富多彩，当年被共青团河南省直属机关委员会评为"省直先进团支部"。

1987 年 6 月，经河南省卫生厅机关团委批复，同意河南省中医研究所对团支部进行改选。新的团支部由刘忠义、杨安、任孝德、许卫强、刘清培、袁杰、白清林组成，刘忠义担任团支部书记，杨安、任孝德任团支部副书记，许卫强、刘清培、袁杰、白清林任委员。

1989 年 3 月，经共青团河南省卫生厅机关委员会和中共河南省中医研究院委员会批准，成立共青团河南省中医研究院委员会，下设三个团支部。1990 年 11 月，河南省中医研究院第一次全体团员大会召开，选举产生了团委会。至此，院团委正式成立。刘忠义任团委书记，任孝德、牛国顺、刘青、刘威、梁拥军任委员。

1995 年 1 月，选举产生共青团第二届委员会，由李毅萍、梁拥军、王涛、张关亭、张红雨、张书亮组成，李毅萍任团委副书记，梁拥军任委员。

1998 年 7 月，朱晓燕任院团委副书记。2002 年 6 月，郑宏任院团委书记。2006 年 4 月，周永涛任院团委副书记，张清蕊、方珊珊、孔征任委员。2011 年 1 月，蒋春霞任院团委副书记，薄乐、张瑞丽、冯亚楠任委员。

2014年1月，研究院团委和各团支部换届选举。肖莉任团委副书记，薄乐、张瑞丽、冯亚楠任委员。2017年6月，郭致远任团委副书记，李婧、张瑞丽、冯亚楠任委员。李婧任第一团支部书记，张瑞丽任第二团支部书记，冯亚楠任第三团支部书记。

二、工作开展

1982年研究所团支部成立后，支部活动非常活跃，特别是在院址搬迁、文体活动、青年教育等方面都做出了成绩。在河南省卫生厅组织的羽毛球、乒乓球比赛中，团支部共夺取五项冠军，一项亚军，一项第四名的好成绩，时任团支部书记王树玲被河南省卫生厅评为厅直优秀团干部。

1985年研究所团支部团员发展到73人，经常性的开展各种文体娱乐活动和春游踏青活动，与兄弟医疗单位联合开展体育比赛，加强专业技术学习和交流，当年被共青团河南省直属机关委员会评为"省直先进团支部"。每年3月份参加厅机关、研究所组织的郑州邙山植树造林活动。

院团委成立以后，先后组织研究院团员青年开展了以共产主义理想为内容的"文明礼貌月""学雷锋、学赵春娥、学张海迪，争当新长征突击手""争当合格共青团员"等活动。为解除职工后顾之忧，在每年暑假期间组织本院职工子女开展"夏令营活动"。1994年4月，在全院团员青年中开展了向徐洪刚学习活动，把学习徐洪刚活动与学习雷锋、张环礼、姚次会活动结合起来，引导团员青年坚定信念，倡树新风，在研究院改革发展中发挥了积极作用。

2000年，先后组织开展了"青年文明号""青年岗位能手"系列创建活动，青年医务工作者赴社区、农村开展健康宣传义诊活动，参加省卫生厅"爱党、爱国、爱岗"主题演讲比赛，荣获一等奖和优秀组织奖。组织开展了青年志愿者服务活动，青年团员深入病区为患者理发、剪指甲、洗脚等。

2007年，团委开展了"四大教育占领青年思想阵地"活动，同年4月组织青年团员到黄河岸边林场植树造林，"五四"青年节到来之际，组织青年团员在院内城墙上开展了"维护城墙一草一木，我为研究院添光彩"活动，进行打扫卫生、修剪树木、清除垃圾、修整城墙、植绿浇水等，在2007年民主评议医院行风政风时，发出倡议，鼓励团员青年积极行动，为卫生系统行风建设和树立社会形象做出了积极努力。

2010年，院团委组织青年志愿者，深入病房开展了"贴心服务在病房"等志愿服务活动；定期到郑州市各居民社区举办了"激扬青春献爱心，为民服务在行动"健康义诊宣教，定期在院内开展"清洁环境、美化家园"主题实践活动，引导青年职工增强爱岗、爱院、爱国、奉献意识。

2017年3月，在全院共青团员中集中开展"一学一做"（学习总书记讲话，做合格共青团员）教育实践活动，鼓励团员青年发挥模范带头作用，在研究院各项急难险重任务中当好生力军和突击队。同年4月，组织青年志愿者服务队参加了河南省卫生和计划生育委员会在平顶山市叶县水寨乡董刘村开展的"健康扶贫"义诊活动，并受党委的委托向当地基层医疗机构捐赠药品1万余元。2017、2018年组织"青年文明号"和"青年岗位能手"争创活动，开展道德讲堂主题演讲活动，分享青年医务工作者们"外树形象，内强素质""修医能、强医德、铸医魂""助人为乐，医者仁心""不畏援外艰苦、甘于担当奉献""关爱贫困山区，热心公益事业"等弘扬青春正能量的感人事迹。2018年5月，院团委在全院团员青年中开展《习近平的七年知青岁月》和"我最喜爱的习总书记的一句话"读书交流活动。

多年来，研究院团委组织引导广大团员青年"立足本职、岗位建功"，在实施"争创青年文明号，争当青年岗位能手"跨世纪的青年文明工程活动中捧回了一块块奖牌，谱写了"倡导职业文明，提高岗位技能，转变服务职能，注重岗位奉献"的新篇章。先后荣获省级"青年文明号"2个（门诊草药房、高血压病医疗中心），省直"青年文明号"3个（疼痛风湿科、肝胆脾胃科、肿瘤血液科），省级"青年岗位能手"3名（侯留法、韩伟锋、郭建中），省直"青年岗位能手"7名（侯留法、程广书、张明利、邓松涛、韩伟锋、高丽君、魏征）。

研究院团委先后获得"河南省直五四红旗团委""河南省卫生系统先进团委"等荣誉称号。王树玲、刘忠义、李毅萍、朱晓燕、郑宏、周永涛、蒋春霞、肖莉、郭致远等先后荣获河南省卫生厅机关团委、河南省卫生和计划生育委员会机关团委、河南省卫生健康委员会机关团委"优秀共青团干部"，徐靖宇、段艳艳、牛艺涵等荣获"优秀共青团员"称号。

三、业务骨干

王树玲（大学/团支部书记），刘忠义（大学/团委副书记），李毅萍（硕士/高级经济师/团委副书记），朱晓燕（本科/主治医师，团委副书记），郑宏（硕士，团委书记），李琦（本科/团委副书记），周永涛（本科/经济师/团委副书记），蒋春霞（本科/主管护师/团委副书记），肖莉（本科/主管护师/团委副书记），郭致远（硕士/团委副书记），李婧（本科/护师），李琛（本科/护师），张丽珍（本科/主管护师），靳丹丹（本科/护师），牛艺涵（本科/护师），冯亚楠（本科/主管护师），刘雪婷（本科/护师），张寒玉（本科/护士），徐靖宇（本科/五级工）。

四、历任负责人

团委历任负责人见表3-7。

表 3-7 团委历任负责人

姓名	性别	职务	任职年份
王树玲	女	团支部书记	1980.8—1990.10
刘忠义	男	团委书记	1990.11—1994.9
李毅萍	女	团委副书记	1994.9—1998.7
朱晓燕	女	团委副书记	1998.7—2002.6
郑宏	男	团委书记	2002.6—2006.4
李琦	男	团委副书记	2004.10—2006.6
周永涛	男	团委副书记	2006.7—2011.1
蒋春霞	女	团委副书记	2011.1—2014.1
肖莉	女	团委副书记	2014.1—2017.6
郭致远	男	团委副书记	2017.6—

第四章 行政机构与行政管理

第一节　管理体制

河南省中医药研究院的前身是河南省中医研究所,隶属关系分二个阶段,河南省中医研究所前期为第一阶段,即 1959 年 3 月—1979 年 6 月,河南省中医研究所隶属于河南中医学院,是学院下设的一个系所级二级机构,不完全具备独立法人性质,其党务工作和行政管理是在河南中医学院整个管理体系之中,为院属二级系所管理模式。第二阶段即 1979 年 7 月以后,隶属关系发生改变,河南省中医研究所划归河南省卫生局直接领导,成为政府部门直属有独立建制的正规事业单位,具备完全的独立法人资格,逐步建立了独立的管理体制并不断完善。

建所初期,因无独立建制,领导职位的设置不到位,所长空缺,1959 年只设办公室,任命一名办公室秘书主持日常所务工作,1961 年任命一名办公室主任负责处理日常事务,开展工作。1964 年 6 月,河南省人民委员会人事局任命当时的河南中医学院副院长兼任河南省中医研究所所长,主持研究所工作,但仍无正式建制,所内只设办公室,无其他科室设置,所内工作任务只是临时指定人员完成,科研也是根据需要临时指定科研小组承担。1978 年 10 月因基建任务,任命一名总务科副科长主管基建工作。

1979 年 8 月,河南省中医研究所归属河南省卫生局领导,内部始设科室(办公室、临床研究室、情报资料室)建制,实行所、科二级管理体制。1981 年后几次调整科室设置,逐步健全管理功能,实行党支部领导下的所长负责制,内部仍然是所、科二级管理体制。1987 年,河南省中医研究所更名为河南省中医研究院,实行的是党委领导下的院长负责制。期间有一段时期是院党委书记兼院长,实行的是党的一元化领导体制,还有一段时期是院长兼党委副书记,但无正职党委书记,实行的是院长负责制。

1992 年 12 月,经河南省中医管理局批准成立河南省中医药研究院附属医院,研究院与附属医院虽是附属关系,但是一套领导班子,实行的是统一领导,分挂两块牌子的管理体制,后又增名河南省高血压病医院、河南省中西医结合医院,管理体制一直沿续至今。

建院(所)60 年来,管理模式随不同时期的管理体制的变化而有所调整,领导职责随着管理体制的变化而变化,除个别时期外,实行的是党委领导下的院(所)长负责制。实行党委集体领导,职工民主管理的行政运行体制。先后建立健全党委议事规则、院长办公会制度、院周会制度及职工代表大会制度。

在研究院行政管理体系中,实行院、科两级管理体制,职能科室并列,相互协作,分工负责,各自发挥分管职能。科室主任对主管领导负责,主管领导对院长负责,院长全面负责研究院行政事务,组织实施全院发展规划,同时对党委负责,定期向党委汇报工作进展,并接受党的监督。

河南省中医药研究院（所）历任行政负责人见表4-1。

表4-1　河南省中医药研究院（所）历任行政负责人任职表

名称	职务	姓名	性别	任职时间	任命机关
河南省中医研究所	办公室主任	张海岑	男	1961.3—1973.11	河南中医学院党委
河南省中医研究所	所长	孙　刚	男	1964.6—1966	河南省人民委员会人事局
河南省中医研究所革委会	革委会主任	王青云	男	1973.10—1978.1	河南中医学院革委会党核心小组
河南省中医研究所革委会	革委会第二主任	邢成堂	男	1973.10—1978.8	河南中医学院革委会党核心小组
河南省中医研究所革委会	革委会副主任	张海岑	男	1973.10—1981.5	河南中医学院革委会党核心小组
河南省中医研究所革委会	革委会副主任	谢少白	男	1973.10—1978.1	河南中医学院革委会党核心小组
河南省中医研究所	负责人	崔照中	男	1980.08—1981.5	河南省卫生厅党组
河南省中医研究所	副所长	张海岑	男	1981.5—1983.1	河南省卫生厅党组
河南省中医研究所	副所长	冯富昌	男	1981.5—1983.10	河南省卫生厅党组
河南省中医研究所	副所长	赵国岑	男	1983.1—1986.5	河南省卫生厅党组
河南省中医研究所	副所长	魏武英	女	1983.1—1987.11	河南省卫生厅党组
河南省中医研究院	副院长			1987.11—1997.07	
河南省中医研究所	所长	庞春生	男	1986.5—1987.11	河南省卫生厅党组
河南省中医研究院	院长	庞春生	男	1987.11—1989.2	河南省卫生厅党组
河南省中医研究院	副院长	张重刚	男	1989.2—1994.4	河南省卫生厅党组
河南省中医研究院	院长	邱保国	男	1989.8—1997.7	河南省卫生厅党组
河南省中医药研究院	副院长	雷新强	男	1994.4—1997.7	河南省卫生厅党组
	院长			1997.7—2009.6	
河南省中医药研究院	副院长	邓启华	男	1997.7—2006.11	河南省卫生厅党组
河南省中医药研究院	副院长	李　威	男	1997.7—2001.4	河南省卫生厅党组
河南省中医药研究院	副院长	田元生	男	1997.7—	河南省卫生厅党组
河南省中医药研究院	副院长	范军铭	男	2000.8—	河南省卫生厅党组
河南省中医药研究院	副院长	王端权	男	2001.10—2009.2	河南省卫生厅党组
河南省中医药研究院	院长	韩颖萍	女	2009.6—2017.6	河南省卫生厅党组
河南省中医药研究院	副院长	周文贞	男	2009.7—	河南省卫生厅党组
河南省中医药研究院	副院长	李毅萍	女	2012.11—	河南省卫生厅党组

第二节 办公室

办公室成立之初，负责组织安排河南省中医研究所的各项日常所务工作。独立建制后，相关职能科室建立，办公室负责单位的日常工作和活动，履行办文、办事、参谋、服务四大职能。现设主任1人，副主任1人，工作人员8人。有档案室1间、车辆6辆，以及复印机、打印机等文印设施。

一、历史沿革

办公室于1959年建所时设立，设办公室主任主持研究所日常工作，张海岑任办公室秘书。1961年3月，河南中医学院任命张海岑为办公室主任，负责日常所务工作。1964年，所长到任，毕福高任办公室秘书，职能是在所长领导下处理事务。1973年11月，毕福高任办公室主任。1979年，研究所建制独立，行政任命毕福高任办公室主任，张俊明任副主任。

1980年8月，种理任办公室主任。1984年周清顺任办公室主任，1984年12月刘怀民任办公室副主任，1985年3月任主任，王树玲为办公室副主任，这一时期科室设置相对独立，职能细分，办公室对外协调市、区、街道办事处，对内安排所务日常工作。

1990年1月，田元生任办公室副主任，1992年7月，王端权任办公室副主任（兼改革办副主任），1998年任办公室主任。2002年5月王治阳任办公室副主任，2006年4月，牛国顺任办公室主任。2017年6月，李春燕任办公室副主任。

二、工作开展

建所初期，所长空缺，科室设置尚不健全，设办公室主任主持研究所日常工作，1964年以后，所长到任，办公室工作是在所长或革委会主任领导下，负责日常事务办理。1979年以后，研究所独立，归属卫生局领导，条件改善，人员增多，成立相应科室，办公室只具体负责行政事务工作，各种行政会议，做好会议记录，起草有关文件，督促落实会议决议，收发登记，转递传阅，立卷归档行政文件，管理财务室，以及印鉴、打字、外勤、通信联络，处理来信来访，对外接待等工作。

1982年6月，办公室牵头组织河南省中医研究所的搬迁工作，成立7人搬迁领导小组，分工负责车辆调度、物资装卸、公物保护等，按科室顺序搬迁，根据器物情况分别使用卡车、吉普车、机动三轮车、平板车先后搬运65车，各类仪器设备无丢失损坏。

1984年，办公室牵头前往天津购买液化气灶，前往新乡购买液化气罐，为每位职工发放液化气灶一台、液化气罐两个，每月安排车辆前往濮阳拉气，解决了职工生活。是年，财务室划归总务科管理。

20 世纪 90 年代，文明创建纳入办公室职责，由办公室负责日常创建工作和检查验收的各种资料的整理上报等，现已连续四届"省级文明单位"。1992 年成立院改革办公室，办公室副主任兼任改革办副主任，主要负责研究院改革工作，负责改革方案起草制定和实施落实。1998 年后，办公室不再兼管改革工作。

1993 年，建立司机班，实行年度运维费用责任制承包。1996 年 7 月，建立总机房，设立分机电话，总机房 24 小时值班。1999 年 6 月，牵头组织举办河南省高血压病医院暨河南省高血压防治中心成立庆典活动。

2007 年 8 月，负责协调研究院在中牟县郑汴产业带购地事宜。2008 年 10 月，牵头制定"研究院十二五发展规划"。

2011 年 7 月，走访慰问军民共建单位——武警河南省总队郑州消防支队官兵。10 月，组织专家一行 8 人前往广东、浙江中医科研院所参观学习。2015 年 3 月，组织专家前往上海、北京、天津等地学习考察医院信息化建设。2018 年 9 月，落实上级车改精神，本着节约经费，提高效能的原则，在保证业务用车需求的基础上，完成研究院公务用车改革。

三、院规汇编

2005 年 8 月由院办公室组织，在原有院（所）《规章制度汇编》的基础上，结合工作实际和新出台的规章制度重新进行修订为《河南省中医药研究院行政规章制度汇编（2005 版）》，分为行政办公、医教护管理、科研管理、产业管理、质量管理、安全保卫、财务管理、后勤保障、人事管理等 9 部分规章制度，收编规章制度 489 个。2011—2012 年在附属医院进行"三级甲等中医医院"创建期间，重新对院行政规章制度进行了修订。

近年来，院办公室多次被河南省卫生健康委员会（原河南省卫生和计划生育委员会）评为"卫生计生系统办公室工作先进集体""卫生计生系统保密工作先进集体"等。2014 年 3 月，被金水区精神文明建设指导委员会评为 2013 年度"道德讲堂工作先进单位"。

四、业务骨干

张海岑（主任/研究员），毕福高（主任/研究员），张俊明（副主任/主任医师），种理（主任），周清顺（主任/主治医师），刘怀民（主任），王树玲（大学/副主任），任孝德（大学/副主任药师），陈明午（司机），巩效信（司机），许卫强（大学），马建莉，周长顺（大学），王世卉，张允秀，何平，赵莉敏（本科/副主任医师），帖庆安（司机），田元生（本科/主任中医师/副主任），王端权（副主任/主任），王永宾，张秋娥，郭宏伟，李新（大学），王学超（本科/经济师），梁勇军，张飒，司建国，王治阳（本科/主管中药师/副主任），胡超群，牛国顺（主任/主治医师），张青云（大学/主管护师)，常志嵩（本科），王冀涵（本科），郭致远（硕士研究生），徐雁南（硕士研究生），李春燕（本科/主管中药师/副主任），王庭杰（司机），冯国喜（司机），姜东（司机），王高峰（硕士/司机），翟建勋（司机），范军亮（司机）。

五、历任负责人

办公室历任负责人见表4-2。

表4-2　办公室历任负责人

姓名	性别	职务	任职时间
张海岑	男	办公室主任	1961.3—1973.11
毕福高	男	办公室主任	1973.11—1981.10
张俊明	男	办公室副主任	1979.8—1981.10
种　理	男	办公室主任	1981.10—1984.12
周清顺	男	办公室主任	1984.12—1985.3
刘怀民	男	办公室副主任	1984.12—1985.3
		办公室主任	1985.3—1986
王树玲	女	办公室副主任	1985.3—1989.12
田元生	男	办公室副主任	1990.1—1993.3
王端权	男	办公室副主任	1993.3—1998.7
		办公室主任	1998.7—2002.5
王治阳	男	办公室副主任	2002.5—2006.4
牛国顺	男	办公室主任	2006.4—
李春燕	女	办公室副主任	2017.6—

第三节　人事管理

人事科是在国家相关政策、制度和研究院相关规章制度规范下，实施人事调配、人员引进、干部考核、职称晋升、档案管理、社会保险、工资岗位审核等工作的管理部门。

一、历史沿革

建所初期，研究所人事工作归河南中医学院管理。直到1979年研究所划归河南省卫生局直接领导后，人事工作才由研究所管理，所办公室具体负责。1980年建立考核制度，作为年终评比和晋级、晋职的参考，是年多位同志晋升了职称。1982年政工科设立，李瑞钦任副科长，担负日常党务、宣传、思想、人事、劳资、保卫、青年和计划生育等工作。1984 年 1 月，张国顺担任政工科副科长。

1985 年 3 月撤销政工科，设立人事科，张国顺任人事科科长。1993 年，研究院进行人事制度改革，推行人员使用两级聘任制，坚持科室用人实行双向选择制度。1998 年 7 月，李双武担任人事科副科长。2006 年，干部管理工作推行竞聘上岗，实行中层干部公开竞聘、竞争上岗。同年 3 月，李毅萍任人事科科长。2014 年 1 月，李亚峰任人事科副科长，制定人事代理管理和考评相关政策，规范人员管理，提高人事代理人员待遇，稳定人才队伍。2017 年 6 月，李亚峰任人事科科长。2018 年，完善人事任免、干部考核、职工出勤考核等制度，形成规范、高效的工作机制。

二、劳资管理

2006 年 7 月，按照豫人〔2006〕67 号文件的通知要求，进行了工资制度改革，为 229 名在编职工，75 名退休职工办理了人事信息的首次建库、工资套改、增资等审批手续；为 5 名离休职工增加了离休费；为 43 名护理人员调整了 10% 的护龄提高和护龄津贴。同年 9 月根据豫人〔2006〕81 号文件的通知要求，为 28 名符合提前退休条件的职工审批了退休工资，为 21 名"借调"职工参照工改标准套改了工资。2007 年办理正常晋升薪级 242 人，职务晋升 12 人，审批新录聘硕士研究生试用期工资 10 人，为提前退休的 28 名职工增加一个薪级的退休费。2008 年，按照豫财办预〔2008〕175 号文件精神，为 222 名在编和 95 名退休职工执行"事业单位人员预增发补贴"。2009 年以后，为晋升职工和新聘人员每年办理正常薪级晋升、职务晋升、硕博士试用期工资审批、硕士研究生转正定级工资审批。同时建立 159 名聘用职工信息档案，制定聘用职工的工资标准，提高聘用职工的工资水平。2012 年按照《关于省直事业单位绩效工作发放办法有关事项的通知》为在职职工 365 名和退休职工 101 名执行绩效工资，合并原工资中的职务岗位津贴、适当补贴、能源补贴、住房补贴、预增发补贴。

2016 年以来每年为在编和人事代理职工办理正常晋升薪级，调整职务工资，审批岗位等级，晋升工资和转正定级工资；按照豫人社薪〔2016〕17 号文件精神，调整了基本工资标准和绩效工资标准，对离休干部调整离休费，为聘用职工调整院龄工资，为人事代理职工执行转正定级工资，为新转人事代理职工兑现工资，为新入职的人事代理职工兑现试用期工资等。为在编职工办理退休手续。

三、岗位设置管理

2010 年根据《河南省事业单位岗位设置管理实施工作若干问题的处理意见》《河南省人力资源和社会保障厅关于印发河南省事业单位岗位设置工作实施方案的通知》《河南省卫生厅关于省直卫生事业单位岗位设置管理和结构比例审核工作有关问题的通知》要求，本着依据文件、用活政策、公正透明、平稳推进、保证职工利益的原则开展岗位设置工作。2011 年报送"河南省事业单位岗位设置聘用情况备案表""河南省事业单位首次岗位聘用职工花名册""河南省事业单位首次岗位聘用职工登记表",完成了 251 人岗位设置的认定工作。按照河南省人力资源和社会保障厅事业管理处审定的岗位聘用职工花名册,报批了专业技术 219 人的岗位工资。2012 年 1 月 1 日起兑现了 75 人的岗位工资。以后每年按照空岗数进行岗位等级晋升。2017 年,按照《河南省人力资源和社会保障厅关于受理岗位设置变更方案材料的通知》(豫人社函〔2007〕158 号)要求,对岗位设置进行了变更备案,使岗位结构比例更合理,主体岗位与事业发展更协调。

四、职称管理

为了进一步完善专业技术职务评价机制,更好地发挥职务晋升的杠杆作用,为研究院的持续健康发展提供智力支持和人才保证,2009 年 8 月,按公开、公平、公正原则,结合研究院各类专业技术人员的工作实际,制定高级职称晋升院内推荐办法,实行全面量化考核,全面、客观地评价专业技术人员业务水平和工作业绩。按照上级主管部门核准的专业技术结构比例,推荐高级职称晋升人员。2010 年 8 月修订完善了高级职称晋升推荐办法。2018 年再次进行修订,主要是增加了科研业务考核比例,成果论文立项累计不封顶,医疗业务考核亦采取累计不封顶,去除了不能反映业务水平的考核项目。

截至 2018 年 6 月,研究院在岗专业技术人才中正高职称 38 人,副高职称 65 人,中级职称 237 人,初级职称 197 人。目前高级专业技术人才中,享受国务院特殊津贴 8 人,享受省政府特殊津贴 1 人,省管专家 3 人,全国名老中医 8 人,河南省名中医 4 人,省级"555"人才 3 人。

五、干部管理

1979 年,河南省中医研究所独立建制,行政任命办公室、临床研究室、情报资料室主任、副主任 7 人。1981 年,增设临床部,任命中层干部 12 人。1982 年,在军转干部中任命科室主任 4 人。1985 年,由原来的 9 个科室增加到 11 个科室,调整任命中层干部 16 人。1990 年 1 月,研究院调整科室设置,增设科研科、医政科、情报研究中心等21 个科室,调整任命中层干部 22 人,任命病区、门诊负责人 9 人,护士长 6 人,为培养人才储备干部,增设秘书岗位,任命秘书 9 人,干事 2 人。1993 年 3 月,附属医院开诊,为完善科室建设,任命主任、护士长 17 人。1994 年,研究院相继成立针灸经络研究所、中药研究所、河南省中医药信息研究检索中心,任命干部 7 人。

1998 年,按照干部"四化"标准和选拔任用干部的有关规定,调整任命中层干部51 人。2002 年机构调整,任命中层干部 26 人。2004 年,部分干部到龄退休,调整中层干部 9 人。2006 年,按照干部轮岗选拔任用有关规定,实施中层干部竞聘上岗,调整任命中层干部 69 人,调整护士长 9 人。

2011 年,附属医院规模扩大,增加临床科室,成立了肺病、肾病、肿瘤血液科,经公开竞聘、民主推荐、提拔科级干部4人，任命护士长5人。按照2014年中共中央新修订的《党政领导干部选拔任用工作条例》，结合研究院实际，在干部选拔、考察工作中，制订《河南省中医药研究院中层干部（护士长）选拔任用工作实施方案》，严格按照政策方案要求逐条落实，提拔科级干部3名。2015以来年任命正科级干部15名，副科级干部9名，公开竞聘选拔护士长6名。

现有中层干部60名，其中正科级干部33名，副科级干部27名，学历结构中专1人，大专8人，本科36人，硕士8人，博士7人。护士长15名，学历结构大专2人，本科12人，硕士1人。

六、人事代理管理

为进一步规范聘用职工的管理，根据《中华人民共和国劳动法》及河南省卫生厅《关于印发〈河南省卫生厅厅直单位聘用职工管理暂行办法的通知〉》（豫卫人〔2007〕18号）文件精神，结合单位实际，从2014年在聘用职工中推行人事代理制度，并逐年修订完善，为研究院储备人才和可持续发展提供了制度保障。2014年17名聘用职工转为人事代理；2015年16名聘用职工转为人事代理；2016年18名聘用职工转为人事代理；2017年18名聘用职工转为人事代理。

七、社会养老保险

按照《河南省卫生和计划生育委员会转发河南省人民政府关于印发河南省机关事业单位工作职工养老保险制度改革实施办法的通知》文件精神，2016年上半年，进行业务培训，成立研究院在编职工养老保险参保登记工作领导小组，搜集整理资料，输入软件信息，通过编制审核、工资基数审核、养老信息审核，最终于2016年10月，成功为在编246名职工办理了基本养老保险和职业年金手续，完成了122名退休职工的社会化养老。

八、业务骨干

鲍长华（初中/秘书），李瑞欣（副科长），魏琳娜，邓大展，刘忠义（大学）/王金玲，张国顺（初中/科长），张学琴（本科/主管护师/副科长），杨小平（本科/主任中医师），李双武（本科/主治医师/副科长），李毅萍（硕士/高级经济师/科长），张建刚（大学/主管技师），潘金丽（硕士/副主任医师），李亚峰（硕士/主治医师/科长），刘淑萍（本科/主管护师），袁园（本科/主管药师），尹曙光（硕士/人力资源师）。

九、历任负责人

人事科历任负责人见表4-3。

表4-3　人事科历任负责人

姓名	性别	职务	任职时间
李瑞钦	男	政工科副科长	1982—1983.10
张国顺	男	政工科副科长	1984.1—1985.3
张国顺	男	人事科科长	1985.3—1998.7
李双武	男	人事科副科长	1998.7—2006.3
李毅萍	女	人事科科长	2006.3—2012.9
李亚峰	男	人事科副科长	2014.1—2017.6
		人事科科长	2017.6—

第四节　财务管理

　　财务管理是依据《中华人民共和国会计法》和《医院财务制度》《医院会计制度》及《医疗机构财务会计内部控制规定（试行）》的要求，配合研究院科研、医疗、教学、工贸各项工作，发挥财务核算、监督和服务的职能部门。研究院1980年设财务室，1987年成立了财务科。现有工作人员25人，其中高级职称3人，中级职称10人。下设有固定资产管理办公室、物价核算办、财务室、门诊收费处、住院收费处等部门。目前设有财务、药品、卫生材料、医疗保险、农合、固定资产、预算、物价、工资、档案管理和出纳等会计岗位。

一、历史沿革

　　建所初期，没有单独的财务管理部门，20世纪80年代初设立会计室后，财务工作归属总务科分管，后又归属办公室分管。因当时业务以中医中药的科学研究为主，实行的是计划经济体制，经济管理模式比较简单。

　　1978年后开展基建工作，始设立会计岗位。1980年设立会计室，分设会计、出纳等岗位，李爱芝同志为临时负责人，先后归属所总务科、办公室管理。1984年2月研究所进行制度改革、责任划分，明确了财务管理责任，修订《河南省中医研究所财务管理制度》。1987年8月河南省卫生厅批准设立财务科。1988年9月，刘兴桂任财务科负责人。1990年11月，李红星任财务科副科长，主持工作。1992年1月，吴耀星任财务科副科长，主持工作。1994年7月，吴耀星任财务科科长。1997年，郭艳芝任财务科负责人。1998年7月，郭艳芝、高宇任财务科副科长，郭艳芝主持工作。2002年6月郭艳芝任财务科科长，王飞任财务科副科长。2006年3月，崔磊任财务科副科长，高宇主持工作。

二、业务开展

1993 年，随着附属医院的建立，业务量逐渐加大，财务科改革了旧的财务管理体制，实行成本核算，加强经济活动的财务控制和监督，防范财务风险；加强职业道德教育和业务培训，重视会计队伍素质提高。2001 年，加强药品管理实施全面电算化信息管理整合，增加了 HIS 系统。2006 年，修订绩效考评方案，强化成本控制，提高资金使用效益；同时，加强国有资产管理，登记造册建立了台账。2009 年，开展基建项目跟踪审计和新型农村合作医疗转诊结算服务；完成了省直医疗单位资产负债专项审计工作和小金库清理清查工作。

2012 年，按照《中华人民共和国预算法》，财务科汇总编制研究院所属企业国有资本运营预算收支规划。2013 年，对一些长期不用、不能使用或达到报废标准的固定资产，按有关规定和权限进行清理处置。2015 年，门诊收费系统推行"一卡通"，优化了就诊流程，方便患者就诊。同年，根据科研临床各科室的工作职能，制定《河南省中医药研究院综合目标实施方案细则》等 7 项财务管理制度，全面开展科室预算管理，明确了各科室在医院的总体预算中的目标责任，进一步细化科研经费的核算，实行了全院统一管理，分项核算，专款专用。

2016 年，完成了固定资产和国有资产清查工作，实现了国有固定资产的动态申报；与财政厅非税收入局反复交涉解决了财政统一收据的遗留问题；向河南省地税局直属分局多次申请解决了附属医院机打税务发票的问题。2017 年，根据国家和省委、省政府关于全面推开公立医院综合改革的总体部署，对相应医疗收费价格，药品价格进行了调整，保证了医改的顺利进行。加强目标管理，增收节支，优化了财务报销审批制度，简化财务报销流程，提高了行政办公效率。2018 年，为激发科研临床活力，重新制订了综合目标管理方案及奖金分配制度；完善《综合目标实施方案细则》，进一步体现多劳多得的分配原则。同时重新修订完善了财务计划、预算、审计、绩效管理等各项财务管理制度，狠抓制度落实，促进研究院各项财务工作实现精细化、规范化、科学化管理。

2010 年荣获河南省卫生厅"财务管理先进单位"称号；2011 年荣获河南省财政厅"国有固定资产管理先进单位"称号。

三、近年来主要财务指标

2010—2018 年河南省中医药研究院及附属医院主要财务指标见表 4-4。

表 4-4　2010—2018 年河南省中医药研究院及附属医院主要财务指标

项目	2010	2011	2012	2013	2014	2015	2016	2017	2018
一、收入	10 692	16 627	15 022	17 431	18 492	19 727	20 319	21 045	22 703
1、财政补助收入	3 246	4 222	3 468	4 499	4 898	5 175	5 587	5 207	5 194

项目	2010	2011	2012	2013	2014	2015	2016	2017	2018
2、业务收入	7 446	12 405	11 554	12 932	13 594	14 552	14 732	15 838	17509
(1) 医疗收入	7 215	9 636	11 343	12 627	13 477	14 338	14 547	15 561	17 288
(2) 事业收入	192	2 702	175	186	86	157	169	146	181
(3) 其他收入	39	67	36	119	31	57	16	131	40
二、支出	10 672	16 533	13 853	17 001	18 705	19 568	21 290	20 517	25 423
1、财政支出	1 801	1 731	1 250	2 116	814	743	4 526	2 698	4 613
2、业务支出	8 871	14 802	12 603	14 885	17 891	18 825	16 764	17 819	20 810
(1) 医疗支出	7 832	10 857	12 463	13 531	16 301	16 508	15 667	15 284	17781
(2) 事业支出	998	3 942	124	1 318	1 583	1 880	823	2 258	3 022
(3) 其他支出	41	3	16	36	7	437	274	277	7
三、门诊人次	139 781	166 240	182 193	188 215	148 880	190 067	220 206	234 032	251 035
四、开放床位	280	533	533	533	550	550	564	592	550
五、出院人次	3 889	5 428	6 645	7 301	6 765	7 116	7 613	7 734	8 130

四、业务骨干

李红星（硕士/高级会计师/副科长），吴耀星（本科/高级会计师/科长），刘兴桂（中专/会计师），李爱芝（会计），朱锦华（会计），段凤香（高中/高级工），卫利君（中专/高级工），刘晓丽（中专/高级工），杨秀萍（高中/中级工），郭艳芝（中专/会计师/副科长），刘翠花（会计），吴遂安（本科/高级会计师），朱旭东（本科），王梅（本科/副高），何平（本科/副高），石美玉（中专/高级工），顾艳（本科/高级会计师），高宇（本科/中级会计师/副科长），崔磊（本科/副科长），王飞（本科/高级会计师/副科长），李乐（本科/会计师），郭丽（本科/中级经济师），高铭（本科/中级会计师），李想（本科），李瑞玲（大学/高级会计师），陈红霞（本科/会计师），刘茜（硕士/高级会计师），吕勇（本科/会计师），陈重阳（硕士/会计师），周美霞（本科/初级会计师），杨云迪（本科），马君琳（本科/会计师），方婕（本科/会计师），王岩（本科），曹东霞（本科/会计师），张飒（中专），雷玉丹（本科/初级会计师），宋欢欢（本科/会计师），孙玉霞（大专），尹瑞英（本科），张文萍（本科/会计师），王磊（大学），孙志华（本科/会计师），刘战英（本科/会计师）。

五、历任负责人

财务科历任负责人见表4-5

表 4-5 财务科历任负责人

姓名	性别	职务	任职时间
刘兴桂	女	财务科负责人	1988.09—1990.11
李红星	男	财务科副科长（主持工作）	1990.11—1991.11
吴耀星	男	财务科副科长（主持工作）、科长	1991.11—1997.5
郭艳芝	女	财务负责人	1997.5—1998.7
		财务科副科长	1998.7—2002.6
		财务科科长	2002.6—2006
高宇	男	财务科副科长	1998.7—2006.3
		财务科副科长（主持工作）	2006.3—
王飞	男	财务科副科长	2002.6—
崔磊	男	财务科副科长	2006.3—

第五节　招标采购

研究院历来重视招标采购工作的规范化建设，注重加强招标采购工作中各个环节的监督管理；针对医疗器械、信息设备、基建工程、修缮项目和大宗物资，制定了一系列制度和措施，从源头上、制度上杜绝不正之风的发生。

一、历史沿革

建所初期，无专职的采购部门和人员，所需的科研设备、材料采购实行谁使用谁申请，经领导批准后由使用者自行采购或随时指定人员采购的方式；所需办公室用品、劳保用品由办公室负责采购办理；建筑材料由建设项目负责人申报批复后实施。

1980 年以后，一般的办公用品、劳保用品由后勤部门负责，采购员办理；有关药品器械由器械科负责，经审批后分别指定人员采购。20 世纪 90 年代开始实行招标采购。

2006 年，研究院设立招标办公室，成立了招标采购委员会。2007 年招标办公室撤销。

2009 年，为了规范招投标管理，完善了招标采购流程，重新修订了《招标采购工作监督管理办法》等四项管理制度，保证了招标采购工作依法、规范、有序开展。节约了资金，杜绝了招采领域腐败的发生，保证了研究院正常的物资供应和项目监督管理。

二、业务开展

2009 年，建立了以主管院长为组长的招投标 5 人工作小组，成员由院办公室、监察室、财务科、总务科、器械科、信息科及相关科室负责人组成，负责招投标工作的具体实施。明确界定了招标方式和招标范围，50万元以上的设备、物资、基建项目，委托代理机构在社会公开招标，通过政府招标采购平台实施阳光操作，研究院派出专家参与评标，招标小组全程参与。50万元以内的设备、物资、基建项目一般采用院内社会公开招标。规范了招标采购流程，严格执行招标纪律，明确了标前计划、调研、询价、论证、审批等流程，细化了项目公示、评标方法标准，以及技术和商务部分小组成员评标责任分工，建立了标后资料签字归档，相关科室负责实施，财务科跟踪审计，纪检监察参与监督的有效运行机制，实现了招标采购组织完善，过程阳光透明，监督审计到位的目标。

2010年以来的项目招标情况：2010年委托招标代理公司完成二号病房楼装修改造工程公开招标，新蒲建设集团有限公司以719万中标。2011年委托河南省招标服务有限公司公开招标，完成永磁磁共振项目公开招标。河南信之源医疗设备有限公司以635万元中标。2014年委托招标代理公司完成一号病房楼装修改造工程公开招标，河南南方建筑有限公司以1 730万元中标。委托河南省招标服务有限公司公开招标，完成附属医院高端数字化胃肠DR一体机招标，完成64排螺旋CT项目招标，河南大业医疗器械有限公司分别以357万元和2 200万元中标。2016年，通过河南省招标服务有限公司在社会公开招标，完成信息化基础环境硬件和应用软件系统招标采购，东华软件股份有限公司以387万元中标硬件建设项目，卫宁健康股份有限公司以287万元中标应用软件项目。2017年委托招标代理公司在社会公开招标，完成办公楼改造项目公开招标，河南三达建筑工程有限公司以155万元中标。

第六节　治安保卫

治安保卫工作由研究院保卫科负责，依据法律法规和内部安全规定实施院内安全管理，执行安全保卫任务。现有管理人员5人、保安人员20人。院内技防设施完备，闭路监控设备和消防安全设施齐全，监控无死角。

一、历史沿革

建所初期，没有专门的安全保卫部门，只设立相应的门卫人员或传达室，执行门卫制度，院办公室具体负责保卫工作。1989年12月，经河南省卫生厅批准成立研究院保卫科，许卫强任保卫科副科长，保卫科成立之初只有2名工作人员，

1990年6月，许卫强参加郑州市公安局举办为期3个月的保卫干部集中培训。1998年7月，许卫强任保卫科科长，周长顺任保卫科副科长。2006年4月，张建刚任保卫科副科长。2016年3月以来，张建刚主持保卫科工作。

二、业务开展

研究院保卫科成立后，制定了《办公楼安全保卫办法》《车辆管理规定》和《集体户口管理规定》等安全保卫工作制度。加强对保卫干部和工作人员的培训，明确保卫工作的责任范围，进一步细化工作职责，履行法制宣传教育、调解处理突发案（事）件、防火防盗、打击犯罪、保卫全院安全生产的职责。

保卫科成立 20 余年来，以创建"零发案"单位为目标，坚持"预防为主，单位负责，突出重点，保障安全"的安保工作方针，在重大节日前夕，认真组织重点检查，张贴安全提示，出示节日安全防范工作预案。

1995 年开始，每年年初由院长同各科室主任签订《社会治安综合治理责任书》《安全生产责任书》及《消防安全责任书》等，做到院、科两级责任明确，增强了基层科室的安全防范意识，巩固了全员动员、齐抓共管、群策群力的安防基础。

2001 年，为适应后勤服务社会化的需求，聘请了社会专业保安公司负责院区的门卫值班、巡逻等安全防范工作。保安队员进驻签订保安服务协议，规范其服务行为，配合做好军事训练、业务培训等工作，共同制定了《保安队员工作守则》《门卫工作制度》，在研究院重大活动中成立了社会安全综合治理及安全生产工作委员会，加强了研究院社会治安综合治理及安全生产工作的组织建设。

2003 年"非典"时期，保安队员配合保卫科在办公楼、病房楼、家属区设卡布点，昼夜值班巡逻，认真登记出入人员情况，测量体温；在"三甲"验收，文明单位创建，医院管理年检查等一系列重大活动中着装整齐、听从号令、指挥车辆、维护秩序，较好地完成了阶段性临时任务。

2017 年，加强技防设施建设，先后投资近 20 万元安装了电视监控系统，并定期维保，实现了门卫值班、人员巡视、防盗设施、电视监控全方位无死角的立体防范体系。

2018 年，投入万余元对全院消防设施进行维护，增加灭火器及应急灯的数量；聘请专业人员对全院职工进行消防培训，组织开展消防演练；并结合单位实际，保卫科深入科室有针对性地进行消防知识宣传。组织编写了《安全知识手册》。制订了《重大突发危机事件处置预案》和《消防安全处置预案》，提高了事前预防、事终处置、事后处理的能力；修订了《治安事件处置预案》《信访工作制度》《信访事件处置预案》《民调工作制度》，有效地预防了重大治安事件及重大医疗纠纷的发生。积极配合辖区公安机关完成了从业人员，特别是家属院暂住人员的信息登记和采集。

历年来，研究院多次被评为郑州市公安局安全保卫工作先进集体、国内安全保卫工作先进集体。多次荣获河南省卫生厅、河南省卫生和计划生育委员会、河南省卫生健康委员会安全生产先进集体。

三、业务骨干

许卫强（大学/科长），周长顺（大学/副科长），曹舒郑（高中/技师）/宋辉（大学/技师)，张磊/杜振学（高中），夏积田（大学），张建刚（大学/科长），王博（大学）/张大陆（大学）。

四、历任负责人

保卫科历任负责人见表4-6。

表4-6　保卫科历任负责人

姓名	性别	职务	任职时间
许卫强	男	副科长	1989.12—1998.0
		科长	1998.08—2016.03
周长顺	男	副科长	1998.08—2006.04
张建刚	男	副科长	2006.04—2011.03
		副科长（主持工作）	2016.03—

第七节　后勤管理

后勤管理系统是随着研究院的发展建立起来的，1978年10月总务科设立，开展城北路新址营建。1982年迁入新址，总务科建立起了水、电、暖气、餐饮服务、物资供应等支持系统。2006年4月，更名后勤科。现设科长1人，副科长2人，有工作人员25人。设水工、电工、锅炉、零星维修班组和水质化验、仓库保管、卫生保洁、被服洗涤、餐饮管理等岗位。

一、历史沿革

20世纪70年代以前，没有后勤管理建制，以后才逐渐增加会计、保管等工作人员。1976年，在城北路投资购买土地，开始综合科研楼项目及附属设施建设，又逐渐增加电工、工程技术人员、出纳、采购员等人员。1978年10月，河南中医学院任命杨绪谦为总务科副科长，主要承担基础项目建设任务及相应的后勤保障工作。到1981年总务科共有10名工作人员。1982年7月任命贾自立为总务科科长，围绕门诊病房运行需要，又增加了水工、管道工、锅炉工、水质化验员、炊事员等，总务科工作人员增加到28人，基本形成了能满足基本需求的后勤支持系统，设有基建、锅炉、餐饮、水电、木工维修、洗涤、物资采购、保管等班组，建立了基本的工作制度。

1985年成立劳动服务公司，1987年成立幼儿园，归属总务科管理。1991年9月，牛国顺任总务科负责人主持工作。1992年3月，牛国顺任总务科副科长，1998年7月任总务科科长。

20 世纪 90 年代，后勤管理采取多种举措进行改革，锅炉房实施了年度目标责任制承包，水工班组实施了年度维修经费责任承包，膳食供应拆分为营养食堂、职工食堂并引入竞争机制，最终走向社会化，由社会人员承包食堂，被服洗涤推向社会，由北京洁丽公司承包被服洗涤，小型维修安装项目由总务科组织全科人员实施计时工资承包制，节约了经费，调动了全科职工积极性，职工得实惠。

2002 年，为适应后勤服务社会化需求，后勤服务中心设立，李新任副主任，隶属总务科，参与全院成本核算，为各科室绩效考核提供成本依据。

2006 年 4 月，总务科更名为后勤科，任命周长顺为后勤科副科长主持工作，取消总务科下属后勤服务中心，李新任后勤科副科长。2011 年 1 月，任命任孝德为后勤科科长，周长顺、李新、张建刚任后勤科副科长。

二、后勤服务

（一）水电气暖供应

1978 年时，供电载荷 100 kV·A，经过 200 kV·A、500 kV·A、1 000 kV·A、2 000 kV·A、2 400 kV·A 等增容过程。供水设施经历自备井供水、城市管网供水、再到自备井供水、城市管网供水，每月用水指标由 4 000 吨到 8 000 吨，再到 17 000 吨的逐步增加。供暖设施从燃煤锅炉到燃气锅炉，吨位从开始的 1 吨、2 吨各 1 台到 2 吨 2 台、15 吨的逐步加大，煤改气排放达标。现有 839 米自备井 1 眼，双回路供电系统 1 套，单回路供电系统 1 套（综合制剂楼 400 kV·A），用电载荷达 2 400 kV·A，6 吨燃气锅炉 1 台，桶装水生产线 1 条。充分保障水电气供应，满足科研临床需要。

1991 年 12 月，寒潮来袭，大雪不停，郑州市区自来水管网爆裂，造成大面积停水，研究院锅炉供暖中断，室外暖气管网封冻。总务科全体职工自制烤炉，连续 24 小时用火炉分段熏烤，保证了复水供暖。

（二）网络通讯

20 世纪 90 年代中期，研究院装配程控交换机，设立总机室，给院属各科室、值班室及家属区安装电话，保障通信。20 世纪 90 年代后期所有病房安装电话、有线电视，又给科室配备小灵通，保障联络通畅，方便医患交流。1999 年，建设信息局域网，实现互联互通，铺设了 ISDN 专线，联通了局域网与互联网。2008 年 3 月，投入资金升级网络带宽，20 M 增为 100 M 带宽，满足院区及家属区计算机用户的需求。

2011 年 3 月，为各病区病房统一更换安装电视机 94 台。2013 年 10 月，投入共55 450元建设数字电视机房，有线电视用户全部转换成数字高清信号，工作区及家属院有线电视统一安装电视机顶盒。2015 年，投入 122 500 元，对院区有线数字电视系统进行升级改造。病房楼装修时安装网络交换机。

（三）设施建设与维护

1987 年，建设礼堂830 m²，在原职工食堂上加建集体宿舍789 m²。1995 年 4 月，组织全体职工按计件制，承包拆除综合科研楼老旧电梯。2003 年，扩建锅炉房 300 m²。1996 年 6 月，协调郑州市规划局、河南省文物研究所、郑州市文物管理处 13 位专家来研究院，现场办公解决 5、6 号家属楼建设问题。1998 年，引入第二路电源，重新建设高低压配电房。

2006 年，开凿 839 m 深水井，出水温度 25 ℃，矿物质含量达到国家矿泉水标准。2011 年，更换了二氧化氯发生器设备。2012 年 3 月，建成消毒供应中心净化通风空调机组，净化面积约 310 m²，更换中央空调室外冷却塔。2014 年燃煤锅炉改为燃气锅炉。

分别于 1997、1999、2000、2011、2012 年对原综合科研楼、制剂楼、病房楼、门诊楼、礼堂等老旧电梯进行更新改造或加装新电梯。分别于 1998、2011、2014 年对门诊楼、原综合科研楼、一号病房楼进行改造、加层扩建、内部装修。分别于 2011、2013、2015、2016 年对综合制剂楼、制剂室仓库、礼堂等进行中药所实验室改建、动物房改建、检验科化验室改建、办公室改建装修、礼堂内加层改造、电梯安装、仓库扩建等。2016 年，修缮中医（全科）住院医师规范化培训基地宿舍，房间配置有桌椅床柜等生活学习设施。

（四）生活保障

1981 年，建成食堂，建筑面积 394.6 m²。后经多次改造扩建，面积增加，设施齐全，分职工食堂、营养食堂，荤素菜肴丰富、主食品种多样，既可现场选择，又可小灶自点，既能定餐，又能送餐，住院患者一日三餐均有餐车送到病房。

研究院分别于 1980、1990、1995、1996、2001 年建设职工住宅 6 栋，重建 2 栋，解决 224 户职工住房问题，并解决大部分住户的房屋产权问题。现有城市市政管网供水、双回路供电系统、燃气锅炉等，水电气供应充分满足。

2002 年以来，工作区、医疗区逐步全部安装空调，建筑外墙及室内重新装饰一遍，工作环境逐年改善。2006 年，后勤科建成桶装水生产线一条，生产桶装纯净饮用水，对办公区、医院工作区、家属区敞开供应，随叫随送。

三、物业管理

（一）食堂餐饮

1982 年，职工食堂开始运行，解决了职工和患者就餐问题。1989 年 11 月，食堂改革分职工食堂和营养食堂，引入竞争机制。1991 年，学习兄弟医院经验，职工食堂实行内部承包。1996 年，食堂餐饮由河南省中医药科技交流中心承包。2003 年，食堂餐饮服务走向社会化，向社会招聘承包人，严控饭菜价格。2006 年 5 月，食堂分为大食堂和小食堂，分别向社会招聘承包人。

2015 年 10 月，研究院食堂餐厅装修改造，添置一批餐桌椅。2016 年 8 月，食堂后厨装修改造。改造面积 635 m²。

（二）环境绿化

20 世纪 80 年代，在院区综合科研楼前两侧建设小花园及楼周边建设绿化带，以栽树种花植草为主，20 世纪 90 年代初期，对院区两侧小花园和家属区进行改造，建成亭台石瀑、小桥流水、竹溪相映格局。

2006 年 9 月，院区中部汉代土城墙，因年久风化塌陷，投入 21 万余元，加固美化城墙 100 余米，红石护坡，花草覆顶，林荫成道，石凳棋坛，藤爬望亭，行憩成趣。

2014 年，根据科室具体情况，对绿化工作管理人员进行了调整。不断加强园林花园的管理，定期浇水、施肥、修剪树木花草，每天清理花园内的垃圾，保证了良好的院内环境。2016 年 3 月，院内花园仿古亭风化严重，对其进行了全面修复。院内加强绿化管理，新铺设草坪 150 m²，种植花木 5 000 余株。

（三）医疗垃圾

2003 年，医疗垃圾由郑州瀚洋天辰危险废物处置有限公司负责集中处置。2007 年 5 月，根据郑州市环保局的要求，投入资金，翻盖附属医院东侧医疗垃圾房，面积 30 余平方米。2009 年 4 月，制定河南省中医药研究院附属医院《医疗废物流失、泄漏、扩散和意外事故发生的应急预案》。2014 年 2 月，医疗垃圾暂存处取消兼职，设专人负责收集暂存管理，医疗垃圾由白天改为晚间清运，严格按照医疗垃圾收集、转运、储存、清运程序，做好台账登记、数字报表的报送。

（五）卫生保洁

2000 年 4 月，卫生保洁由河南六合物业有限公司承包，用工 16 人，承包门诊楼、病房楼病房、部分公共区域和办公楼卫生保洁。2009 年 4 月，卫生保洁员工增至 18 人。2011 年 7 月，对物业保洁进行了招标，更换了保洁公司，卫生保洁由河南圆方物业有限公司承担。进一步加强物业管理，提高保洁服务水平，严格按照考核标准，进行监督检查，发现问题及时整改解决。

四、管理制度

1982—1993 年，相继修订建立了《物资家具管理制度》《水暖电路房屋维修管理制度》《被服洗涤消毒保管和缝补管理制度》《蒸汽暖气热开水供应管理制度》《食堂管理制度》《加强后勤管理的暂行规定》《关于发放办公劳保用品的新规定》和《办公卫生用品定额管理办法》，以及总务科长、管理员、采购员、保管员、水电木工、食堂管理员、炊事员、洗漱工人、锅炉工人岗位职责。

2005—2015 年，修订完善后勤各项规章制度，岗位职责，建立了：《基建建设工程项目管理制度》《基建维修项目审核、预算管理制度》《大宗物品采购项目管理制度》《物资物品采购项目预算审批流程》《废旧物品回收、报废、处置审批流程》《电梯管理应急预案》《锅炉房管理应急预案》《食堂食品安全管理应急预案》《医疗废物流失、泄露、扩散和意外事故的应急预案》。

2015 年 7 月，再次修订后勤科各项规章制度，包括采购及维修制度、流程、审批程序等。2016 年 7 月进一步完善后勤科规章制度，包括科室工作制度、岗位工作职责、项目管理制度、应急预案共四大项后勤管理制度。

五、业务骨干

杨绪谦（高小/副科长），贾自立（中专/科长），王玉琨（大学/工程师），刘桂英（小学/保管员），海松君（小学/电工），薛天法（管理员），蔡铁栓（大学/高级经济师/水质化验员），徐朝阳（管理员）/王金学（初中/中级工/餐饮），张菊生（高小/八级工/水暖工），张东木（初中/五级工/餐饮），王荣祥（初中/初级工/仓库保管），贾全兴（电工），马秀莲（初中/高级工/餐饮），徐荣斌（初中/高级工/司机），段凤香（初中/高级工/会计），李红星，冯国庆，邢建国（初中/高级工），李忠生（小学/高级工/水工），杨卫平（初中/高级工/水暖工），张连成（基建），司建国（初中/技师/仓库保管），刘靖远（高中/高级/水质化验），金开元（高中/采购员），海浩（高中/技师/电工），刘发银（司炉工），窦双宝（司炉工），牛国顺（科长/主治医师），王庭杰，李新（大学/技师/副科长），曹舒郑（高中/技师/锅炉管理员），张原（高中/初级工/电梯司机），马建利（大学/仓库保管），黄红亮（高中/初级工/花工），张炎（高中/花工），翟建勋（大学/高级/锅炉管理员），周长顺（大学/副科长），范丽（大学/主管护师/仓库保管），王金凯（初中/水暖工），王磊（大专/高级工/收银审核员），郑付闯（高中/初级工/水暖工），岳国清（中专/初级工/花工），付鹏鹏（中专/采购员），李程昊（大专/初级/网管员），姚俊霞（高中/初级/保洁员），宋辉（大学/技师/电梯管理员），夏亚琨（大学/技师/会计），任孝德（大学/副主任药师/科长），张建刚（大学/副科长），韩旭阳（大学/初级/文档），王涛（本科/中级/采购员），李晓龙（大学/初级/网络维修），刘建党（大学/电工），李志刚（本科/技师/电工），赵焕（大学/初级/花工），李志东（大学/初级/电工），周亚运（中专/初级/电工），卫志鹏（大学/初级/水暖工），徐靖宇（本科/初级/司炉工），崔永正（硕士/初级/司炉工），熊静怡（大学/主管护师），马佳（本科/初级/水质化验），王海军（中专/司炉工）。

六、历任负责人

后勤科历任负责人见表4-7。

表4-7 后勤科历任负责人

姓名	性别	职务	任职时间
杨绪谦	男	总务科副科长	1978.10—1985.9
贾自立	男	总务科科长	1982.7—1991.9

姓名	性别	职务	任职时间
牛国顺	男	总务科负责人	1991.9—1992.3
		总务科副科长	1992.3—1998.7
		总务科科长	1998.7—2006.4
李新	男	后勤服务中心副主任	2002.4—2006.4
		后勤科科长	2006.4—
周长顺	男	后勤科副科长	2006.4—
任孝德	男	后勤科科长	2011.1—
张建刚	男	后勤科副科长	2011.1—2016.3

第八节 离退休职工管理

离退休职工工作科位于研究院综合制剂楼 6 楼。现有离休干部 3 人，退休干部 126 人，其中党员 41 人。

一、历史沿革

研究院离退休职工工作科成立于 1991 年 2 月，前身是老干部科，2006 年 6 月更改为现名。1991 年 2 月张学勤任老干部科副科长。1994 年，为加强老干部群体的党建工作，成立了老干部支部（第六党支部），张学勤同志任支部书记。1998 年 7 月，张学琴任老干部科科长。

2006 年 6 月，老干部科更名为离退休职工工作科，由张学勤任第六党支部书记，郑宏任离退休职工工作科科长。2010 年 3 月，李琦任离退休职工工作科副科长。2011 年 11 月，李琦兼任第六党支部副书记。2016 年 4 月，许卫强任离退休职工工作科科长，周长顺任第六党支部副书记。

二、工作开展

多年来，研究院领导非常重视离退休职工工作，由离退休职工工作科负责，认真落实离退休职工政策和离退休老干部待遇，提供老干部活动场所，做到政治上尊重，思想上关心，生活上照顾，为老职工颐养天年提供良好环境。现有总面积约 380 m² 活动室，分别设立有台球室、麻将室、乒乓球室，置办台球案 2 个，自动麻将桌 2 个，乒乓球案 1 个及健身器材若干。活动室内假山瀑布、小桥流水，伴着欢快的背景音乐，交相辉映，环境优美。

为丰富老职工退休生活，加强离退休老党员党建工作，方便离退休干部职工学习活动，征订有党报、党刊，购买党建书籍，在活动室设立"党建图书园地"、报刊阅览区，鼓励老干部读好书、强素质。

院领导与离休老干部、老专家建立一对一联系方式，定期向他们汇报研究院发展规划、工作进展，召开离退休职工座谈会，征求他们的意见和建议。重大节日院领导带队慰问退休老专家，坚持对住院离退休老专家慰问探视。每逢离退休职工生日，发放蛋糕生日卡；坚持发展成果共享，在省级文明奖、蛋油福利发放上，离退休职工享受在职职工同等待遇。

开展文体活动，活跃老职工生活，定期举办符合离退休职工特点的趣味运动会。每年组织离退休老干部体检。多次组织春季踏青赏花和秋季郊游活动。

三、业务骨干

张学琴（大学/科长），郑宏（硕士/科长），李琦（硕士/副科长），许卫强（大学/科长），韩丽娜（大学/主管护师），刘亚敏（大学/主管护师）。

四、历任负责人

离退休职工工作科历任负责人见表4-8。

表4-8　离退休职工工作科历任负责人

姓名	性别	职务	任职时间
张学勤	女	老干部科副科长	1991.2—1998.7
		老干部科科长	1998.7—2006.4
郑 宏	女	老干部科科长	2006.4—2006.6
		离退休职工工作科科长	2006.6—2010.3
李 琦	男	离退休职工工作科副科长	2010.3—2016.4
许卫强	男	离退休职工工作科科长	2016.4—

第五章

科学研究

河南省中医药研究院紧紧围绕中医药基础理论、中药新药开发、中医药信息挖掘、文献整理及中医临床各科疾病等方面积极开展研究工作，在四大怀药、信息文献、高血压及相关心脑血管病、针灸、肝病、肿瘤、糖尿病、肾病和中医药防治艾滋病等研究方面，达到国内领先水平。

研究院（所）成立60年来，共承担各级、各类科研项目600余项，其中包括『七五』～『十二五』期间国家科技攻关计划项目、国家『十二五』科技重大项目、国家自然科学基金项目、省部级项目，及与其他高等院校、科研院所、企业合作项目等。共获科研成果奖319项，其中省部级以上成果102项；共获国家专利79项，其中发明专利48项、实用新型专利29项、外观设计2项。开发国药准字中药新药10项，其他产品（保健药品、保健食品、保健用品、医疗器械等）30余项，出版著作237部，发表科研论文4 000余篇。

第一节　研究机构

研究院下设中药研究所、中医药信息文献研究所、河南省高血压病研究所、河南省针灸经络研究所、中西医结合肿瘤研究所、心血管病研究室、消化病研究室、呼吸病研究室、肾病研究室、儿科病研究室、妇科病研究室、糖尿病研究室、SPF 级实验动物中心、药物临床试验机构、中医临床疗效评价中心及博士后研发基地等。此外，尚设有河南省高血压络病研究院士工作站、郑州市高血压络病研究院士工作站、河南省风湿病脑病针灸治疗院士工作站。

一、中药研究所

中药研究所成立于 1994 年，是在原基础研究室和中药研究室基础上组建而成。下设"四大怀药的道地性与质量评价方法"重点研究室、中药研究室、药理研究室、基础研究室和毒理研究室，拥有中药药理实验室、中药分析实验室两个国家中医药三级科研实验室及 SPF 级实验动物中心。先后主持完成国家自然科学基金、"七五"~"十一五"国家科技攻关计划、国家新药基金、河南省重大科技攻关、国家中医药管理局重点项目、国家中医药管理局青年基金项目、河南省重点攻关等各级科研课题 118 项，为国内外企事业单位提供技术服务 200 余项。获省部局级科技成果奖 123 项，取得专利 37 项（其中发明专利 31 项，实用新型专利 6 项），出版著作 8 部。是郑州大学、河南大学、河南中医药大学重要的本科实习基地和研究生培养基地。

（一）历史沿革

1959 年，河南省中医药研究院的前身——河南省中医中药研究所成立，同年，毕业于北京医学院的两名研究生都恒青、陈国华分配至河南省中医中药研究所，开创我院乃至河南省中医药基础研究的先河。在当时一无实验场地、二无实验设备及科研人员奇缺的条件下，以都恒青、陈国华为代表的老一辈科研工作者，白手起家，克服重重困难，艰苦创业。实验室、动物房及其设备、设施十分简陋，由厕所水龙头供水，依靠借来的简单仪器进行实验。

1961 年，由陈国华负责建立生理生化实验室，开展临床常用 20 多项血、尿、粪常规及血液生化检验项目，从而奠定我院乃至河南中医学院生化检验室的基础。利用极为简陋的动物房，开始进行中医药基础实验研究。

1963 年，都恒青、陈国华等参加"肝硬化腹水"和"四大怀药的系统研究"两项国家规划科研任务，并进行怀牛膝的本草学和生药学研究。

1964，河南省中医中药研究所更名为河南省中医研究所，迁入人民路 7 号，建立了800 m^2 的实验室，其中包括临床医技、检验和简易动物房等，购置了一些基本的仪器设备，如小型电动记纹鼓、动物呼吸机、显微镜等。

"文化大革命"期间，在极其艰苦的条件下，完成了清热解毒注射液的研究、猴耳草（风湿宁）的剂型与药理研究、抗感冒新药糙苏的研究、胎冠动脉病变病理形态学及其血脂变化研究、熟地黄无酒炮制的研究、野花椒中新成分和不成瘾镇痛剂茵芋碱的研究等多项课题，取得了多项省部级科研成果，发表论文 30 余篇。

1977—1980 年，先后购置了单笔记录仪、多道生理记录仪、超净工作台、切片机、离体器官测定仪、离心机、心电示波器、颗粒剂热合机、电泳仪及中药制剂设备等。

1981 年，成立中药研究室和基础研究室，任命都恒青为中药研究室副主任（主持工作）、陈国华为基础研究室副主任（主持工作），形成以都恒青、陈国华、常志青、郭湘云、王秀云、李树英、陈家畅、郝长远等为骨干的科研团队。中药研究室下设生药实验室、植物化学实验室、药理实验室，基础研究室下设生理实验室、病理实验室、生物化学实验室。购置电磁流量计、离心机、霉菌培养箱、双目显微镜、荧光双目显微镜等仪器。

1982 年，由郑州市人民路搬迁到现址城北路 7 号，实验场地得到极大改善，由原来的 800 m² 扩大到 2 000 m²，约占据原综合科研楼（现 2 号病房楼）一半的面积。在研究院西北角二层小楼的一层，建立了相对独立的动物房（约 200 m²）。购置超薄切片机（含制刀机）、倒置显微镜、分析天平、磨刀机、扭力天平、石蜡式切片机、台式干燥箱等仪器。

1984 年 1 月 4 日，以中药研究室为主成立实验药厂筹建组，1985 年初完成车间设备安装，4 月 19 日开始试运行，相继生产肝复廉、益心液、生力饮、轻身乐、双花露等药品，刘根成为实验药厂负责人。生理实验室购置 MR6000 多道生理记录仪一台。

1985 年 3 月，任命陈国华为基础研究室主任，都恒青为中药研究室主任，郝长源为基础研究室副主任，刘根成为中药研究室副主任。

1986 年，都恒青主持申报的"常用中药材品种整理和质量研究（地黄专题、山药专题、阿胶专题）"获批"七五"国家科技攻关计划项目。

1988 年，陈国华主持申报的"大黄当归复方对缺血脑卒中机理的实验研究"获批国家自然科学基金面上项目。

1991 年，都恒青主持申报的"常用中药材品种整理和质量研究——石南藤专题、牵牛子专题"获批国家"八五"中医药重大科技攻关项目。

1993 年，王军主持申报的"针刺治疗缺血性脑血管病机理的实验研究"获批国家自然科学基金面上项目。

1994 年，在原中药研究室和基础研究室的基础上，正式成立中药研究所，下设中药研究室、药理研究室和基础研究室。任命都恒青为中药研究所所长兼中药研究室主任，李威为副所长兼药理研究室主任，王军、马开、黄保民分别担任中药研究室、药理研究室和基础研究室副主任。

1996 年，投资 100 余万元，在原综合科研楼 6 层建立了我省第一个符合国家标准的实验动物中心。张留记主持申报的"中药复方药物标准化（范例）研究—地黄、山药质量标准的规范化研究"获批国家"九五"中医药重大科技攻关项目。

1997 年 5 月，在海南三亚举办中国与世界卫生组织合作项目"草药剂型的制备与改进"讲习班。同年 12 月，在哈尔滨举办中国与世界卫生组织合作项目"中药材的质量标准控制"讲习班，世界卫生组织亚洲区、国家中医药管理局外事司及河南省中医管理局等主要领导出席会议。

1998 年，都恒青、陈国华等研究院第一批老专家相继退休，王军任中药研究所所长兼药理研究室主任，李更生任中药研究所副所长兼中药研究室主任，马开、黄保民、傅蔓华分别任中药研究室、基础研究室、药理研究室副主任。同年 10 月，在郑州登封举办中国与世界卫生组织合作项目"草药中重金属的含量控制"讲习班，世界卫生组织亚洲区官员陈垦、国家中医药管理局外事司姜再增司长及河南省中医管理局庞春生局长等出席开班仪式。

1999 年，张留记主持申报的"中药现代化研究与产业化开发—四大怀药规范化种植技术研究—怀地黄专题"获批国家重点科技项目（攻关）计划项目。

2000—2001 年，河南省中达中医药科技开发公司交由中药研究所重新注册、管理与经营，王军任经理，李更生任副经理。购置基因扩增仪、冷冻离心机、离心真空干燥系统、电泳系统、温度梯度电泳仪、超低温冰箱、杂交箱、液氮装置、凝胶图像分析系统等仪器，在原综合科研楼 4 层东侧细胞实验室的基础上，由于震负责建立了分子生物学实验室。购置多功能提取罐、真空灭菌干燥箱等仪器设备，在 1 层西侧，由任孝德负责建立了制剂实验室。此外，购置高效液相色谱制备型、生物信号采集处理系统、微循环脉波测定仪、血液黏度仪等仪器。

2002 年，按照国家中医药管理局《中医药研究机构三级实验室登记管理办法》，进行了"中药药理实验室"和"中药分析实验室"两个三级实验室的准备与申报工作，对中药研究所所属实验室及动物中心的内部环境进行了建院以来最大规模的整修；根据现代实验室的有关标准，新建了试剂库、档案室、留样室、质量控制办公室等部门；建立集体办公室，改善科研人员办公条件，严格执行办公室与实验室分开和集体办公制度；按照国家中医药管理局《中医药科研实验室登记管理办法》和国家 GLP 的要求，组织制定编写仪器设备 SOP、实验技术 SOP 和实验室管理制度等。2002 年 9 月 9 日，顺利通过国家三级实验室评估验收。2002 年 6 月，任命任孝德为中药研究所副所长，刘方洲为药理研究室副主任，黄霞为毒理研究室副主任。积极进行我院硕士学位授予点的建设，与河南大学药学院、河南中医学院药学院签订了"关于共建硕士学位授予点及联合培养研究生的协议书"，与河南大学药学院联合申报的"中药药理学"和"制剂学"两个硕士点获批准，王军、张留记、李更生成为首批硕士研究生导师。

2003 年，国家中医药管理局正式批准中药药理实验室和中药分析实验室为国家首批中医药科研三级实验室，王军兼任中药药理实验室主任，李更生兼任中药分析实验室主任。购置血液分析仪、薄层成像仪等仪器。

2004年，先后购置了全超声多普勒血流仪、MP-150型16导生物信号采集系统、微电极放大器、全自动行为学测定记录系统等，建立并完善了血流动力学、行为学实验方法与技术，扩大了药理学实验领域。

2006年4月，任命马开为中药分析实验室副主任，刘方洲为中药药理实验室副主任。

2009年，李更生主持申报的"地黄一源三性物质基础与血清效应相关性的比较研究"获批国家自然科学基金面上项目。"四大怀药的道地性与质量评价方法"重点研究室通过专家论证与审查，被批准为国家中医药管理局第一批重点研究室项目建设单位，任命张留记为重点研究室主任。中药药理实验室和中药分析实验室通过国家中医药管理局组织的专家论证与换证评估验收，于2009年7月13日再次确认为国家中医药管理局中医药科研实验室（三级）。

2010年，根据研究院总体发展规划，进行实验室改造和搬迁准备，中药研究所由原来的综合科研楼（现2号病房楼）整体搬迁至原奥林特药厂综合制剂楼的4~5层及3层西侧。

2011年，投资95万元，在原奥林特药厂综合制剂楼四楼西侧建设了370 m^2 的SPF级实验动物中心。投资65万元，在原奥林特药厂综合制剂楼四楼东侧，建设同时满足中医药科研和临床检验需要及符合国家相关标准的分子生物学和细胞生物学实验室。按时完成研究院两个三级实验室网络信息平台建设，并与国家中医药管理局实行联网管理与交流。2011年8月，任命马开为中药研究所副所长（正科级）。

2012年4月，实验动物中心通过空气质量检测，10月通过科技厅验收，11月19日领取实验动物使用许可证。获河南省省属科研单位大型科学仪器设备购置项目1项，购置"连续光源火焰-石墨炉原子吸收光谱仪一体机及微波消解系统"一套，价值100万元。

2013年，立项河南省省属科研单位大型科学仪器设备购置项目1项，购置"多功能微孔板检测仪"一套，价值130万元。购置尾动脉测压仪、等电聚焦电泳仪等设备。

2014年，任命刘方洲为中药研究所副所长（正科级）。梁瑞峰主持申报的"基于肝脏转运体研究左金丸中吴茱萸'引药入肝'的作用机制"获批国家自然科学基金青年项目。马开作为第二负责人合作申报的"基于'病证-效应-生物样本分析'方法的生姜、干姜、炮姜药性物质研究"获批国家自然科学基金面上项目。申请河南省省属科研单位大型科学仪器设备购置项目，购置高分辨质谱仪、石蜡切片机和自动染色机等仪器设备。申请40万元河南省实验室平台建设项目，完成中药分析实验室和部分药理实验室通风系统的标准化改造。

2015年，申请获批河南省省属科研单位大型仪器设备购置项目"超高效液相色谱-

质谱联用仪"（165 万元）。

2016 年，申请获批河南省科技基础条件专项资金项目 3 项（"实验室试剂柜、器皿柜更新改造""科研设施与仪器开放共享服务类绩效考核补助"及"流式细胞仪的购置"）。

2016—2018 年，加强实验室的基础建设及仪器设备的更新，申报并获批河南省科技基础条件专项资金项目 7 项、河南省中央引导地方科技发展专项资金项目 3 项、科研设施与仪器开放共享服务类绩效考核项目 2 项、河南省中医药动物实验技术共享平台 1 项，完成实验室通风系统、试剂柜与器皿柜更新改造、动物中心修缮等基础建设，完成流式细胞仪、高效液相色谱仪、串联四极杆质谱联用仪等仪器设备的购置、安装调试并投入使用。2017 年 6 月，张留记调入中药所，任副所长（正科级）兼"四大怀药的道地性与质量评价方法"重点研究室主任。梁瑞峰主持申报的"基于脑肠互动和脑靶向分布研究痛泻要方中防风的脾经引经作用及机制"获批国家自然科学基金面上项目。

（二）实验室建设

1. 中药药理实验室（中医药科研三级实验室）

中药药理实验室是在原中药研究所基础研究室和药理研究室及相应的功能实验室的基础上组建而成。具有 1 000 m² 的工作面积和从事中药药理学实验研究所需的仪器设备，温、湿度可控的环境条件，设施完善的实验动物中心和严格分开的实验区与办公区。在长期的工作积累中，实验室已建立并逐步完善了心、脑血管及相关疾病成熟的动物模型、实验方法与技术及多学科、多水平的指标监测体系，并逐渐成为研究生、临床与实验工作者和新药研究的开放基地。

（1）硬件建设。

1961 年，由陈国华负责建立生理生化实验室，从而奠定我院乃至河南中医学院生化检验室及中医药基础研究的基础。

1964 年，在人民路 7 号建立了 800 m² 实验室（包括临床医技、检验和动物房），购置小型电动记纹鼓、动物呼吸机、显微镜等基本仪器设备。

1980 年，成立基础研究室，陈国华为基础研究室副主任（主持工作），下设生理实验室（陈国华）、病理实验室（陈家畅）、生物实验室（李淑英）、生化实验室（王秀云）。已具备完成中医药基础研究的基本仪器设备，包括单笔记录仪、四道生理记录仪、超净工作台、切片机、离体器官测定仪、离心机、心电示波器、电泳仪等。

1982 年，由郑州市人民路搬迁到现址城北路 7 号，实验场地得到极大改善，基础研究室各功能实验室位于原综合科研楼（现 2 号病房楼）4 层及 2 层西半部，先后建立了生理实验室（陈国华）、病理生理实验室（郝长远）、病理实验室（陈家畅）、细胞生物实验室（李淑英）、生化实验室（王秀云）、免疫实验室（黄霞）。至 1992 年 10 年期间，科研平台建设逐步提高，先后购置了当时较为先进的仪器设备，如 RM6000 型多道生理记录仪、倒置显微镜、生物显微镜、磨刀机、分析天平、磨刀机、超薄切片机（含制刀机)、石蜡式切片机、双目显微镜、电光分析天平、生化培养箱、光栅分光光度计、倒置显微镜、CO_2培养箱、紫外分光光度仪等。

2000—2001年，先后购置基因扩增仪、冷冻离心机、离心真空干燥系统、电泳系统、超低温冰箱、杂交箱、液氮装置、离心真空干燥箱、等仪器。在原综合科研楼4层东侧细胞实验室的基础上，由于震负责建立了分子生物学实验室。

2002年，按照国家中医药管理局《中医药研究机构三级实验室登记管理办法》，进行了"中药药理实验室"的申报工作，对实验室内部环境进行了建院以来最大规模的整修，新建了试剂库、档案室、留样室、质量控制办公室等部门。进一步强化分子生物学、病理、生化和机能实验室的建设，建立了万级净化无菌室。2002年通过国家中医药管理局首批中医药科研三级实验室评估验收，2003年国家中医药管理局正式批准。至2009年，先后添置了凝胶图像分析系统、温度梯度电泳、超净工作台、全自动生化分析仪、全自动血球分析仪、16导生理记录仪、生物信号数据分析处理系统、全封闭全自动组织脱水机和科研型显微图像分析系统等先进的仪器设备。

2010—2018年，根据研究院总体规划，积极配合相关部门，完成新建实验室的规划、施工监督、工程验收工作。积极动员全所科研人员，在最短的时间内，完成建院以来最大规模的实验室整体搬迁。由原综合科研楼（现2号病房楼）搬迁至原奥林特药厂4楼东侧及5楼西侧。投资65万元，在原奥林特药厂4楼建设同时满足中医药科研和临床检验的需要的分子生物学和细胞生物学实验室。进一步加强病理实验室建设，先后购置德国Leica石蜡切片机、自动包埋机、自动脱水机等设备。多渠道申请资金，先后购置多功能微孔板检测仪、尾动脉测压仪、等电聚焦电泳仪、流式细胞仪、串联四极杆质谱联用仪、在线微透析自动采集分析系统等先进仪器。

中药药理实验室主要仪器设备见表5-1和图5-1。

表5-1 中药药理实验室主要仪器设备

品 名	规格型号	产地	单价（万元）	购置时间
生物显微镜	Olympus-BHB	日本	1.80	1977
电磁流量计	MF-26	日本	3.00	1981
荧光双目显微镜	Olympus-VANOX	日本	2.10	1981
双目显微镜	BHA	日本	1.90	1981
倒置显微镜	Olympus	日本	3.0	1982
超薄切片机（含制刀机）	LKB-2088-7800	瑞典	6.00	1982
多道生理记录仪	MR6000	日本	16.00	1984
CO_2培养箱	FORMA3164	美国	3.80	1989
分析天平（1/10万）	AE-240	瑞士	4.60	1995
基因扩增仪	Labline	美国	6.2	2000

品 名	规格型号	产地	单价（万元）	购置时间
冷冻离心机	Sigma2K15	德国	5.5	2000
离心真空干燥系统	SavabtDNA125	美国	4.8	2000
电泳系统	EC	美国	1.5	2000
超低温冰箱	Forma725	美国	5.0	2000
杂交箱	WTB-binder	美国	2.5	2000
微循环脉波测定仪	APG-200	日本	5.2	2000
血液黏度仪	R80	北京	7.5	2000
冷冻离心机	Sigma2K15	德国	5.50	2001
离心真空干燥箱	SavabtDNA125-230	美国	4.80	2001
电泳系统	EC250-90	美国	1.50	2001
超低温冰箱（-80℃）	Forma725	美国	5.00	2001
杂交箱	WTB-binder	美国	2.50	2001
液氮装置	Bio-Cane34	美国	1.60	2001
生物信号采集处理系统	Pclab3.0	北京	5.50	2001
凝胶图像分析系统	intel	法国	9.80	2001
温度梯度电泳仪	TGGE	德国	10.00	2001
血液分析仪	MEK-6318K	日本	12.60	2002
16 导生物信号采集系统	MP-150	美国	20.60	2004
多普勒血流仪	Triton200	美国	20.60	2004
MORRIS 水迷宫系统	DMS-2	北京	4.20	2004
全封闭全自动组织脱水机	ASP200	德国	19.86	2008
相差显微镜 科研型显微图像分析系统	DM4000B	德国	29.9	2008
全功能微孔板检测仪	Synergy NEO	美国	128.56	2013
尾动脉测压仪	BP-2010A	日本	20	2013
组织石蜡包埋机	EG1150	德国	13.0	2014
组织石蜡切片机	RM2235	德国	9.0	2014
流式细胞仪	NAVIOS	美国	160	2017
串联四极杆质谱联用仪	SCIEX Triple Quad	美国	195	2018
二氧化碳培养箱	hf160w	上海	4.10	2018
全自动流式细胞分析系统	NAVIOS	美国	184.90	2018
高效液相色谱		新加坡	69.89	2018

品　名	规格型号	产地	单价（万元）	购置时间
转移电泳仪	dyce-40b	北京	0.17	2018
倒置微分干涉荧光显微镜	ixt3	日本	34.95	2018
梯度 PCR 仪	labcycler96	德国	7.20	2018
台式高速离心机	sigma3-30ks	美国	15.80	2018
荧光 PCR 仪	quanstudi05	美国	41.90	2018
循环泵		北京	0.42	2019
双垂直电泳仪		北京	0.18	2019
稳定性试验箱	lhh250sd	上海	2.80	2019

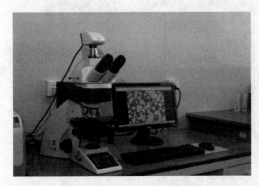

德国 DM4000B 型相差显微镜

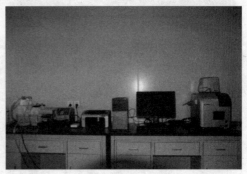

美国 synergy NEO 型全功能微孔板检测仪

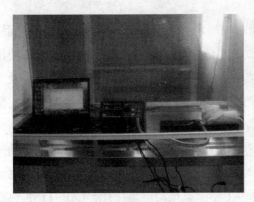

大鼠尾动脉测压仪

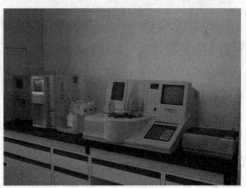

生化分析仪

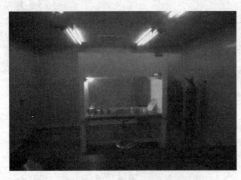
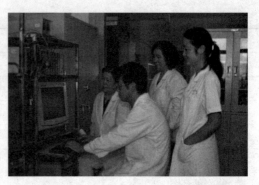

细胞生物学实验室设备　　　　　美国 MP-150 型 16 导生物信号采集系统

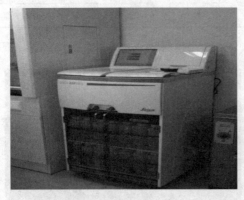
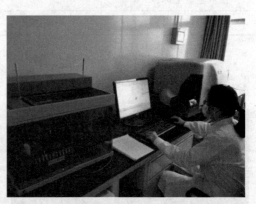

德国 ASP200 全封闭全自动组织脱水机　　　美国 NAVIOS 型流式细胞仪

表 5-1　中药药理实验室主要仪器设备

（2）软件建设。

1）实验室规章制度：实验室知识产权的有关规定，实验材料、化学试剂、易耗品、废弃物处理管理制度，易然、易爆、有毒、放射、危险物品的管理制度，仪器设备使用与管理制度，标准操作规程（SOP）制定、修订和管理制度，各级岗位人员的培训及考核制度，实验室开放制度，技术资料归档、档案管理、保密制度，动物管理制度，实验室科研项目管理制度，实验记录及报告书写等。

2）主要仪器设备 SOP：MP-150 型 16 导生物信号采集系统、Synergy NEO 型全功能微孔板检测仪、Triton200 型多普勒血流仪、NAVIOS 型流式细胞仪、BP-2010A 型尾动脉测压仪、MR-6000 型多道生理记录仪、RBP-1 型大鼠尾动脉血压计、LAB-LINE 热循环仪、EC250-90 电泳仪、Sigma 2K-15 离心机、SN-695B 放射免疫 γ-计数器、UV-265 型紫外可见分光光度计、Pclab 生物信号采集处理系统、SMS-2 型 MORRIS 水迷宫系统、ZIL-2 小鼠自主活动自动控制仪、DTT-2 型大鼠跳台仪、XCS-2 型小鼠穿梭程序自动控制仪、DOC-2 型大鼠穿梭程序自动控制仪、DBA-2 型大鼠避暗程序自动控制仪、SBA-2 型小鼠避暗程序自动控制仪、Triton200-198 型多普勒脉冲流量计、MEK—6318 血液分析仪、SABA 型全自动生化分析仪、DXP-2 型大、小鼠转棒仪、XYZ-2 型行为抑制实验仪、MP150 型 BIOPAC 数据采集系统、可调式移液器、洁净工作台、·二氧化碳培养箱操作规程、OLYMPUS 型生物显微镜、SavantDNA 120-230 型真空浓缩干燥器、NXE-1型锥板黏度计操作规程、红外血浆黏度计操作规程、血小板聚集仪操作规程、WFX-1D型原子吸收分光光度计操作规程、722 光栅分光光度计操作规程、L-169DTP 分析天平操作规程、E-555 离子分析仪操作程序、LC-AD 型高效液相色谱仪操作规程、VL 凝胶成像分析系统、温度梯度凝胶电泳、聚丙烯酰胺凝胶垂直平板电泳、LG-R80 型全自动血液黏度仪、CA-500 型全自动血凝分析仪、DA-7600 型核酸扩增荧光检测系统、BSC-1500 Ⅱ B2-X 型生物安全柜等。

3）主要实验技术 SOP：大鼠局灶性脑缺血模型（开颅法）、大鼠局灶性脑缺血再灌注模型（线栓法）、大鼠全脑缺血再灌注模型（四动脉阻断）、大鼠前脑缺血模型（二动脉阻断）、犬心肌梗死模型（冠状动脉结扎）、大鼠心肌梗死模型（冠状动脉结扎）、大鼠肾血管性高血压模型、犬肾血管性高血压模型、氯仿致小鼠心室颤动模型、静脉注射乌头碱致大鼠心律失常模型、静脉注射氯化钙致大鼠心律失常模型、四氧嘧啶糖尿病模型、链脲佐菌素糖尿病模型、大鼠尾动脉血压测定、麻醉犬血流动力学测定、麻醉犬脑循环功能测定、大鼠血管性痴呆模型—脑反复缺血再灌注法、小鼠脑反复缺血再灌注损伤模型、大鼠空间学习能力测定- Morris 水迷宫法、大鼠更年期模型—卵巢摘除法、大鼠肺纤维化动物模型—药物气管内注入法、急性激怒应激致大鼠肝郁模型、大鼠慢性应激抑郁症模型、脑组织神经细胞 Bax 免疫组化染色、脑组织神经细胞 Bcl-2 免疫组织化学染色、脑组织神经细胞 caspase-3 免疫组织化学染色、脑组织神经细胞凋亡检测（TUNEL）、脑组织氨基酸递质含量测定、脑组织单胺类神经递质含量测定、脑组织乙酰胆碱酯酶（TChE）活性测定、脑组织白细胞介素 1β 含量测定（ELISA）、脑组织白细胞间介素 6 含量测定（ELISA）、脑组织白细胞间介素 8 含量测定（ELISA）、脑组织肿瘤坏死因子 α 含量测定（ELISA）、脑组织细胞间黏附分子 1 含量测定（ELISA）、脑组织血管细胞黏附分子 1 含量测定（ELISA）、脑组织 E 选择素含量测定（ELISA）、脑组织 P 选择素含量测定（ELISA）、血清一氧化氮含量测定、血清过氧化氢酶活性测定、组织羟脯氨酸测定（碱水解法）、弹力纤维和胶原纤维的复合染色、尼氏小体染色方法、刀豆蛋白 A 诱导小鼠急性免疫性肝损伤模型、组织 ATP 酶活性测定、组织超氧化物歧化酶（SOD）活性测定、组织丙二醛（MDA）含量测定、组织蛋白含量测定—考马斯亮兰法、镇痛实验—小鼠扭体法、镇痛实验—小鼠热板法、镇痛实验—大鼠辐射热甩尾法、抗炎实验—大鼠巴豆气囊法、抗炎实验—大鼠棉球植入法、抗炎实验—大鼠纸片植入法、抗炎实验—小鼠耳肿胀法、抗炎实验—大鼠足爪肿胀法、大鼠佐剂性关节炎模型等。

4）实验人员规范化培训：组织相关科研人员及研究生，参加 GLP 培训班、分子生物实验技术培训班、SAS 统计软件培训班、实验动物饲养技术与管理培训班、动物实验技术与管理培训班等。

2. 中药分析实验室（中医药科研三级实验室）

中药分析实验室是在原中药研究所中药研究室和制剂研究室的基础上组建而成。实验室面积约 1 000 m²，具有实验区与办公区。下设中药分析、中药制剂、天然产物活性评价 3 个功能实验室。实验室制定了规范的主要技术和仪器设备 SOP，管理规范，运行状态良好，具有相应的安全防护措施。实验室制定一系列对外服务办法与实施措施，具有较好服务社会的条件，取得了良好的社会效益和经济效益。实验室主要研究方向为中药质量标准的规范化研究、天然产物活性评价、中药药代动力学研究及中药创新药物研究。

（1）硬件建设。

1961 年，由都恒青负责建立中药相关实验室。1964 年，在人民路 7 号建立了 800 m² 实验室（其中包括中药实验室），购置了基本仪器设备。1980 年，成立中药研究室，都恒青为中药研究室副主任（主持工作），下设生药实验室（都恒青）、植化实验室（常志青）、药理实验室（郭湘云）。已具备完成中药基础研究的基本仪器设备，包括分析天平、远红外快速干燥箱、熔点测定仪、显微镜等。

1982 年，由郑州市人民路搬迁到现址城北路 7 号，中药研究室各功能实验室位于原综合科研楼（现 2 号病房楼）3 层西半部，先后建立了生药实验室（都恒青）、植化实验室（常志青）、药理实验室（郭湘云）。1982—1992 年 10 年期间，科研平台建设逐步提高，先后购置了当时较为先进的仪器设备，如高效液相色谱仪、薄层扫描仪、紫外分光光度仪、电热真空干燥箱。

1995—2000 年，先后购置了分析天平（1/10 万）、气质联用仪、气相色谱仪、喷雾干燥器、花蓝冲压切片机、原子吸收光谱仪、高效液相色谱制备型等仪器设备。

2000—2001 年，在原综合科研楼（现 2 号病房楼）1 层西侧组建制剂实验室，先后购置空气压缩机、多功能切药机、不锈钢过滤机、真空泵、恒温干燥箱、自动灌装机、粉碎机、微型颗粒机、混合机、喷雾干燥器、除湿机、花蓝冲压切片机、多功能提取罐，在实行滚动发展的原则，增加了全不绣钢高速粉碎机、糖衣锅、真空干燥箱、可倾斜式反应锅等配套设备，提高了总体研究水平，并取得一定的经济效益。

2002 年，按照国家中医药管理局《中医药研究机构三级实验室登记管理办法》，进行了"中药分析实验室"的申报工作，对实验室内部环境进行了建院以来最大规模的整修，新建了试剂库、档案室、留样室、质量控制办公室等部门。2002 年通过国家中医药管理局首批中医药科研三级实验室评估验收，2003 年国家中医药管理局正式批准。至2009 年，先后添置了薄层成像仪、Waters2695 型高效液相色谱仪、Clarus 500 型气相色谱仪、高速逆流色谱仪、Prep150 型高效液相色谱仪等先进的仪器设备。

2010—2018 年，根据研究院总体规划，积极配合相关部门，完成新建实验室的规划、施工监督、工程验收工作。积极动员全所科研人员，在最短的时间内，完成建院以来最大规模的实验室整体搬迁，由原综合科研楼（现 2 号病房楼）搬迁至原奥林特药厂3 楼西侧及 5 楼东侧。所有精密仪器设备均由科研人员自己搬迁，积极联系仪器生产厂家，对搬迁后的仪器设备进行了安装与调试，保证了实验室大型仪器、精密仪器搬迁后无一损坏及正常运转。多渠道申请资金，先后购置 CAMAG SCANNER-4 薄层色谱系统、连续光源原子吸收光谱仪（含微波消解仪）、高分辨质谱仪、超高效液相色谱-质谱联用仪统等先进仪器设备。

中药分析实验室主要仪器设备见表 5-2 和图 5-2。

表 5-2　中药分析实验室主要仪器设备

品　　名	规格型号	产地	单价（万元）	购置时间
熔点测定仪	FP5	瑞士	4.50	1980
荧光双目显微镜	Olympus-VANOX	日本	2.10	1981
双目显微镜	BHA	日本	1.90	1981
高压液相色谱仪	通用 Beckman	美国	30.00	1987
紫外分光光度仪	UV-265	日本	10.00	1990
薄层扫描仪	CAMAG SCANERII	瑞士	23.84	1992
分析天平（1/10 万）	AE-240	瑞士	4.60	1995
气质联用仪	通用 QP5000 岛津	日本	46.97	1996
气相色谱仪	GC-8A	日本	7.50	1997
喷雾干燥器	QZ-5	无锡	4.70	1997
花蓝冲压切片机	TPH-1	国产	1.20	1997
原子吸收光谱仪	WFX-ID	北京	7.76	1998
制备型高效液相色谱仪	YZS-3	天津	4.00	2000
多功能提取罐	ILE	常熟	3.40	2000
离心真空干燥箱	SavabtDNA125-230	美国	4.80	2001
高效液相色谱仪	岛津 VC-10A V/P	日本	43.61	2001
真空灭菌干燥箱	YG1.2	常熟	1.85	2001
薄层成像仪	REPROSTAR3	瑞士	18.00	2003
高效液相色谱仪	Waters2695	美国	55.00	2006
气相色谱仪	Clarus 500	美国	44.80	2006
高速逆流色谱仪	HSCCC-TBE300	美国	21.50	2007
高效液相色谱仪	Prep150	美国	73.00	2007
CO_2 超临界萃取仪	Speed SFE-2	美国	60.00	2009
薄层色谱系统	CAMAG SCANNER-4	瑞士	119.76	2011
连续光源原子吸收光谱仪	CONTRAA700	德国	99.36	2012
高分辨质谱仪	Exactive Plus	美国	222.6	2015
超高效液相色谱-质谱联用仪	Ultimate3000RSLC-Q	美国	164.25	2016

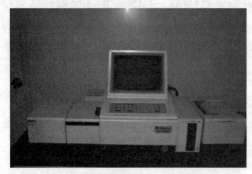

UV-265 型紫外分光光度仪

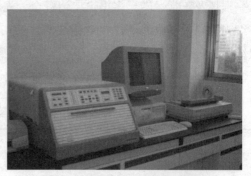

CAMAGSCANERII 型薄层扫描仪

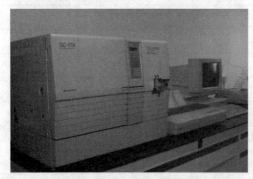

岛津 QP5000 型气质联用仪

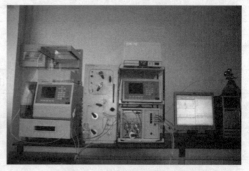

YZS-3 型制备型高效液相色谱仪

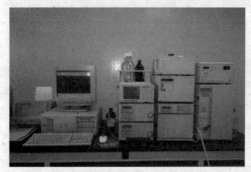

岛津 VC-10A V/P 型高效液相色谱仪

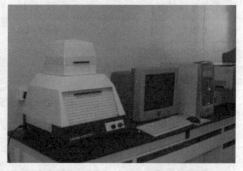

瑞士 REPROSTAR3 型薄层成像仪

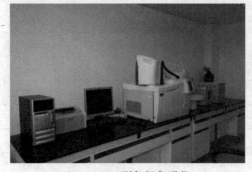

Clarus 500 型气相色谱仪

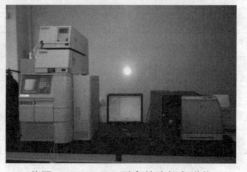

美国 Waters2695 型高效液相色谱仪

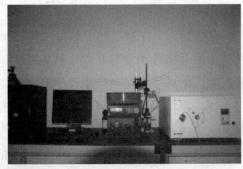

美国 HSCCC-TBE300 型高速逆流色谱仪

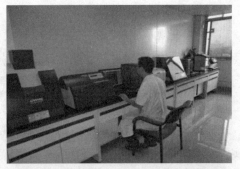

CAMAG SCANNER-4 型薄层色谱系统

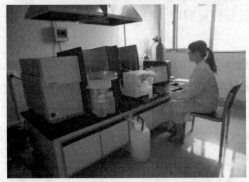

AAS contrAA 700 HS55 TOPwave 型含微波
消解仪的连续光源原子吸收光谱仪

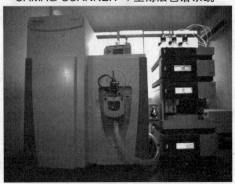

超高效液相色谱-质谱联用仪（QE）

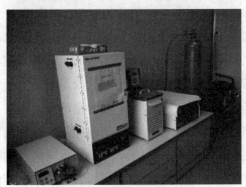

CO_2 超临界萃取仪

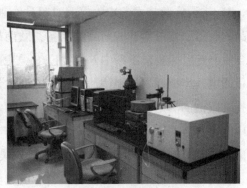

天然产物分离纯化系统

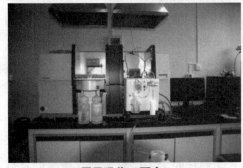

原子吸收（耶拿）

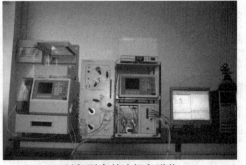

制备型高效液相色谱仪

图 5-2　中药分析实验室主要仪器设备

（2）软件建设。

1）实验室规章制度：实验室管理制度，实验室安全卫生制度，中药分析实验室知识产权管理办法，实验材料、化学试剂、易耗品与废弃物处理管理制度，易然易爆、有毒、放射、危险物品管理制度，剧毒药品管理制度，供试品与对照品管理制度，环境控制措施与管理制度，中药分析实验室开放管理制度，技术资料归档、档案管理、保密制度，仪器设备使用与管理制度，标准操作规程（SOP）制订、修订和管理制度，中药分析实验室人员培训制度，中药分析实验室人员考核制度，实验室主任职责，专题负责人职责，实验室工作人员职责，质量保证部门职责，实验室科研项目管理制度，实验方案的制定、内容与管理制度，实验原始记录填写与管理制度，研究总结报告的书写、内容与管理制度。

2）主要仪器设备 SOP：CAMAG Ⅱ 薄层扫描仪操作规程，CAMAG 薄层成像系统操作规程，岛津 LC-10Avp 分析型高效液相色谱仪操作规程，Waters Alliance 分析型高效液相色谱仪操作规程，GC-8A 型气相色谱仪操作规程，clarus500 型气相色谱仪操作规程，QP-5000 气相色谱-质谱联用仪操作规程，紫外可见分光光度计操作规程，WFX-1D 型原子吸收光谱仪操作规程，LIBROR L-160DTP 型分析天平操作规程，METTLER AE 240 型分析天平操作规程，制备型高效液相色谱仪操作规程，HSCCC-TBE300 高速逆流色谱仪操作规程，Mettler FP5 溶点测定仪操作规程，YZS-3 型液相制备色谱仪操作规程。

3）主要实验技术 SOP：梓醇对照品的制备，地黄苷 A 对照品的制备，地黄苷 D 对照品的制备，益母草苷对照品的制备，欧前胡素的制备，生姜总酚酸的制备，生姜总酚酸含量测定，生姜总酚酸中 6-姜酚、8-姜酚含量测定，鹅不食草挥发油中乙酸菊烯酯的含量测定，辛夷挥发油中桉油精和樟脑的含量测定，牡丹皮有效部位的含量测定，金银花指纹图谱的测定，地黄药材中梓醇含量测定，地黄药材中益母草苷含量测定，地黄药材中地黄苷 A 含量测定，地黄药材中地黄苷 D 含量测定，牡丹皮的含量测定，含阿司匹林中西药复方制剂的含量测定，含小檗碱类制剂的含量测定，含苦参类制剂的含量测定，含士的宁类制剂的含量测定，含麻黄碱类制剂的含量测定，含延胡索乙素类制剂的含量测定，含芦丁类制剂的含量测定，含黄芩苷类制剂的含量测定，含葛根黄酮类制剂的含量测定，含人参皂苷 R_{b1}、R_{g1} 类制剂的含量测定，含人参皂苷 R_{g1}、R_e 类制剂的含量测定，含黄芪类制剂的含量测定，含大黄素、大黄酚类制剂的含量测定，含绿原酸类制剂的含量测定，含阿魏酸类制剂的含量测定，含胆酸类制剂的含量测定，含熊果酸类制剂的含量测定，含齐墩果酸类制剂的含量测定，含薄荷脑成分类制剂的含量测定，含麝香酮成分类制剂的含量测定，含欧前胡素成分类制剂的含量测定，含补骨脂素、异补骨脂素成分类制剂的含量测定，含蛇床子素成分类制剂的含量测定，含二苯乙烯苷类制剂的含量测定，生物样品中氨基酸的含量测定，生物样品中多巴胺类神经递质的含量测定，实验动物血清中梓醇的含量测定，实验动物血清中益母草苷的含量测定，实验动物血清中地黄苷 A 的含量测定，实验动物血清中地黄苷 D 的含量测定。

3. 实验动物中心

（1）硬件建设。

1959 年建所初期，实验室、动物房及其设备、设施十分简陋，由厕所水龙头供水。1964 年，研究所迁入人民路 7 号，建立了相对独立的简易动物房。

1982 年 9 月，由郑州市人民路搬迁到现址城北路 7 号，在研究院西侧小楼 1 层，建立了相对独立的实验动物中心（约 200 m²），购置了大鼠、小鼠、豚鼠、兔、犬笼具并建立相应的饲养室，可进行大鼠、小鼠的繁殖与饲料的生产，基本满足我院科研工作的需要。先后由崔玉珍、包宏升及雇用 1~2 名临时工进行日常管理。

1996 年，投资 100 余万元，在行政科研楼 6 层建立了我省第一个符合国家标准的实验动物中心。面积约 800 m²，包括普通级 400 m² 和清洁级 400m²。拥有动物繁殖室（大、小鼠）、动物饲养室（大鼠、小鼠、豚鼠、兔）及动物实验室。由剪慧英、包宏升及雇用的 4 名临时工进行日常管理。

2011 年底，投资 95 万元，在原奥林特药厂四楼建设 370 m² 的 SPF 级实验动物中心，动物实验设施的施工、建设严格依照《实验动物设施建筑技术规范》GB 50447-2008 等国家标准进行。2012 年 4 月 9 日通过河南省实验动物质量监督检查站的空气质量检测，2012 年 10 月通过科技厅验收，2012 年 11 月 19 日领取实验动物使用许可证。

改建后的实验动物中心总面积 370 m²，分为 IVC 动物实验区（150 m²）和普通动物实验区。IVC 实验区现有 IVC "一拖二" 30 笼大鼠笼具 2 套（120 盒）、"一拖二" 30 笼大鼠及豚鼠共用笼具 1 套（60 盒）、IVC "一拖二" 30 笼小鼠笼具 1 套（60 盒）、"一拖二" 63 笼小鼠笼具 1 套（126）及超净工作台 3 台。中心拥有 65 kW 冷暖中央空调 3 台（195 kW）、240 mm² 专用电缆双回路供电系统及由制剂用纯水引入并经末端紫外消毒的动物饮用水（图 5-3）。

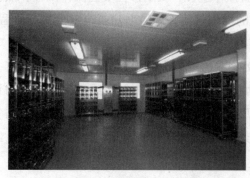 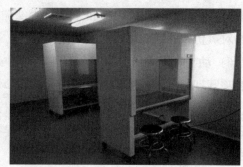

IVC 系统　　　　　　　　　　　　　IVC 实验室

图 5-3　实验动物中心

（2）主要管理制度与操作规程（SOP）。

1）主要管理制度（25 项）：实验动物管理委员会职责，实验动物伦理委员会职责，实验动物伦理审查规程，实验动物中心主任职责，动物实验人员职责，动物饲养人员职责，实验动物卫生防疫管理制度，设备管理人员职责，实验中心办公制度，开具设施使用证明规定的管理规范，从业人员健康卫生管理制度，从业人员继续教育和培训计划，外来参观人员管理规定，档案资料管理规程，仪器设备管理规程，设施、设备维修规程，中央空调操作及维护规程，实验动物福利保障管理规程，环境设施防疫管理制度，实验动物的采购、运输管理规程，物料及用具的采购、验收、贮存、使用管理规程，废弃物及动物尸体处理规定，实验室安全管理规定，实验动物生物安全应急措施，生物安全管理规定。

2）动物实验（饲养）SOP（15项）：试验准备的操作规程，实验动物验收与检疫的操作规程，实验动物分组的操作规程，动物个体编号与识别的操作规程，清洁级以上大鼠饲养的操作规程，清洁级以上小鼠饲养的操作规程，普通级豚鼠饲养的操作规程，普通级兔饲养的操作规程，实验动物的抓取与固定，动物脱毛的操作规程，动物经口给药的操作规程，动物注射的操作规程，采血的操作规程，麻醉的操作规程，动物安乐死的操作规程。

3）主要设施运行SOP（13项）：动物实验中心的管理，IVC系统人员进出的操作规程，实验动物进出设施的操作规程，物品进出设施的操作规程，消毒剂的配置与使用，物品清洗消毒操作规程，实验动物设施、环境清洁消毒操作规程，IVC笼盒消毒的操作规程，物品清洗消毒的操作规程，工作鞋和工作服交换和洗消的操作规程，实验动物环境管理的操作规程，设施设备巡视检查的操作规程，停电、停水、消防等应急预案和措施。

4）主要仪器设备SOP（6项）：IVC系统的操作规程，超净工作台的操作规程，高压消毒器的操作规程，电子天平的操作规程，中央空调的操作及维护规程，冰柜的使用与管理。

5）专项实验SOP（6项）：急性毒性实验操作规程，长期毒性实验操作规程，热板法镇痛实验操作规程，棉球植入法抗炎实验的操作规程，耳肿胀法抗炎实验操作规程，药物对氯仿致豚鼠眼球震颤实验操作规程。

6）动物管理委员会职责：①制定动物实验室的规划和建设。②制定实验动物有关的各项管理制度和操作规程。③评价实验动物、动物饲料、垫料的质量、实验动物设施，确定动物实验的合格供应商。④定期召开会议，解决动物实验中出现的问题及与实验动物有关的其他问题。⑤负责检查、督促实验动物饲养和动物实验过程中各项规章制度的落实。

（3）中心负责人及业务骨干。

实验动物管理委员会主任：范军铭（兼）。成员：王军，刘方洲，傅蔓华，贾士奇，高寒，王晓丽，梁瑞峰，张辉。

实验动物中心主任：刘方洲（兼）。业务骨干：张雪侠、张辉、顾晓燕。

（三）业务开展

1. 四大怀药等中药基础研究

四大怀药（牛膝、地黄、山药、菊花）是河南省特产，又是常用中药。四大怀药的研究于 1963 年列入国家规划，我所为主要负责单位之一。

（1）地黄。

自 20 世纪 70 年代起，以都恒青为负责人的中药学科研人员多次到怀地黄产地武陟县进行了农家栽培品种的调查，并对各种栽培品种进行了比较及药学的鉴定工作。对怀地黄不同炮制方法所得的酒熟地黄、蒸熟地黄进行了化学成分的研究比较。

都恒青主持承担的国家"七五"攻关项目"常用中药材地黄的品种整理与质量研究"，通过对 13 省地黄药材栽培产区进行资源调查、标本采集和鉴定，弄清了地黄药材的原植物种类和产销情况。在本草考证和文献综合的基础上，对各地所产地黄的原植物性状、生药性状和显微构造特征、主要活性式分析醇及药理活性进行了研究，提出了不同产地之间的异同与优劣，为下版《中华人民共和国药典》（简称《中国药典》）的修订提供了科学依据。

1995 年，都恒青主持的"鲜地黄中梓醇的提取分离和药理学研究"，确定从鲜地黄中提取分离梓醇的可行方法，为中国药品生物制品鉴定所（现中国食品药品检定研究院）提供梓醇对照品。进行了梓醇对糖尿病模型小鼠血糖及常见合并症影响的实验研究和急性毒性实验研究。

1995 年，李更生主持国家中医药管理局青年基金"标准物质地黄甙 D 的研究"，采用多种吸附剂进行除杂、富集，通过高效液相 ODS C_{18} 柱，制备富集标准品地黄甙 D，应用高效液相色谱分析仪建立完善的含量测定方法，药理学研究证明地黄甙 D 具有滋阴、补血作用。黄霞等在"熟地黄补血作用有效部位的提取及实验研究"课题研究中发现，熟地多糖对不同血虚模型小鼠外周血象、骨髓有核细胞下降均有拮抗作用，对小鼠造血干细胞具有促进增殖、分化作用。

1996 年，张留记等在国家重点科技项目（攻关）计划子课题"地黄质量标准的规范化研究"中，对我国地黄的主要产区进行了样品收集整理，分离出 8 个化合物。对怀地黄中的主要特征有效成分地黄苷 A 进行了大量制备，得到了纯度达 95% 以上对照品。建立药材中的地黄苷 A 含量测定方法，对 13 个产地的 18 份药材、怀地黄常见的 10 个种植品种及怀地黄规范化种植研究中种植期、采收期等试验样品中地黄苷 A 进行了含量测定，提示药材中地黄苷 A 的含量高低在一定程度上可以反映药材的内在质量的优劣，为怀地黄的品种筛选、优选最佳种植期和采收期及怀地黄的规范化种植提供参考依据。

2009 年，李更生主持国家自然科学基金面上项目"地黄一源三性物质基础与血清效应相关性的比较研究"，采集了焦作武陟四大怀药种植基地的地黄药材，提取、分离、鉴定、富集地黄中主要有效成分环烯醚萜苷类，地黄苷 D、益母草苷、梓醇等，利用高效液相色谱进行量化分析比较，依据成分类别之间的不同和特点，提取地黄 3 个炮制品有效部位的指纹谱图特征。通过对性效色谱图中血清地黄移行成分的确认及量化分析，研究地黄直接入血的药性成分种类及含量构成，并对地黄在血中产生效应物质的化学成分种类溯源追踪，探讨地黄产生效应却没有在血中出现的间接效应物质。通过地黄直接效应物质与间接效应物质的综合谱效分析，归纳总结地黄3个炮制品的药性物质基础。在此基础上，进行地黄药性物质对同一证候模型（阴虚、血虚）动物效应及血清效应物质的比较分析，诠释鲜地黄、地黄、熟地黄的药用特点及药性气、味实质。

通过"鲜地黄与地黄、熟地黄有效成分比较研究"课题的研究，对中药地黄中有效成分环烯醚萜苷类化学成分进行了较系统的分离鉴定研究，从地黄中分离得到21个化合物，鉴定了其中16个化合物；其中地黄苷D、密力特苷、地黄苷A、地黄苷E、益母草苷、地黄糖为国内首次得到并提供13CNMR、1HNMR数据。利用高效液相色谱对地黄中主要化学成分环烯醚萜苷类即地黄苷D（三糖苷）与梓醇、益母草苷（单糖苷）的含量变化进行比较分析，确认由于地黄苷D等成分的相对增高，而地黄梓醇及益母草苷成分的相对降低，其成分组成发生改变，是其药性发生改变的重要因素，是地黄3个炮制品药性不同的物质基础。

（2）山药。

都恒青主持承担的国家"七五"攻关项目"常用中药材山药的品种整理与质量研究"，为了对山药药材进行系统的品种整理和质量研究，对17个省市的山药产区进行资源调查、标本采集和鉴定，弄清了山药药材的原植物种类、采收、炮制和产销情况，并在本草考证和文献综合的基础上，对各地所产山药的原植物性状进行了研究，指出了不同产地之间的异同，采用了聚丙酰胺凝胶电泳法进行鉴别，对山药主要特性成分中性多糖及酸性多糖进行了含量测定。同时还分别做了水分、水浸出物、醇浸出物、蛋白质、淀粉、无机元素等的测定，其中浸出物与多糖的含量呈正比关系。庞春生等开展了"块根生长素对怀山药增产的研究"，经过3年反复研究比较与重复验证，研制出了一种既能使怀山药增产，又能提高产品质量及防治病虫害的"块根生长素"，该生长素能使怀山药增产30.1%，提供其品质并具有增强细胞免疫功能的作用。此外，还进行了怀山药功能与归经机制的研究。

（3）菊花。

黄保民主持的"怀菊花本草考证及实验研究"对河南道地药材"怀菊花"的本草特性及品种，包括本草考证、性质鉴别、有效成分、提取工艺、含量测定以及药理作用等进行系统的基础研究，探讨怀菊花性质与作用，并完善怀菊花的药材标准，应用气相色谱—质谱联用法对怀菊花挥发油进行化学成分分析；利用原子吸收光谱法对怀菊花花中微量元素定量测定，并进行相关的药理学与毒理学实验研究。张留记等在"怀菊花道地性和质量评价方法研究"课题研究中，从自然环境和种质资源分布、化学成分、化学检测方法、生物活性等方面对菊花进行了较为全面的质量评价研究，探索道地性的成因及其科学内涵。采用HPLC法建立了同时测定菊花中绿原酸、异绿原酸A、B、C、新绿原酸、隐绿原酸和木犀草素等 7 种成分含量的方法。此外，还进行了怀菊花总黄酮的降压作用及其机制研究。

（4）牛膝。

1963 年，四大怀药系统研究列为国家研究项目，而怀牛膝本草学的研究为其系统研究的一个分题。1663—1964 年，实验室科研人员三下武陟调查，采集品种向农老学习，于 1964 年底按计划完成撰写了《怀牛膝本草学的研究》。该研究综述了怀牛膝的名称、道地、形态、治削、炮炙、服药禁忌、配伍禁忌、剂型、剂量等经验；根据前人的实践经验，以历代本草及重要方书互相印证，同时参加科学研究资料，探讨了牛膝的主要功能主治。文中搜集了神农本草经以后的历代重要本草和医药文献中有关牛膝性味的资料，对牛膝药性理论、主要功能、主治和禁忌证等方面加以分析，并对今后整理中药性味的途径提出了讨论。在"怀牛膝道地性和质量评价方法研究"课题研究中，从自然环境和种质资源分布、化学成分、化学检测方法、生物活性等方面对牛膝进行了较为全面的质量评价研究，探索道地性的成因及其科学内涵。建立了可对牛膝中多种指标性成分或有效成分同时定量的方法，突破现行质量标准中单一评价指标的局限性，能较全面的评价药材的内在质量，对道地与非道地的样品进行质量比较，发现怀药与非道地药材间的差异，突出怀药的独特品质。

（5）野蔷薇根。

1970—1972 年，研究所科研人员参加河南省组织的中草药大调查过程中，发现野蔷薇根在民间的广泛应用。1974 年初，实验室对野蔷薇根进行了原产地调查、采取标本、生药学、化学成分分析、药理活性筛选及新药开发等系统研究。之后，中药组与河南省化学研究所协作，对野蔷薇根做了生药学的研究，描述了本品的外形、显微及粉末特征，并鉴定了品种。分别采用大鼠高脂饲料喂养高脂血症模型、大鼠硫酸异丙肾上腺素诱导心肌缺血模型及家兔冠状动脉前降支结扎心肌梗死模型，研究野蔷薇根粗提液对高脂血症和冠心病的预防与治疗作用，并进行了动物急性、亚急性毒性实验。1976—1982 年，与外院合作对野蔷薇根制剂降脂作用进行临床观察（1980 年改名为降脂灵）。2014—2018 年，开展野蔷薇根醇提物和总黄酮对大鼠实验性动脉粥样硬化的预防和治疗作用研究及其可能的作用机制探讨。

（6）野花椒。

1976 年，常志青等科研人员发现，野花椒根的非水溶性碱有一定提高痛阈的作用，水溶性碱有松弛横纹肌的作用。1981 年，课题组从野花椒中分得 skimmianine（Ⅰ）、（-）edulinine（Ⅱ）、（±）ribalinine（Ⅲ）、（-）araliopsine（Ⅳ）四个生物碱结晶。1984 年，课题组与中国科学院上海药物研究所合作，对从野花椒中分离的加锡果宁（edulinine，Ed）成功进行了人工合成和结构改造研究。1988—1993 年，常志青课题组对加锡果宁进行长期、系统的药理学研究与作用机制探讨。

（7）生姜。

2004 年，王军、马开等开展生姜及其抗脑缺血活性成分神经保护作用机制研究。2015 年，马开主持（第二名）的国家自然基金项目"基于病证-效应-生物样本分析方法的生姜、干姜、炮姜药性物质研究"，根据中药药性与功效共存于饮片并具有相互印证、依存的关系，提出中药"性效同源"学术观点，建立"病证-效应-生物样本分析"结合研究功效物质的系统方法，在对证、有效的基础上，通过分析含药生物样本（血、脏腑组织等）获得对中药功效物质的认识。选择同源异用的生姜、干姜和炮姜，分别在大鼠脾胃虚寒、寒饮蓄肺等模型上观察药效，分析血及脏腑组织中所含姜的功效物质，比较 3 种姜功效物质在血及脏腑组织中的种类差异，获得对生姜、干姜、炮姜性、味物质的认识。

（8）其他。

阿胶、牵牛子、石楠藤药材品种整理与质量研究，生姜及其抗脑缺血活性成分神经保护作用机制研究，牡丹皮活性部位与成分筛选及其抗脑缺血再灌注损伤实验研究，金银花指纹图谱研究，中岳麦饭石抗衰老作用的研究，茯苓皮、河南野生元胡、河南热参、咽喉草、鬼针草、八角枫、猴耳草等中药化学与药理学研究等。

2. 高血压及其靶器官损伤中药防治研究

（1）20 世纪 80 年代末至 90 年代初，陈国华、傅蔓华、王玉升等对降压宝系列制剂进行了长期的药效学、毒理学研究及初步的降压机制探讨。先后采用大鼠肾血管性高血压模型、自发性高血压模型，分别采用动脉内直接测压法和尾动脉间接测压两种方法，观察降压宝的降压作用及时效、量效关系。通过与西安医科大学药理教研室合作，研究降压宝对正常麻醉大鼠及正常麻醉犬血流动力学及心肌耗氧量的影响。为临床应用及进一步的深入研究提供了可靠的实验依据。

（2）2000 年开始，为进一步扩大降压宝的应用，按照国家药品监督管理局《新药审批办法》《药品注册管理办法》及有关中药新药研究的技术要求，于 2002 年完成了黄龙四苓片（降压宝 00 号、降压宝蓝片）制备工艺、质量标准、稳定性试验、主要药效学、急性毒性及长期毒性试验等研究资料。但由于当时众多客观原因的制约，未能继续进行临床研究的申报及国药准字中药新药的开发。

（3）2013 年，为加强研究院心病重点学科及高血压重点专科建设，提高降压宝系列医院制剂的科学内涵并探讨其作用机制，经院学术委员会研究、论证，并报院办公会批准，于 2013 年 1 月—2014 年 12 月，投资 60 万元，开展降压宝系列制剂对高血压靶器官损伤的防治及机制研究。结果显示：降压宝蓝片改善与逆转 SHR 血管重构、左室肥厚及肾损害的作用机制与调节组织局部 ACE-AngII-AT$_1$R 轴/ACE2-Ang（1-7）-MasR 轴平衡、RAS/KKS 平衡及 AA 代谢、保护血管内皮细胞、减少平滑肌细胞 FAK、MMP-9 表达、抑制成纤维细胞增殖与表型分化、降低细胞胶原和 TGF-β 的分泌，抑制成纤维细胞的表型分化等有关。

3. 脑血管病中医药防治研究

（1）1988 年，陈国华主持国家自然科学基金面上项目"大黄当归复方对缺血脑卒中机理的实验研究"，该课题首先建立花生四烯酸颈内动脉注射的方法诱导大鼠急性脑缺血模型，证明大黄当归复方对实验缺血性脑卒中治疗作用机制可能与降低缺血后血小板聚集性、TXA_2、LPO 的异常增高，纠正 TXA_2/PGI_2 比值的严重失调有关。

（2）1989 年，李威等在中医药管理局青年基金项目"通腑化痰活血法对实验性脑缺血的作用"研究中，采用兔脑凝血活酶粉（高分子葡聚糖）于大鼠左侧颈内动脉注射的方法造成大鼠脑栓塞模型，证明通腑化痰活血法（川芎、红花、大黄、枳实、全瓜蒌、胆南星）对缺血性中风后的脑组织和全身的病理生理改变具有明显的保护和治疗作用。

（3）1993 年，王军等开展国家自然科学基金面上项目"针刺治疗缺血性脑血管病机理的实验研究"，采用大鼠局灶性脑缺血和全脑缺血再灌流两种动物模型，从生理、生化及病理等不同方面和整体、器官、细胞和分子的不同水平深入地研究和比较了临床常用几种针刺方法（头针、醒脑开窍、循经取穴、电针、巨刺加运动和非穴位针刺）对脑缺血的治疗作用和机理，为针刺方法学、针灸理论和临床应用提供了可靠的实验依据。

（4）1998 年，王军主持的河南省自然科学基金课题"循经取穴电针抗实验性脑缺血作用与机理研究"，在以往研究的基础上，采用大鼠局灶性脑缺血、局灶性脑缺血再灌注、全脑缺血再灌注、脑反复缺血再灌注认知功能障碍等多种动物模型，利用生理、生化、病理和分子生物学等多学科检测技术，通过对脑梗死面积、血管活性物质、炎性细胞因子、脑组织 Ca^{2+} 含量、氧化应激、氨基酸递质、细胞凋亡及相关基因表达等指标的观察与测定，从整体、器官、细胞和分子水平研究循经取穴电针对急、慢性脑缺血及缺血再灌注损伤的保护作用机制。

（5）2006 年，王军主持的"生姜对实验性脑缺血治疗作用与机制研究"，采用公认的脑缺血模型和可靠的检测指标，首先确定生姜对脑缺血的治疗作用；在此基础上，进行不同提取物的药效学比较。根据传统的药用和食用方式，结合不同提取物的量效关系曲线，选择生姜水提物进行作用机制研究。根据缺血及缺血再灌注性脑损伤病理生理机制，利用生理、生化、病理、免疫组织化学和分子生物学等多学科技术与手段，从整体、器官、细胞和分子水平研究生姜对缺血及缺血再灌注性脑损伤的保护作用机制。

4. 冠心病及高脂血症研究

1973 年，实验室科研人员开展对冠心病防治中药的药理活性筛选与评价。药理组为观察黄精、赤芍对冠状血管的药理作用，进行了豚鼠离体心脏灌流及麻醉狗冠状动脉血流量测定。生化组采用家兔实验性动脉粥样硬化模型，通过血液生化测定与病理形态学观察，研究黄精、赤药和冬青对动脉粥样硬化的预防与治疗作用。

1974 年，当时的冠心病研究小组研制出用于冠心病气滞血瘀型的"通脉冲剂"，中药实验室根据处方中所含中药材的理化性质，按照现代工艺进行提取分离，分别制成含化片（命名为"心绞痛灵片"）及胶布膏两种剂型。李树英、陈家畅等病理组科研人员在临床疗效观察有效的基础上，开展心绞痛灵片药效学评价及药理学机制研究。

1974—1978 年，王秀云等生化组人员在郑州地区测定了 655 名不同性别、年龄的正常人、40 名冠心病患者及 54 名高血压患者的血脂，研究脂质代谢规律。为探讨冠心病各个证型与生化的关系，对 58 例冠心病患者进行中医辨证分型、血脂测定及中医个体化治疗。

1977—1980 年，陈家畅等病理组人员尸检了 124 例 3～8 个月志愿引产者的胎儿，从病理形态学和生物化学角度探讨胎儿冠状动脉的病变与成人冠状动脉粥祥硬化发生发展的相互关系以及胎儿冠脉病变与血脂的关系。

李树英等采用整体耐缺氧实验，缺氧时心电图、脑电图的变化及对缺氧的心、脑组织代谢的影响，体外培养乳鼠心肌细胞缺糖缺氧性损伤等作为观察和评价药物补气作用的客观方法，试图从一个侧面探讨当归补血汤补气作用的机理。

2014—2016 年，黄霞、梁瑞峰等采用鼠高脂血症和动脉粥样硬化模型和人脐静脉内皮细胞体外培养两种方法，较为系统地研究长期应用于临床的医院制剂"冠心止痛胶囊"对大鼠实验性动脉粥样硬化的预防、治疗作用及其可能的作用机制。

5. 中药产品开发研究

（1）清热解毒注射液。

1967—1968 年，研究所和兄弟单位协作，在防治流脑中，研制成功清热解毒注射液。研究所是河南省清热解毒注射液研究协作小组成员之一，与郑州中药厂共同负责注射液制备工艺的研究。

（2）抗风湿药酒。

1988 年，由常志青主持研发的"抗风湿药酒"，通过卫生部新药评审，取得新药证书［（88）卫药准字 Z-04 号］。

（3）寿康胶囊。

1990 年，由邱保国、王秀云主持研发的"寿康胶囊"，通过河南省卫生厅药品审评委员会审评［豫卫药审字（1990）29 号］，转让给驻马店地区制药厂批量生产。

（4）魔力王口服液（高效强力饮）。

1991 年，张俊明、都恒青主持研发的"魔力王口服液"通过河南省卫生厅保健药品审评委员会审评，转让给河南省新乡联宜制药厂批量生产。

（5）肝维康片。

1994 年，完成中药新药临床前药学、药效学、毒理学研究；1998 年通过国家药品监督管理局新药评审，取得新药证书［（98）卫药证字 Z-072 号］及国药准字批准文号（国药准字 Z19980049）。转让给河南淅川制药集团有限公司（现河南福森药业有限公司）批量生产。

（6）苍苓止泻口服液。

1995 年，完成中药新药临床前药学、药效学、毒理学研究；1999 年通过国家药品监督管理局新药评审，取得新药证书［国药证字（1999）Z-58］及国药准字批准文号（国药准字 Z19991042）。转让给郑州大成制药有限公司批量生产。

（7）体虚感冒口服液（合剂）。

1996 年，由宋诚、都恒青主持研发的"体虚感冒口服液"通过河南省卫生厅保健药品审评委员会审评，取得保健药品批准文号［豫卫药健字（1996）第 0140 号］。2002 年，通过国家药品监督管理局药品审评中心审评，取得国药准字的批准文号（国药准字 B20020235），现由河南省奥林特药业有限公司生产销售。

（8）金砂消食口服液。

1994 年，由王秀云、邱保国主持研发的"开胃消食口服液"通过河南省卫生厅保健药品审评委员会审评，取得保健药品批准文号，由河南省奥林特制药厂生产销售。2002 年，通过国家药监局药品审评中心审评，取得国药准字的批准文号（国药准字 B20020051），现由河南省奥林特药业有限公司生产销售。

（9）中国复方大蒜油胶囊。

1994 年，由都恒青主持研发的"中国复方大蒜油胶囊"通过河南省卫生厅保健药品审评委员会审评，取得保健药品批准文号［豫卫药健字（1994）Z-52 号］，由河南省奥林特制药厂生产销售。2002 年，通过国家药监局药品审评中心审评，取得国药准字的批准文号（国药准字 B20020235），现由河南省奥林特药业有限公司生产销售。

（10）不老丸。

1996 年，由邱保国、王秀云主持研发的"不老丸"通过河南省卫生厅保健药品审评委员会审评，取得保健药品批准文号［豫卫药健字（1996）第 0150 号］，转让给河南仲景保健药业有限公司生产销售。

（11）丹鳖胶囊。

2004 年，由贾士奇、马开等参与完成的"丹鳖胶囊"通过国家药品监督管理局药品审评中心审评，取得国药准字的批准文号（国药准字 Z20040037），现转让给广州白云山潘高寿药业股份有限公司生产销售。

（12）蝉蜕止咳颗粒剂。

2005 年，由刘方洲、马开等参与完成的"蝉蜕止咳颗粒剂"通过国家药品监督管理局临床前评审，获中药新药临床研究批件（批件号：2005L01157）。

（13）芷辛胶囊（三叉神经痛可停胶囊）。

2005 年，由刘方洲、马开等参与完成的"芷辛胶囊（三叉神经痛可停胶囊）"通过国家药品监督管理局临床前评审，获中药新药临床研究批件（批件号：2005L01918）。

6. 对外技术咨询服务

1991 年开始，研究院在"面向市场、面向临床"的原则指导下下，鼓励科研机构与科研人员在完成各级科研任务的前提下，积极开展对外有偿技术咨询服务，制定了《科研咨询服务提成办法》等一系列管理办法。1991—2018年，中药研究所共承担完成其他企事业单位委托中药新药、保健药品、医院制剂等研究项目200余项，研究内容包括制备工艺、质量标准、稳定性、主要药效学、毒理学等方面（表5-3）。

项目名称	研究内容	时间	委托单位
海龙神胶囊	药学、药效学、毒理学	1992	河南省安阳市精忠制药厂
儿童营养口服液	药学、药效学、毒理学	1992	河南省巩义市孝义镇企业集团
冠心舒康胶囊	药学、药效学、毒理学	1992	河南省新谊医药集团公司
糜炎康胶囊	药学、药效学、毒理学	1992	河南省安阳市精忠制药厂
芪归氨基酸口服液	药学、药效学、毒理学	1993	河南许昌华佳氨基酸有限公司
头痛一嗅宁	药学、药效学、毒理学	1993	河南安阳商都制药厂
力补金秋丸	药学、药效学、毒理学	1994	河南洛阳远洋保健品有限公司
还青宝胶囊	药学、药效学、毒理学	1994	河南省新世纪经济发展公司
糖脉宁口服液	药学、药效学、毒理学	1994	河南周口神马集团
散瘀丹	药学、药效学、毒理学	1994	河南省天成药业
癌克口服液	药学、药效学、毒理学	1994	河南洛阳市跃华中医肿瘤研究所
骨质增生一贴灵	药学、药效学、毒理学	1994	河南新县铃锐制药厂
前列腺保健带	药学	1994	河南中医学院
天地人口服液	药学、药效学、毒理学	1994	广东清远八达保健品有限公司
活阳壮筋丸	药学、药效学、毒理学	1994	河南禹州市制药厂
消骨止痛液	药学、药效学、毒理学	1994	河南密县骨质增生研究所
抗癌口服液	药学	1994	河南新乡康平医药研究所
免疫效应调节剂	药学、药效学	1994	河南洛阳市第二中医院
中国仙丹	药学	1994	河南省奥林特制药厂
清咽护嗓茶	药学、药效学、毒理学	1994	健尔泰药业有限公司郑州分公司
愈伤膏	药学、药效学、毒理学	1994	郑州市医用材料厂
三力康泰	药学、药效学、毒理学	1994	广东东莞市马金山健康食品厂
摩发药液	皮肤刺激、过敏、毒理	1995	河南省娜宝实业有限公司
降脂胶囊	药效学	1995	厦门朗泰制药有限公司
高效止血纱布	药效学	1995	河南省科学院同位素研究所
冬夏康必钦	药学	1995	河南省冬夏股份有限公司
骨质坏死胶囊	药学、药效学、毒理学	1995	郑州市管城区中医院
参甲益寿康胶囊	药学、药效学、毒理学	1995	郑州市康元保健品公司
春无极甘露	药学	1995	北京固本生物科技有限公司

项目名称	研究内容	时间	委托单位
心复康	药效学、毒理学	1996	郑州市中医院
肝病特效灵	药学	1996	冯占功
六痛健身酊	药学、药效学、毒理学	1996	河南密县骨质增生研究所
烧烫灵	烧伤	1997	程远征
盐酸氟桂嗪注射液	药效学	1997	河南淅川制药厂
泻止灵口服液	药学、药效学、毒理学	1997	河南省科技开发交流中心药物研究所
糖微康胶囊	药学、药效学、毒理学	1998	中国中医研究院广安门医院
糖心平胶囊	药学、药效学、毒理学	1998	中国中医研究院广安门医院
甲亢胶囊	药学、药效学、毒理学	1998	中国中医院研究广安门医院
寒痹停片	质量标准修订	1998	河南晶利雅药业公司
产后宁胶囊	药学、药效学、毒理学	1999	马金叶
延海乳增平片	药学、药效学、毒理学	1999	河南康元医药保健品有限公司
生白颗粒	工艺、质量标准、稳定性	2000	郑州东方药业有限公司
伤痛宁气雾剂	处方及工艺筛选	2000	河南仲景保健药业有限公司
脑心通胶囊	药效学、毒理学	2000	郑州市中医院
黄松胶囊	药效学、毒理学	2000	郑州市中医院
九香心舒气雾剂	药效学、毒理学	2000	郑州市中医院
清肺饮冲剂	制备工艺研究	2000	郑州热电厂职工技术协作服务部
降糖肠胃舒散	制备工艺研究	2000	河南雪嘉奇药业有限公司
祛痛健身膏	制备工艺研究	2000	河南华泰制药有限公司
帅克疏注射液	工艺、质量标准、稳定性	2000	河南帅克药业公司
白癜风胶囊	工艺、质量标准、稳定性	2001	河南省奥林特制药厂
郁金银屑片	工艺、质量标准、稳定性	2001	河南省奥林特制药厂
大败毒胶囊	工艺、质量标准、稳定性	2001	河南省奥林特制药厂
寿康胶囊	质量标准提高	2001	河南天方药业股份有限公司
六味地黄丸	山茱萸的含量测定	2001	开封和剂药业有限公司和剂局药厂
地黄管食通口服液	药学、药效学	2001	河南中医学院第一附属医院
生发胶囊	药学、药效学、毒理学	2001	韩国裴玉兰
贞龙糖泰片剂	工艺、质量标准	2001	韩国裴玉兰
肝脾康胶囊	工艺、质量标准	2001	韩国裴玉兰

项目名称	研究内容	时间	委托单位
软肝化积胶囊	工艺、质量标准	2001	韩国裴玉兰
中风星蒌通腑胶囊	工艺、质量标准、稳定性	2001	河南中医学院第一附属医院
胃宝胶囊	药学、药效学、毒理学	2001	郸城天启科贸有限公司
复方忍冬野菊感冒片	质量标准提高	2002	河南天方药业股份有限公司
参茸乌鸡白凤丸	质量标准提高	2002	河南信心药业集团有限公司
筋伤止痛贴	药学	2002	河南省医学科学研究所
鼻炎通喷雾剂	药效学、毒理学	2002	河南省医学科学研究所
阴痒康洗剂	工艺、质量标准、稳定性	2002	郑州豫新制药股份有限公司
消栓口服液	工艺、质量标准、稳定性	2002	河南竹林众生制药股份有限公司
小儿清肺止咳片	工艺、质量标准、稳定性	2002	河南省奥林特制药厂
妇科止带片	工艺、质量标准、稳定性	2002	河南省奥林特制药厂
健身长春膏	质量标准提高	2002	河南省信心药业集团有限公司
强身健脑片	质量标准提高	2002	河南省信心药业集团有限公司
脑血栓片	工艺、质量标准、稳定性	2002	河南省奥林特制药厂
小儿清热止咳口服液	工艺、质量标准、稳定性	2002	河南竹林众生制药股份有限公司
泻热合剂	工艺、质量标准、稳定性	2002	河南竹林众生制药股份有限公司
川贝止咳露	工艺、质量标准、稳定性	2002	河南竹林众生制药股份有限公司
蓝蒲解毒片	质量标准提高	2002	河南天方药业股份有限公司
益肺宝颗粒	质量标准研究	2002	河南信心药业集团有限公司
双金连合剂	工艺、质量标准、稳定性	2002	河南竹林众生制药股份有限公司
荣发胶囊	工艺、质量标准、稳定性	2002	韩国裴玉兰
肾复康胶囊	工艺、质量标准	2003	河南省奥林特制药厂
林可霉素利多卡因凝胶	工艺、质量标准	2003	河南羚锐生物药业有限公司
阿昔洛韦软膏	工艺、质量标准、稳定性	2003	河南羚锐生物药业有限公司
大败毒胶囊	工艺、质量标准、稳定性	2003	河南省奥林特制药厂
白癜风胶囊	工艺、质量标准、稳定性	2003	河南省奥林特制药厂
安胃胶囊	工艺、质量标准、稳定性	2003	郑州韩都药业集团有限公司
蒲地蓝消炎片	工艺、质量标准、稳定性	2003	天津药业新郑制药股份有限公司
消渴通脉胶囊	药学、药效学、毒理学	2003	河南省四方药业有限公司
芩连抗病毒胶囊	药效学、毒理学	2003	河南仲景保健药业有限公司
桂附地黄丸	工艺、质量标准、稳定性	2003	苏州长甲药业有限公司
知柏地黄丸	工艺、质量标准、稳定性	2003	苏州长甲药业有限公司

项目名称	研究内容	时间	委托单位
杞菊地黄丸	工艺、质量标准、稳定性	2003	苏州长甲药业有限公司
益血康片	药效学、毒理学	2003	河南淅川制药（集团）有限公司
金铎逆癌散	药学、药效学、毒理学	2003	王平安
骨刺消痛胶囊	工艺、质量标准、稳定性	2003	郑州韩都药业集团有限公司
人参首乌胶囊	工艺、质量标准、稳定性	2003	郑州韩都药业集团有限公司
急肝退黄胶囊	工艺、质量标准、稳定性	2003	郑州韩都药业集团有限公司
野牡丹止痢片	工艺、质量标准、稳定性	2003	天津药业集团新郑股份有限公司
复方鱼腥草片	工艺、质量标准、稳定性	2003	天津药业集团新郑股份有限公司
强力宁片	工艺、质量标准、稳定性	2003	天津药业集团新郑股份有限公司
灯盏花素片	工艺、质量标准、稳定性	2003	天津药业集团新郑股份有限公司
灵芝胶囊	工艺、质量标准、稳定性	2003	郑州韩都药业集团有限公司
灯盏花素注射液	工艺、质量标准、稳定性	2003	天津药业集团新郑股份有限公司
胃炎康胶囊	工艺、质量标准、稳定性	2003	郑州韩都药业集团有限公司
脑络通胶囊	工艺、质量标准、稳定性	2003	郑州市新郑药业有限公司
酮康唑乳膏	工艺、质量标准、稳定性	2003	北京羚锐伟业科技有限公司
三黄珍珠膏	工艺、质量标准、稳定性	2003	北京羚锐伟业科技有限公司
寒痹停片	毒理学研究	2003	郑州市高新区意康药物研究所
复方岗稔片	工艺、质量标准、稳定性	2003	天津药业集团新郑股份有限公司
银黄胶囊	工艺、质量标准、稳定性	2003	郑州市新郑药业有限公司
炎得宁丸	工艺、质量标准、稳定性	2003	偃师市痔瘘研究所
健肝灵胶囊	工艺、质量标准、稳定性	2003	天津药业集团新郑股份有限公司
喉舒宁片	工艺、质量标准、稳定性	2003	天津药业集团新郑股份有限公司
银翘解毒合剂	工艺、质量标准、稳定性	2003	河南竹林众生制药股份有限公司
荣心丸剂型改进	药效学、毒理学	2003	上海玉丹药业有限公司
复方蒲芩胶囊	药学	2004	河北华加药业有限公司
妇月康胶囊	药学	2004	河北华加药业有限公司
六味地黄丸	中药仿制提高标准研究	2004	焦作市中药厂
脑脉通	药效学、毒理学	2004	河南中医学院
保心宁胶囊	药学	2004	郑州韩都药业集团有限公司
肿节风胶囊	药学	2004	郑州韩都药业集团有限公司
冠舒通胶囊	药学、药效学、毒理学	2004	李宗铎
百消丹	药学	2004	苏州长甲药业有限公司

项目名称	研究内容	时间	委托单位
白苓胶囊	药学	2004	河南雅康药业有限公司
消渴灵片	药学	2004	天津药业集团新郑股份有限公司
护肝宁片	药学	2004	天津药业集团新郑股份有限公司
丹参舒心胶囊	药学、药效学、毒理学	2004	郑州韩都药业集团有限公司
咽炎片	药学	2004	天津药业集团新郑股份有限公司
肝康片	药学	2004	天津药业集团新郑股份有限公司
骨刺消痛胶囊	药学	2004	郑州万森生物科技有限公司
盆炎消栓	药学	2004	郑州万森生物科技有限公司
灵芝益寿胶囊	药学	2004	郑州韩都药业集团有限公司
复方杜仲胶囊	药学	2004	郑州韩都药业集团有限公司
苍莲感冒片	药学	2004	广东南国药业有限公司
十二味清心丸	质量标准	2004	驻马店市精神病医院
健脑宁口服液	质量标准	2004	驻马店市精神病医院
十一味开郁丸	质量标准	2004	驻马店市精神病医院
郁神丸	质量标准	2004	驻马店市精神病医院
中药仿制红药片	药学	2004	天津药业集团新郑股份有限公司
益阳止泄喷剂	药学	2004	郑州市金阳保健品有限公司
风湿喷剂	药学	2004	郑州市金阳保健品有限公司
肝肾滋	质量标准	2004	河南省四方药业有限公司
止咳橘红口服液	药学	2004	河南竹林众生制药股份有限公司
藿香正气合剂	药学	2004	河南竹林众生制药股份有限公司
夏天无胶囊	药学、药效学、毒理学	2004	郑州韩都药业集团有限公司
清身饮颗粒剂	工艺、质量标准、稳定性	2004	河南晶丽雅药业有限公司
护肝宁片	优化工艺、提高标准	2004	郑州万森生物科技有限公司
跌打红药片	改胶囊工艺、提高标准	2004	郑州万森生物科技有限公司
风湿马钱片	改胶囊工艺、提高标准	2004	郑州万森生物科技有限公司
前列舒通片	药学、药效学、毒理学	2005	天津药业集团新郑股份有限公司
润肺止咳颗粒	药学、药效学、毒理学	2005	天津药业集团新郑股份有限公司
注射用苦碟子	药学、药效学、毒理学	2005	北京中丰天恒医药技术开发有限公司
盐酸氯环利嗪片	药学、药效学	2005	山西渊源药业有限公司
通络祛痛膏	药学、药效学、毒理学	2005	北京羚锐伟业科技有限公司

项目名称	研究内容	时间	委托单位
活力源片	药学	2005	天津药业集团新郑股份有限公司
妇康片	药学	2005	天津药业集团新郑股份有限公司
乳康胶囊	药学	2005	河南仲景保健药业有限公司
乳康胶囊	药学	2005	郑州韩都药业集团有限公司
盆炎净片	药学	2005	天津药业集团新郑股份有限公司
乳癖散结颗粒	药学	2005	湖北李时珍医药集团
乳癖散结片	药学	2005	湖北李时珍医药集团
毛支清口服液	药学	2005	河南四方药业有限公司
养心氏片改胶囊	药学	2005	北京阿兰科贸有限公司
脐疗升白散	药学、药效学、毒理学	2005	北京麦迪信医药科技发展有限公司
保妇康栓改泡腾片	药学	2005	北京阿兰科贸有限公司
养心氏胶囊	药学	2005	上海交大穗轮药业有限公司
保妇康泡腾片	药学	2005	上海交大穗轮药业有限公司
骨骼风痛胶囊	药学	2005	濮阳市仲亿药业有限公司
妇血康泡腾片	药学	2005	濮阳市仲亿药业有限公司
骨松宝泡腾颗粒	药学	2005	濮阳市仲亿药业有限公司
治伤消瘀胶囊	药学	2005	濮阳市仲亿药业有限公司
健脾润肺丸改片	药学	2005	北京阿兰科贸有限公司
双金连软胶囊	药学工艺和标准	2005	河南竹林众生制药股份有限公司
清热消炎宁片	药学	2005	山西渊源药业有限公司
荡石胶囊	药学	2005	郑州韩都药业集团有限公司
利肺胶囊	药学	2005	郑州韩都药业集团有限公司
苦参肠炎片	药学	2005	天津药业集团新郑股份有限公司
益肾灵颗粒	药学	2005	天津药业集团新郑股份有限公司
保胎无忧片	药学	2005	天津药业集团新郑股份有限公司
保胎灵片	药学	2005	天津药业集团新郑股份有限公司
血脂灵胶囊	药学	2005	郑州韩都药业集团有限公司
哮喘宁胶囊	药学	2005	郑州韩都药业集团有限公司
湿热痹清丸	药学、药效学、毒理学	2006	郑州中医骨伤病医院
心悸宁胶囊	药学、药效学、毒理学	2006	河南中医学院
健儿消食口服液	药学、药效学、毒理学	2006	南阳市新生制药有限公司

项目名称	研究内容	时间	委托单位
小儿清热止咳口服液	药学、药效学、毒理学	2006	南阳市新生制药有限公司
清开灵糖浆	药学	2006	石家庄上工医药科技有限公司
口炎清胶囊	药学、药效学、毒理学	2006	石家庄上工医药科技有限公司
清开灵分散片	药学	2006	石家庄上工医药科技有限公司
中药消疼液喷雾剂	药学、药效学、毒理学	2007	滑县骨科医院
苦参碱栓	药学	2008	北京羚锐伟业科技有限公司
乌杞乙肝颗粒	药学	2008	河南省福林制药厂
银翘止血合剂	药学	2009	安阳市中医院
尔喧康口服液	药学	2009	新乡高金药业有限公司
软坚口服液	药学	2009	湖北梦阳药业股份有限公司
感冒咳嗽口服液	药学	2009	焦作市天信生物科技研究所
骨质健丸	药学	2010	河南弘新药品科技研究所
生骨丸	药学、药效学、毒理学	2013	河南亚太骨病医院
骨痛止丸	药学、药效学、毒理学	2013	河南亚太骨病医院
颈腰健丸	药学、药效学、毒理学	2013	河南亚太骨病医院
益肺济生颗粒	临床前主要药效学研究	2014	河南中医学院
桂枝马钱片	药学、药效学、毒理学	2014	河南风湿病医院
清热抗毒口服液	药学、药效学、毒理学	2015	石家庄市第五医院
微磁脉冲治疗仪	降压、心功能实验研究	2017	河南天一智能信息有限公司
段庄孙全贵正骨膏药	药学	2018	驻马店段庄孙全贵骨科医院
段庄孙全贵止痛酊、止痛膏和骨康宁熏洗剂	药学	2018	驻马店段庄孙全贵骨科医院

(四) 研究项目

1. 国家自然科学基金

（1）大黄当归复方对缺血脑卒中机理的实验研究：国家自然科学基金面上项目（NO：38770566）。负责人：陈国华。起止时间：1988—1990 年。

（2）针刺治疗缺血性脑血管病机理的实验研究：国家自然科学基金面上项目（NO：39270837）。负责人：王军。起止时间：1993—1995 年。

（3）地黄一源三性物质基础与血清效应相关性的比较研究：国家自然科学基金面上项目（NO：30873442）。负责人：李更生。起止时间：2009—2011 年。

（4）基于肝脏转运体研究左金丸中吴茱萸"引药入肝"的作用机制：国家自然科学基金青年项目（NO：81403124）。负责人：梁瑞峰。起止时间：2015—2017 年。

（5）基于脑肠互动和脑靶向分布研究痛泻要方中防风的脾经引经作用及机制：国家自然科学基金面上项目（NO：81873022）。负责人：梁瑞峰。起止时间：2019—2022年。

（6）基于"病证—效应—生物样本分析"方法的生姜、干姜、炮姜药性物质研究：国家自然科学基金面上项目（NO：81473368）。负责人：马开（第二名）。起止时间：2015—2018年。

2. 国家科技攻关

（1）常用中药材品种整理与质量研究——山药专题：国家"七五"科技攻关。负责人：都恒青。起止时间：1986—1990年。

（2）常用中药材品种整理与质量研究——地黄专题：国家"七五"科技攻关。负责人：都恒青。起止时间：1986—1990年。

（3）常用中药材品种整理与质量研究——阿胶专题：国家"七五"科技攻关。负责人：都恒青。起止时间：1986—1990年。

（4）常用中药材品种整理和质量研究——石南藤专题：国家"八五"中医药重大科技攻关项目。负责人：都恒青。起止时间：1991—1995年。

（5）常用中药材品种整理和质量研究——牵牛子专题：国家"八五"中医药重大科技攻关项目。负责人：都恒青。起止时间：1991—1995年。

（6）常用中药材品种整理和质量研究——石南藤专题、牵牛子专题：国家"八五"中医药重大科技攻关项目。负责人：都恒青。起止时间：1991—1995年。

（7）中药复方药物标准化（范例）研究——地黄、山药质量标准的规范化研究：国家"九五"中医药重大科技攻关项目（NO：96-903-02-04）。负责人：张留记。起止时间：1996—2000年。

（8）中药现代化研究与产业化开发——四大怀药规范化种植技术研究—怀地黄专题：国家重点科技项目（攻关）计划项目（NO：99-929-01-06A）。负责人：张留记。起止时间：1999—2003年。

（9）中医药疗效及安全性基本问题研究—怀地黄、冬凌草种质资源及其评价研究：国家"十五"中医药重点科技攻关项目（NO：2004BA721A25）。负责人：张留记。起止时间：2005—2006年。

（10）灵丹草喷雾剂等重要新品种研究与开发——国家级五类新药牡丹胶囊的开发研制：国家"十一五"支撑计划项目（NO：2006BAI06A18-04）。负责人：张留记。起止时间：2006—2009年。

（11）地黄规范化种植基地优化升级及系列产品综合开发研究——地黄标准物质提取及工艺研究：国家科技重大专项子课题（NO：2011BAI06B02）。负责人：李更生。起止时间：2010—2014年。

3. 省、部、局级课题

（1）清热解毒注射液的研究。负责人：都恒青。起止时间：1967—1968 年。

（2）猴耳草（风湿宁）的药理研究。负责人：常志青。起止时间：1968—1978 年。

（3）猴耳草（风湿宁）的剂型研究。负责人：潘熙琬、都恒青。起止时间：1966—1968 年。

（4）抗感冒新药糙苏的研究。负责人：陈国华。起止时间：1971—1978 年。

（5）肌松二号（河南产华瓜木八角枫碱）生产工艺。负责人：常志青。起止时间：1972—1980 年。

（6）一个耐缺氧实验方法。负责人：陈国华。起止时间：1979—1980 年。

（7）胎冠动脉病变病理形态学及其血脂变化研究。负责人：陈家畅。起止时间：1977—1980 年。

（8）野花椒中新成分和不成瘾镇痛剂茵芋碱的研究。负责人：常志青。起止时间：1975—1981 年。

（9）降血脂新药——降脂灵的研究。负责人：都恒青。起止时间：1975—1982 年。

（10）中枢抑制活性成分 EDULININE（加锡果宁）合成。负责人：常志青。完成时间：1984 年。

（11）郑州健康人 532 例人发血清八种元素研究应用。负责人：王秀云。完成时间：1984 年。

（12）中岳麦饭石抗衰老作用的研究。负责人：庞春生、王秀云。完成时间：1988 年。

（13）孙思邈养性——天冬方延缓衰老作用机理的研究。负责人：李树英。完成时间：1989 年。

（14）治疗畜禽腹泻新药"速效止泻散"的研究。负责人：都恒青。完成时间：1990 年。

（15）当归补血汤对体外心肌细胞作用的研究。负责人：李树英。完成时间：1990 年。

（15）新药抗风湿药酒的研制。负责人：常志青。完成时间：1990 年。

（17）怀山药功能与归经机理的研究。负责人：庞春生。完成时间：1993 年。

（18）通腑化痰活血法对实验性脑缺血作用的研究：国家中医药管理局青年基金。负责人：李威。起止时间：1987—1989 年。

（19）中风病主要证型的血液动力流变学研究。负责人：郝长源。完成时间：1994 年。

（20）鲜地黄中梓醇的提取分离和药理学研究：河南省科技攻关计划（NO：954020800）。负责人：都恒青。起止时间：1995—1997 年。

（21）一类降糖新药"梓醇片"的研究：河南省中医管理局课题。负责人：王军。

起止时间：1995—1997年。

（22）中国复方大蒜油胶囊的研制。负责人：都恒青。完成时间：1995年。

（23）开胃消食口服液开发研究。负责人：王秀云。完成时间：1995年。

（24）地黄甙的分离定量及滋阴机理研究：河南省中医管理局课题。负责人：李更生。起止时间：1995—1997年。

（25）新药9501胶囊的研制：国家中医药管理局重点课题（NO：95B055）。负责人：都恒青。起止时间：1995—1998年。

（26）熟地黄补血作用有效部位的提取及实验研究：河南省中医管理局课题，（NO：95302103）。负责人：黄霞。起止时间：1997—1999年。

（27）癌痛丸的研究：河南省中医管理局课题。负责人：陈家畅。起止时间：1996—1998年。

（28）电针对实验性脑缺血基因表达及氨基酸递质研究：河南省自然科学基金（NO：984021000）。负责人：王军。起止时间：1998—2000年。

（29）补肾健脾活血法对绝经后骨质疏松作用的实验研究：河南省科技攻关计划（NO：994021100）。负责人：张留记。起止时间：1999—2000年。

（30）怀菊花本草考证及实验研究：河南省中医管理局课题。负责人：黄保民。完成时间：1995—1997年。

（31）克喘栓治疗支气管哮喘的临床与实验研究：河南省中医管理局课题，负责人：李威。完成时间：2000年。

（32）标准物质地黄甙D的研究：国家中医药管理局青年基金（NO：95C018）。负责人：李更生。起止时间：1995—1997年。

（33）通腑法对脑细胞凋亡干预作用研究：河南省科技攻关计划（NO：004024800）。负责人：付蔓华。起止时间：2000—2002年。

（34）熟地黄补血作用有效部位的提取及实验研究：河南省中医管理局课题（NO：95302103）。负责人：黄霞。完成时间：1995—1997年。

（35）鲜地黄与地黄、熟地黄有效成分比较研究：河南省自然科学基金（NO：0111021700）。负责人：李更生。起止时间：2000—2002年。

（36）加锡果宁镇痛、抗惊厥、中枢抑制作用及机理研究。负责人：常志青。完成时间：1998年。

（37）牡丹皮有效部位及抗缺血性脑中风的实验研究：河南省杰出青年基金（NO：0312002500）。负责人：张留记。起止时间：2003—2005年。

（38）"强心胶囊"治疗心功能衰竭的研制：河南省科技攻关计划（NO：223030900）。负责人：李更生。起止时间：2003—2005年。

（39）淫羊霍治疗骨质疏松症的有效部位及骨化谢机理研究：河南省科技攻关计划。负责人：于震。起止时间：2003—2005年。

（40）金银花指纹图谱研究：河南省科技攻关计划（NO：0424420035）。负责人：刘长河。起止时间：2004—2005年。

（41）中药地黄白芷连翘标准品的研究：河南省自然科学基金（NO：0511043800）。负责人：李更生。起止时间：2005—2008年。

（42）生姜抗血管性痴呆有效部位的研究：河南省公益项目预研专项基金（NO：0641130503）。负责人：王军。起止时间：2006—2008年。

（43）抗高血压中药黄龙四苓片有效部位的研究：河南省科技攻关计划（NO：0624420019）。负责人：李更生。起止时间：2006—2008年。

（44）中医不同治则对PF动物作用靶点的探讨及对Fas/Fasl基因表达的影响：河南省科技攻关计划（NO：072102310030）。负责人：黄霞。起止时间：2007—2009年。

（45）地黄中环烯醚萜苷类治疗肾阴虚机理的研究：河南省属科研机构社会公益预研专项资金项目（NO：072103810802）。负责人：刘长河。起止时间：2007—2009年。

（46）生姜挥发油与姜辣素的提取分离及抗脑缺血药理学研究：河南省重点科技攻关计划（NO：082102310093）。负责人：雷新强、王军。起止时间：2008—2010年。

（47）电针对实验性脑缺血炎症级联反应干预作用研究：河南省公益项目预研专项基金。（NO：082103810801）负责人：王军。起止时间：2008—2010年。

（48）HIV/AIDS患者体能测定仪的研究：河南省公益项目预研专项基金（NO：082103810802）。负责人：刘方洲。起止时间：2008—2010年。

（49）地黄中水苏糖的提取分离与药理活性研究：河南省公益项目预研专项基金（NO：082103810804）。负责人：高寒。起止时间：2008—2010年。

（50）生姜姜酚的提取分离和抗脑缺血作用实验研究：河南省公益预研项目（NO：09yy0061）。负责人：王军。起止时间：2009—2010年。

（51）创新中药复方川红软胶囊的研制：河南省公益预研项目（NO：09yy0064）。负责人：李更生。起止时间：2009—2010年。

（52）牡丹皮有效部位及抗缺血性脑中风的实验研究：河南省公益预研项目（NO：09yy0065）。负责人：张留记。起止时间：2009—2010。

（53）五类新药蒺藜降压片的研究：河南省公益预研项目（NO：1002438）。负责人：刘长河。起止时间：2010—2011年。

（54）生姜抗脑缺血有效部位及标准物质研究：河南省公益预研项目（NO：1002439）。负责人：马开。起止时间：2010—2011年。

（55）四大怀药的道地性与质量评价方法研究，河南省公益预研项目（NO：1002445）。负责人：张留记。起止时间：2010—2011年。

（56）三对消渴方降血糖、降血脂有效部位的研究，河南省基础与前沿计划（NO：102300410023）。负责人：刘杰。起止时间：2010—2012年。

（57）四大怀药的道地性与质量评价方法研究：河南省重点科技攻关计划（NO：

102102310018）。负责人：张留记。起止时间：2010—2012年。

（58）中药保健食品"脉脂康胶囊"的开发研制：河南省重点科技攻关计划（NO：112102310023）。负责人：屠万倩。起止时间：2011—2013年。

（59）怀姜抗脑缺血活性组分研究：河南省重点科技攻关计划（NO：112102310345）。负责人：马开。起止时间：2011—2013年。

（60）五类新药骨愈灵胶囊的研究：中国中医科学院新药创制联合课题（NO：2011xyc2—04）。负责人：刘长河。起止时间：2011—2013年。

（61）五类新药蒺莱降压片的研究：河南省重点科技攻关计划（NO：122102310060）。负责人：刘长河。起止时间：2012—2014年。

（62）调肝降压不同复方中药的生物学评价：河南省科技攻关计划（NO：122102310162）。负责人：李更生。起止时间：2012—2014年。

（63）降压宝对高血压血管与心脏重构作用机制研究：河南省中医药研究专项重点项目（NO：2014ZY01021）。负责人：王军。起止时间：2013—2017年。

（64）人参牡丹皮有效部位群抗脑缺血药效配比研究：河南省重点科技攻关计划（NO：132102310066）。负责人：张留记。起止时间：2013—2016年。

（65）从性腺轴功能及子宫微环境角度探讨补肾健脾固冲法治疗青春期功血的研究：河南省中医药研究专项重点项目（NO：2013ZY01005）。负责人：刘方洲。起止时间：2013—2016年。

（66）益心血脂康胶囊的工艺优选及临床研究：河南省中医药科学研究专项项目（NO：2013ZY02009）。负责人：张留记。起止时间：2013—2016年。

（67）国家级新药"益气活血风静胶囊"的开发研究：河南省科技创新杰出人才计划（NO：144200510028）。负责人：张留记。起止时间：2014—2016年。

（68）金银花指纹图谱的应用转化：河南省科技成果转化项目（NO：142201310015）。负责人：刘长河。起止时间：2014—2015年。

（69）抗脑缺血5类新药姜酚片的研制：河南省科技攻关计划（NO：142102310450）。负责人：马开。起止时间：2014—2016年。

（70）补肾健脾固冲法对雌性幼鼠性腺轴及子宫微环境的影响：河南省基础与前沿计划（NO：142300410281）。负责人：刘方洲。起止时间：2014—2016年。

（71）降压宝作用高脂饲喂自发性高血压大鼠心脑调控轴的蛋白质组机制：河南省基础与前沿计划（NO：142300410362）。负责人：黄保民。起止时间：2014—2016年。

（72）难治性高血压"春花降压片"的研制：河南省中医药研究专项重点项目（NO：2014ZY01010）。负责人：李更生。起止时间：2015—2016年。

（73）人参、牡丹皮抗缺血性中风的功效部位研究：河南省中医药研究专项重点项目（NO：2014ZY01022）。负责人：张留记。起止时间：2015—2016年。

（74）生地黄—玄参药对有效成分及清热凉血滋阴药效作用研究：河南省科技攻关

计划（NO：152102310435）。负责人：王慧森。起止时间：2015—2016年。

（75）木豆叶调脂、抗骨质疏松有效部位筛选及临床研究：河南省中医药研究专项课题（NO：2015ZY02010）。负责人：刘长河。起止时间：2015—2016年。

（76）不同引经药配伍大黄丹参药对治疗不同器官纤维化的药效比较研究：河南省中医药研究专项课题（NO：2015ZY02072）。负责人：梁瑞峰。起止时间：2015—2017年。

（77）从甲状腺轴角度研究补肾固冲法治疗青春期功血的作用机制：河南省重点科技攻关计划（NO：162102310064）。负责人：刘方洲。起止时间：2016—2017年。

（78）不同引经药对活血化瘀中药抗不同器官纤维化的增效作用研究：河南省科技攻关计划（NO：162102310373）。负责人：梁瑞峰。起止时间：2016—2017年。

（79）地黄的质量标准及炮制工艺研究：河南省公益预研项目（NO：1603575）。负责人：张留记。起止时间：2016—2017年。

（80）地黄—玄参药对清热凉血滋阴药效物质基础研究：河南省公益预研项目（NO：1603578）。负责人：王慧森。起止时间：2016—2017年。

（81）基于风药"辛—升—散"药性研究防风对痛泻要方治疗腹泻型肠易激综合征的增效作用：河南省公益预研项目（NO：1603579）。负责人：梁瑞峰。起止时间：2016—2017年。

（82）野蔷薇根总黄酮的提取、纯化及抗动脉粥样硬化药理活性研究：河南省公益预研项目（NO：1603582）。负责人：李开言。起止时间：2016—2017年。

（83）中医药科研现状分析及改进对策与规范：河南省中医药研究专项重点课题（NO：2016ZY1002）。负责人：李更生。起止时间：2017—2019年。

（84）人参牡丹胶囊治疗冠心病实验研究：河南省中医药研究专项重点课题（NO：2016ZY1003）。负责人：屠万倩。起止时间：2017—2019年。

（85）基于"成分谱—血液移行—生物效应关系表达的青钱柳治疗糖尿病药效物质研究：河南省中医药研究专项课题（NO：2016ZY2002）。负责人：马开。起止时间：2017—2019年。

（86）地黄—玄参药对清热凉血滋阴药效物质基础：河南省中医药研究专项课题（NO：2016ZY2003）。负责人：王慧森。起止时间：2017—2019年。

（87）真武汤治疗原发性高血压肾损伤代谢机制研究：河南省中医药研究专项课题（NO：2016ZY2020）。负责人：田萍。起止时间：2017—2019年。

（88）木豆叶、鲜地黄营养神经细胞的物质基础与机理研究及抗衰老特医食品开发：河南省中医药研究专项课题（NO：2016ZY2021）。负责人：刘长河。起止时间：2017—2019年。

（89）防风对痛泻要方治疗肠易激综合征的增效作用及化学成分变化研究：河南省中医药研究专项课题（NO：2016ZY2022）。负责人：梁瑞峰。起止时间：2017—2019年。

（90）地黄非药用部分保健品的开发应用研究：河南省科技攻关计划（NO：171102310232）。负责人：刘明。起止时间：2017—2019年。

（91）化痰祛湿法协同ACEI对原发性高血压大鼠RAS的影响：河南省中医药研究专项课题（NO：2017ZY1024）。负责人：刘方洲。起止时间：2017—2019年。

（92）基于"补肝肾、强筋骨"临床功效怀牛膝抗骨性关节炎有效部位的实验研究：河南省中医药研究专项课题（NO：2017ZY2003）。负责人：屠万倩。起止时间：2017—2019年。

（93）冠心止痛胶囊通过调控MAPK信号通路防治冠心病的作用机制研究：河南省中医药研究专项课题（NO：2017ZY2004）。负责人：王晓丽。起止时间：2017—2019年。

（94）基于代谢组学的青钱柳治疗糖尿病作用机制研究：河南省中医药研究专项课题（NO：2017ZY2035）。负责人：马开。起止时间：2017—2019年。

（95）基于AngII—CTGF的真武汤对高血压肾损害保护机制研究：河南省中医药研究专项课题（NO：2017ZY2036）。负责人：田萍。起止时间：2017—2019年。

（96）木豆叶抗去势大鼠所致骨质疏松活性部位筛选及机理研究：河南省中医药研究专项课题（NO：2017ZY2037）。负责人：王艳艳。起止时间：2017—2019年。

（97）清肺培元法调控免疫低下肺部感染Th1/Th2免疫稳态的分子机制研究：河南省科技创新人才计划。负责人：刘方洲。起止时间：2017—2018年。

（98）基于怀牛膝临床降压功效部位的实验研究：河南省科技攻关计划。负责人：张留记。起止时间：2018—2019年。

（99）五苓散系列方利水降压有效部位药效物质基础研究：河南省中医药研究专项重点课题（NO：2018ZY1021）。负责人：王慧森。起止时间：2019—2021年。

（100）基于益生菌代谢的木豆叶降脂活性部位筛选研究：河南省中医药研究专项课题（NO：2018ZY2025）。负责人：刘长河。起止时间：2018—2010年。

（101）冠心止痛胶囊对心肌细胞凋亡的影响及其机制研究：河南省中医药研究专项课题（NO：2018ZY2124）。负责人：王晓丽。起止时间：2019—2021年。

（102）常用中药细粉化工艺质量标准及临床应用研究：河南省中医药研究专项课题（NO：2018ZY2030）。负责人：刘长河。起止时间：2018—2020年。

（五）研究成果

1. 获奖成果

中药研究所主要获奖成果见表5-4。

表5-4　中药研究所主要获奖成果

成果名称	负责人	获奖时间	主要完成人	获奖等级
清热解毒注射液的研究	都恒青*	1978	都恒青、李长禄、毕福高、赵宪法	河南省重大科技成果奖

成果名称	负责人	获奖时间	主要完成人	获奖等级
猴耳草（风湿宁）的药理研究	常志青	1978	常志青、陈国华	河南省重大科技成果奖
猴耳草（风湿宁）的剂型研究	潘熙琬	1978	潘熙琬、都恒青	河南省重大科技成果奖
抗感冒新药糙苏的研究	陈国华	1978	陈国华、赵宪法、张金鼎、陈道同、侯士良、王金榜	河南省重大科技成果奖，卫生部科技成果奖
熟地黄无酒炮制	李庆华	1980	李庆华、都恒青	河南省重大科技成果三等奖
胎儿冠状动脉的病变	陈家畅	1980	陈家畅、王秀云、王青云、沈伟林、李立	河南省重大科技成果三等奖
一个耐缺氧实验方法	陈国华	1980	陈国华、王玉升	河南省重大科技成果四等奖
肌松二号（河南产华瓜木中八角枫碱制剂）生产工艺	常志青	1980	常志青、王树玲、刘峰	河南省重大科技成果四等奖
野花椒中新成分和不成瘾镇痛剂茵芋碱的研究	常志青	1981	常志青、李更生、梁力、王树玲、刘方洲、钱立刚、嵇汝运	河南省医药卫生科技成果三等奖
降血脂新药——降脂灵的研究	都恒青	1982	都恒青、陈阳春、郭湘云、赵曦、刘根成、王青云、王秀云	河南省科技成果三等奖
郑州健康人 532 人发血清八种金属元素的研究和应用	王秀云	1984	王秀云、邱保国、宁选、魏新、闫彬	河南省科技进步三等奖
中枢抑制活性成分 Edulin-line（加锡果宁）的全合成	常志青	1985	常志青、王树玲、刘峰、刘力、顾坤健、唐希灿、钱立刚、嵇汝运、	河南省医药卫生科技成果三等奖
阳虚与甲状腺素关系的研究	邱保国	1986	邱保国、王秀云、宁选、宋诚、邓启华、翟明义、高艳珠	河南省科技进步三等奖
中岳麦饭石抗衰老作用的研究	庞春生	1988	庞春生、王秀云、陈国华、宋诚、都恒青、李威、宁选	河南省医药卫生科技成果二等奖
河南省中岳麦饭石研究报告	庞春生	1989	姚瑞增、王秀云、郭志敏、庞春生、耿午辰、邱保国、符光宏	河南省科技进步三等奖

成果名称	负责人	获奖时间	主要完成人	获奖等级
孙思邈养性——天门冬方延缓衰老作用机理的研究	李树英	1990	李树英、陈家畅、都恒青、张金鼎、张静荣	河南省中医药科技进步三等奖
治疗畜禽腹泻新药"速效止泻散"的研究	都恒青	1990	马清海、张新献、郭湘云、卢中华、郑清瑗、王玉萍	河南省科技进步三等奖
当归补血汤对体外心肌细胞作用的研究	李树英	1990	李树英、陈家畅、苗利军、黄霞、杨安	河南省中医药科技进步三等奖
新药抗风湿药酒的研制	常志青	1990	王树玲、崔根成、王发田、王青栋、李更生、徐中强	河南省中医药科技进步二等奖
块根生长素对怀山药增产的研究	庞春生	1991	庞春生、张重义、都恒青、李树英、刘琳、陈家畅、梁金城	河南省中医药科技进步二等奖
大黄当归复方对缺血性脑卒中治疗作用机理研究	陈国华	1991	陈国华、王秀云、邹明辉、傅蔓华、王玉升、刘惠霞、李立	河南省中医药科技进步二等奖
新药寿康研究	邱保国	1991	邱保国、王秀云、李松武、宁选、李树英、郭湘云、马宏军	河南省中医药科技进步一等奖
常用中药材品种整理和质量研究（北方片）	都恒青*	1992	秦波、冯毓秀、许春泉、乐崇熙、都恒青等	国家中医药管理局中医药科技进步二等奖
新药寿康研究	邱保国	1992	邱保国、王秀云、李松武、宁选、李树英、郭湘云、马宏军	河南省科技进步三等奖
常用中药材山药的品种整理与质量研究	都恒青	1992	都恒青、陈家畅、赵曦、李树英、贾士奇、郑清瑗、张留记	国家中医药科技进步二等奖
常用中药材地黄的品种整理与质量研究	都恒青	1992	都恒青、郭湘云、赵曦、刘根成、侯士良、滑资云、李更生	国家中医药科技进步二等奖
卡宾营养液的研制	邱保国	1993	邱保国、王秀云、武治功、李长禄、武治国、尤风娥、白由庄	河南省轻工科技成果二等奖
怀山药功能与归经的实验研究	庞春生	1993	庞春生、李树英、陈家畅、都恒青、苗利军、梁拥军、王学超	河南省中医药科技进步二等奖

成果名称	负责人	获奖时间	主要完成人	获奖等级
通腑化痰活血法对实验性脑缺血的作用研究	李威	1993	李威、苗利军、邹明辉、李秋风、刘惠霞、华琼、郭增福	河南省中医药科技进步二等奖
滋补强壮新药魔力王口服液的研究和应用	张俊明	1993	张俊明、都恒青、穆来安、张善杰、高雅、李思芬、陈国华	河南省科技进步二等奖
		1995		黄河中医药成果二等奖
肝维康抗乙型肝炎病毒（HBV）临床和实验研究	赵宪法	1994	赵宪法、党炳瑞、魏武英、赵章华、陈家畅、李树英、鲁秀荣	河南省中医药科技进步一等奖
蛞蝓抗肿瘤作用的实验与临床研究	郭岳峰	1994	郭岳峰、吴细呸、焦智民、严中平、刘方洲、杨振江、张英	河南省中医药科技进步二等奖
常用中药材阿胶的品种整理与质量研究	都恒青	1994	都恒青、赵曦、周桂生、李月华、林素风、朱琰、翟乙娟	河南省中医药科技进步二等奖
新药"三叉神经痛可停"胶囊的研制	张国泰	1994	张国泰、赵一、常志青、张海岑、刘方洲、马开、李长禄	河南省中医药科技进步二等奖
复方蛇舌草冲剂治疗急性肾盂肾炎的研究	魏武英	1994	魏武英、徐立然、王启政、李佺、蒋士卿、马开、熊粲	河南省中医药科技进步二等奖
中风病主要证型的血液动力流变学研究	郝长源	1994	郝长源、王希浩、董金霞、李秋风、王士旗、毕巧莲、靳华	河南省中医药科技进步三等奖
臌胀片抗肝纤维化作用的临床与实验研究	翟明义	1994	翟明义、张金楠、李长禄、贾士奇、杨小平、赵玉瑶、陈宝玲	河南省中医药科技进步三等奖
孕早安营养液的开发研究	张重刚	1995	张重刚、王希浩、赵法新、李宏斌、李颖、刘方洲、马开	河南省轻工科技成果二等奖
生长营养液的研制	李培旭	1995	李培旭、张秀珍、李宏斌、刘方洲、余松河、王涛、李慧	河南省轻工科技成果二等奖
一休羹	沙培林	1995	沙培林、袁杰、高雅、王军、周刚、夏胜利、杨建丽	河南省轻工科技成果二等奖

成果名称	负责人	获奖时间	主要完成人	获奖等级
中国复方大蒜油胶囊的研制	都恒青	1995	都恒青、雷新强、李威、蔡铁栓、贾士奇、华泽霖、黄霞、翟乙绢、李勇杰、	河南省中医药科技进步一等奖
		1996	都恒青、雷新强、李威、蔡铁栓、黄霞、李长禄、贾士奇	河南省科技进步三等奖
"开胃消食口服液"开发研究	王秀云	1995	王秀云、邱保国、李长禄、李月华、李明山、丁宏昌、黄保民	河南省中医药科技进步二等奖
卡宾营养液的研制	邱保国	1995	邱保国、王秀云、武治功、李长禄、武治国、尤凤娥、陈红霞	河南省科技进步三等奖
中老康口服液的研究	赵发新	1996	赵发新、王希浩、刘方洲、侯勇谋	河南省轻工科技成果二等奖
子午流注取穴法穴位注射黄芪液对癌症化疗病人免疫功能的影响	苗利军*	1996	李敏、苗利军、陈小耐、李郑芬、	河南省中医药科技进步二等奖
		1997	李敏、苗利军、李郑芬、管汴生、	河南省科技进步三等奖
咽喉宁口服液的临床与实验研究	王金榜	1996	王金榜、都恒青、李威、王玉升、傅蔓华、翟乙娟、冯喜茹	河南省中医药科技进步二等奖
针刺治疗急性缺血性脑卒中的临床及实验研究	毕福高	1996	毕福高、齐晓玲、王军、王玉升、毕巧莲、田元生、庞波	河南省中医药科技进步二等奖
妇炎康泰冲剂治疗慢性盆腔炎的临床与实验研究	王素萍	1996	王素萍、宋红湘、王希浩、刘方洲、张登峰、戴卫东、连清平	河南省中医药科技进步二等奖
"胃康宝胶囊"治疗胃脘痛（慢性浅表性胃炎）的临床与实验研究	赵发新	1996	赵法新、侯勇谋、刘方洲、马开、刘明友、李红彬、赵晓东	河南省中医药科技进步二等奖
变频电针镇痛仪临床与实验研究	范军铭	1996	范军铭、田元生、毕巧莲、王军、苏晓春、焦伟、乔桂娥	河南省中医药科技进步二等奖
浮萍、阿胶、蒲黄、白茅根等24类中药材的品种和质量研究	都恒青*	1996	宋万志、侯振荣、魏璐雪、都恒青	国家中医药管理局中医药科技进步二等奖

成果名称	负责人	获奖时间	主要完成人	获奖等级
鲜地黄中梓醇的提取分离和药理学研究	都恒青	1995	都恒青、王军、李更生、李威、王慧森、高寒、曹大明	河南省中医药科技成果二等奖
		1996	都恒青、雷新强、李更生、王军、李威、华泽霖、王慧森	河南省科技进步二等奖
常用中药材品种整理与质量研究	都恒青	1996	都恒青、张留记、禹风英、刘方洲、雷新强、张俊杰、仲平、庞景三、王滔、蒋时红、侯惠鸣、翟乙娟	国家"八五"科技攻关重大科技成果
抗轻型高血压中药降压宝00号的研究	庞春生	1997	庞春生、邓启华、符文缯、付蔓华、王玉升、王涛、陈阳春	河南省科技进步二等奖
消渴降脂茶的开发研究	李培旭	1997	李培旭、刘方洲	河南省轻工科技成果二等奖
新药"不老丸"的研制	邱保国	1997	邱保国、王秀云、李长禄、黄保民、屠万倩、丁宏昌、宁选	河南省中医药科技进步一等奖
蝉脱止咳颗粒剂治疗急性气管支气管炎的临床与实验研究	徐立然	1997	徐立然、李全、袁效涵、刘方洲、冯喜茹、马开、魏俊英	河南省中医药科技进步二等奖
脑血宁口服液治疗中风先兆的临床与实验研究	陈阳春	1997	陈阳春、郭湘云、黄霞、徐毅、贾士奇、李长禄、谢和霞	河南省中医药科技进步二等奖
益智康泰口服液治疗中风后遗症智力障碍的临床与实验研究	邱保国	1997	邱保国、王秀云、王军、王涛、丁宏昌、王蕾、刘惠霞	河南省中医药科技进步二等奖
"输可贴"的临床及实验研究	王翠华	1997	王翠华、黄霞、张霞、范丽、刘惠霞、王春风、韩丽娜	河南省中医药科技进步二等奖
		1998	王翠华、黄霞、张宁、范丽、种军、王春风、韩丽娜	河南省科技进步三等奖

成果名称	负责人	获奖时间	主要完成人	获奖等级
八珍益母口服液的研究	曹鸿云	1997	曹鸿云、刘杰、李培旭、赵章华、华琼、何美霞、王秀华	河南省中医药科技进步二等奖
牙痛疏清口服液的研究	刘方洲	1997	刘方洲、陈丙午、牛志英、巴蕾、何美霞、司冬梅、陈戈	河南省中医药科技进步二等奖
石南藤类药材品种整理和质量研究	都恒青	1996	都恒青、张留记、雷新强、禹风英、刘方洲、蒋时红、侯惠鸣	河南省中医药科技成果二等奖
	张留记	1997	张留记、雷新强、禹风英、李威、刘方洲、都恒青、侯惠鸣、王惠琴	河南省科技进步二等奖
牵牛子类药材品种整理和质量研究	张留记	1996	张留记、都恒青、刘方洲、庞景三、张俊杰、仲平、王滔	河南省中医药科技成果二等奖
		1998	张留记、宋义平、刘方洲、庞景三、种军、仲平、王滔	河南省科技进步二等奖
厚麻平喘口服液治疗支气管哮喘的临床与实验研究	袁效涵	1998	袁效涵、魏武英、徐立然、翟乙娟、孟黎、焦红军、何美霞	河南省科技进步三等奖
"体虚感冒口服液"的研究	宋诚	1998	宋诚、都恒青、苗利军、李淑敏、刘根成、宁选、张英	河南省科技进步三等奖
针刺治疗缺血性脑血管病机理的实验研究	王军	1998	王军、雷新强、范军铭、李威、王玉升、陈国华、傅蔓华	河南省中医药科技进步一等奖
		1999	王军、雷新强、范军铭、李威、王玉升、陈国华、付蔓华、贾士奇、周红霞	河南省科技进步二等奖
参七妇康胶囊治疗慢性盆腔炎的临床与实验研究	李颖	1999	李颖、黄霞、马开、李美莲、李思三、来宾、李琦	河南省中医药科技成果二等奖
		2002		河南省科技进步三等奖
退热速肛注剂治疗外感高热症的临床与实验研究	赵法新	1999	赵法新、任孝德、赵玉瑶、李志刚、刘明、屈冰、赵军	河南省中医药科技进步二等奖

成果名称	负责人	获奖时间	主要完成人	获奖等级
加锡果宁镇痛、抗惊厥、中枢抑制作用及其机理的研究	常志青	1998	常志青、李更生、王树玲、严慧、屈靖翔、何美霞、李秋凤	河南省中医药科技成果二等奖
		1999		河南省科技进步三等奖
克喘栓治疗支气管哮喘的临床与实验研究	李威	2000	李威、徐立然、骆书信、华琼、吴景硕、王惠森、刘方洲	河南省中医药科技进步二等奖
小儿退热滴鼻剂"一滴清"的研究	高雅	1999	高雅、李更生、王军、安丽、云鹰、刘长河、高寒	河南省科技进步二等奖
		2000		河南省科技进步二等奖
输卵通胶囊治疗输卵管炎性阻塞性不孕症的临床与实验研究	宋红湘	2000	宋红湘、张登辉、庆慧、侯勇谋、秦文杰、刘方洲、翟乙娟	河南省科技进步二等奖
		2001		河南省科技进步二等奖
前列舒安胶囊治疗慢性前列腺炎的临床与实验研究	王军*	2000	孙自学、王军、张留记、屠万倩、门波、党忠勤、于震	河南省科技进步三等奖
迷尔永膏治疗阴道炎的临床与实验研究	李颖	2001	李颖、刘慧霞、黄保民、田元生、刘超、郭泉莹、马开	河南省科技进步二等奖
输卵通胶囊治疗输卵管炎性阻塞性不孕症的临床与实验研究	宋红湘	2001	宋红湘、张登辉、庆慧、侯勇谋、秦文杰、刘方洲、翟乙娟	河南省科技进步二等奖
五子祛痰液治疗痰湿阻肺证的临床与实验研究	徐立然	2000	徐立然、刘方洲、魏俊英、马开、袁效涵、孙景莉、高丽君	河南省中医药科技成果一等奖
		2001	徐立然、魏俊英、马开、刘方洲、孙景莉、高丽君、袁效涵	河南省科技进步三等奖
怀菊花本草考证及实验研究	黄保民	2000	黄保民、张留记、李威、李月华、刘杰、王蕾、王端权	河南省中医药科技成果一等奖
		2001	黄保民、张留记、李威、刘杰、王端权、王蕾	河南省科技进步三等奖

成果名称	负责人	获奖时间	主要完成人	获奖等级
保健用品"奥宝强力骨康贴"的研制	王军*	2001	石建辉、王军、李更生、于震	河南省药品监督管理局科技进步二等奖
标准物质地黄甙D的研究	李更生	2002	李更生、王军、王惠森、于震、刘明、刘长河、张留记	河南省中医药科技进步一等奖
		2003	李更生、王军、王慧森、于震、刘明、刘长河、张留记、都恒青	河南省科技进步二等奖
熟地黄补血作用有效部位的提取及实验研究	黄霞	2002	黄霞、刘杰、李颖、刘超、元阿平、刘惠霞、孟胜喜	河南省中医药科技进步二等奖
补肾调冲法促排卵作用机理研究	李颖	2002	李颖、黄保民、李雅丽、韦淑萍、成爱武、蔺敏、马金英	河南省中医药科技成果二等奖
		2003		河南省科技进步三等奖
脑血通口服液治疗缺血性中风的机理研究	王军*	2002	王碧如、陈德宇、王军、楚海波、李燕玲、屈复生、苏永立	河南省科技进步三等奖
妇康消肿丸治疗乳腺增生的临床与实验研究	石鹤峰	2003	石鹤峰、宋红湘、李淑敏、孙红、郝兰枝、翟乙娟、刘方洲、蔡州	河南省中医药科技进步一等奖
		2004		河南省科技进步二等奖
肾衰灵胶囊治疗慢性肾衰的临床与实验研究	李培旭	2003	李培旭、傅蔓华、翟乙娟、赵章华、华琼、高寒、唐桂军	河南省中医药科技进步一等奖
		2005	李培旭、傅蔓华、翟乙娟、赵章华、华琼、高寒、唐桂军、曹鸿云、张书亮、安艳秋	河南省科技进步三等奖
酒肝消酯冲剂治疗酒精性脂肪肝的临床与实验研究	侯留法	2003	侯留法、刘方洲、刘杰、陈宝玲、赵玉瑶、张影、毛重山	河南省中医药科技进步一等奖
地黄质量标准的规范化研究	张留记	2004	张留记、李威、李更生、于震、王惠森、王军、刘长河、都恒青、王玉升、屠万倩	河南省中医药科技进步一等奖
		2005		河南省科技进步二等奖

成果名称	负责人	获奖时间	主要完成人	获奖等级
四大怀药规范化种植技术研究——怀地黄治疗标准的规范化研究	张留记	2004	张留记、屠万倩、侯惠鸣、王惠森、李向阳、刘长河、李更生、都恒青	河南省中医药科技进步二等奖
从神经递质与生殖内分泌的角度探讨舒肝法调经机理研究	王希浩	2005	王希浩、黄保民、苗利军、张关亭、郝兰枝、种军、罗伟	河南省中医药科技进步一等奖
		2006		河南省科技进步三等奖
海龙健脑胶囊的的研制开发	曹金梅	2005	曹金梅、刘方洲、范军铭、张怀亮、刘群霞、屠万倩、周红霞	河南省中医药科技进步二等奖
新药乳腺康胶囊的开发研究	李颖	2005	李颖、秦文杰、贾士奇、卫爱武、马开、潘金丽、周永涛	河南省中医药科技进步二等奖
新药丹鳖胶囊的开发研究	李颖	2006	李颖、罗国器、贾士奇、莫国强、马杰、马开、李荣、龙成、陈世斌、黎佩红、孙晓嘉	河南省中医药科技成果一等奖
		2008	李颖、罗国器、贾士奇、莫国强、马杰、马开、李荣、龙成、王学超、陈世斌	河南省科技进步二等奖
		2010	李颖、罗国器、卫爱武、莫国强、马仲丽、魏大华、李荣、陈世斌、王学超、黎佩红	中华中医药学会科学技术二等奖
黄精抗衰老作用研究	黄霞*	2006	任汉阳、张瑜、朱现民、王璐、黄霞、李根林、李寒冰、任慧玲	河南省科技进步三等奖
消疣擦剂/消疣丸抗 HPV/CA 复发的临床研究	黄霞*	2006	李翠萍、贾永艳、刘爱霞、黄霞、李京枝、马文侠、吴延红、张燕燕、田雁华、张梅香	河南省科技进步二等奖
循经取穴电针抗实验性脑缺血作用与机理研究	王军	2008	王军、贾士奇、周红艳、范军铭、王玉升、于震、高丽君、张磊、董永书、张薇、蔡永敏	河南省中医药科技进步一等奖
		2009		河南省科技进步三等奖

成果名称	负责人	获奖时间	主要完成人	获奖等级
生姜对实验性脑缺血治疗作用与机制研究	王军	2009	任孝德、马开、贾士奇、王玉升、张薇、张磊	河南省中医药科技成果一等奖
益肾养元丹对卵巢早衰作用机理研究	李颖	2009	李颖、卫爱武、贾士奇、程延安、张丽娜、韩伟锋、丁红战	河南省中医药科技成果二等奖
瓜蒌薤白汤、乌蛇散防治肺纤维化作用及机理的实验研究	刘方洲*	2010	宋建平、刘方洲、钟军、李瑞琴、谢世平、李伟、潘梦菲	中华中医药学会科学技术二等奖
补肾调周法治疗多囊卵巢综合征疗效机理研究	黄霞*	2011	申霞、黄霞、郝兰芝、贾永艳、张丽霞、郭丽华	河南省科技进步二等奖
二紫胶囊对不孕大鼠内分泌激素及受体的影响	刘方洲*	2011	褚玉霞、李晖、王祖龙、刘方洲、孙、红、李艳青、陈小永、刘长河、王晓丽、梁瑞峰	河南省中医药科技成果一等奖
镇晕胶囊治疗椎基底动脉供血不足性眩晕的机理研究	刘方洲*	2011	李燕梅、李根林、蔡永敏、刘方洲、唐学敏、韩冠先、王梅、周红霞、金芳芳、赵小娟	河南省教育厅科技成果二等奖
新药"芷辛胶囊"（原名三叉神经痛可停）的研制	刘方洲	2012	刘方洲、赵一、牛志英、马开、余月娟、巴蕾、宋宏建	河南省中医药科技成果一等奖
补肾健脾固冲法治疗青春期功血作用机理的研究	王希浩	2012	王希浩、马开、郝兰枝、李兴华、葛翠莲、于喜乐、郭朋波、王晓丽、梁瑞峰、刘方洲	河南省中医药科技成果一等奖
解毒益气活血法治疗肝硬化腹水肠源性内毒素血症的研究	侯留法	2012	侯留法、刘方州、王菲、王晓丽、娄静、高天曙、王会丽	河南省中医药科技成果二等奖
循经取穴电针对缺血性脑损伤神经保护作用机制研究	王军	2013	王军、范军铭、贾士奇、周红艳、于震、王玉升、张薇、刘慧霞	中华中医药学会科技进步三等奖

成果名称	负责人	获奖时间	主要完成人	获奖等级
益气活血法治疗慢性充血性心力衰竭的临床与实验研究	李更生	2013	李更生、刘明、王慧森、高雅、王守富、王学超、刘方洲	河南省中医药科技成果一等奖
化痰解郁调神法抗抑郁作用机制研究	范军铭	2013	范军铭、王军、董永书、行书丽、周红艳、姜建芳、刘华	河南省中医药科技成果一等奖
鲜地黄与地黄、熟地黄有效成分比较研究	李更生	2013	李更生、王慧森、刘明、高雅、卢鹏伟、吕杨、张雅阁	河南省中医药科技成果一等奖
一种地黄花茶及其生产工艺	刘明	2013	刘明、王慧森、李更生	河南省中医药科技成果三等奖
金银花指纹图谱的研究	刘长河	2014	刘长河、任孝德、刘方洲、王艳艳、陈杰、周红艳、王晓丽、张薇、田萍、梁瑞峰、李更生、李展	河南省中医药科技成果一等奖
怀药道地性与质量评价方法研究	张留记	2016	张留记、屠万倩、张宝、崔伟锋、刘钦松、张格艳、李开言	河南省中医药科技成果一等奖
降压宝蓝片对 SHR 血管重构及细胞生物学的研究	梁瑞峰	2016	梁瑞峰、王军、周红艳、张薇、宋献美、李开言、张雪侠	河南省中医药科技成果一等奖
冠心止痛胶囊抗动脉粥样硬化的作用机制研究	王晓丽	2016	王晓丽、周红艳、孙为、张薇、黄霞、张雪侠、李开言	河南省中医药科技成果二等奖
"降压宝"对高血压大鼠靶器官保护作用机制研究	王军	2017	王军、周红艳、张薇、高丽君、梁瑞峰、王晓丽、李开言	河南省中医药科技成果一等奖
益心血脂康胶囊的工艺优选及临床研究	张留记	2017	张留记、屠万倩、李向阳、侯惠鸣、王治阳、徐贞贞	河南省中医药科技成果一等奖
怀地黄的质量标准和炮制规范化研究	张留记	2018	张留记、屠万倩、张宝、张军霞、王晓燕、李开言、周志敏	河南省中医药科技成果一等奖
吴茱萸引经的现代科学内涵与转化应用	梁瑞峰	2018	梁瑞峰、李更生、崔伟锋、葛文静、张俊萍、宋献美、张社峰	河南省中医药科技成果一等奖

142

成果名称	负责人	获奖时间	主要完成人	获奖等级
基于 PI3K/AKT 信号通路研究化瘀解毒法调控胃癌侵袭转移的机制	魏征	2018	魏征、张俊萍、张社峰、蔡小平、梁瑞峰、张爱华、李亚峰	河南省中医药科技成果一等奖

注：加"＊"者为本单位该项目负责人，非项目第一完成人。

2. 专利

中药研究所共取得专利 37 项，其中发明专利 31 项，实用新型专利 6 项（表 5-5）。

表 5-5　中药研究所专利

专利名称	发明人	申请号	公开号	公开日	专利类型
寿康抗衰老保健药品及其配方	邱保国、王秀云等	CN91105681.5	CN1061342	1992-05-27	发明
复方大蒜油胶囊及其生产方法	都恒青、雷新强、李威、蔡铁栓	CN94108044.7	CN1107341	1995-08-30	发明
电磁热板镇痛仪	刘方洲、华琼等	CN97211409.2	CN2301179	1998-12-23	实用新型
失眠安贴	赵一、赵国岑、刘方洲、马开、张国泰等	CN99101693.9	CN1267520	2000-09-27	发明
防治体虚感冒的药物及其制备方法	都恒青、宋诚、蔡铁拴、蔡州、张玮	CN200310110203.8	CN1546093	2004-11-17	发明
一种治疗中风病的中药胶囊及其生产方法	张留记等	CN200510017791.X	CN1723933	2006-01-25	发明
抗癌活性成分丹皮酚衍生物的制备方法	张留记、屠万倩等	CN200510048489.0	CN1772756	2006-05-17	发明
一种治疗中风病的中药胶囊的生产方法	张留记等	CN200610128269.3	CN1965996	2007-05-23	发明
荸荠式包衣锅	周红艳、任孝德、王艳艳、刘长河	CN200920257731.9	CN201519303U	2010-07-07	实用新型
大鼠气管给药插管	周红艳	CN200920257732.3	CN201542773U	2010-08-11	实用新型
益心血脂康胶囊	张留记、王守富、屠万倩、蔡州等	CN201110168850.9	CN102225107A	2011-10-26	发明

专利名称	发明人	申请号	公开号	公开日	专利类型
治疗缺血性中风的益气活血风静胶囊	张留记、屠万倩、傅蔓华等	CN201110274741.5	CN102283911A	2011-12-21	发明
一种地黄花茶及其生产工艺	刘明、王慧森、李更生	CN201110306834.1	CN1023187002A	2012-01-18	发明
一种利用活性碳柱层析和结晶技术提取纯化梓醇的方法	刘明、王慧森、李更生	CN201110275524.8	CN1024084611A	2012-04-11	发明
一种地黄叶保健茶及其制备方法	刘明、王慧森、李更生	CN201110306826.7	CN1024060009A	2012-04-11	发明
一种地黄苷D标准物质的制备方法	李更生、刘明、王慧森	CN201110275514.4	CN1023821566A	2012-03-21	发明
用于治疗缺血性中风、冠心病心绞痛的益气熄风中药制剂	张留记	CN201310222070.7	CN1032518222A	2013-08-21	发明
一种金银花微波杀青仪	刘长河、王艳艳、刘方洲、仁孝德等	CN201520313061.3	CN2047183066U	2015-10-21	实用新型
一种金银花热气流烘干装置	刘长河、王艳艳、刘方洲、仁孝德等	CN201520313005.X	CN2047183166U	2015-10-21	实用新型
一种从菜粕中提取降压物的提取工艺	刘长河、王艳艳、任孝德、马开、刘方洲、李开言、周红艳、王晓丽等	CN201510021706.0	CN1046447177A	2015-05-27	发明
一种治疗高血压和高血脂的组合药物的提取工艺	刘长河、王艳艳、仁孝德、刘方洲、马开、王晓丽、李开言等	CN201510022058.0	CN1046447178A	2015-05-27	发明
一种从木豆叶中提取抗骨质疏松和降脂物的工艺	刘长河、王艳艳、任孝德、刘方洲、马开、王晓丽、李开言等	CN201510021698.X	CN1045470011A	2015-04-29	发明
一种用甘草酸原料合成甘草锌的工艺	刘长河、仁孝德、王艳艳、刘方洲、马开、李开言、王晓丽等	CN201510021708.X	CN1045301777A	2015-04-22	发明

专利名称	发明人	申请号	公开号	公开日	专利类型
一种治疗高尿酸血症合并血脂异常的中药及其制备方法	梁瑞峰等	CN201510643673.3	CN105106497A	2015-12-02	发明
一种翁布提取物的制备方法及其应用	梁瑞峰等	CN201510675409.8	CN105250340A	2016-01-20	发明
一种桑当总黄酮的制备方法及其应用	梁瑞峰等	CN201510643672.9	CN105232729A	2016-01-13	发明
一种扶正祛湿散配方	郭建中、刘方洲、张雪侠	CN201610563478.4	CN105998916A	2016-10-12	发明
一种治疗痛风的中药组合物	刘方洲、郭建中	CN201610563477.X	CN105963482A	2016-09-28	发明
一种治疗继发性闭经的中药	郭建中、张雪侠、刘方洲	CN201610563297.1	CN105963517A	2016-09-28	发明
一种治疗甲状腺功能减退症的中药组合物	刘方洲、郭建中	CN201610563234.6	CN105943813A	2016-09-21	发明
一种地黄环烯醚萜苷类提取物的制备方法	王慧森、刘明、李更生等	CN201810047545.6	CN107998212A	2018-05-08	发明
一种治疗难治性高血压的中药组合物及其制备方法	刘明、王慧森、李更生、高雅等	CN201810018523.7	CN107913315A	2018-04-17	发明
一种降血脂降血糖中药组合物及其制备方法	马开、田萍、张迪文、马龙、刘长河	CN201711276355.3	CN107823384A	2018-03-23	发明
一种含青钱柳的降血糖的中药组合物及其制备方法	马开、田萍、张迪文、周红艳、马龙、孙为	CN201710944999.9	CN107714967A	2018-02-23	发明
一种连续式薄膜闪蒸仪	王艳艳、刘长河、李华妮、李开言、葛文静、张雪侠	CN201721653432.8	CN207456917U	2018-06-05	实用新型
一种营养神经细胞、抗衰老组合物的提取工艺	刘长河、李华妮、王艳艳、李开言、张雪侠、王晓丽、周红艳等	CN201810037355.6	CN108096369A	2018-06-01	发明

专利名称	发明人	申请号	公开号	公开日	专利类型
提取木豆素、木豆素 A、木豆素 C、木豆内酯 A 的工艺	任孝德、王艳艳、刘长河、李华妮、葛文静、李开言、王晓丽、刘方洲等	CN201810037368.3	CN107879906A	2018-04-06	发明

3. 出版著作

中药研究所主要出版著作见表5-6。

表5-6　中药研究所主要出版著作

名称	作者	出版社	时间
免疫中药学	王军、王玉升、刘惠霞、黄霞、傅蔓华副主编	河南医科大学出版社	1996
心血管疾病动物模型	王军主编，张薇、周红艳副主编，王晓丽、梁瑞峰编委	郑州大学出版社	2014
临床药理与药物治疗应用	李开言副主编	科学技术文献出版社	2018
中药药理及配伍应用	张雪侠副主编	吉林大学出版社	2016
实用中药注射剂学	刘杰副主编	第二军医大学出版社	2006
中药名考证与规范	王艳艳副主编	中医古籍出版社	2006
中药制剂定量分析	张留记副主编	中国中医药出版社	1997
中药药名辞典	张留记副主编	中国中医药出版社	1996

（六）业务骨干

都恒青（研究生/研究员），陈国华（研究生/研究员），常志青（本科/副研究员），王秀云（本科/研究员），郭湘云（本科/研究员），李树英（本科/研究员），陈家畅（本科/副研究员），郝长远（本科/研究员），刘根成（本科），王树玲（大学），刘锋（本科/副研究员），赵曦（大学），贾士奇（大学/副研究员），王玉升（高级实验师），沈伟林（主管检验师），刘琳（主管药师），梁力（博士），陈乃凡（实验师），李立（本科），傅蔓华（本科/研究员），刘惠霞（高级实验师），李威（本科/研究员），黄霞（本科/研究员），郑清媛（本科），杨安（本科），王升启（博士/研究员），李红彬（博士），苗利军（本科/副研究员），程道语（硕士），郭澍，任孝德（大学/副主任药师），李更生（博士/研究员），李朝民（博士），刘方洲（本科/副研究员），魏雪英（工人），张焱（工人），梁拥军（大专），邹明辉（博士），王士奇（大学/助理研究员），徐秋霞，李长录，李秋凤（本科/主任医师），张留记（博士/研究员），王军（博士/研究员），黄保民（硕士/副研究员），马开（本科/副研究员），翟乙娟（博士），周红艳

（硕士/高级实验师），王学超（大学/技师），刘杰（硕士/研究员），屠万倩（硕士/副研究员），刘婷（硕士/副研究员），王涛（博士），郭振宇（硕士），王蕾（博士），刘长河（本科/副研究员），刘明（本科/副研究员），于震（博士/研究员），王慧森（硕士/副研究员），高寒（本科/助理研究员），何美霞（博士/研究员），包宏生（大学/助理研究员），种军（大学/助理研究员），秦文杰（博士），王艳艳（本科/助理研究员），张薇（本科/实验师），刘威，孙为（大学），张辉（大学），张磊（硕士），王晓丽（硕士/助理研究员），田萍（硕士/助理研究员），梁瑞峰（硕士/副研究员），李开言（硕士/助理研究员），张雪侠（硕士/助理研究员），李华妮（硕士/研究实习员），葛文静（硕士/研究实习员），张迪文（硕士/研究实习员），郭晓燕（大学）。

（七）历任负责人

中药研究所历任负责人见表5-7。

表5-7 中药研究所历任负责人

姓名	性别	职务	任职时间
都恒青	女	中药研究室副主任	1981—1985.3
		中药研究室主任	1985.3—1998.7
		所长	1994.1—1998.7
陈国华	男	基础研究室副主任	1981—1985.3
		基础研究室主任	1985.3—1994.1
李威	男	药理研究室主任 副所长	1994.1—1998.7
王军	男	药理研究室副主任	1994.1—1998.7
		药理研究室主任	1998.7—
		中药药理实验室主任	2002.9—
		所长	1998.7—
李更生	男	副所长	1998.7—2011.6
		中药研究室主任	1998.7—
		中药分析实验室主任	2002.9—
任孝德	男	副所长	2002.6—2011.1
马开	男	中药研究室副主任	1994.1—
		中药分析实验室副主任	2006.4—
		中药研究所副所长	2011.8—
刘方洲	男	药理研究室副主任	2002.6—
		中药药理实验室副主任	2006.4—
		中药研究所副所长	2014.3—

姓名	性别	职务	任职时间
张留记	男	"四大怀药的道地性与质量评价方法"重点研究室主任	2008.6—
		中药研究所副所长	2017.6—
郝长远	男	基础研究室副主任	1985.3—1994.1
刘根成	男	中药研究室副主任	1985.3—1989
黄　霞	女	毒理研究室副主任	2002.6—2006.4
傅蔓华	女	药理研究室副主任	1998.7—2006.4
黄保民	男	基础研究室副主任	1998.7—

二、中医药信息文献研究所（河南省中医药信息研究检索中心）

中医药信息文献研究所，又称河南省中医药信息研究检索中心，是从事中医药信息文献研究与检索查新的专门机构。其前身是原河南省中医中药研究情报资料室，是当时研究所最早成立的 3 个科室（办公室、临床研究室、情报资料室）之一。现下设中医药信息文献检索中心、中医药信息研究室、中医药文献研究室（仲景学说研究室）、声像室、图书室等。

（一）历史沿革

初期，在情报资料室成立之前，虽有人员专门负责这方面工作，但负责人长期被学院抽调，在所时间很少，情报资料工作根据临时需要，指定一、二位同志负责完成任务。

1961 年 5 月，调来一位编辑，承担审阅学院及附属医院送来的医疗经验介绍、专著和学术论文等各类稿件，并整理印刷出版或编成汇编以便交流。1962 年又增加一名人员，两人具体分工：一人侧重于有关医学方面的全部工作和图书管理，并每周抽出一定时间参加医院的门诊；一人侧重于有关药学方面的工作和资料管理，并负责中药学文献整理和理论研究。

为了适应教学、医疗和科研工作的需要，更好的发挥资料作用，从 1963 年开始陆续又增加了两名专职人员，将历年来收到的科研资料进行了整理、分类、登记、填写卡片，过期期刊进行装订，并将当时保存的科研图书——清点，编号、分类、帖笺，登记、理清了数年的混乱现象。

1964 年，设立情报资料室，开辟了图书资料阅览室。除承担资料收集、登记、储存、借阅外，还负责论文审阅、科研档案资料的归档管理及临床医疗经验的总结整理，编写定期或不定期内部刊物及各类学术活动资料汇编等。这对教学、医疗、科研工作起到了很大的参考作用，也加强了省内外科技资料的交流。

1966 年，开始"文化大革命"，情报资料室被查封，工作停顿。1972 年，情报资料工作重新开始，选派了 3 名专职人员，整顿清点积压的各种文献资料，后来减少到 2 人，因房屋只有 5 间，面积窄小，加以书刊杂志、科研资料的增加，环境拥挤，工作难以展开。

1979 年，原河南省中医研究所正式成立科级建制的 3 个科室，即情报资料室、办公室、临床研究室，任命种理为情报资料室主任，王素玉为副主任。1981 年，种理调办公室任主任，王素玉主持情报资料室工作。

1981 年，情报资料室更名为情报资料研究室，形成了以王素玉、潘熙琬、严慧、王予英为主的工作团队。1982 年 6 月，迁到城北路 7 号现址。情报资料研究室搬入综合科研楼的 5 层、4 层和 1 层，编辑室兼办公室 2 间设在 4 楼，图书室 3 间，期刊阅览室 3 间，外文室、资料室 4 间设在 5 楼，书刊库房 4 间在 1 楼西头南侧，房屋面积扩大了 3 倍多，拥挤状态得以改善，又购置了阅览桌、椅、书架、期刊架、卡片柜、柜子等。馆藏中文图书近万册，订阅中文医药杂志期刊近 200 种，外文期刊 38 种，与省内外 1 000 余个有关单位建立了情报资料交流关系，年内部资料交流达 1 000 余种。

1981 年 9 月，成立《河南省中医研究所史》编辑组，由情报资料研究室负责，潘熙琬主笔编写。

1983 年，情报资料研究室人员增加到 7 人，将以前堆积的书籍杂志、内部科研交流资料按《中国图书馆图书分类法》重新分类整理、编写，填写卡片。全部中文医药图书及其他参考书籍完成了用《中国图书馆图书分类法》重新编目，过期期刊、资料均装订成册。图书室、阅览室都制订了借阅制度。

1984 年 4 月，成立以情报资料研究室人员为主的《中医研究》编辑部筹备组，由王素玉具体负责，田文敬、张大明协助，承担《中医研究》杂志的复刊审批及杂志的组稿、编辑和出版工作。后经河南省新闻出版部门批准，原《学术研讨》更名为《中医研究》，仍为内部期刊，不定期出版发行，同时成立编委会，编辑事务由情报资料研究室负责。同年情报资料研究室书刊库从 1 楼搬到原放射科 1 楼。

1985 年 1 月，《中医研究》编辑部正式成立，仍由情报资料研究室负责编辑刊印，王素玉副主任主持编辑部工作。同时，刘道清调任情报资料研究室副主任。

1987 年 8 月，情报资料研究室设立《中医药信息》编辑室，搜集整理中医药情报，同年《中医药信息》刊物成为全国中医药图书情报协作委员会中南分会的会刊，每年编辑 12 期，向全国 200 多家单位发行，在第二届全国图书情报工作会议上，被评为优秀情报刊物。同时经河南省卫生厅批复同意建立中医古籍文献研究室。同年 11 月调整《中医研究》杂志编委会，庞春生任主任，魏武英任副主任。同年 12 月将《中医研究》编辑部收归院里直接领导，情报资料研究室不再管理杂志编印工作。

1988 年，成为全国中医药图书情报工作委员会副主任委员单位，刘道清任副主任委员。同年承担《全国中医药期刊累积索引》外科分册的副主编。

1989 年，河南省中医管理局指定情报资料研究室为河南省中医药科技项目查新单位，开展中医药科技查新工作，承担全省中医药科技项目招标和成果鉴定的查新工作，自此河南省中医管理局将科研课题的查新工作纳入了我省中医药科研管理的体制中。情报资料研究室是全国中医药科研管理中属率先开展查新工作的单位之一。

1990 年 1 月，经河南省卫生厅批复同意撤销情报资料研究室、中医古籍文献研究室，增设情报资料研究中心。刘道清任主任，田文敬任秘书。同年 8 月在河南饭店成功组织举办"河南省中医药图书情报工作委员会成立暨学术会议"。同年建立计算机室，购置相关数据库和专题检索光盘，收集 40 年来的中医期刊目录和检索工具，提高检索水平和科技咨询服务能力。1992 年开始重视科研项目，在提供科技情报服务的同时开展中医药科技情报项目研究。

1993 年 3 月，田文敬任情报资料研究中心副主任。

1994 年 5 月，田文敬获河南省青年科技奖（省管青年专家），受到中共河南省委、河南省人民政府领导接见并颁奖。同年 8 月，经河南省卫生厅批准原情报资料研究中心更名为河南省中医药信息研究检索中心，1995 年 12 月纳入了河南省机构编制委员会的正式编制。刘道清任主任，田文敬任副主任。下设图书室、期刊室、外文室，成立计算机（检索）室，购置激光检索光盘 1 套。

1994 年，成立河南省中医研究院《建院三十五周年成果汇编》编辑组。由田文敬负责并主笔编写。年底完成《建院三十五周年成果汇编》的编辑和出版印刷。

1994 年 12 月，调整办公和业务用房，河南省中医药信息研究检索中心的图书室、外文室、计算机（检索）室由综合科研楼 5 楼搬迁到 2 楼。期刊室搬迁到礼堂 1 楼。面积扩大近 200 m²。

1995 年 2 月，河南省中医药信息研究检索中心经国家中医药管理局科技教育司组织的调查、考核、评审验收，被确定为全国首批八个中医药行业查新单位暨中国中医药文献检索中心分中心之一，列入全国中医药检索重点单位。10 月，信息文献检索实现通过长途电话与北京中国中医科学院计算机联网。采用新的检索报告形式，面向全国部分省市及全省开展科技查新查重工作。

1995 年，成立声像室，河南省中医管理局投入 20 万元专款，为声像室购买照相机、摄录机及附属器材，初步具备新闻采访，录像资料的摄拍功能。

1996 年，田文敬参与《河南省中医条例》起草小组工作，小组办公地点设在研究院。1997 年，被国家中医管理局授予"科技信息先进单位"。声像室购置录像编辑设备 1 套。

1998 年 7 月，成立河南省中医药研究院中医药信息研究所，河南省中医药信息研究检索中心作为对外名称。田文敬任所长、主任，赵丽敏、庆慧任副所长。

原仲景文献研究室合署到信息研究所，刘道清任主任。1998 年，申报并通过河南省科学技术委员会组织的检索查新定点单位的验收，被河南省科学技术委员会指定为河南省省级科技查新定点单位。

1999 年，投入 30 多万元，购置了路由器、服务器、集线器等网络设备和微机（14台）、打印机（2台），建立河南省中医药信息网，将信息所所有计算机和院重点部位计算机联到一起，实现网内互联互通，无纸办公，铺设了 ISDN 专线，联通了局域网与互联网，检索软件由单机版换为网络版，实现了局域网内部所有终端均可共享互联网上的信息资源和多种信息文献数据库资源，办公实现自动化。装修机房和电子阅览室。完成河南省中医药研究院网站建设，申请了国际域名 www.hntcm.com 作为对外访问网址，内容涉及我院科研、医疗、药厂、中心等多个部门，还有专家介绍、专科门诊、新药开发、科研成果、信息交流等多个方面。

声像室添置了非线性编辑系统，使各类视频、音频编辑达到存储方便、寻找快捷、信号不衰减，从而使编辑过程更加得心应手、运用自如。

添置多媒体投影机和笔记本电脑，这是我省中医系统第 1 套投影设备，为学术交流和演讲提供了方便。

2000 年，声像室引进价值 80 余万元的数字多声道录音系统 1 套；购置配备了专业照相机和数字小型摄录机各 1 部。2001 年，声像室扩大用房，按专业级灯光及声学装修演播室，2 楼东大房间设为演播室及录音室，作室内摄影、东邻的房间设为录音设备机房。

2002 年 6 月，蔡永敏任仲景学说研究室副主任。同年，信息研究所承办河南省中医管理局《河南中医工作动态》刊物，制定《河南中医工作动态》编辑定位、采编思路、报道范围、印刷版式、组稿方式、经费预算等。对中医药信息局域网进行二次布线扩网增容，将专线上网改为宽带上网，提高了上网速度；新增添微机 6 台，扫描仪、交换机各 1 台，并增大了服务器内存。

2003 年，购置服务器 1 台，终端 9 部，开始筹备高血压数据库的建设工作，讨论制定数据库的架构，功能板块、软件设计、录入标准、词规范等。

2004 年，蔡永敏参加河南省博士服务团到南阳挂职，任南阳市中医药学校副校长。同年，《高血压文献（结构型）数据库》所设计的检索统计分析功能已基本实现。该数据库是融检索、统计、分析、归纳为一体的高血压病结构性智能数据库系统，在设计功能上都走到了全国的先进行列，在同年 9 月国家中医药管理局中医重点学科建设工作座谈会上受到关注，并受到国家中医药管理局的表扬。同年，完成高血压中医名词术语规范化研究的体例和样稿。

2006 年 4 月，蔡永敏任中医药信息研究所副所长兼仲景学说研究室副主任。同年，中医药信息研究所调整办公用房，信息研究所的图书室、编辑（外文）室、计算机室（检索中心）、声像室从 2 楼搬到 5 楼，房屋装饰一新，检索室机房 3 间按标准机房装修，声像室录像、录音厅、后期制作室 5 间均按正规标准装修，图书室 8 间，古籍室、研究室 5 间，电子阅览（数据录入）室 1 间，期刊（现刊）室 3 间。礼堂 1 楼全部为期刊（过刊）室。书架全部更新，添置了打印机，使业务用房面积进一步增加，办公条件得到了很好的改善。

2007年3月，中医药信息研究所承建制作附属医院网站。2008年8月，举办全国中医临床术语及专家词典研讨会，有6个省的专家参加会议。同年9月中国中医科学院信息所来我院考察临床术语研究及数据库建设工作，对研究院建设的《高血压文献数据库》《高血压病例数据分析系统》给予高度评价。当年获科技成果奖9项。

2009年8月，河南省中医药研究院网站管理由宣传科负责，具体技术落实由中医药信息研究所负责。当年中医药信息研究所被评为河南省科技情报（信息）系统先进集体，邱彤同志被评为河南省科技情报（信息）系统先进个人。

2010年，中医药信息研究所业务用房调整，图书及阅览室、外文书刊资料等全部从综合科研楼5楼搬到礼堂1楼期刊室，将期刊、图书及外文书刊资料全部堆放到一起，封闭保存，只留一角作为工作人员办公用；原编辑（外文）室与检索室合并；声像室录像、录音厅撤销，由5间压缩到2间，检索机房由3间压缩至1间，还与院联网机房合用，压缩合并后的检索中心、古籍室、研究室、声像室、机房、办公室等搬到现职工食堂2楼。同年6月，蔡永敏兼任河南省高血压研究所副所长、高血压信息文献研究室主任。

2011年6月，中医药信息研究所更名为中医药信息文献研究所，原干部任职不变。同年，承担《中国中医药年鉴》河南部分的稿件编撰和《河南省志·卫生（中医）篇》（1988—2000年）稿件撰写。

2012年，承办中国中西结合学会信息专业委员会学术年会、中国中医药信息学会数字化专业委员会学术年会。全国130多名专家学者参加研讨。当年中医药信息文献所荣获2011—2012年河南省科技信息系统先进单位。二人次获河南省科技信息系统先进工作者。

2014年，依托河南省科技基础平台建设项目（2013年度），更新声像室声像设备。配置高清摄像机1部、高清非线性编辑系统1套、专业摄影器材1套。

2015年，礼堂1楼进行加层改造，图书期刊室工作人员集中到1间办公室，与图书一起搬到原奥林特药厂综合制剂楼1楼，装订的期刊（过刊）全部搬到东区药厂仓库，期刊架、书架、书柜全部露天堆放到楼西城墙边并用塑料布覆盖。待加层完成后，中医药信息文献研究所图书、期刊室搬入礼堂加层（2楼）上，过刊仍封存在东区药厂仓库。

2016年，依托河南省科技基础专项建设项目（2015年度），建成"河南省中医药科研音像媒体资源检索平台"，实现传统媒介（磁带、胶片）信息数字化、数字媒体信息入库。

2017年，国家古籍整理专项经费资助项目《太平圣惠方校注》（1~10）获第六届中华优秀出版物奖图书奖，《中医药非物质文化遗产抢救与出版》（1~12），被列入国家"十三五"重点出版规划项目。

（二）基础设施设备

1. 图书期刊资源建设

情报资料室成立前主要是以收集交换内部资料，购置图书和定购期刊为主，比较重视图书期刊建设，重点是对原有科研成果资料进行整理、分类、登记、填写卡片，过期期刊进行装订，对图书编号、分类、贴笺、登记。

1964年，设立情报资料室，开放了图书资料阅览室。为科研人员提供图书期刊的借阅服务。1966年，工作暂停。1972年后，情报资料室工作逐渐恢复，重新订阅中外文期刊，购买专业图书。到1982年已有中文图书近万册，订阅中文医药期刊近200种，外文期刊38种，与省内外1000余家有关单位建立了情报资料交流关系，最多的一年收到交流内部资料达1000余种。同年，单位搬迁后，办公面积扩大了3倍多，外文资料的增多，成立外文室，专业管理外文图书和国外期刊杂志。

1983年开始，对原使用的图书《中国人民大学图书馆图书分类法》改为《中国图书馆图书分类法》，重新分类编目，完善图书室、阅览室借阅制度，图书期刊工作逐步走向正轨。图书的购买是由图书室按《科技新书目录》向新华书店定购与直接到店选购相结合的方式，期刊是由期刊室根据邮政《杂志目录》选定，图书期刊购买量逐年增多。到图书室期刊室阅览的人员，常常坐位坐满。阅览室不但是读书学习的地方，同时也成了科研临床人员讨论交流的地方。

1990年后，随着检索工作的开展，图书购置重点转移到工具书上，即各类字典、词典、药典、各种年鉴、统编教材、规范标准等。期刊的订购重点转移到检索工具，即索引、文摘、目录等上面。期刊订购原则是医药卫生类期刊全订，中医药类期刊必订。到1994年，图书室面积增加1倍，期刊现刊、过刊室面积扩大200 m²。

随着期刊品种的增多，而期刊订购量增加。到2000年达到高峰，定购中文期刊950种，外文期刊25种。此后因数据库资源的增多，期刊定购量逐渐减少，外文期刊取消。

到2009年，馆藏中医古籍560册，图书1.7万册，期刊360种。以后期刊订阅量减少到220种，并一直维持在这个水平。

2. 数据资源建设

1989年开始承担检索查新工作，检索工具主要是《中文科技资料目录》《期刊索引》和过期期刊。1990年以后开始重视检索设施和检索工具的配置，添置1台计算机，陆续购买了单机版的专题数据库，如中医药题录库、针灸数据库、中药数据库、重庆维普光盘等。

1999年建成"河南省中医药信息网"，铺设了ISDN专线，联通了局域网与互联网，装修机房和检索室。检索软件由单机版换为网络版，检索数据库增到近20个（包括专题数据库）。局域网将所内21台计算机、2部打印机及研究院重点部位计算机联到一起，实现网内互联互通，无纸办公。

2003年后，又陆续增添了更新版的检索数据库，如《中国中医药文献数据库》《中国生物医学数据库》《清华同方中国期刊全文数据库》《清华同方学位论文全文数据库》《清华同方学术期刊数据库》《中文科技期刊篇名数据库（分子、生物、医学）》《中医药保健品专利数据库》《中国专利数据库》《中国中成药专利数据库》《中华医典数据库》等，自建数据库有《高血压文献（结构型）数据库》《中医高血压病病例分析数据库》等。

近年以来，主要购置的数据系统有《中国生物医学文献数据库》（CBM）、《中文生物医学期刊文献数据库及会议论文数据库》（CMCC/CMAC）、《中国医院知识仓库》（CNKD）、中国知网 CNKI《中国学术文献网络出版总库》（专利、成果、会议论文库）、《万方医学数据库》、《中华医典》等。

3. 声像设施建设

1995 年，成立声像室。河南省中医管理局投入 20 万元专款，为声像室购买照相机、摄录机及附属器材，初步具备新闻采访，录像资料的摄拍功能。

1996 年，声像室购置录像编辑设备，有编辑机 2 台、监控器 2 台、编辑工作台 1 套，具备了摄录编全套功能，满足电视新闻片、专题片的制作要求。

1999 年，声像室建立了非线性编辑系统。使各类视频、音频编辑达到专业机水平，使节目编辑、技巧运用、字幕叠加更加方便、快捷，而且信号不衰减，画面更质感。同年，还添置了多媒体投影机和笔记本电脑，这是我省中医系统第一套投影设备，为学术交流、媒资播放、专题演讲提供了方便。

2000 年，声像室引进价值 80 余万元的数字多声道录音系统 1 套；购置配备了专业照相机和数字小型摄录机各 1 部。2001 年，声像室扩大用房，按专业级灯光及声学装修演播室、录音室及编录设备机房。

2006 年 4 月，声像室从 2 楼搬到 5 楼，房屋装饰一新，声像室录像、录音厅、后期制作室 5 间均按正规标准装修。具有较为完善的录像和演播技术设施及专业的后期编辑制作功能。

2010 年后，声像室录像、录音厅撤销，由 5 间压缩到 2 间。在 2014 年、2016 年分别以项目建设更新了摄像机、照相机及非线性编辑系统，建立了"河南省中医药科研音像媒体资源检索平台"，实现了中医药科研音像媒体的数字化、信息化，网络化和资源共享。设施设备又得到更新和提升，使中医药科研音像资料贮存、检索更加快捷方便。

现声像设备有：尼康 F90 照相机 1 台，索尼 DXC-637P+PVV-3P Betacam 格式专业模拟分量摄录一体机 1 台，索尼 PVW2000 系列专业模拟分量编辑机 1 套，索贝创意 99 非线性标清视音频编辑系统，尼康 D2X 数码单反相机，索尼 DP-100AP 型数码 DV 摄像机，索贝 T7-HD 高标清非线性编辑系统，索尼 PMW-580DL 专业高清摄像机，佳能 EOS-1DX 数码单反相机，索贝 MRC 2.0 音像媒体管理系统，E10-S 广播级上载工作站（兼容 4K 格式），索尼 KD-49X8300 4K 专业监视器，索尼 LMD-2451TD 专业高清监视器，EPSON R2000S 八色打印机。

（三）业务开展

1. 信息文献研究

情报资料室初期的《资料汇编》《专题论著资料》《中医药研究资料汇编》《科学研究资料》《学术讨论》等收集、归类与编辑，本身就是对相关专题信息文献的整理，是信息文献研究的前期工作。

从 1962 年开始有专人负责承担中药学文献整理、理论研究，开展了河南道地药材的本草学研究。如潘熙琬的四大怀药"怀牛膝本草学的研究（国家研究项目'四大怀药系统研究'子课题）"，从文献学角度对历代本草著作中有关怀牛膝的性味、归经、性状、道地、形态、炮制、服药禁忌、配伍禁忌、剂型途径、剂量、功能、主治、适应证等进行搜集、整理、归纳、比对，从历史记载的链条中考察其对该药的认识过程，以历代本草及重要方书互相印证，探讨了牛膝的主要功能主治，为今后药理实验和临床研究提供根据，并对今后整理中药性味的途径提出讨论并有自己见解和看法。发表了《整理重要性味途径的探索》《祖国药学文献整理研究中的几个问题》论文。

河南省土单验方、秘方的收集整理工作，将全省各地卫生行政部门收集的民间使用的土单验方，老中医或中医世家所献家传秘方，进行分门别类的整理或验证，编印成册，推广应用，如《土单验方汇集》。

20 世纪 70 年代，主要承担我省科研课题所涉及中药的文献学考证，如野蔷薇根、猴耳草、明矾、山楂、英桐叶、槐角、蒲竹及各种野菜等进行本草考证研究，以便结合临床试验，开发药物或代食品。潘熙琬、都恒青等承担的"猴耳草（风湿宁）的剂型研究"获 1978 年河南省重大科技成果奖。

20 世纪 80 年代，开展了古代医籍的考证与校注研究，如刘道清、张海岑等校注的《北行日记校注》《儒门事亲校注》等，并对相关张仲景的相关问题进行研究，如南阳医圣祠"晋碑"质疑，张仲景"长沙太守"考，张仲景《伤寒论》成书的历史背景等。还对《本草纲目》、全国中医药院校中药教材、《中国药典》、《神农本草经》等中有关中药性味、归经等记载进行对比研究。

20 世纪 90 年代，信息文献研究的重点是医家经方研究、中医学发展研究、中药名研究、中医名言研究、中医药文献索引研究、河南医家研究、中医药科技查新方法及其应用研究、中信息专题服务研究等。撰写并出版相关著作 17 部，如《当代医家论经方》《中国科技期刊中医药文献索引研究外科分册》《中药名大典》《中州医家荟萃（上、中、下册）》《中药药名辞典》《中国民间疗法大典》等。中医学发展预测研究、《中药药名辞典》获河南省科技情报成果一等奖。《中医名言大辞典》、中医药科技查新方法及其应用等 8 项研究获二等奖。

2000 年以后，信息所人员素质提高很快，信息文献研究的层次逐年上升，开始转向承担国家级课题任务，重大课题的申报中标逐渐增多，2002 年开始，承担国家科技基础条件平台建设项目，以后每年都能签署 3~5 项课题任务书。研究内容涉及信息研究、政策管理研究、标准研究、临床研究、中药研究、病种研究、数据库系统开发、数据挖掘、知识挖掘、古籍整理、文献考证等。其中有国家 863 计划项目,如高血压病例(个体特征与证候、证候群、分型等)数据库分析系统开发、基于网格平台的高血压专题研究等;有国家"十一五"科技支撑计划项目,如基于信息数据的中医临床优化方案与疗效评价平台研究等;有国家中医药管理局中医药政策研究项目,如农村基层卫生机构中医药服务能力情况调查研究等;有国家"十一五"出版规划项目,如《中医古籍珍本集成》金匮伤寒卷等;有国家中医药管理局中医药标准化项目,如中药学基本名词术语标准化研究等;有国家中医药管理局中医药科学技术研究专项,如基于知识元信息技术的中医温病古籍整理研究与知识挖掘等;有国家科学技术出版基金资助项目,如中药名考证与规范等;有国家中医药管理局科研项目,如中医医院办院模式和中医特色研究等;有科技部基础平台建设项目,如中医防治呼吸系统疾病数据库(不包括哮喘)建设、中医中风病防治数据库建设等;有国家重点学科建设项目,如中医高血压文献(结构型)数据库建设、中医高血压名词术语规范研究等。还有,河南省科技攻关项目、河南省公益项目预研专项基金、河南省自然科学基金项目、河南省软科学研究项目等。

2000—2009 年,共承担各级各类科研课题 36 项,获河南省科技进步奖、河南省实用社会科学奖、中华中医药学会科技成果奖、河南省中医药科技进步奖、河南省科技情报成果等各类科研成果奖 30 项,出版著作 28 部。

2010 年后,古医籍文献研究进一步加强,项目研究任务量增加,科研经费增多,当年到账研究经费达 431 万元。承担有财政部公共卫生资金专项"中医药古籍保护与利用能力建设(30 种古籍)"、国家科技部基础研究项目"中医药古籍与方志的文献整理"、国家古籍整理专项经费资助项目"《太平圣惠方》校注(1~10)"等。还有国家科技部基础条件平台建设项目"中国中医药科学数据网格服务应用-专题数据库建设及应用研究",以及合作项目和河南省科技攻关计划项目等。其中《〈太平圣惠方〉校注》(1~10)获第六届中华优秀出版物奖图书奖正奖,是我省获得该奖的第一部中医药著作。中医药类图书历届获中华优秀出版物奖图书奖正奖的只有 6 部。

近年来,中医药文化研究增多,如国家"十三五"重点出版规划项目"中医药非物质文化遗产抢救与出版(12)"、河南省中医药科研专项文化重点项目"河南省非物质文化遗产传统医药项目调查研究"、"河南传统制剂(膏药)文化研究"等。2018 年度申报的科研课题就有 20 项,目前已获批准的有 19 项,其中 6 项是河南省中医药文化专项研究项目,9 项是河南省中医药文化出版项目。

截至目前,中医药信息文献研究所共承担各级各类科研项目共计 70 项(包括院级项目 6 项);发表论文 114 篇;已获省厅级以上科研成果奖等 62 项,其中河南省重大科技成果奖 1 项,河南省科技进步奖 3 项,河南省实用社会科学奖 2 项,中华中医药学会科技成果奖 4 项,河南省中医药科技成果奖 3 项,河南省科技情报成果 38 项;出版著作 70 部,其中《中药名大典》《中国民间疗法》《〈太平圣惠方〉校注》《中医名言大辞典》《最新中药药理与临床》等著作获多个奖项。

2. 刊物编辑出版

建所初期，在没有正式成立情报资料室之前，就开始承担审阅编辑当时的中医学院教师及附属医院医师们撰写的学术专著、学术论文、医疗经验介绍等学术资料，并将其整理、修改、分类，编辑后印刷出版或编成各种资料汇编供学术交流，为了广泛交流经验，先后和国家科学情报机构及各省、市中医研究机构计30多个单位取得了经常联系，相互赠送出版的各种资料。1959—1961年，专门抽调人员对积压的资料进行整理、编辑、印发的有《妇科专题论著资料》《儿科专题论著资料》《内科专题论著资料》《皮肤科专题论著资料》等多种，出版了《河南中医研究资料汇编》，汇编有《肝炎研究资料》《中医研究简报》《科学研究资料》等。

1961年下半年创办不定期刊物——《学术讨论》，到1963年2月，共出版19期，该刊物每期1~3篇文章，短小精悍，易于集中专题讨论。每月由研究所牵头，组织全所人员进行学术讨论，对交流学术经验，活跃学术气氛起了一定作用。

1962年有2名工作人员，既承担中药学文献整理、理论研究和图书管理，每周还要抽出一定时间参加门诊，还负责刊物的编辑及科研规划的制定和管理等。陆续编写了《泄泻学术讨论专辑》《哮喘学术讨论专辑》等，并开始编制《医药科学技术资料目录》。同时制订《科研工作暂行办法》，参与制订并修改《1963—1972祖国医学研究工作规划》。1964年制订《技术档案立卷归档制度》并围绕研究题目广泛搜集情报资料，编写了《学术活动资料汇编》。

"文化大革命"开始后，资料室被查封，各种刊物编辑出版工作暂时停滞。

1972年后此项工作重新开始，陆续编辑的医药参考资料有《冠心病专辑》《防治高血压病专辑》《中医药研究资料》《心血管疾病研究汇编》等。

1982年9月，成立《河南省中医研究所史》编辑组，由情报资料研究室负责，潘熙琬主笔（党炳瑞辅助）编写。编写人员有陈宝玲、王玲、顾蕾，摄影有李威、师选生。3年后编辑完成并出版，获1986年河南省卫生厅部门志三等奖。

1983年后又编辑《科技动态》《中文科技资料目录》《最新图书目录》等。

1984年4月，开始筹备创办中医杂志。几经讨论，决定成立以情报资料研究室人员为主的筹备组，以原办《学术研讨》为基础，以先易后难、先内部后公开的原则，以复刊的名义重新申请刊号并更改刊名为《中医研究》。具体工作由王素玉负责，田文敬、张大明协助，承担杂志的复刊审批及杂志的组稿、编辑和出版工作。后经河南省新闻出版部门批准，原《学术研讨》更名为《中医研究》，仍为内部期刊，不定期出版发行。编辑、校对、印刷等事务由情报资料研究室负责。刊物印刷在当时的密县印刷厂。

1985年1月，《中医研究》编辑部成立，情报资料研究室王素玉副主任主持编辑部工作，至1987年底《中医研究》编辑部收归院里直接领导，后成为独立的《中医研究》社。

1987年8月，情报资料研究室设立《中医药信息》编辑室，搜集整理中医药情报，同年《中医药信息》刊物，作为全国中医药图书情报协作委员会中南分会的会刊，每年编辑12期，向全国200多家单位发行，在第二届全国图书情报工作会议上，被评为优秀情报刊物。

1988年后，随着科研工作的发展，为配合科研和临床重点工作，信息类刊物的编辑出版逐渐增多，除综合类信息外，又编辑出版了专题文摘和题录等。1999年又增加了《高血压病动态》《最新科技（专题）题录》等最新信息报道类刊物，当年编印《中医药信息》4期、《高血压病动态》6期、《题录》2期。同年还承担《全国中医药期刊累积索引》的编辑工作。

1994年成立河南省中医研究院《建院三十五周年成果汇编》编辑组。由田文敬负责并主笔编写。年底完成《建院三十五周年成果汇编》的编辑和出版印刷。1996年，参与《河南省中医条例》起草小组工作，小组办公地点设在研究院。

2002年开始承办《河南中医工作动态》，该刊为河南省中医管理局主办的不定期刊物，同年为配合重点学科建设，除编辑《高血压病动态》外，还编辑出版了《高血压病专题题录》《心血管病专题题录》《脑血管病专题题录》《老年病专题题录》《肝病专题题录》《糖尿病专题题录》《肾病专题题录》《最新科技新书目录》等最新信息报道类刊物。当年共编印《高血压病动态》6期，约3.6万字；《河南中医工作动态》8期，约8万字；《题录》9种42期，约30多万字。

信息类专题刊物的编辑，对学术交流和情报服务产生了积极的作用，"医药科技信息报导与信息传播服务效果""新药开发研究中信息专题服务效益的评价""灰色文献在新药开发中的作用"获河南省科技情报成果二等奖，"《高血压防治动态》为用户提供信息服务的研究""中医药科技信息工作实践及效益评价"获河南省科技情报成果三等奖。

2003年后，随着现代信息技术的进步，网络的发展，各类《专题题录》的期量逐渐减少，信息类刊物的编辑逐步转向专题数据库的制作，比如《高血压病动态》《高血压病专题题录》转向高血压文献信息研究管理数据库系统建设等，承担开发的有《中医防治呼吸系统疾病数据库》《中医中风病防治数据库》《高血压病例数据库》等，参与开发的有中医药科技数据库群（中药化学数据库、中药基础数据库、中药实验数据库、语言数据库）等。只有《河南中医工作动态》还在按时按期延续编辑出版至2012年。

在编辑信息类刊物，为科研临床提供信息服务的同时，还多次参与河南省中医"十一五""十二五"发展规划的制定，大型会议文件、讲话的起草，大型活动的筹备，河南省中医条例的调研、论证、起草等工作，2010还年承担并完成《中国中医药年鉴》河南部分的稿件编撰和《河南省志·卫生（中医）篇》（1988—2000年）稿件撰写任务。

3. 中医药科技查新

河南省中医药信息文献研究所是全国中医药系统率先开展中医药科技查新工作的单位之一。从1989年开始，根据科研工作需要，河南中医管理局指定研究院情报资料研究室为河南省中医药科技项目查新单位，承担全省中医药科技项目招标和成果鉴定的查新工作，自此我省将科研课题的查新工作纳入省中医药科研管理体制中。当时的查新工作是靠人工检索，检索工具主要是《中文科技资料目录》和过期期刊，根据《中文科技资料目录》查到的文章题目再去期刊室找相应的期刊，查新人员整天待在期刊库一排一排地找，一页一页地翻，一行一行地抄。效率很低。

1990年1月，经河南省卫生厅批复同意撤销情报资料研究室、中医古籍文献研究室，成立中医药情报资料研究中心。同年建立计算机室，购置相关专题数据库，收集40年来的中医期刊目录和检索工具。

1994年经河南省卫生厅批准更名为河南省中医药信息研究检索中心，并纳入了河南省机构编制委员会的正式编制。为提高检索水平和科技咨询服务能力，开始购置中医药题录库、针灸数据库、中药数据库、重庆维普光盘等。1995年6月，通过国家中医药管理局组织的检查、评审、考核、验收，被确定为全国首批8个中医药行业查新单位暨中国中医药文献检索中心分中心之一，是国家中医药管理局最早批准的国家级重点研究室。同年10月信息文献检索实现通过长途电话与中国中医科学院计算机联网。采用新的检索报告形式，面向全国部分省市及全省开展科技查新查重工作。当时的检索查新，主要是采取机检和手检相结合的方法进行，因数据库收集的内容多是专题内容，且是软盘存储，容量有限，检索时频繁更换软盘不够方便，有光盘存储后，收录题录年限最早至1994年，所以只能采取机检1994年以后的内容，1994年之前的内容仍靠手工检索。检索工作以人工为主，机检为辅。

1998年成立中医药信息研究所，河南省科委指定为河南省科技查新单位。1999年，投入20万元建成了河南省中医药信息网，铺设了ISDN专线，联通了局域网与互联网，检索软件由单机版换为网络版，增加了检索数据库数量和种类，丰富了信息资源的占有量，实现了局域网内部所有终端均可共享互联网上的信息资源和多种信息文献数据库资源，提高了检索质量。检索手段由手工检索逐渐向机检过渡，检索量也逐年增多。同时根据国家中医药管理局检索中心要求和不同项目的查新要求制定了自己的查新规范和查新报告书书写规范，各类行业术语表达及检索词运用达到了规范统一，严格按照报告人、审核人、专家委员会等工作程序进行，使检索质量有了较大提高。在当年全国中医药文献检索中心分中心审查考核等综合考评中取得了全国第三、省级科研院校第一的好成绩，科研水平和科研能力等各项工作走到全国前列，受到国家中医药管理局科技教育司表彰。

2002年，对中医药信息局域网进行二次布线扩网增容，将专线上网改为宽带上网，提高了上网速度。增添交换机，增大了服务器内存。2003年后，又陆续增添了检索数据库，如《中国中医药文献数据库》《中国医院知识仓库》等。

近年来，各种大型数据库功能比较强大，容量广，收集全，而且有文摘有全文，使用方便快捷，再者，网上资源丰富，利用《MEDLINE》《美国专利文献数据库》可实现信息检索。现检索主要使用《中国生物医学文献数据库》（CBM）、《中文生物医学期刊文献数据库及会议论文数据库》（CMCC/CMAC）、《中国医院知识仓库》（CNKD）、中国知网 CNKI《中国学术文献网络出版总库》（专利、成果、会议论文库）、万方数据医药信息系统等。

2011 年，承办全国中医药科技查新工作研讨会，参加会议的有全国中医药查新单位的专家领导和查新员、审核员 50 多人。会议请中国中医科学院信息研究所所长崔蒙研究员、河南省科技信息研究院姬峰主任、郑州航空工业管理学院信息科学学院院长刘永教授、河南省中医药研究院中药所所长王军研究员到会授课。

开展查新工作 30 年以来，查新工具逐渐增多，查新手段不断先进，查新质量不断提高，查新报告逐步规范，查新数量逐年上升。2018 年出具查新报告 455 份。

在国家中医药管理局科技教育司组织的历次考查中成绩优秀并受到表彰，多次被评为全国科技查新先进单位、"河南省科技情报（信息）系统先进集体"。

4. 声像服务

声像室自动化技术设施完善，配有专业摄影师（中国卫生摄影协会会员）。一是为科研、临床、教学及新闻宣传提供专业的照相与摄像服务，如中医药治疗艾滋病、名老中医传承，学术交流等积累保存了丰富的科研、临床等图片声像资料，编辑制作和发表了大量的专题、科普、新闻作品。二是为河南省卫生行政机构、河南省中医管理局提供照相录像服务，记录了河南卫生系统、中医系统历年发生的大事要闻，诸如河南省卫生厅、河南省中医管理局举办的有关中医药大型活动、大型会议的历史场景，如中医中国行、中医药进基层，河南振兴中医药大会、河南中医发展大会，历年全省中医工作会议、专题会议、业务竞赛、中医药文化建设等。

1996—1999 年期间，声像室摄录制作（或合作）的电视新闻片有：《弘扬中医，造福人民》（1996 年 12 月 27 日郑州电视台）、《河南省高血压病医院成立》（1999 年 7 月 10 日 CCTV-1）、《香港九龙总商会河南中医考察团来我院考察》（1997 年 9 月 4 日郑州电视台）、《河南省中医药研究院附属医院为教师特诊两个月》（1997 年 9 月 16 日河南电视台）、《新加坡中医考察团到河南省中医药研究院考察参观》（1998 年 4 月 22 日郑州电视台）、《河南省中医管理局为基层中医院授医疗车》（1998 年 7 月 18 日郑州电视台）、《河南省中医药研究院依靠科技进步为患者服务》（1998 年 8 月 9 日河南电视台）、《河南省高血压病防治中心成立》（1999 年 6 月 28 日河南卫视）、《中医加强高血压病治疗研究工作》（1999 年 7 月 12 日中央电视台 4 套）、《国家中医药管理局确认河南省中医药研究院为全国唯一的高血压病医疗中心基地》（1999 年 10 月 8 日河南卫视）、《河南省中医药研究院到濮阳灾区慰问、义诊》（1999 年 2 月 9 日郑州电视台）等。

摄录制作（或合作）的专题片有《高血压病防治》（1999 年 9 月 7 日河南电视台）、《漫话中药》（1998 年 11 月 6 日 CCTV-2）、《中医治疗高血压》（1999 年 7 月 26 日 CCTV-4）、《预防高血压，保护心脑肾》（1999 年 11 月 22 日 CCTV-4）、《科技人——

雷新强》（1997 年 9 月 2 日河南电视台）、《为下岗职工献爱心，办医疗绿卡》（1998 年
5 月 22 日郑州电视台）、《河南省中医药研究院为下岗职工体检》（1998 年 7 月 14 日郑
州电视台）、《送医药携手渡难关》（1998 年 9 月 28 日郑州电视台）、《医疗下乡》（1999
年元月 29 日河南电视台）等。

2000 年以来，制作的新闻片有《大河"防风"行动》（2000 年 4 月 3 日郑州电视
台）、《河南省高血压病中心正式挂牌》（2000 年 5 月 15 日郑州电视台）、《奥林特为福
利院献爱心》等。

制作的专题片有《求索——记中医专家邓启华》（2000 年 1 月 6 日河南卫视）、《大
医院里的"小门诊"》（2000 年 9 月 4 日郑州电视台）、《肾病专题》（2000 年 9 月 19 日
郑州电视台）、《全国高血压病日义诊活动》（2000 年 10 月 8 日河南电视台）等。2003
年后，有关宣传任务转交院宣传科。

介绍我院的专题片，如《无形杀手——高血压》《家庭医生》《肾病治疗》《老人世
界》等分别介绍了我院医学的医疗技术和医院特点。先后在河南卫视、都市频道、郑州
电视台、中央电视台播出 20 次。

2014 年申报"河南省名老中医学术思想及临床经验传承音像记录整理"（河南省科
技厅省级科技基础条件平台建设专项资金项目），2014 年申报"河南省中医药科研音像
媒体资源检索平台"项目，均按计划完成并提供共享服务。

拍摄并积累相关中医药行业胶片及数码资料照片 6 万多幅，拍摄录像资料时长
43 200 分钟，拍摄制作电视专题片 40 多部，在《中国中医药报》《健康报》《河南日报》
《医药卫生报》等媒体发表新闻图片 60 余篇，为院网站、微信、各种宣传活动提供了大
量的图片。其中《声像技术在中医药科研医疗中的应用》、《电视专题片《无声杀手——
高血压》分别获 1998 年度、2000 年度河南省科技情报成果。摄影作品《网》等曾获河
南省直机关党委等举办的"爱党、爱国、爱岗"摄影展三等奖、书画摄影展优秀奖。

（四）研究项目

（1）河南省非物质文化遗产传统医药项目调查研究：河南省中医药科研专项文化重
点项目（NO：TCM2018003）。负责人：田文敬。起止时间：2018—2020 年。

（2）河南传统制剂（膏药）文化研究：河南省中医药科研专项文化项目，（NO：
TCM2018018）。负责人：刘霖。起止时间：2018—2020 年。

（3）《中医药非物质文化遗产抢救与出版》（12）：国家"十三五"出版规划项目
（NO：2017-153）。负责人：田文敬。起止时间：2017—2019 年。

（4）高血压病中医临床科研一体化数据挖掘系统的构建及应用：河南省中医药研究
专项（NO：2014ZY02022）。负责人：刘霖。起止时间：2015—2016 年。

（5）中国中医药学主题词表网络版研制与修订：中国中医科学院合作项目（NO：
2014ZY02022）。负责人：邱彤。起止时间：2013—2014 年。

（6）中医特色"卒中单元"的建立及临床效应评价的研究：河南省科技攻关计划

（NO：122102310163）。负责人：李士瑾。起止时间：2012—2014年。

（7）现代名老中医高血压病诊疗技术的挖掘与传承：河南省重点科技攻关计划（NO：112102310262）。负责人：蔡永敏。起止时间：2011—2013年。

（8）《〈太平圣惠方〉校注》（1~10）：国家古籍整理专项经费资助项目。负责人：田文敬。起止时间：2011—2014年。

（9）中医药专题数据库建设及应用研究：中国中医科学院合作项目（NO：1002450）。负责人：田文敬。起止时间：2011—2012年。

（10）中医药古籍与方志的文献整理（河南地方志中中医药文献辑录与整理）：科技部科技基础项目（NO：2009FY120300）。负责人：田文敬。起止时间：2010—2014年。

（11）中医药古籍保护与利用能力建设（伤寒金匮温病卷），财政部2010年度中医药部门公共卫生资金专项（NO：2010GJ07）。负责人：蔡永敏。起止时间：2010—2013年。

（12）中国中医药科学数据网格服务应用——专题数据库建设及应用研究：科技基础平台建设项目（NO：2006AA01A122-8）。负责人：田文敬。起止时间：2010—2011年。

（13）高血压病例数据库：中国中医科学院合作项目（NO：1002446）。负责人：田文敬。起止时间：2010—2012年。

（14）高血压病例（个体特征与证侯、证候群、分型等）数据库分析系统：国家863计划项目（NO：2006AA01A122）。负责人：田文敬。起止时间：2009—2010年。

（15）基于信息数据的中医临床优化方案与疗效评价平台研究子课题："十一五"科技支撑计划项目子项目。负责人：田文敬。起止时间：2009—2010年。

（16）《中医古籍珍本集成》金匮伤寒卷：国家"十一五"出版规划项目（NO：2009—153）。负责人：蔡永敏。起止时间：2009—2011年。

（17）中医药专题数据库建设——中医药科学数据共建共享：国家科技基础平台项目（NO：2005KDA32405-36）。负责人：田文敬。起止时间：2008—2009年。

（18）农村基层卫生机构中医药服务能力情况调查研究：国家中医局中医药政策研究项目（NO：ZYYP-2008）。负责人：夏祖昌、田文敬。起止时间：2008—2009年。

（19）中医药语言一体化系统（病、证、症）：国家科技基础平台项目（NO：2005KDA32405-43）。负责人：田文敬。起止时间：2008—2009年。

（20）基于信息挖掘的张仲景诊疗技术研究：河南省科技攻关项目（NO：082102310094）。负责人：石鹤峰、蔡永敏。起止时间：2008—2010年。

（21）数字化研究温病专题：中国中医科学院合作项目，（NO：0802398）。负责人：蔡永敏。起止时间：2008—2010年。

（22）中医药科学数据（中心）共享机制研究，国家基础平台项目（NO：2005KDA32405-36）。负责人：田文敬。起止时间：2008—2009年。

（23）中药学基本名词术语标准化研究：国家中医药管理局中医药标准化项目（NO：ZYYS-20080010）。负责人：蔡永敏；起止时间：2008-2009年。

（24）基于网格平台的高血压专题研究：国家863计划项目（NO：2006AA01A122-02）。负责人：田文敬。起止时间：2008—2009年。

（25）中医药科学数据中心河南分中心：国家基础平台项目（NO：2005KDA32405-14）。负责人：田文敬。起止时间：2008—2009年。

（26）加味抵当口服液对出血性中风（急性期）的脑保护机制研究：河南省公益项目预研专项基金（NO：082103810806）。负责人：李玲、蔡永敏。起止时间：2008—2010年。

（27）基于知识元信息技术的中医温病古籍整理研究与知识挖掘：国家中医药管理局中医药科学技术研究专项（NO：2006ZX07-5）。负责人：蔡永敏。起止时间：2007—2008年。

（28）中医防治呼吸系统疾病数据库（不包括哮喘）：科技部基础平台建设项目（NO：2005DKA32405-01-09）。负责人：田文敬。起止时间：2007—2008年。

（29）骨髓间充质干细胞在慢性马兜铃酸肾病大鼠体内向肾小管周毛细血管丛内皮细胞分化及治疗研究：河南省属科研机构社会公益专项资金项目（NO：072103810806）负责人：邹杰。起止时间：2007—2008年。

（30）2000种中药药名考证与规范：河南省自然科学基金项目（NO：0611041900）。负责人：蔡永敏。起止时间：2006—2008年。

（31）宛药的资源保护和可持续利用：河南省软科学研究项目（NO：0613030900）。负责人：蔡永敏。起止时间：2006—2008年。

（32）亚健康状态证候量化诊断标准研究：河南省科技攻关项目（NO：0624410064）。负责人：石鹤峰；起止时间：2006—2008年。

（33）中医中风病防治数据库：国家科技基础平台子项目（NO：2005DKA32400）。负责人：田文敬。起止时间：2006—2008年。

（34）中医临床术语规范研究：国家科技基础平台建设子项目（NO：2005DKA32400）。负责人：田文敬。起止时间：2006—2008年。

（35）宛药的资源保护和可持续利用：河南省软科学研究项目（NO：0613030900）。负责人：蔡永敏。起止时间：2006-2008年。

（36）中医药学科学数据中心中医古文献专题知识库建设——张仲景专题：科技部基础条件平台子项目（NO：2004DKA20250）。负责人：蔡永敏。起止时间：2005-2006年。

（37）中医高血压病例数据库分析系统：国家重点学科建设项目（学科资助）。负责人：田文敬。起止时间：2005—2007年。

（38）中医药防治艾滋病疗效评价研究：科技部项目（横向项目）（项目资助）。负责人：田文敬。起止时间：2005—2006年。

（39）中医高血压名词术语规范研究：国家局重点学科建设项目（学科资助）。负责人：田文敬。起止时间：2005—2007年。

（40）中药名考证与规范：国家科学技术出版基金资助项目。负责人：蔡永敏。起止时间：2004—2006年。

（41）中医高血压文献（结构型）数据库建设：国家重点学科建设项目（学科资助）。负责人：田文敬。起止时间：2004—2006年。

（42）中药药名规范化研究：河南省科技攻关项目（NO：0423030500）。负责人：蔡永敏。起止时间：2004—2006年。

（43）医药卫生科学数据管理和共享服务系统——中医药学科学数据管理与共享服务，科技部基础条件平台项目子项目（NO：2003DEA2C015）。负责人：田文敬。起止时间：2004—2005年。

（44）医药卫生科学数据管理和共享服务系统——中医古代文献知识库：科技基础条件平台子项目（NO：2003DEA2C015）。负责人：蔡永敏。起止时间：2004—2005年。

（45）高血压文献信息研究管理数据库系统：河南省科技攻关项目（NO：0423030500—6）负责人：田文敬。起止时间：2004—2006年。

（46）医药卫生科学数据管理和共享服务系统——中药科技数据库群（中药化学数据库、语言数据库），科技基础条件平台子项目（NO：2003DEA2C015）。负责人：田文敬。起止时间：2003—2004年。

（47）中医医院办院模式和中医特色研究：国家中医药管理局科研项目（NO：02-03GP04）。负责人：田文敬。起止时间：2003—2005年。

（48）新药（癫克星）开发的可行性论证研究：河南省中小企业专项。负责人：田文敬。起止时间：2003—2004年。

（49）医药卫生科学数据管理和共享服务系统——中药科技数据库群（中药基础数据库、中药实验数据库）：科技基础条件平台子项目（NO：2002DEA2C015）。负责人：田文敬。起止时间：2002—2003年。

（50）四大怀药系统研究——怀牛膝本草学的研究，国家研究项目子课题。负责人：潘熙琬。起止时间：1963—1965年。

（五）研究成果

1. 获奖成果

中医药信息文献研究所主要获奖成果见表5-8。

表 5-8 中医药信息文献研究所主要获奖成果

成果名称	负责人	获奖时间	主要完成人	获奖等级
猴耳草（风湿宁）的剂型研究	潘熙琬	1978	潘熙琬、都恒青等	河南省重大科技成果奖
河南省中医研究所所史	潘熙琬	1986	潘熙琬、党炳瑞等	河南省卫生厅部门志三等奖
未来中医学发展预测研究	田文敬	1994	田文敬、王予英、牛玲亚、宋斌、李炘志	河南省科技情报成果一等奖
查新检索在中医药管理中的应用研究	庆慧	1994	庆慧、田文敬、崔晓飞、顾蕾、王予英	河南省科技情报成果二等奖
《中医名言大辞典》	刘道清	1994	刘道清、周一谋、赵国岑、魏武英、张重刚、张静荣、王予英	河南省科技情报成果二等奖
中医药科技查新方法及其应用	刘道清	1996	刘道清、田文敬	河南省科技情报成果一等奖
新药开发研究中信息专题服务效益的评价	刘道清	1996	刘道清、田文敬	河南省科技情报成果二等奖
河南省中医药信息计算机检索统的建设	刘道清	1996	刘道清、田文敬	河南省科技情报成果二等奖
《河南省保障中医发展条例》的调研、起草、论证研究	田文敬	1998	田文敬	河南省实用社会科学优秀成果三等奖
医药科技信息报导与信息传播服务效果	田文敬	1998	田文敬	河南省科技情报成果二等奖
声像技术在中医药科研医疗中的应用	雷新强	1998	雷新强、孙维莹、蔡永敏、崔晓飞、田文敬	河南省科技情报成果三等奖
中医药科技信息工作实践及效益评价	石鹤峰	1998	石鹤峰、蔡永敏、田文敬、王予英、刘霖	河南省科技情报成果三等奖
《中药药名辞典》	蔡永敏	1999	蔡永敏等	河南省医药管理局科技进步一等奖
河南省中医药信息局域网的建设及应用	石鹤峰	2000	石鹤峰、雷新强、刘霖、庆慧、蔡永敏、崔晓飞、田文敬	河南省科技情报成果一等奖

成果名称	负责人	获奖时间	主要完成人	获奖等级
电视专题片《无声杀手——高血压》	雷新强	2000	雷新强、孙维莹、蔡永敏、邓启华、程广书、邱彤、田文敬	河南省科技情报成果二等奖
市场经济条件下中医药科技信息服务模式的转变	庆慧	2000	庆慧、田文敬、刘霖、石鹤峰、王予英、严慧、赵莉敏	河南省科技情报成果二等奖
中医药科技项目查新咨询工作质量控制和规范化研究	田文敬	2000	田文敬、庆慧、蔡永敏、赵莉敏、邱彤、王予英、顾蕾	河南省科技情报成果二等奖
《高血压防治动态》为用户提供信息服务的研究	赵莉敏	2000	赵莉敏、顾蕾、邓启华、石鹤峰、严慧、孙维莹、李思三	河南省科技情报成果三等奖
最新中药药理与临床应用	蔡永敏	2001	蔡永敏、田文敬、张影、王端权、李荣、杜宝荣、邱彤	河南省科学技术进步三等奖
中医药专业信息网站的建设及其应用效益研究	刘霖	2002	刘霖、田文敬、雷新强、庆慧、孙维莹、顾蕾、邱彤、蔡永敏	河南省科技情报成果一等奖
新药（癫克星）开发推广的可行性研究	田文敬	2002	田文敬、蔡永敏、石鹤峰、张留记、顾蕾、严慧、孙维莹	河南省科技情报成果二等奖
互联网中医药信息资源的开发利用研究	严慧	2002	严慧、田文敬、蔡永敏、赵莉敏、陈立丽、王予英、庆慧	河南省科技情报成果三等奖
检察报告数据统计及报告书自动生成系统研究	田文敬	2002	田文敬、庆慧、赵莉敏、王予英、邱彤、刘霖、顾蕾	河南省科技情报成果三等奖
"灰色文献"在新药开发中的作用	严慧	2002	严慧、石鹤峰、史金花、蔡永敏、张爱兰	河南省科技情报成果二等奖
				河南省实用社会科学优秀成果二等奖

成果名称	负责人	获奖时间	主要完成人	获奖等级
常见病中西医误诊误治分析与对策	蔡永敏	2002	蔡永敏、田文敬、张影、王端权、李荣、惠天宇、邱彤	河南省中医药科学技术进步二等奖
		2010	蔡永敏、郭雷、李燕梅、魏小萌、张影、邱彤、惠天宇、施景阳、申小静、郭效东	河南省科技进步三等奖
《现代中西医临床内分泌病学》	蔡永敏	2004	蔡永敏、曹金梅、李力、王和平、汪艳芳、赵章华、苗灵娟	河南省中医药科学技术进步二等奖
INTERNET环境下的医学信息服务策略研究	刘霖	2004	刘霖、刘雷、庆慧、田文敬、顾蕾、严慧、蔡永敏	河南省科技情报成果一等奖
高血压（结构型）数据库的设计与建设	田文敬	2004	田文敬、蔡永敏、邓松涛、赵莉敏、刘霖、邱彤、庆慧	河南省科技情报成果二等奖
中药药理数据结构化分析研究	蔡永敏	2004	蔡永敏、田文敬、雷新强、严慧、邹杰、王予英、邱彤	河南省科技情报成果二等奖
中药基础信息的挖掘与加工	邱彤	2004	邱彤、田文敬、石鹤峰王予英、孙维莹、蔡永敏、赵莉敏	河南省科技情报成果二等奖
高血压文献信息研究管理数据库系统	田文敬	2005	田文敬、蔡永敏、邓松涛、邓启华、刘霖、庆慧、严慧	河南省中医药科学技术进步一等奖
中药药名规范化研究	蔡永敏	2005	蔡永敏、田文敬、严慧、陈宝玲、李成文、王琳、王予英	河南省中医药科学技术进步一等奖
		2006	蔡永敏、田文敬、严慧、陈宝玲、李成文、王琳、王予英、倪世英、刘桂荣、周永涛	河南省科学技术进步二等奖
中医本草文献知识表达体系分析研究	石鹤峰	2006	石鹤峰、蔡永敏、田文敬、邵明义、刘霖、贺晓梅、张大明	河南省科技情报成果二等奖
基于本体论体系的中医药一体化语言系统	田文敬*	2006	田文敬等	中华中医药学会科技进步三等奖

成果名称	负责人	获奖时间	主要完成人	获奖等级
循证医学发展对医学信息服务提出的挑战及其对策研究	刘霖	2006	刘霖、庆慧、蔡永敏、田文敬、邱彤、王予英、顾蕾	河南省科技情报成果三等奖
埋线配合黄龙抑亢汤（胶囊）治疗甲状腺机能亢进症多中心近期临床疗效评价	蔡永敏	2008	蔡永敏、曹金梅、周红艳、张翠英、张勇、郭泉滢、吕久省、王学超、高丽君、孙大鹏、牛玲亚	河南省中医药科技成果一等奖
中医中风病防治数据库的研制	邱彤	2008	邱彤、田文敬、蔡永敏、刘霖、张晓静、孙维莹、王予英	河南省科技情报成果一等奖
中药药名考证及其在规范化研究中的应用	蔡永敏	2008	蔡永敏、邱彤、刘效平、刘明、王艳艳、刘方洲、郜凤香	河南省科技情报成果一等奖
中医药临床参考术语计算机检索语言研究	刘霖	2008	刘霖、石鹤峰、田文敬、邱彤、赵莉敏、蔡永敏、严慧	河南省科技情报成果二等奖
高血压病例数据库的建立与分析	邓松涛	2008	邓松涛、刘霖、张翠英、邱彤、田文敬、蔡永敏、邹杰	河南省科技情报成果二等奖
中医药学科学数据管理与共享服务	邹杰	2008	邹杰、蔡永敏、马瑞华、邱彤、刘霖、顾蕾、张翠英	河南省科技情报成果二等奖
中医体质流行病学调查研究	石鹤峰	2008	石鹤峰、邹杰、蔡永敏、李淑敏、张翠英、王学超、李思三	河南省科技情报成果二等奖
肝郁脾虚证与肝系病证相关性文献研究	张翠英	2008	张翠英、石鹤峰、田文敬、洪素兰、张璞琳、孙玉信、蔡永敏	河南省科技情报成果三等奖
爱罗咳喘宁方对支气管哮喘患者免疫功能的影响	刘霖*	2009	谢文英、常学辉、刘霖、郭振生、尚立芝、张良芝、张宾	河南省科技进步二等奖

成果名称	负责人	获奖时间	主要完成人	获奖等级
中医防治呼吸系统疾病数据库的研制	邱彤	2010	邱彤、刘霖、蔡永敏、田文敬、孙现鹏、孙维莹、严慧	河南省科技情报成果一等奖
重大疑难疾病（糖尿病及其并发症）中医防治临床方案的文献评价研究	刘霖	2010	刘霖、邱彤、邹杰、田文敬、顾蕾、赵莉敏、张翠英	河南省科技情报成果一等奖
常见病中西医误诊误治分析与对策	蔡永敏	2010	蔡永敏、郭雷、李燕梅、魏小萌、张影、邱彤、惠天宇、施景阳、申小静、郭效东	河南省科技进步三等奖
中药名考证与规范	蔡永敏*	2010	夏祖昌、蔡永敏、李成文、王琳、邱彤、刘明、王艳艳	河南省中医药科技成果一等奖
		2011	朱建平、王永炎、梁菊生、夏祖昌、蔡永敏	中华中医药学会学术著作二等奖
中医药科学数据的共建与共享	田文敬*	2010	田文敬等	中华中医药学会科技进步二等奖
辅助中药新药的文献分析系统的建立与应用	田文敬*	2011	田文敬等	中华中医药学会科技进步二等奖
基于数据挖掘的高血压病中医证候与相关因素分析报告	刘霖	2012	刘霖、田文敬、邱彤、顾蕾、孙现鹏、王明、孙维莹	河南省科技情报成果一等奖
中医药科技查新咨询的创新服务实践研究	顾蕾	2012	顾蕾、刘霖、邱彤、田文敬、孙维莹、孙现鹏、王明	河南省科技情报成果二等奖
中医药知识密集型数据库利用模式与应用	田文敬*	2013	田文敬等	中国中西医结合学会科技进步三等奖
河南省地方志中中医药文献信息整理研究	王明	2014	王明、牛国顺、赵会茹、孙现鹏、刘霖、顾蕾、李亚峰	河南省科技情报成果一等奖
重点学科建设中的医学信息服务模式研究	刘霖	2014	刘霖、顾蕾、邱彤、孙现鹏、王明、邓松波、李士瑾	河南省科技情报成果一等奖

成果名称	负责人	获奖时间	主要完成人	获奖等级
《〈太平圣惠方〉校注》（1）	田文敬		田文敬、孙现鹏、牛国顺、邱彤、王学超	
《〈太平圣惠方〉校注》（2）	田文敬		田文敬、孙现鹏、任孝德、牛国顺、陈瑜	
《〈太平圣惠方〉校注》（3）	田文敬		田文敬、牛国顺、孙现鹏、任孝德、王明	
《〈太平圣惠方〉校注》（4）	田文敬		田文敬、李更生、王明、任孝德、陈瑜	
《〈太平圣惠方〉校注》（5）	田文敬	2017	田文敬、任孝德、李更生、孙现鹏、王学超	第六届中华优秀出版物图书奖
《〈太平圣惠方〉校注》（6）	田文敬		田文敬、邱彤、牛国顺、赵会茹、李更生	
《〈太平圣惠方〉校注》（7）	田文敬		田文敬、王学超、买建修、邓松波、赵会茹	
《〈太平圣惠方〉校注》（8）	田文敬		田文敬、王明、邱彤、孙维莹、孙现鹏	
《〈太平圣惠方〉校注》（9）	田文敬		田文敬、陈瑜、王学超、李更生、田园	
《〈太平圣惠方〉校注》（10）	田文敬		田文敬、赵会茹、蔡小平、孙现鹏、孙维莹	
河南省地方志中中医药文献整理研究	田文敬	2018	田文敬、王明、孙现鹏、邱彤、刘霖、邓松波、李士瑾	河南省中医药科技成果二等奖
中药学术术语标准制定关键技术与应用	蔡永敏	2018	蔡永敏、邱彤等	河南省教育厅科技成果二等奖

注：加"＊"者为本单位该项目负责人，非项目第一完成人。

2. 出版著作

中医药信息文献研究所出版著作见表 5-9。

表 5-9　中医药信息文献研究所出版著作

著作名称	作者	出版社	出版时间
儒门事亲校注	张海岑、赵法新、刘道清等校注	河南科学技术出版社	1984.11

著作名称	作者	出版社	出版时间
北行日记	刘道清等校注	河南人民出版社	1985.7
百病自我疗法	刘道清等主编	河南科学技术出版社	1986.12
中国民间疗法	刘道清主编	中原农民出版社	1987.12
怪病怪治	刘道清	中原农民出版社	1990.2
中医名言大辞典	刘道清等主编	中原农民出版社	1991.12
中州医家荟萃（中、下册）	田文敬、张重刚等副主编	江苏科学技术出版社	1992.4
清热方剂药理和临床	郭湘云、赵莉敏主编	中国医药科技出版社	1992.9
中国科技期刊中医药文献索引（1949—1986）（第四分册）	魏武英等副主编	光明日报出版社	1993.10
老年病证治	赵莉敏等主编	中国医药科技出版社	1993.9
病家禁忌三千条	刘道清、张金楠主编，赵国岑、党炳瑞等副主编	四川辞书出版社	1993.3
老年自我保健台书	田文敬等	河南科学技术出版社	1993.7
河南少数民族名人	田文敬等副主编	南京大学出版社	1994.3
中药别名大辞典	刘道清等副主编	中原农民出版社	1994.6
中药名大典	刘道清主编	中原农民出版社	1994.6
现代临床中药	赵莉敏等主编	中国医药科技出版社	1994.9
中药药名辞典	蔡永敏主编	中国中医药出版社	1996.10
家用民间疗法大全	刘道清主编	四川辞书出版社	1996.10
常见病药物脐疗法	严慧、华琼、赵莉敏等副主编	中国中医药出版社	1997.8
肝胆疾病	田文敬、陈宝玲等主编	河南科学技术出版社	1997.8
民间实效验方	田文敬等副主编	河南科学技术出版社	1998.5
家用药酒大全	刘道清主编	四川辞书出版社	1998.9
中风病防治300百问	蔡永敏等主编	中国中医药出版社	1998.9
最新中药药理与临床应用	蔡永敏、张国泰等主编	华夏出版社	1999.1
百病自诊自疗自防	刘道清主编	四川辞书出版社	1999.8
肝胆疾病答疑解难	刘道清、陈宝玲、侯留法主编	中原农民出版社	1999.9
常见病用药饮食禁忌	蔡永敏主编	中国中医药出版社	1999.10
中国民间疗法大典	刘道清主编	中原农民出版社	1999.11

著作名称	作者	出版社	出版时间
肾与尿路疾病答疑解难	田文敬、华琼、王予英、陈宝玲主编	中原农民出版社	2000.4
怪病怪治	刘道清副主编	中原农民出版社	2000.5
家用民间疗法精选	刘道清主编	四川辞书出版社	2001.1
家用药酒精选	刘道清主编	四川辞书出版社	2001.1
禽蛋疗法	蔡永敏等主编	中国中医药出版社	2001.8
常见病中西医误诊误治分析与对策	蔡永敏等主编	人民卫生出版社	2001.10
现代中西医临床内分泌病学	蔡永敏、曹金梅、徐学功主编	中国中医药出版社	2001.11
中国传统养生保健法（英文版）	刘道清等主编	外文出版社	2002.1
现代生活禁忌丛书	刘道清等主编	河北科学技术出版社	2002.1
日常生活禁忌	田文敬、蔡永敏等主编	河北科学技术出版社	2002.1
病家食居禁忌	刘霖、庆慧等主编	河北科学技术出版社	2002.1
妇女卫生禁忌	庆慧、刘霖等主编	河北科学技术出版社	2002.1
妇儿疾病误诊误治分析与对策	李颖、蔡永敏等主编	军事医学科学出版社	2002.2
中医学	雷新强、刘道清主编	人民军医出版社	2004.4
中国民间神效秘方	刘道清主编	河北科学技术出版社	2004.5
走出健康误区	刘道清、刘霖主编	郑州大学出版社	2005.5
病人饮食禁忌	刘道清主编	河北科学技术出版社	2006.1
走出防病治病用药误区	刘道清主编	河北科学技术出版社	2006.3
糖尿病临床诊疗学	蔡永敏、杨辰华等主编	第二军医大学出版社	2006.3
中药名考证与规范	蔡永敏等主编	中医古籍出版社	2007.3
秘验单方集锦——儿科篇	刘道清、赵国岑、赵法新、党炳瑞、魏武英主编	河北科学技术出版社	2007.4
秘验单方集锦——外科篇	刘道清、赵国岑、赵法新、党炳瑞、魏武英主编	河北科学技术出版社	2007.5
秘验单方集锦——五官科篇	刘道清、赵国岑、赵法新、党炳瑞、魏武英主编	河北科学技术出版社	2007.5
秘验单方集锦——内科篇	刘道清、赵国岑、赵法新、党炳瑞、魏武英主编	河北科学技术出版社	2007.5

著作名称	作者	出版社	出版时间
秘验单方集锦——男科、妇科篇	刘道清、赵国岑、赵法新、党炳瑞、魏武英主编	河北科学技术出版社	2007.5
中医药文献信息获取与利用	蔡永敏等副主编	人民卫生出版社	2009.1
肿瘤方剂大辞典	刘霖等副主编	中医古籍出版社	2009.4
名老中医临证医案医话	刘霖等主编	人民军医出版社	2011.7
一本书读懂失眠	邱保国、杜文森、邱彤主编	中原农民出版社	2013.3
中医古籍珍本集成 伤寒金匮卷 尚论篇校注	刘霖等校注	湖南科学技术出版社	2013.5
一本书读懂习俗与健康	田文敬、王明主编	河南农民出版社	2014.10
嵩崖尊生书校注	清·景日昣撰，刘道清、刘霖校注	河南科学技术出版社	2015.5
《太平圣惠方》校注（1）	宋·王怀隐编，田文敬、孙现鹏等校注	河南科学技术出版社	2015.10
《太平圣惠方》校注（2）	宋·王怀隐编，田文敬、孙现鹏等校注	河南科学技术出版社	2015.10
《太平圣惠方》校注（3）	宋·王怀隐编，田文敬、牛国顺等校注	河南科学技术出版社	2015.10
《太平圣惠方》校注（4）	宋·王怀隐编，田文敬、李更生等校注	河南科学技术出版社	2015.10
《太平圣惠方》校注（5）	宋·王怀隐编，田文敬、任孝德等校注	河南科学技术出版社	2015.10
《太平圣惠方》校注（6）	宋·王怀隐编，田文敬、邱彤等校注	河南科学技术出版社	2015.10
《太平圣惠方》校注（7）	宋·王怀隐编，田文敬、王学超等校注	河南科学技术出版社	2015.10
《太平圣惠方》校注（8）	宋·王怀隐编，田文敬、王明等校注	河南科学技术出版社	2015.10
《太平圣惠方》校注（9）	宋·王怀隐编，田文敬等校注	河南科学技术出版社	2015.10
《太平圣惠方》校注（10）	宋·王怀隐编，田文敬等校注	河南科学技术出版社	2015.10

（六）业务骨干

种理（主任），王素玉（大学/副研究员），潘熙琬（大学/助理研究员），刘道清（本科/主任医师），严慧（大学/副研究员），王予英（馆员），田文敬（大学/研究员），张国泰（大学/主任医师），张大明（本科/主任医师），苗杰（本科）　顾蕾（大学/馆员），薄立宏（本科/副主任医师），赵国岑（本科/主任医师），奇涛，华琼（本科/主任医师），崔晓飞（本科），朱锦华，庆慧（本科/主任医师），蔡永敏（硕士/研究员/博导），邱彤（本科/副研究员），刘霖（本科/副研究员），孙维莹（摄影师），赵莉敏（本科/副主任医师），邵明义（博士/副主任医师），邹杰（博士），张翠英（博士/副主任医师），孙现鹏（硕士/馆员），李士瑾（本科/主任医师），王明（硕士/馆员），邓松波（硕士/馆员）。

（七）历任负责人

中医药信息文献研究所历任负责人见表5-10。

表 5-10　中医药信息文献研究所历任负责人

姓名	性别	职务	任职时间
种理	男	情报资料室主任	1979.8—1981
王素玉	女	情报资料室副主任	1979.8—1981
		情报资料室研究室副主任	1981—1987.12
刘道清	男	情报资料室研究室副主任	1985.3—1990.1
		情报资料研究中心主任	1990.1—1994.8
		河南省中医药信息研究检索中心主任	1994.8—1998.7
		仲景学说研究室主任	1998.7—2002.6
党炳瑞	男	仲景学说研究室副主任	1990.1—1998.7
田文敬	男	情报资料室研究中心副主任	1993.3—1994.8
		河南省中医药信息研究检索中心副主任	1994.8—1998.7
		中医药信息研究所所长	1998.7—2011.6
		中医药信息文献研究所所长	2011.6—
赵莉敏	女	中医药信息研究所副所长	1998.7—2011.6
		中医药信息文献研究所副所长	2011.6—2012.8
庆慧	女	中医药信息研究所副所长	1998.6—2004.10
蔡永敏	男	仲景学说研究室副主任	2002.6—2011.6
		中医药信息研究所副所长	2006.4—2011.6
李士瑾	女	中医药信息文献研究所副所长	2012.8—
刘霖	女	中医药信息文献研究所副所长	2017.11—

三、河南省高血压研究所

河南省高血压研究所成立于 2010 年，是在原高血压防治组、高血压研究室的基础上发展而来的。是国家中医药管理局"十五"重点专科（专病）项目建设单位、"十一五"重点专科专病强化建设单位及"十一五"中医心病学重点学科建设单位。先后承担国家、省部及局级科研课题 29 项，获省部及局级科技成果奖 21 项，取得专利 1 项，参编著作 10 部。

（一）历史沿革

河南省高血压研究所成立于 2010 年 7 月，其前身是创始于 1963 年由张海岑、陈阳春、张茂学、李振生等组成的高血压防治组。高血压研究从 1959 年建所开始，即列为中医中药研究所科研规划。1963 年将原发性高血压防治列入研究重点，并将其列入 1963—1972 年十年科技发展规划中，相继开展了中医中药的降压机制研究及减轻原发高血压症状的疗效研究。

1973 年，以中医研究所为组长单位，成立河南省心血管病防治协作组，开展全省心血管普查和防治，并参加了全国多省市心血管病人群监测研究。1974 年，心血管病防治组有临床医师 6 人，到 1978 年达到 22 人。对管城区及周边的祭城、白庄、崔庄、谢庄等城镇居民进行了高血压病普查。

1981 年，成立中西医结合研究室，其研究人员多以高血压、冠心病为主要研究方向。1986 年后，当时的三病区也以收治心血管病、老年病患者为主。

20 世纪 90 年代初期，以邓启华为主的科研团队开发了高血压病中西医结合辨证分型个体化诊疗系统（辨证分型诊断仪），研制降压宝系列中成药，并获国家专利。

1994 年 8 月，成立河南省高血压治疗中心，邓启华任主任（兼）。1998 年 7 月，符文缯任副主任（兼）。

1999 年 4 月，经河南省中医管理局批复成立河南省高血压病医院。同年 6 月，经河南省卫生厅批准，成立河南省高血压病防治中心，邓启华任主任（兼），符文缯任副主任（兼）。

1999 年 12 月，研究院附属医院通过国家中医药管理局验收，正式确立为全国中医高血压病医疗中心。

2002 年 3 月，河南省中医药研究院被国家中医药管理局确认为中医内科心血管重点学科建设单位。2002 年 8 月，河南省中医药研究院被国家中医药管理局确认为"十五"高血压病重点专科（专病）项目建设单位。

2006 年 4 月，成立高血压研究室，邓启华任研究室主任。

2006 年 10 月，"十五"高血压病重点专科（专病）项目建设通过国家中医药管理局项目验收。2007 年 11 月，河南省中医药研究院被国家中医药管理局确定为"十一五"高血压病重点专科（专病）强化建设单位。2009 年 10 月，河南省中医药研究院被国家中医药管理局确定为"十一五"中医心病学重点学科建设单位。

2010年7月9日，经河南省中医管理局批复同意，成立河南省高血压研究所，由高血压防治中心、血管生物学实验室、高血压信息文献研究室组成。所长田元生（兼），副所长王守富（兼）、王军（兼）、蔡永敏（兼）；高血压防治中心、国家重点学科、重点专科办公室，主任王守富（兼）；血管生物学实验室，主任王军（兼）；高血压信息文献研究室，主任蔡永敏（兼）。2011年6月，田文敬任副所长（兼）。

2012年6月，心血管科被卫生部确定为国家临床重点专科（中医专业）建设单位。2013年3月，成立河南省高血压中西医结合诊疗中心。

（二）业务开展

1. 高血压流行病学研究

1959年，刚成立的河南省中医中药研究所已将高血压病研究列为科学研究规划。

1963年，研究所制定1963—1972年科学技术发展规划，其中原发性高血压病的主要研究内容包括：①提高对原发性高血压症状的治疗效果，总结治疗规律。②研究中医中药的降压机制。成立以张茂学为组长的高血压防治组（成员张海岑、陈阳春、李振生），对管城区及周边的祭城、白庄、崔庄、谢庄等城镇居民进行了12 000余人的高血压病普查，以及冠心病886人。在此基础上又将管城区、中原区，以及郑州烟厂，郑州新华二厂，郑棉一、二、三、四、五、六厂，郑州印染厂等20万人作为心血管防治网，进行自然人群防治监测。1964年，总结了1960—1964年门诊病例"中医治疗高血压102例的临床观察"。

1973年，以河南省中医研究所为组长单位，成立河南省心血管病防治协作组，开展全省心血管防治。以防治组为基础参加了中国多省市心血管患者人群监测研究（全国协作），全国多省市冠心病、脑卒中及其危险因素的人群监测研究，老年收缩期高血压患者人群防治的研究，脑卒中（脑梗死、脑出血）发病、死亡与时间节律关系的研究、郑州市高血压病因学调查研究等科研项目。

1975年春，研究所组织人员按照1974年全国高血压病诊断标准，对郑州市祭城公社12个大队的10 299名农民进行了高血压普查及患病因素的调查，总结撰写出《郑州郊区10299名农民血压调查报告》。

1979年，正式成立高血压研究小组，与河南医学院合作，完成了全省高血压抽样普查的培训、资料搜集、统计及整理工作，实查人数384 262，由陈阳春总结撰写出《1979年河南省高血压抽样普查报告》。

1984—1990年，陈阳春课题组对郑州市645例自然人群的7项生理、生化参数（年龄、身高、体重、血压、心率、血清胆固醇、血糖）进行了随机抽样检测。此外，通过对自然人群分层随机抽样，调查了984人阴阳五态人性格分布，探讨阴阳五态人性格与体型、生理生化变化的关系。为进一步了解郑州市高血压易患因素，对郑州市管城区自然人群中25~64岁的115 123人经分层随机抽样所得到的2 306人进行调查研究。调查内容包括年龄、性别、职业、教育水平、婚姻状况、高血压病史、高血压及心脑血管病家族史（下称家族史）、吸烟史、每日吸烟支数、每日饮酒量、血清总胆固醇、高密度脂蛋白胆固醇、血糖、体重指数、收缩压及舒张压等项目。高血压标准包括确诊高血压及临界高血压，对调查对象按世界卫生组织（WHO）的 Monica 方案统一调查方法，采用 IBM-PC/XT286 计算机处理，SPSS/PC 国际通用软件包分析。通过以上各易患因素的偏回归系数，不仅反应了诸多血压影响因素之间的综合作用，也反应出内在联系。通过寻找主要、次要影响因素，对制定高血压病防治规划具有重要意义。

2. 高血压病中西医结合辨证分型个体化治疗方法学研究

1960 年，组织撰写《中医对高血压病的辨证论治》，文中就古人对高血压病的认识、病因、诊断、辨证施治等方面进行了介绍与总结，并对治疗高血压常用的几种药物进行了 85 例高血压患者的临床观察及典型病例介绍，同时对高血压的预防等方面分别进行了论述。通过对不同类型高血压病的临床观察，根据辨证论治的原则，采取了不同的复方进行治疗，取得良好效果。为了使复方中药的有效成分发挥更大的作用，实验室对治疗高血压病肝阳证的有效复方（天竺黄、夏枯草、生杜仲等 16 味中药组成）分别制成煎剂、70% 及 90% 酒精浸膏剂 3 种剂型，进行了药理学比较研究，筛选出药理活性最强的 70% 酒精浸出物制成蜜丸应用于临床。

1964 年，临床科研人员收集整理了 1960—1964 年门诊比较完整的病历，总结出《中医治疗高血压 102 例的临床观察》。

1975 年，文献资料室为适应当时开展高血压群防群治研究工作的需要，通过检索 1958 年以来国内外相关文献资料，编写了《防治高血压病专辑》。

自 20 世纪 80 年代开始，以邓启华为主要负责人的课题组，开始潜心研究中西医结合治疗高血压及降压宝系列中药制剂的研制。经过 10 余年潜心观察与研究，创立了高血压中西医结合辨证分型个体化诊疗方案。该方案是由高血压辨证分型诊断仪、抗高血压系列中药降压宝及同时配合小剂量复方西药制剂组成。遵循中医辨证施治的基本理论，采用"一证一方、一型一药"，强调个体化原则。针对每一个患者的性别、年龄、身高、体重、嗜好、家族史、职业、性格、心理状态、体质特点、家庭环境、饮食习惯、地域与季节气候，结合临床症候、并发症、伴发症和对药物的敏感度及反应性等诸多因素，并进行模糊数学处理，通过电脑软件与决定血压高低的血流动力学定量指标（心输出量指数、主动脉顺应性、血管总外周阻力）有机结合，经"高血压病分型诊断仪"将高血压病分为 3 证 4 型：实证属肝火亢盛型及痰湿壅盛型、虚证属阴阳两虚型、虚实夹杂证属阴虚阳亢型。最后以高血压病中医"证"的辨证结果为导向与血流动力学分型结果有机结合，综合做出高血压病 Ⅰ～Ⅳ型辨证分型结果，从而实现个体化治疗原则。本技术成果的特点是分型结果含有双重分型信息，实用性较强，既可指导应用中药降压方剂又可指导选用西药降压药品，一证一方、一型一药，有的放矢，针对性强，克服了目前众多医疗单位在选择抗高血压药物时所沿用的公式化疗法存在的盲目混乱现象。

采用辨证分型诊断仪分型，克服了传统医学仅凭患者的感觉（症状）和医生的感觉（望、闻、问、切）所采集的定性资料进行分型、重复性不好等缺点，使辨证指标定量化、辨证分型规范化、辨证准确、分型可靠、重复性好，而且具有简便快捷、易于推广的优点。在辨证分型诊断仪分型结果的指导下，运用降压宝系列中成药治疗，临床效果独特，在血压达标率、减少西药用量和中药增效解毒、改善血压变化节律、改善血管结构和功能、预防高血压并发症、提高患者生活质量等方面均显示出明显的优势。

降压宝系列方药和个体化辨证方案有一个历史变迁过程，最早有 5 个型号，分别为降压宝 00 号、01 号、02 号、03 号、04 号，最早将高血压患者分为 6 型，Ⅰ型（气阴不足，肝肾亏虚，挟瘀型）服用降压宝 01 号，Ⅱ型（阴虚阳亢型）服降压宝 02 号，Ⅲ型（肝火亢盛型）服降压宝 03 号，Ⅳ型（风痰湿热型）服降压宝 00 号，Ⅴ型（气虚血瘀型）服降压宝 04 号，Ⅵ型（混合型）按主症加兼症选择服用上述 2~3 种药。并配合西药倍他乐克、硝苯地平、利血平、氢氯噻嗪等服用。2003 年以后，中医辨证分型又修改为 4 证，肝肾亏虚证服用降压宝 00 号、01 号，阴虚阳亢证服降压宝 02 号，肝火旺盛证服用降压宝 03 号，肝肾亏虚夹瘀证服用降压宝 01 号、04 号，并配合西药倍他乐克、硝苯地平、利血平、氢氯噻嗪等服用。2005 年以后，根据临床需要和院内制剂管理要求，将中医辨证论治方案调整为中医 6 型，降压宝制剂保留 3 个型号，分别命名为降压宝蓝片（豫药制字 Z04010223）、降压宝黄片（豫药制字 Z05010571）、降压宝绿片（豫药制字 Z05010572），并分别对应肝火亢盛、气虚血瘀、阴虚阳亢。另有 3 型为痰浊壅盛、肝肾阴虚、阴阳两虚，分别服用汤药、协定方颗粒剂或中成药，痰浊壅盛采用半夏白术汤加减或降压颗粒 1 号。肝肾阴虚采用杞菊地黄丸加减或降压颗粒 2 号，阴阳两虚采用二仙汤加减或降压颗粒 3 号。

3. 高血压病中医证候构成、病因学及相关因素分析研究

自 2003 年开始，范军铭等将涵盖了高血压病可能出现的所有症状和舌脉象的 130 个中医症状条目，通过离散程度法、相关系数法、逐步回归法、因子分析法、判断分析法等方法进行中医证候量表条目的筛选和因子的探索，共进行 3 次筛选，保留 35 个中医症状，采用因子分析方法提取了 12 个症状公共因子，因子累计贡献率为 55.94%，可靠性为 82.54%，失误率为 17.46。经判断分析确定保留 9 个高血压病证候因子，可靠性83.07%，失误率为 16.93%。根据中医理论，对提取出的各个因子进行专业分析，分别赋予不同的中医证候，依次为：①肾精亏虚，心肝火旺证；②心阴亏虚，心神失养证；③气阴两虚证；④肝肾不足，心脉瘀阻证；⑤肝阳上亢证；⑥肝肾阴虚证；⑦肝火亢盛证；⑧痰瘀内阻证；⑨肝火上炎证。从而建立了高血压病中医证候诊断量表和数学模型。按 35 条目 9 因子模型重新计算甄别 1 760 例病例因子分类，调查出的 9 个证型与传统教科书上的高血压病分型大部分比较吻合，从发病的病因病机、牵涉脏腑及症状的证型归属等均具有很大的一致性，从而为高血压病证候分型提供客观的、科学的依据。

课题组对河南省中医药研究院附属医院门诊治疗的原发性高血压病患者中医证候类型及其相关因素进行了回顾性调查分析。结果表明：①高血压病的中医辨病与辨证方面，早期以实证为主，后期以虚证或虚实夹杂证多见。高血压常合并脑血管病、冠心病、糖尿病、高脂血症及颈椎病，且并发高血压心脏病的较多。高血压病属于中医"眩晕""头痛"等病证范畴，合并其他疾病则常在临床上反映为多种证候，根据辨证诊断，将高血压的证候类型归纳为14个证型，其中痰湿壅盛、肝火亢盛、阴阳两虚、气虚血瘀、气血亏虚、混合型等6个证型例数较多，这可能与本地区气候及居民吸烟饮酒等不良生活方式有关。②高血压心脏病依次为痰湿壅盛证、气虚血瘀证、阴阳两虚证、气血亏虚证、肝火亢盛证、混合型；高血压冠心病依次为痰湿壅盛证、阴阳两虚证、气虚血瘀证、肝火亢盛证或气血亏虚证、混合型；高血压脑血管病、糖尿病和颈椎病依次为痰湿壅盛证、阴阳两虚证、肝火亢盛证、气虚血瘀证、气血亏虚证、混合型；高血压高脂血症依次为痰湿壅盛证、肝火亢盛证、阴阳两虚证、气血亏虚证、气虚血瘀证、混合型。可见在高血压合并病的主要中医证型中，痰湿壅盛证占首位，其他证型排序依合并病之不同而有所不同。

4. 中西医结合诊疗方案治疗中青年高血压疗效评价研究

通过文献整理和临床经验总结，形成中西医结合治疗高血压病的诊疗方案。该方案主要针对中青年高血压患者符合高血压2级诊断标准，中医辨证为眩晕的患者，在中医理论和高血压个体化治疗原则指导下，通过辨证使用中药，科学合理地联合使用小量西药，证实在中西医结合诊疗方案治疗中青年高血压病在血压（2级）达标率、减少西药用量和中药增效减毒、改善血压变化节律、提高患者生活质量方面等方面的优势。课题采用了按中医证型分层随机、双盲、安慰剂平行对照设计，共选择中青年2级高血压患者199例，两组均采用硝苯地平控释片和双氢克尿噻片作为基础治疗，在此基础上，试验组使用相应证型中药，对照组使用安慰剂，疗程8周，以动态血压各指标、偶测血压值、中医症状评分作为疗效性指标，以不良事件、生命体征、实验室检查各指标为安全性指标，综合评价该治疗方案的有效性和安全性。本研究立足于提高中西医结合治疗中青年2级高血压病的临床疗效，重点在于提高疾病控制率（如血压达标率等），为中西医结合治疗高血压病临床诊疗实践提供实用有效、体现中医特色优势的规范化治疗方案和技术方法，对于改善生活质量、减少心血管事件发生率和长期预后、节约医疗费用开支等具有十分重要的意义。

5. 降压宝系列制剂对高血压及靶器官保护作用实验研究

20世纪80年代末至90年代初，以陈国华研究员为主的基础研究室科研人员，对降压宝系列制剂进行了长期的药效学、毒理学研究及初步的降压机制探讨。先后采用大鼠肾血管性高血压模型、自发性高血压模型，分别采用动脉内直接测压和尾动脉间接测压两种方法，观察降压宝的降压作用及时效、量效关系。通过与西安医科大学药理教研室合作，研究降压宝对正常麻醉大鼠及正常麻醉犬血流动力学及心肌耗氧量的影响。为临床应用及进一步的深入研究提供了可靠的实验依据。

2000年开始，为进一步扩大降压宝的应用，按照国家药品监督管理局《新药审批办法》《药品注册管理办法》及有关中药新药研究的技术要求，于2002年完成了黄龙四苓片（降压宝00号、降压宝蓝片）制备工艺、质量标准、稳定性试验、主要药效学、急性毒性及长期毒性试验等研究资料。研究结果表明：黄龙四苓片制备工艺较为先进，质量标准可控，性能稳定；黄龙四苓片对肾性高血压大鼠、自发性高血压大鼠和肾性高血压犬具有不同程度的降压作用与降脂作用；对小鼠无明显急性毒性反应，对大鼠无明显蓄积性毒性和延迟性毒性作用。但由于当时众多客观原因的制约，未能继续进行临床研究的申报及国药准字中药新药的开发。

2013年，为加强我院心病重点学科及高血压重点专科建设，提高降压宝系列等医院制剂的科学内涵并探讨其作用机制，经院学术委员会研究、论证，并报院办公会批准，于2013年1月—2014年12月，投资60万元，分4个基础课题开展降压宝等医院制剂对高血压靶器官损伤和动脉粥样硬化的防治及机制研究。①采用自发性高血压大鼠（SHR），通过对大鼠血压、心功能、靶器官（血管、左心室、肾脏等）组织病理学等指标的观察与测定，研究与比较降压宝系列制剂对高血压靶器官的保护作用。②采用上转发光法、ELISA、Western blot等方法技术，通过对SHR血清、动脉、心肌、肾、脑组织肾素-血管紧张素系统、激肽释放酶-激肽系统及花生四烯酸代谢等指标的检测，从全身与组织局部 $ACE-AngⅡ-AT_1R$ 轴／$ACE2-Ang（1-7）-MasR$ 轴平衡、RAS/KKS平衡及AA代谢等方面探讨降压宝系列制剂对高血压靶器官的保护作用机制。③采用体外培养血管内皮细胞、平滑肌细胞、成纤维细胞及血清药理学等方法，通过对细胞增殖率、内皮细胞分泌、平滑肌细胞迁移与侵袭、成纤维细胞表型分化等指标的测定，进一步探讨探讨降压宝蓝片改善血管重构及其可能的作用机制。④采用高脂饲料喂养加维生素 D_3 注射的方法复制大鼠高脂血症和动脉粥样硬化模型，通过对血脂、炎性细胞因子、血管活性物质、氧化应激、主动脉病理组织学等指标的观察与测定，研究降压宝蓝片抗动脉粥样硬化作用与机制。

（三）研究项目

（1）中药"降压宝"的研究：国家中医药管理局（NO：901220501）。负责人：邓启华。起止时间：1988—1990年。

（2）高血压病中医诊断标准和疗效评价标准的研究：国家中医药管理局重点项目（NO：国中医药科00-OIL（zpmql））。负责人：邓启华。起止时间：2000—2005年。

（3）高血压病中医证候构成及证候病因学研究：国家中医药管理局（NO：02-03JP26）。负责人：范军铭。起止时间：2003—2005年。

（4）行为干预对社区高血压高危人群发病率的影响：河南省公益项目预研专项基金（NO：0641130504）。负责人：李荣。起止时间：2006—2008年。

（5）抗高血压中药黄龙四苓片有效部位的研究：河南省科技攻关计划（NO：

0624420019）。负责人：李更生。起止时间：2006—2008 年。

（6）中医治疗常见心血管疾病研究——中西医结合诊疗方案治疗中青年高血压病疗效评价："十一五"国家科技支撑计划（NO：2007BAI208071）。负责人：范军铭。起止时间：2007—2010 年。

（7）穴位埋线治疗顽固性高血压临床研究：河南省公益项目预研专项基金（NO：82103810808）。负责人：田元生。起止时间：2008—2010 年。

（8）穴位埋线、耳压、敷贴三联疗法治疗顽固性高血压的临床研究：河南省重点科技攻关计划（NO：92102310011）。负责人：田元生。起止时间：2009—2012 年。

（9）化瘀清脉法对动脉粥样硬化斑块稳定性影响的研究：河南省公益预研项目（NO：1002441），负责人：程广书。起止时间：2010—2011 年。

（10）化痰平肝法联合西药治疗顽固性高血压临床疗效研究：河南省科技攻关计划（NO：102102310108）。负责人：王守富。起止时间：2010—2012 年。

（11）降压中药对高血压患者血压和脉搏波传导速度的影响：河南省公益预研项目（NO：1102466）负责人：程广书。起止时间：2011—2012 年。

（12）现代名老中医高血压病诊疗技术的挖掘与传承：河南省重点科技攻关计划（NO：112102310262）。负责人：蔡永敏。起止时间：2011—2013 年。

（13）降压贴治疗原发性高血压的临床研究：河南省公益预研项目（NO：1102462）。负责人：田元生。起止时间：2011—2012 年。

（14）高血压前期中医治未病社区综合综合模式的研究：河南省科技攻关计划（NO：112102310261）。负责人：韩颖萍。起止时间：2011—2013 年。

（15）中西医结合个体化辨证施治方案干预高血压降低心脑血管风险的队列研究：河南省中医药研究专项重点项目（NO：2013ZY01002）。负责人：韩颖萍。起止时间：2013—2016 年。

（16）五类新药蒺藜降压片 60 例临床观察：河南省中医药研究院项目（NO：1304495）。负责人：程广书。起止时间：2013—2015 年。

（17）神阙降压贴治疗轻型高血 60 例临床观：河南省中医药研究院项目（NO：1304496）。负责人：程广书。起止时间：2013—2015 年。

（18）舒心降压胶囊治疗高血压的临床研究：河南省中医药研究院河南省中医药研究专项立项不资助（NO：2013ZY04043）。负责人：程广书。起止时间：2013—2016 年。

（19）舒脉饮病证结合治疗高血压病的疗效观察：河南省中医药研究专项（NO：2013ZY04042）。负责人：王玉民。起止时间：2013—2016 年。

（20）郑州市高血压络病研究院士工作站：郑州市科技计划（NO：14PYSGZ573）。负责人：范军铭。起止时间：2014—2017 年。

（21）化痰平肝法对肥胖型高血压临床疗效及血清瘦素、脂联素、脉搏传导速度的影响：河南省科技攻关计划（NO：142102310452）。负责人：王守富。起止时间：

2014—2016 年。

（22）"降压宝"对高血压大鼠靶器官保护作用机制研究：河南省中医药研究专项重点项目（NO：2014ZY01016）。负责人：王军。起止时间：2015—2016 年。

（23）高血压中医脉络理论构建及应用的研究：河南省中医药研究专项重点项目（NO：2014ZY01016）。负责人：韩颖萍。起止时间：2015—2016 年。

（24）高血压病中医临床科研一体化数据挖掘系统的构建及应用：河南省中医药研究专项普通项目（NO：2014ZY02022）。负责人：刘霖。起止时间：2015—2016 年。

（25）高血压病血管功能测定相关数据挖掘，河南省公益预研项目（NO：1603583）。负责人：马笑凡。起止时间：2016—2017 年。

（26）高血压辨证分型诊断仪的系统升级研究，河南省公益预研项目（NO：603584）。负责人：宋婷婷。起止时间：2016—2017 年。

（27）中西医结合个体化辨证施治方案干预高血压降低心脑血管风险的队列研究：河南省公益预研项目（NO：1603574）。负责人：韩颖萍。起止时间：2016—2017 年。

（28）芪苈制剂（胶囊、颗粒、水丸）治疗高血压性肾损害临床观察及剂型探讨：河南省中医药研究专项课题（NO：2017ZY005）。负责人：郭泉滢。起止时间：2017—2019 年。

（29）化痰祛湿方对高血压合并高尿酸血症患者血压、尿酸及动脉弹性的影响：河南省中医药科学研究专项课题（NO：2018ZY2026）。负责人：卢吉锋。起止时间：2018—2020 年。

（30）中医内服外治综合疗法干预难治性高血压的临床研究：河南省中医药研究专项重点课题（NO：2018ZY1017）。负责人：郭泉滢。起止时间：2019—2022 年．

（四）研究成果

1. 获奖成果

河南省高血压研究所主要获奖成果见表 5-11。

表 5-11　河南省高血压研究所主要获奖成果

成果名称	负责人	获奖时间	主要完成人	获奖等级
全国 1979—1980 年高血压抽样普查总结（河南区）	陈阳春*	1982	郑弋、闫西毹、陈阳春、李文方、刘庆、边玉桂、牛良民	卫生部乙级科学技术成果奖
"降压保健操"防治高血压病的研究	陈阳春*	1985	陈阳春等	河南省医药卫生科技成果四等奖

成果名称	负责人	获奖时间	主要完成人	获奖等级
高血压病中西医结合辨证分型个体化治疗方法	邓启华	1989	邓启华、符文缯、陈阳春、徐瑞兰、剪惠英、徐毅、赵一	河南省中医药科技进步二等奖,河南省科学技术进步三等奖
郑州市高血压病因学调查研究	陈阳春	1990	陈阳春、李震生、张海岑、侯勇谋、袁杰、米巧玲	河南省医药卫生科技成果二奖,河南省科学技术进步三等奖
脑卒中发病、死亡与时间节律关系的研究	陈阳春	1992	陈阳春、李震生、侯勇谋、米巧玲、徐毅、袁杰、王汝坤	河南省科学技术进步三等奖
滋补强壮新药魔力王口服液的研究和应用	张俊明	1993	张俊明、都恒青、穆来安、张善杰、高雅、李思芬、陈国华	河南省科学技术进步二等奖
老年收缩期高血压临床试验	陈阳春*	1994	陈阳春等	卫生部科技进步二等奖
		1995		中国科技进步三等奖
中国多省市冠心病、脑卒中、及其危险因素的人群监测研究——中国 monica 方案	陈阳春*	1995	陈阳春等	卫生部科学技术进步二等奖
抗轻型高血压中药降压宝00号的研究	庞春生	1996	庞春生、邓启华、符文缯、付蔓华、王玉升、王涛、陈阳春	河南省中医药科学技术进步一等奖
		1997		河南省科技进步二等奖
300 例肝火上炎型眩晕患者出生时相运气特征研究	刘玉芝	1999	刘玉芝、符文缯、庞波、张影、李玲、董秋月、王守满	河南省中医药科技进步一等奖
电视专题片《无声杀手—高血压》	雷新强	2000	雷新强、孙维莹、蔡永敏、邓启华、程广书、邱彤、田文敬	河南省科技情报成果奖
《高血压防治动态》为用户提供信息服务的研究	赵莉敏	2000	赵莉敏、顾雷、邓启华、石鹤峰、严慧、孙维莹、李思三	河南省科技情报成果奖

成果名称	负责人	获奖时间	主要完成人	获奖等级
高血压文献信息研究管理数据库系统	田文敬	2005	田文敬、蔡永敏、邓松涛、邓启华、刘霖、庆慧、严慧	河南省中医药科技进步一等奖
高血压病例数据库的建立与分析	邓松涛	2008	邓松涛、刘霖、张翠英、邱彤、田文敬、蔡永敏、邹杰	河南省科技情报成果二等奖
中西医结合诊疗方案治疗中青年高血压疗效评价研究	范军铭	2012	范军铭、韩颖萍、庆慧、田元生、李荣、王凤荣、程广书、邓松涛、罗继红、王玉民、陈曦、苗灵娟、李玲、郭泉滢	河南省中医药科技进步一等奖
穴位埋线、耳压、敷贴三联疗法治疗顽固性高血压的临床研究	田元生	2012	田元生、王守富、程广书、李荣、李玲、罗继红、王新义	河南省中医药科技进步一等奖
高血压病中医证候构成研究	范军铭	2012	范军铭、王守富、田元生、杨克勤、董永书、李荣、高丽君	河南省中医药科技进步一等奖
基于数据挖掘的高血压病中医证候与相关因素分析报告	刘霖	2012	刘霖、田文敬、邱彤、顾蕾、孙现鹏、王明、孙维莹	河南省科技情报成果一等奖
降压宝蓝片对 SHR 血管重构及细胞生物学的研究	梁瑞峰	2016	梁瑞峰、王军、周红艳、张薇、宋献美、李开言、张雪侠	河南省中医药科技进步一等奖
"降压宝"对高血压大鼠靶器官保护作用机制研究	王军	2017	王军、周红艳、张薇、高丽君、梁瑞峰、王晓丽、李开言	河南省中医药科技进步一等奖
基于临床数据的 CPOE 模式评价中医疗效的医学循证研究	范军铭	2017	范军铭、王守富、崔伟锋、范军星、程广书、武可文、邓松涛	河南省中医药科技进步一等奖

注：加"＊"者为本单位该项目负责人，非项目第一完成人。

2. 专利与批准文号

（1）高血压中医辨证分型仪（实用新型专利），发明人：田元生，王守富，曹剑天，程广书，蔡州。申请号：CN201120264239.1，公开号 CN202207134U。

（2）降压宝片，1995 年 5 月获出口批准文号（1995）豫卫药出字号第 5 号。

3. 出版著作

河南省高血压研究所出版著作见表5-12。

表5-12 河南省高血压研究所出版著作

著作名称	作者	出版社	出版时间
心血管疾病动物模型	王军主编，高丽君副主编	郑州大学出版社	2014.9
临床常见疾病诊断与中西医治疗	苗灵娟副主编	吉林科学技术出版社	2014.12
内科疾病临床诊治	苗灵娟副主编	吉林科学技术出版社	2015.5
新编临床医学诊疗实践内科学	辛亚副主编	科学技术文献出版社	2016.11
新编临床医学诊疗实践急诊医学	付爱霞副主编	科学技术文献出版社	2016.11
新编临床医学诊疗指南中医学	郭泉滢副主编	中医古籍出版社	2016.8
临床心内科疾病诊疗学	罗继红副主编	吉林科学技术出版社	2017.8
新编神经内科临床诊疗学	罗继红副主编	吉林科学技术出版社	2018.4
临床老年病诊治学	罗继红副主编	黑龙江科学技术出版社	2018.4
中医药史话集	崔莉芳副主编	华夏书局	2018.4

（五）业务骨干

陈阳春（本科/主任医师），邓启华（本科/主任医师），符文缯（本科/主任医师），田元生（本科/主任医师），范军铭（本科/主任医师），田文敬（大学/研究员），王军（博士/研究员），蔡永敏（硕士/研究员），王守富（博士/主任医师），程广书（硕士/主任医师），李荣（本科/主任医师），郭泉滢（硕士/主任医师），陈曦（本科/主任医师），苗灵娟（硕士/主任医师），高丽君（本科/主任医师），王玉民（硕士/副主任医师），梁瑞峰（硕士/副研究员），武可文（本科/副主任医师），王国琴（本科/副主任医师），卢吉锋（硕士/主治医师），邓松涛（本科/主治医师），罗继红（硕士/副主任医师），崔莉芳（硕士/主治医师），张腾云（硕士/主治医师），李志伟（硕士/主治医师），赵章华（本科/主任医师），李秋凤（本科/主任医师），徐毅（本科/副主任医师），马玉娟（硕士/副主任医师），耿振平（硕士/主治医师），王振华（硕士/主治医师），张富汉（硕士/主治医师），程欢欢（硕士/主治医师）。

（六）历任负责人

河南省高血压研究所历任负责人见表5-13。

表5-13　河南省高血压研究所历任负责人

姓名	性别	职务	任职时间
邓启华	男	高血压治疗中心主任（兼）	1994.8-1999.6
		高血压病防治中心主任（兼）	1999.6-2010.7
		高血压研究室主任（兼）	2006.4-2010.7
符文缯	男	高血压治疗中心副主任（兼）	1998.7-1999.6
		高血压病防治中心副主任（兼）	1999.6-2010.7
田元生	男	高血压研究所所长（兼）	2010.7-
王守富	男	高血压研究所副所长（兼）	2010.7-
		高血压病防治中心主任（兼）	2010.7-
王　军	男	高血压研究所副所长（兼）	2010.7-
蔡永敏	男	高血压研究所副所长（兼）	2010.7-2011.6
田文敬	男	高血压研究所副所长（兼）	2011.6-

四、河南省针灸经络研究所

河南省针灸经络研究所成立于1994年，其前身为1981年成立的针灸经络研究室，而针灸经络研究工作始于1959年。主要开展经络学说、针刺镇痛、针刺治疗脑血管病、针刺治疗颈肩腰腿痛等多种针法、病种的临床疗效观察与机制研究。先后承担国家、省部及局级科研课题31项，获省部及局级科技成果奖11项，主编或参编著作4部。

（一）历史沿革

河南省中医药研究院针灸经络研究工作始于1959年建所之初，当时仅有毕福高1名专业技术人员从事该项研究。1979年，从事针灸临床及研究的专业人员发展到5人（毕福高、陈佃夫、王虹、冀黎阳、陈坚贞）。1980年，当时城北路7号现址正在建设，针灸门诊在建好的锅炉房旁边的公共浴池中（尚未开业）给患者针灸治疗。

1981年10月，成立针灸经络研究室，毕福高任主任，陈佃夫任副主任。1984年9月，任命朱超英为研究室秘书。1985年3月，任命朱超英为针灸经络研究室副主任。

1986年，在原综合科研楼（现附属医院2号病房楼）2层东侧建立针灸病房（二病区），床位45张，是当时河南省最大的针灸病房。1990年1月，针灸经络研究室分为针灸经络研究一室和针灸经络研究二室，任命雷新强为针灸经络研究一室副主任，朱超英为针灸经络研究二室副主任。1993年3月，任命田元生为针灸经络研究二室主任兼三病区主任，范军铭为针灸经络研究一室副主任。

1994年8月，成立河南省针灸经络研究所，雷新强任所长（兼），毕福高为名誉所长，田元生、范军铭任副所长（范军铭主持日常工作）。

1998年7月，任命田元生副院长为针灸经络研究所所长（兼），范军铭为副所长

（兼）。

2006 年 4 月，任命赵京伟、焦伟为副所长。目前，针灸经络研究所相关项目研究工作主要依托脑病科、疼痛风湿科、针灸推拿科和康复科。

（二）业务开展

1959 年建所之初，初步制订了经络学说研究计划。通过对 3 046 人的穴位进行经络探测仪探测和 36 次的动物实验，初步验证经络、线路和穴位。对聋哑学生进行连续两年针刺治疗，撰写《针刺聋哑症 150 例疗效观察》。1969—1972 年，采用针刺耳针、肺点、神门、眼点加合谷穴，完成 74 例痔疮及眼科手术的针刺麻醉。

1973—1992 年，毕福高研究员及其团队相继发现治疗子宫脱垂新穴位——环上穴、治疗坐骨神经痛新穴位——环中上穴、治疗脑卒中后遗症及痿证新穴位——新夹脊穴和治疗脑卒中后遗症新方法——巨刺加运动等。采用针灸辨证治疗，在脑血管病、颈肩腰腿痛、聋哑、小儿麻痹症、子宫脱垂、多发性神经根炎、侧索硬化及内科常见病等方面均取得满意的疗效，被患者誉为"毕神针"。

1993 年，针灸经络研究室与基础研究室合作，成功获批国家自然基金面上项目"针刺治疗缺血性脑血管病机理的实验研究"。1994 年，分别成立河南省针灸经络研究所和中药研究所。此后两所密切合作，开展针刺治疗脑血管病的不同方法学比较、穴位特异性及相关机理探讨与研究，先后完成多项国家及省部级科研项目，获省部级成果二等奖 1 项、三等奖 2 项及多项厅局级成果。

2013 年以来，除继续进行针刺治疗脑血管病的研究外，开展经络三联法治疗寻常型银屑病、穴位埋线治疗甲状腺功能亢进症、穴位埋线治疗顽固性高血压、针刺治疗抑郁症、柔筋健步丸配合埋线、刺络疗法治疗强直性脊柱炎、针刺治疗颈肩腰腿痛等多种针法、病种的临床疗效观察与机制研究。

（三）研究项目

（1）针灸穴位研究。负责人：毕福高。完成时间：1978 年。

（2）"巨刺加运动"针法治疗脑卒中后遗症。负责人：毕福高。完成时间：1984年。

（3）新夹脊穴治疗脑卒中后遗症及痿证的研究。负责人：毕福高。完成时间：1986年。

（4）针刺环中上穴治疗坐骨神经痛 180 例临床研究。负责人：毕福高。完成时间：1992 年。

（5）针刺治疗缺血性脑血管病机理的实验研究：国家自然科学基金（NO：39270837）。负责人：王军。起止时间：1993—1995 年。

（6）针刺治疗急性缺血性脑卒中的临床与实验研究。负责人：毕福高。完成时间：1996 年。

（7）变频电针镇痛仪临床与实验研究。负责人：范军铭。完成时间：1996 年。

（8）电针对实验性脑缺血基因表达及氨基酸递质研究，河南省自然基金（NO：984021000）。负责人：王军。起止时间：1998—2000年。

（9）经络三联法治疗寻常型银屑病多中心临床疗效评价：国家中医药管理局中医药临床诊疗技术整理与研究项目（NO：2001ZL05）。负责人：田元生。完成时间：2005年。

（10）埋线配合黄龙抑亢汤治疗甲状腺机能亢进症多中心近期疗效评价：河南省科技攻关计划。负责人：曹金梅。起止时间：2002—2005年。

（11）电刺和埋线治疗甲亢的免疫机制的研究：河南省自然科学基金（NO：0411042000）。负责人：曹金梅。起止时间：2003—2005年。

（12）电针对实验性脑缺血炎症级联反应干预作用研究：河南省公益项目预研专项基金（NO：082103810801）。负责人：王军。起止时间：2008—2010年。

（13）穴位埋线治疗顽固性高血压临床研究：河南省公益项目预研专项基金（NO：82103810808）。负责人：田元生。起止时间：2008—2010年。

（14）穴位埋线、耳压、敷贴三联疗法治疗顽固性高血压的临床研究：河南省重点科技攻关计划（NO：092102310011）。负责人：田元生。起止时间：2009—2012年。

（15）针刺治疗抑郁症机理研究：河南省公益预研项目（NO：09yy0058）。负责人：范军铭，起止时间：2009—2010年。

（16）柔筋健步丸配合埋线、刺络疗法治疗强直性脊柱炎的临床研究：河南省公益预研项目（NO：09yy0059）。负责人：田元生。起止时间：2009—2010年。

（17）针灸治疗中风病疗效评价回顾性研究：河南省公益预研项目（NO：1102461）。负责人：赵京伟。起止时间：2011—2012年。

（18）头针对VBI眩晕前庭神经核递质水平与受体表达调节机制研究：河南省公益预研项目（NO：1303511）。负责人：董永书。起止时间：2013—2015年。

（19）快捻久留针刺法对后循环缺血性眩晕的治疗作用机理研究：河南省科技攻关计划（NO：152102310167）。负责人：董永书。起止时间：2015—2018年。

（20）中医综合治疗抑郁症临床方案优化及疗效评价研究：河南省中医药研究专项普通课题（NO：2015ZY02011）。负责人：董永书。起止时间：2015—2017年。

（21）经膀胱经穴位透刺关节突关节治疗关节突源性腰痛的临床研究河南省中医药研究专项普通课题（NO：2015ZY02070）。负责人：王雷生。起止时间：2015—2017年。

（22）任督周天大艾灸治疗强直性脊柱炎的临床研究：河南省科技攻关计划（NO：162102310371）。负责人：田元生。起止时间：2016—2017年。

（23）加减温胆汤治疗痰热内扰型失眠症的临床对比研究：河南省公益预研项目（NO：1603598）。负责人：刘华。起止时间：2016—2017年。

（24）快捻久留针法配合手法复位治疗良性阵发性位置性眩晕的临床疗效研究：河南省公益预研项目（NO：1704579）。负责人：董永书。起止时间：2017—2018年。

（25）中医综合治疗失眠症临床方案优化及疗效评价研究：河南省中医药研究专项课题（NO：2017ZY1010）。负责人：刘华。起止时间：2017—2019 年。

（26）搓飞针刺手法治疗腰椎间盘突出症的疗效评价及机理研究：河南省中医药研究专项课题（NO：2017ZY2001）。负责人：王权亮。起止时间：2017—2019 年。

（27）任督周天大艾灸治疗强直性脊柱炎的临床研究及对 T 细胞亚群的影响：河南省中医药研究专项重点课题（NO：2018ZY1020）。负责人：田元生。起止时间：2018—2021 年。

（28）针刺治疗良性阵发性位置性眩晕管石复位术后残留症状的临床研究：河南省中医药研究专项课题（NO：2018ZY2120）。负责人：董永书。起止时间：2018—2020 年。

（29）良性阵发性位置性眩晕发病及复发相关危险因素观察研究：河南省中医药研究专项课题（NO：2018ZY2123）。负责人：田中华。起止时间：2018—2021 年。

（30）埋线、脐疗、耳针三联疗法治疗脾虚湿阻型产后肥胖的临床研究：河南省中医药研究专项课题（NO：2018ZY2125）。负责人：王新义。起止时间：2018—2021 年。

(四) 研究成果

1. 获奖成果

河南省针灸经络研究所主要获奖成果见表5-14。

表5-14 河南省针灸经络研究所主要获奖成果

成果名称	负责人	获奖时间	主要完成人	获奖等级
针灸穴位研究	毕福高	1978	毕福高等	河南省重大科技成果奖
"巨刺加运动"针法治疗脑卒中后遗症	毕福高	1984	毕福高、王虹、陈坚征、冀黎阳、王晓平、陈佃夫	河南省医药卫生科技成果四等奖
新夹脊穴治疗脑卒中后遗症及萎证的研究	毕福高	1986	毕福高、陈佃夫、郝长源、朱超英、王虹、毕巧莲、郭澍	河南省医药卫生科技成果三等奖
针刺环中上穴治疗坐骨神经痛181例临床疗效观察	毕福高	1992	毕福高、范军铭、田元生、李秀娟、毕巧莲、朱超英、郝长源	河南省中医药科学技术进步二等奖
针刺治疗急性缺血性脑卒中的临床及实验研究	毕福高	1996	毕福高、齐晓玲、王军、王玉升、毕巧莲、田元生、庞波	河南省中医药科学技术进步二等奖
变频电针镇痛仪临床与实验研究	范军铭	1996	田元生、毕巧莲、王军、苏晓春、焦伟、乔桂娥	河南省中医药科学技术进步二等奖

成果名称	负责人	获奖时间	主要完成人	获奖等级
刺络闪罐法治疗漏肩风的临床研究	朱超英	1997	朱超英、毕福高、齐晓玲、毕巧莲、赵京伟、白清林、曹金梅	河南省中医药科学技术进步三等奖
针刺治疗缺血性脑血管病机理的实验研究	王军	1999	王军、雷新强、范军铭、李威、王玉升、陈国华、付蔓华、贾士奇、周红霞	河南省科技进步二等奖
经络三联法治疗寻常型银屑病多中心临床疗效评价	田元生	2005	田元生、范军铭、庆慧、汤保玉、焦伟、王素萍、赵京伟	河南省中医药科技成果一等奖
		2006		河南省科技进步二等奖
循经取穴电针抗实验性脑缺血作用与机理研究	王军	2009	王军、贾士奇、周红艳、范军铭、王玉升、于震、高丽君、张磊、董永书、张薇、蔡永敏	河南省科技进步三等奖
循经取穴电针对缺血性脑损伤神经保护作用机制研究	王军	2013	王军、范军铭、贾士奇、周红艳、于震、王玉升、张薇、刘慧霞	中华中医药学会科学技术三等奖
柔筋健步丸配合埋线、刺络疗法治疗强直性脊柱炎的临床研究	田元生	2013	田元生、薛爱荣、王新义、王雷生、田晨辉、张向阳、徐鹏	河南省科技进步三等奖

2. 出版著作

河南省针灸经络研究所出版著作见表5-15。

表5-15　河南省针灸经络研究所出版著作

著作名称	作者	出版社	出版时间
针灸治验	毕福高主编	河南科学技术出版社	1980.8
中国针灸大全-上篇针灸学基础	毕福高副主编	河南科学技术出版社	1988.10
中国针灸大全-下篇针灸学临床	毕福高副主编	河南科学技术出版社	1992.6
现代针灸推拿治疗学	朱在波副主编	吉林科学技术出版社	2016.2

（五）业务骨干

毕福高（本科/主任医师），雷新强（博士/主任医师），田元生（本科/主任医师），范军铭（硕士/主任医师），赵京伟（本科/主任医师），陈佃夫，朱超英（本科/副主任医师），焦伟（本科/副主任医师），毕巧莲（本科/副主任医师），曹金梅（博士/主任医师），许新霞（本科/主任医师），齐小玲（硕士/副主任医师），薛爱荣（本科/主任医师），董兵（本科/副主任医师），董永书（硕士/副主任医师），刘华（硕士/主治医师），王政泽（硕士/主治医师），朱在波（硕士/主治医师），王新义（硕士/副主任医师），魏薇（硕士/副主任医师），王权亮（硕士/主治医师）。

（六）历任负责人

河南省针灸经络研究所历任负责人见表 5-16。

表 5-16 河南省针灸经络研究所历任负责人

姓名	性别	职务	任职时间
毕福高	男	针灸经络研究室主任	1981—1993.3
陈佃夫	男	针灸经络研究室副主任	1981—1993.3
朱超英	男	针灸经络研究室副主任 针灸经络研究二室副主任	1985.3—1989.12 1990.1—1993.3
雷新强	男	针灸经络研究一室副主任 针灸经络研究所所长	1990.1—1993.3 1994.8—1998.7
田元生	男	针灸经络研究二室主任 针灸经络研究所副所长 针灸经络研究所所长	1993.3—1994.8 1994.8—1998.7 1998.7—
范军铭	男	针灸研究一室主任 针灸经络研究所副所长	1993.3—1994.8 1994.8—
赵京伟	男	针灸经络研究所副所长	2006.4—
焦伟	男	针灸经络研究所副所长	2006.4—

五、中西医结合肿瘤研究所

中西医结合肿瘤研究所成立于 2018 年，是由原肿瘤研究室、肿瘤血液科及中药研究所、中医药信息文献研究所相关功能科室组建而成。是国家中医药管理局"十二五"重点专科建设单位。主要开展中医药治疗恶性肿瘤的相关研究。肿瘤研究所成立前后，先后承担国家自然科学基金等科研课题 15 项，获省部局级科技成果奖 10 项，出版著作 13 部。

（一）历史沿革

肿瘤研究室成立于 1990 年 11 月，郭岳峰任研究室副主任（主持工作），成员包括王素萍、李秋凤、杨振江，主要开展"四鲜汤""顽痛宁"等中药复方抗肿瘤作用的临床与实验研究。

2011 年 6 月 1 日，正式成立肿瘤血液科，蔡小平任副主任。

2012 年 2 月，被国家中医药管理局确定为"十二五"重点专科建设单位。

2018 年，经院党委研究决定成立河南省中医药研究院中西医结合肿瘤研究所，蔡小平任所长。

（二）业务开展

1. 蛞蝓抗肿瘤作用研究

郭岳峰课题组根据蛞蝓清热祛风、消肿止痛、破瘀通络等功能，研究蛞蝓对荷 ARS 肉瘤（腹水型）、S180（腹水型和实体型）和 P388、B16 黑色素瘤、Lewis 肺癌的抑制作用及对晚期非小细胞肺癌患者的治疗作用。结果表明，蛞蝓对不同类型的肿瘤模型小鼠具有不同程度的抑制作用，对于晚期非小细胞肺癌有一定的近期疗效，对化疗有一定的增效及减毒作用。

2. "化瘀解毒法"治疗恶性肿瘤的研究

蔡小平科研团队运用"化瘀解毒法"治疗恶性肿瘤，在古人正虚邪实的基础上，加以总结归纳，突破认识局限，把肿瘤中医证候、病因病机概括为"瘀毒"，并根据其属性，以阴阳为纲、脏腑部位为目，提出"瘀阴毒、瘀阳毒"理论，指出恶性肿瘤是以瘀毒为标、元气亏虚为本，同时设立"化瘀解毒"治法和方药。利用体外细胞培养、肿瘤动物模型及规范临床观察等多种方法，较为系统地评价"化瘀解毒法"抗肿瘤作用及其可能的作用机制。研究结果表明，化瘀解毒法治疗肺癌，在改善症状评分、KPS、降低肿瘤标志物水平、减轻化疗毒副反应发生率具有较好的效果。同时可以改善肺癌患者呼吸功能。可提高胃癌近期疗效，显著减少胃癌化疗治疗过程中的毒副作用，从而达到增效减毒，延缓胃癌转移，提高患者近期生活质量的目的。化瘀解毒方提取物可显著抑制肺癌 A549 增殖，降低其黏附、迁移、浸润能力，明显抑制实体瘤生长。

（三）研究项目

（1）益气养阴活血法逆转胃癌癌前病变的临床及机制研究：河南省科技攻关计划项目（NO：132102310221）。负责人：蔡小平。起止时间：2013—2016 年。

（2）化瘀解毒法治疗中晚期胃癌临床研究：河南省中医药研究专项（NO：2013ZY02026）。负责人：蔡小平。起止时间：2013—2016 年。

（3）化瘀解毒法治疗中晚期非小细胞肺癌临床研究：河南省重点中医学科学术带头人培养项目（NO：2013ZY03039）。负责人：蔡小平。起止时间：2013—2016 年。

（4）督脉隔药灸治疗恶性肿瘤化疗后白细胞减少的临床研究：河南省中医药研究专项（NO：2013ZY04005）。负责人：张影。起止时间：2013—2016 年。

（5）益气生血膏治疗中晚期非小细胞肺癌相关贫血的临床研究：河南省中医药研究专项（NO：2013ZY04021）。负责人：任为民。起止时间：2013—2016 年。

（6）基于 CXCL12→CXCR4 生物学轴探讨"干蟾皮-莪术"药对抑制胃癌肝转移的机理研究：河南省基础与前沿计划项目（NO：152300410240）。负责人：乔翠霞。起止时间：2015—2016 年。

（7）基于 PI3K/AKT 信号通路研究化瘀解毒法调控胃癌侵袭转移的机制：国家自然基金青年项目（NO：81403267）。负责人：魏征。起止时间：2015—2017 年。

（8）基于真实世界研究解毒散结胶囊对晚期非小细胞肺癌患者临床结局的影响：河南省中医药研究专项（NO：2015ZY02114）。负责人：张俊萍。起止时间：2015—2017年。

（9）化瘀解毒法方药治疗肺癌的机理研究：河南省中医药研究专项（NO：2014ZY02091）。负责人：魏征。起止时间：2015—2016年。

（10）从痰毒论治马钱子对乳腺癌骨转移微环境中TGFβ/SMAD信号通路的调控机制研究：河南省公益预研项目（NO：1603580）。负责人：乔翠霞。起止时间：2016—2017年。

（11）化瘀解毒法治疗肺癌的分子机制研究：河南省公益预研项目（NO：1603581）。负责人：张俊萍。起止时间：2016—2017年。

（12）健脾解毒方对胃癌细胞凋亡及基因调控机制研究：河南省公益预研项目（NO：1603577）。负责人：魏征。起止时间：2016—2017年。

（13）化瘀解毒方抗胃癌的机制研究：河南省中医药研究专项（NO：2017ZY1009）。负责人：魏征。起止时间：2017—2019年。

（14）健脾解毒法对胃癌SGC-7901细胞凋亡及相关基因表达的调控机制研究：河南省科技攻关计划（NO：182102311164）。负责人：魏征。起止时间：2018—2019年。

（15）化瘀解毒法对肺癌抑制作用及分子机制研究：河南省科技攻关计划（NO：182102311160）。负责人：张俊萍。起止时间：2018—2019年。

（四）研究成果

1. 获奖成果

中西医结合肿瘤研究所主要获奖成果见表5-17。

表5-17　中西医结合肿瘤研究所主要获奖成果一览表

成果名称	负责人	获奖时间	主要完成人	获奖等级
蛞蝓抗肿瘤作用的实验与临床研究	郭岳峰	1994	郭岳峰、吴细呸、焦智民、严中平、刘方洲、杨振江、张英	河南省中医药科技进步二等奖
胃康舒宁抗胃癌作用机制的研究	蔡小平*	2010	蔡小平（第2名）、荫晴（第4名）等	河南省教育厅科技成果一等奖
不同治法方药对肺癌干预作用机制的比较研究	蔡小平*	2011	蔡小平（第3名）等	河南省科技发展计划二等奖
不同治法方药对胃癌前病变大鼠干预作用的比较研究及应用	蔡小平*	2013	蔡小平（第3名）等	河南省科学技术进步三等奖
从OPG/RANKL系统探讨蛇床子抑制乳腺癌骨转移的机理	乔翠霞*	2015	程旭锋、乔翠霞等	河南省教育厅科技成果一等奖

成果名称	负责人	获奖时间	主要完成人	获奖等级
化瘀解毒法方药治疗肺癌的机理研究	魏征	2017	魏征、王艳春、张俊萍、蔡小平、李亚峰、张爱华、马淑芳	河南省中医药科技成果一等奖
解毒散结方治疗非小细胞肺癌的临床观察和实验研究	张俊萍	2018	张俊萍、张爱华、付杰娜、陈关征、苏冠英、崔莉芳、蔡小平	河南省中医药科技成果一等奖
基于 PI3K/AKT 信号通路研究化瘀解毒法调控胃癌侵袭转移的机制	魏征	2018	魏征、张俊萍、张社峰、蔡小平、梁瑞峰、张爱华、李亚峰	河南省中医药科技成果一等奖
基于 CXCL12→CXCR4 生物学轴探讨"干蟾皮-莪术"药对抑制胃癌肝转移的机理研究	乔翠霞	2018	乔翠霞、张新峰、程旭锋、蔡小平、张影	河南省中医药科技成果二等奖
化瘀解毒法抗肺癌的作用及机制研究	魏征	2018	魏征、王艳春、张俊萍、蔡小平、崔伟锋、李亚峰、张爱华	河南省科学技术进步三等奖

注：加"＊"者为本单位该项目负责人，非项目第一完成人。

2. 出版著作

中西医结合肿瘤研究所出版著作见表5-18。

表5-18　中西医结合肿瘤研究所出版著作

著作名称	作者	出版社	出版时间
当代医家论经方	张影（副主编）	中国中医药出版社	1993.11
家庭巧用中成药	赵一（主编）	中国古籍出版社	1992.1
糖尿病治疗与康复指南	赵一（副主编）	中国中医药出版社	1993.11
常见病中西医误诊误治分析与对策	张影（副主编）	人民卫生出版社	2001.1
中华当代名医赵国岑临证选集	赵一（主编）	中国古籍出版社	2005.1
便秘自然疗法	蔡小平（副主编）	金盾出版社	2008.1
现代临床诊疗—肿瘤学	魏征（副主编）	科学技术文献出版社	2013.4
中医古籍珍本集成·伤寒明理论	张影（独校）	湖南科学技术出版社	2013.5
实用临床医学—肿瘤学	魏征（副主编）	科学技术文献出版社	2014.5

续表

著作名称	作者	出版社	出版时间
赵国岑名医工作室论文集	赵一（主编），任为民、罗银星、胡皓、张影、张俊萍、陈曦（副主编）	中国古籍出版社	2016.8
名老中医赵国岑临证医案选粹	赵一（主编）	河南科学技术出版社	2017.9
临床肿瘤诊疗研究	胡晓琳（主编）	科学技术文献出版社	2018
临床医学理论与实践	魏征（主编）	科学技术文献出版社	2018.1

（五）业务骨干

郭岳峰（硕士/主任医师），蔡小平（硕士/主任医师），赵一（本科/主任医师），张影（硕士/主任医师），杨振江（博士/主任医师），魏征（博士/副主任医师），胡皓（本科/副主任医师）、任为民（硕士/副主任医师），乔翠霞（博士/主治医师），张俊萍（硕士/主治医师），罗银星（硕士/主治医师），赵浩杰（硕士/医师），李秋凤（本科/主任医师），王素萍（本科/副主任医师）。

（六）历任负责人

郭岳峰，男，肿瘤研究室副主任（1990—1998年），主持工作。

蔡小平，男，中西医结合肿瘤研究所所长（2018年—）。

六、心血管病研究室

河南省中医药研究院心血管病研究室正式成立于1990年1月，其前身是创始于1973年与河南中医学院、河南中医学院附属医院联合成立的心血管病防治小组。是国家中医药管理局中医内科心血管重点学科建设单位。先后承担国家、省部及局级科研课题24项，获省部局级科技成果奖18，取得专利1项，主编或参编著作17部。

（一）历史沿革

1959年建所时就将高血压、冠心病的研究列为科研规划，对心血管病的临床研究是当时中医研究所的主要研究方向之一。1974年，研究所心血管病防治组有中医师4名、中西医结合医师2名。同年10月，心血管病防治组对河南省郑州市第二新华印刷厂和祭城公社白庄、崔庄两个大队，进行了881例动脉粥样硬化性心脏病的普查，完成了《郑州地区冠状动脉粥样硬化性心脏病的调查报告》。

1975年和1977年先后整理汇编《心血管疾病研究资料汇编》两册。1978年，有22名中医、中西医结合及西医医师从事心血管病的科研与临床工作。

1979年，心血管病的研究具体分为冠心病、高血压两个研究小组。8月，成立临床研究室，张俊明任第一副主任，曹建生、陈阳春、邱保国为副主任。当时的仪器设备除心电图机外，增添了活动平板、心向量图机、超声心动图机等仪器设备，调入了相关技术人员。1980年，购置了血流动力学、血液流变学测定相关仪器设备。

1981年，成立中西医结合研究室，任命张俊明、邱保国、陈阳春为研究室副主任。其研究方向主要是冠心病、高血压及老年病的中西医结合防治研究。20世纪80年代，三病区（中西医结合研究室病区）以收治心血管病、老年病患者为主。

1990年1月，成立心血管病研究室，任命陈阳春为研究室主任，邓启华为研究室副主任。

1998年7月，设立心血管病研究一室和心血管病研究二室。王守富任心血管研究一室副主任（主持工作），以心血管病研究方向为主；符文增任心血管研究二室主任（兼），以高血压病研究方向为主。

2002年3月，河南省中医药研究院被国家中医药管理局确认为中医内科心血管重点学科建设单位。2002年6月，王守富任心血管病研究室主任。

（二）业务开展

1. 流行病学调查

1973年春，为适应当时国家冠心病研究的需要，资料室检索1971年以来国内有关冠心病防治研究的新进展、新经验及新药物，结合部分国外文献，编写《冠心病专辑》。1973年6月，与河南中医学院相关科室及附属医院联合成立了心血管病研究小组，共同制订了以研究冠心病为中心的科研计划。1974年春，研究所单独成立了冠心病防治组，立足于挖掘、整理祖国医学治疗冠心病的理论及临床用药方法，以现代医学诊断为依据，八纲辨证为纲，提高中药治疗冠心病等心血管疾病的临床疗效。1974年8—10月，冠心病防治组参照1973年全国冠心病普查方案，对河南省郑州市第二新华印刷厂和祭城公社白庄、崔庄两个大队进行了881例冠心病患者的普查，总结撰写《郑州地区冠状动脉粥样硬化性心脏病的调查报告》。

1975年7月25—29日，在郑州市召开了河南省防治心血管疾病科研座谈会。出席会议的有部分地、市、县、公社、工厂医疗单位和省直医疗、教学、科研等32个单位共491人。座谈会在总结交流经验的基础上，由河南省中医研究所、河南医学院和洛阳市卫生局牵头，组成河南省防治心血管疾病科研协作组，于1975年及1977年总结编写了《心血管疾病研究资料汇编》两册。

1979年4月，研究所与河南医学院共同主持了全国心血管病流行病学及人群防治协作座谈会（郑州会议）的召开，并负责进行材料收集与整理，编辑出版《心血管病流行病学及人群防治科研工作汇报讨论会资料汇编》。

1981年，与兄弟医院协作，进行虚证及降脂药物的临床观察。同时与8个工厂联合，建立了5万人的心血管疾病防治区。在郑州市向阳公安分局的大力帮助下，于1981年7月1日起开始进行心血管病死因登记工作，并做该区1982年人口资料分析，提出了郑州向阳区心血管疾病死亡登记报告，同时就该区人口基本状况、死亡水平、死因及期望寿命等多项指标进行了统计和分析，为今后卫生保健工作规划及开展心血管病人群防治提供了依据。

1985年，以陈阳春为主的课题组参与国家"七五"科技攻关计划"我国多省市心血管病趋势及决定因素的人群监测（中国 MONICA 方案）"，开展对人群（25～64 岁）心血管病危险因素水平及其趋势的监测，主要结果如下：①北方地区平均血压水平及高血压患病率高于南方地区、低于国际平均水平；血清总胆固醇和体重指数低于国际平均水平，且亦呈北高南低的分布；男性吸烟率高于国际平均水平且无明显地区差异，女性吸烟率低于国际平均水平，北方高于南方。②部分人群 10 年（1984—1993 年）趋势分析显示人群血压水平无明显升降趋势；多数人群血清总胆固醇和体重指数呈上升趋势；多数人群吸烟率呈下降趋势。

1986—1989 年，按照全国 MONICA 研究方案的统一部署，对郑州市管城区自然人群中 25～64 岁的 115 123 人经分层随机抽样得到的 2 306 人进行心血管疾病病因学调查，其中男性 1 075 人，女性 1 231 人。调查内容包括年龄、性别、职业、教育水平、婚姻状况、心血管疾病史、高血压及心脑血管病家族史、吸烟史、每天吸烟及饮酒量、血清总胆固醇、高密度脂蛋白胆固醇、血糖、体重指数（BMI）、心率、血压、常规心电图等项目。

2. 中医药防治冠心病研究

1974 年初，冠心病防治组通过查阅文献，反复论证，提出并撰写《冠心病中医辨证分型的讨论》，根据中医理论及临床实践，将冠心病分为气滞血瘀、脾虚湿阻、心肾阳虚、心肾阴虚 4 种中医证型，研制出用于气滞血瘀型的"通脉冲刺"（党参、赤芍、丹参、降香、三棱、五灵脂、元胡、红花、玉竹），完成了 79 例冠心病患者的临床观察。

1974 年 3 月，根据冠心病心绞痛的临床表现及病理生理机制及治疗基本原则为速效、长效、高效的特点，冠心病防治组在"通脉冲剂"配方的基础上，参考明朝王肯堂《证治准绳》，用芳香温通的"通关散"鼻吸取嚏治中风昏厥，选用细辛、白芷、牙皂、冰片、麝香等芳香温通的中药材，制成宽胸理气酥糖，含化治疗心绞痛，进行了 26 例冠心病心绞痛临床初步疗效观察。中药实验室根据处方中所含中药材的理化性质，按照现代工艺进行提取分离，制成含化片（命名为心绞痛灵片），通过 158 例临床观察，对冠心病心绞痛显效率 89.7%，改善率 7.6%，总有效率 97.4%。在临床疗效观察有效的基础上，实验室开展心绞痛灵片药效学评价及药理学机制研究。

20 世纪 80—90 年代，张俊明课题组根据中医"无气即虚，必不能达于血管，血管无气，必停留而瘀"的理论，结合临床所见冠心病患者均有不同程度的心悸、气短、倦怠、乏力等气虚表现，重用益气中药黄芪、黄精加以活血之品，制成"益气活血口服液"。临床观察表明：益气活血口服液能明显减轻心绞痛症状，显著改善异常心电图，且对气短、乏力、心悸等症状亦较西药消心痛等对照减轻显著。动物实验显示：益气活血法具有明显抗垂体后叶素致心肌缺血作用，并能提高心肌氧利用率，增强耐缺氧能力，降低梗塞心肌的耗氧量，缩小梗塞范围，改善左室收缩功能。

3. 中医药防治心力衰竭研究

21世纪以来，相继开展了心力衰竭心气虚证、心阳虚证与心钠素、脑钠素、肾素-血管紧张素-醛固酮关系的研究，益气活瘀利水法对慢性心力衰竭左室重构及神经内分泌影响的研究，舒张性心力衰竭中医证候分布规律及其治则治法临床研究，中老年人群心力衰竭综合防治技术与药物开发研究等科研项目。

（三）研究项目

（1）益心汤治疗冠心病临床与实验研究。负责人：曹健生。完成时间：1989年。

（2）高血压病中西医结合辨证分型个体化治疗方法。负责人：邓启华。完成时间：1989年。

（3）郑州市高血压病因学调查研究。负责人：陈阳春。完成时间：1990年。

（4）中药"降压宝"的研究：国家中医药管理局课题（NO：901220501）。负责人：邓启华。起止时间：1988—1990年。

（5）从天人应相论探讨脑卒中关系的研究。负责人：陈阳春。完成时间：1992年。

（6）滋补强壮新药魔力王口服液的研究和应用。负责人：张俊明。完成时间：1993年。

（7）复脉康冲剂治疗心肌炎后律失常临床实验研究。负责人：徐毅。起止时间：1995—1998年。

（8）速达抗疲劳口服液抗疲劳作用的临床实验研究。负责人：陈阳春。完成时间：1995年。

（9）脑血宁口服液治疗中风先兆的临床与实验研究。负责人：陈阳春。完成时间：1997年。

（10）从微量元素角度探讨同病异治与实验研究。负责人：宋诚。完成时间：1997年。

（11）速效冠心滴油的研制：河南省科技攻关计划（NO：901220501）。负责人：张英。起止时间：1996—1998年。

（12）心力衰竭心气虚证、心阳虚证与心钠素、脑钠素、肾素-血管紧张素-醛固酮关系的研究：河南省科技攻关计划。负责人：王守富。起止时间：2003—2005年。

（13）益气活瘀利水法对慢性心力衰竭左室重构及神经内分泌影响的研究：河南省科技攻关计划（NO：0424410024）。负责人：王守富。起止时间：2003—2005年。

（14）冠心病血瘀证与肿瘤坏死因子及其可溶性抗体关系的研究：河南省科技攻关计划。负责人：李秋风。起止时间：2003—2005年。

（15）舒张性心力衰竭中医证候分布规律及其治则治法临床研究：河南省科技攻关计划（NO：0624410014）。负责人：王守富。起止时间：2006—2008年。

（16）中老年人群心力衰竭综合防治技术与药物开发研究：河南省财政专项资金

（NO：20604-技术研究与开发）。负责人：范军铭。起止时间：2007—2009 年。

（17）化痰平肝法联合西药治疗顽固性高血压临床疗效研究：河南省科技攻关计划（NO：102102310108）。负责人：王守富。起止时间：2010—2012 年。

（18）化痰活血法对冠心病血运重建后患者颈动脉粥样硬化和生活质量的改善作用：河南省科技攻关计划（NO：132102310222）。负责人：李秋凤。起止时间：2013—2016 年。

（19）化痰活血法对冠心病血运重建后患者颈动脉粥样硬化和生活质量的改善作用：河南省公益预研项目（NO：1603573）。负责人：王守富。起止时间：2016—2017 年。

（20）化痰平肝法对肥胖型高血压临床疗效及血清瘦素、脂联素、脉搏传导速度的影响，河南省科技攻关计划（NO：142102310452）。负责人：王守富。起止时间：2014—2016 年。

（21）体外反搏联合化痰活血法治疗冠心病不稳定型心绞痛及对血管内皮功能的影响：河南省中医药研究院青年基金（NO：1704569）。负责人：卢吉锋。起止时间：2017—2018 年。

（22）益气养阴复脉颗粒治疗室性早搏多中心随机对照临床研究：河南省中医药研究专项课题（NO：2016ZY2073），负责人：马玉娟。起止时间：2017—2019 年。

（23）化痰祛湿方对高血压合并高尿酸血症患者血压、尿酸及动脉弹性的影响：河南省中医药科学研究专项课题（NO：2018ZY2026）。负责人：卢吉锋。起止时间：2018—2020 年。

（24）化痰活血方对冠心病稳定性心绞痛血管内皮功能及血脂的影响：河南省中医药科学研究专项课题（NO：2018ZY2124）。负责人：张富汉。起止时间：2018—2020 年。

（四）研究成果

1. 获奖成果

心血管病研究室主要获奖成果见表 5-19。

表 5-19　心血管病研究室主要获奖成果

成果名称	负责人	获奖时间	主要完成人	获奖等级
降血脂新药——降脂灵的研究	都恒青	1982	都恒青、陈阳春、郭湘云、赵曦、刘根成、王青云、王秀云	河南省科技成果三等奖
全国 1979—1980 年高血压抽样普查总结（河南区）	陈阳春*	1982	郑弋、闫西艴、陈阳春、李文方、刘庆、边玉桂、牛良民	卫生部二等乙级科技成果奖
中西医结合治疗白癜风的临床研究	陈阳春	1986	陈阳春、都恒青、符文缯、郭湘云	河南省医药卫生科技成果三等奖

成果名称	负责人	获奖时间	主要完成人	获奖等级
高血压病中西医结合辨证分型个体化治疗方法	邓启华	1989	邓启华、符文缯、陈阳春、徐瑞兰、剪惠英、徐毅、赵一	河南省科技进步三等奖
益心汤（益气活血法）治疗冠心病临床与实验研究	曹健生	1990	曹健生、张俊明、陈国华、李树英、鲁秀荣、陈玉莲、曹鸿云	河南省中医药科技进步三等奖
郑州市高血压病因学调查研究	陈阳春	1990	陈阳春、李震生、张海岑、侯勇谋、袁杰、米巧玲	河南省医药卫生科技成果二等奖
				河南省科技进步三等奖
从天人相应学说探讨脑卒中发病死亡与时间节律关系的研究	陈阳春	1992	陈阳春、李震生、侯勇谋、米巧玲、徐毅、袁杰、王汝坤	河南省中医药科技进步三等奖
脑卒中发病、死亡与时间节律关系的研究	陈阳春	1992	陈阳春、李震生、侯勇谋、米巧玲、徐毅、袁杰、王汝坤	河南省科技进步三等奖
滋补强壮新药魔力王口服液的研究和应用	张俊明	1993	张俊明、都恒青、穆来安、张善杰、高雅、李思芬、陈国华	河南省科技进步二等奖
老年收缩期高血压临床试验	陈阳春*	1994	陈阳春等	卫生部科技进步二等奖
		1995		中国科技进步三等奖
中国多省市冠心病、脑卒中及其危险因素的人群监测研究——中国 monica 方案	陈阳春*	1995	陈阳春等	卫生部卫生科技进步二等奖
速达抗疲劳口服液抗疲劳作用的临床与实验研究	陈阳春	1995	陈阳春、徐倬、黄梅芳、徐毅、李捷、范宏健、李互裔、	河南省中医药科技进步三等奖
抗轻型高血压中药降压宝00号的研究	庞春生	1996	庞春生、邓启华、符文缯、付蔓华、王玉升、王涛、陈阳春	河南省中医药科学技术进步一等奖
		1997		河南省科技进步二等奖

成果名称	负责人	获奖时间	主要完成人	获奖等级
脑血宁口服液治疗中风先兆的临床与实验研究	陈阳春	1997	陈阳春、郭湘云、黄霞、徐毅、贾士奇、李长禄、谢和霞	河南省中医药科技进步二等奖
从微量元素角度探讨"同病异治"与"异病同治"的研究	宋诚	1997	宋诚、宁选、张英、邱保国、张静荣、翟立华、李思三	河南省中医药科技成果二等奖
		1998		河南省科技进步三等奖
中国多省市心血管病人群监测研究	陈阳春	2006	陈阳春、侯勇谋、徐毅、米巧玲	北京市科技成果三等奖
高血压病中医证候构成研究	范军铭	2012	范军铭、王守富、田元生、杨克勤、董永书、李荣、高丽君	河南省中医药科技成果一等奖
穴位埋线、耳压、敷贴三联疗法治疗顽固性高血压的临床研究	田元生	2012	田元生、王守富、程广书、李荣、李玲、罗继红、王新义	河南省中医药科技成果一等奖

注：加"＊"者为本单位该项目负责人，非项目第一完成人。

2. 专利

（1）心脏止痛贴膏（实用新型专利）。发明人：张英、李荣、李燕、孙光武、刘青。申请号：CN98250728.3。公开号：CN2355718。

（2）益心血脂康胶囊（发明专利）。发明人：张留记、王守富、屠万倩、周继春、李向阳、李振国、蔡州、侯惠鸣。申请号：CN201110168850.9。公开号：CN102225107A。

3. 出版著作

心血管病研究室出版著作见表5-20。

表5-20 心血管病研究室出版著作

著作名称	作者	出版社	出版时间
中药临床基础	陈阳春主编	河南人民出版社	1979.8
老年运动医学及运动处方	陈阳春主编	河南科学技术出版社	1989.6
中老年运动处方	陈阳春副主编	河南科学技术出版社	2008.4
当代针灸临床屡验奇术	张俊明主编	北京科学技术出版社	1995.6
当代中医必效奇方秘术	张俊明副主编	中医古籍出版社	1994.1
中医奇方妙治真传	张俊明副主编	中医古籍出版社	1994.6
中西医结合诊断治疗腹水	李秋凤副主编	中医古籍出版社	1998.10

续表

著作名称	作者	出版社	出版时间
常见病用药饮食禁忌	李秋凤副主编	中国中医药出版社	1999.10
金匮方引用及研究	张英副主编	河南科学技术出版社	1994.11
中西医内科临床指南	张英主编	陕西科学技术出版社	1996.2
高血压冠心病独特秘方治病绝招	张英主编	中国医药科技出版社	1996.5
老年人糖尿病及其慢性并发症中医治疗	王守富副主编	中国医药科技出版社	1997.5
中国中西医专科专病临床大系·肾脏病诊疗全书	赵章华副主编	中国医药科技出版社	1999.11
现代中西医临床·内分泌病学	赵章华主编	中国中医药出版社	2001.10
家用民间疗法大全	赵章华副主编	四川辞书出版社	1996.10
常见心血管疾病临床诊治	赵章华主编	新疆人民出版社	2015.10
陈阳春中西医结合临床治验	陈阳春、徐毅、王守富主编	中原农民出版社	2015.3

(五) 业务骨干

陈阳春 (本科/主任医师)，张俊明 (本科/主任医师)，宋诚 (本科/主任医师)，邓启华 (本科/主任医师)，符文缯 (本科/主任医师)，王守富 (博士/主任医师)，赵章华 (本科/主任医师)，李秋凤 (本科/主任医师)，徐毅 (本科/副主任医师)，马玉娟 (硕士/副主任医师)，卢吉锋 (硕士/主治医师)，耿振平 (硕士/主治医师)，王振华 (硕士/主治医师)，张富汉 (硕士/主治医师)，程欢欢 (硕士/主治医师)。

(六) 历任负责人

心血管病研究室历任负责人见表5-21。

表5-21 心血管病研究室历任负责人

姓名	性别	职务	任职时间
陈阳春	女	心血管病研究室主任	1989.12—1998.7
邓启华	男	心血管病研究室副主任	1989.12—1998.7
符文缯	女	心血管病研究二室主任	1998.7—2002.6
王守富	男	心血管病研究一室副主任	1998.7—2002.6
		心血管病研究室主任	2002.6—

七、消化病研究室

河南省中医药研究院消化病研究室正式成立于1990年1月，其前身是1961年由翟明义负责建立肝病研究组，是国家中医药管理局确定的"十二五"重点专科建设单位。主要开展中医药防治病毒性肝炎、肝硬化及慢性胃炎等研究工作，先后主持承担国家、省部及局级科研课题17项，获省部及局级科技成果奖17项，主编或参编著作31部。

(一) 历史沿革

1961年，由翟明义负责建立肝病研究组，1963年成立肝硬化腹水研究组，开展对肝病的研究。

1965年12月，与河南中医学院附属医院协商，在病房一楼开辟肝病床位15张，作为研究小组的科研观察床位。

1981年，翟明义任中医研究室副主任（主持工作）。

1982年，河南省中医研究所搬入新址——城北路7号，成立临床部，下辖2个病区——中医研究室病区（二病区）和中西医研究室病区（三病区）。

1986年，在院区西北平房（现针灸推拿科）建立消化病区（一病区）。1990年1月，成立消化病研究室，任命张金楠为主任。

2002年6月，侯留法任消化病研究室主任。

2012年2月，被国家中医药管理局确定为"十二五"重点专科建设单位。

(二) 业务开展

1. 中医药防治病毒性肝炎的研究

1960年，对传染性肝炎的流行病学、病因病机、传染途径、诊断治疗、并发症预防等方面的有关资料进行了广泛地收集整理，并选录了各地医疗部门及民间对该病防治的部分秘验方，编写了《传染性肝炎与麻疹的中医防治》专辑。

1961年，由翟明义负责建立肝病研究组，正式开展对肝病的研究，编写了《消炎舒肝丸》及《"6091"辨证治疗肝炎》专辑。1962年开始研究肝硬化腹水，1963年成立肝硬化腹水研究组，纳入国家规划，并列为重点项目。总结撰写《祖国医学对黄疸病的讨论》一文，对黄疸的成因、辨证论治及预后等进行了阐述。研究小组查询相关文献资料，收集恢复肝功能的有效方药及老中医治疗经验，整理论文10余篇，并做了《肝硬化的中医疗法》的文献综述。1964年，撰写了《肝硬化（臌胀）腹水的成因及证治》一文，对肝硬化腹水的认识、病因、症状及治疗等4方面做了详细论述。

1978年，《运用中医辨证分型治疗肝炎324例》在杭州召开的全国消化系统会议上交流，同年发表《黄疸验案三则》，介绍无黄疸型肝炎、传染性肝炎及黄疸病进行中医辨证分型及治疗。

1979年，整理门诊和病房通过运用中医药辨证分型治疗31例门静脉性肝硬化腹水患者，总有效率达77%；总结发表《辨证分型治疗269例肝硬化腹水的临床观察》一文，将本病分为4型，提出8种治疗法则。

1981年，与郑州市防疫站协作，开展中药扶正祛邪治疗乙型肝炎抗原（HBsAg、HBeAg）健康带毒者研究。

1994 年，完成了肝维康抗乙性肝炎病毒（HBV）临床与实验研究的课题研究，该项目运用益气、健脾、除湿、透毒、解毒、化浊治则组成中药复方肝维康，按照卫生部制定的《新药评审办法》《胁痛研究指导原则》及《病毒性肝炎研究指导原则》，开展了体外抗乙型肝炎病毒、动物急性肝损伤、急性毒性、长期毒性实验及 5 家医院 415 例慢性乙型肝炎的临床研究。获河南省中医药科技进步一等奖。

1996 年，完成了仙茅侵膏片抗乙型肝炎病毒临床与实验研究的课题研究，运用补肾养肝、除湿解毒、扶正祛邪治则组成仙茅侵膏片，进行了治疗慢性乙型肝炎及乙型肝炎病毒携带者的临床研究，开展了体外抗乙型肝炎病毒、免疫功能调节和肝细胞保护实验研究及 124 例的临床观察。获河南省中医药科技进步二等奖。

2. 中医药防治肝硬化的研究

1962 年，初步总结中医药治疗肝硬化腹水 15 例临床研究。

1963 年，中医药防治肝硬化腹水的研究正式纳入国家规划，并列为重点项目。研究组成员通过文献检索，寻找恢复肝功能的有效方药，并收集老中医治疗经验，整理论文 10 余篇。撰写了《肝硬化的中医疗法》的文献综述。

1964 年 8 月，撰写了《肝硬化（臌胀）腹水的成因及证治》一文，对肝硬化腹水的病因、病机、临床表现及治疗等 4 方面进行了详细论述。年底总结撰写出《中医治疗门静脉性肝硬化腹水 25 例临床疗效初步分析》一文（河南省中医学术资料汇编第一辑，中华医学会河南分会编印，1965 年 6 月）。

1965 年，在郑州召开了河南省肝硬化研究经验交流座谈会上报告了《中医治疗门静脉性肝硬化腹水 25 例临床疗效初步分析》。

1979 年，整理 10 余年门诊观察经验，将本病分为 4 型，提出 8 种治疗方法，总结出《辨证分型治疗 269 例肝硬化腹水的临床观察》一文（《河南省首届中医学术会议交流资料》，河南省中医研究所编，1979 年）。1980 年，参编《肝病》一书。

著名肝病专家翟明义根据长期治疗肝硬化的经验，采用具有活血化瘀、消痞软坚、清肝利胆、健脾利湿等功效的中药，研制出治疗肝纤维化的中药复方制剂臌胀片。实验与临床研究显示，臌胀片具有减轻肝损伤、改善肝功能、降低肝纤维化和肝硬化程度的作用。1994 年获河南省中医药科技进步三等奖。

杨小平等研究了慢性乙型肝炎肝纤维化患者中医证型分布规律及各证型与客观指标的关系，为建立标准化、规范化、具有中医特色与优势的诊疗体系提供依据。观察臌胀片联合阿德福韦酯治疗慢性乙型肝炎肝纤维化的临床疗效，为临床辨证和治疗提供依据，形成中西医结合治疗肝纤维化的优化方案。慢性乙型肝炎肝纤维化的中医证型及优化方案的研究获 2012 年河南省中医药科学技术成果二等奖。

侯留法等采用板蓝根、蒲公英、金银花、黄芪、丹参等中药组成解毒益气汤，观察解毒益气活血法对肝硬化肠源性内毒素血症的治疗作用。解毒益气汤可改善症状及肝、肾功能，抑制内毒素产生，提高机体清除内毒素的能力。解毒益气活血法治疗肝硬化腹水肠源性内毒素血症的研究获 2012 年河南省中医药科学技术成果二等奖。

3. 其他研究

近年来，相继开展了中医药对慢性萎缩性胃炎癌变病变、艾滋病相关性慢性腹泻肠道微生态、胃癌化疗减毒增效等作用的实验研究、临床观察及机制探讨。

（三）研究项目

（1）肝维康抗乙性肝炎病毒（HBV）临床与实验研究。负责人：赵宪法。完成时间：1994 年。

（2）臌胀片抗肝纤维化作用的研究。负责人：翟明义。完成时间：1994 年。

（3）胃康宝治疗胃脘痛的临床与实验研究。负责人：赵发新。完成时间：1996 年。

（4）仙茅侵膏片抗乙型肝炎病毒临床与实验研究。负责人：赵宪法。完成时间：1996 年。

（5）益苗口服液的研究。负责人：杨小平。完成时间：1996 年。

（6）治疗病毒性腹泻新药苍苓止泻口服液的研究：河南省重大科技攻关计划（NO：971200600）。负责人：赵宪法。起止时间：1997—1999 年。

（7）解毒益气胶囊治疗肝硬化肠源性内毒素血研究：河南省科技攻关计划（NO：991170648）。负责人：侯留法。起止时间：1999—2000 年。

（8）酒肝消酯冲剂治疗酒精性脂肪肝的临床与实验研究。负责人：侯留法。完成时间：2003 年。

（9）慢性肝病肝纤维化的早期干预：河南省省属科研机构社会公益预研专项资金项目（NO：072103810804）。负责人：杨小平。起止时间：2007—2009 年。

（10）消积散结止痛膏治疗肝硬化（失代偿期）肝脾肿大的临床疗效观察：河南省中医管理局重点学科带头人专项课题（NO：2013ZY03038）。负责人：侯留法。起止时间：2013-2016 年。

（11）真实世界中臌胀片对肝硬化患者生存评价的研究价的研究：河南省中医药研究专项普通课题（NO：2015ZY02113）。负责人：王会丽。起止时间：2015—2017 年。

（12）基于积热理论的消积解毒方治疗慢性萎缩性胃炎癌变病变的临床研究：河南省中医药研究专项普通课题（NO：2015ZY02071）。负责人：赵玉瑶。NO：2015—2017 年。

（13）中药泻痢康胶囊对艾滋病相关性慢性腹泻肠道微生态影响的临床研究：河南省中医药研究专项普通项目（NO：2014ZY02032）。负责人：杨小平。起止时间：2015—2016 年。

（14）健脾补肾涩肠法对艾滋病相关性慢性腹泻肠道微生态影响的临床研究：河南省科技攻关计划（NO：152102310434）。负责人：杨小平。起止时间：2015—2016 年。

（15）消积健脾解毒法对胃癌化疗减毒增效作用及时效关系研究：河南省科技攻关计划（NO：162102310375）。负责人：赵玉瑶。起止时间：2016—2017 年。

（16）基于"肝肾同源"理论探讨"益肾解毒法"治疗 HBeAg 阴性的慢性乙型肝炎的机理：河南省中医药研究院青年基金（NO：1704577）。负责人：王菲。起止时间：2017—2018 年。

（17）基于 ARA 代谢通路探讨清热除湿健脾法对 UC 动物模型的影响：河南省中医药研究专项课题（NO：2018ZY2028）。负责人：王菲。起止时间 2018—2021 年。

（四）研究成果

1. 获奖成果

消化病研究室主要获奖成果见表 5-22。

表 5-22　消化病研究室主要获奖成果

成果名称	负责人	获奖时间	主要完成人	获奖等级
益气健脾法治疗肝硬化血清 A/G 失调的实验及临床研究	翟明义	1988	翟明义、张金楠、郭湘云、杨小平、陈宝玲、赵玉瑶、沙培林	河南省医药卫生科技成果三等奖
醉仙清口服液的研制	张金楠	1993	张金楠、郭玉梅、程民、王勇、王圣峰、杨忠、吴伶俐	河南省轻工科技成果三等奖
华佗全蝎健身酒抗衰老作用的临床与实验研究	张金楠	1993	张金楠、程民、宋成、张静荣、魏武英、胡树兰、王素萍	河南省中医药科技进步三等奖
肝维康抗乙型肝炎病毒（HBV）临床和实验研究	赵宪法	1994	赵宪法、党炳瑞、魏武英、赵章华、陈家畅、李树英、鲁秀荣	河南省中医药科技进步一等奖
臌胀片抗肝纤维化作用的临床与实验研究	翟明义	1994	翟明义、张金楠、李长禄、贾士奇、杨小平、赵玉瑶、陈宝玲	河南省中医药科技进步三等奖
苍苓口服液治疗病毒性腹泻临床及实验研究	赵宪法	1995	赵宪法、罗瑞芝、赵章华、夏长军、赵章丽、刘道清、宋汉敏	河南省中医药科技进步二等奖
益苗口服液的研究	杨小平	1996	杨小平	河南省轻工科技成果二等奖
降糖系列食品的研制	赵玉瑶	1996	赵玉瑶	河南省轻工科技成果一等奖

成果名称	负责人	获奖时间	主要完成人	获奖等级
复方仙茅侵膏片抗乙型肝炎病毒（HBV）临床和实验研究	赵宪法	1996	赵宪法、党炳瑞、魏武英、赵章华、刘道清、夏长军、赵章丽	河南省中医药科技进步二等奖
"胃康宝胶囊"治疗胃脘痛（慢性浅表性胃炎）的临床与实验研究	赵法新	1996	赵法新、侯勇谋、刘方洲、马开、刘明友、李红彬、赵晓东	河南省中医药科技进步二等奖
退热速肛注剂治疗外感高热症的临床与实验研究	赵法新	1999	赵法新、任孝德、赵玉瑶、李志刚、刘明、屈冰、赵军	河南省中医药科学技术进步奖二等奖
治疗病毒性腹泻新药苍苓止泻口服液的研究	赵宪法	2003	赵宪法、赵章华、夏长军、罗瑞芝、赵章丽、李淑敏、吕久省	河南省科技进步二等奖
酒肝消酯冲剂治疗酒精性脂肪肝的临床与实验研究	侯留法	2003	侯留法、刘方洲、刘杰、陈宝玲、赵玉瑶、张影、毛重山	河南省中医药科技进步一等奖
慢性乙型肝炎肝纤维化的中医证型及优化方案的研究	杨小平	2012	杨小平、王会丽、崔伟锋、赵雷、张红雨、高天曙、王菲	河南省中医药科技成果二等奖
解毒益气活血法治疗肝硬化腹水肠源性内毒素血症的研究	侯留法	2012	侯留法、刘方州、王菲、王晓丽、娄静、高天曙、王会丽	河南省中医药科技成果二等奖
健脾补肾涩肠法对 HIV/AIDS 慢性腹泻作用的研究	杨小平	2013	杨小平、李发枝、徐立然、王东旭、屈冰、李星锐、庞志勇	河南省中医药科技成果一等奖
中医药治疗慢性丙型肝炎优化方案的临床研究——滋水涵木法联合普通干扰素与利巴韦林治疗肝肾阴虚型丙型肝炎的临床研究	侯留法	2016	侯留法、王菲、赵义红、娄静、王会丽、赵雷、李鹏耀	河南省中医药科技成果一等奖

2. 出版著作

消化病研究室出版著作见表 5-23。

表 5-23　消化病研究室出版著作

著作名称	作者	出版社	出版时间
传统中医诊断治疗学	侯留法主编	西安交通大学出版社	2016.3
中西医结合防治病毒性肝炎	侯留法主编	中国中医药出版社	1998.10
肝胆疾病答疑解难	侯留法、陈宝玲主编	中原农民出版社	1999.9
实用老年疾病诊断与治疗	侯留法副主编	科学技术文献出版社	2000.3
中西医结合内科学	侯留法副主编	中国中医药出版社	1996.9
当代中医师灵验奇方真传	侯留法副主编	中国医药科技出版社	1994.12
新编临床医学全书中医学	娄静主编	中国古籍出版社	2014.7
当代临床医学新进展中医学	娄静、王菲副主编	中国古籍出版社	2014.8
临床常见疾病诊断与中西医治疗	王菲副主编	吉林科学技术出版社	2014.12
赵国岑名医工作室论文集	王菲副主编	中州古籍出版社	2016.8
最新中药手册	杨小平主编	中原农民出版社	2002.1
中医常见证候的辨病论治	杨小平主编	河南科学技术出版社	1994.1
肝胆病诊疗全书	杨小平副主编	中国医药科技出版社	2001.1
现代胃肠病学	杨小平副主编	中原农民出版社	2000.9
中国民间疗法	杨小平副主编	中原农民出版社	1987.12
赵法新脾胃病临证经验	赵法新主审、赵玉瑶主编	人民军医出版社	2012.1
中西医内科临床指南	赵玉瑶副主编	陕西科学技术出版社	1996.2
本草从新	赵法新副主编	中国中医药出版社	2013.1
本草蒙筌	赵法新副主编	中国中医药出版社	2013.1
中医词释	赵法新等著	河南科学技术出版社	1983.9
乡村中医临证大全	赵法新主编	中医古籍出版社	2001.1
中医眼科学	张海岑主编、赵法新编	光明日报出版社	1989.1
国医万修堂寻访录——与赵氏中医第六代传人的心交神会	赵法新主审	人民军医出版社	2015.9
近代中医珍本集——金匮分册	赵法新编	浙江科学技术出版社	1991.12

著作名称	作者	出版社	出版时间
近代中医珍本集——伤寒分册	赵法新编	浙江科学技术出版社	1988.8
中医文献学辞典	赵法新主编	中医古籍出版社	2000.4
儒门事亲校注	赵法新校注	河南科学技术出版社	1984.11
近代中医珍本集温病分册	赵法新编	浙江科学技术出版社	1987.4
国家基本药物中成药的辨证应用	赵法新主编	中医古籍出版社	2003.7
医案丛书肝病	赵法新	河南人民出版社	1980.1
赵法新临证经验	赵法新主编	中原农民出版社	2016.12

（五）业务骨干

翟明义（研究员、主任医师），赵国岑（本科/主任医师），张金楠（本科/主任医师），党炳瑞（本科/主任医师），赵法新（主任医师），杨小平（本科/主任医师），侯留法（硕士/主任医师），赵玉瑶（本科/主任医师），陈宝玲（本科/主任医师），李鹏耀（硕士/副主任医师），王会丽（硕士/副主任医师），王菲（硕士/主治医师），娄静（硕士/主治医师），赵雷（硕士/主治医师），张杭洲（硕士/住院医师），朱岩洁（硕士/住院医师），赵义红（硕士/主治医师）。

（六）历任负责人

消化病研究室历任负责人见表5-24。

表5-24　消化病研究室历任负责人

姓名	性别	职务	任职时间
翟明义	男	肝病研究组组长	1961—1981
		中医研究室副主任	1981—1990.1
张金楠	男	主任	1990.1—2000.2
侯留法	男	主任	2002.6—

八、呼吸病研究室

河南省中医药研究院呼吸病研究室正式成立于1990年1月，主要开展中医药防治急慢性支气管炎、支气管哮喘及慢性阻塞性肺疾病等方面的研究工作，先后承担国家、省部及局级科研课题16项，获省部及局级科技成果奖14项，主编或参编著作8部。

（一）历史沿革

1990年1月，成立呼吸病研究室，赵宪法任主任，开展呼吸系统疾病的研究。1993

年7月，任命徐立然为研究室副主任。1998年7月，任命徐立然为研究室主任。2004年10月任命袁效涵为副主任。2011年2月，张明利任呼吸病研究室负责人。

（二）业务开展

1. 慢性气管炎的防治研究

1971年3月，以气管炎防治小组的名义参加郑州地区老慢支协作组，在郑州砂轮厂、郑州纺织机械厂、市郊祭城公社建立了防治点。

1972年4月29日—6月10日与郑纺机职工医院协作，对发病较多的郑纺机铸工车间的发病情况和可能的致病因素做了较详细的调查，并写出调查报告。同时在祭城公社、燕庄、祭城、荆庄、陈岗、王庄、白庄等大队普查了10 600人，查出老慢支患者500多例，对其中300余老慢支病例，应用棉花根、水莎草、中西医结合诊断分法、扶正固本法治疗。

1972年冬，研究所科研人员将棉根皮、穿山龙、黄芩、辽沙参、制附子组成复方（复方咳宁片），进行治疗慢性气管炎中药新药开发研究。于1978年经河南省卫生局组织鉴定，药政部门批准，由郑州、开封两家中药厂生产，行销全省和10多个省、市、自治区，并收入《河南省药品标准规范》。1993年被列入《卫生部关于淘汰第二批128个中成药品种的通知》淘汰品种名单。

自1973年起，开始进行慢性气管炎中西医结合分型方案研究，参加全国第一次中西医结合诊断分型防治会议（西安），参与制订了第一个全国中西医结合诊断分型方案。

1974年，河南省成立了中西医结合诊断分型协作组，作为牵头单位之一，组织验证全国分型方案。进行了317例慢性气管炎中西医结合诊断、分型及治疗的临床观察。在此基础上，又进行了气管炎中西医结合诊断分型通气功能检查及慢性气管炎中西医结合诊断分型原穴位经络电测定（《防治慢性气管炎资料》河南省卫生局防治气管炎办公室，1975年）。通过实践，对全国分型方案提出了必要的参考意见，于1975年7月整理撰写《慢性气管炎中西医结合诊断分型修订意见》。参与制定全国中西医结合诊断分型方案和河南省协作组分型方案。

1976—1977年，赵宪法等开展热参浸膏、热参气雾剂对慢性气管炎的治疗作用和副作用的研究。

1978年，总结了"扶正固本"治疗阻塞性肺气肿78例，撰写论文分别收录于《首届全国中西医结合学术讨论会资料选编》。

1982年，撰写了《关于肺气的研究》（中西医学刊试刊号1982年，中国中医结合研究会河南分会、河南省中医研究所）一文。

在搜集民间验方的基础上、结合中医药基础理论，经过临床实践，筛选出胆粉、穿山龙、地龙等药物，研制出治疗慢性支气管炎的中药复方制剂胆龙定喘胶囊。研究表明：胆龙定喘胶囊具有明显的平喘、镇咳、化痰作用，并能改善慢性支气管炎模型大鼠的病理状态，对慢性支气管炎有较好的防治作用。

2. 急性呼吸道疾病防治研究

1971年，开始进行民间草药糙苏防治感冒的研究，将糙苏试制成冲剂和片剂试用于临床，获得了较好的疗效。继而进行了糙苏抑菌、止咳、祛痰等药效学研究及毒理学研究。1972年，完成了"使用民间草药糙苏治疗普通感冒100例初步观察"，1973年，与南阳地区合作，成立了糙苏防治感冒协作组。1971年冬—1976年春，共进行329例普通感冒患者的疗效观察。结果表明：单方组227例，有效率92.68%；复方组102例，有效率90.2%。完成糙苏片的药学、药效学与毒理学研究，于1984年经河南省卫生厅组织鉴定，药政部门批准，由开封中药厂生产。糙苏糖衣片已收载于《河南省药品标准规范》。同时开展了复方山银胡（山银胡、连翘、紫草、生石膏、板兰根）抗感冒、流行性感冒的临床与实验研究。

1978年，老中医王金榜献出100多年应用历史的祖传秘方（主治风热喉痹、烂乳蛾、喉痈等），由河南省中医药研究院制剂室按现代工艺制成咽喉宁口服液，并进行了系统的药学、药效学、毒理学及临床研究。

徐立然等科研人员选择以蝉蜕为主的中药配伍，采用现代中药制备工艺，研制出治疗急性气管支气管炎的中药复方制剂——蝉蜕止咳颗粒剂。按照国家食品药品监督管理局有关中药新药的要求，完成临床前药学、药效学和毒理学研究，于2005年通过国家药品监督管理局临床前评审，获中药新药临床研究批件（批件号：2005L01157）。

3. 支气管哮喘及痰湿阻肺证防治研究

研究室科研人员根据祖国医学对支气管哮喘和痰湿阻肺证的认识，结合现代医学研究进展，分别选择源自《金匮要略·肺痿肺痈咳嗽上气病脉证治第七》之厚朴麻黄汤、《金匮要略·肺痿肺痈咳嗽上气病脉证治第七》之葶苈大枣泻肺汤、皂荚丸和《伤寒论》之大陷胸丸三方合一及《韩式医通》治疗痰湿阻滞、肺壅气逆之三子养亲汤，按现代中药制备工艺分别研制出厚麻平喘口服液、克喘栓和五子祛痰液，通过相关的临床与实验研究，广泛用于支气管哮喘及痰湿阻肺证的治疗。

（三）研究项目

（1）水莎草治疗慢性气管炎的研究。负责人：赵宪法。完成时间：1978年。

（2）复方山银胡片（冲剂）治疗和预防感冒。负责人：赵宪法。完成时间：1978年。

（3）防治慢性气管炎中西医结合诊断分型研究。负责人：赵宪法。完成时间：1978年。

（4）棉花根治疗慢性气管炎。负责人：张金鼎。完成时间：1978年。

（5）热参治疗慢性气管炎的研究（协助）。负责人：赵宪法。完成时间：1979年。

（6）菊花王（菊花枸杞汁碳酸饮料）的研制。负责人：徐立然。完成时间：1995年。

（7）蝉蜕止咳颗粒：国家新药基金项目（NO：96-901-05-109）。河南省重大科技项目（NO：0122030300）。负责人：徐立然。起止时间：1993—1995年。

（8）厚麻平喘口服液治疗支气管哮喘临床与实验研究。负责人：袁效涵。完成时间：1997年。

（9）退热速肛注剂治疗外感高热症的临床与实验研究。负责人：赵法新。完成时间：1999年。

（10）五子祛痰液治疗阻肺证的临床与实验研究。负责人：徐立然。完成时间：2000年。

（11）远程呼吸监控仪（FRM-1）的研制开发：河南省科技攻关计划（NO：0423030500）。负责人：徐立然。起止时间：2004—2005年。

（12）胆龙咳喘康胶囊治疗HIV/AIDS肺部感染的临床研究：河南省省属科研机构社会公益预研专项资金项目（NO：072103810801）。负责人：徐立然。起止时间：2007—2009年。

（13）中医不同治则对肺间质纤维化模型动物作用靶点的研究：河南省基础与前沿计划（NO：82300450410）。负责人：袁效涵。起止时间：2008—2010年。

（14）胆龙咳喘康胶囊治疗HIV/AIDS肺部感染的机理研究：河南省省属科研机构社会公益预研专项资金项目（NO：082103810803）。负责人：徐立然。起止时间：2008—2010年。

（15）中医药对体虚感冒的社区预防方案研究：郑州市科技计划（NO：131PPTGG374）。负责人：屈冰。起止时间：2013—2015年。

（16）中医药治疗糖尿病患者社区获得性肺炎临床随机对照：河南省中医药研究专项普通项目（NO：2014ZY02061）。负责人：张明利。起止时间：2015—2016年。

（四）研究成果

（1）获奖成果

呼吸病研究室主要获奖成果见表5-25。

表5-25 呼吸病研究室主要获奖成果

成果名称	负责人	获奖时间	主要完成人	获奖等级
水莎草治疗慢性气管炎的研究	赵宪法	1978	赵宪法、王金榜、都恒青、李树英、陈国华、张金鼎	河南省重大科技成果奖
抗感冒新药糙苏的研究	陈国华	1978	陈国华、赵宪法、张金鼎、陈道同、侯士良、王金榜	河南省重大科技成果奖
				卫生部科技成果奖

成果名称	负责人	获奖时间	主要完成人	获奖等级
棉花根治疗慢性气管炎的研究	张金鼎	1978	张金鼎等	河南省重大科技成果奖
复方山银胡片（冲剂）治疗和预防感冒	赵宪法	1978	赵宪法等	河南省重大科技成果奖
慢性气管炎中西医结合诊断分型研究	赵宪法	1978	赵宪法、王金榜、剪蕙英、张金鼎	河南省重大科技成果奖
热参治疗慢性气管炎的研究	赵宪法 *	1979	赵宪法等	河南省重大科技成果奖
胆龙定喘胶囊治疗慢性支气管炎的研究	程 民	1994	程民、徐立然、张静荣、刘福勤、侯勇谋、张重刚、张金楠	河南省中医药科技进步二等奖
菊花王（菊花枸杞汁碳酸饮料）的研制	徐立然	1995	徐立然、袁效涵、王雪芳、崔河泉、尹慧、徐立正、黄新	河南省轻工科技成果二等奖
蝉脱止咳颗粒剂治疗急性气管支气管炎的临床与实验研究	徐立然	1997	李全、袁效涵、刘方洲、冯喜茹、马开、魏俊英	河南省中医药科技进步二等奖
厚麻平喘口服液治疗支气管哮喘的临床与实验研究	袁效涵	1998	袁效涵、魏武英、徐立然、翟乙娟、孟黎、焦红军、何美霞	河南省科技进步三等奖
退热速肛注剂治疗外感高热症的临床与实验研究	赵法新	1999	赵法新、任孝德、赵玉瑶、李志刚、刘明、屈冰、赵军	河南省中医药科技进步二等奖
克喘栓治疗支气管哮喘的临床与实验研究	李威	2000	李威、徐立然、骆书信、华琼、吴景硕、王惠森、刘方洲	河南省中医药科技进步二等奖
五子祛痰液治疗痰湿阻肺证的临床与实验研究	徐立然	2001	徐立然、魏俊英、马开、刘方洲、孙景莉、高丽君、袁效涵	河南省科技进步三等奖
HIV/AIDS 生存质量量表的研究	张明利	2010	张明利、魏俊英、吴毓敏、郭选贤、屈冰、张留超、苏芳静	河南省中医药科技成果一等奖
		2011		河南省科技进步三等奖

2. 出版著作

消化病研究室出版著作见表5-26。

表 5-26　消化病研究室出版著作

著作名称	作者	出版社	出版时间
常见老年呼吸系统疾病现代治疗	袁效涵主编	中国中医药出版社	1998.1
一本书读懂过敏性疾病	尹慧主编	中原农民出版社	1998.10
食疗养生与保健食品	尹慧著	中原农民出版社	1999.9
呼吸内科急症与重症诊疗学	庞志勇副主编	吉林科学技术出版社	2015.2
呼吸系统疾病防治学	王素花副主编	吉林科学技术出版社	2016.9
现代呼吸系统疾病诊断治疗学	王素花副主编	黑龙江科学技术出版社	2017.6
常用中药配伍	王素花副主编	郑州大学出版社	2017.7
呼吸内科常见病诊治学	庞志勇主编	吉林科学技术出版社	2018.3

（五）业务骨干

赵宪法（本科/主任医师），宁选（本科/主任医师），徐立然（博士/主任医师），张明利（硕士/主任医师），袁效涵（本科/主任医师），屈冰（本科/主任医师），尹慧（本科/主任医师），马志杰（本科/副主任医师），庞志勇（硕士/主治医师），王素花（硕士/主治医师），黄谦峰（硕士/主治医师）。

（六）历任负责人

呼吸病研究室历任负责人见表5-27。

表 5-27　呼吸病研究室历任负责人

姓名	性别	职务	任职时间
赵宪法	男	主任	1990.1—1998.7
徐立然	男	副主任	1993.7—1998.7
		主任	1998.7—2009.8
袁效涵	女	副主任	2004.10—2006.4
张明利	男	负责人	2011.2—

九、肾病研究室

河南省中医药研究院肾病研究室（泌尿研究室）成立于1990年1月，主要开展中医药防治急慢性肾功能衰竭、糖尿病肾病、高血压肾损害、肾病综合征（原发性、继发性）、狼疮性肾炎、紫癜性肾炎等泌尿系统疾病的研究工作，先后主持承担省局级科研课题12项，获科技成果奖5项，主编或参编著作25部。

（一）历史沿革

1990 年 1 月，成立泌尿研究室，曹鸿云任研究室副主任。1993 年 3 月，附属医院正式成立，在 1 号病房楼 6 层组建肾病肿瘤病区（六病区），任命曹鸿云为六病区主任和泌尿研究室主任。1998 年 3 月，李培旭任泌尿系疾病研究室主任（兼），关明智任研究室副主任。2006 年，泌尿系疾病研究室更名为"肾病研究室"，李培旭任研究室主任，关明智兼任研究室副主任。2017 年 6 月，关明智为肾病研究室主任。2017 年 9 月，华琼任肾病研究室主任。

（二）业务开展

在多年临床经验的基础上，以清利疏达为大法治疗急性肾盂肾炎、慢性肾盂肾炎急性复发、急性膀胱炎等泌尿系感染性疾病，研制出中药复方制剂复方蛇舌草冲剂，开展了制剂的制备工艺、质量标准、稳定性考察、主要药效学、毒理学及 128 例急性肾盂肾炎患者的临床观察等研究。

李培旭主任医师根据长期的临床经验，研制开发出中药复方医院制剂肾衰灵胶囊，1991 年作为院内制剂在河南省中医药研究院附属医院使用至今。于 1995 年正式开展临床及实验研究，已完成生产工艺、质量标准、稳定性、药效学、急性毒性、长期毒性、临床研究、作用机制等研究工作。长期临床应用表明：肾衰灵胶囊具有显著延缓慢性肾衰竭早中期的发展进程、延长尿毒症透析间期及减少透析次数等作用。

（三）研究项目

（1）滋阴补肾拮抗激素副作用的机理研究：河南省科技攻关项目（NO：994023600）。负责人：华琼。起止时间：1999—2000 年。

（2）肾衰灵复方有效部位抗肾纤维化作用机理的研究：河南省科技攻关计划（NO：0311042300）。负责人：李培旭。起止时间：2002—2005 年。

（3）中药肾衰灵胶囊治疗慢性肾功能不全的临床研究：河南省公益预研项目。负责人：李培旭。起止时间：2011—2012 年。

（4）滋阴补肾胶囊降低糖皮质激素副作用的临床观察：河南省中医药科学研究专项课题（NO：2013ZY04041）。负责人：华琼。起止时间：2013—2016 年。

（5）芪韦胶囊治疗慢性肾小球肾炎临床研究：河南省中医药科学研究专项课题（NO：2013ZY04017）。负责人：唐桂军。起止时间：2013—2016 年。

（6）基于倾向评分的调虚解毒方治疗 CRF 生存评价研究：河南省中医药科学研究专项课题（NO：2015ZY022075）。负责人：李星锐。起止时间：2015—2018 年。

（7）中西医结合治疗肾性贫血多中心临床研究：河南省中医药研究专项课题（NO：2017ZY1008）。负责人：华琼。起止时间：2017—2019 年。

（8）基于"调虚解毒"理论治疗慢性肾脏病真实世界的生存评价研究：河南省科技攻关计划（NO：172102310306）。负责人：李星锐。起止时间：2017—2019 年。

（9）调虚解毒方治疗 CKD3-4 期患者回顾性队列研究：河南省中医药研究院青年基

金（NO：1704567）。负责人：李星锐。起止时间：2017—2018 年。

（10）隔姜灸对脾肾阳虚型慢性肾功能衰竭患者免疫功能的影响：河南省中医药研究专项课题（NO：2017ZY2002）。负责人：刘彦妍。起止时间：2017—2019 年。

（11）肾衰制剂（胶囊、颗粒、水丸）治疗慢性肾功能衰竭临床观察及剂型探讨：河南省中医药研究专项课题（NO：2017ZY2015）。负责人：唐桂军。起止时间：2017—2019 年。

（12）基于 ROST CM 文本挖掘技术的李培旭主任医师辨治糖尿病肾病病案分析：河南省中医药研究专项课题（NO：2017ZY1025）。负责人：于国俊。起止时间：2017—2019 年。

（四）研究成果

1. 主要获奖成果

（1）生长营养液的研制，1995 年河南省轻工科技成果二等奖。主要完成人：李培旭、张秀珍、李宏斌、刘方洲、余松河、王涛、李慧。

（2）复方蛇舌草冲剂治疗急性肾盂肾炎的研究，1994 年河南省中医药科技进步二等奖。主要完成人：魏武英、徐立然、王启政、李佺、蒋士卿、马开、熊粲。

（3）消渴降脂茶的开发研究，1997 年河南省轻工科技成果二等奖。主要完成人：李培旭、刘方洲。

（4）八珍益母口服液的研究，1997 年河南省中医药科技进步二等奖。主要完成人：曹鸿云、刘杰、李培旭、赵章华、华琼、何美霞、王秀华。

（5）肾衰灵胶囊治疗慢性肾衰的临床与实验研究，2003 年河南省中医药科技进步一等奖，2005 年河南省科技进步三等奖。主要完成人：李培旭、傅蔓华、翟乙娟、赵章华、华琼、高寒、唐桂军、曹鸿云、张书亮、安艳秋。

2. 出版著作

肾病研究室出版著作见表 5-28。

表 5-28　肾病研究室出版著作

著作名称	作者	出版社	出版时间
中医肾脏病学	李培旭副主编	河南科学技术出版社	1990.1
中医性病治疗学	华琼编著	河南科学技术出版社	1990.12
名老中医验方集	华琼编著	中医古籍出版社	1991.1
当代名医神丹妙方	华琼编著	河南科学技术出版社	1991.4
健康长寿运动指南	李培旭副主编	河南科学技术出版社	1991.9
家庭巧用中成药	华琼编著	中医古籍出版社	1992.1
常见病药物脐疗法	华琼副主编	中国中医药出版社	1997.8
中华名医名方薪传肾病传	华琼主编	河南医科大学出版社	1997.9

著作名称	作者	出版社	出版时间
中医常见病证诊疗常规	李培旭副总主编	河南医科大学出版社	1998.5
肾脏病诊疗全书	李培旭主编	中国医药科技出版社	2000.1
肾与尿路疾病答疑解难	华琼著	中原农民出版社	2000.4
中医防治前列腺增生百家验方	华琼编著	人民卫生出版社	2009.7
实用临床诊疗实践内科学	唐桂军副主编	科学技术文献出版社	2015.3
实用肾内科诊治学	华琼副主编	吉林科学技术出版社	2016.12
李培旭肾病临证验方验案	李培旭著	河南科学技术出版社	2016.4
新编医学诊疗实践内科学	李星锐副主编	科学技术文献出版社	2016.5
临床肾脏病理论与实践	李星锐副主编	黑龙江科学技术出版社	2016.5
肾脏内科疾病诊疗新思维	华琼、于国俊副主编	吉林科学技术出版社	2017.5
临床护理学常规	冯惠娟副主编	黑龙江科学技术出版社	2017.6
现代临床肾脏病学	于国俊副主编	黑龙江科学技术出版社	2017.7
肾内科疾病治疗与血液净化应用	逯璐副主编	黑龙江科学技术出版社	2017.8
李培旭肾病临证辑要	李培旭主审，唐桂军、华琼、郭泉滢主编	河南科学技术出版社	2017.9
现代临床常见疾病护理学	娄海静副主编	吉林科学技术出版社	2017.9
肾脏疾病基础与治疗	刘彦妍、逯璐、于国俊副主编	科学技术文献出版社	2018.1
新编肾脏内科诊治学及血液净化	孔征副主编	黑龙江科学技术出版社	2018.2

（五）业务骨干

曹鸿云（本科/主任医师），魏武英（本科/主任医师），李培旭（硕士/主任医师），关明智（博士/主任医师），华琼（本科/主任医师），唐桂军（硕士/主任医师），刘蕊（硕士/主治医师），李星锐（硕士/副主任医师），刘彦妍（硕士/主治医师），于国俊（硕士/主治医师），王娇（硕士/主治医师），任永朋（硕士/住院医师）。

（六）历任负责人

肾病研究室历任负责人见表5-29。

表5-29 肾病研究室历任负责人

姓名	性别	职务	任职时间
曹鸿云	女	副主任	1989.12—1993.3
		主任	1993.3—1998.7
李培旭	男	主任	1998.7—2017.6

姓名	性别	职务	任职时间
关明智	男	副主任	1998.7—2017.6
		主任	2017.6-2017.8
华 琼	女	主任	2017.9—

十、妇科病研究室

河南省中医药研究院妇科病研究室成立于 1998 年 7 月，主要开展中医药防治月经失调、不孕不育、乳腺增生及妇科炎症等疾病的研究工作，先后承担省局级科研课题 18 项，获科技成果奖 16 项，主编或参编著作 3 部。

（一）历史沿革

1990 年 1 月，正式成立妇科，王希浩为副主任。1998 年 7 月，成立妇科病研究室，王希浩任研究室主任（兼），宋红湘任副主任。

（二）业务开展

1. 中医药调节月经失调研究

1960 年，运用中医辨证分型将闭经分为血虚闭经平和血滞闭经两大类，初步试制了鸡血藤煎剂和丹参益母糖浆。血虚闭经者，以养血补血为主，采取鸡血藤煎为主方；血滞闭经者，以调经活血为主，采取丹参益母糖浆为主方。观察 142 例闭经患者，前者治愈率达 44%，后者治愈率达 49%。撰写出《鸡血滕煎和丹参益母糖浆对 142 例妇女闭经的疗效观察》。

1970 年，对一种民间发现治疗功能性子宫出血具有一定疗效的草药"蒲竹"进行研究，对其化学成分进行分析、提取及分离，制成粗提取物浸膏片（即妇科止血片），经 163 例血热型崩漏患者的观察与随访，总有效率为 96.45%。

王希浩等开展肝郁症月经病病理机制的研究，从神经递质与生殖内分泌的角度探讨舒肝调经机理，观察补肾健脾固冲法对青春期功血的治疗作用，从甲状腺轴角度研究补肾固冲法治疗青春期功血的作用机制。

2. 不孕症研究

采用临床观察与实验研究相结合的方法，进行了输卵通胶囊治疗输卵管炎性阻塞性不孕症、补肾调冲法促排卵作用及益肾养元丹对卵巢早衰作用等项目的研究和机制探讨。

3. 乳腺增生研究

依据祖国医学理论，结合现代科学技术和方法，开展了妇康消肿丸、乳腺康胶囊、乳癖散结膏及中药外贴内服综合疗法对乳腺增生病的治疗作用及其可能的作用机制。

（三）研究项目

（1）孕早安营养液开发研究：河南省中医药管理局项目。负责人：张重刚、王希浩。起止时间：1993—1994年。

（2）妇炎康泰冲剂治疗慢性盆腔炎的临床和实验研究：河南省中医药管理局。负责人：王素萍。起止时间：1995—1996年。

（3）空调茶的研制：河南省中医药管理局项目。负责人：王希浩。起止时间：1995—1997年。

（4）输卵通胶囊治疗输卵管炎性阻塞性不孕症的临床和实验研究：河南省科技攻关计划（NO：981170648）。负责人：宋红湘。起止时间：1998—2000年。

（5）从神经递质与生殖内分泌的角度探讨舒肝调经机理：河南省科技攻关计划（NO：004020200）。负责人：王希浩。起止时间：1999—2000年。

（6）消癥灵胶囊治疗卵巢肿的临床与实验研究：河南省科技攻关计划。负责人：宋红湘。起止时间：2002—2004年。

（7）舒肝法对激怒大鼠GnRH基因表达及神经生殖内分泌轴的作用：河南省科技攻关计划（NO：0311042600）。负责人：王希浩。起止时间：2002—2005年。

（8）舒肝法调节慢性应激肝郁证雌性大鼠神经生殖内分泌轴的机理：河南省基础与前沿计划（NO：72300450050）。负责人：王希浩。起止时间：2007—2009年。

（9）补肾健脾固冲方促进"肾精充盛，天癸成熟"机理的研究：河南省公益预研项目。负责人：王希浩。起止时间：2011—2012年。

（10）补肾健脾固冲方促进"肾精充盛，天癸成熟"机理的研究：河南省基础与前沿计划（NO：112300410063）。负责人：王希浩。起止时间：2011—2013年。

（11）疏肝补肾法对慢性应激肝郁雌性小鼠卵细胞质量及子宫内膜容受性的影响：河南省中医药研究专项（NO：2013ZY04046）。负责人：王希浩。起止时间：2013—2016年。

（12）从性腺轴功能及子宫微环境角度探讨补肾健脾固冲法治疗青春期功血的研究：河南省中医药研究专项重点项目（NO：2013ZY01005）。负责人：刘方洲、王希浩。起止时间：2013—2016年。

（13）补肾健脾固冲法对雌性幼鼠性腺轴及子宫微环境的影响：河南省基础与前沿计划（NO：142300410281）。负责人：刘方洲、王希浩。起止时间：2014—2016年。

（14）疏肝补肾法对慢性应激小鼠卵子质量及子宫容受性的调节：河南省基础与前沿计划（NO：142300410058）。负责人：赵嘉梅。起止时间：2014—2016年。

（15）多囊卵巢综合征证候分子分型及其方药研究：河南省科技攻关计划（NO：152102310436）。负责人：宋红湘。起止时间：2015—2016年。

（16）从甲状腺轴角度研究补肾固冲法治疗青春期功血的作用机制：河南省重点科技攻关计划（NO：162102310064）。负责人：刘方洲、李士瑾、王希浩。起止时间：2016—2017年。

（17）益气健脾解毒法对脾虚湿毒蕴结型HR-HPV感染的临床研究：河南省中医药

研究专项普通课题（NO：2016ZY2018）。负责人：高翠霞。起止时间：2017—2019 年。

（18）基于数据挖掘的王希浩教授治疗冲任不固类月经病学术思想的传承研究：河南省中医药研究：专项普通课题（NO：2018ZY2127）。负责人：赵嘉梅。起止时间：2018—2020 年。

（四）研究成果

1. 获奖成果

妇科病研究室主要获奖成果见表 5-30。

表 5-30　妇科病研究室主要获奖成果

成果名称	负责人	获奖时间	主要完成人	获奖等级
肝郁症月经病病理机制的研究	王希浩	1993	王希浩、贾可夫、郝长源、刘明、何玉凡、李学林、崔晓飞	河南省中医药科技进步三等奖
孕早安营养液的开发研究	张重刚	1995	张重刚、王希浩、赵法新、李宏斌、李颖、刘方洲、马开	河南省轻工科技成果二等奖
中老康口服液的研究	赵发新	1996	赵发新、王希浩、刘方洲、侯勇谋	河南省轻工科技成果二等奖
保健食品乳舒康的研究	王希浩	1997	王希浩、余孝东	河南省轻工科技成果二等奖
参七妇康胶囊治疗慢性盆腔炎的临床与实验研究	李 颖	1999	李颖、黄霞、马开、李美莲、李思三、来宾、李琦	河南省中医药科技进步二等奖
迷尔永膏治疗阴道炎的临床与实验研究	李 颖	2001	李颖、刘慧霞、黄保民、田元生、刘超、郭泉莹、马开	河南省科技进步二等奖
输卵通胶囊治疗输卵管炎性阻塞性不孕症的临床与实验研究	宋红湘	2000	宋红湘、张登辉、庆慧、侯勇谋、秦文杰、刘方洲、翟乙娟	河南省中医药科技进步二等奖
		2001		河南省科技进步二等奖
补肾调冲法促排卵作用机理研究	李 颖	2002	李颖、黄保民、李雅丽、韦淑萍、成爱武、蒲敏、马金英	河南省中医药科技进步二等奖
		2003		河南省科技进步三等奖

成果名称	负责人	获奖时间	主要完成人	获奖等级
妇康消肿丸治疗乳腺增生的临床与实验研究	石鹤峰	2003	石鹤峰、宋红湘、李淑敏、孙红、郝兰枝、翟乙娟、刘方洲、蔡州	河南省中医药科技进步一等奖
		2004		河南省科技进步二等奖
从神经递质与生殖内分泌的角度探讨舒肝法调经机理研究	王希浩	2005	王希浩、黄保民、苗利军、张关亭、郝兰枝、种军、罗伟	河南省中医药科技进步一等奖
		2006		河南省科技进步三等奖
新药乳腺康胶囊的开发研究	李颖	2005	李颖、秦文杰、贾士奇、卫爱武、马开、潘金丽、周永涛	河南省中医药科技进步二等奖
新药丹鳖胶囊的开发研究	李 颖	2006	李颖、罗国器、贾士奇、莫国强 马杰、马开、李荣、龙成 陈世斌、黎佩红、孙晓嘉	河南省中医药科技成果一等奖
		2008	李颖、罗国器、贾士奇、莫国强 马杰、马开、李 荣、龙成、王学超、陈世斌	河南省科技进步二等奖
		2011	李颖、罗国器、卫爱武、莫国强、马仲丽、魏大华、李荣、陈世斌、王学超、黎佩红	中华中医药学会科技进步二等奖
益肾养元丹对卵巢早衰作用机理研究	李颖	2009	李颖、卫爱武、贾士奇 程延安、张丽娜、韩伟锋 丁红战	河南省中医药科技成果二等奖
补肾健脾固冲法治疗青春期功血作用机理的研究	王希浩	2012	王希浩、马开、郝兰枝、李兴华、葛翠莲、于喜乐、郭朋波、王晓丽、梁瑞峰、刘方洲	河南省中医药科技成果一等奖
乳癖散结膏治疗乳腺增生病临床研究	李颖	2012	李颖、买建修、王兰峰、马仲丽、何平、张卫红、成爱武、刘俊保、朱明辉、韩咏梅	河南省中医药科技成果一等奖
中药外贴内服综合疗法治疗乳腺增生病临床研究	李颖	2013	李颖、范军铭、马仲丽、田元生、卫爱武、刘俊保、王学超	河南省中医药科技成果一等奖

2. 著作

（1）张仲景方剂现代临床应用，王希浩主编，中国医药科技出版社，2005.2。

（2）妊娠病中医据质预测预防学，王希浩主编，中原农民出版社，1993.5。

（3）妇产科疾病临床处置精要，赵嘉梅主编，科学技术文献出版社，2018.1。

（五）业务骨干

王希浩（硕士/主任医师），宋红湘（硕士/主任医师），李颖（博士/主任医师），高翠霞（硕士/副主任医师），赵嘉梅（硕士/主治医师），张爱华（硕士/主治医师），孟鸿雁（硕士/主治医师）。

（六）历任负责人

王希浩，男，副主任（1990.1—1998.7），主任（1998.7—2016.12）。

宋红湘，女，副主任（1998.7—）。

十一、儿科病研究室

河南省中医药研究院儿科病研究室成立于1990年1月，主要开展中医药防治小儿外感发热、儿童哮喘等疾病的研究工作，先后主持承担省局级科研课题4项，获科技成果奖4项，主编或参编著作6部。

（一）历史沿革

1990年1月，成立儿科病研究室，任命沙培林为研究室主任。1998年7月任命高雅为儿科病研究室副主任。2002年6月，高雅任研究室主任。

（二）业务开展

主要开展中医药防治小儿外感发热、儿童哮喘的研究。1995年，高雅主任医师获批国家中医药管理局青年基金项目——新药小儿退热滴鼻剂一滴清的研究，选择牛黄、柴胡、二花等6味中药，经现代中药制备工艺，制成小儿退热滴鼻剂一滴清。先后开展了抑菌、抗病毒、解热、抗炎及免疫调节等方面的实验研究，进行了106例外感发热患儿的临床疗效观察。

（三）研究项目

（1）新药小儿退热滴鼻剂"一滴清"的研究：国家中医药管理局青年基金、河南省中医管理局重点项目（NO：95C019）。负责人：高雅。起止时间：1995—1997年。

（2）肺舒对哮喘气道高反应干预的研究：河南省科技攻关计划（NO：0324420033）。负责人：高雅。起止时间：2003—2005年。

（3）益气固本理肺祛邪法则控制儿童哮喘的研究：河南省中医药研究专项普通项目（NO：2014ZY02031）。负责人：高雅。起止时间：2015—2016年。

（4）健儿乐膏方治疗儿童哮喘非急性发作期的临床疗效及安全性评价：河南省公益预研项目（NO：1603576）。负责人：吴文先。起止时间：2016—2017年。

（四）研究成果

1. 主要获奖成果

（1）滋补强壮新药魔力王口服液的研究和应用。主要完成人：张俊明、都恒青、穆来安、张善杰、高雅、李思芬、陈国华。1993 年河南省科技进步二等奖。

（2）一休羹。主要完成人：沙培林，袁杰、高雅、王军、周刚、夏胜利、杨建丽。1995 年河南省轻工科技成果二等奖。

（3）小儿退热滴鼻剂"一滴清"的研究。主要完成人：高雅、李更生、王军、安丽、云鹰、刘长河、高寒。1999 年河南省中医药科技进步一等奖，2000 年河南省科技进步二等奖。

（4）固肾片减少儿童肾病反复复发的研究。主要完成人：高雅（第二名）等。2006 年河南省科技进步二等奖。

2. 出版著作

儿科病研究室出版著作见表 5-31。

表 5-31　儿科病研究室出版著作

著作名称	作者	出版社	出版时间
中国中医药最新研创大全	高雅常务副主编	中医古籍出版社	1996.12
儿科临床手册	高雅主编	河南科学业技术出版社	1997.6
中华药膳防治儿科疾病	高雅主编	科学技术文献出版社	2000.10
马荫笃中医儿科临证经验	吴文先副主编	人民军医出版社	2011.6
新编临床医学实践	吴文先主编	吉林科学技术出版社	2015.7
郑建民名老中医肾病验案集	郑春燕主编	科学技术文献出版社	2018.3

（五）业务骨干

沙培林（本科/主任医师），高雅（本科/主任医师），郑春燕（本科/副主任医师），吴文先（硕士/副主任医师），田丽（硕士/主治医师），李芳（硕士/主治医师），郭嘉成（硕士/住院医师），白东林（硕士/住院医师），魏秀红（硕士/主治医师）。

（六）历任负责人

沙培林，女，研究室主任（1990.1—1998.7）。

高雅，女，研究室副主任（1998.7—2002.6），主持工作；研究室主任（2002.6—）。

十二、糖尿病研究室

糖尿病研究室成立于 2006 年 4 月，主要开展中医药防治糖尿病及其并发症的临床与实验研究，先后承担省局级科研课题 18 项，获科技成果奖 2 项，主编或参编著作 4 部。

（一）历史沿革

1993 年，河南省中医药研究院附属医院在 1 号病房楼成立二病区，包括呼吸和糖尿病方向。2006 年 4 月，成立糖尿病研究室，石鹤峰兼任研究室主任（兼）。2011 年 2 月，成立内分泌科，杨辰华为内分泌科副主任（主持工作），2015 年 3 月，任命杨辰华为内分泌科主任。自 2009 年石鹤峰调出至今，由杨辰华负责糖尿病研究室工作。

（二）业务开展

糖尿病研究室自成立以来，主要开展痰湿证与 2 型糖尿病胰岛素抵抗关系、祛湿活血法改善 2 型糖尿病胰岛素抵抗、补肾活血方治疗糖尿病周围神经病变、糖肾宁对糖尿病肾病小鼠足细胞保护作用的研究、基于玄府理论的 2 型糖尿病肾病优化方案研究等方面的研究工作。

（三）研究项目

（1）祛湿活血法改善 2 型糖尿病胰岛素抵抗的研究：河南省科技攻关计划（NO：004021900）。负责人：田元生。起止时间：2000—2002 年。

（2）痰湿证与 2 型糖尿病胰岛素抵抗关系的研究：河南省科技攻关计划（NO：0324410021）。负责人：田元生。起止时间：2003—2005 年。

（3）新药"愈糖平"的研制与开发：河南省科技攻关计划。负责人：田元生。起止时间：2003—2005 年。

（4）清法配合股动脉注药治疗糖尿病足的研究：河南省科技攻关计划。负责人：杨辰华。起止时间：2003—2005 年。

（5）亚健康状态人群中医证候学研究：河南省科技攻关计划（NO：0424420034）。负责人：杨辰华。起止时间：2004—2005 年。

（6）祛浊毒通玄府治疗血管性痴呆的机理研究：河南省自然科学基金项目（NO：0511043800）。负责人：杨辰华。起止时间：2005—2008 年。

（7）开通玄府、补肾活血法治疗血管性痴呆研究：河南省公益项目预研专项基金（NO：0641130502）。负责人：杨辰华。起止时间：2006—2008 年。

（8）通降胆腑法治疗 2 型糖尿病的临床研究：河南省公益项目预研专项基金（NO：0641130506）。负责人：袁效涵。起止时间：2006—2008 年。

（9）补肾活血方对糖尿病周围神经病变同型半胱氨酸的影响及机理研究：河南省科技攻关计划（NO：122102310161）。负责人：杨辰华。起止时间：2012—2014 年。

（10）补肾活血方治疗糖尿病周围神经病变的临床疗效及对氧化应激影响：河南省中医药研究专项（NO：2013ZY04044）。负责人：杨辰华。起止时间：2013—2016 年。

（11）糖尿病周围神经病变中医优化治疗方案的研究：河南省重点科技攻关计划（NO：132102310081）。负责人：韩颖萍。起止时间：2013—2016 年。

（12）益气化瘀利水法对糖尿病肾病血清 VEGF、ENS 早期干预研究：河南省重点科技攻关计划（NO：142102310102）。负责人：韩颖萍。起止时间：2014—2016年。

（13）补肾通络方对糖尿病周围神经病变同型半胱氨酸的影响及机理研究：河南省中医药研究院青年基金（NO：1704582）。负责人：杜文森。起止时间：2017—2018年。

（14）基于玄府理论的2型糖尿病肾病优化方案研究：河南省科技攻关计划（NO：162102310374）。负责人：杨辰华。起止时间：2016—2017年。

（15）基于玄府理论的2型糖尿病肾病优化方案研究：河南省公益预研项目（NO：1603572）。负责人：杨辰华。起止时间：2016—2017年。

（16）基于信息挖掘技术的赵法新积热病辩证规律及律及传承研究：河南省中医药研究专项普通课题（NO：2016ZY2023）。负责人：张社峰。起止时间：2017—2019年。

（17）糖尿病周围神经病变"玄闭络虚"病机及临床研究：河南省科技攻关计划（NO：172102310019）。负责人：张社峰。起止时间：2017—2019年。

（18）祛风补肾方调控AMPK-mTOR信号改善高糖诱导的足细胞损伤机制研究：河南省中医药研究院青年基金（NO：1704570）。负责人：张社峰。起止时间：2017—2018年。

（四）研究成果

1. 主要获奖成果

（1）敏疏糖胶囊对2型糖尿病患者外周胰岛素抵抗作用的研究，2008年河南省中医药科技进步一等奖。主要完成人：徐立然、李浩、芦长海、袁效涵、刘方洲、魏俊英、史冬梅、郭建中、张钟、张关亭、吕晓红、崔玲、王学超、杨辰华、韩伟峰、张明利。

（2）玄府理论及其在血管性痴呆治疗中的应用研究，2010年河南省中医药科技成果一等奖，主要完成人：杨辰华、曹建恒、李广胜、杜文森、王彦华、王玉玲、曾宝珠。

2. 著作

（1）中西医结合防治急性脑血管病，张社峰主编，人民卫生出版社，1994.1。

（2）中风相关病证中西医结合特色治疗，张社峰主编，人民卫生出版社，2015.11。

（3）糖尿病中医疗法，袁效涵编著，中原农民出版社，1993.9。

（4）糖尿病临床诊疗学，尹慧、张明利、屈冰副主编，第二军医大学出版社，2006.3。

（五）业务骨干

杨辰华（博士/主任医师），杜文森（硕士/主治医师），张社峰（硕士/副主任医师），赵云（硕士/主治医师），吴媛（硕士/主治医师），吕娜（硕士/主治医师）。

（六）历任负责人

石鹤峰，男，研究室主任（兼，2006.4—2009）

杨辰华，男，负责人（2009—）

十三、艾滋病研究室

艾滋病研究室成立于2006年4月，主要开展艾滋病中医辨证施治体系构建、评价、应用及益艾康胶囊的研究，先后承担国家"十五"攻关/部省联动项目、"十一五"国家科技重大专项、科技部"艾滋病和病毒性肝炎等重大传染病防治科技重大专项"等及省局级科研课题13项，获科技成果奖5项。

（一）历史沿革

2006年4月，成立艾滋病研究室，任命徐立然为研究室主任（兼），开展中医药防治艾滋病的研究工作。2007年5月，成立艾滋病防治研究中心，潘金丽任中心副主任。2012年8月，撤销艾滋病防治研究中心。

（二）业务开展

主要开展中医药治疗艾滋病临床疗效评价、艾滋病中医辨证施治体系构建与应用及中药复方制剂益艾康胶囊、泻痢康胶囊、胆龙咳喘康对HIV/AIDS免疫力低下、HIV/AIDS顽固性泄泻及HIV/AIDS肺部感染的改善作用与机制研究。

（三）研究项目

（1）中医药治疗艾滋病临床疗效评价：国家"十五"攻关/部省联动（NO：2004BA719A13-07）。负责人：徐立然。起止时间：2005—2007年。

（2）泻痢康胶囊对HIV/AIDS顽固性泄泻作用机理的研究：河南省重点科技攻关计划（NO：072102330010）。负责人：徐立然。起止时间：2007—2009年。

（3）胆龙咳喘康胶囊治疗HIV/AIDS肺部感染的临床研究：河南省省属科研机构社会公益预研专项资金项目（NO：072103810801）。负责人：徐立然。起止时间：2007—2009年。

（4）胆龙咳喘康胶囊治疗HIV/AIDS肺部感染的机理研究：河南省公益项目预研专项基金（NO：082103810803）。负责人：徐立然。起止时间：2008—2010年。

（5）无症状HIV感染者中医药早期干预研究：科技部"艾滋病和病毒性肝炎等重大传染病防治科技重大专项"（NO：2008ZX10005-002）。负责人：徐立然。起止时间：2008—2010年。

（6）HIV/AIDS患者体能测定仪的研究：河南省公益项目预研专项（NO：082103810802）。负责人：刘方洲。起止时间：2008—2010年。

（7）中医药防治艾滋病临床科研基地建设：科技部"艾滋病和病毒性肝炎等重大传染病防治科技重大专项"（NO：2009ZX10005-014）。负责人：范军铭。起止时间：2009—2011年。

（8）泻痢康胶囊对HIV/AIDS患者顽固性泄泻作用的临床研究：河南省重点科技攻关计划（NO：92102310119）。负责人：徐立然。起止时间：2009—2010年。

（9）艾滋病疗效评价：科技部"艾滋病和病毒性肝炎等重大传染病防治科技重大专项"（NO：2008ZX10005-004）。负责人：徐立然。起止时间：2009—2010年。

（10）河南省艾滋病长期不进展人群抗HIV相关因素研究：河南省疾控中心（NO：2011010016）。负责人：郭建中。起止时间：2012—2013年。

（11）河南省有偿供血艾滋病患者中抑郁症、焦虑症发病率调研及其中医证候分布规律研究：河南省科技攻关计划（NO：132102310223）。负责人：屈冰。起止时间：2013—2016年。

（四）研究成果

1. 主要获奖成果

（1）中医药治疗艾滋病的基础理论与临床证治规律研究，2006年河南省中医药科技成果一等奖。主要完成人：夏祖昌、李发枝、李柏龄、张重刚、韩新峰、张健锋、徐立然。

（2）河南省中医药治疗艾滋病管理模式与实施体系的研究，2006年河南省中医药科技成果一等奖。主要完成人：马建中、夏祖昌、张重刚、韩新峰、王哲、张健锋、徐立然。

（3）HIV/AIDS生存质量量表的研究，2010年河南省中医药科技成果一等奖，2011年河南省科技进步三等奖。主要完成人：张明利、魏俊英、吴毓敏、郭选贤、屈冰、张留超、苏芳静。

（4）艾滋病中医辨证施治体系构建、评价及应用，2014年河南省科技进步二等奖。主要完成人：徐立然、郭会军、王健、李发枝、邓鑫、杨小平、蒋士卿、谢世平、刘翠娥、谭行华、杨毅、马建萍、王莉、王宝亮、张怀亮。

（5）艾滋病中医基础理论体系研究，2015年河南省中医药科技进步一等奖。主要完成人：徐立然、魏征等。

2. 制剂研究

益艾康胶囊［豫药制字Z20150001（郑）］：由山药、大枣、人参、黄芪、薏苡仁、炒白术、茯苓、干姜、当归、川芎、白芍、地黄、麦冬、阿胶、柴胡、桂枝、桔梗、防风、黄芩、甘草、大豆黄卷、白蔻组成，具有健脾益气养血、化湿清热祛风之功效，用于艾滋病气血两虚证，症见全身倦怠、困乏无力、少气懒言、气短喘息、头身疼痛、纳呆腹泻、自汗盗汗、易感冒、身体消瘦等，缓解艾滋病机会性感染的症状，并能预防和减少艾滋病机会性感染的发生，提高患者生存质量。

（五）业务骨干

徐立然（博士/主任医师），杨小平（本科/主任医师），屈冰（本科/主任医师），潘金丽（硕士/副主任医师），郭建中（硕士/主治医师），崔伟峰（硕士/副主任医师）。

（六）历任负责人

艾滋病研究室负责人见表5-32。

表 5-32 艾滋病研究室负责人

姓名	性别	职务	任职时间
徐立然	男	主任	2006.4—2009.8
潘金丽	女	副主任	2007.5—2012.8

十四、药物临床试验机构

河南省中医药研究院药物临床试验机构的前身为 1998 年成立的河南省中医药研究院药理基地管理委员会,获批名称为国家药品临床研究基地,2011 年更名为国家药物临床试验机构。自 1994 年 9 月开始承担药物临床试验工作以来,共承担 I、II、III、IV 期新药临床试验 282 项(其中负责项目 62 项、参加项目 119 项、I 期药物临床试验项目 9 项)、医疗器械项目 97 项和诊断试剂项目 4 项。

(一)历史沿革

河南省中医药研究院于 1994 年 9 月开始承担药物临床试验工作。1997 年 8 月,申报卫生部新药临床药理基地,于 1999 年被国家药品监督管理局批准为国家药品临床研究基地(脑血管、心血管、消化、呼吸 4 个专业,证书号 JDZ1999020)。

2006 年 5 月,通过国家食品药品监督管理局重新验收认定,新增加了 I 期临床试验研究和肾病、内分泌(糖尿病)2 个临床试验专业,以及原获批 4 个专业(心血管、呼吸、消化、脑血管专业)共计 6 个试验专业,同时能够承接新药 I 期临床试验。

2011 年,通过国家食品药品监督管理局机构现场复核验收,机构名称更改为河南省中医药研究院附属医院(河南省高血压病医院),证书号:0324。

2014 年,通过国家食品药品监督管理局机构现场复核验收,证书号:ZF20150280。按照国家食品药品监督管理总局要求,机构批件有效期为 3 年。目前,机构复核材料已上报,备案待批。

2018 年 6 月,对 I 期临床试验研究室进行了改扩建,扩建后 I 期临床试验研究室 1 200 m²,床位 40 张。设有知情谈话室、体格检查室、医护办公室、抢救室、受试者接待室、宣教室、质控室、档案室、样本处理室、样本储藏室、药品分发室、采血区、护士站、受试者活动区和配餐区等。观察区与 ICU、急诊科相邻,急救转运通道顺畅。2018 年 10 月 26 日,医疗器械临床试验机构完成备案(械临机构备 201800357)。

(二)业务开展

自承担临床试验工作以来,建立健全了药物临床试验机构的组织管理体系,成立了院伦理委员会和质量控制与监督委员会,逐步完善了药物临床试验机构的条件建设。配备了现代化的办公室、资料档案室和机构专用药房,拥有直拨电话、联网计算机、传真机、文件柜、复印机等办公设施。为了保证药物临床试验的正常运行,保证临床试验结果的科学性、准确性,严格遵照《赫尔辛基宣言》《新药审批办法》《药物临床试验质量管理规范》（GCP），结合我院的实际情况，制定了药物临床试验各项规章制度，编写有关药物临床试验的管理制度类、设计类、工作程序类、各种仪器操作类的公共 SOP 和相关专业 SOP。制订了突发事件和急救预案。同时，加强相关人员培训，选派了各专业的学科带头人和技术骨干参加国家和省级 GCP 培训，所有参与临床试验人员均多次接受院内或省内 GCP 培训。

（三）研究项目

1. 新药临床试验

部分新药临床试验项目见表 5-33。

表 5-33　部分新药临床试验项目

新药名称	专业	时间（年）
脑脉利颗粒	脑血管	2000
定风痛颗粒	脑血管	2001
感冒清解颗粒	呼吸	2001
柴胡口服液	呼吸	2001
双黄连口服液	呼吸	2001
血瘀通胶囊	脑血管	2002
葛兰香口服液	呼吸	2003
红景天注射液	心血管	2003
三子咳喘胶囊	呼吸	2003
脑伤乐生颗粒	脑血管	2003
脑脉通胶囊	脑血管	2003
芪心合剂	心血管	2003
银杏内酯冻干粉	脑血管	2003
注射用刺五加（冻干）	脑血管	2004
山药参芪丸	脑血管	2004
全天麻软胶囊	脑血管	2004
酒肝平胶囊	消化	2004
痰热清胶囊	呼吸	2004
苦甘胶囊	呼吸	2004
脑欣康胶囊	脑血管	2004
解感清热颗粒	呼吸	2004

新药名称	专业	时间（年）
拉潘脑血康胶囊	脑血管	2005
红花黄色素注射液	心血管	2005
红花氯化钠注射液	脑血管	2005
健行颗粒	脑血管	2005
银参颗粒	心血管	2006
紫贝止咳	呼吸	2007
银马解毒颗粒	呼吸	2005
复方龙血竭胶囊	心血管	2005
痰咳净滴丸	呼吸	2005
病毒无忧软胶囊	呼吸	2005
头痛片	脑血管	2005
清肺止咳口服液	呼吸	2006
痰热清口服液	呼吸	2006
感康灵喷雾剂	呼吸	2006
银杏叶提取物注射液	脑血管	2006
金铎逆癌散	脑血管	2005
金酮心络宁胶囊	心血管	2006
注射用莲必治	呼吸	2006
活血壮筋丹	脑血管	2008
大银翘颗粒	呼吸	2008
佐芬普利片/胶囊	Ⅰ期	2008
延黄消心痛胶囊	心血管	2008
氮杂糖胶囊	心血管	2008
广升麻总甾酮	心血管	2009
消炎利胆胶囊	消化	2009
头孢羟氨苄胶囊	Ⅰ期	2009
兰索拉唑胶囊	Ⅰ期	2009
利培酮分散片	Ⅰ期	2009
叶下珠总多酚片	消化	2009
利心丸	心血管	2009
多利欣	心血管	2009
大株红景天注射液	心血管	2010

新药名称	专业	时间（年）
十味蒂达胶囊	消化	2011
芪参胶囊	心血管	2011
红花注射液	心血管	2014
延黄消心痛胶囊	心血管	2014
花丹安神合剂	脑血管	2016

2. 医疗器械临床试验

部分医疗器械临床试验项目见表5-34。

表5-34　部分医疗器械临床试验项目

项目名称	承担部门	时间（年）
立体动态干扰治疗仪、经皮神经电刺激仪	疼痛	2012
妇科外用泡腾片	妇科	2012
聚乙二醇液体辅料	妇科	2012
体腔脉冲推拿治疗仪	疼痛科	2012
弹力袜、包皮环切器	外科	2012
暖宫贴	妇科	2012
经颅磁刺激治疗仪	脑血管	2012
多功能治疗仪	疼痛	2012
一次性透析护理包	肾病	2012
稀土银消喷剂	外科	2012
视力训练仪	眼科	2013
脊柱定位周期牵引系统	疼痛	2013
智能上肢关节康复器	脑血管	2013
语言障碍诊治仪	脑血管	2013
认知障碍诊治仪	脑血管	2013
银离子前列腺凝胶敷料	外科	2013
血糖检测系统	肺病科	2013
超声脉冲治疗仪	疼痛科	2013
微电脑多功能治疗仪	疼痛科	2013
智能多关节主被动康复治疗系统	疼痛科	2013

项目名称	承担部门	时间（年）
四肢联动康复治疗系统	脑血管	2013
经络导平治疗仪	疼痛科	2013
平衡功能训练及评估系统	脑血管	2013
多用微创水针刀	疼痛	2013
海藻酸盐敷料	外科	2013
凡士林纱布	外科	2013
静电理疗膜	外科	2013
磁热疗贴治疗慢性前列腺炎	肾病	2014
磁热疗贴用于治疗痛经	妇科	2014
吞咽神经和肌肉电刺激仪	脑血管	2014
经颅磁治疗仪	脑血管	2014
红外偏振光治疗仪	疼痛	2014
磁振热治疗仪	疼痛	2014
体外冲击波治疗仪	疼痛	2014
空气波压力循环治疗仪	疼痛	2014
立体动态干扰电治疗仪	疼痛	2014
低频电子脉冲治疗仪	疼痛	2014
步态训练系统	脑血管	2014
上肢康复机器人	脑血管	2014
全身运动功能评定测定仪	脑血管	2014
颈椎定位周期牵引系统	疼痛	2015
智能经络干扰电治疗仪	疼痛	2015
体腔推拿脉冲治疗仪	疼痛	2015
半导体激光治疗仪	疼痛	2015
远红外筋骨痛贴	外科	2015
远红外咳喘贴	儿科	2015
远红外腹泻贴	儿科	2015
远红外感冒贴	呼吸科	2015
远红外等频谱理疗仪	疼痛	2015
全自动电子血压计（腕式）	心血管	2016
全自动电子血压计（臂式）	心血管	2016
步行训练器	脑血管	2017

项目名称	承担部门	时间（年）
站立康复训练器	脑血管	2017
激光磁场理疗仪	疼痛科	2017
深层肌肉振动治疗仪	疼痛科	2017
言语障碍评估及康复训练系统	脑血管	2017
磁刺激诊疗系统（脑卒中）	脑血管	2017
磁刺激诊疗系统（焦虑症）	脑血管	2017
半导体激光治疗仪	疼痛科	2017
经颅磁刺激强	疼痛科	2017
蜡泥热敷贴	疼痛科	2018

3. 诊断试剂临床试验

部分诊断试剂项目临床试验见表 5-35。

表 5-35　部分诊断试剂临床试验项目

项目名称	承担部门	年份
降钙素原（PCT）定量检测试剂盒（荧光免疫层析法）	检验科	2017
C 反应蛋白（CRP）定量检测试剂盒	检验科	2017

（四）机构负责人及业务骨干

1998—2004 年机构负责人及业务骨干见表 5-36~表 5-41。

表 5-36　1998—2004 年机构负责人及业务骨干

机构名称	河南省中医药研究院药理基地管理委员会				
主任	邱保国	副主任	田元生	秘书	侯勇谋、李琦、周永涛
委员	陈阳春、范军铭、张金楠、党炳瑞、宁选、符文缯				
专业骨干	心脑血管：张英、徐毅、赵京伟、齐晓玲 消化肝病：杨小平、陈宝玲、侯留法、赵玉瑶 中西医结合：宋诚、徐立然、陈曦、翟立华				

表 5-37　2004—2006 年机构负责人及业务骨干

机构名称	河南省中医药研究院				
机构法人	雷新强				
负责人	范军铭				
办公室	主任：张留记；副主任：庆慧；秘书：周永涛				

质量控制与监督委员会	主任	秘书	委员		
	田元生	庆慧	庆慧、侯留法、李秋凤、朱超英、袁效涵 关明智、屈冰、周永涛		

专业负责人	脑血管	心血管	呼吸	消化	Ⅰ期临床
	赵京伟	王守富	徐立然	杨小平	范军铭

表 5-38　2006—2008 年机构负责人及业务骨干

机构名称	河南省中医药研究院					
机构法人	雷新强					
负责人	范军铭					
办公室	主任：徐立然；副主任：庆慧；秘书：王学超					

质量控制与监督委员会	主任	秘书	委员			
	田元生	庆慧	庆慧、侯留法、李秋凤、朱超英 袁效涵、关明智、屈冰、周永涛			

专业负责人	脑血管	心血管	呼吸	消化	肾病	糖尿病	Ⅰ期临床
	赵京伟	王守富	徐立然	杨小平	李培旭	杨辰华	范军铭

表 5-39　2009—2014 年机构负责人及业务骨干

机构名称	河南省中医药研究院附属医院（河南省高血压病医院）						
机构法人	韩颖萍						
负责人	范军铭						
办公室	主任：庆慧；秘书：王学超						
质量控制与监督委员会	**主任**	**秘书**	**委员**				
	范军铭	王学超	庆慧、杨小平、王守富、赵京伟、杨辰华、张明利 白清林、李荣、程广书、华琼、王学超				
专业负责人	**脑血管**	**心血管**	**呼吸**	**消化**	**肾病**	**糖尿病**	**Ⅰ期临床**
	赵京伟	王守富	张明利	杨小平	华琼	杨辰华	范军铭

表 5-40　2014—2017 年机构负责人及业务骨干

机构名称	河南省中医药研究院附属医院（河南省高血压病医院）						
机构法人	韩颖萍						
负责人	范军铭						
办公室	主任：庆慧；秘书：王学超						
质量控制与监督委员会	**主任**	**秘书**	**委员**				
	范军铭	王学超	庆慧、杨小平、王守富、赵京伟、杨辰华、张明利 白清林、李荣、程广书、华琼、王学超、刘彩霞				
专业负责人	**脑血管**	**心血管**	**呼吸**	**消化**	**肾病**	**糖尿病**	**Ⅰ期临床**
	赵京伟	王守富	张明利	杨小平	华琼	杨辰华	范军铭

表 5-41　2018 年机构负责人及业务骨干

机构名称	河南省中医药研究院附属医院（河南省高血压病医院）						
机构法人	韩颖萍						
负责人	范军铭						
办公室	主任：庆慧；副主任：王学超；秘书：李坦						
质量控制与监督委员会	**主任**	**秘书**	**委员**				
	范军铭	王学超	庆慧、杨小平、王守富、赵京伟、杨辰华、张明利 白清林、华琼、王学超、刘彩霞、李坦				
专业负责人	**脑血管**	**心血管**	**呼吸**	**消化**	**肾病**	**糖尿病**	**Ⅰ期临床**
	赵京伟	王守富	张明利	杨小平	华琼	杨辰华	范军铭

十五、临床疗效评价中心

中医临床疗效评价中心成立于 2012 年 2 月，中心成立前后，共主持承担国家自然科学基金、河南省中医临床学科领军人才培育计划及河南省中医药科研专项等课题 11 项，获河南省中医药科学技术成果奖一等奖 1 项。

（一）历史沿革

为了推动河南省中医药研究院学术进步和事业发展，提高河南省中医药研究院各级别科技项目立项数量、提升研究质量及促进成果产出，经各有关专家充分论证并反复征求意见，于 2012 年 2 月成立中医临床疗效评价中心。

（二）业务开展

临床疗效评价中心的研究目标是客观评价中医药有效性和安全性，围绕中医药临床研究中共性、关键科学技术问题，初步建立科学的临床研究的评价方法体系（真实世界、随机对照试验）、基于中医人工智能的名老中医经验传承的方法体系，形成中医临床评价的应用技术平台（伦理管理平台、EDC 临床数据管理平台、网络中央随机平台、临床研究相关统计分析的 SAS 宏程序）。

（三）研究项目

（1）基于临床数据的 CPOE 模式评价中医疗效的医学循证研究：国家自然科学基金面上项目（NO：81273877）。负责人：范军铭。起止时间：2012—2016 年。

（2）高血压中医防治及疗效评价：河南省中医临床学科领军人才培育计划。负责人：范军铭。起止时间：2014—2017 年。

（3）脑梗死住院期的疗效评价及治疗方案优化研究：河南省中医药科学研究专项重点项目（NO：2014ZY01004）。负责人：范军铭。起止时间：2014—2017 年。

（4）中医综合治疗焦虑症临床方案优化及疗效评价研究：河南省中医药科学研究专项重点项目（NO：2014ZY01005），负责人：范军铭。起止时间：2014—2017 年。

（5）中医体质及靶器官损害和高血压心血管风险相关性的巢式病例对照研究：河南省中医药科学研究专项（NO：2015ZY02073）。负责人：崔伟锋。起止时间：2015—2017 年。

（6）基于临床数据的中医真实世界疗效评价方法构建研究：河南省科技攻关计划（NO：162102610063）。负责人：崔伟锋。起止时间：2016—2017 年。

（7）基于名老中医经验的智能诊疗模型：河南省公益预研项目（NO：1603585）。负责人：潘玉颖。起止时间：2017—2018 年。

（8）高血压辩证分型诊疗仪系统升级研究：河南省公益预研项目（NO：1603584）。负责人：王连珂。起止时间：2017—2018 年。

（9）基于名老中医经验的中医智能诊疗模型构建研究：国家自然基金面上项目（NO：81774453）。负责人：范军铭。起止时间：2018—2022 年。

（10）TCMPS 名老中医传承平台功能优化及评价：河南省中医药研究专项课题（NO：2018ZYZD13）。负责人：范军铭。起止时间：2019—2021 年

（11）艾滋病感染者发病相关危险因素及预后研究：河南省中医药科学研究专项课题（NO：2019AZB001）。负责人：崔伟锋。起止时间：2019—2022 年。

（四）获奖成果

基于临床数据的 CPOE 模式评价中医疗效的医学循证研究，2017 年河南省中医药科学技术成果奖一等奖，主要完成人：范军铭，王守富，崔伟锋，范军星，程广书，武可文，邓松涛。

（五）业务骨干

范军铭（硕士/主任医师），崔伟锋（硕士/副主任医师），马笑凡（硕士/主治医师），潘玉颖（硕士/医师）。

（六）中心负责人

范军铭，男，主任（2012.2—）。

十六、院士工作站

（一）河南省高血压络病研究院士工作站

河南省中医药研究院与吴以岭院士合作，于 2013 年、2014 年先后获河南省科学技术厅和郑州市科技局批准为高血压络病研究院士工作站。吴以岭教授创造性地提出络病学说理论框架"三维立体网络系统"，首次建立"络病证治"理论体系，是中医学术体系的独特组成部分，是指导难治性疾病辨证治疗的临床应用理论。高血压络病研究院士

工作站以吴以岭院士创立的络病理论为指导，对高血压的病因病机、疾病发展过程及预后进行研究，形成高血压的络病研究新理论，推动高血压络病研究学术水平发展。对河南省中医药研究院"降压宝"系列研究成果进行深入挖掘和分析，研究开发疗效确切的治疗高血压中药新药、具有中医特色的高血压诊疗新技术及非药物治疗新方法，培养形成创新型科研团队，为进一步构建国家重点实验室及研究平台奠定基础。

2015年11月1日，成功举办2015年度河南省中西医结合高血压学术年会暨河南省高血压络病研究院士工作站揭牌仪式，吴以岭、张重刚、王端权、韩颖萍共同为河南省高血压络病研究院士工作站和郑州市高血压络病研究院士工作站揭牌。吴以岭院士做了脉络学说构建及其指导血管病变防治研究学术报告，全国知名专家唐家荣、赵英强、洪岩分别就"顽固性高血压诊断和治疗新进展""清晨血压与卒中二级预防""急性冠脉综合征抗栓治疗及在特殊人群中抗栓治疗进展"专题进行了研讨。河南省中医药学会秘书长王端权、研究院院长韩颖萍、副院长范军铭、各临床科室主任、医务人员代表及来自全省各地200多名高血压防治人员参加了大会（图5-4）。

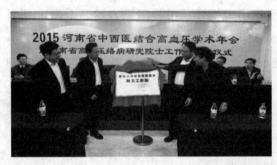 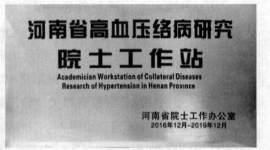

图5-4　河南省高血压络病研究院士工作站

（二）河南省风湿病脑病针灸治疗院士工作站

2018年10月，河南省中医药研究院与石学敏院士合作，获批河南省风湿病脑病针灸治疗院士工作站。该院士工作站是继河南省高血压络病研究院士工作站和郑州市高血压络病研究院士工作站之后，获批建立的第三个院士工作站。

石学敏院士创立的醒脑开窍针刺法使针灸医学发生了质的飞跃。石学敏院士工作站建立后，将以醒脑开窍针刺法理论为指导，加强对脑府、脑神功能的中医理论探讨，进一步丰富完善该理论；共同建设河南省针灸（针法灸法）康复医学研究中心；应用中医经络腧穴理论，研究醒脑开窍针刺法对脑病及相关疾病的诊疗新技术。加强临床协作及科研攻关，继续发挥研究院脑病、疼痛康复医学省级中医重点专科特色优势，强化科研工作对中医药工作的支撑作用，建立临床科研体系，推动成果应用，建立中医药传承、知识和技术创新的中医药临床科研组织模式和机制（图5-5）。

十七、博士后研发基地

河南省中医药研究院博士后研发基地是河南省中医药研究院实施高层次人才战略，

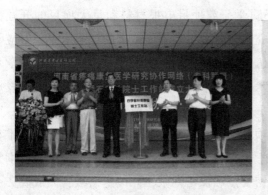

图5-5 河南省风湿病脑病针灸治疗院士工作站

培养和引进博士及博士后等高层次人才，充实研究院人才队伍，改进人才结构，于2014年经河南省人力资源和社会保障厅批准设立的人才培养和孵化基地。我院制定了《河南省中医药研究院博士后研发基地管理办法》，与河南中医药大学签订了联合招生和培养博士后的协议。由研究院根据科研规划设立科研项目，招收博士后研究人员到基地开展研究工作。博士后研发基地的设立，为研究院学科建设工作奠定了基础，有助于研究院高层次人才的引进、培养，提高自主创新和协同创新能力，进一步带动研究院的科技研发工作，为研究院整体实力提升提供了有力的智力支持和人才支撑。2016年、2017年，参加两次河南省人力资源和社会保障厅赴京招聘博士后活动，制作展板4块，发放宣传材料500余份。2017年12月，引进魏征博士进入研究院博士后研发基地开展科研工作。

第二节　科研管理

河南省中医药研究院主要科研管理机构为学术委员会、医学伦理委员会和科教科。院学术委员会是研究院最高的学术审议、评定与咨询组织；医学伦理委员会主要负责对涉及人和实验动物相关的科研课题、新药临床试验及部分新开展的医学诊疗技术等有关的伦理问题进行审查；科教科是研究院科研管理的综合部门，主要承担科研立项、项目动态管理、成果申报与奖励、学科建设、继续教育管理及药物临床试验等管理职能。

一、学术委员会

河南省中医药研究院学术委员会成立于1983年。学术委员会是研究院最高的学术审议、评定与咨询组织，主要参与研究院中长期科研规划的制定、各类各级课题申请及科研成果申报的评审推荐、研究所（室）及学科（专科）建设规划的审议等与科研学术有关的工作。学术委员会办公室设在科教科（科研科）。

（一）主要职责

审议研究院中长期科研、医疗事业发展规划，对研究院发展规划中的重大问题提出建议或评议性意见；审议研究院各级各类科学研究项目申报材料和重大项目的开题报告，评价其学术水平和学术价值；评审研究院研究成果和重要论著的学术水平，对应予奖励者提出推荐意见；审议研究院人才队伍建设规划及高层次人才引进计划，选拔学术带头人，向上级部门推荐学科带头人和学术骨干；审议研究院重点学科和重点专科发展规划及建设方案；评议科研人员的学术水平和成就，对其确定或晋升级别提出建议；审定研究院设立的科研、医疗等学术奖励事项和标准；对研究院学术活动提出建议，推动与促进对外学术交流和其他学术工作；对学术领域某些专题进行调查研究，出具咨询报告；确定研究院知识产权和科研项目的保密要点和保密期限，并拟定密级；完成院务会委托的其他学术任务。

（二）业务开展

（1）学术委员会全体会议实行例会制，每年度召开1~2次全体委员会议。在讨论决定重大事宜时，参加会议的委员不得少于全体委员的2/3。

（2）学术委员会审议的重大事项，原则上应协商一致，需要表决时，应有委员会总人数的2/3以上同意方为通过；但在学术问题上，应注意听取少数人的意见。

（3）学术委员会主任可根据工作需要，临时召开部分或全体委员会议，商讨、决定研究院有关学术问题及委员会相关事宜。

（4）讨论重大学术及相关问题时，学术委员会可根据需要邀请院外有关专家参加会议，充分听取各方面意见。学术委员会全体会议由主任委员主持召开，由学术委员会办公室组织；主任委员因事不能出席，可委托副主任委员主持会议。

（三）历届学术委员会委员名单

第一届（1983.10—1997.6）

主任委员：赵国岑（1983.10—1986.5），庞春生（1986.6—1989.5），邱保国（1989.6—1997.6）。

副主任委员：魏武英。

委员：赵国岑、魏武英、陈阳春、陈国华、都恒青、常志青、张海岑、毕福高、翟明义、曹键生、张金楠、庞春生、邱保国。

第二届（1997.7—2009.5）

主任委员：雷新强。

副主任委员：邓启华、王希浩。

委员：雷新强、石鹤峰、邓启华、王希浩、田元生、范军铭、邱保国、魏武英、陈阳春、都恒青、刘道清、徐立然、李培旭、杨小平、李荣、王军、张留记、李更生、王守富。

第三届（2009.6—2018.12）

主任委员：韩颖萍。

副主任委员：王希浩、田元生、范军铭。

顾问：邱保国、邓启华、都恒青、李培旭、魏武英、陈阳春。

药学组组长：王军；药学组副组长：李更生。

医学组组长：王守富；医学组副组长：杨小平。

委员：韩颖萍、王希浩、田元生、范军铭、王守富、杨小平、王军、李更生、张留记、薛爱荣、杨辰华、赵京伟、李荣、程广书、侯留法、田文敬、关明智、高雅、李颖、庆慧、刘杰、王红、张明利、华琼、蔡小平。

秘书：庆慧。

（四）历任负责人

河南省中医药研究院学术委员会历任负责人见表5-42。

表5-42 河南省中医药研究院学术委员会历任负责人

姓名	性别	职务	任职时间
赵国岑	男	主任委员	1983.10—1986.5
魏武英	女	副主任委员	1983.10—1997.6
庞春生	男	主任委员	1986.6—1989.5
邱保国	男	主任委员	1989.6—1997.6
雷新强	男	主任委员	1997.7—2009.5
邓启华	男	副主任委员	1997.7—
王希浩	男	副主任委员	1997.7—
韩颖萍	女	主任委员	2009.6—
田元生	男	副主任委员	2009.6—
范军铭	男	副主任委员	2009.6—

二、医学伦理委员会

河南省中医药研究院医学伦理委员会成立于1998年，主要负责对研究院承接的临床试验项目、涉及人和实验动物相关的科研课题、部分新开展的医学诊疗技术等有关的伦理问题进行审查，伦理委员会办公室设在科教科（科研科）。

（一）主要职责

医学伦理委员会的伦理审查服务于研究院所承接的临床观察或实验研究项目，医学伦理委员会遵照国际、国内相关伦理准则及相关法律法规要求，对研究院承接的临床试验项目、医疗器械临床验证、人体生物医学、医疗新技术应用、涉及人和实验动物相关的科研课题等有关的伦理问题进行审查，出具伦理审查批件或提供指导性意见或建议、咨询。为保障涉及人的临床研究项目中受试者的利益，促进研究的健康发展服务。

（二）业务开展

（1）委员会成员构成包括不同专业、不同性别、非医学专业人员，符合相关指南要求。全部委员均接受了国家或省级及研究院内部的 GCP 及伦理审查技能等相关知识培训，12 人次接受世界中医药学会联合会和国家食品药品监督管理局高级研修学院培训。所有医学伦理委员会委员、秘书及工作人员均需签署保密协议和利益冲突声明。

（2）制定下发《河南省中医药研究院医学伦理委员会章程》《研究利益冲突政策》《审查会议规则》等制度，对伦理委员会的宗旨、任务、组织、制度等均做出原则性规定；编写并及时修订《伦理审查申请/报告指南》《临床研究主要伦理问题的审查指南》等；建立并严格执行《伦理委员会的组成与任命》《伦理审查的保密》《委员与工作人员的培训》《严重不良事件审查》《提前终止研究的管理》等 24 项标准操作规程（SOP）。

（3）伦理委员会审查程序：①申办单位如拟在研究院开展临床试验，首先通过机构审查，确认研究院相关专业具备承接试验项目的条件后，再与伦理委员会办公室联系。②伦理委员会办公室接到申办单位申请后，告知申办单位需要准备的伦理审查资料及提交时间。③申办单位提交伦理审查资料后，经伦理委员会办公室进行初步审查，如资料齐全，则出具伦理申请受理通知并告知申办单位大致的会议时间。如资料不齐全或需要修改，则告知需要补齐或修正的资料，申办单位补齐材料后，伦理委员会办公室确定是否正式受理。④伦理委员会办公室定期汇总伦理审查申请，区分初始审查、复审、修正案审查、年度/跟踪审查、结题审查、提前终止审查、违背方案审查，以及严重不良事件审查等各种情况进行相关材料准备工作。⑤伦理审查会议前伦理委员会办公室先将所有材料电子版发送到伦理委员会公用邮箱，电话或短信告知各伦理委员会委员提前进入公用邮箱查看相关项目资料，并告知初步的会议时间。同时，伦理秘书根据相关项目情况，拟定主审委员，填写相应审查工作表。如有伦理委员会成员专业知识或结构不能充分涵盖的项目，伦理委员会将聘请具有相关资格的独立顾问，请独立顾问发表专业意见，并签署保密协议。⑥遵照会议审查的程序进行伦理审查，最终根据伦理委员会审查讨论情况，出具伦理审查批件或伦理审查意见。⑦对于复审、修正案审查、年度/跟踪审查、结题审查、提前终止审查、违背方案审查的项目，申办单位提交相关申请后，伦理委员会办公室确定适用加快审查还是会议审查。如适用快速审查，则确定两名主审委员（一般为初始审查的主审委员）进行审查，填写复审工作表。如两位主审委员为同意意见，则提请主任委员签发伦理批件或伦理审查意见，并在下次伦理会议上报告。如两位主审委员意见不一致或有其他意见则适用会议审查，将项目列入下次会议审查项目，再次进行会议审查。⑧对于严重不良事件审查，伦理委员会办公室在接到严重不良事件报告后核查送审文件是否齐全，第一时间初步确定严重不良事件的严重程度，如轻度、中度的情况，则按照快审程序进行办理。如性质非常严重，非预期的严重不良事件，提请伦理委员会紧急会议审查。⑨伦理委员会办公室负责将审查项目涉及的所有书面资料定期整理归档。

（4）自河南省中医药研究院医学伦理委员会成立至今，共审议项目 270 份，发出批件 263 份。

（三）历届伦理委员会委员名单

第一届（1998—2001年）

主任委员：邓启华。

委员：李培旭、王军、王翠花、徐卫强。

第二届（2001—2005年）

主任委员：邱保国。

副主任委员：石鹤峰。

委员：宁选、赵宪法（2001—2003年）、李培旭、王树玲、王军、赵可星、许卫强、王端权（2003—2005年）。

秘书：周永涛。

第三届（2005—2011年）

主任委员：石鹤峰。

副主任委员：邱保国、王希浩。

委员：王树玲、王端权、王军、李更生、赵可星、许卫强、王红、李荣。

秘书：周永涛、王学超。

第四届（2011—2018年）

主任委员：王希浩。

副主任委员：邱保国，王军。

委员：李毅萍、李更生、田华、黄霞、赵可星、周永涛、许卫强、王红、牛国顺、袁效涵。

秘书：王学超（截至2016年），王世冉（自2016起）。

特邀顾问：熊宁宁、汪秀琴。

（四）历任负责人

河南省中医药研究院医学伦理委员会历任负责人见表5-43。

表5-43 河南省中医药研究院医学伦理委员会历任负责人

姓名	性别	职务	任职时间
邓启华	男	主任委员	1998—2001
邱保国	男	主任委员	2001—2005
		副主任委员	2005—
石鹤峰	男	副主任委员	2001—2005
		主任委员	2005—2011
王希浩	男	副主任委员	2005—2011
		主任委员	2011—
王 军	男	副主任委员	2011—

三、科教科

科教科的前身为 1985 年 3 月成立的业务科，是河南省中医药研究院科研管理的综合部门，主要承担科研立项、在研项目动态管理、成果申报与奖励、学科建设、继续教育管理及药物临床试验等职能，建立健全有关科研管理规章制度，制定与实施科学研究规划、奖惩政策及考核办法等。

（一）历史沿革

1985 年 3 月，成立业务科，陈阳春任科长。主要业务为科研管理、课题申报、科技咨询、医疗管理、图书管理、门诊管理、护理管理、医技管理、成果鉴定。

1989 年 12 月，科研管理工作从业务科分离出来，成立科研科，侯勇谋任副科长（主持工作），主要业务为课题申报、科技咨询、科研管理、成果鉴定。

1994 年，王希浩任科研科科长。1997 年成立科研资询中心，承接项目，科研资询中心直属省科委。组织申报国家药品临床研究基地。

1998 年 7 月，张留记任科研科副科长（主持工作）。1999 年，附属医院 4 个专业（脑血管、心血管、消化、呼吸）被国家药品监督管理局批准为国家药品临床研究基地，张留记兼任基地办公室主任。

2002 年 6 月，科研科更名为科教科，张留记任科长。2004 年 10 月，庆慧任科教科副科长。2006 年 4 月，徐立然任科教科科长，庆慧任科教科副科长。2011 年 6 月，李更生任科教科科长。2017 年，王学超任科教科副科长兼国家药物临床试验机构办公室副主任。

（二）业务开展

1. 科研项目管理

负责各级各类科研项目及人才计划的申报、组织实施、总结验收和科研经费管理工作；负责各类科技成果的鉴定、登记、各级科技成果奖申报、成果推广转化及专利申请等。

2. 科研机构管理

负责重点研究室、重点实验室、重点学科与专科、院士工作站、药品临床研究基地、实验动物中心等日常管理及申报、评估验收和年度考核。1999—2018 年，先后完成国家药品临床研究基地、国家中医药管理局三级实验室、四大怀药重点研究室、中医心病学重点学科、高血压重点专科、肿瘤重点专科、肝病重点专科、高血压络病研究院士工作站、风湿病脑病针灸治疗院士工作站、博士后研发基地、实验动物中心的评估验收。

3. 继续教育管理

负责继续教育的日常管理，包括在职职工学历与学位深造、进修培训、国内外学术交流、院内外学术报告等工作。负责研究生的招生、管理、开题、答辩等工作。先后制定颁布《河南省中医药研究院继续教育管理办法》《河南省中医药研究院学术交流活动管理暂行办法》《河南省中医药研究院关于参加外出短期培训、进修管理办法》《河南省中医药研究院关于在职技术人员参加博士（硕士）学位学习的暂行规定》等。

4. 综合管理

负责各类科技统计、科研档案管理、科研文件收发、保存、计算机管理；负责科研经费报销、论文发表审批等；负责院学术委员会、院伦理委员会、药物临床试验机构、院士工作站及博士后研发基地的日常管理与运行，制定、下发《河南省中医药研究院学术委员会章程》《河南省中医药研究院伦理委员会章程》《河南省中医药研究院知识产权保护管理办法》和《河南省中医药研究院科学技术保密管理办法》等章程和管理办法。

（三）业务骨干

陈阳春（本科/主任医师），侯勇谋（本科/主任医师），李琦（硕士/实验师），王希浩（硕士/主任医师），张留记（博士/研究员），徐立然（博士/主任医师），庆慧（硕士/主任医师），李更生（博士/研究员），王学超（本科/技师），周永涛（本科/经济师），高静芳，刘彩霞（本科/主管护师），王世冉（硕士/医师），崔伟锋（硕士/副主任医师），潘玉颖（硕士/医师），马笑凡（硕士/主治医师），王连珂（硕士/医师）。

（四）历任负责人

河南省中医药研究院科教科历任负责人见表5-44。

表5-44　河南省中医药研究院科教科历任负责人

姓名	性别	职务	任职时间
陈阳春	女	科长	1985.3—1989.12
侯勇谋	男	副科长	1989.12—1998.7
王希浩	男	科长	1994.8—1998.7
张留记	男	副科长	1998.7—2002.6
		科长	2002.6—2006.4
徐立然	男	科长	2006.4—2009.8
庆慧	女	副科长	2004.10—2011.6
李更生	男	科长	2011.6—
王学超	男	副科长	2017.11—

第三节　科研项目研究

河南省中医药研究院自1959年建院（所）以来，先后承担多项国家科技攻关计划、国家自然科学基金、国家新药基金等科研项目，广泛开展四大怀药等中药基础研究、心血管病研究、脑血管病研究、针灸经络研究、肝胆脾胃病研究、肿瘤研究、呼吸病研究、肾病研究、内分泌病研究、妇科病研究、儿科病研究、中药产品开发研究、中医药信息文献研究、中医理论研究、中医药防治艾滋病研究等。

一、四大怀药等中药基础研究

四大怀药（牛膝、地黄、山药、菊花）是河南省特产，又是常用中药。四大怀药的研究于1963年列入国家规划，研究所为主要负责单位之一。自20世纪70年代起，开始对河南省道地药材四大怀药的化学成分、质量评价和药理作用等进行系统研究，先后承担并参加了国家"七五""八五""九五""十五"中医药重点科技攻关计划项目、国家"十一五"科技支撑计划项目、国家自然科学基金等8项，河南省科技创新人才计划项目、河南省重点科技攻关计划项目等省级科研项目20余项。

（一）地黄

1. 研究项目

（1）怀地黄栽培品种调查及炮制前后化学成分的研究。

20世纪70年代，以都恒青为负责人的中药学科研人员多次到怀地黄产地武陟县进行了农家栽培品种的调查，并对各种栽培品种进行了比较及药学的鉴定工作。对怀地黄不同炮制方法所得的酒熟地黄、蒸熟地黄进行了化学成分的研究比较，提示生地黄与熟地黄的成分有差异，生地黄含少量还原糖及5种氨基酸，而酒熟地黄与蒸熟地黄则含大量还原糖及微量水溶性氨基酸，醚提出液中含紫色荧光物质，而生地黄中显黄色荧光，其他成分均类似，即含有萜类、有机酸、糖苷等化合物。此外，还进行了水分及水、醇性浸出物测定。

（2）常用中药材地黄的品种整理与质量研究。

国家"七五"攻关项目"常用中药材品种整理与质量研究——地黄专题"。

地黄为常用中药，始载于《神农本草经》，列为上品，其后历代本草均有收载，《中国药典》1985年版收载的地黄为玄参科植物 *Rehmannia glutinosa* libosch. 的新鲜或干燥块根。前者称"鲜地黄"，后者称"生地黄"。另有炮制品"熟地黄"，包括"酒熟地黄"和"蒸熟地黄"，三者性味有异，功能主治亦有所不同。

为了对地黄药材进行系统的品种整理和质量研究，通过对13个省地黄药材栽培产区进行资源调查、标本采集和鉴定，弄清了地黄药材的原植物种类和产销情况。在本草考证和文献综合的基础上，对各地所产地黄的原植物性状进行了描述比较，对生药性状和显微构造特征进行了研究，提出了不同产地之间的异同。通过薄层层析法鉴别、主要活性式分析醇的含量测定及各地所产地黄的品质优劣的评价，结合中医理论进行相关的药理学研究。结果表明：①地黄的品种虽不混乱，但栽培产地不同其质地亦有差异；有效成分含量测定比较研究表明，怀地黄质量较优；经对主产区栽培新品种的质量比较发现，白状元—武陟—1号质量好、产量高、抗逆性强，为推广生产提供了科学的依据。

②组织培养的山东地黄产量高、病虫害少、质地亦佳，值得推广。③同一栽培品种，形状大比形状小的质地优，且药材质地与储存时间关系密切。④地黄具有补血、造血、滋阴、抗凝血等药理作用，与中医理论"补血养血、滋阴养血、填骨髓"相一致。

（3）鲜地黄中梓醇的提取分离和药理学研究。

河南省科技攻关计划"鲜地黄中梓醇的提取分离和药理学研究"。

地黄主要活性成分系环烯醚萜苷类，梓醇含量最高。根据梓醇易溶于水、极性大、受热易分解等特点，选用缓和的提取条件，经过大孔吸附树脂处理及正、反相硅酸柱层析，达到纯化精致的目的，使其含量接近98%以上。通过国家药品检定所的验收，作为控制地黄药材及制剂的标准对照品使用，并收载于新版《中国药典》。

初步的药理研究表明：梓醇灌胃给药能显著降低四氧嘧啶糖尿病模型小鼠的空腹血糖值，明显改善糖尿病模型小鼠中枢神经功能障碍及外周神经功能障碍，降低糖尿病模型小鼠外周血管合并症——尾端坏疽的发生率。提示梓醇不仅具有明显的降糖作用，同时对糖尿病常见合并症亦有一定的预防和治疗作用。

急性毒性实验表明：小鼠口服及静脉注射梓醇均未测出 LD_{50}，口服给药的最大耐受量为 13.8 g/kg，静脉注射给药的最大耐受量为 4.5 g/kg。说明梓醇安全无毒，为开发研制中药一类新药提供了一定的科学依据。

（4）标准物质地黄苷 D 的研究。

国家中医药管理局青年基金课题"标准物质地黄苷 D 的研究"。

地黄中主要活性成分为环烯醚萜苷类，主要含梓醇、地黄苷 A 和 D 等。此类成分结构近似，极性普遍较大易溶于水，热稳较差。研究发现，地黄从鲜品加工成生地黄及熟地黄，梓醇的含量降低至原来的1/10，而地黄苷 A 和 D 比较稳定，在生地黄、熟地黄中含量均较高，具有滋阴补血的作用，为其主要有效成分，比较适宜作为地黄质量控制标准物质。采用大孔吸附树脂法对地黄苷 A 和 D 进行除杂、富集，通过高效液相 ODS C_{18} 柱制备富集标准品地黄苷 A 和 D。应用高效液相色谱分析仪研究一套完善的含量测定方法，对生地黄和熟地黄药材进行了定性、定量质量检查，测定了 16 批不同来源的生地黄和熟地黄样品，生地黄样品中地黄苷 A、D 的含量比熟地黄高；不同产地来源的地黄中地黄苷 A、D 的含量变化较大，其中以河南温县产的含量较高，同一产地的生地黄和熟地黄含量变化也比较大，可能与采收、加工炮制条件控制有关。

应用甲状腺片和利血平片灌胃造成小鼠阴虚模型，利用环磷酰胺腹腔注射造成小鼠血虚模型，应用四氧嘧啶尾静脉注射造成小鼠糖尿病模型，给予地黄苷 D 治疗，对小鼠体重、血浆 cAMP、cGMP 含量、血常规和血小板计数、网织红细胞数、脾脏指数和骨髓 DNA 含量、血糖进行检测。结果表明：地黄苷 D 可明显增加阴虚模型小鼠体重、明显降低血浆 cAM P 含量，明显升高血虚模型小鼠白细胞数、血小板数、网织红细胞数和骨髓 DNA 含量及体重，具有降低糖尿病模型小鼠血糖的趋势。

（5）熟地黄补血作用有效部位的提取及实验研究。

河南省中医管理局课题 "熟地黄补血作用有效部位的提取及实验研究"。

将传统中药熟地黄提取分离出不同部位，经药理筛选后，确定熟地黄多糖（RGP）为补血作用的有效部位，进行了提取工艺的改进和确定。根据多糖的理化性质，进一步对 RGP 采用葡聚糖凝胶 Sephadex G-200 柱分离得到 RGP1 和 RGP2 二个多糖组分，并测得其相对分子质量。药理实验表明：①熟地黄多糖对正常小鼠外周血象无明显影响，而对血虚模型小鼠外周血象具有升高作用。②熟地黄多糖对于不同血虚模型小鼠外周血象、骨髓有核细胞下降均有拮抗作用，对小鼠造血干细胞具有促进增殖、分化作用。③用熟地黄多糖口服液联合康力龙治疗慢性再生障碍性贫血 34 例，疗程 3 个月，与 17 例单用康力龙的病例做对比。结果显示，治疗组总有效率为 85.3%，对照组为 58.8%；治疗组症状改善明显优于对照组，症状积分两组比较有显著性差异；治疗组外周血细胞明显升高，与治疗前比较有显著性差异。

（6）地黄质量标准的规范化研究。

国家 "九五" 中医药重大科技攻关项目 "中药复方药物标准化（范例）研究——地黄、山药质量标准的规范化研究"。

在《中国药典》（2000 年版一部）中的 "地黄" 项下，仅有显微鉴别和薄层鉴别等定性鉴别方法，缺少含量测定的定量方法。因此，该研究主要目的是应用现代药物化学研究，结合传统中医药理论，建立能控制药材内在质量的定性、定量分析方法，制定出能量化评估药材质量的质量标准，从而为怀地黄的品种筛选、规范化种植、加工和开发提供依据。通过系列的实验研究，对地黄的药用资源进行了收集整理和生药鉴定，对其中的主要有效成分进行植化研究，提取分离并纯化了药材中的独特成分和主要有效成分地黄苷 A，以地黄苷 A 含量为指标，建立了药材的含量测定方法，进行了相应的方法学研究，并对收集的样品和怀地黄规范化种植样品进行了含量测定。

研究内容：①对我国地黄的主要产区的样品进行了收集整理；②分离出了 8 个化合物；③对怀地黄中的主要特征有效成分地黄苷 A 进行了大量制备，得到了纯度达 95% 以上的地黄苷 A 对照品；④建立了药材中的地黄苷 A 含量测定方法，并进行了相应的方法学研究，结果表明所建立的含测方法简便、稳定、重现性好；⑤测定了 13 个产地的 18 份药材中地黄苷 A 的含量，所测结果的高低与药材的分级一定相关性，提示药材中地黄苷 A 的含量高低在一定程度上可以反映药材的内在质量的优劣；⑥对怀地黄常见的 10 个种植品种进行了含量测定，比较了各品种间的含量差异，对怀地黄的品种筛选提供参考依据；⑦对怀地黄规范化种植研究中种植期、采收期等试验样品进行了含量测定，优选出了最佳种植期和采收期，为怀地黄的规范化种植提供参考依据。

通过该项目研究，可以提高现行的药材标准，建立能准确评估药材质量的标准。该标准可用于怀地黄品种优选、规范化种植方法筛选，并为今后怀地黄开发和深加工的依据，具有重要的社会意义和推广应用价值。

（7）鲜地黄与地黄、熟地黄有效成分比较研究。

河南省自然科学基金项目"鲜地黄与地黄、熟地黄有效成分比较研究"。

对中药地黄中有效成分环烯醚萜苷类化学成分进行了较系统的分离鉴定研究，从地黄中分离得到21个化合物，鉴定了其中16个化合物；其中地黄苷D、密力特苷、地黄苷A、地黄苷E、益母草苷、地黄糖为国内首次得到并提供13CNMR、1HNMR数据。

首次较系统地研究了地黄炮制及九蒸九晒炮制过程中其环烯醚萜苷类成分的变化规律，根据地黄三个炮制品种的药性既有相同之处，又有明显差异的特点，利用高效液相色谱对地黄中主要化学成分环烯醚萜苷类即地黄苷D（三糖苷）与梓醇、益母草苷（单糖苷）的含量变化进行比较分析，确认生熟地黄中几种成分的含量比例不同，即由于地黄苷D等成分的相对增高，而地黄梓醇及益母草苷成分的相对降低，其成分组成发生改变，是其药性发生改变的重要因素，是地黄三个炮制品药性不同的物质基础。

建立了地黄、熟地黄药材中地黄苷D、A的定性、定量检测方法，可用于控制地黄药材及炮制品的质量。首次利用高效液相色谱法测定了地黄中成药3种浓缩地黄丸中及7种地黄蜜丸中地黄苷D的含量，建立了地黄成方制剂中地黄苷D的含量测定方法，为大量含地黄的中成药的质量控制、研究与开发提供了方法思路和科学依据。

（8）地黄一源三性物质基础与血清效应相关性的比较研究。

国家自然科学基金面上项目"地黄一源三性物质基础与血清效应相关性的比较研究"。

采集了焦作武陟四大怀药种植基地的地黄药材，提取、分离、鉴定、富集地黄中主要有效成分环烯醚萜苷类，地黄苷D、益母草苷、梓醇等，利用高效液相色谱进行量化分析比较，依据成分类别之间的不同和特点，提取地黄3个炮制品有效部位的指纹图谱特征。地黄炮制品系凉血、止血、补血之药，血清效应比较明显，其有效部位对相应病证模型动物产生效应，通过对性效色谱图中血清地黄移行成分的确认及量化分析，研究地黄直接入血的药性成分种类及含量构成，并对地黄在血中产生效应物质的化学成分种类溯源追踪；另外，探讨地黄产生效应却没有在血中出现的间接效应物质。通过地黄直接效应物质与间接效应物质的综合谱效分析，归纳总结地黄3个炮制品的药性物质基础。在此基础上，进行地黄药性物质对同一证候模型（阴虚、血虚）动物效应及血清效应物质的比较分析，诠释鲜地黄、地黄、熟地黄的药用特点及药性气、味实质。

（9）一种地黄花茶及其生产工艺。

地黄花有类似地黄的药用价值，但是在农业生产中却弃之不用。根据人们泡茶、饮茶的习惯，将其开发成具有一定保健作用的茶，按照"相助互补，改善口感"的配方原则组方，创造性地加入金银花、槐米、菊花、茉莉花、甜菊叶、绿茶、蛋白糖和乙基麦芽酚，或其中的一种或者几种，协同突出地黄花清热凉血、止血、生津消渴的功效。生产工艺流程包括鲜花采摘与摊晾—杀青—低温干燥处理—与剩余组分配料—混合干燥—真空包装。该工艺操作简单、设计合理，保留了地黄花的有益成分和色、香、味，通过对地黄产业链的综合开发利用，"变废为宝"，具有一定的经济价值和社会意义。

2. 获奖成果

（1）熟地黄无酒炮制：1980 年河南省医药卫生科技成果三等奖，1980 年河南省重大科技成果三等奖。

（2）常用中药材地黄的品种整理与质量研究：1990 年河南省中医药科学技术进步二等奖，1992 年国家中医药科学技术进步二等奖。

（3）鲜地黄中梓醇的提取分离和药理学研究：1995 年河南省中医药科学技术进步二等奖，1996 年河南省科学技术进步二等奖。

（4）常用中药材品种整理与质量研究：1996 年国家"八五"科技攻关重大科技成果二等奖。

（5）标准物质地黄苷 D 的研究：2002 年河南省中医药科学技术进步一等奖，2003 年河南省科学技术进步二等奖。

（6）熟地黄补血作用有效部位的提取及实验研究：2002 年河南省中医药科学技术进步二等奖。

（7）地黄质量标准的规范化研究：2004 年河南省中医药科学技术进步一等奖，2005 年河南省科学技术进步二等奖。

（8）四大怀药规范化种植技术研究——怀地黄治疗标准的规范化研究：2004 年河南省中医药科学技术进步二等奖。

（9）鲜地黄与地黄、熟地黄有效成分比较研究：2013 年河南省中医药科学技术成果一等奖。

（10）一种地黄花茶及其生产工艺：2013 年河南省中医药科学技术成果三等奖。

3. 发表论文

（1）都恒青，李赵曦，刘根成，刘方洲．地黄的质量研究［J］．中国中药杂志，1992（06）：327-329+381．

（2）刘根成，都恒青，梁力．反相高效液相色谱法测定地黄中梓醇的含量［J］．中草药，1992，23（02）：71+73+112．

（3）张金鼎，曹鸿云．河南四大怀药［J］．中药材，1987（03）：55-56．

（4）都恒青，潘熙琬，陈国华，周定益．话谈中药（十四）——怀地黄［J］．中药通报，1984（02）：44-48．

（5）李庆华．炮制熟地黄时加酒与不加酒的比较［J］．中国药学杂志，1982（02）：50-53．

（6）宁选，邱保国．心力衰竭［J］．河南赤脚医生，1979（03）：53-57．

（7）都恒青，周素娣．怀地黄的几个主要品种及其鉴别［J］．中草药通讯，1976（09）：43-47+49．

（8）李更生，王慧森，都恒青，屠万倩．液相层析法分离制备地黄降血糖成分梓醇［J］．中医研究，1997（03）：26-27．

（9）李更生，王慧森，都恒青，屠万倩．液相层析法分离制备地黄活性成分梓醇［J］．中成药，1998（06）：36-37+51.

（10）都恒青，李更生．道地药材地黄、山药质量的比较研究［C］．国际传统医药大会论文摘要汇编，2000：419.

（11）刘明，李更生．鲜地黄中梓醇提取工艺［J］．时珍国医国药，2000（04）：301-302.

（12）刘长河，李更生，王慧森．六味地黄丸中梓醇的含量测定［J］．中医研究，2000（03）：14-15.

（13）于震，周红艳，王军．地黄药理作用研究进展［J］．中医研究，2001（01）：43-45.

（14）于震，王军，李更生，王玉升．地黄甙D滋阴补血和降血糖作用的实验研究［J］．辽宁中医杂志，2001（04）：240-242.

（15）刘长河，李更生，黄迎新，王慧森．不同产地地黄中梓醇含量比较［J］．中医研究，2001（05）：10-12.

（16）于震，王军，李更生，王玉升．地黄苷A对环磷酰胺致小鼠白细胞减少症的影响［J］．中草药，2001（11）：45-47.

（17）王军，于震，李更生，王玉升．地黄苷A对"阴虚"及免疫功能低下小鼠的药理作用［J］．中国药学杂志，2002（01）：22-24.

（18）李更生，刘长河，王慧森，张留记．不同产地的地黄中梓醇含量比较［J］．中草药，2002（02）：32-34.

（19）刘长河，张留记，李更生，王慧森．不同产地的地黄中梓醇含量比较［J］．中国医院药学杂志，2002（05）：3-4.

（20）刘长河，张留记，李更生．地黄中地黄苷A的含量测定［J］．中草药，2002（08）：36-37.

（21）李更生，王慧森．HPLC法测定地黄中地黄苷D含量［J］．中草药，2003（08）：83-85.

（22）余孝东．安神口服液的质量控制研究［J］．医药论坛杂志，2003（20）：21-22.

（23）李更生，于震王，慧森．地黄化学成分与药理研究进展［J］．国外医学（中医中药分册），2004（02）：74-78+104.

（24）任孝德，王艳艳．六味地黄制剂的剂型改进和质量控制方法研究进展［J］．中医研究，2004（04）：61-62.

（25）黄霞．熟地黄现代研究进展［J］．内蒙古中医药，2004（05）：25-26.

（26）王慧森，李更生，刘明，刘长河．鲜地黄中环烯醚萜甙的分离鉴定［J］．中医研究，2005（04）：17-19.

（27）蔡永敏，邵明义．《中华人民共和国药典》药名苦杏仁、京大戟、地黄、粉萆薢的商讨［J］．中国药学杂志，2006（17）：1 356-1 358.

（28）李更生，王慧森，刘明，石任兵．高效液相色谱法测定三种中成药中地黄苷D的含量［J］．中医研究，2007（03）：26-28.

（29）刘明，王慧森，李更生，郑玉玲．正交试验法优选地黄管食通颗粒的乙醇提取工艺［J］．海峡药学，2007（07）：17-19.

（30）刘明，李更生，王慧森．熟地黄药材质量标准的研究［J］．药物分析杂志，2007（09）：1 311-1 313.

（31）王慧森，刘明，李更生．HPLC测定生地黄中地黄苷A和D［J］．中草药，2007（11）：1 732-1 733+1744.

（32）李更生，刘明，王慧森，石任兵，郭瑞东．生地黄与熟地黄中地黄苷A、D的比较分析［J］．中成药，2008（01）：93-96.

（33）张留记，屠万倩，杨冉，屈凌波．不同产地地黄中地黄苷D的测定［J］．分析试验室，2008（03）：56-58.

（34）李更生，王慧森，刘明，卢鹏伟，石任兵．地黄中环烯醚萜苷类化学成分的研究［J］．中医研究，2008（05）：17-19.

（35）刘明，李更生，王慧森．7种地黄丸中地黄苷D的含量测定［J］．中国医院药学杂志，2008（13）：1 130-1 131.

（36）李更生，刘明，王慧森，石任兵．地黄药材炮制过程中环烯醚萜苷类成分动态变化的研究［J］．中国中医药科技，2008，15（06）：440-442.

（37）吕杨，王慧森，李更生，刘明．正交试验优选鲜地黄提取工艺［J］．中医研究，2009，22（02）：18-20.

（38）屠万倩，屈凌波，张留记．HPLC法测定不同怀地黄种植品种中地黄苷A的含量［J］．中医研究，2009，22（02）：24-25.

（39）刘明，李更生，王慧森，卢鹏伟．地黄九蒸九晒炮制过程中益母草苷的含量测定及其动态变化［J］．中国药学杂志，2009，44（09）：658-660.

（40）刘钦松．地黄的研究进展［A］．中国药学会中药与天然药物专业委员会．第十届全国中药和天然药物学术研讨会论文集［C］．中国药学会中药与天然药物专业委员会：中国药学会，2009：4.

（41）张留记，刘怡，屠万倩，姚春敏．知柏地黄泡腾颗粒的提取工艺研究［J］．中国新药杂志，2010，19（05）：435-438.

（42）屠万倩，张留记，刘怡，姚春敏．知柏地黄泡腾颗粒的质量标准研究［J］．中国新药杂志，2010，19（05）：439-443.

（43）张雅阁，李更生，王慧森，刘明．地黄化学成分血清药物化学的初步研究［J］．中医研究，2010，23（05）：32-34.

（44）曹卫宾，李更生，王慧森，刘明．地黄药材及其指纹图谱研究进展［J］．中医研究，2011，24（04）：76-80．

（45）李向阳，屠万倩．RP-HPLC 法测定六味地黄丸中丹皮酚、芍药苷和乌苏酸［J］．中成药，2012，34（02）：277-282．

（46）卢鹏伟，李更生，刘明．地黄炮制品的 HPLC 共有指纹峰的探讨［J］．河南大学学报（医学版），2012，31（04）：274-276．

（47）王慧森，刘明，李更生，韩颖萍，高雅．鲜地黄提取物中 3 种原型入血成分的含量测定［J］．中国实验方剂学杂志，2013，19（12）：66-70．

（48）王丰青，田云鹤，谢彩侠，杜家方，李烜桢，张留记，何华勤，张重义．根癌农杆菌介导的怀地黄遗传转化研究［J］．中草药，2014，45（17）：2 541-2 546．

（49）周倩，王慧森，李更生，刘明．怀药熟地黄地黄苷 ARP-HPLC 定量及 TLC 定性评价方法［J］．中华中医药学刊，2014，32（12）：2 918-2 921．

（50）张宝，李烜桢，冯法节，古力，张君毅，张留记，张重义．地黄根系分泌物化感效应与酚酸类物质的关系研究［J］．中药材，2015，38（04）：659-663．

（51）张留记，周志敏，屠万倩，刘晓苗．HPLC 同时测定地黄中 5 种苷类成分的含量［J］．天然产物研究与开发，2017，29（01）：87-90．

（52）屠万倩，周志敏，张留记，刘晓苗，张宝，崔伟峰，李开言，周丽．多指标综合评分正交试验法优化熟地黄的炮制工艺［J］．中国药房，2017，28（22）：3121-3124．

（53）苗灵娟，李社芳，谢翀．健脾化浊汤加减联合杞菊地黄丸对 H 型高血压患者血压控制及血清同型半胱氨酸水平变化的影响［J］．中国地方病防治杂志，2018，33（02）：135+208．

（54）张留记，王建霞，屠万倩，李向阳，张军霞，王晓燕，周志敏．生地黄与熟地黄中 5 个苷类成分和总多糖的含量比较［J］．天然产物研究与开发，2019，31（04）：566-571．

（二）山药

1. 研究项目

（1）常用中药材山药的品种整理与质量研究。

国家"七五"科技攻关项目"常用中药材品种整理与质量研究——山药专题"。

山药为常用中药，始载于《神农本草经》，又名薯蓣，列为上品。《中国药典》1985 年版收载的山药为薯蓣科植物薯蓣 *Dioscorea opposita* Thunb. 的干燥根茎。具有补脾养胃，生津益肺，补肾涩精的功能。为了对山药药材进行系统的品种整理和质量研究，对 17 个省市的山药产区进行资源调查、标本采集和鉴定，弄清了山药药材的原植物种类、采收、炮制和产销情况，并在本草考证和文献综合的基础上，对各地所产山药的原植物性状进行了研究，指出了不同产地之间的异同；采用了聚丙酰胺凝胶电泳法进行鉴别，对山药主要特性成分中性多糖及酸性多糖进行了含量测定。同时还分别做了水分、水浸出物、醇浸出物、蛋白质、淀粉、无机元素等的测定，其中浸出物与多糖的含量呈正比关系。

该项研究表明，正品怀山药质地佳，其次为山薯、瘟包薯，而参薯、脚板薯质地差，但富含淀粉及蛋白质，可供食用。同时发现两种伪品（木薯、甘薯），均可通过形态组织鉴别及凝胶电泳方法加以区别。通过研究，搞清了山药的混乱品种及伪品，为进一步开发研究山药和下版《中国药典》的修订提出了合理化建议和科学依据。

（2）怀山药功能与归经机理的研究。

从中药药理作用的角度探讨怀山药的归经机理，分析怀山药药理活性与临床应用的吻合度，确证怀山药系归脾、肺、肾三经。

归脾经：怀山药是通过调节脾胃运动、消化、吸收、分泌等病理生理功能而起作用的，能明显抑制胃肠运动，对胃肌电的慢波幅也是抑制状态；怀山药还增强小肠的吸收作用并能调整胃肠运动的紊乱，恢复胃肠平滑肌运动的张力平衡，从而改善脾虚的症状，而达到健脾胃目的，提示怀山药归脾经。

归肺经：实验表明，怀山药可促进小鼠肺脏细胞核酸的合成，同时增加大鼠肺的重量，提示怀山药归肺经。

归肾经：实验表明，怀山药能增加精子活动力，增加包皮腺、前列腺-贮精囊的重量，并能提高睾丸酮、醛固酮的含量，表明怀山药有增强肾功能和性功能的作用，提示怀山药归肾经。

（3）块根生长素对怀山药增产的研究。

该项目对怀山药增产载培技术进行了研究，经过 3 年反复研究比较，重复验证，最终研制出了一种既能使怀山药增产，又能提高产品质量及防治病虫害的"块根生长素"。该生长素能使怀山药增产 30.1%，其品质较不施块根生长素显著提高，经对其所含化学成分的测定表明：可使多糖提高 1.3 倍、蛋白质提高 0.86%，无机微量元素铜、锰、锌等成倍增加。药效学表明：使用块根生长素的怀山药具有增强细胞免疫功能的作用，同时对免疫反应早期阶段的抗原结合细胞也有刺激作用。

2. 获奖成果

（1）常用中药材山药的品种整理与质量研究：1990 年河南省中医药科学技术进步二等奖，1991 年河南省科学技术进步三等奖，1992 年度国家中医药科技进步二等奖（部级）。

（2）怀山药功能与归经的实验研究：1990 年河南省中医药科学技术进步二等奖。

（3）块根生长素对怀山药增产的研究：1991 年河南省中医药科技进步二等奖。

3. 发表论文

（1）张金鼎，曹鸿云. 河南四大怀药［J］. 中药材，1987（03）：55-56.

（2）张金鼎，曹鸿云. 河南四大怀药（续）［J］. 中药材，1987（04）：54-55.

（3）张重义，梁金城，介晓磊，都恒青，贾士奇．施麦饭石和阳起石对怀山药产量与品质的影响［J］．河南农业科学，1991（05）：22-23.

（4）贾士奇，都恒青，赵曦，张重义，赵瑞涛．几种山药的质量比较［J］．中国中药杂志，1991（06）：42-43.

（5）李树英，陈家畅，苗利军，梁拥军．五种山药对小鼠免疫功能影响的比较研究［J］．河南中医，1992，12（01）：23-24.

（6）李树英，陈家畅，苗利军，梁拥军，王学超．山药健脾胃作用的研究［J］．中药药理与临床，1994（01）：19-21+16.

（7）都恒青．道地药材地黄、山药质量的比较研究［C］．国际传统医药大会论文摘要汇编，2000：419.

（8）张留记，屠万倩，都恒青．薄层扫描法测定怀山药降糖肠胃舒散中尿囊素的含量［J］．中国中药杂志，2001（08）：61-62.

（9）贾士奇，黄霞，刘惠霞．山药低聚糖的免疫增强作用［J］．河南大学学报（医学版），2009，28（01）：44-45+48.

（10）焦强，王艳艳，李华妮，葛文静．怀山药中甲基硫菌灵及其代谢物多菌灵残留测定及安全性评价［J］．中医研究，2017，30（10）：69-72.

（三）菊花

1. 研究项目

（1）怀菊花本草考证及实验研究。

河南省中医管理局课题"怀菊花本草考证及实验研究"。

由于现行《中国药典》中菊花细项下不含怀菊花，使其开发和利用受到严重制约。该课题旨在通过对河南省道地药材怀菊花的品种及质量进行系统研究，为将其列入《中国药典》提高科学依据，为怀菊花的应用提供药材标准和质量控制的技术支持。

利用中药现代化的研究手段，对河南道地药材怀菊花的本草考证、性质鉴别、有效成分、提取工艺、含量测定及药理作用等进行系统的基础研究，探讨怀菊花性质与作用，并完善怀菊花的药材标准，为更好开发和利用怀菊花提供科学依据。主要研究内容：①怀菊花的本草考证；②应用气相色谱-质谱联用技术对怀菊花主要有效成分的挥发油进行了化学成分分析和含量测定；③利用均匀设计法对怀菊花总黄酮的提取工艺进行了优化；④以分光光度法对不同产地菊花中总黄酮进行含量测定；⑤利用空气—乙炔火焰法原子吸收光谱法分析测定怀菊花花、茎、叶中无机元素；⑥进行了怀菊花挥发油及水提物抑菌、抗炎及提高机体免疫能力的药理学研究；⑦怀菊花挥发油及水提物小鼠急性毒性实验；⑧怀菊花挥发油及水提物家兔眼结膜刺激实验。

（2）怀菊花道地性和质量评价方法研究。

河南省重点科技攻关计划"四大怀药的道地性与质量评价方法研究"。

"道地"与"非道地"药材间存在的差异性是影响中药临床疗效和安全性的重要因

素，开展道地药材质量评价研究，对于保证临床用药的安全有效性，具有重要意义。怀菊花是我省传统道地药材四大怀药品种之一，种植历史悠久，质量优良，种植面积大，产量高，市场占有率广。现行的《中国药典》中定性定量方法较为简单，不能全面反映药材的内在质量，更不能有效评价道地与非道地药材的质量差异，无法体现道地药材的优势和价值。

该项目从自然环境和种质资源分布、化学成分、化学检测方法、生物活性等方面对菊花进行了较为全面的质量评价研究，探索道地性的成因及其科学内涵。采用 HPLC 法建立了同时测定菊花中绿原酸，异绿原酸 A、B、C，新绿原酸，隐绿原酸和木犀草素等 7 种成分含量的方法。选用自发性高血压大鼠，无创血压计测定血压及心率，放射免疫法测定血浆内皮素（ET）、血管紧张素Ⅱ（AngⅡ）、醛固酮（ALD）、肾素活性（PRA）含量，研究怀菊花总黄酮的降压作用及其机制。建立了可对菊花中多种指标性成分或有效成分同时定量的方法，对道地与非道地的样品进行质量比较。目前该项目已推广至河南省宛西制药股份有限公司、河南省奥林特药业有限公司等制药企业。

2. 获奖成果

（1）怀菊花本草考证及实验研究：2000 年获河南省中医药科学技术进步一等奖，2001 年获河南省科技进步三等奖。

（2）四大怀药的道地性和质量评价方法研究：2017 年获河南省中医药科学技术进步一等奖。

3. 发表论文

（1）张金鼎，曹鸿云. 河南四大怀药［J］. 中药材，1987（03）：55-56.

（2）张金鼎，曹鸿云. 河南四大怀药（续）［J］. 中药材，1987（04）：54-55.

（3）黄保民，周刚. 均匀设计法对怀菊花总黄酮提取工艺的研究［J］. 中医研究，1996（04）：8-11.

（4）黄保民，王蕾. 怀菊花挥发油的化学成分研究［J］. 中药材，1997（03）：144-145.

（5）黄保民，刘杰. 气质联用法对怀菊花及"大怀菊"挥发油化学成份的分析与比较［J］. 中医研究，1997（05）：16-18.

（6）赵莉敏，石建辉，赵国华，朱明军. 槐菊冲剂治疗高脂血症的临床研究［J］. 中国医药学报，1997（05）：30-31.

（7）张留记，张海波，屠万倩，周丽，杨明杰. 怀菊花总黄酮对自发性高血压大鼠的降压作用及机制研究［J］. 天然产物研究与开发，2015，27（04）：592-597.

（8）代震，利顺欣，陈随清，朱昱. 怀菊花种质资源品质评价［J］. 中国实验方剂学杂志，2017，23（06）：48-54.

（9）屠万倩，刘晓苗，张留记，张海波，李向阳. HPLC 法同时测定不同产地不同品种菊花中 8 种成分的含量［J］. 中药材，2018，41（01）：147-150.

（四）牛膝

1. 研究项目

（1）怀牛膝本草学研究。

怀牛膝生产于河南省武陟、孟县、辉县、博爱一带（古称怀庆府）。历来都以武陟栽的品种为最优。1963年，四大怀药系统研究列为国家研究项目，而怀牛膝本草学的研究为其系统研究的一个分题。1963—1964年，实验室科研人员三下武陟调查，采集品种向农老学习，于1964年底按计划完成撰写了《怀牛膝本草学的研究》。该研究综述了怀牛膝的名称、道地、形态、治削、炮炙、服药禁忌、配伍禁忌、剂型、剂量等经验；根据前人的实践经验，以历代本草及重要方书互相印证，同时参加科学研究资料，探讨了牛膝的主要功能主治，为今后药理实验和临床研究提供根据。该研究搜集了《神农本草》经以后的历代重要本草和医药文献中有关牛膝性味的资料，对牛膝药性理论、主要功能、主治和禁忌证等方面加以分析，并对今后整理中药性味的途径提出了讨论。

查阅并讨论古代本草及近代文献对怀牛膝原植物、加工、化工成分及药理作用等问题，详细描述怀牛膝的品种问题、不同地区的栽培品种，以及河南地区土牛膝的植物形态、生药性状、组织构造、粉末特征、化学鉴别及荧光分析的研究比较。药理学研究发现，怀牛膝煎剂对已孕、未孕的家兔离体子宫、在位子宫和子宫瘘管均有增强子宫平滑肌兴奋性作用。

（2）怀牛膝道地性和质量评价方法研究。

河南省重点科技攻关计划"四大怀药的道地性与质量评价方法研究"。

怀牛膝是河南省传统道地药材四大怀药品种之一，种植历史悠久，质量优良，种植面积大，产量高，市场占有率广。现行的《中国药典》中定性、定量方法较为简单，不能全面反映药材的内在质量，更不能有效评价道地与非道地药材的质量差异，无法体现道地药材的优势和价值。该项目从自然环境和种质资源分布、化学成分、化学检测方法、生物活性等方面对牛膝进行了较为全面地质量评价研究，探索道地性的成因及其科学内涵。该研究提取分离出牛膝中 β-蜕皮甾酮、竹节参皂苷-Ⅰ和人参皂苷 R0 等主要特征性/有效成分；采用 HPLC 法建立了牛膝中同时测定 β-蜕皮甾酮和竹节参皂苷-Ⅰ的方法，建立了牛膝的指纹图谱；采用原子吸收光谱法对牛膝中11种金属元素进行了测定，并对水土进行了金属元素检测，对无机元素与主要成分间的相关性进行探索分析。通过研究，建立了可对牛膝中多种指标性成分或有效成分同时定量的方法，突破现行质量标准中单一评价指标的局限性，能较全面地评价药材的内在质量，对道地与非道地的样品进行质量比较，丰富怀药质量标准，有助于更科学地评价药材内在质量，有利于诠释怀药"道地性"形成的科学内涵，还可应用于指导种质资源优选、标准化种植、炮制加工及复方药物的质量控制等方面，推动怀药的推广应用和优质药材资源的深入开发。

2. 获奖成果

四大怀药的道地性和质量评价方法研究：2017 年获河南省中医药科学技术进步一等奖。

3. 发表论文

（1）张金鼎，曹鸿云．河南四大怀药［J］．中药材，1987（03）：55-56．

（2）李学林，李威，陈国华，侯士良．牛膝活血作用的实验研究［J］．中医研究，1990（02）：27-29．

（3）种军，袁秀荣．怀牛膝药理作用研究进展［J］．中医研究，1999（01）：58-60．

（4）屠万倩，张留记．不同产地的牛膝中金属元素的测定［J］．中药材，2011，34（12）：1 837-1 841．

（5）张留记，孙丹丹，屠万倩，刘钦松．不同产地怀牛膝 β-蜕皮甾酮含量测定及指纹图谱研究［J］．天然产物研究与开发，2013，25（04）：500-505+510．

（6）张留记，张格艳，屠万倩．HPLC 法同时测定牛膝中 β-蜕皮甾酮和竹节参皂苷-1［J］．中成药，2013，35（05）：1 010-1 013．

（7）李向阳，高洁，张留记，张格艳．RP-HPLC 法测定怀牛膝中 β-蜕皮甾酮和牛膝皂苷Ⅱ的含量［J］．中医研究，2015，28（06）：67-70．

（8）卢鹏伟，李光勇，李更生，杨晓晨．怀牛膝根、茎、叶的 HPLC 色谱图比较［J］．机电信息，2017（08）：42-44．

（9）张留记，刘晓苗，屠万倩，李向阳．HPLC 法同时测定怀牛膝中 5 个成分的含量［J］．药物分析杂志，2018，38（04）：623-629．

（10）屠万倩，张留记，刘晓苗，李向阳．多指标正交试验法优选牛膝酒炙工艺［J］．中药材，2018（07）：1 590-1 593

（11）屠万倩，张留记，刘晓苗，李向阳．牛膝及其炮制品中甾酮类和皂苷类成分的含量比较［J］．中药新药与临床药理，2019，30（01）：89-93．

（五）野蔷薇根

1970—1972 年，研究所科研人员在参加河南省组织的中草药大调查过程中，发现野蔷薇根广布于信阳地区，药源丰富，价格低廉。光山县人民医院用野蔷薇根治疗乳糜尿具有较好的疗效，且久服无毒、副作用。自 1975 年，实验室对野蔷薇根进行了原产地调查、采取标本、生药学、化学成分分析、药理活性筛选及新药开发等系统研究。

1. 研究项目

（1）野蔷薇根本草学考证与生药学鉴定。

野蔷薇根系蔷薇科植物多花蔷薇野（*Rosa multiflora* Thunb.）的干燥根。中药组对野蔷薇根做了生药学的研究，描述了本品的外形、显微及粉末特征，并鉴定了品种。

（2）野蔷薇根化学成分的研究。

1975—1982 年，中药组与河南化学研究所协作，利用 13-碳核磁共振、质谱和红外仪检测，从野蔷薇根中分离出 3 个化合物，分别鉴定为 β–甾醇、2α，19α–二羟基熊果酸和 2α，19α–二羟基熊果酸–(2α～1)–B–D 葡萄糖酯，其中 2α，19α–二羟基熊果酸–(2α～1)–B–D 葡萄糖酯为新发现的三萜酸糖酯，命名为野蔷薇苷。1982 年，从野蔷薇根中又分离出一个化合物，通过化学和光谱鉴定为 dL–儿茶精。

（3）野蔷薇根的药理学与毒理学研究。

1975—1986 年，生理组、生化组、药理组、病理组科研人员密切合作，分别从不同方面开展野蔷薇根的药理活性与毒性研究。结果表明：①野蔷薇根粗提液能显著延长家兔体外血栓"雪暴"发生时间和特异性血栓形成时间，缩短血栓长度，减轻血栓湿重。②延长体外及家兔体内复钙时间。显著缩短优球蛋白溶解时间。③明显降低实验性高脂血症大鼠血清及动脉组织胆固醇含量。④明显减轻心肌缺血模型大鼠心肌缺血程度，减少心肌梗死范围。⑤静脉注射对硫酸异丙肾上腺素引起大鼠心肌坏死具有一定的保护作用。⑥对大鼠血清及心肌乳酸脱氢酶同工酶 LDH_1、LDH_2、LDH_3、LDH_4、LDH_5 的水平有一定的调整作用。⑦具有增加豚鼠离体心脏冠状动脉血流量、改善小鼠舌耳微循环及延长耳静脉血流时间的作用。⑧小鼠一次性腹腔注射半数致死量（LD_{50}）为 127 g 生药/kg。亚急性毒性显示动物出现毒副反应的快慢、严重程度及死亡数与药物剂量的大小及给药天数的多少成正比。

2014—2016 年，黄霞等采用高脂饮食联合注射维生素 D_3 并加免疫损伤复制大鼠动脉粥样硬化模型，观察野蔷薇根醇提物抗动脉粥样硬化作用，结果表明：野蔷薇根醇提物对大鼠实验性动脉粥样硬化具有预防和治疗作用，其作用机制与降脂、抗炎、抗氧化损伤、调节相关血管活性物质水平及抑制血管钙化等有关。

2016—2018 年，李开言等提取及纯化野蔷薇根总黄酮，采用高脂饮食联合注射维生素 D_3 并加免疫损伤大鼠动脉粥样硬化模型、人脐静脉内皮细胞体外培养及血清药理学等方法，研究野蔷薇根总黄酮抗动脉粥样硬化作用与机制，结果表明：野蔷薇根总黄酮可明显改善动脉粥样硬化模型大鼠主动脉壁增厚、脂质沉积，减少泡沫细胞形成及淋巴细胞浸润，作用机制与内皮细胞保护、降低脂质过氧化及炎症反应等有关。

（4）野蔷薇根制剂生产工艺与临床研究。

根据野蔷薇根的主要化学成分，对不同生产方法制成的样品进行含量测定比较，制定合理的生产工艺，最后制成糖衣片，每片含浸膏 0.25g（含三萜酸类化合物 32.00%，儿茶精 4.00%）。

1976 年，选择 30 例高脂血症合并高血压患者，初步观察野蔷薇根制剂对血脂、血压的影响。结果显示，野蔷薇根制剂具有明显的降脂作用，而对血压无明显影响。

1978—1982 年，与河南医学院、460 医院、光山县人民医院、安阳市人民医院协作，对野蔷薇根制剂降脂作用进行临床观察（1980 年改名为降脂灵）。369 例高脂血症患者临床试验结果表明：①降脂灵为广谱降脂药，降胆固醇的有效率为 85.90%，降三酰甘油有效率为 78.88%，降 β–脂蛋白的有效率为 69.90%。②降脂灵降胆固醇作用与安妥明、烟酸肌醇相同，降低三酰甘油及 β-脂蛋白的作用低于安妥明，改善临床症状作用明显优于较安妥明及烟酸肌醇。③对心、肝、肾、血液未见明显毒副作用。

2. 获奖成果

降血脂新药——降脂灵的研究：1980 年河南省医药卫生科技成果三等奖，1980 年河南省重大科技成果三等奖，1982 年参加国庆四十周年省科技成果博览会，1990 年全国医药卫生科技成果展览会展出。

3. 发表论文

（1）陈家畅.野蔷薇根注射液对实验性动物心肌坏死保护作用的初步研究［J］.河南中医学院学报，1979（02）：44-46.

（2）郭湘云，陈乃凡.野蔷薇根药理研究初报［J］.河南中医学院学报，1980（02）：49-52.

（3）王清云，王秀云，李立.野蔷薇根对实验性高脂血症大白鼠的血脂及乳酸脱氢酶同工酶的影响［J］.河南中医，1982（03）：45-47.

（4）李树英，陈家畅.野蔷薇根对家兔实验性心肌梗塞的初步研究［J］.河南中医，1982（06）：43-44.

（5）都恒青，赵曦，赵天增，汪茂田，张占旺，姚苗，余守志.野蔷薇根化学成分的研究［J］.药学学报，1983（04）：314-316.

（6）陈阳春，张金楠.野蔷薇根降血脂作用的临床观察［J］.中医杂志，1983（12）：29-30.

（7）郭湘云，陈乃凡.野蔷薇根抗实验性血栓形成作用［J］.中草药，1984，15（11）：23-25.

（8）陈阳春，张金楠.Clinical Observation On The Effect Of Radix Rosae Multiflorae In Reducing Blood Lipids［J］.Journal of Traditional Chinese Medicine，1984（04）：295-296.

（9）王秀云，刘惠霞，程道语，李立.野蔷薇根降血脂有效成分的研究［J］.中药通报，1986（06）：55-56.

（10）李开言，黄霞，孙为，王晓丽，周红艳，张薇，张雪侠.野蔷薇根醇提物对动脉粥样硬化模型大鼠脂代谢、血钙及内皮功能的影响［J］.中医学报，2016，31（06）：834-837.

（11）周红艳，李开言，黄霞，孙为，张薇，王守富，李秋凤，陈阳春.野蔷薇根醇提物对大鼠动脉粥样硬化的影响［J］.中国中医基础医学杂志，2017，23（09）：1220-1223+1256.

（12）李开言，张飞，田萍，马开，王艳艳，李鸣，王军.野蔷薇根总黄酮的提取及纯化工艺［J］.中国现代中药，2018，20（05）：593-598.

（六）中岳麦饭石

河南地矿局地质科研所和中国有色金属工业总公司河南矿产地质研究所，于1986—

1987年在中岳禽山的西段和中段，找到了优质大型的麦饭石矿床，前者命名为中岳麦饭石，后者命名为阳城麦饭石和嵩山药石。

1. 研究项目

河南省中医研究院与河南省地质科学研究所合作，进行中岳麦饭石抗衰老作用的研究。结果表明：中岳麦饭石液能明显延长家蝇的寿命，抑制高龄家蝇脑脂褐素形成，提高小鼠脏器SOD活性，增强人体红细胞SOD活性，降低血浆LPO水平，证明中岳麦饭石具有抗衰老作用。此外，中岳麦饭石液无明显毒、副作用，服用方便、安全、可靠。对细菌有良好的吸附作用，吸附率达99%以上。溶出实验证明，中岳麦饭石溶出液含有锌、铜、铁、锰、铝、锶等人体必须的多种微量元素，其中偏硅酸、锰、锌含量达到或接近国家规定的饮料矿泉水标准。

2. 获奖成果

中岳麦饭石抗衰老作用的研究：1988年河南省中医药科学技术成果二等奖。

3. 发表论文

（1）王秀云，李立，刘惠霞，谢新业，刘彩玉. 中岳麦饭石对小鼠超氧化物歧化酶活性的影响 [J]. 中医研究，1989（03）：24-26.

（2）郭增福，周在显. 中岳麦饭石对六种细菌的吸附试验观察 [J]. 中医研究，1989（03）：26-27.

（3）张重义，梁金城，介晓磊，都恒青，贾士奇. 施麦饭石和阳起石对怀山药产量与品质的影响 [J]. 河南农业科学，1991（05）：22-23.

（4）王秀云，魏重琴，宋诚，刘惠霞，李立，艾建芳，赵淑英，白勤. 中岳麦饭石对人红细胞超氧化物歧化酶和血浆过氧化脂质水平的影响 [J]. 中医研究，1992（04）：17-18.

（5）宋诚，王秀云，张静荣. 复方麦饭石祛斑霜治疗面部黄褐斑、雀斑 [J]. 中医研究，1997（03）：38-39.

（七）野花椒

1. 研究项目

（1）野花椒中新成分——不成瘾镇痛剂茵芋碱（skimmianine）的研究。

野花椒系芸香科植物 Zanthoxylum simulans Hance 的根和根皮，中医药著作有止痛、局麻等作用的记载。1976年，常志青等科研人员发现，野花椒根的非水溶性碱有一定提高痛阈的作用，水溶性碱有松弛横纹肌的作用。

1981年，课题组从野花椒中分得 skimmianine（Ⅰ）、（-）edulinine（Ⅱ）、（±）ribalinine（Ⅲ）、（-）araliopsine（Ⅳ）四个生物碱结晶。Ⅰ和Ⅱ有较强的镇痛作用和中枢抑制作用。Ⅳ的紫外、红外、核磁、质谱等数据与文献报道的（-Ⅰ-）araliopsine一致。但是比旋度 $[\alpha]_D^{11.5}$-4°（2.5氯仿）与（+）araliopsine 的比旋度 $[\alpha]_D$+40°（1.0氯仿）不同，经加手性核磁位移试剂的核磁共振实验 [在15 mg/2 mL $CDCl_3$ 中加入80

mg EU（TBC）$_3$] 时，其归属于>N-CH$_3$ 和呋喃环上的 —CH$_2$—与> CH—的所有峰都分为二，且分别相应于左旋、右旋的两组峰强度稍有不同，可能左旋体稍为多一些，所以旋光呈负号，从而证明此化合物为外消旋体，亦系从本植物中首次得到的一个生物碱。茵芋碱是野花椒中主要成分，药理与毒理研究表明：①采用小鼠热板法、化学刺激法和家兔 K$^+$透入测痛法，茵芋碱不同剂量、不同给药途径均具有较强的镇痛作用。②茵芋碱对乙酰胆碱和氯化钡所引起的平滑肌强直性收缩具有抑制作用。③脑电图等观察表明茵芋碱具有一定的镇静作用。④茵芋碱急性和亚急性毒性实验未见明显的毒性反应。⑤小鼠、大鼠、猴依赖性和小鼠耐药性等实验研究表明，茵芋碱不同于吗啡类麻醉性镇痛药。

（2）野花椒活性成分——加锡果宁的研究。

1984 年，课题组与中国科学院上海药物研究所合作，对从野花椒中分离的加锡果宁（edulinine, Ed）成功进行了人工合成和结构改造研究。

1988—1993 年，常志青课题组对加锡果宁进行长期、系统的药理学研究与作用机制探讨。结果表明：①加锡果宁对大鼠、小鼠最大电休克（MES）有明显的对抗作用，并能对抗谷氨酸钠、戊四唑和硫代氨基脲引起的惊厥，但对印防己毒素诱发的惊厥无明显影响。小鼠经利血平预处理后，加锡果宁抗 MES 的 ED$_{50}$ 明显增加，表明加锡果宁具有较强的抗惊厥作用，其作用机制可能与中枢某些递质有关。②应用人工脑脊液（ACSF）荷包牡丹碱（Bicullide, BCL）进行大鼠脑片灌流，单脉冲刺激海马的 Schaffer 侧枝，诱发 CA1 区锥体细胞产生痫样放电，微量恒速推注加锡果宁到脑片表面，发现不同剂量的 Ed 均对 BCL 诱发的痫样放电有明显的抑制炸用，其抑制程度与剂量呈正相关。提示加锡果宁在大鼠海马抗痫样放电的机制可能与增强海马 γ-氨基丁酸能神经功能和直接改变锥体细胞膜的某些特性有关。③加锡果宁具有较强的抗小鼠 MES 作用，其作用能被利血平、对氯苯丙胺、氟哌啶醇所对抗，被帕吉林、丙磺舒、L-色氨酸及 L-多巴所增强，但 α-甲基酪氨酸和酚妥拉明对其抗惊厥作用无明显影响。表明 Ed 抗惊厥作用与脑内 5-羟色胺（5-NT）、多巴胺（DA）神经递质有关。④加锡果宁能诱发小鼠入睡，明显延常戊巴比妥钠小鼠的睡眠时间和入睡鼠数，对抗小鼠、大鼠 MES，提高小鼠脑内 DA、DOFAC、5-HT、HVA 含量，并能从受体上置换^{3}H-绳草醇，^{3}H-安定，提示加锡果宁的抗惊厥作用可能与其兴奋 DA、5-HT 能神经元，提高 DA、5-HT 递质含量、激活苯二氮䓬受体有关。⑤加锡果宁在 1/20～1/8 LD$_{50}$ 剂量下可明显缩短小鼠巴比妥或安定的翻正反射消失潜伏期和延长睡眠时间，增强乙醚的麻醉作用，减少自发活动；对某些镇痛药有增强作用，使家兔脑电呈高幅慢波；延长大鼠总睡眠和慢波睡眠时间。⑥野花椒总生物碱能延长小鼠亚硝酸钠性缺氧存活时间、断头张口喘气时间及双侧颈总动脉结扎后存活时间，抑制大鼠急性脑缺血损伤后皮层强啡肽的降低，其作用强于加锡果宁。表明野花椒总生物碱和加锡果宁对脑细胞功能有一定的保护作用。

2. 获奖成果

（1）野花椒中新成分和不成瘾镇痛剂茵芋碱的研究：1981 年河南省医药卫生科技成果三等奖。

（2）加锡果宁镇痛、抗惊厥、中枢抑制作用及其机理的研究：1998 年河南省中医药科学技术进步二等奖，1999 年河南省科学技术进步三等奖。

3. 发表论文

（1）野花椒化学和药理的初步实验 ［J］. 河南中医学院学报，1976（03）：50-53.

（2）常志青，刘峰，王树玲，赵天增，汪茂田. 芸香科植物野花椒化学成分的研究 ［J］. 药学学报，1981（05）：394-396.

（3）常志青，洪庚辛，滕忠，钱立刚，李更生，顾坤健，嵇汝运，贾文才，曹斌. 加锡果宁的抗惊厥作用 ［J］. 中国药理学与毒理学杂志，1988（02）：109-112.

（4）滕忠，洪庚辛，常志青. 加锡果宁抗惊厥作用的机理 ［J］. 中国药理学与毒理学杂志，1989（04）：247-250.

（5）洪赓辛，韦宝伟，滕忠，覃文才，张均田，屈志炜，常志青. 加锡果宁的中枢抑制作用与神经递质受体的关系 ［J］. 中药药理与临床，1990（02）：28-31.

（6）傅玉芬，常志青，李更生，王雨若. 加锡果宁的中枢抑制作用 ［J］. 中国药理学与毒理学杂志，1991（03）：168-170.

（7）李玉蓕，杨世若，戴晓黎，常志青. 加锡果宁抑制荷包牡丹碱在大鼠海马脑片 CAl 区诱发的痫样放电 ［J］. 中国药理学与毒理学杂志，1992（03）：201-203.

（8）刘方洲，张莉蓉，何美霞. 野花椒总生物碱和加锡果宁脑保护作用的实验研究 ［J］. 中药药理与临床，1998（04）：12-14.

（八）阿胶

1. 研究项目

国家"七五"科技攻关项目"常用中药材品种整理与质量研究——阿胶专题"。

阿胶是一种常见的滋补药材，也是出口药材，在复方及中成药配伍方面占有极重要的位置。由于阿胶紧缺以致药材基源混杂和掺假现象较为普遍，直接影响了临床用药质量和出口。为了澄清药材基源情况及提高药材质量，课题组分赴 8 个省 16 个地、市、县实地考查了药材的品种、产销、质量、应用、采制等方面的情况。并从 40 个地、市、县选购阿胶样品 84 件、伪劣阿胶 8 件，共计商品阿胶 108 件，收采不同的品种 7 件。进行各种性状鉴别、成分的理化鉴别、定量分析及药效学等方面的比较实验研究，并进行本草及文献的系统检测和综述。结果表明：①通过实地考查和本草考证，阿胶的基源动物主要是马科动物驴，常用的以关中驴皮质地最好，与本草记载相符。②通过实地考查，阿胶的主要产地山东东阿，与本草记载相符，所产阿胶质地佳，驰名中外。并了解到阿胶生产分布于全国 23 个省、市、地，共有 70 多个生产厂家。对其中主产于山东、河南、河北、湖南、吉林、内蒙古、甘肃、新疆等地的 46 件样品通过性状鉴别、凝胶电泳、热重量法、差示扫描量热法及圆二色性分析法，实验分析结果说明，可区分不同胶种及伪劣胶，方法简便易行，快速准确。达到了国内先进水平。③用热重量法可以快速测定阿胶的水分、灰分及挥发性成分，与《中国药典》所载方法对比结果基本相一致。该法为一种新的分析方法，取样量小，操作简便、迅速、重现性好。④经对46件胶类样品的含氮量及氨基氮的测定结果说明，含氮量不能全面反应阿胶质地的优劣，而测定氨基氮可将阿胶与伪劣阿胶区分开，可有效地控制阿胶的内在质量。⑤药理实验表明阿胶有明显的补血作用。采用小鼠失血性贫血模型，不同的阿胶溶液灌胃，可通过观察红细胞及血红素等的增加速度的快慢来判断阿胶质地的优劣。实验结果表明了这一方法可行，与实际情况相符。

2. 获奖成果

常用中药材阿胶的品种整理与质量研究：1994年河南省中医药科学技术进步二等奖。

3. 发表论文

（1）翟乙娟，任孝德，都恒青，郭瑞云，林素凤，常俊标. 阿胶、鹿角胶、龟甲胶圆二色谱鉴别［J］. 中药材，1998（02）：66-68.

（2）赵曦，翟乙娟，都恒青，仲平，周桂生. 30种商品阿胶的质量比较［J］. 中国药学杂志，2000（10）：44-46.

（九）牵牛子

1. 研究项目

国家"八五"中医药重大科技攻关项目"常用中药材品种整理和质量研究——牵牛子专题"。

牵牛子为常用中药，《中国药典》（1995年版）收载的牵牛子为旋花科植物裂叶牵牛 *Pharbitis nil*（L.）Choisy 或圆叶牵牛 *Pharbitis purpures*（L.）voigt 的干燥成熟种子，据报道过去同科多种植物的种子也作牵牛子用，为对不同来源的牵牛子进行品种鉴定和品质评价，保证质量及中医临床合理用药，对牵牛子进行10个方面的系统研究。

主要研究内容：①通过本草考证发现古代本草书中所记载的白牵牛及图有误。经过调查和系统研究，明确了黑丑和白丑的来源，并确定了新变种白花裂叶牵牛，另外对牵牛子的国内外研究情况进行了系统综述。②对全国8个省市自治区进行药源调查，采集植物标本60余份，计二种—变种（新变种）。③将采集到的植物标本进行植物鉴定，计二种—变种（新变种）白花裂叶牵牛 *Pharbitis nil*（L.）Choisy var. albiflora L. J. Zhang et H. Q. Du，并对新变种进行拉丁文描述。④对3种牵牛子进行性状，组织和粉末观察，并绘制了组织和粉末显微特征图，找出鉴别点，列出检索表。另外对3种牵牛子进行扫描电镜观察，区别明显，为将白花裂叶牵牛定为裂叶牵牛新变种提供了科学依据。⑤对从全国收集到的56份牵牛子商品药材进行鉴定，结果表明目前牵牛子的主流品种为药典品种和新发现的新变种白花裂叶牵牛。⑥首次从裂叶牵牛种子中分离得到植物糖。⑦

以植物糖做对照品对牵牛子类进行了探索性研究，结果发现 3 种牵牛子薄层色谱无明显差别，填补了牵牛子理化鉴别空白。⑧用薄层扫描法，以植物糖为对照品对 3 种牵牛子进行含量测定，该方法灵敏、稳定、重现性好，填补了牵牛子定量分析空白。⑨通过药理学研究，发现了牵牛子与中医临床功能主治基本吻合的药理活性部位。⑩通过对牵牛子的系统研究，建议再版《中国药典》收入白花裂叶牵牛 *Pharbitis nil*（L.）Choisy var. albiflora L. J. Zhang et H. Q. Du；各版《中国药典》牵牛子项下均未收入理化鉴别和含量测定，建议再版《中国药典》收入薄层鉴别，含量测定方法是否收入《中国药典》，有待进一步研究。虽然 3 种牵牛子中植物糖含量高低与药理作用有吻合的地方，但植物糖是否为牵牛子的活性成分还需药理实验进一步证实。

2. 获奖成果

牵牛子类药材品种整理和质量研究：1996 年河南省中医药科学技术进步二等奖，1998 年河南省科技进步二等奖。

（十）石南藤

1. 研究项目

国家"八五"中医药重大科技攻关项目"常用中药材品种整理和质量研究——石南藤专题"。

石南藤为少常用中药。始载于宋代《图经本草》，具有祛风湿、通经络、强腰脚、补虚止咳、止痛的功效。目前全国各地所用石南藤的品种较为复杂，涉及 4 科近 10 种植物，这些植物的茎、枝叶在不同地区都作为石南藤使用，为了对不同来源、不同品种的石南藤类药材进行品种鉴定和品质评价，保证合理用药，对石南藤类药材进行了全面研究。通过对历代本草的考证，认为我国古代本草著作中有关石南品种并不存在混乱，与蔷薇科植物石南 *Photinia serrulata* Lindl. 吻合；石南藤应是胡椒科胡椒属（*Piper Linn.*）植物石南藤 *Piper wallichii*（Miq.）Hand. Mazz 或同属其他植物；现在我国有些地区将蔷薇科植物石楠 *Photinia serrulata* Lindl.、夹竹桃科植物络石 *Trachelospermum jasminoides*（Lindl.）Lem 和葡萄科植物爬山虎 *Parthenocissus tricuspidata*（Sieb. et Zucc）Planch. 的茎、枝叶作石南藤使用，与古代本草学的记载是不符合的。对广西、广东、海南、云南、四川、湖北、河南、江苏等省区进行药源调查，共采集到胡椒科胡椒属（*Piper Linn.*）植物 7 种，夹竹桃科、蔷薇科和葡萄科植物各 1 种。对 10 种石南藤类药材进行了性状和粉末观察，对 7 种来源于胡椒属植物的石南藤类药材进行了组织观察，并绘制了组织和粉末特征图，列出检索表。自全国 20 个省市自治区收集到 56 件石南藤类商品药材，经鉴定胡椒属植物占 41 件，其中 13 件的原植物有石南藤 *Piper wallichii*（Miq）Hand-Mazz。可见目前石南藤的主流品种为胡椒科植物石南藤 *Piper wallichii*（Miq）Hand-Mazz、山蒟 *Piper hancei* Maxim. 和脉腺蒟 *Piper bavinum* C. DC 等胡椒属植物。

以南藤素、山药素和（-）denudatin B 为对照品对 10 种石南藤类药材进行了薄层色谱鉴别，薄层色谱均有所不同，其中石南藤、脉腺蒟、山蒟和毛蒟中含有南藤素，石南藤和山药中含有山药素。另对 10 种石南藤类药材进行裂解——气相色谱鉴别，通过比较裂解谱图中特征峰的保留获奖时间和强度，将 10 种石南藤予以鉴别。用薄层扫描法，以南藤素为对照品对 4 种石南藤类药材进行了含量测定，结果表明石南藤 *Piper wallichii* 中含量最高（0.63%），山蒟 *Piper hancei* 为 0.60%，腺脉蒟 *Piper bavinum* 为 0.31%，毛蒟 *Piper puberulum* 为 0.35%。

药理实验表明，8 种石南藤均具有明显的镇痛、抗炎作用，其中以石南藤 *Piper wallichii*、腺脉蒟 *Piper bavinum*、山蒟 *Piper hancei* 和毛蒟 *Piper puberulum* 的镇痛、抗炎作用更好，另外石楠也具有较好的镇痛、抗炎作用。

2. 获奖成果

石南藤类药材品种整理和质量研究：1996 年河南省中医药科学技术进步二等奖，1997 年河南省科技进步二等奖。

3. 发表论文

（1）张留记，翟乙娟，都恒青. 10 种石南藤类药材的薄层定性鉴别［J］. 中国中药杂志，1997（07）：11-12.

（2）张留记，翟乙娟，都恒青. 石南藤类药材中南藤素含量的测定［J］. 中药材，2000，23（02）：93-94.

（十一）生姜

1. 研究项目

河南省重点科技攻关计划"生姜挥发油与姜辣素的提取分离及抗脑缺血药理学研究"，河南省重点科技攻关计划"怀姜抗脑缺血活性组分研究"，河南省公益项目预研专项基金"生姜抗血管性痴呆有效部位的研究"，国家自然科学基金面上项目"基于"病证-效应-生物样本分析"方法的生姜、干姜、炮姜药性物质研究"。

（1）生姜汁抗脑缺血活性研究。

生姜洗净去皮，榨汁机压榨，3 层纱布过滤，离心取上清液避光储存于 4 ℃冰箱备用。阻断大鼠一侧大脑中动脉（MCA）造成局灶性脑缺血模型（MCAO），观察生姜对MACO 大鼠的神经病学症状、被动性条件反射、脑梗死面积及脑组织病理学的影响。结果：与模型组比较，生姜汁能明显改善 MCAO 大鼠神经病学症状，延长被动性条件反射潜伏期及减少错误次数，显著缩小脑梗死面积，促进坏死灶内出血吸收和胶质细胞增生修复，减少坏死灶周围区水肿和炎症反应。说明生姜对大鼠局灶性脑缺血损伤具有显著的保护作用。

（2）生姜粗提物抗脑缺血比较研究。

采用结扎小鼠双侧颈总动脉反复缺血再灌注模型，研究与比较生姜挥发油、醇提物、水提物和混合物抗脑缺血活性。结果显示：均能明显减轻急性全脑缺血再灌注模型小鼠脑组织水肿，提高脑组织 Na^+，K^+ - ATP 酶、Ca^{2+}-ATP 酶和 SOD 活性，显著降低脑组织 MDA 含量。说明生姜多种成分对缺血再灌注脑损伤具有保护作用，作用机制与改善脑组织能量代谢、阻滞 Ca^{2+} 超载、抑制脂质过氧化反应和减轻自由基损伤有关。

（3）姜酚的提取分离与抗脑缺血活性研究。

采用75%乙醇，按1∶3（m∶v）比例对生姜中的主要成分进行提取。以乙醇-水为洗脱剂，以聚酰胺为柱层析材料，对生姜提取物进行分离。采用硅胶 G 板，以石油醚-乙酸乙酯（7∶3）为展开剂，5%盐酸酸性三氯化铁乙醇溶液为显色剂进行薄层（TLC）检测，合并姜酚类化合物，在旋转蒸发仪上回收溶剂得总姜酚干膏。以石油醚-乙酸乙酯（7∶3）为洗脱剂，以硅胶 G 为柱色谱材料对总姜酚进行粗分；采用制备型高效液相（Prep-HPLC）对粗分物进行分离纯化，得到6-姜酚、6-姜烯酚，8-姜酚，1-（3′-甲氧基-4′-羟基苯基）-3-氧代-5-甲氧基-癸烷4个单体化合物。采用紫外光谱、红外光谱、核磁共振波谱等手段对所得到的单体化合物进行结构鉴定。以其中的单体化合物为对照品，分别采用高效液相色谱法、紫外分光光度法对总姜酚进行含量测定。药理研究表明：总姜酚能明显改善局灶性脑缺血模型大鼠神经病学症状，显著延长血浆凝血酶时间，显著缩小脑梗死面积，与模型对照组比较有显著性差异。总姜酚小鼠灌胃给药 LD_{50} 为 1 696.7 mg/kg，LD_{50} 的95%平均可信限为 1 409.24~2 083.60 mg/kg。

（4）生姜、干姜、炮姜药性物质研究。

与河南中医药大学药学院合作，根据中药药性与功效共存于饮片并具有相互印证、依存的关系，提出中药"性效同源"学术观点，开辟了通过功效物质认识药性物质的途径。建立"病证-效应-生物样本分析"结合研究功效物质的系统方法，在对证、有效的基础上，通过分析含药生物样本（血、脏腑组织等）获得对中药功效物质的认识。根据"性效同源"观点，认识药性物质。为开展药性物质研究建立科学方法。选择同源异用的生姜、干姜和炮姜，分别在大鼠脾胃虚寒、寒饮蓄肺等模型上，观察药效，分析血及脏腑组织中所含姜的功效物质。根据"性效同源"观点，认识生姜、干姜、炮姜药性物质。在相同病证模型上，比较3种姜功效物质在血及脏腑组织中的种类差异，获得对生姜、干姜、炮姜性、味物质的认识。为开展同类研究作出示范。

2. 获奖成果

生姜对实验性脑缺血治疗作用与机制研究：2009年河南省中医药科学技术成果一等奖。

3. 发表论文

（1）王军，刘惠霞，张薇，黄启福. 生姜挥发油对脑缺血再灌注损伤的保护作用［J］. 中医杂志，2007（07）：644-646.

（2）王啸. 生姜活性部位与成分研究进展［J］. 中医研究，2009，22（12）：53-55.

（3）韩春雷. 生姜总姜酚和总黄酮的制备及对 PC12 细胞拟脑缺血模型的保护作用研究［D］. 河南大学，2010.

（4）李乾胜，申玲玲，马开，崔瑛，王君明，冯志毅，汪晶. 生姜在大鼠脏腑组织分布与其归经相关性研究 [J]．中医学报，2014，29（07）：1004-1009.

（5）孙江伟，王军．生姜挥发油研究进展 [J]．中医研究，2016，29（02）：75-77.

（6）马开，田萍，张迪文，崔瑛．生姜 HPLC-DAD 指纹图谱的优化研究 [J]．时珍国医国药，2017，28（09）：2051-2054.

（7）田萍，张迪文，马开，王军，崔瑛．生姜总酚对局灶性脑缺血模型大鼠的影响 [J]．中药药理与临床，2017，33（05）：70-73.

（8）杨淑，李玲玲，温瀑，马开，王晓丹，冯静，崔瑛．生姜对 COPD 寒饮蕴肺证大鼠的干预作用研究 [J]．世界中医药，2018，13（04）：803-807.

（十二）牡丹皮

1. 研究项目

河南省杰出青年科学基金项目，国家"十一五"支撑计划项目，河南省重点科技攻关计划项目，河南省科技创新人才计划项目。

（1）牡丹胶囊抗脑缺血药效学与毒理学研究。

提取分离了牡丹皮中芍药苷等总苷类成分和丹皮酚等酚酸类成分，制成牡丹胶囊。建立了牡丹胶囊中芍药苷和丹皮酚同时测定的定量方法，结合薄层定性鉴别，共同控制提取物的内在质量。

采用大鼠四动脉阻断全脑缺血再灌注模型，通过对模型大鼠脑组织脑组织含水量、SOD 活性、MDA 含量、血液凝血功能等指标的检测，观察牡丹胶囊（丹皮有效部位）对大鼠缺血再灌注脑损伤的预防和治疗作用。结果表明，牡丹胶囊能明显升高脑缺血再灌注大鼠脑组织 SOD 活性，显著降低 MDA 含量，明显减轻脑组织水肿，延长凝血酶时间，降低血浆 FIB 含量。说明牡丹胶囊对缺血再灌注脑损伤具有明显的保护作用，其部分机制与抑制脂质过氧化、减轻自由基损伤及抗凝血作用有关。

Beagle 犬长期毒性结果显示：Beagle 犬 9 个月连续灌胃牡丹胶囊的安全剂量为 0.52 g/kg，在该剂量下对 Beagle 犬未见明显的毒性反应。

2006 年通过河南省科技厅组织的结题验收；2011 年通过科技部组织的结题验收。

（2）人参牡丹皮提取物（益气活血风静胶囊）抗缺血性中风的实验研究。

提取人参和牡丹皮中的主要活性部位人参总皂苷、丹皮酚和牡丹皮总苷，采用正交试验法对人参总皂苷、丹皮酚和牡丹皮总苷的提取纯化等参数进行优选，确定了人参和牡丹皮有效部位的最佳提取工艺，提取物中人参皂苷和牡丹皮总苷的转移率和纯度较为理想；建立了同时测定人参牡丹皮有效部位中人参皂苷 Rg_1、Re、Rb_1、Rd、丹皮酚和芍药苷等 6 种活性成分含量的方法，经方法学考察证明此法简便、准确、重复性和稳定性较好，可以用于人参-牡丹皮有效部位的质量控制。

主要药效学研究：①利用动-静脉旁路的方法造成大鼠血栓形成模型，观察益气活血风静胶囊的抗血栓作用；②通过阻断大鼠一侧大脑中动脉造成局灶性脑缺血模型，研究益气活血风静胶囊对 MCAO 模型大鼠神经病学症状、被动性条件反射、血液流变性、血小板聚集、诱生型一氧化氮合酶（NOS）活性、一氧化氮（NO）、内皮素（ET）、NMDAR1 蛋白表达、脑梗死面积及脑组织病理学等指标的影响；③观察益气活血风静胶囊对麻醉犬脑血流量、脑血管阻力、血压、心率的影响；④观察益气活血风静胶囊对全脑缺血再灌注大鼠脑组织自由基代谢和凝血功能的影响。

2016 年、2017 年通过河南省科技厅组织的结题验收。

2. 发表论文

（1）屠万倩. 牡丹皮的研究进展［A］. 中国药学会中药与天然药物专业委员会. 第十届全国中药和天然药物学术研讨会论文集［C］. 中国药学会中药与天然药物专业委员会: 中国药学会，2009: 5.

（2）李向阳，屠万倩，张留记. RP-HPLC 法测定不同产地的牡丹皮中芍药苷和丹皮酚的含量［J］. 中药新药与临床药理，2011，22（05）: 563-565.

（3）张留记，杨明杰，屠万倩. HPLC 法同时测定人参-牡丹皮成分组中 6 种有效成分的含量［J］. 中药新药与临床药理，2014，25（06）: 746-749+769.

（4）李向阳，周志敏，张留记. 人参牡丹胶囊的提取工艺研究［J］. 中医研究，2015，28（03）: 67-70.

（5）张留记，周志敏，屠万倩，杨明杰. 反相高效液相色谱法测定牡丹皮中苯甲酸和苯甲酰基总苷［J］. 中南药学，2017，15（05）: 671-673.

（十三）金银花

1. 研究项目

河南省科技成果转化项目"金银花指纹图谱的应用转化"。

根据国家药品监督管理局 2000 年印发《中药注射剂指纹图谱研究的技术要求（暂行）》中要求，对河南产金银花的指纹图谱进行了研究。连续采集 2008、2007、2006、2005 年产于封丘、密县、原阳金银花样品，一级、二级品种等级，每个等级 2 公斤。采用磷酸、醋酸混合酸溶液和乙腈梯度洗脱，梯度洗脱过程中改变流动相流速能使色谱峰基本基线分离，共有峰 20 个，是文献报道 HPLC 法检测金银花指纹图谱研究最多共有峰。采用本课题组研究的金银花指纹图谱技术，绿原酸、木犀草苷峰达到基线分离，因此，测定指纹图谱同时能够同时测定绿原酸、木犀草苷的含量。该技术成果可广泛应用于金银花的种植基地，使用金银花的中药生产企业，金银花药材的批发、零售企业，使用金银花的科研企事业单位及金银花的出口企业等，用来对金银花进行质量控制，保证金银花的质量。

2. 获奖成果

金银花指纹图谱的研究: 2014 年河南省中医药科学技术成果一等奖。

3. 发表论文

（1）刘长河. 金银花指纹图谱研究现状［J］. 辽宁中医药大学学报，2008（04）:

168-170.

（2）刘长河，王艳艳，任孝德．混合酸在金银花指纹图谱研究中的应用［J］．辽宁中医杂志，2013，40（09）：1887-1889.

（3）李向阳，屠万倩．RP-HPLC法同时测定不同产地金银花中木犀草苷和6种有机酸［J］．中成药，2014，36（02）：353-358.

（4）刘长河，王艳艳，陈杰，郭荣华，任孝德，刘方洲．豫产道地金银花HPLC指纹图谱研究［J］．辽宁中医药大学学报，2014，16（09）：60-63.

（5）刘长河，王艳艳，陈杰，任孝德，刘方洲，郭荣华．金银花中有效成分的含量与其质量等级相关性研究［J］．辽宁中医杂志，2016，43（11）：2352-2354.

（十四）其他中药材

1. 茯苓皮

（1）研究内容。

1963年，实验室人员对茯苓皮采用不同溶剂进行初步提取，并制成不同剂型应用于动物实验及正常人体试验，观察与比较不同茯苓皮提取物及不同剂型的利尿作用。结果显示：①茯苓皮流浸膏的利尿作用最显著；②茯苓皮服药后2小时开始增加，第2天尿量增加明显，停药后其利尿作用仍持续一定时间；③对血压无明显影响。

（2）内部刊物。

中医药研究资料，河南中医学院、河南省中医研究所编，1973年1期，

2. 河南野生元胡

（1）研究内容。

1966—1967年"文化大革命"期间，实验室中药与基础研究人员与药材公司的同志一起，专程到泌阳县王店区柳河公社采集河南元胡（浙江元胡同科同属的另一品种），与浙江元胡进行了化学成分和药理活性的比较研究。制备出1号、2号止痛注射液，通过河南省人民医院、河南中医学院附属医院122例临床观察，证明具有明显的镇痛作用。为适应当时战备的需要，科研人员在2号注射液的基础上进行剂型改革，成功试制出-36℃不冻结的战备药物——不冻止痛注射液。

（2）内部刊物。

中医药研究资料，河南中医学院、河南省中医研究所编，1973年1期，

3. 河南热参的实验研究

（1）研究内容。

1967年5月，研究所药物组上山下乡调查民间草药时，发现广泛分布于泌阳、方城等地的热参在临床上具有平喘、止咳、止痛和镇痛等作用，民间用作补养品，但服用发现具有口咽干燥、瞳孔放大等中毒现象，为了保障人民健康与用药安全，我们将泌阳县柳河公社的野生热参进行了原植物鉴定、化学成分分析及总生物碱的提取等研究。

（2）内部刊物。

中医药研究资料，河南中医学院、河南省中医研究所编，1973 年 1 期，

4. 咽喉草化学成分的研究

（1）研究内容。

咽喉草系罂粟科植物咽喉草 *Hpecoum chincnsis* Fr. 的全草，又名叫野茴香、麦黄草等，民间用以镇痛消炎，治疗急性咽炎、目赤肿痛等疾病。我所对该植物作了化学成分的提取与分离，总生物碱 A，B 及普托品作了薄层鉴定，鉴定结果与文献记载之 R_f 值基本一致。

（2）发表论文。

都恒青，刘汝章. 咽喉草化学成分的研究 ［J］. 河南中医学院学报，1980（04）：27-28.

5. 鬼针草抗胃溃疡作用的实验研究

（1）研究内容。

鬼针草 *Bidcns parviflora* willd 为菊科刺针属植物，临床用以治疗小儿腹泻。1980 年，我所与中国人民解放军 132 医院合作，开展鬼针草抗胃溃疡作用的实验研究，结果显示：鬼针草注射液对大鼠幽门结扎性胃溃疡、小鼠应激性胃溃疡、利血平性胃溃疡面积均具有明显的抑制作用，能明显减少胃液分泌量，降低胃液酸度，并具有一定的中枢抑制作用。动物亚急性毒性实验未见明显的毒、副反应。

（2）发表论文。

1）李树英，李绍洲，王晓萍. 鬼针草抗胃溃疡作用的实验研究 ［J］. 中草药，1981，12（11）：32-35.

2）李树英，李绍州，王晓萍. 鬼针草注射液对中枢神经系统的作用 ［J］. 河南中医，1984（03）：44-45.

3）徐俊，潘开瑞，刘方洲. 鬼针草总黄酮药效学研究进展 ［J］. 中医学报，2017，32（04）：610-612.

6. 八角枫（华瓜木）

（1）研究内容。

为解决中药麻醉和针刺麻醉手术中腹肌紧张问题，从中草药中寻找研制肌松剂，浙江医科大学对浙江省产的华瓜木进行了研究，其总碱和单体消旋毒黎碱（dl-Anabasine）经临床证实有效，但因使用大量昂贵有毒的氯仿和结晶纯化的复杂操作，难于投入生产。

1972 年，常志青等实验人员对河南省新县产的八角枫 *Alangium chinense*（Lour）Harms. 须根按有机溶媒常法提取，即得单一的有效成分消旋毒黎碱（八角枫碱），用直接水煎酒沉的方法制成合格的单成分针剂"肌松二号"（以下简称"肌二"），提供了简易的生产工艺，该法无需特殊设备、无三废污染，有利于工厂生产。

药理、毒理研究显示：①家兔交叉垂头实验和犬趴伏实验证明消旋毒黎碱有较强的

横纹肌松弛作用。②神经—胫前肌和大鼠离体膈神经标本等实验证明消旋毒黎碱具有神经肌肉阻滞作用。③对离体兔心灌流、心电图、血压及豚鼠和犬心脏等实验观察未见明显毒性反应，肌内注射或静脉注射也未见未见明显局部刺激性等异常现象。

与中国科学院上海生理所协助，进行了消旋毒黎碱作用机制的探讨。电生理学研究表明：消旋毒黎碱对神经肌肉接头、膈肌和去神经隔肌标本均有明显的去极化效应，低浓度时可引起膈肌小终板电位高频发放，随后转为抑制，能抑制终板电位的量子含量，在终板电位振幅变小和消失的同时，不影响神经末梢电位。因此认为消旋毒黎碱对神经肌肉接头的突触前和突触后均有作用，是一个去极化型的肌松药，并具有竞争型肌松药的某些特点。

与河南中医学院附属医院、天津红十字医院、河南省人民医院、南阳地区人民医院、昆明军区总医院合作，在中药麻醉、静脉复合麻醉等应用本品共 300 多例，对开胸和腹部手术均取得满意的肌松效果。肌电总抑制率 92.3%，部分病例经肌电图跟踪监视，其肌松作用可维持 50 分钟以上。消旋毒黎碱具有肌松效果确切、药效持续较长、适宜于较长时的病例手术和抗休克的优点，为中草药肌松剂进入临床麻醉及进一步取代进口肌松剂在外科手术领域的应用创造了条件。

（2）获奖成果。

肌松二号（河南产华瓜木中八角枫碱制剂）生产工艺：1980 年河南省重大科技成果四等奖，1980 年河南省医药科技成果三等奖。

（3）发表论文。

1）常志青．我国中草药肌松剂研究概况［J］．河南中医学院学报，1977（04）：75-79.

2）常志青．发掘研究中草药的一般途径［J］．河南医药，1979（06）：51-55.

3）常志青．中草药肌松剂——华瓜木的研究［J］．中药通报，1981（05）：34-36.

7. 猴耳草

（1）研究内容。

猴耳草又名寻骨风、白毛藤，为毛叶马兜铃科植物棉毛马兜铃（Arito-lochia mollisi ma Hance）的干燥全草。河南省很多地方均有生长。《植物名实图考》名寻骨风，列入蔓草类，但未写医疗运用。《软片新参》载：寻骨风色青淡，叶上有细绒，清香苦平，能散风痹通络，治骨节痛。民间用其水煎液治疗风湿性关节痛。1967 年 4 月，实验室工作人员在河南省药材公司的帮助下，前往驻马店地区泌阳、王庄、柳河等公社调查民间草药时，带回部分猴耳草。同年 5 月，进行了 35 例风湿、类风湿性关节炎的临床观察，有效率 71.43%。但多数患者出现恶心、呕吐、头晕、头痛、食欲不振等副作用。后通过与潢川县人民医院合作，访问经治医师和部分住院患者，并下乡访问献方人，了解使用情况。采集鲜药材，进行了剂型改革、药效学评价及临床研究。

初步药学研究分析结果显示，猴耳草主要含生物碱、挥发油、树脂等化学成分。1968 年 3 月，与郑州市中药厂协作，制成浸膏片（商品名风湿宁片），由该厂生产销售。1968 年，采用大鼠实验性关节炎模型，研究与比较猴耳草的不同提取物（冷水浸出液、挥发油和总生物碱）对大鼠实验性关节炎的治疗作用。结果表明：猴耳草的不同提取物对实验性关节炎均具有不同程度的治疗和预防作用，其抗炎主要活性成分为生物碱。通过对 314 例风湿性关节炎患者临床观察，有效率达 75.18%；对部分腕强、背曲、关节肿大、扶杖跛行的患者，经半年治疗后，疗效显著。

（2）获奖成果。

1）猴耳草（风湿宁）的剂型研究：1978 年河南省重大科技成果一等奖。

2）猴耳草（风湿宁）的药理研究：1978 年河南省重大科技成果一等奖。

3）猴耳草（风湿宁）的临床研究：1978 年河南省重大科技成果一等奖。

二、中医药防治心血管疾病研究

（一）中医药防治高血压及其并发症

1. 流行病学研究

（1）研究内容。

1959 年，刚成立的河南省中医中药研究所已将高血压病研究列为科学研究规划。

1963 年，研究所制定 1963—1972 年的十年科学技术发展规划，其中原发性高血压病的主要研究内容包括：①提高对原发性高血压症状的治疗效果，总结治疗规律；②研究中医中药的降压机制。

1975 年春，研究所组织人员按照 1974 年全国高血压病诊断标准，对郑州市祭城公社 12 个大队的 10 299 名农民进行了高血压普查及患病因素的调查，总结撰写出《郑州郊区 10 299 名农民血压调查报告》。

1979 年，正式成立高血压研究小组，与河南医学院合作，完成了全省高血压抽样普查的培训、资料搜集、统计及整理工作，实查人数 384 262，总结撰写出《1979 年河南省高血压抽样普查报告》。

通过对 100 例 40 岁以上高血压病患者进行头发、血清微量元素锌、铜、铁、镁的测定，进行微量元素与高血压病相互关系的调查。结果表明：①高血压患者男、女发铜、铁均低于正常组，而男、女发锌均高于正常组；②高血压组血清男女锌、铜均高于正常组；③女铁高于正常组，男铁低于正常组；④男、女镁低于正常组。通过中医辨证分型，分出气阴两虚、阴阳两虚、阴虚阳亢 3 个类型，各型头发、血清微量元素分别对比，无显著性差异（P>0.05）。

1985 年，对郑州市 645 例自然人群的 7 项生理、生化参数（年龄、身高、体重、血压、心率、血清胆固醇、血糖）进行了随机抽样检测。其中年龄与血压的关系如下：血压各年龄组收缩压和舒张压两者均呈正相关，老年男性收缩压比青年男性平均高

21.98mmHg，而舒张压仅高 4mmHg。老年女性收缩压比青年女性平均高 35mmHg，可能老年人血管趋于硬化，血液趋于黏滞而使血压升高。本结果和文献报告一致。

通过对自然人群分层随机抽样，调查了 984 人阴阳五态人性格分布，以少阳和太阳之人占多数，而太阳之人肥胖者居多，血清高密度脂蛋白胆固醇值偏高。无论是收缩压或是舒张压均以太阴之人最高。表明阴阳五态人性格与体型、生理生化变化有一定关系。

1984—1990 年，为进一步了解郑州市高血压易患因素，调查了郑州市 20 650 例自然人群。采取分层随机抽样的方法，对 25～64 岁的 2306 人，分为 8 个年龄组进行调查，应答率 90.6%。按照世界卫生组织（WHO）monica 方案内容及要求，采用 IBM－PC/XT286 计算机处理，SPSS/PC 国际通用软件包分析。结果显示：①郑州市高血压患病率、收缩压、舒张压随年龄增长而增加，与 1979 年相比仍处在上升趋势。②人群中血清总胆固醇、血糖均值随年龄增长而增加。③体重指数女性高于男性。④通过多个高血压患病因素逐步回归分析表明，影响收缩压水平最密切相关的因素顺序排列为年龄、高血压病史、体重指数、每天饮酒量、教育水平、血清总胆固醇、高血压及心脑血管病家族史和职业；影响舒张压水平的因素顺序为高血压病史、年龄、体重指数、性别、每天饮酒量、家族史、血清总胆固醇和吸烟史。其中吸烟史和每天吸烟量与血压呈负相关，此结果国内未见报道。通过以上各易患因素的偏回归系数，可以反应出对血压影响的数量概念。不仅反应了诸多血压影响因素之间的综合作用，也反应出内在联系。通过寻找主要、次要影响因素，对制定高血压病防治规划具有重要意义。膳食调查表明，人群中的钠盐平均日摄入量超过 1981 年修定标准。

（2）获奖成果。

1）全国 1979—1980 年高血压抽样普查总结（河南区）：1982 年卫生部乙级科学技术成果奖。

2）郑州市高血压病因学调查研究：1990 年河南省医药卫生科技奖二等奖，1990 年度河南省科技进步三等奖。

（3）发表论文。

1）河南省中医研究所临床组．郑州郊区 10299 名农民血压调查报告［J］．河南中医学院学报，1976（01）：41-44．

2）陈阳春．高血压病的流行病学［J］．河南医药，1983（06）：321-322．

3）李震生，王青云，孙国强，孙红光，赵君玫，武雪芬，陈阳春，邓启华，符文增，武可文，徐液南，刘丽丽，姚玉琴．高血压病患者舌质同血流动力学及肾上腺皮质、髓质激素的关系［J］．中西医结合杂志，1984（04）：214-215+196．

4）陈阳春，米巧玲，侯勇谋，袁杰．精神因素与高血压病［J］．河南中医，1987，7（02）：37-38．

5）侯勇谋，袁杰，陈阳春，米巧玲．人发、血清微量元素与高血压关系的探讨

[J].微量元素，1988（01）：28-32.

6）李忠，陈阳春，王汝琨.老年工人的7项生理生化参数的抽样检测［J］.老年学杂志，1988（06）：365-367.

7）李忠，陈阳春，王汝琨，李震生，米巧玲，侯勇谋，袁杰，杨露，梁雁，沈伟林.阴阳五态人性格、体型与若干生理生化参数关系的调查研究［J］.中医研究，1989（01）：6-10.

8）李震生，陈阳春，侯勇谋，袁杰，朱巧玲，梁雁，杨露，王汝琨，沈伟林，徐毅，崔立华.原发性高血压危险因素的研究［J］.心肺血管学报，1991（02）：71-73.

9）宁选，宋诚，赵素英，张静荣，张英，刘瑞芝，杨露，翟立华，姚文英，王健.老年高血压病中药治疗与血清微量元素的关系［J］.中医研究，1991（01）：21-22.

10）陈阳春，李震生，侯勇谋，杨露，袁杰，沈伟林，米巧玲，王汝坤，徐毅.郑州心血管病危险因素比较［J］.心肺血管学报，1992（02）：1-3.

11）周元方，阎西艳，崔天祥，陈阳春，李震生，刘俊岭，梁淑英.1991年河南省高血压流行病学特征［J］.河南预防医学杂志，1993（06）：320-325.

12）高明，陈阳春，孙明松.社区高血压合并糖尿病防治的重要性和干预对策［J］.中国卫生产业，2012，9（09）：106.

2. 高血压病中西医结合辨证分型个体化治疗方法学的研究

（1）研究内容。

1960年，组织撰写《中医对高血压病的辨证论治》，文中就古人对高血压病的认识、病因、诊断、辨证施治等方面进行了介绍与总结，并对治疗高血压常用的几种药物进行了85例高血压患者的临床观察及典型病例介绍，同时对高血压的预防等方面分别进行了论述。通过对不同类型高血压病的临床观察，根据辨证论治的原则，采取了不同的复方进行治疗，取得良好效果。为了使复方中药的有效成分发挥更大的作用，实验室对治疗高血压病肝阳证的有效复方（天竺黄、夏枯草、生杜仲等16味中药组成）分别制成煎剂、70%及90%酒精浸膏剂3种剂型，进行了药理学比较研究，筛选出药理活性最强的70%酒精浸出物制成蜜丸应用于临床。

1964年，临床科研人员收集整理了1960—1964年门诊比较完整的病历，总结出"中医治疗高血压102例的临床观察"，其中痊愈43例（42%），近愈15例（15%），有效40例（39%），无效4例（4%）。

1975年，文献资料室为适应当时开展高血压群防群治研究工作的需要，通过检索了1958年以来国内外相关文献资料，编写了《防治高血压病专辑》。

自20世纪80年代开始，以邓启华为主要负责人的课题组，开始潜心研究中西医结合治疗高血压及降压宝系列中药制剂的研制。经过10余年潜心观察与研究，于1993年正式创立了高血压中西医结合辨证分型个体化诊疗方案。该方案是由高血压辨证分型诊断仪、抗高血压系列中药降压宝及同时配合小剂量复方西药制剂组成。遵循中医辨证施治的基本理论，采用"一证一方、一型一药"，强调个体化原则。针对每一个患者的性别、年龄、身高、体重、嗜好、家族史、职业、性格、心理状态、体质特点、家庭环境、饮食习惯、地域与季节气候，结合临床症候、并发症、伴发症和对药物的敏感度及反应性等诸多因素，并进行模糊数学处理，通过电脑软件与决定血压高低的血流动力学定量指标（心输出量指数、主动脉顺应性、血管总外周阻力）有机结合，将高血压病分为三证四型：实证属肝火亢盛型及痰湿壅盛型、虚证属阴阳两虚型、虚实夹杂证属阴虚阳亢型。最后以高血压病中医"证"的辨证结果为导向与血流动力学分型结果有机结合，综合做出高血压病 Ⅰ～Ⅳ 型辨证分型结果，从而实现个体化治疗原则。本技术成果的特点是分型结果含有双重分型信息，实用性较强，既可指导应用中药降压方剂又可指导选用西药降压药品，一证一方、一型一药，有的放矢，针对性强，较有效的克服了目前众多医疗单位在选择抗高血压药物时所沿用的公式化疗法存在的盲目混乱现象。

高血压病分型诊断仪是一种用于对高血压病进行分型诊断仪器。一种由微处理器、A/D+D/A 转换器以及心脏血流阻抗放大器、心音放大器、心电放大器组成的高血压病分型诊断仪，其特征是带有 A/D+D/A 转换器的微处理器共有 5 个输入端和 1 个输出端，5 个输入端分别与心电（ECG）放大器输出端、心音（PCG）放大器输出端、心脏血流阻抗放大器的基础阻抗（Z_0）输出端、动态总阻抗（ΔZ）输出端以及经微分后的阻抗微分 d（ΔZ）/dt 输出端相联结，1 个输出端与微分器 G5 的输入端相连。该仪器根据所记录心脏血液阻抗信号，心音信号，心电信号，并经 A/D 转换器送微处理器进行处理，并对高血压病进行分型，从而对症下药，提高治疗效果。本仪器将高血压病分为高心输出量、低主动脉顺应性型、高外周阻力型、混合型及正常状态型 5 型。经临床应用效果明显。受到医护主要完成人员及患者的广泛欢迎。

在辨证分型诊断仪分型结果的指导下，运用降压宝系列中成药治疗，临床效果独特，在血压达标率、减少西药用量和中药增效解毒、改善血压变化节律、改善血管结构和功能、预防高血压并发症、提高患者生活质量等方面均显示出明显的优势。应用于临床多年来已有近 50 万患者接受该方案治疗。由于在高血压防治方面取得的成绩，1998 年被国家中医药管理局批准为全国中医高血压病医疗中心。1999 年经河南省卫生厅和河南省中医管理局批准，成立河南省高血压病防治中心和河南省高血压病医院。2002 年，被国家中医药管理局确认为"十五"重点专科专病和心病重点学科建设单位。2006 年和 2007 年分别通过国家中医药管理局组织的专家组验收。

降压宝系列方药和个体化辨证方案有一个历史变迁过程，最早有 5 个型号，分别为降压宝 00 号、01 号、02 号、03 号、04 号，最早将高血压患者分为 6 型，Ⅰ 型（气阴不足，肝肾亏虚，挟瘀型）服用降压宝 01 号，Ⅱ 型（阴虚阳亢型）服降压宝 02 号，Ⅲ 型（肝火亢盛型）服降压宝 03 号，Ⅳ 型（风痰湿热型）服降压宝 00 号，Ⅴ 型（气虚血瘀型）服降压宝 04 号，Ⅵ 型（混合型）按主症加兼症选择服用上述 2～3 种药。并配合西药贝他乐克、硝本地平、利血平、氢氯噻嗪等服用。2003 年以后，中医辨证分型又修改为4证，肝肾亏虚证服用降压宝00号、01号，阴虚阳亢证服用降压宝02号，肝火旺盛证服用降压宝03号，肝肾亏虚夹瘀证服用降压宝01号、04号，并配合西药贝他乐克、硝本地平、利血平、氢氯噻嗪等服用。2005年以后，根据临床需要和院内制剂管理要求，将中医辨证论治方案调整为中医6型，降压宝制剂保留3个型号，分别命名为降压宝蓝片（豫药制字Z04010223）、降压宝黄片（豫药制字Z05010571）、降压宝绿片（豫药制字Z05010572），并分别对应肝火亢盛、气虚血瘀、阴虚阳亢。另有3型为痰浊壅盛、肝肾阴虚、阴阳两虚，分别服用汤药、协定方颗粒剂或中成药，痰浊壅盛采用半夏白术汤加减或降压颗粒1号。肝肾阴虚采用杞菊地黄丸加减或降压颗粒2号，阴阳两虚采用二仙汤加减或降压颗粒3号。

（2）获奖成果。

1）降压保健操防治高血压病的研究：1985年河南省医药卫生科技成果四等奖。

2）高血压病中西医结合辨证分型个体化治疗方法：1998年河南省中医药科学技术进步二等奖，1989年河南省科学技术进步三等奖。

3）抗轻型高血压中药降压宝00号的研究：1996年河南省中医药科学技术进步一等奖，1997年河南省科学技术进步二等奖，1999年河南省第十届发明展金牌奖。

（3）发表论文。

1）刘道清. 利用流体力学原理调整血压［J］. 河南中医学院学报，1978（03）：14-17.

2）宁选，丘保国. 高血压病中西医分型分期规律性探讨［J］. 河南医药，1979（01）：9-10.

3）宁选，李忠. "脐压散"治疗高血压病116例［J］. 新中医，1981（03）：35-36.

4）赵国岑. 对高血压病中医辨证分型的看法［J］. 河南中医，1981（02）：28.

5）李忠，李震生，宁选，陈阳春. 药物敷脐治疗高血压病［J］. 上海中医药杂志，1983（01）：27.

6）张海岑，张国泰. 高血压病的中医辨证论治［J］. 河南医药，1983（06）：337-339.

7）田元生，李长禄，毕巧莲，胡亚伟，毕福高. 神阙敷药治疗高血压病的对照观察［J］. 中国针灸，1990（02）：15-16.

8）张英，郭岳峰，谢世平. 慢性肾性高血压（脾肾阳虚型）19例治验［J］. 河南中医，1993，13（06）：271-272.

9）张英，宁选，宋诚. 从微量元素角度探讨中医"同病异治"与"异病同治"的机理［J］. 中国中医药信息杂志，1998（07）：5-6.

10）王守富，李秋凤，王建国，梅楠. 丹芍天麻钩藤饮联用卡托普利治疗高血压病的临床观察［J］. 黑龙江中医药，1998（04）：10-11.

11）王守富，李秋凤，王建国，梅楠．丹芍天麻钩藤饮联用卡托普利治疗高血压病的临床观察［J］．中国社区医师，1998（10）：37-38.

12）严慧．中医外治疗法治疗高血压病近况［J］．河南中医药学刊，1999（05）：62-64.

13）邓启华，符文缯，邓松涛．高血压病中西医结合辨证分型个体化治疗方法学的临床研究［J］．中国中西医结合急救杂志，1999（10）：438-441

14）李蕊，屈冰．参麦注射液配合脉络宁注射液治疗高血压病临床观察［J］．辽宁中医杂志，2000（07）：307.

15）胡爱香，陈秀荣，杨永枝．足浴并按摩治疗高血压病40例［J］．中医研究，2000（04）：55.

16）程广书．高血压肾损害的中医药治疗思路［J］．河南中医，2001（01）：31.

17）张国泰．张海岑研究员辨治高血压的经验［J］．陕西中医，2002（08）：722.

18）余孝东，李广胜．舒乐脑心通胶囊治疗高血压病106例［J］．中医研究，2002（04）：36.

19）程广书，李玲．降压宝治疗高血压病212例［J］．陕西中医，2003（08）：684-685.

20）陈曦，程广书，王玉民．原发性高血压病中医流行病学分析［J］．医药论坛杂志，2003（15）：58.

21）程广书．中西医结合治疗高血压肾损害112例［J］．中医研究，2003（06）：29-30.

22）李浩，刘芳，崔玲，徐立然，罗增刚．降压胶囊治疗老年单纯收缩期高血压24例临床研究［J］．中医杂志，2004（01）：26-28+5.

23）李玲，周淼．高血压病患者中医证型与血浆内皮素及胰岛素敏感指数关系的研究［J］．中医研究，2004（03）：28-29.

24）武可文．中西医结合治疗高血压肾损害临床观察［J］．湖北中医杂志，2005（07）：11-12.

25）邓松涛．高血压病学学科的内涵与外延的界定［J］．中医研究，2005（07）：62-64.

26）王守富，沈金玲，徐毅，李秋凤．中西医结合治疗顽固性高血压40例临床观察［J］．四川中医，2005（08）：47-48.

27）郭泉滢．参芎复方制剂佐治高血压病62例疗效观察［J］．国医论坛，2006（05）：42-43.

28）程广书，彭丹青，王士旗．降压宝片对20例高血压病患者24小时动态血压的影响［J］．中医研究，2006（11）：39-40.

29）高丽君，王军．高血压病中医辨证分型及其物质基础研究进展［J］．中医研究，2006（11）：61-64.

30）王士旗．原发性高血压患者血液流变学变化分析［J］．中国血液流变学杂志，2007（03）：489+492.

31）沈金玲，王守富．化痰平肝饮治疗高血压病 60 例临床观察［J］．中国中医急症，2008（08）：1059-1060.

32）李荣．"降压宝绿片"对伴抑郁症状高血压患者的治疗作用［J］．中华中医药学刊，2008（09）：2077-2078.

33）甄耀辉，邓启华．黄龙四苓汤为主治疗肝阳上亢型高血压病 48 例临床观察［J］．福建中医药，2009，40（01）：6-7.

34）罗继红，苗治国．降压宝蓝片治疗高血压 120 例［J］．中医研究，2010，23（04）：38-39.

35）张关亭，李志毅，崔莉芳．血浆同型半胱氨酸与高血压病的关系探讨［J］．中国医学创新，2010，7（34）：135-136.

36）张明利，韩莉．高血压病临证辨治心悟［J］．新中医，2011，43（03）：175-176.

37）李玲．滋补阴阳法对妇女更年期高血压的疗效观察［J］．医药论坛杂志，2011，32（05）：146-147.

38）罗继红．中西医结合治疗原发性高血压 60 例临床观察［J］．实用心脑肺血管病杂志，2011，19（03）：453-454.

39）罗继红，李玲，曹玮．宁晕汤治疗原发性高血压病 40 例［J］．中医研究，2011，24（04）：52-54.

40）张关亭，李志毅，崔莉芳．血浆同型半胱氨酸与高血压病的关系探讨［J］．医药论坛杂志，2011，32（11）：155-156.

41）张杰，马龙．谈中医对原发性高血压病的认识［J］．中国医药导报，2011，8（18）：113-114.

42）郭泉滢，唐桂军．滋阴潜阳化瘀法治疗高血压早期肾损害临床观察［J］．中医学报，2011，26（09）：1103-1104.

43）武晓光，王守富．化痰祛湿法治疗高血压病研究进展［J］．中医药临床杂志，2012，24（01）：81-83.

44）程广书．高血压病中西医结合诊疗方案治疗高血压 75 例［J］．中医研究，2012，25（03）：15-17.

45）程广书，罗继红．降压宝蓝片治疗原发性高血压 60 例［J］．中医研究，2012，25（08）：33-35.

46）马龙，周英武，刘如秀．基于"治未病"思想的中医梯次防治高血压病模式初探［J］．中医杂志，2012，53（16）：1377-1378.

47）陈曦，王玉民．加味二仙汤联合硝苯地平缓释片治疗阴阳两虚型更年期高血压病 60 例［J］．中医研究，2013，26（06）：41-43．

48）马龙，周英武，刘如秀．论情志养生对高血压病防治的意义［J］．吉林中医药，2013，33（07）：649-651．

49）崔莉芳，庆慧，李志毅．邱保国研究员辨证论治不同时期高血压病验案举隅［J］．中医研究，2013，26（11）：42-44．

50）王玉民，范军铭．高血压病中医病机探讨［J］．中医研究，2014，27（04）：6-8．

51）王守富，沈金玲，卢吉锋．从五脏相关论治高血压病［J］．新中医，2014，46（11）：3-5．

52）耿振平，李秋凤．化痰活血平肝方联合西药治疗顽固性高血压 36 例［J］．中医研究，2014，27（11）：29-31．

53）王守富，卢吉锋，沈金玲．高血压病中医辨证客观化研究述评［J］．中华中医药学刊，2015，33（06）：1352-1356．

54）付爱霞，辛亚．高血压病的中医护理干预探讨［J］．中西医结合心血管病电子杂志，2016，4（21）：105-106．

55）耿露源，马笑凡，王世冉．治痛风颗粒治疗高脂血症合并高血压病及高尿酸血症临床疗效分析［J］．中国卫生标准管理，2016，7（23）：118-120．

56）杨震，王守富．益心活血降压汤治疗气虚血瘀证型高血压病临床研究［J］．陕西中医，2018，39（02）：178-180．

57）崔伟锋，王连珂，潘玉颖，范军铭．降压宝系列方药治疗原发性高血压对心脑血管风险的影响［J］．中国老年学杂志，2018，38（17）：4097-4099．

58）崔伟锋，范小会，王守富，范军星，武可文，邓松涛，范军铭．长期服用降压宝系列中成药对高血压患者结局影响的队列研究［J］．中国全科医学，2019，22（01）：101-105．

3. 高血压病中医证候构成、病因学及相关因素分析研究

（1）研究内容。

自 2003 年开始，范军铭等将涵盖了高血压病可能出现的所有症状和舌脉象的 130 个中医症状条目，通过离散程度法、相关系数法、逐步回归法、因子分析法、判断分析法等方法进行中医证候量表条目的筛选和因子的探索，共进行 3 次筛选，保留 35 个中医症状，采用因子分析方法提取了 12 个症状公共因子，因子累计贡献率为 55.94%，可靠性为 82.54%，失误率为 17.46。经判断分析确定保留 9 个高血压病证候因子，可靠性 83.07%，失误率为 16.93%。根据中医理论，对提取出的各个因子进行专业分析，分别赋予不同的中医证候，依次为：①肾精亏虚，心肝火旺证；②心阴亏虚，心神失养证；③气阴两虚证；④肝肾不足，心脉瘀阻证；⑤肝阳上亢证；⑥肝肾阴虚证；⑦肝火亢盛

证；⑧痰瘀内阻证；⑨肝火上炎证。从而建立了高血压病中医证候诊断量表和数学模型。按 35 条目 9 因子模型重新计算甄别 1 760 例病例因子分类，调查出的 9 个证型与传统教科书上的高血压病分型大部分比较吻合，从发病的病因病机、牵涉脏腑及症状的证型归属等均具有很大的一致性，从而为高血压病证候分型提供客观的、科学的依据。

课题组对河南省中医药研究院附属医院门诊治疗的原发性高血压病患者中医证候类型及其相关因素进行了回顾性调查分析。结果表明：①高血压病的中医辨病与辨证方面，早期以实证为主，后期以虚证或虚实夹杂证多见。高血压常合并脑血管病、冠心病、糖尿病、高脂血症及颈椎病，且并发高血压心脏病的较多。高血压病属于中医"眩晕""头痛"等病证范畴，合并其他疾病则常在临床上反映为多种证候，根据辨证诊断，将高血压的证候类型归纳为 14 个证型，其中痰湿壅盛、肝火亢盛、阴阳两虚、气虚血瘀、气血亏虚、混合型等 6 个证型例数较多，这可能与本地区气候及居民吸烟饮酒等不良生活方式有关。②高血压心脏病依次为痰湿壅盛证、气虚血瘀证、阴阳两虚证、气血亏虚证、肝火亢盛证、混合型；高血压冠心病依次为痰湿壅盛证、阴阳两虚证、气虚血瘀证、肝火亢盛证或气血亏虚证、混合型；高血压脑血管病、糖尿病和颈椎病依次为痰湿壅盛证、阴阳两虚证、肝火亢盛证、气虚血瘀证、气血亏虚证、混合型；高血压高脂血症依次为痰湿壅盛证、肝火亢盛证、阴阳两虚证、气血亏虚证、气虚血瘀证、混合型。可见在高血压合并病的主要中医证型中，痰湿壅盛证占首位，其他证型排序依合并病之不同而有所不同。

（2）获奖成果。

高血压病中医证候构成研究：2012 年河南省中医药科学技术成果一等奖。

（3）发表论文。

1）范军铭，董永书，王守富. 1760 例高血压患者中医症状分析 [J]. 中国中医基础医学杂志，2009，15（06）：452-454.

2）董永书，行书丽. 1760 例高血压病人发病影响因素的特征性分析 [J]. 辽宁中医杂志，2012，39（08）：1561-1562.

3）范军铭，董永书，王守富. 1760 例高血压患者中医证候分布规律及构成模型研究 [J]. 中华中医药杂志，2012，27（11）：2992-2995.

4）王连珂，崔伟锋，潘玉颖，范军铭. 2144 例河南高血压病中医证候分类研究 [J]. 中医药临床杂志，2018，30（01）：89-92.

5）王连珂，崔伟锋，潘玉颖，马笑凡，范军铭. 不同体质量高血压患者的中医证型分布特点比较研究 [J]. 辽宁中医杂志，2018，45（06）：1211-1213.

4. 中西医结合诊疗方案治疗中青年高血压疗效评价研究

（1）研究内容。

通过文献整理和临床经验总结，形成中西医结合治疗高血压病的诊疗方案。该方案主要针对中青年高血压患者符合高血压 2 级诊断标准，中医辨证为眩晕的患者，在中医理论和高血压个体化治疗原则指导下，通过辨证使用中药，科学合理地联合使用小量西药，证实在中西医结合诊疗方案治疗中青年高血压病在血压（2级）达标率、减少西药用量和中药增效减毒、改善血压变化节律、提高患者生活质量方面等方面的优势。课题采用了按中医证型分层随机、双盲、安慰剂平行对照设计，共选择中青年2级高血压患者199例，两组均采用硝苯地平控释片和双氢克尿噻片作为基础治疗，在此基础上，试验组使用相应证型中药，对照组使用安慰剂，疗程8周，以动态血压各指标、偶测血压值、中医症状评分作为疗效性指标，以不良事件、生命体征、实验室检查各指标为安全性指标，综合评价该治疗方案的有效性和安全性。该研究立足于提高中西医结合治疗中青年2级高血压病的临床疗效，重点在于提高疾病控制率（如血压达标率等），为中西医结合治疗高血压病临床诊疗实践提供实用有效、体现中医特色优势的规范化治疗方案和技术方法，对于改善生活质量、减少心血管事件发生率和长期预后、节约医疗费用开支等具有十分重要的意义。

（2）获奖成果。

中西医结合诊疗方案治疗中青年高血压疗效评价研究：2012年河南省中医药科学技术成果一等奖。

（3）发表论文。

1）范军铭，刘鹏. 中医药治疗中青年高血压病 ［J］. 中医研究，2011，24（07）：78-79.

2）行书丽，董永书，刘鹏，程广书，李荣，范军铭. 中药"降压宝"对中青年原发性高血压患者血红蛋白含量的影响 ［J］. 新乡医学院学报，2014，31（08）：625-626+629.

3）陈曦，程广书，范军铭. 中西医结合诊疗方案治疗中青年2级高血压病的多中心随机对照试验 ［J］. 中国中西医结合杂志，2015，35（07）：801-805.

5. 穴位埋线、耳压、敷贴三联疗法治疗顽固性高血压的临床研究

（1）研究项目。

河南省科技攻关项目（NO：082103810807）。

该项目通过穴位埋线、耳压、敷贴三联疗法配合口服西药的方法治疗顽固性高血压，并与口服西药组进行随机临床对照研究，初步观察穴位埋线、耳压、敷贴三联疗法治疗顽固性高血压的临床疗效，为研发出安全有效的诊疗技术提供依据。

选择90例符合顽固性高血压诊断标准患者，采用随机数字表方法，按就诊顺序随机分为西药组、外治组和综合组，每组30例，西药组服用双氢克尿噻片、硝苯地平缓释片、马来酸依那普利片；外治组采用穴位埋线、耳压、敷脐治疗；综合组为西药与外治法联用，观察治疗4周。结果显示，降压疗效综合组总有效率70%，与西药组43.3%、外治组40%相比有显著性差异（$P<0.05$）。说明穴位埋线、耳压、敷脐疗法配合西药可以有效地治疗顽固性高血压。

应用穴位埋线、耳压、敷贴三联疗法，通过长效穴位刺激，舒经活络，调整阴阳，纠正机体病理状态，改善周围血管痉挛。三种外治疗法的联合使用，共达引火归源、调整阴阳之功，适用于顽固性高血压患者。具有起效快、长效性及安全性、无毒副作用、操作简便等优势，适用于在各级医疗单位推广应用。已被河南省中医药管理局列为河南省中医适用技术推广项目，在全省40多个县市中医院进行了技术培训和技术推广，取得了满意的经济与社会效益。

（2）获奖成果。

穴位埋线、耳压、敷贴三联疗法治疗顽固性高血压的临床研究：2012年河南省中医药科学技术成果一等奖。

（3）发表论文。

1）田元生，程广书，王新义，任中万. 穴位埋线治疗顽固性高血压46例［J］. 中医研究，2008（01）：55-56.

2）罗继红，翟立华. 耳穴贴压治疗原发性高血压100例［J］. 中医研究，2010，23（06）：46-47.

3）李玲，许国防，陈丽. 穴位埋线治疗高血压临床研究［J］. 中医学报，2011，26（06）：754-756.

4）田元生，孙玮琦，陈磊，马龙. 穴位埋线、耳压、敷脐治疗顽固性高血压临床疗效观察［J］. 辽宁中医药大学学报，2011，13（07）：20-22.

5）田元生，孙玮琦. 穴位埋线、耳压、敷脐联合西药治疗顽固性高血压60例［J］. 中医研究，2012，25（08）：46-48.

6）杨永枝. 中药穴位贴敷治疗颈椎病相关性高血压140例疗效观察［C］. 2013年河南省中医护理学术发展研讨会论文集［C］. 2013：3.

6. 基于数据挖掘的高血压病中医证候与相关因素分析报告

（1）研究项目。

国家973项目"高血压病例（个体特征与证候、证候群、分型等）数据库分析系统"。

课题组对河南省中医药研究院附属医院门诊治疗的原发性高血压病患者中医证候类型及其相关因素进行了回顾性调查分析。结果表明：①高血压病的中医辨病与辨证方面，高血压病早期以实证为主，后期以虚证或虚实夹杂证多见。高血压常合并脑血管病、冠心病、糖尿病、高脂血症及颈椎病，且并发高血压心脏病的较多。高血压病属于中医"眩晕""头痛"等病证范畴，合并其他疾病则常在临床上反映为多种证候，根据临床医生所做的辨证诊断，将高血压的证候类型归纳为14个证型，其中痰湿壅盛、肝火亢盛、阴阳两虚、气虚血瘀、气血亏虚、混合型等6个证型例数较多，这可能与本地区气候及居民吸烟饮酒等不良生活方式有关。②高血压病相关因素与辨证分型方面，高血压合并病主要证型分布，高血压心脏病依次为痰湿壅盛证、气虚血瘀证、阴阳两虚证、气血亏虚证、肝火亢盛证、混合型；冠心病依次为痰湿壅盛证、阴阳两虚证、气虚血瘀证、肝火亢盛证或气血亏虚证、混合型；脑血管病、糖尿病和颈椎病依次为痰湿壅盛证、阴阳两虚证、肝火亢盛证、气虚血瘀证、气血亏虚证、混合型；高脂血症依次为痰湿壅盛证、肝火亢盛证、阴阳两虚证、气血亏虚证、气虚血瘀证、混合型。可见在高血压合并病的主要中医证型中，痰湿壅盛证占首位，其他证型排序依合并病之不同而有所不同。

（2）获奖成果。

基于数据挖掘的高血压病中医证候与相关因素分析报告：2012年河南省中医药科学技术成果一等奖。

（3）发表论文。

1）范军铭，董永书，王守富.1760例高血压患者中医症状分析［J］.中国中医基础医学杂志，2009，15（06）：452-454.

2）董永书，行书丽.1760例高血压病人发病影响因素的特征性分析［J］.辽宁中医杂志，2012，39（08）：1 561-1 562.

3）马笑凡，王守富，崔伟锋，王世冉，耿露源.基于数据挖掘技术探讨王守富教授治疗高血压病中药用药分析［J］.辽宁中医杂志，2018，45（07）：1 460-1 464.

7. 降压宝系列制剂对高血压及靶器官保护作用实验研究

（1）研究内容。

20世纪80年代末至90年代初，以陈国华研究员为主的基础研究室科研人员，对降压宝系列制剂进行了长期的药效学、毒理学研究及初步的降压机制探讨。先后采用大鼠肾血管性高血压模型、自发性高血压模型，分别采用动脉内直接测压和尾动脉间接测压两种方法，观察降压宝的降压作用及时效、量效关系。通过与西安医科大学药理教研室合作，研究降压宝对正常麻醉大鼠及正常麻醉犬血流动力学及心肌耗氧量的影响。为临床应用及进一步的深入研究提供了可靠的实验依据。

2000年开始，为进一步扩大降压宝的应用，按照国家药品监督管理局《新药审批办法》《药品注册管理办法》及有关中药新药研究的技术要求，于2002年完成了黄龙四苓片（降压宝00号、降压宝蓝片）制备工艺、质量标准、稳定性试验、主要药效学、急性毒性及长期毒性试验等研究资料。研究结果表明：黄龙四苓片制备工艺较为先进，质量标准可控，性能稳定；黄龙四苓片对肾性高血压大鼠、自发性高血压大鼠和肾性高血压犬具有不同程度的降压作用与降脂作用；对小鼠无明显急性毒性反应，对大鼠无明显蓄积性毒性和延迟性毒性作用。但由于当时众多客观原因的制约，未能继续进行临床研究的申报及国药准字中药新药的开发。

2013年，为加强研究院心病重点学科及高血压重点专科建设，提高"降压宝"系列等医院制剂的科学内涵并探讨其作用机制，经院学术委员会研究、论证，并报院办公会批准，于2013年1月—2014年12月，投资60万元，分4个基础课题开展"降压宝"

等医院制剂对高血压靶器官损伤和动脉粥样硬化的防治及机制研究。①采用自发性高血压大鼠（SHR），通过对大鼠血压、心功能、靶器官（血管、左心室、肾脏等）组织病理学等指标的观察与测定，研究与比较降压宝系列制剂对高血压靶器官的保护作用。②采用上转发光法、ELISA、Western blot 等方法技术，通过对 SHR 血清、动脉、心肌、肾、脑组织肾素-血管紧张素系统、激肽释放酶-激肽系统及花生四烯酸代谢等指标的检测，从全身与组织局部 ACE-AngⅡ- AT$_1$R 轴/ACE2- Ang（1-7）-MasR 轴平衡、RAS/KKS 平衡及 AA 代谢等方面探讨降压宝系列制剂对高血压靶器官的保护作用机制。③采用体外培养血管内皮细胞、平滑肌细胞、成纤维细胞及血清药理学等方法，通过对细胞增殖率、内皮细胞分泌、平滑肌细胞迁移与侵袭、成纤维细胞表型分化等指标的测定，进一步探讨降压宝蓝片改善血管重构及其可能的作用机制。④采用高脂饲料喂养加维生素 D$_3$ 注射的方法复制大鼠高脂血症和动脉粥样硬化模型，通过对血脂、炎性细胞因子、血管活性物质、氧化应激、主动脉病理组织学等指标的观察与测定，研究降压宝蓝片抗动脉粥样硬化作用与机制。

（2）获奖成果。

1）抗轻型高血压中药降压宝 00 号的研究：1996 年河南省中医药科学技术进步一等奖，1997 年河南省科学技术进步二等奖，1999 年河南省第十届发明展金牌奖。

2）降压宝蓝片对 SHR 血管重构及细胞生物学研究：2016 年河南省中医药科学技术成果一等奖。

3）"降压宝"对高血压大鼠靶器官保护作用机制研究：2017 年河南省中医药科学技术成果一等奖。

（3）发表论文。

1）王晓丽，王军. 细胞培养在高血压研究中的应用［J］. 中医研究，2012，25（05）：77-79.

2）梁瑞峰，王军. 高效液相色谱在高血压诊断中的应用进展［J］. 中医研究，2012，25（07）：78-80.

3）马记平，王军. 中药复方治疗高血压血管重构机制研究进展［J］. 中医研究，2014，27（03）：72-75.

4）马记平. 降压片对自发性高血压大鼠血管与心脏重构实验研究［D］. 河南大学，2014.

5）张凤英，王军. 抗高血压左室肥厚中药实验研究进展［J］. 中医研究，2015，28（01）：77-80.

6）张志霞，王军. 中药复方逆转高血压心室重构的研究进展［J］. 中医研究，2015，28（02）：76-80.

7）张凤英. 降压宝蓝片对 SHR 左室肥厚、肾损害及 ACE2-Ang（1-7）-MasR 轴的影响［D］. 河南中医学院，2015.

8）张志霞．降压宝蓝片对 SHR 左室肥厚、肾损伤及 ACE-Ang II-AT$_1$R 轴的影响［D］．河南中医学院，2015.

9）周红艳，马记平，张薇，王军，张晓红．降压宝蓝片对自发性高血压大鼠左室肥厚的影响［J］．中国实验方剂学杂志，2015，21（16）：115-118.

10）杨瑞芳，王军，张薇，周红艳．降压宝绿片对 SHR 左室肥厚及 NT-proBNP、TXB_ 2/6-Keto-PGF_ （1α）的影响［J］．中医研究，2015，28（11）：63-66.

11）梁瑞峰，李开言，王晓丽，王军．降压宝蓝片含药血清对过氧化氢损伤的人脐静脉内皮细胞的保护作用［J］．中国实验方剂学杂志，2016，22（03）：112-115.

12）孙江伟．"降压宝"对 SHR 靶器官损伤保护作用的形态学研究［D］．河南中医药大学，2016.

13）李开言，王军．蛋白质组学在中医药高血压领域研究的进展［J］．中医研究，2016，29（05）：73-75.

14）高丽君，王军，周红艳，张薇．自发性高血压大鼠左心室肥厚与 ACE-Ang II-AT$_1$R 轴/ACE2-Ang（1-7）-MasR 轴变化［J］．中华实用诊断与治疗杂志，2016，30（06）：568-571.

15）梁瑞峰，宋献美，王守富．降压宝蓝片含药血清对血管紧张素 II 诱导的血管平滑肌细胞增殖、迁移及 MMP-9 表达的影响［J］．中华中医药学刊，2016，34（12）：2856-2858.

16）时丽菲，王军．激肽释放酶激肽系统与抗高血压中药研究进展［J］．中医研究，2017，30（02）：72-76.

17）梁瑞峰，李开言，王晓丽，张雪侠，王军．降压宝蓝片含药血清对大鼠血管成纤维细胞增殖及表型转化的影响［J］．中国老年学杂志，2017，37（09）：2103-2105.

（二）中医药防治高脂血症及冠心病

1. 流行病学调查

（1）研究内容。

1973 年春，为适应当时全国研究冠心病的需要，研究所资料室检索 1971 年以来国内有关冠心病防治研究的新进展、新经验及新药物，结合部分国外文献，编写《冠心病专辑》，供研究所教学、医疗、科研参考，并寄发全国有关单位进行交流。

1973 年 6 月，研究所与河南中医学院相关科室及附属医院联合成立了心血管病研究小组，共同制订了以研究冠心病为中心的科研计划，不久由于"刹妖风运动"的干扰，小组被解散，计划未能实施。

1974 年春，研究所单独成立了冠心病防治组（中医 4 名、西学中医师 2 名），明确其研究目的，立足于挖掘、整理祖国医学治疗心血管疾病（冠心病）的理论及临床用药方法，以现代医学诊断为依据，八纲辨证为纲，提高中药治疗心血管疾病的临床疗效。1974 年 8—10 月，冠心病防治组参照 1973 年全国冠心病普查方案从流行病学的研究方法入手，对河南省郑州市第二新华印刷厂和祭城公社白庄、崔庄两个大队，进行了881例动脉粥样硬化性心脏病患者的普查，总结撰写"郑州地区冠状动脉粥样硬化性心脏病的调查报告"。

1975年7月25—29日，在郑州市召开了河南省防治心血管疾病科研座谈会。出席会议的有部分地、市、县、公社、工厂医疗单位和省直医疗、教学、科研等32个单位共491人。座谈会在总结交流经验的基础上，经过协商，由河南省中医研究所、河南医学院和洛阳市卫生局牵头，组成河南省防治心血管疾病科研协作组，制订了规划、明确了任务，研究了措施。定期来研究所组织全省进行学术交流活动，并先后于1975年及1977年汇编了《心血管疾病研究资料汇编》共2册，反映了河南省两年来心血管疾病的科研情况。

1978年，研究所参加心血管病研究的中西医医师22人，先后有4名西医师离职学习中医。

1979年，心血管疾病研究具体分为冠心病及高血压两个研究小组，在设备上除心电图机外，增添了活动平板、心向量图机、超声心动图等设备及有关人员。

1979年4月，与河南医学院共同主持了全国心血管病流行病学及人群防治协作座谈会（郑州会议）的召开，并负责进行材料收集与整理，编辑出版《心血管病流行病学及人群防治科研工作汇报讨论会资料汇编》。

1981年，与兄弟医院协作，进行虚证及降脂药物的临床观察。同时与8个工厂协作，建立了5万人的心血管疾病防治区。在郑州市向阳公安分局的大力帮助下，于1981年7月1日起开始进行心血管病死因登记工作，并做了该区1982年人口资料分析，提出了郑州向阳区心血管疾病死亡登记报告，同时就该区人口基本状况、死亡水平、死因及期望寿命等多项指标做出了统计和分析，为今后规划卫生保健工作及开展心血管病人群防治提供了依据。

1985年，研究院以陈阳春为主的课题组参与国家"七五"科技攻关计划"我国多省市心血管病趋势及决定因素的人群监测（中国MONICA方案）"，进行中国多省、市心血管病人群监测协作研究，开展对人群（25～64岁）心血管病危险因素水平及其趋势的监测，主要结果如下：①北方地区平均血压水平及高血压患病率高于南方地区、低于国际平均水平；血清总胆固醇和体重指数低于国际平均水平，且亦呈北高南低的分布；男性吸烟率高于国际平均水平且无明显地区差异，女性吸烟率低于国际平均水平，北方高于南方。②部分人群10年（1984—1993年）趋势分析显示人群血压水平无明显升降趋势；多数人群血清总胆固醇和体重指数呈上升趋势；多数人群吸烟率呈下降趋势。

1986年，研究院与郑州Monica研究中心合作，按照全国Monica研究方案的统一部署，于1986—1989年在郑州市自然人群中开展了心血管疾病病因学调查。对郑州市管城区自然人群中25～64岁的115 123人经分层随机抽样得到的2 306人进行调查，其中男性1 075人，女性1 231人。调查内容包括年龄、性别、职业、教育水平、婚姻状况、心血管疾病史、高血压及心脑血管病家族史、吸烟史、每天吸烟及饮酒量、血清总胆固醇、高密度脂蛋白胆固醇、血糖、体重指数（BMI）、心率、血压、常规心电图等项目。按照Monica方案统一的调查方法，对调查对象详细询问有关情况，对所有资料进行统计分析。结果显示：从总体心电图检出率的性别分布上看，男性组显著高于女性组，这与本系列血压的性别分布相一致，即男性舒张压水平较女性高4.5 mmHg，说明血压对心脏的影响在男性较女性为大，这可能是男性异常心电图检出率高于女性的原因之一。异常心电图类型中以窦性心动过缓的检出率占第一位，ST-T改变占第二位，心脏传导阻滞居第三位。吸烟是其危险因素，左室肥厚被认为是心肌梗死和心脏猝死的危险因素，吸烟是心脏传导阻滞的危险因素，高血压是ST-T改变、左室肥厚、劳损及其与左室高电压合并组的危险因素。高血压的影响似乎在男性表现左室肥厚者为多，在女性则以ST-T改变为多见。说明及早发现、积极防治高血压病是控制上述异常心电图发生的重要措施之一。

（2）获奖成果。

中国多省市心血管病人群监测研究：2006年北京市科学技术成果三等奖。

（3）发表论文。

1）陈阳春，侯勇谋，袁杰，米巧玲，徐毅，梁雁，扬露，沈伟林，侯风悟，白清林，王汝琨. 自然人群性格与生理生化关系的抽样调查 [J]. 哈尔滨医药，1987（01）：30-32.

2）李忠，陈阳春，王汝琨. 老年工人的7项生理生化参数的抽样检测 [J]. 老年学杂志，1988（06）：365-367.

3）李忠，陈阳春，王汝琨，李震生，米巧玲，侯勇谋，袁杰，杨露，梁雁，沈伟林. 阴阳五态人性格、体型与若干生理生化参数关系的调查研究 [J]. 中医研究，1989（01）：6-10.

4）李忠，陈阳春，王汝琨. 中老年人的性格及其与血糖、血胆固醇关系的检测分析 [J]. 老年学杂志，1989（02）：80-82.

5）陈阳春，李震生，侯勇谋，杨露，袁杰，沈伟林，米巧玲，王汝坤，徐毅. 郑州心血管病危险因素比较 [J]. 心肺血管学报，1992（02）：1-3.

6）陈阳春，李震生，侯勇谋，米巧玲，徐毅，袁杰，王汝坤，严惠，陈佃夫校. 从天人相应学说探讨郑州地区脑卒中发病、死亡与时间节律关系 [J]. 中医研究，1994（01）：18-21.

7）李震生，陈阳春，熊燊，王汝琨，韩升高，侯勇谋，米巧玲. 郑州市区自然人群异常心电图危险因素调查 [J]. 中国实用心电杂志，1996（05）：329-331.

8）吴兆苏，姚崇华，赵冬，吴桂贤，王薇，刘静，曾哲淳，吴英恺，张鸿修，周景春，郭宝霞，冯颖，马隆恩，何厚琦，胡英华，潘信伟，杜福昌，徐修成，胡锡衷，吴宗荣，尹协瑛，陈阳春，张孝慈，杨尔成. 我国多省市心血管病趋势及决定因素的人群监测（中国 MONICA 方案）I. 人群危险因素监测结果［J］. 中华心血管病杂志，1997（04）：15+17+19+16+18.

2. 抗冠心病心绞痛复方制剂——心绞痛灵片的研究

（1）研究内容。

1974 年初，当时的冠心病防治组通过查阅文献，反复论证，提出并撰写《冠心病中医辨证分型的讨论》，根据中医理论及临床实践，将冠心病分为气滞血瘀、脾虚湿阻、心肾阳虚、心肾阴虚四种中医证型，并研制出用于气滞血瘀型的"通脉冲刺"（党参、赤芍、丹参、降香、三棱、五灵脂、元胡、红花、玉竹）。79 例患者的临床观察结果显示：①通脉冲刺治疗气滞血瘀型冠心病的有效率为 53.2%~60%。②通脉冲剂对冠心病心悸、胸痛、失眠等症状及心电图 T 波异常具有一定的改善作用，对血压无明显影响。③对三酰甘油具有降低作用，而对血清胆固醇、β-脂蛋白无明显影响。此外，动物实验表明，以同样的配方制成的"通脉注射液"能显著增加动物冠状动脉流量，改善冠脉供血不足，并对中毒性心肌坏死模型具有不同程度的保护作用。

1974 年 3 月，根据冠心病心绞痛的临床表现及病理生理机制，其治疗的基本原则为速效、长效、高效。为此，冠心病防治组在"通脉冲剂"配方的基础上，参考明代王肯堂《证治准绳》，用芳香温通的"通关散"鼻吸取嚏治中风昏厥，选用细辛、白芷、牙皂、冰片、麝香等芳香温通的中药材，制成宽胸理气酥糖，含化治疗心绞痛。通过对 26 例冠心病心绞痛临床初步疗效观察，均有缓解胸痛的作用，显效率 65%，其中 5 例与硝酸甘油片具有同等疗效。该品具有维持有效时间长、无明显不良反应等优点。但对胸闷症状无明显改善作用。

在临床疗效观察的基础上，中药实验室根据处方中所含中药材的理化性质，按照现代工艺进行提取分离，分别制成含化片（命名为"心绞痛灵片"）及胶布膏两种剂型，改变经鼻给药途经。含化片的用法是当心绞痛发作时舌下含化 1~2 片；胶布膏系平常贴敷心前区和俞穴（第 5 胸椎左侧一寸半处）各一张，每 3 天更换 1 次，或根据心绞痛发作情况进行调整。通过 158 例临床观察，心绞痛灵片对冠心病心绞痛显效 89.7%，改善 7.6%，总有效率 97.4%。

1974 年，病理组科研人员在临床疗效观察有效的基础上，开展心绞痛灵片药效学评价及药理学机制研究。结果显示：①心外膜心电图及病理形态学显示心绞痛灵片对家兔实验性心肌缺血具有明显的保护作用；②对离体子宫及血管平滑肌有解痉作用；③延长缺氧条件下小鼠生存时间；④延长小鼠对戊巴比妥钠睡眠时间，明显减少小鼠自主活动次数，对抗苯丙胺的自主活动兴奋作用，协同氯丙嗪自主活动抑制作用。此外，心绞痛灵膏药外用对大鼠静脉注射垂体后素引起的急性心肌缺血具有明显的改善作用。

（2）发表论文。

1）宽胸理气酥糖对心绞痛疗效的初步观察［J］. 河南中医学院学报，1976（01）：49.

2）通脉注射液保护大白鼠心肌坏死的实验［J］．河南中医学院学报，1977（04）：66-67．

3）李树英，陈家畅．心绞痛灵的药理作用——（一）心外膜心电图观察缺氧耐力及其解痉作用［J］．河南中医学院学报，1979（03）：42-47+56．

4）李树英，王晓萍．心绞痛灵的药理作用——（二）心绞痛灵对中枢神经系统的影响［J］．河南中医学院学报，1980（02）：44-48．

5）李树英，王晓萍．心绞痛灵的药理作用——（三）心绞痛灵膏药对急性心肌缺血的保护作用［J］．河南中医学院学报，1980（04）：25-26．

6）宁选整理．心绞痛灵治疗冠心病心绞痛疗效观察．中西医学刊，1982（试刊号）．

3. 黄精、赤芍治疗冠心病实验研究

1973年，实验室科研人员开展对冠心病防治中药的药理活性筛选与评价。药理组为观察黄精、赤芍对冠状血管的药理作用，进行了豚鼠离体心脏灌流及麻醉狗冠脉血流量测定，实验结果如下：①黄精、赤芍注射液用洛氏液稀释至1%的浓度灌注豚鼠离体心脏，可明显增加冠状动脉流量；②麻醉狗冠状动脉插管，恒速注射器注入黄精、赤芍注射液（1.5 mL/2分），可显著增加冠脉流量，同时具有短暂、轻度的降压作用。

生化组采用家兔实验性动脉粥样硬化模型，通过血液生化测定与病理形态学观察，研究黄赤和冬青对动脉粥样硬化的预防与治疗作用。结果表明：①黄赤注射液、冬青注射液对动脉粥样硬化模型血脂无显著性影响；②动物主动脉壁内膜上斑块、冠状动脉粥样硬化程度有轻度减轻的作用。

4. 冠心病、冠心病中医辨证分型与血脂关系的研究

（1）研究内容。

1974年9月，生化组在郑州地区测定了655名不同性别、年龄的正常人、40名冠心病患者及54名高血压患者的血脂，研究脂质代谢规律，为探讨冠心病机理及诊断指标提供参考资料。

1974—1978年，生化组为探讨冠心病各个证型与生化的关系，对58例冠心病患者进行中医辨证分型、血脂测定及中医个体化治疗。结果表明：①58例冠心病患者中，实证较多，虚证较少，实证中又以气滞血瘀型为主要证型。②气滞血瘀型患者血清胆固醇、三酰甘油和β-脂蛋白普遍升高，与非气滞血瘀型相比有显著性差异。因此认为气滞血瘀与脂质代谢紊乱密切相关。

（2）发表论文。

1）冠心病中医辨证分型的讨论［J］．河南中医学院学报，1978（01）：12-14．

2）王昆山．冠心病［J］．河南中医学院学报，1978（02）：36-37．

3）陈阳春．补肾法在冠心病治疗中的应用［J］．河南中医学院学报，1979（02）：25-27．

4）邱保国，宁选．漫谈心绞痛［J］．河南赤脚医生，1979（06）：57-61．

5) 王秀云，王清云，李立. 冠心病中医辨证分型与血脂的关系 [J]. 河南中医，1981（01）：36-37+31.

5. 胎儿冠状动脉病变的研究

（1）研究内容。

冠状动脉粥样硬化是冠心病的直接病因，且发病年龄有越来越轻的趋势。过去对成年人、幼年人的冠状动脉研究的较多，而对新生儿研究的较少，未见有胎儿冠状动脉病变的报导。有鉴于此，研究所于1978年开始，着重从病理形态学和生物化学角度探讨胎儿冠状动脉是否存在病变，以便寻找胎儿冠状动脉的病变与成人冠状动脉粥样硬化发生发展的相互关系以及胎儿冠状动脉病变与血脂的关系。

1977—1980年，病理组尸检了124例3~8个月自愿引产者的胎儿，发现4.5个月以后，部分胎儿冠状动脉发现有局灶性病变，与胎龄成正比。主要病理改变为内膜纤维化增厚，内弹力板分裂、断裂等。至1982年底共解剖了180例胎儿标本，与成人早期非脂质型冠状动脉硬化发病相一致。

在开展上述研究的同时，生化组做了"胎儿冠状动脉病变及其血脂变化的研究"，比较了89例胎儿及其母体的血脂变化，发现冠状动脉病变的胎儿及其母体的血清总胆固醇、三酰甘油和β-脂蛋白水平与正常胎儿及其母体比较有升高的趋势，但无显著性差异。

（2）获奖成果。

胎儿冠状动脉的病变：1980年河南省医药卫生科技成果三等奖，1980年河南省重大科技成果三等奖。

（3）发表论文。

1）陈家畅，沈伟林，徐秋霞. 胎儿新生儿冠状动脉病变 [J]. 河南医药，1981，（02）：34-35+65.

2）陈家畅，沈伟林，徐秋霞. 药物和非药物引产与胎儿冠状动脉病变的关系 [J]. 河南医药，1983，（03）：156-157.

3）陈家畅，徐秋霞，沈伟林. 胎儿冠状动脉病变的光学显微镜和电子显微镜的比较研究 [J]. 河南医科大学学报，1986，（02）：115-118+182.

6. 运动员安静状态下左心泵血功能意义的探讨

（1）研究内容。

运用"阻抗心动图法"，对86名从事不同类型训练的运动员、38名非运动员正常人安静时左心泵血功能的特点进行对比性研究，并从中西医结合的角度对安静时左心泵足额功能的意义及其改善提高的途径进行了初步探讨，以期为开展运动员的机能诊断、科学训练及提高运动员的循环贮备提供科学依据。

（2）发表论文。

邓启华. 运动员安静状态下左心泵血功能意义的探讨. 中南区运动医学学术会议论

文摘要汇编，1981.11.

7. 冠心止痛胶囊临床与实验研究

（1）研究内容。

冠心止痛胶囊为长期应用于临床的医院制剂（豫药制字 Z04010285），主要有瓜蒌、半夏、蒲黄、五灵脂、红花、川芎、桂枝、紫苏梗、山楂等中药组成，具有宽胸理气、化痰活瘀、通络止痛的功效，主要用于痰瘀交阻型冠心病心绞痛。

1）冠心止痛胶囊配合磁珠耳贴治疗冠心病支架术后心绞痛。

观察冠心止痛胶囊配合磁珠耳贴治疗冠心病支架术后心绞痛的临床疗效，选取冠心病支架术后心绞痛患者 60 例，将其随机分为治疗组和对照组。对照组 30 例，口服单硝酸异山梨酯片和肠溶阿司匹林片。治疗组 30 例，在对照组治疗基础上加服冠心止痛胶囊，配合磁珠耳贴。1 个月为 1 个疗程。结果表明：治疗组和对照组临床有效率、静息心电图有效率及生活质量表指数均有统计学意义。说明冠心止痛胶囊配合磁珠耳贴是一种安全、有效的预防和治疗冠心病支架术后的心绞痛的疗法，可以明显提高患者的生活质量。

2）冠心止痛胶囊对稳定性心绞痛患者血管内皮功能及炎症反应的影响。

观察冠心止痛胶囊对冠心病稳定性心绞痛患者中医证候疗效、心绞痛疗效、肱动脉血流介导的舒张功能（FMD）、脉搏波传导速度（PWV）、内皮素-1（ET-1）、一氧化氮（NO）、C-反应蛋白（CRP）、肿瘤坏死因子-α（TNF-α）的影响，以期探讨其作用机制，评价化痰活血法对冠心病慢性稳定性心绞痛患者内皮功能及炎症反应的改善作用。将 60 例冠心病稳定性心绞痛患者随机分为治疗组 30 例和对照组 30 例。对照组口服阿司匹林、琥珀酸美托洛尔及阿托伐他汀钙，治疗组在对照组治疗基础上加服冠心止痛胶囊，疗程 3 个月。结果显示：治疗组心绞痛改善和中医证候疗效总有效率与对照组比较有统计学意义；两组治疗后与治疗前相比均能改善患者 FMD、PWV 、ET-1、NO、CRP、TNF-α，治疗组明显优于对照组。说明冠心止痛胶囊对冠心病稳定性心绞痛具有明显的治疗作用，其作用机制与改善血管内皮功能及减轻炎症反应有关。

3）冠心止痛胶囊含药血清对过氧化氢损伤人脐静脉内皮细胞的保护作用。

采用体外培养人脐静脉内皮细胞（HUVEC），显微镜观察细胞形态，MTT 法检测细胞活力，微板法检测上清液中乳酸脱氢酶（LDH）的活性及一氧化氮（NO）的含量，ELISA 法检测内皮素-1（ET-1）、组织型纤溶酶原激活物（t-PA）、纤溶酶原激活物抑制剂（PAI-1）的含量，观察冠心止痛胶囊含药血清对过氧化氢（H_2O_2）诱导 HUVEC 损伤的保护作用。结果表明：①冠心止痛胶囊含药血清对 H_2O_2 诱导的 HUVEC 损伤具有显著地保护作用；②冠心止痛胶囊含药血清的药效与时间存在一定时效关系，以给药后 2~3 小时所制备的含药血清药理效应最佳；③冠心止痛胶囊含药血清的药效与给药时间存在一定时效关系，以 2 次/日，连续 5 日给药后所制备的含药血清药理效应最佳。

4）冠心止痛胶囊抗动脉粥样硬化作用机制研究。

采用改良的高脂饲料饲养、维生素 D_3 注射和卵清白蛋白免疫损伤复合法复制大鼠高脂血症和动脉粥样硬化（AS）模型，全自动生化分析仪检测血清总胆固醇（CHO）、三酰甘油（TG）、低密度脂蛋白胆固醇（LDL-C）、高密度脂蛋白胆固醇（HDL-C）和 Ca^{2+} 含量，发光法检测 C 反应蛋白（CRP），比色法检测超氧化物歧化酶（SOD）、丙二醛（MDA）、一氧化氮（NO）、一氧化氮合酶（NOS），ELISA 法检测血清白细胞介素-18（IL-18）、白细胞介素-16（IL-16）、脂联素（APN）及 sCD40L。放免法检测血清白细胞介素-6（IL-6）、肿瘤坏死因子-α（TNF-α）、内皮素（ET）含量。取心脏、肝脏、主动脉弓和胸主动脉组织进行病理组织学观察，计算肝脏指数、心脏指数和动脉硬化指数（AI）；火焰法测定血清和主动脉组织 Ca^{2+} 含量。结果表明：冠心止痛胶囊对大鼠实验性 AS 具有预防和治疗作用，其作用机制与降脂、抗炎、抗氧化损伤、调节相关血管活性物质水平及抑制血管钙化等有关。

（2）获奖成果。

冠心止痛胶囊抗动脉粥样硬化的作用机制研究：2016 年河南省中医药科学技术成果二等奖。

（3）发表论文。

1）马玉娟，徐毅，陈阳春 . 冠心止痛胶囊配合磁珠耳贴治疗冠心病支架术后心绞痛 30 例 [J] . 中医研究，2012，25（11）：46-48.

2）李五江 . 化痰活血法对冠心病稳定性心绞痛患者内皮功能的影响 [D] . 河南中医学院，2014.

3）梁瑞峰，王守富，宋献美 . 冠心止痛胶囊含药血清对过氧化氢损伤的人脐静脉内皮细胞的保护作用 [J] . 中国中医急症，2015，24（11）：1885-1887+1955.

4）黄霞，王守富，刘惠霞，孙为 . 冠心止痛胶囊对动脉粥样硬化模型大鼠的影响 [J] . 中国实验方剂学杂志，2016，22（01）：153-157.

5）康红霞 . 冠心止痛胶囊对稳定性心绞痛患者血管内皮功能及炎症反应的影响 [D] . 河南中医药大学，2016.

6）王晓丽，孙为，周红艳，张薇，李开言，张雪侠 . 冠心止痛胶囊对动脉粥样硬化大鼠血 Ca^{2+}、主动脉 Ca^{2+} 及 C 反应蛋白的影响 [J] . 中医研究，2016，29（07）：62-65.

7）梁瑞峰，张峰，王守富，王军 . 冠心止痛胶囊对内皮细胞保护作用时效关系研究 [J] . 中医药临床杂志，2016，28（11）：1578-1580.

8）梁瑞峰，宋献美，王守富，卢吉锋 . 冠心止痛胶囊含药血清内皮保护作用与体内给药时效关系研究 [J] . 中医药信息，2017，34（01）：49-51.

8. 降脂灵的研究

（1）研究内容。

1970—1982 年，河南省中医研究所挖掘民间医药经验，对野蔷微根（*Rosa mutiflora Thunb*）的原植物、药源、有效化学成分、药理生化、病理和临床进行了系统的研究。根据野蔷薇根的主要化学成分，对不同生产方法制成的样品进行含量测定比较，制定合理的生产工艺，最后制成糖衣片，命名为"降脂灵"。

药理研究表明：降脂灵具有溶解纤维蛋白、抗血小板血栓形成及抗血凝等作用，增加豚鼠离体心脏冠脉血流量，减轻异丙肾上腺素引起的大鼠心肌缺血性坏死，明显降低实验性高血脂症大鼠血清和动脉组织血脂水平，对大鼠血清和心肌中乳酸脱氢酶同功酶的水平有调节作用，无明显毒副作用。

369 例高血脂症患者临床试验表明：降脂灵对总胆固醇、三酰甘油和 β-脂蛋白具有不同程度的降低作用，有效率分别为 85.90%、78.88% 及 69.90%。

2014 年，中药药理实验室采用改良的高脂饲料饲养、维生素 D_3 注射和卵清白蛋白免疫损伤复合法复制大鼠高脂血症和动脉粥样硬化模型，研究野蔷薇根醇提物降脂与抗动脉粥样硬化作用。结果表明：野蔷薇根醇提物对大鼠实验性动脉粥样硬化具有预防和治疗作用，其作用机制与降脂、抗炎、抗氧化损伤、调节相关血管活性物质水平及抑制血管钙化等有关。

（2）获奖成果。

降血脂新药——降脂灵的研究：1980 年河南省医药卫生科技成果三等奖，1980 年河南省重大科技成果三等奖，1982 年参加国庆四十周年省科技成果博览会，1990 年全国医药卫生科技成果展览会展出。

（3）发表论文。

1）周红艳，李开言，黄霞，孙为，张薇，王守富，李秋凤，陈阳春. 野蔷薇根醇提物对大鼠动脉粥样硬化的影响［J］. 中国中医基础医学杂志，2017，23（09）：1220-1223+1256.

2）李开言，黄霞，孙为，王晓丽，周红艳，张薇，张雪侠. 野蔷薇根醇提物对动脉粥样硬化模型大鼠脂代谢、血钙及内皮功能的影响［J］. 中医学报，2016，31（06）：834-837.

3）王秀云，刘惠霞，程道语，李立. 野蔷薇根降血脂有效成分的研究［J］. 中药通报，1986（06）：55-56.

4）郭湘云，陈乃凡. 野蔷薇根抗实验性血栓形成作用［J］. 中草药，1984，15（11）：23-25.

5）陈阳春，张金楠. 野蔷薇根降血脂作用的临床观察［J］. 中医杂志，1983（12）：29-30.

6）高为宝．降脂灵的研究［J］．河南科技，1983（01）：37.

7）李树英，陈家畅．野蔷薇根对家兔实验性心肌梗塞的初步研究［J］．河南中医，1982（06）：43-44.

8）郭湘云，陈乃凡．野蔷薇根药理研究初报［J］．河南中医学院学报，1980（02）：49-52.

9）陈家畅．野蔷薇根注射液对实验性动物心肌坏死保护作用的初步研究［J］．河南中医学院学报，1979（02）：44-46.

9. 当归补血汤补气作用机制研究

（1）研究内容。

当归补血汤是中医补气生血名方，而其组成药黄芪与当归是临床常用的药对，在中医治疗劳倦内伤，气虚血亏证的复方中，多以此药为基本配伍。临床资料说明，一些心、脑血管病引起的"气虚"证，确与脏器缺氧所致的代谢与功能紊乱有关。该研究采用整体耐缺氧实验、缺氧时心电、脑电的变化及对缺氧的心、脑组织代谢的影响、体外培养乳鼠心肌细胞缺糖缺氧性损伤等作为观察和评价药物补气作用的客观方法，试图从一个侧面探讨当归补血汤补气作用的机理。

结果表明：①当归补血汤能显著延长小鼠的存活时间，降低动物死亡时容器中残余氧量。说明当归补血汤能提高机体对氧的利用率、增强耐缺氧能力。②当归补血汤能显著延缓窒息大鼠心电 T 波高耸和脑电消失的时间，促进恢复供氧后脑电活动出现时间。说明当归补血汤对严重缺氧动物的心、脑功能有一定的保护作用。③当归补血汤可降低缺氧动物的心、脑组织和血液乳酸含量，减轻代谢性酸中毒，有利于维持其功能活动。④当归补血汤能显著降低心肌缺血模型大鼠心肌耗氧量，其作用机制可能与当归补血汤改善心肌缺氧状态，减轻代谢产物积累有关。⑤当归补血汤对培养心肌细胞缺糖缺氧性损伤有直接保护作用，明显降低培养基中 LDH 含量，减少心肌细胞收缩频率，增强心肌细胞收缩幅度，明显减轻心肌细胞的超微结构损伤。

（2）获奖成果。

当归补血汤对体外心肌细胞作用的研究：1990 年河南省中医药科学技术进步三等奖。

（3）发表论文。

1）刘计，陈国华，王秀云，李威，付蔓华，刘惠霞，李立，王玉升．当归补血汤补气作用的实验研究［J］．中药药理与临床，1987（03）：7-10.

2）李树英，陈家畅，黄霞，杨安，苗利军．当归补血汤对培养心肌细胞缺糖缺氧性损伤的保护作用研究［J］．中国医药学报，1988（01）：27-29.

3）陈家畅，李树英，苗利军，杨安．当归补血汤对培养乳鼠心肌细胞缺糖缺氧损伤保护作用的超微结构研究［J］．中成药，1990（02）：25-26.

4）李树英，陈家畅，苗莉军，黄霞，杨安．当归补血汤对体外培养心肌细胞的作用［J］. 中药药理与临床，1991（05）：8-9.

5）张佩琛，周开，吴瑗，张佩江. 当归补血汤对糖尿病大鼠肾组织损伤的保护作用［J］. 中成药，2016，38（12）：2541-2545.

10. 益气活血法治疗冠心病临床与实验研究

（1）研究内容。

根据中医"无气即虚，必不能达于血管，血管无气，必停留而痕"的理论，结合临床所见冠心病患者均有不同程度的心悸、气短、倦怠、乏力等气虚表现，重用益气中药黄芪、黄精加以活血之品，制成"益气活血口服液"。

临床观察表明：益气活血口服液能明显减轻患者心绞痛症状（显效率87.8%），显著改善异常心电图（改善率59.3%），且对气短、乏力、心悸等症状亦较西药消心痛等对照减轻显著。实验显示：益气活血法具有明显抗垂体后叶素致心肌缺血作用，并能提高心肌对氧的利用率，增强耐缺氧能力，降低梗死心肌的耗氧量，缩小梗死范围，改善左室收缩功能。

因此认为，本病病机当是先有心气虚弱，血运迟涩，血脉受阻，逐步形成不同程度的瘀血，痰阻或由阳及阴，气虚导致阴虚等证，从而脉道不利，心脉失养，不荣则痛。也就是说，本病气虚为本，血瘀为标。益气活血法治疗冠心病，可以达到以补为通，以通为补，通补兼施，标本同治，提高疗效的目的。

（2）获奖成果。

益心汤（益气活血法）治疗冠心病临床与实验研究：1990年河南省中医药科学技术进步三等奖。

（3）发表论文。

张俊明，赵学军，孔莉，段玉强，高雅，李更生，曹健生，陈国华. 益气活血法治疗冠心病临床与实验研究［J］. 中国中西医结合杂志，1994（S1）：101-102.

11. 耐缺氧实验方法的改进

（1）研究内容。

"常压耐缺氧实验方法"的分析：以5种对中枢神经和心血管系统有兴奋或抑制作用的药物进行腹腔注射，观察小鼠在密闭瓶中呼吸停止时间及瓶内残余氧含量。结果显示，动物发生缺氧和窒息致死的时间受药物对其代谢和耗氧速度的影响很大，故此指标难以确切地说明药物的抗缺氧作用。

耐缺氧实验方法的改进：为消除因动物耗氧速度不一致所造成容器中含氧量的差别，设计了一个简便的实验装置：将受试动物分隔置于同一密闭透明容器中，使空气循环通过焦性没食子酸氢氧化钠溶液，以吸收氧及二氧化碳，用测氧仪测定容器中含氧量的变化。因动物均处于逐渐缺氧的相同环境中进行耐受力的对比，故呼吸停止时间的延长与当时含氧量的降低呈平行对应关系。通过对小鼠分别注射5种药物重复进行实验，进一步证实用该方法评价药物的耐缺氧作用更为客观、准确。此外，还设计了另一种可用于较大动物的实验装置，在缺氧过程中，可同时测定动物的氧耗量、心电图、脑电图、血压等多种指标，且同一动物能重复进行实验，为研究缺氧的病理生理机制及抗缺氧药物的筛选提供了较好的实验方法。

（2）获奖成果。

一个耐缺氧实验方法：1980年河南省医药卫生科技成果四等奖，1980年河南省重大科技成果四等奖。

（3）发表论文。

陈国华，王玉升. 一个耐缺氧实验方法. 全国第一届心血管药理学专业学术会议论文摘要汇编，1980.11.

（三）中医药防治心力衰竭研究

1. 研究内容

自20世纪90年代开始，研究院心血管研究室和心病科相继开展了益气活血法治疗慢性充血性心力衰竭的临床与实验研究、心力衰竭、心气虚证、心阳虚证与心钠素、脑钠素、肾素-血管紧张素-醛固酮关系的研究、益气活血利水法对慢性心力衰竭左室重构及神经内分泌影响的研究、舒张性心力衰竭中医证候分布规律及其治则治法临床研究、中老年人群心力衰竭综合防治技术与药物开发研究等科研项目的研究。

2. 获奖成果

益气活血法治疗慢性充血性心力衰竭的临床与实验研究：2013年河南省中医药科学技术成果一等奖。

三、中医药防治脑血管病研究

（一）大黄当归复方对缺血性脑卒中治疗作用机理的实验研究

1. 研究内容

国家自然科学基金资助课题（NO：38770566）。

该研究采用花生四烯酸颈内动脉注射的方法建立大鼠急性脑缺血病理模型，通过对模型大鼠脑缺血症状、脑电图、死亡率、花生四烯酸代谢、血小板聚集、氧化应激及脑组织病理形态等指标的观察与测定，研究与比较通腑化痰药大黄、瓜蒌和活血化瘀药当归组成的复方及各单味药对急性脑缺血的治疗作用及其可能的作用机理。

结果显示：①大黄当归复方能明显改善脑缺血症状，降低脑缺血模型大鼠的死亡率；对大鼠实验性脑缺血的急性期及恢复期均有明显的治疗作用，能显著改善与恢复脑电幅度和频率；对模型大鼠血小板聚集率和血小板最大聚集速度具有明显的抑制作用；降低大鼠脑缺血后异常增高的 $TXB_2/6-Keto-PGF1a$ 比值，降低脑缺血大鼠血浆血栓素 B_2（TXB_2）和过氧化脂质（LPO）水平；与模型对照组比较，缺血脑组织病理形态明显改善。②大黄当归复方疗效优于阿司匹林对照组。③各单味药对大鼠急性脑缺血均具有不同程度的治疗作用，但疗效明显低于大黄当归复方。说明大黄当归复方对实验缺血性脑卒中具有治疗作用，其机制可能与调节花生四烯酸代谢平衡、抑制血小板聚集性及抗氧化应激有关。

2. 获奖成果

大黄当归复方对缺血性脑卒中治疗作用机理的实验研究：1991 年河南省中医药科学技术进步奖二等奖。

3. 发表论文

（1）付蔓华，邹明辉，王玉升，王秀云，陈国华，刘惠霞，李立．花生四烯酸诱导的大鼠急性脑缺血机理的实验研究［J］．中国病理生理杂志，1991（06）：596-568.

（2）王玉升，邹明辉，付蔓华，王秀云，陈国华，刘惠霞，李立．当归注射液对急性脑缺血大鼠治疗作用机理的实验研究（简报）［J］．中国中药杂志，1993（01）：48-49.

（3）邹明辉，付蔓华，王玉升，王秀云，陈国华，刘惠霞，李立．通腑化痰活血复方对急性脑缺血大鼠的治疗作用．中西医结合杂志，1991（增刊）．

（二）通腑化痰活血法对实验性脑缺血的作用

1. 研究内容

国家中医药管理局青年基金项目。

该研究采用兔脑凝血活酶粉（高分子葡聚糖）左侧颈内动脉注射的方法造成大鼠脑栓塞模型。以川芎、红花、大黄、枳实、全瓜蒌、胆南星为通俯化痰活血法的代表药，将造模后动物分为活血（川芎、红花）治疗组、通腑化痰（大黄、枳实、全瓜、胆南星）治疗组、通腑化痰活血（全部上述药物）治疗组及阳性药尼莫地平对照组。分别在2 小时、3 天及 9 天不同时间观察了不同治则对大鼠脑组织病理变化（包括超微结构）、脑水肿、脑组织钙、钠离子含量、血液及血浆黏度、红细胞变形性、血细胞比容、血小板最大聚集率及 5 分钟有效解聚率、血浆 B-TG、cAMP 含量等变化。

结果表明：①通腑化痰活血法具有减轻栓塞脑组织的缺血性损伤、减轻脑水肿、钙拮抗、改善血液流变学、抑制血小板聚集、降低血浆 TG、增加 cAMP 含量等作用；②通腑化痰法对脑栓塞急性期（3 天以前）作用较明显，而活血法在恢复早期（6~24 天）作用明显；③通腑化痰活血法对缺血后脑组织及全身的保护作用优于通腑化痰法及活血法。从而证明了通腑化痰活血法对缺血性中风后的脑组织和全身的病理生理改变具有明显的保护和治疗作用。

2. 获奖成果

通腑化痰活血法对实验性脑缺血的作用：1993 年河南省中医药科学技术进步二等奖。

3. 发表论文

李威，邹明辉，李秋风，苗利军，杨宁辉．通腑化痰活血法对大鼠脑梗塞后血液流变学的影响［J］. 中药药理与临床，1996（03）：3-6.

（三）针刺治疗缺血性脑血管病机理的实验研究

1. 研究内容

国家自然科学基金资助项目（NO：39270837）。

针刺治疗缺血性脑血管病（ICVD）已被临床证明具有肯定的疗效，方法较多。临床研究的局限性使其不能深入地揭示针刺的治疗机理。而现有的实验研究仅限于单一针法对脑缺血的影响，且各家采用的动物品种、模型及指标等均不完全相同，无法对不同针法的治疗作用及机理进行研究和比较。本项目选用局灶性脑缺血和全脑缺血再灌流两种动物模型，研究和比较临床治疗脑缺血有效的五种针刺方法对大鼠脑缺血的治疗作用和机理。

（1）不同针刺方法对急性局灶性脑缺血模型大鼠的影响。

采用结扎一侧大脑中动脉（MCA）方法造成大鼠局灶性脑缺血模型（MCAO），通过对模型大鼠体重、神经病学症状、被动性条件反射、血液流变性、脑梗死面积及脑组织病理学等指标的观察与测定，研究与比较头针、醒脑开窍、循经取穴、电针、巨刺加运动和非穴位针刺对 MCAO 大鼠急性期的影响。结果表明：头针、醒脑开窍、循经取穴和电针均能明显改善急性期神经病学症状，提高记忆能力，降低血液黏度，缩小梗死面积，促进梗死灶内新生毛细管和胶质细胞增生修复，以头针和循经取穴电针疗效最佳。巨刺加运动和非穴位针刺对上述各项指标无明显影响。

（2）不同针刺方法对全脑缺血再灌流模型大鼠的影响。

采用闭塞基底动脉后关闭和开放双侧颈总动脉（CCA）的方法造成大鼠全脑缺血再灌流模型，通过对模型大鼠脑电图（EEG），脑组织水、Ca^{2+}、Na^+、K^+、超氧化物歧化酶（SOD）、丙二醛（MDA）含量等指标的观察与测定，观察醒脑开窍针法和电针对全脑缺血再灌流模型大鼠的影响。结果表明：电针可延长 CCA 阻断后 EEG 消失时间，缩短再灌流 EEG 出现和恢复时间，降低脑组织水、Ca^{2+} 和 MDA 含量，对 Na^+、K^+ 和超 SOD 活性无明显影响；醒脑开窍可明显延长 CCA 阻断后 EEG 消失时间，降低 MDA 含量，对其他指标无明显影响。

（3）电针对恢复期局灶性脑缺血模型大鼠的影响。

通过结扎大鼠一侧大脑中动脉造成局灶性脑缺血，研究电针对恢复期模型大鼠神经病学、被动性条件反射、血液流变性、脑梗死面积及脑组织病理学指标的影响。结果表明：与急性期比较，恢复期体重、血液黏度有所改善，脑梗死面积明显缩小，梗塞灶已部分被新生毛细血管及胶质细胞覆盖；神经病学症状和记忆能力无明显变化。电针能改善局灶性脑缺血模型大鼠恢复期神经病学症状，提高记忆能力，显著缩小脑梗死面积，促进坏死灶内新生毛细血管和胶质细胞增生修复，对血液黏度无明显影响。

该研究利用两种标准动物模型，从生理、生化及病理等不同方面和整体、器官、细胞和分子的不同水平深入地研究和比较了临床常用几种针刺方法对脑缺血的治疗作用和机理，国内外均未见报道。该研究为针刺方法学、针灸理论、穴位特异性和临床应用提供了可靠的实验依据。

2. 获奖成果

针刺治疗缺血性脑血管病机理的实验研究：1998 年河南省中医药科学技术进步一等奖，1999 年河南省科技进步二等奖，1999 年河南省第十届发明展金牌奖。

3. 发表论文

（1）王玉升，王军，范军铭，贾士奇，陈国华. 电针对急性局灶性脑缺血模型大鼠的影响［J］. 中国针灸，1996（09）：34-36+62.

（2）李威，范军铭，贾士奇，陈国华，周红霞. 电针对大鼠全脑缺血再灌流损伤的保护作用［J］. 中国针灸，1996（11）：21-22+60.

（3）雷新强，王军，王玉升，贾士奇，陈国华. 头针对急性局灶性脑缺血模型大鼠的影响［J］. 中国中西医结合杂志，1997（09）：544-546.

（4）雷新强，王军，贾士奇，王玉升，陈国华. 醒脑开窍针法对大鼠局灶性脑缺血的影响［J］. 中医研究，1998（04）：52-54.

（5）王军，雷新强，范军铭，王玉升，陈国华. 针刺不同侧肢体穴位对急性局灶性脑缺血模型大鼠的影响［J］. 中国针灸，1999（12）：47-50.

（6）王军，贾士奇，雷新强，王玉升，陈国华. 电针对恢复期局灶性脑缺血大鼠的影响［J］. 中国中西医结合杂志，2000（S1）：17-19.

（四）循经取穴电针抗实验性脑缺血作用与机理研究

1. 研究内容

河南省自然科学基金资助课题（NO：984021000）。

在以往研究的基础上（针刺治疗脑血管病机理的实验研究：国家自然科学基金资助项目），根据缺血及缺血再灌注性脑损伤病理生理机制最新研究进展，采用大鼠局灶性脑缺血、局灶性脑缺血再灌注、全脑缺血再灌注、脑反复缺血再灌注认知功能障碍等多种动物模型，利用生理、生化、病理和分子生物学等多学科检测技术，通过对脑梗死面积、血管活性物质、炎性细胞因子、脑组织 Ca^{2+} 含量、氧化应激、氨基酸递质、细胞凋亡及相关基因表达等指标的观察与测定，从整体、器官、细胞和分子水平研究循经取穴电针对急、慢性脑缺血及缺血再灌注损伤的保护作用机制。

结果表明：① 循经取穴电针能明显改善局灶性脑缺血大鼠神经病学症状，提高学习记忆能力，显著缩小脑梗死面积。进一步证明循经取穴电针对实验性脑缺血具有确切的治疗作用。② 循经取穴电针能显著升高局灶性脑缺血大鼠血清 SOD 活性，显著降低 MDA 含量。说明循经取穴电针对缺血性脑损伤的作用机制与抗氧化和自由基清除有关。

③ 血栓素 A_2（TXA_2）和前列环素 I_2（PGI_2）均为花生四烯酸（AA）代谢产生的生物活性物质，TXB_2 和 6-Keto-PGF_{1a} 分别为 TXA_2 和 PGI_2 代谢产物，TXA_2/PGI_2 比例失调，出现继发性血小板聚集、血管收缩和血栓形成，进一步加重缺血性脑损伤。循经取穴电针能明显升高局灶性脑缺血大鼠血浆 6-Keto-PGF_{1a}，显著降低血浆 TXB_2 含量。说明循经取穴电针抗缺血性脑损伤的作用机理之一与调节 AA 代谢及 TXB_2/6-Keto-PGF_{1a} 比值有关。④ 循经取穴电针在降低全脑缺血再灌注模型大鼠脑组织升高的 Ca^{2+} 含量及明显减轻脑水肿的同时，能显著降低模型大鼠血浆炎性细胞因子（IL-1β、IL-6、TNF-a）和缩血管活性物质（ET）含量，升高 NO 含量，说明循经取穴电针可通过抑制炎症级联反应和调节血管活性物质的生理平衡，减轻脑组织损伤程度。⑤ 循经取穴电针在降低全脑缺血再灌注模型大鼠脑组织升高的 Ca^{2+} 含量及明显减轻脑水肿的同时，能明显降低模型大鼠脑组织升高的兴奋性氨基酸递质含量，说明其具有降低兴奋性氨基酸神经毒性作用。⑥ 循经取穴电针能明显减少局灶性脑缺血再灌注模型大鼠大脑皮质与海马神经细胞凋亡，降低 caspase-3 基因表达，升高 Bcl-2/Bax 比值。说明循经取穴电针可通过对 caspase 和 Bcl-2 两大家族的调节而抑制细胞凋亡，从而减轻缺血脑组织迟发性神经细胞死亡。⑦ 循经取穴电针能明显改善缺血再灌注脑损伤模型大鼠认知功能障碍，提高空间学习记忆能力和中枢胆碱能神经功能，降低脑组织氧化应激反应。说明电针对中风后遗症和血管性痴呆具有一定的预防和治疗作用。⑧ 针刺治疗缺血性脑血管病具有明显的穴位特异性。

本课题通过对循经取穴电针预防和治疗缺血性脑血管病的系列实验研究，将进一步扩大电针的预防和治疗范围，为针刺的临床应用提供了可靠的实验依据，为丰富传统中医针灸理论奠定一定的基础。

2. 获奖成果

循经取穴电针抗实验性脑缺血作用与机理研究：2008 年河南省中医药科学技术进步一等奖，2009 年河南省科技进步三等奖，2013 年中华中医药学会科学技术三等奖。

3. 发表论文

（1）王军，周红艳，王玉升，于震，高丽君. 电针对局灶性脑缺血大鼠花生四烯酸和自由基代谢的影响［J］. 中医研究，2007（02）：14-17.

（2）王军，马开，屠万倩. 电针对全脑缺血再灌注大鼠脑组织氨基酸递质的影响［J］. 辽宁中医杂志，2007（02）：226-228.

（3）王军，范军铭，于震，王玉升，周红艳. 电针对全脑缺血再灌注大鼠血中一氧化氮、内皮素含量的影响［J］. 针刺研究，2007（02）：98-101.

（4）王军，于震，贾士奇，周红艳，王玉升. 电针预处理对全脑缺血再灌流大鼠炎性细胞因子的影响［J］. 中国实用医药，2008（06）：4-5.

（5）范军铭，王军，贾士奇，王玉升. 电针抗大鼠局灶性脑缺血的穴位特异性研究

[J]．中医研究，2008（11）：9-11.

（6）Effects of acupoint versus non-acupoint electroacupuncture on cerebral cortical neuronal Bcl-2, Bax and caspase-3 expression in a rat model of focal cerebral ischemia [J]. Neural Regeneration Research, 2008, 3（12）：1308-1313.

（7）贾士奇，王军，曹金梅，刘惠霞，张薇．电针对血管性痴呆大鼠学习记忆能力及脑组织 AchE 的影响 [J]．辽宁中医杂志，2009，36（04）：650-652.

（8）周红艳，范军铭，王军．电针对局灶性脑缺血大鼠海马神经细胞凋亡及 Bcl-2、Bax、caspase-3 表达的影响 [J]．辽宁中医杂志，2009，36（08）：1427-1429.

（9）范军铭．电针对脑卒中后抑郁大鼠单胺类递质的影响 [C]．2011 中国针灸学会年会论文集（摘要），2011：6.

（10）行书丽，董永书，段晓晶，范军铭．针刺对脑卒中后抑郁大鼠行为学表现的影响 [J]．新乡医学院学报，2014，31（07）：509-512.

（五）生姜对实验性脑缺血治疗作用与机制研究

1. 研究内容

生姜是姜科植物姜（Zingiber officinales rosc.）的新鲜根茎，既是食品，又是临床广泛应用的传统中药。该课题根据传统中医药理论和生姜的现代药理研究进展，结合缺血及缺血再灌注脑损伤的病理生理机制，进行生姜对实验性脑缺血再灌注损伤保护作用与机理研究。

（1）采用开颅直接结扎大鼠大脑中动脉局灶性脑缺血模型，积分法测定 MCAO 大鼠神经病学症状等级，避暗法测定被动性条件反射潜伏期和错误次数，氯化三苯基四氮唑（TTC）染色法测定大脑梗死面积，研究生姜对脑缺血的治疗作用。结果表明：生姜汁能明显改善 MCAO 大鼠神经病学症状，延长被动性条件反射潜伏期及减少错误次数，提高记忆能力，显著缩小脑梗死面积，与模型对照组比较有显著性差异（P<0.05~0.001）。

（2）采用结扎小鼠双侧颈总动脉反复缺血再灌注模型（CIR），干湿重法测定脑组织含水量，化学比色法测定脑组织 Na^+，K^+- ATP 酶、Ca^{2+}-ATP 酶、超氧化物歧化酶（SOD）活性和丙二醛（MDA）含量。研究和比较生姜挥发油、乙醇提取物、水提取物、混合物对全脑缺血再灌注损伤的保护作用，确定与比较不同提取物的有效剂量和量效关系。结果显示：生姜挥发油、乙醇提取物、水提取物和混合物均能显著升高反复缺血再灌注模型小鼠脑组织 Na^+，K^+- ATP 酶、Ca^{2+}-ATP 酶活性和 SOD 活性，显著降低脑组织含水量和 MDA 含量，与模型对照组比较有显著性差异。挥发油和水提物具有明显的剂量依赖性，醇提物和混合物以低剂量的药效最为显著；挥发油高剂量、醇提物和混合物低剂量对脑组织 Na^+，K^+- ATP 酶和 Ca^{2+}-ATP 酶活性的升高作用明显优于尼莫地平（P<0.05）。

（3）根据生姜传统的药用和食用方式，结合不同提取物的量效关系曲线，分别采用采用 Pulsinelli's 四动脉阻断法造成大鼠全脑缺血再灌注损伤模型（CIR）、线栓法大鼠局灶性脑缺血再灌注损伤和反复结扎与开放双侧颈总动脉大鼠脑缺血再灌注认知功能障碍模型，全自动凝血分析仪测定血浆凝血活酶时间（APTT）、凝血酶原时间（PT）、凝血酶时间（TT）和纤维蛋白原含量（FIB），干湿重法测定脑组织含水量，高效液相色谱法测定脑组织谷氨酸（Glu）、天冬氨酸（Asp）和甘氨酸（Gly）含量，原子吸收分光光度计测定脑组织 Na^+、K^+、Ca^{2+} 含量，光化学比色法测定脑组织 Na^+、K^+-ATP 酶、Ca^{2+}-ATP 酶、SOD 活性和 MDA 含量，末端脱氧核糖核酸介导生物素化脱氧尿嘧啶缺口末端标记（TUNEL）法测定大脑皮质和海马凋亡神经元，免疫组织化学方法研究大脑皮质和海马神经元 capase-3、Bcl-2 和 Bax 基因表达，HE 染色观察大脑皮质和海马组织病理形态学改变，酶联免疫吸附法（ELISA）测定脑组织炎性细胞因子（IL-1β、IL-6、IL-8、TNF-α）和黏附分子（ICAM-1、VCAM-1、E-seletin、P-seletin）含量，Morris 水迷宫定位航行实验和空间探索实验测定大鼠空间学习记忆能力，光化学比色法测定大脑皮质和纹状体乙酰胆碱酯酶（AchE）活性，从整体、器官、细胞和分子水平研究生姜水提物对急、慢性脑缺血再灌注损伤的保护作用机制。结果表明：生姜水提物可通过阻滞细胞内钙超载、减轻兴奋性氨基酸神经毒性作用、调节能量代谢、抗氧化应激、抑制细胞凋亡和炎症级联反应等多种机制和途径实现对脑缺血及缺血再灌注损伤的保护作用。

该研究采用公认的脑缺血模型和可靠的检测指标，首先确定生姜对脑缺血的治疗作用；在此基础上，进行不同提取物的药效学比较。根据传统的药用和食用方式，结合不同提取物的量效关系曲线，选择生姜水提物进行作用机制研究。选用大鼠和小鼠两种动物和多种脑缺血及缺血再灌注模型研究和验证生姜抗脑缺血作用与机制，实验结果更具可信性。根据缺血及缺血再灌注性脑损伤病理生理机制，利用生理、生化、病理、免疫组织化学和分子生物学等多学科技术与手段，从整体、器官、细胞和分子水平研究生姜对缺血及缺血再灌注性脑损伤的保护作用机制。通过对生姜防治缺血性脑血管病的系列实验研究，将扩大生姜的治疗和保健范围，为临床应用提供了一定的科学依据。为进一步进行生姜抗脑缺血药效物质基础研究和开发防治心脑血管病的药物和保健食品奠定基础。

2. 获奖成果

生姜对实验性脑缺血治疗作用与机制研究：2009 年河南省中医药科学技术成果一等奖。

3. 发表论文

（1）王军，黄启福. 生姜抗脑缺血的药理研究 [J]. 中医药临床杂志，2006（04）：410-412.

（2）王军，张薇，王玉升，刘惠霞，黄启福. 生姜水提物对脑缺血再灌注损伤的保护作用 [J]. 中医药临床杂志，2007（01）：23-24.

（3）王军，张磊，王子华，黄启福. 生姜醇提物对脑缺血再灌注小鼠脑组织 ATP 酶和自由基代谢的影响［J］. 江苏中医药，2007（04）：59-60.

（4）张关亭，王军，张磊，刘惠霞，张薇. 生姜水提物对全脑缺血再灌注大鼠凝血功能的影响［J］. 中医研究，2007（04）：18-20.

（5）王军. 生姜对实验性脑缺血再灌注损伤保护作用与机理研究［D］. 北京中医药大学，2007.

（6）王子华. 生姜水提物防治血管性痴呆的实验研究［D］. 河南大学，2007.

（7）王军，刘惠霞，张薇，黄启福. 生姜挥发油对脑缺血再灌注损伤的保护作用［J］. 中医杂志，2007（07）：644-646.

（8）张红霞，王军. 生姜醇提物药理学研究进展［J］. 中医研究，2008（03）：60-62.

（9）张红霞. 生姜对全脑缺血再灌注大鼠脑组织炎性细胞因子和黏附分子的影响［D］. 河南大学，2008.

（10）李荣，王军，贾士奇，王玉升. 生姜对局灶性脑缺血模型大鼠的影响［J］. 中国现代药物应用，2008（13）：1-3.

（11）王军，黄启福，贾士奇，王子华. 生姜水提物对血管性痴呆模型大鼠的影响［J］. 医学研究杂志，2008（08）：33-37.

（12）贾士奇，王军，张红霞，黄霞，孙为，傅蔓华. 生姜对局灶性脑缺血大鼠海马神经细胞凋亡及相关蛋白表达的影响［J］. 中国实验方剂学杂志，2011，17（03）：163-166.

（13）王军，张红霞，贾士奇，王玉升. 生姜对全脑缺血再灌注大鼠脑组织炎性细胞因子和黏附分子含量的影响［J］. 医药论坛杂志，2011，32（15）：12-14+18.

（14）王军，于震，张红霞，贾士奇，黄霞. 生姜对局灶性脑缺血再灌注大鼠皮层神经细胞凋亡及 Bcl-2，Baxc，aspase-3 表达的影响［J］. 中国中药杂志，2011，36（19）：2734-2736.

（15）王军，黄启福，刘惠霞，张薇. 生姜水提物对全脑缺血再灌注大鼠脑组织氨基酸递质的影响［J］. 中国实验方剂学杂志，2011，17（21）：184-187.

（六）从天人相应学说探讨脑卒中发病、死亡与时间节律关系的研究

1. 研究内容

该研究通过对郑州管城、中原两区 206 502 人自然人群，采用现代流行病学手段及方法，统一标准，严格质量控制，观察起点和终点明确，人员经过专业培训，SPSS 微机处理数据，对该区自然人群中的脑卒中发病、死亡与时间节律（包括气温、湿度、季节、月份、24 节气，月亮盈亏）关系，按照农历月、日进行 4 年前瞻性动态监测，系统观察中医天人相应理论在脑卒中病的发病、死亡中的实际应用规律。

郑州地区 4 年脑卒中属脑出血者（包括蛛网膜下腔出血）发病 433 人、死亡 371

人，脑血栓形成（不包括脑栓塞）发病 315 人、死亡 85 人，无法分类者 36 人。根据中医病因、病机分析：脑出血为阳病，属实证；脑血栓形成为阴病，属虚证。前者发病 9 月至 12 月 4 个月为高峰期，死亡 11 月至正月为高峰，与气温有明显相关性（$P<0.01$ 和 $P<0.001$）；温度越低，其发病、死亡人数越多，而且多在 24 节气中的小寒、月亮盈亏的望月。望月发病者其死亡可能性较大，或者说脑出血在望月发病时，病情较严重，预后较差（$X^2 = 7.2609$，$P<0.01$）；发病、死亡低峰在大暑和立秋。分年度分析统计，4 年中 3 年规律一致。脑血栓形成发病、死亡与气温、湿度不相关，24 节气中以小暑发患者数量多，分年度分析统计，规律性不强。发病和死亡在月亮盈亏分布构成比中，朔月多于望月，按照祖国医学理论分析，地球绕太阳转，夏至时太阳黄经为 90°，即一年中日照时最长，此后将转入逐日渐长，谓之阴之极、阳始生，对于素体阳亢之证，遇到阳气上升的小寒和月望之时，形成阳阳的局面，造成实实的结局，为脑出血发病的时节；而对人体素虚的人来说，遇到阴气上升的小暑和朔月阴盛之时，气血不能运行而发生脑血栓。

2. 获奖成果

从天人相应学说探讨脑卒中发病、死亡与时间节律关系的研究：1992 年河南省中医药科技进步奖三等奖，1993 年度河南省科技进步三等奖。

3. 发表论文

陈阳春，李震生，侯勇谋，米巧玲，徐毅，袁杰，王汝坤，严惠，陈佃夫校. 从天人相应学说探讨郑州地区脑卒中发病、死亡与时间节律关系 [J]. 中医研究，1994（01）：18-21.

（七）中风主要证型血液动力流变学研究

1. 研究内容

该课题从血液动力流变学角度，利用复旦大学柳兆荣教授建立的颈动脉压力脉搏图等先进方法，通过计算机处理，得出颈动脉固有弹性、心脏功能等指标，再结合血液流变学的检测数据，通过综合分析，揭示出中风病发病率较高的风痰瘀血型、肝阳暴亢型、气虚血瘀型及中风先兆的发病机理及辨证分型依据。研究结果表明：中风主要证型患者具有七高二低的病理变化，各证型不同，在血液动力流变学的改变上也各具特征，中风先兆患者的病理变化是七高一低。中风病三个主证型的区别是：风痰瘀血型的血液黏滞性最大，高黏性黏弹比值最高；肝阳暴亢型的颈动脉故有弹性最低，压弹比值最高；气虚血瘀型的心脏射血分数最低，颈动脉外周阻力最大。差别具有统计学意义（$P<0.01$）。该研究成果对中风病的预测、辨证诊断与疗效观察均具有积极的指导意义。

2. 获奖成果

中风主要证型血液动力流变学研究：1994 年河南省中医药科学技术进步奖三等奖。

3. 发表论文

郝长源，董金霞，王士旗. 颈动脉固有顺应性变化对脑中风病诊断的意义 [J]. 中医研究, 1993（04）：29-30.

（八）脑血宁口服液治疗中风先兆的临床与实验研究

1. 研究内容

脑血宁口服液系用生黄芪、川芎、全虫等益气活血、祛风通络中药制成的口服液制剂，用于治疗气虚血瘀型中风先兆，减少脑血栓形成。

药理研究表明：脑血宁口服液能明显延长小鼠尾出血时间，减轻家兔实验性血栓形成，减少体外血栓形成的长度、湿重和干重，抑制 ADP 诱导的大鼠血小板聚集，显著改善局灶性脑缺血模型大鼠神经病学症状，缩小梗塞面积，促进坏死灶内血管和胶质细胞增生修复，减少脑组织水肿和炎性细胞浸润。

临床观察：1991—1996 年，共观察 94 例中风先兆患者。脑血宁口服液治疗组总有效率为 89.36%，与肠溶阿司匹林对照组（总有效率为 85.71%）比较有显著性差异（$P< 0.05$）；治疗后血液高切黏度、低切黏度、血浆黏度、红细胞压积、纤维蛋白原含量与治疗比较有显著性差异（$P< 0.05\sim0.01$）；治疗组在改善高切黏度、血浆黏度这两指标优于对照组，对细胞免疫功能有很显著的改善作用。

2. 获奖成果

脑血宁口服液治疗中风先兆的临床与实验研究：1997 年河南省中医药科学技术进步二等奖。

3. 发表论文

（1）贾士奇，郭湘云，徐毅，周红霞，岳翔. 脑血宁口服液抗血栓形成作用的实验研究 [J]. 中国中医药科技，1995（04）：28-29.

（2）陈阳春，徐毅，王守富，王成聚，吕家珍，姚玉琴. 脑血宁口服液治疗中风先兆 94 例 [J]. 中医研究，1997（04）：19-22.

（3）贾士奇，王军，王玉升，周红艳，郭湘云. 脑血宁口服液对大鼠局灶性脑缺血的保护作用 [J]. 中国药学杂志，1999（12）：17-19.

（九）益智康泰口服液治疗中风后遗症智力障碍的临床与实验研究

1. 研究内容

该研究挖掘金元四大家之一刘河间《伤寒三书·宣明论》，原治疗痱证（即中风），书中云："痱证，主肾虚，黄饮子主之，肾虚弱厥逆语声不出，足废不用"。该方药不同于一般从"痰"、从"火"治疗，而是立足于肾虚痰浊治疗。该研究将本方药专用于治疗中风后遗症所致的智力障碍，制成口服液，故定名为"益智康泰口服液"，进行临床与实验研究。

主要药效学研究表明：①益智康泰口服液能显著提高正常小鼠的学习记忆能力，与空白对照组比较有显著性差异（$P<0.05\sim0.01$）。②益智康泰口服液能明显改善樟柳碱所致获得性障碍模型小鼠的学习记忆能力，与模型对照组相比，差异显著（$P<0.05\sim0.01$）。③益智康泰口服液能明显改善乙醇所致记忆再现缺失模型小鼠的学习记忆能力

（$P<0.05\sim0.01$）。④益智康泰口服液能显著延长小鼠的游泳获奖时间和低温存活时间（$P<0.05\sim0.01$）。⑤益智康泰口服液具有增强机体细胞免疫、体液免疫功能及非特异性免疫功能。

临床研究：由河南省中医药研究院附属医院、济南军区总医院和郑州市中医药对中风后智力障碍 121 例患者观察，采用长谷川智力量表评分法，观察服用益智康泰口服液前、后分值变化，自身前后对照分析，结果表明，服益智康泰口服液后总显效率为37.2%，比服药前（22.3%）明显提高，差别显著（$P<0.02$），总有效率为97.1%。

2. 获奖成果

益智康泰口服液治疗中风后遗症智力障碍的临床与实验研究：1997 年河南省中医药科学技术进步二等奖。

（十）脑血通口服液治疗缺血性中风的机理研究

1. 研究内容

脑血通口服液由天麻、钩藤、鲜竹沥、全瓜蒌、水蛭、丹参、川芎、当归、赤芍、怀牛膝、丝瓜络等组成。其中天麻、钩藤、牛膝具有熄风，补益肝肾，引血下行的功效；全瓜蒌、鲜竹沥豁痰开窍；赤芍、水蛭逐瘀破血；丹参、赤芍、当归、川芎活血养血；既助水蛭去瘀；又有活血而不伤好血之妙；丝瓜络通络。全方为化痰熄风、祛瘀通络之剂。

（1）药理学研究：①采用动-静脉旁路血栓形成法，研究脑血通口服液对家兔血栓形成的影响。结果表明：脑血通口服液对家兔血栓形成具有明显的抑制作用，与空白组及阳性对照药比较均有显著性差异。②采用阻断大鼠一侧大脑中动脉的方法造成局灶性脑缺血模型，观察对神经病学症状、被动性条件反射、脑梗死面积、脑组织病理学、血液流变性、血小板聚集、超氧化物歧化酶、丙二醛、一氧化氮、血栓素 B_2 和 6-酮-前列腺素 F1a 等指标的影响。结果表明：脑血通口服液能明显改善脑缺血大鼠神经病学症状，缩小脑梗死面积，促进坏死灶内出血吸收和胶质细胞增生修复，减少周围区水肿和炎症反应，降低模型大鼠血液黏度和血小板聚集，显著提高超氧化物歧化酶活性和一氧化氮含量，降低丙二醛含量和血栓素 B_2 与 6-酮-前列腺素 F1a 比值。说明脑血通口服液对大鼠缺血性脑损伤具有明显的保护作用，其作用机制与改善模型大鼠血液流变性、抗氧化及调节血栓素 B_2 和 6-酮-前列腺素 F1a 比值等有关。③急性毒性实验研究表明：未见明显毒、副作用。

（2）临床研究：采用中西医双重诊断标准及中医辨证标准，纳入病历随机分为治疗组及对照组，30 天为一疗程，进行安全性观测、疗效性观测、临床检验指标观测，对所得资料进行统计学处理。临床研究表明：脑血通口服液治疗缺血性中风总有效率达94%，与对照组对比有显著性差异，并有明显降低血脂、血糖、血压的作用。

2. 获奖成果

脑血通口服液治疗缺血性中风机理研究：2001 年河南省中医药科学技术进步二等

奖，2002 年河南省科技进步三等奖。

3. 发表论文

（1）王军，于震，周红霞，王玉升，贾士奇．脑血通对局灶性脑缺血大鼠病理改变的影响［J］．辽宁中医杂志，2001（11）：701-702.

（2）李华，王军，高丽君，楚海波，郭永成．脑血通口服液对局灶性脑缺血大鼠的影响［J］．中国医药学报，2002（08）：504-506.

（3）于震，周红艳，王军，王玉升，刘建勋．脑血通口服液对局灶性脑缺血大鼠血液流变性和生化指标的影响［J］．中国实验方剂学杂志，2005（03）：43-45.

（十一）牡丹皮及其活性部位抗缺血性中风的实验研究

1. 研究内容

河南省杰出青年科学基金项目，国家"十一五"支撑计划项目，河南省重点科技攻关计划项目，河南省科技创新人才计划项目。

（1）牡丹胶囊的研制及抗脑缺血作用实验研究。

提取分离牡丹皮中芍药苷等总苷类成分和丹皮酚等酚酸类成分，优化制备工艺，制成牡丹胶囊。建立牡丹胶囊中芍药苷和丹皮酚同时测定的定量方法，结合薄层定性鉴别，共同控制提取物的内在质量。

采用大鼠四动脉阻断全脑缺血再灌注模型，观察牡丹胶囊对大鼠缺血再灌注脑损伤的预防和治疗作用及其可能的作用机制。结果表明：牡丹胶囊能明显升高脑缺血再灌注大鼠脑组织 SOD 活性，显著降低脑组织 MDA 含量，明显减轻脑组织水肿，显著延长凝血酶时间，降低血浆 FIB 含量。

在 GLP 实验室，规范化开展了 Beagle 犬灌胃牡丹胶囊 9 个月多次给药长期毒性实验。结果表明：对 Beagle 犬有害作用剂量为 2.08 g/kg，该剂量可引起 Beagle 犬腹泻和降低血脂，未见明显病理组织学改变。停药 1 月后，血脂恢复正常水平。对 Beagle 犬有害作用阈为 1.04 g/kg，该剂量除引起腹泻外，未见其他异常；对 Beagle 犬无害作用剂量为 0.52 g/kg。

2006 年通过河南省科技厅组织的结题验收；2011 年通过科技部组织的结题验收。

（2）人参牡丹皮提取物（益气活血风静胶囊）抗缺血性中风的实验研究。

采用正交试验法对人参总皂苷、丹皮酚和牡丹皮总苷的提取纯化等参数进行了优选，确定了人参和牡丹皮有效部位的最佳提取工艺。建立了同时测定人参牡丹皮有效部位中人参皂苷 Rg_1、Re、Rb_1、Rd、丹皮酚和芍药苷等 6 种活性成分含量的方法，经方法学考察证明此法简便、准确、重复性和稳定性较好，可以用于人参-牡丹皮有效部位的质量控制。

分别采用大鼠动-静脉旁路法血栓形成模型、阻断大鼠一侧大脑中动脉局灶性脑缺血模型、大鼠四动脉阻断全脑缺血再灌注损伤模型及犬脑血流动力学实验等方法，通过对血栓重量与长度、神经病学症状、被动性条件反射、血液流变性和血小板聚集、NOS、

NO、ET、NMDAR1 蛋白表达、脑梗死面积、脑组织病理学、脑血流量、脑血管阻力、血压、心率、SOD、MDA 及凝血功能等指标的观察与测定，研究益气活血风静胶囊对缺血性脑损伤的神经保护作用。结果显示：益气活血风静胶囊对实验性脑缺血及缺血再灌注性脑损伤具有明显的神经保护作用，对血栓形成和血小板聚集具有明显的抑制作用。

2016 年、2017 年通过河南省科技厅组织的结题验收。

2. 发表论文

（1）张留记，屠万倩，屈凌波，赵玉芬. 不同产地牡丹皮中丹皮酚和芍药甙含量的 HPLC 法测定 [J]. 信阳师范学院学报（自然科学版），2007（02）：223-225+251.

（2）屠万倩. 牡丹皮的研究进展 [A]. 中国药学会中药与天然药物专业委员会. 第十届全国中药和天然药物学术研讨会论文集 [C]. 中国药学会中药与天然药物专业委员会：中国药学会，2009：5.

（3）李向阳，屠万倩，张留记. RP-HPLC 法测定不同产地的牡丹皮中芍药苷和丹皮酚的含量 [J]. 中药新药与临床药理，2011，22（05）：563-565.

（4）张留记，杨明杰，屠万倩. HPLC 法同时测定人参-牡丹皮成分组中 6 种有效成分的含量 [J]. 中药新药与临床药理，2014，25（06）：746-749+769.

（5）李向阳，周志敏，张留记. 人参牡丹胶囊的提取工艺研究 [J]. 中医研究，2015，28（03）：67-70.

（6）张留记，周志敏，屠万倩，杨明杰. 反相高效液相色谱法测定牡丹皮中苯甲酸和苯甲酰基总苷 [J]. 中南药学，2017，15（05）：671-673.

四、针灸经络研究

（一）经络学说的研究

1959 年 3 月，河南省中医研究所成立后，制订经络学说研究计划，在经络研究方面，对 3 046 人的穴位进行了经络探测仪探测，实验室做了 36 次动物试验以证明经络的存在。结果显示其经络线路和穴位与古人记载基本吻合。1959 年 6 月，总结撰写《关于经络学说实质的探讨》，收录于《经络测定仪研究》一书（中央第一机械工业部科学院编）。同年 12 月，组织编写《经络测定技的诊断原理及其使用方法》。

（二）针灸治疗聋哑

1959 年 9 月，与河南中医学院针灸教研组合作，在郑州市聋哑学校开展了针治聋哑的研究，对 150 名聋哑学生进行连续 2 年的针刺治疗，通过系统观察，有效率为 75.62%。语言能力具有不同程度的改善。1960 年，撰写了《针治聋哑症 150 例疗效观察》论文，1961 年在武昌全国针治聋哑经验交流会上宣读。

（三）"针、药、术"结合研究

1969—1972 年，在河南中医学院禹县门诊部开展小儿麻痹症、内科常见病、神经痛、高血压、脑血管意外、多发性神经根炎、侧索硬化等病的中药和针刺治疗的临床研究。采用针刺耳针、肺点、神门、眼点加合谷穴，完成 74 例痔疮及眼科手术的针刺麻醉，针刺麻醉效果达到 80%。

为了开展对经络感传现象与针刺镇痛关系的研究，以多种疼痛性疾病为重点，进行了 332 例临床观察，其中发现了经络敏感者 10 例。验证了敏感型对疼痛性疾病关系，为进一步深入研究提供了一定的科学依据。

（四）新穴位——环上穴治疗子宫脱垂的研究

1. 研究内容

1974 年，在进行针刺手法和穴位的研究中，发现以往治疗子宫脱垂的一些穴位效果往往不够理想。根据针灸局部取穴的原理，经过多次临床实践与研究，发现了一个新穴位——环上穴。通过对 285 例子宫脱垂患者临床研究表明：有效率达 88.4%，其中治愈率 59.6%、显效率 15.1%、有效率 13.7%、无效率 11.6%，具有速效、长效的特点。①取穴：自尾髓骨至大转子取一连线，连线中点上 2 寸即环中穴，环中穴的外上 5 分处即环上穴。体位采取侧卧位，下腿伸直，上腿屈曲，上身稍向前倾（如取环跳穴时的体位）。②针法：用 26 号 6 寸长的毫针，以 90°角，直刺 4~6 寸深，针尖向子宫体方向，手法以提插为主，用雀啄式点刺手法，可产生触电样针感放射至前阴部（生殖器）和少腹部，针至有感觉为度。一般点针 3~5 次子宫脱出就有上提感。每次针一侧，每天针一次，两侧穴位交替使用。不留针、不捻转。深刺环上穴治疗子宫脱垂，用穴少，痛苦小，疗效快，效果好，简便易行，适合广大农村的需要。

2. 获奖成果

针灸穴位的研究：1978 年河南省重大科技成果一等奖。

3. 发表论文

毕福高. 针刺环上穴治疗子宫脱垂 285 例疗效观察 [J]. 新医药学杂志，1975 (11)：32-33.

（五）针刺镇痛研究

1. 环中上穴针刺治疗坐骨神经痛的研究

（1）研究内容。

环中上穴系国内名老中医毕福高研究员积 40 年针灸临床实践所发现，十几年来应用该穴治疗坐骨神经痛数千例，治愈率、显效率均优于其他方法。该课题采用半定量的临床疗效观察与肌电、血流动力学定量指标相结合的方法，以针刺环跳穴治疗为对照，观察针刺环中上穴治疗坐骨神经痛的临床疗效。

取穴：一般情况下单取环中上穴（侧卧、健肢在下而伸直，患肢在上而半屈，环中上穴位于尾骨尖与股骨大转子最高点连线的中点上 2 寸外上 5 分处）。若伴有腰酸或腰痛者则与腰 5 夹脊穴（俯卧位，取第五腰椎棘突下旁开 5 分处）交替使用，均取患侧愉穴。

治法：针尖均垂直向下，得气后重施雀啄术，不留针。环中上穴可刺 3~5 寸，腰 5

夹脊穴则应深刺 2.5~3 寸，要求每次针感均须至足，痛剧者每日针治一次，痛缓后可隔日一次，15 次为一疗程。

结果：①针刺环中上穴组痊愈率 31.5%、显效率 45%、总有效率 98.9%，明显优于针刺环跳穴组（痊愈率为 20%、显效率 27.2%、总有效率 95.6%）。②病性、病程、年龄 3 因素与针刺疗效有密切关系，原发性、病程短、年龄小者疗效好，反之则疗效差。③针刺环中上穴能明显增加胫神经传导速度，对其他肌电图指标亦有不同程度的改善作用。

此外，对 47 例坐骨神经痛患者进行针刺环中上穴和巨刺疗法治疗，在治疗过程中使用 ZK-3 型直接式阻抗仪进行了 54 次针刺前后患肢肌肉震颤率、肢体血流量及阻抗数值变化的实验对比研究。结果表明：针刺治疗后患肢的肌肉震颤率明显下降（$P < 0.01$），血流量显著上升（$P < 0.01$）。

（2）获奖成果。

针刺环中上穴治疗坐骨神经痛的研究：1992 年河南省中医药科学技术进步二等奖

（3）发表论文。

1）毕福高，毕巧莲. 针刺环中上穴治疗坐骨神经痛 161 例临床疗效观察 [J]. 中医研究，1988（01）：28-29.

2）毕福高. 针刺环中上穴治疗坐骨神经痛 [J]. 中国初级卫生保健，1988（09）：46.

3）郝长源，毕福高，毕巧莲，胡亚伟. 针刺环中上穴治疗坐骨神经痛效果的实验研究 [J]. 针刺研究，1989（Z1）：276.

4）霍传彬. 毕福高研究员新夹脊穴配环中上穴治疗腰椎间盘突出症临证心得 [J]. 中国中医药现代远程教育，2010，8（18）：42.

2. 针刺镇痛中枢机制研究

（1）研究内容。

国家自然科学基金资助项目（NO：3880906）

在浅麻醉状态下的大鼠，用辐射热烫尾并同步记录延髓头端腹内侧区神经元单位放电，按紧随甩尾动作发生前细胞放电频率的变化而将其分为甩尾前放电骤停的撤型细胞，放电骤增的给型细胞和无变化的中性细胞。电针双侧"次髎"穴引起动物甩尾反射抑制时，撤型细胞自发放电增加，与电针前相比差异显著（$P < 0.001$），给型细胞电针后自发放电预率的改变与电针前相比无显著差异（$P > 0.05$），两类细胞的甩尾相关反应均被抑制。结果提示：撤型细胞可能是延位头端腹内侧区参与针刺镇痛的主要传出神经元。电刺激双侧尾核头部，动物甩尾反射抑制时，大多撤型细胞自发放电频率增加，与前对照相比差异显著；给型细胞和中性细胞则无显著变化，两类甩尾相关放电反应均被抑制。结果表明：延位头端腹内侧区主要是撤型细胞参与刺激尾核镇痛。

（2）发表论文。

1）王军，程珍凤．大鼠延髓头端腹内侧区甩尾相关神经元在电针镇痛中的可能作用［J］．生理学报，1993（03）：299-304.

2）程珍凤，赵树仲，王军．大鼠延髓头端腹内侧区甩尾相关神经元在电刺激尾核镇痛中的作用［J］．西安交通大学学报（医学版），1994（04）：318-322.

（六）针刺治疗脑血管病的研究

1. 针灸辨证治疗中风

（1）研究内容。

1969—1976年，毕福高等用针灸治疗746例脑血管意外患者，总有效率为78%，其中脑溢血有效率为60.3%，脑血栓形成的有效率达83.81%，脑梗死有效率为77.62%。

本病配穴主要依据中风闭证、脱证、中脏、中腑和临床症状配穴。①中风昏迷：闭证取人中、中冲、涌泉，脱症取百会、气海、关元、人中（气海、关元用艾灶灸法）。②中风失语和语言障碍：主取廉泉、通里，配合谷、太冲、内关。③中风口眼㖞斜（面神经麻痹）：主取上、下面瘫穴、地仓、颊车，配合谷、迎香。④中风面痉（面神经痉挛）：主取面痉穴、太阳，配合谷、太冲。⑤吞咽困难：主取廉泉、颊车，配内关、太溪穴。⑥流之：主取廉泉、地仓，配合谷穴。⑦大小便失禁：主取环中上穴。⑧上肢瘫疾：一般取肩髃、肩髎、曲上、曲池、泽前、合谷，兼症配穴（指伸无力配腕骨，指握无刀配后溪，手部肿胀不消配十宣穴，徒针点刺放血，抬肩无力配大推、巨骨、臑会穴。⑨下肢瘫痪：一般取十七椎旁、环中上穴、委上、合阳、足三里、悬钟穴，兼症配穴（腿软无力配伏兔、鹤顶、内外膝眼、承山，足外翻配阴陵泉、三阴交、血海、商丘，足内收配阳陵泉、梁丘、绝骨、丘墟，足背下垂配解溪，足趾无力配太溪、八风穴）。

采取快速进针，以提插为主，用雀啄点刺手法，重刺激，不留针。针刺每个穴位，都要达到一定的针感，并放射到一定的部位。10次为一疗程，每个疗程后可休息3~5天，连续治疗3个疗程。

本文选用的新穴，是在治疗中发现和固定下来的穴位。①上面瘫穴：太阳穴外开5分的上5分处，针2寸左右，向下面瘫穴刺，留针30分钟。②下面瘫穴：在地仓与颊车连线中点下5分处，针2寸左右，向上面瘫穴刺，留针30分钟。③面痉穴：在瞳子谬下5分处，针2寸左右，向地仓或颊车穴透，留针30分钟。④曲上穴：在曲池上2寸处。⑤泽上穴：在曲泽上2寸处。⑥环中上穴：在大转子与尾骨尖连线中点上2寸处。⑦委上穴：在委中穴上5分处。⑧十七椎旁穴：在十七椎（第五腰椎）棘突下缘凹陷处旁开6分处。

针灸研究室雷新强、毕福高、陈佃夫等对中风偏瘫的不同病程所采用的不同方法进行了总结，认为尽管中风偏瘫病情不同、证型各异，但依照病情发展，在不同的时期设计相对的针治原则框架，可在治疗中起到关健性作用。主要观点是在偏瘫早期注意醒脑、泄邪、开窍，恢复期应任肾、充健、补脑，后遗症期应多经取穴、重用温补，疾病近愈应控制兼证、防止复发。

（2）发表论文。

1）毕福高.针刺治疗脑血管意外后遗症746例疗效观察［J］.河南中医学院学报，1979（02）：41-43.

2）毕福高.针刺治疗面神经麻痹181例临床疗效观察［J］.中医研究，1988（03）：39+41.

3）毕福高，毕巧莲.针灸辨证治疗中风［J］.中医研究，1989（03）：41-44.

4）雷新强，毕福高，陈佃夫.偏瘫病程不同针治方法宜异［J］.中医研究，1991（02）：39-40+2.

2. 巨刺加运动针法治疗脑卒中后遗症

（1）研究内容。

"巨刺加运动"针法是为专治脑卒中后遗症而设，是将"巨刺"同运动有机地结合在一起新型针法。"巨刺"出于《灵枢·良针》篇曾说："……左取右，右取左。"《素问·缪刺》论说："……必巨刺之，必中其经。"在临证中还做到了"上病取之下，下病取之高"。充分体现了祖国医学的整体观念。借助经络系统内属外联广为贯通的结构，达到刺此而治彼的目的。

脑卒中急性期过后，往往遗留下瘫偏言蹇，口眼㖞斜等后遗症，虽是针灸疗法的适应症，但传统针法多不兼具速效和稳效，故迁延难愈，不够理想。巨刺加运动针法，对下肢偏瘫取健侧的曲池，上肢偏瘫取健侧的阳陵泉，面瘫取合谷，失语取三阴交。该四经均属经穴，完全符合经义。该法所伴的运动，是患者在医生指导下伴随行针，健患肢被动或自动运动，其幅度由小到大，其性质由粗到精，逐渐增加运动量，以激发经气，促使气血循行，加速清除邪阻。两法结合运用，能同时发挥两者促进作用，共奏速、稳效益。自设研究课题以来，共收治230例患者，采用随机分组法，分为对照组和观察组，观察组111例，体针对照组119例。结果表明：前者显效率为43.27%，后者显效率为23.53%，统计处理二者有显著差别（$P<0.01$）。

该针法具备以下优点：①取穴少，痛苦小；②操作简便，行针采用一式快速捻转，不需较繁的补泻手法；③伴随运动的幅度增大，患者随时知道病情好转情况，能增强战胜疾病的信心；④患者学会了适当的运动方法，在非针治时间也可自行运动治疗。

（2）获奖成果。

巨刺加运动针法治疗脑卒中后遗症：1984年河南省医药卫生科学技术成果奖四等奖。

（3）发表论文。

毕福高."巨刺加运动"针法治疗脑卒中后遗症的研究［C］.世界针灸学会联合会成立暨第一届世界针灸学术大会论文摘要选编，1987：1.

3. 新夹脊穴治疗脑卒中后遗症及痿证的研究

（1）研究内容。

该研究所述新夹脊穴，即在督脉两侧寸许，左右共30对，计颈段8对、胸段12对、腰段5对、骶段5对，既可兼顾督脉及膀胱经，又可顾及十二脏腑的背俞穴，对于调补脏腑气血有着直接的作用。而传统用的华佗夹脊穴，主要以灸为用，主治咳喘及其他慢性疾病，同该研究所设想的本组夹脊穴有原则的不同。

脑卒中后遗症的病机，主要是急性期过后，上浮之虚阳已除，而各脏腑之真阴并未充沛，故临床见症偏虚。用新夹脊穴针治可直接调和各脏腑之真阴，使之充沛条达，以除见症。痿证原责之于肺，而临症中各患者均呈现肌、脉、筋并现萎软，说明病因不单归之于肺，应从多脏治起，故采用新夹脊穴，作用广泛，疗效较好。

通过106例临床观察结果证明：疗效满意，总有效率达80%，显效率59.4%，明显优于其他针法。

（2）获奖成果。

新夹脊穴治疗脑卒中后遗症及痿证的研究：1986年河南省科学技术进步奖三等奖，1986年河南省中医中西医结合科学技术成果奖三等奖。

（3）发表论文。

霍传彬.毕福高研究员新夹脊穴配环中上穴治疗腰椎间盘突出症临证心得［J］.中国中医药现代远程教育，2010，8（18）：42.

4. 不同针刺方法治疗脑缺血实验研究与机制探讨

（1）研究内容。

国家自然科学基金资助项目（NO：39270837），河南省自然科学基金资助课题（NO：984021000）。

1）不同针刺方法对局灶性脑缺血模型大鼠急性期的影响。

采用结扎大鼠一侧大脑中动脉（MCA）造成局灶性脑缺血模型（MCAO），研究与比较不同针刺方法（头针、醒脑开窍、循经取穴、电针、巨刺加运动）和非穴位针刺对MCAO大鼠急性期的影响。①头针组：穴位取头顶两耳根连线中点为甲点，眼后3分钟处为乙点，针刺从甲点皮下刺至乙点，手术当天针刺健侧，次日后针刺双侧，于手术健侧、患侧交替行针5分钟，每日1次，连续4天。②醒脑开窍组：穴位取人中、双侧内关，直刺进针0.2~0.3 mm，以捻转为主（1.5 Hz），提插为辅的手法，交替行针5分钟。③循经取穴组：穴位取患侧（手术对侧）曲池、外关、髀关、足三里，直刺进针0.2~0.5 cm，提插捻转，四穴交替行针5分钟后立即取针。④电针组：穴位取患侧曲池、外关、髋关、足三里，接电针治疗仪，频率3 Hz，电压<3 V（以彼体微动为准），行针5分钟。⑤巨刺加运动组：穴位取健侧（手术同侧）曲池、外关、髀关、足三里，直刺进针0.2~0.5 cm，提插捻转，四穴交替行针5分钟后立即取针。同时运动大鼠患侧（手术对侧）前、后肢体。⑥非穴位组：取阴部与膝关节（下肢屈曲时）连线中点，左

右各一。直刺进针 0.2~0.5 cm。⑦模型组：固定不针刺。⑧假手术组：固定不针刺。每日 1 次，连续 4 天。

结果表明：头针、醒脑开窍、循经取穴和电针均能明显改善急性期神经病学症状，提高记忆能力，降低血液黏度，缩小梗死面积，促进梗死灶内新生毛细管和胶质细胞增生修复，以头针和循经取穴电针疗效最佳。巨刺加运动和非穴位针刺对上述各项指标无明显影响。

2）醒脑开窍和电针对全脑缺血再灌注模型大鼠的影响。

采用闭塞基底动脉后关闭和开放双侧颈总动脉（CCA）10 分钟的方法造成大鼠全脑缺血再灌流模型，进一步观察与比较醒脑开窍、穴位电针及非穴位针刺对大鼠缺血性脑损伤的神经保护作用及其可能的作用机制。结果表明：电针可延长 CCA 阻断后 EEG 消失时间，缩短再灌流 EEG 出现和恢复时间，降低脑组织水、Ca^+ 和 MDA 含量，对 Na^+、K^+ 和 SOD 活性无明显影响；醒脑开窍可明显延长 CCA 阻断后 EEG 消失获奖时间，降低 MDA 含量，对其他指标无明显影响。

3）电针对恢复期局灶性脑缺血大鼠的影响。

Person 等采用大鼠局灶性脑缺血模型，观察 MCAO 后不同时间的脑缺血范围和病理组织学改变，发现第 4~7 天梗死范围最大。7 天后，脑梗死范围逐渐缩小，并出现不同程度胶质细胞增生修复和瘢痕收缩凹陷。因此，他们将结扎后前 7 天定为急性期（acute phase），7 天后定为恢复期（late phase）。采用结扎大鼠一侧大脑中动脉（MCA）造成局灶性脑缺血模型（MCAO），进一步观察电针对脑缺血恢复期的影响。结果表明：与急性期比较，恢复期体重、血液黏度有所改善，脑梗死面积明显缩小，梗死灶已部分被新生毛细血管及胶质细胞覆盖；神经病学症状和记忆能力无明显变化。电针能明显改善恢复期神经病学症状，提高记忆功能，缩小脑梗死面积。

4）循经取穴电针对缺血性脑损伤神经保护作用机制研究。

在比较头针、醒脑开窍、循经取穴、巨刺加运动、电针对大鼠局灶性和全脑缺血再灌注作用的前期研究基础上，选用循经取穴电针法，采用大鼠局灶性脑缺血、局灶性脑缺血再灌注、三动脉阻断全脑缺血再灌注、四动脉阻断全脑缺血再灌注和血管性痴呆（VD）5 种动物模型，研究循经取穴电针（左侧肩髃、外关、髀关、足三里）对脑缺血/再灌注脑损伤及 VD 的作用机制。通过与穴位对照组（左侧清灵渊、灵道、箕门、漏谷穴）和非穴位对照组（左侧天泉与曲泽连线中点、曲泽与郗门中点、五里与阴胞连线中点和膝关与中都连线中点）比较，观察电针治疗缺血性脑血管病的穴位特异性。结果发现：①循经取穴电针对缺血性脑损伤的治疗作用明显优于穴位对照组和非穴位对照组，具有明显的穴位特异性。②循经取穴电针可通过调节 Bcl-2 调控基因家族促凋亡和抑凋亡成员的比例、降低 caspase 家族蛋白酶组成的级联反应而抑制神经细胞凋亡，减轻缺血脑组织迟发性神经细胞死亡。③循经取穴电针对脑缺血的治疗作用与调节花生四烯酸代谢、抗氧化和自由基清除有关。④循经取穴电针可通过抑制炎症级联反应和调节血管活性物质生理平衡而减轻缺血再灌注性脑损伤。⑤循经取穴电针治疗脑缺血再灌注损伤的机制之一与降低兴奋性氨基酸神经毒性与 Ca^{2+} 超载有关。⑥循经取穴电针能提高 VD 大鼠空间学习记忆能力，提高胆碱能神经功能，抑制 AchE 活性。

（2）获奖成果。

1）针刺治疗缺血性脑血管病机理的实验研究：1998 年河南省中医药科学技术进步一等奖，1999 年河南省科技进步二等奖，1999 年河南省第十届发明展金牌奖。

2）循经取穴电针抗实验性脑缺血作用与机理研究：2008 年河南省中医药科学技术进步一等奖，2009 年河南省科技进步三等奖。

3）循经取穴电针对缺血性脑损伤神经保护作用机制研究：2013 年中华中医药学会科学技术三等奖。

（3）发表论文。

1）王玉升，王军，范军铭，贾士奇，陈国华. 电针对急性局灶性脑缺血模型大鼠的影响［J］. 中国针灸，1996（09）：34-36+62.

2）李威，范军铭，贾士奇，陈国华，周红霞. 电针对大鼠全脑缺血再灌流损伤的保护作用［J］. 中国针灸，1996（11）：21-22+60.

3）雷新强，王军，王玉升，贾士奇，陈国华. 头针对急性局灶性脑缺血模型大鼠的影响［J］. 中国中西医结合杂志，1997（09）：544-546.

4）雷新强，王军，贾士奇，王玉升，陈国华. 醒脑开窍针法对大鼠局灶性脑缺血的影响［J］. 中医研究，1998（04）：52-54.

5）王军，雷新强，范军铭，王玉升，陈国华. 针刺不同侧肢体穴位对急性局灶性脑缺血模型大鼠的影响［J］. 中国针灸，1999（12）：47-50.

6）赵一，刘方洲，余月娟. 失眠安贴催眠作用的实验研究［J］. 中国中医药科技，2000（01）：2.

7）王军，贾士奇，雷新强，王玉升，陈国华. 电针对恢复期局灶性脑缺血大鼠的影响［J］. 中国中西医结合杂志，2000（S1）：17-19.

8）王军，王玉升，齐小玲，贾士奇，高丽君. 针药合用对大鼠局灶性脑缺血预后的影响［J］. 中国临床康复，2002（13）：1914-1915.

9）王军，周红艳，王玉升，于震，高丽君. 电针对局灶性脑缺血大鼠花生四烯酸和自由基代谢的影响［J］. 中医研究，2007（02）：14-17.

10）王军，马开，屠万倩. 电针对全脑缺血再灌注大鼠脑组织氨基酸递质的影响［J］. 辽宁中医杂志，2007（02）：226-228.

11）王军，范军铭，于震，王玉升，周红艳. 电针对全脑缺血再灌注大鼠血中一氧化氮、内皮素含量的影响［J］. 针刺研究，2007（02）：98-101.

12）王军，于震，贾士奇，周红艳，王玉升. 电针预处理对全脑缺血再灌流大鼠炎性细胞因子的影响［J］. 中国实用医药，2008（06）：4-5.

13) 范军铭, 王军, 贾士奇, 王玉升. 电针抗大鼠局灶性脑缺血的穴位特异性研究 [J]. 中医研究, 2008 (11): 9-11.

14) 贾士奇, 王军, 曹金梅, 刘惠霞, 张薇. 电针对血管性痴呆大鼠学习记忆能力及脑组织 AchE 的影响 [J]. 辽宁中医杂志, 2009, 36 (04): 650-652.

15) 周红艳, 范军铭, 王军. 电针对局灶性脑缺血大鼠海马神经细胞凋亡及 Bcl-2、Bax、caspase-3 表达的影响 [J]. 辽宁中医杂志, 2009, 36 (08): 1427-1429.

5. 针药合用治疗缺血性脑血管病

(1) 研究内容。

1) 针药并用治疗血管性痴呆临床观察。

1994~1998 年, 采取针药并用之法治疗血管性痴呆 40 例患者, 全部采用针刺配中药醒脑益智汤内服进行治疗。①针刺方法: 主穴为神庭、百会、风池、神门、大钟。配穴按经辨证取穴, 多配伍丰隆、太冲、太溪、三阴交、合谷、行间、阳陵泉等穴, 手法为平补平泻, 15 天为 1 个疗程。②醒脑益智汤方药: 石菖蒲 15 g、胆南星 15 g、益智仁 30 g、郁金 12 g、远志 15 g、黄精 30 g、刺五加 15 g、紫河车 10 g、鸡血藤 30 g、杞果 15 g、山萸肉 15 g、菟丝子 15 g、全蝎 10 g、水蛭 10 g。每日 1 剂, 水煎分 2 次口服, 早晚各 1 次, 15 天为 1 个疗程。③治疗结果: 显效 31 例, 有效 5 例, 无效 4 例。显效率 77%, 总有效率 90%。在 36 例有效病例中, 治疗最短 2 个疗程, 最长 6 个疗程。

2) 针药并用治疗急性缺血性脑卒中临床观察。

1995 年 10 月—1999 年 1 月, 采用名老中医毕福高研究员几十年探索出来的治疗本病的经验, 针刺治疗本病时, 在传统取穴的基础上配以三经奇穴 (毕老经验穴) 和辅以药物治疗, 进行了 45 例急性缺血性脑卒中患者的临床治疗, 并与单纯用西药综合治疗 42 例的对照观察。①治疗组: 采用针刺为主 (配合药物支持疗法, 用低分子右旋糖酐 500 mL 加脉络宁 30 mL 静脉滴注, 根据病情适当给予控制脑水肿, 控制血压, 防治感染等药物)。主穴取人中、迎香、内关、涌泉、合谷。配穴按经辨证取穴, 头晕头痛配印堂、百会; 语言蹇涩配廉泉、通里, 上下肢功能障碍配三经奇穴 (毕老经验穴), 针刺采法一般先泻后补或平补平泻。②对照组: 根据病情分别予以吸氧、甘露醇、低分子右旋糖酐、维脑路通静脉滴注及控制血压、防治感染、控制脑水肿、纠正水电解质紊乱等西药常规综合治疗。③治疗结果: 治疗组总有效率为 95.55%、肢体运动功能障碍改善率 95.12%, 与对照组 (76.9%, 73.68%) 比较有显著性差异。

3) 针药合用对大鼠局灶性脑缺血的影响。

针刺、药物和针药合用早已成为缺血性脑血管病的有效治疗手段, 研究和比较针刺、药物和针药合用对急性局灶性脑缺血的治疗作用及其可有的作用机制, 可以为临床应用提供可靠的实验依据。

采用结扎大鼠一侧大脑中动脉 (MCA) 造成局灶性脑缺血模型 (MCAO), 通过对模型大鼠神经病学症状、被动性条件反向、血液流变性、脑梗死面积及脑组织病理学等指标的观察与测定，研究针药合用对脑缺血大鼠的治疗作用。将动物随机分为假手术组、模型组、针刺组、药物组、针药组和非穴位组。针刺组与针药组取人中、百会、患侧内关、曲池、合谷、足三里、三阴交共7穴，强刺激手法，交替行针5分钟，1次/日，连续4日，非穴位组取双侧前肢及双侧后肢非穴位共4点，刺激手法同上。药物组和针药组尾静脉注射脉宁0.5 mL/kg，1次/日，连续4日，余组尾静脉注射等容积生理盐水。结果表明：针刺组、药物组、针药组均能不同程度改善脑缺血大鼠神经症状，提高学习记忆能力，降低血液黏度，缩小脑梗死面积，促进坏死灶内血管和胶质细胞增生修复，减少脑组织水肿和炎性细胞浸润。针药组在提高学习记忆能力及降低血液黏度方面明显优于单纯针刺和单纯药物组。

（2）获奖成果。

针刺治疗急性缺血性脑卒中的临床及实验研究：1996年河南省中医药科学技术进步二等奖。

（3）发表论文。

1）齐小玲. 针药并用治疗血管性痴呆40例临床观察［J］. 中国中医药信息杂志，1999（07）：48.

2）齐小玲，高尚社. 针药并用治疗急性缺血性脑卒中45例的临床观察［J］. 中国中医基础医学杂志，2001（05）：65-66.

3）王军，王玉升，齐小玲，贾士奇，高丽君. 针药合用对大鼠局灶性脑缺血预后的影响［J］. 中国临床康复，2002（13）：1914-1915.

（七）刺络闪罐法治疗漏肩风的临床研究

1. 研究内容

漏肩风又称肩凝症，因其好发年龄在50岁左右，故又称"五十肩"，现代医学中称之为肩周炎。刺络闪罐疗法是将皮肤消毒后，用梅花针在患部或腧穴叩打后，再拔闪罐的一种治疗方法（闪罐，即将罐拔住后，立即起下，如此反复，多次进行，直至皮肤潮红，充血为度）。刺络法具有痛经活络、开窍泄血、活血止痛的作用，拔技罐具有温经通络、祛湿逐寒、行气活血、消肿止痛的功能。

180例漏肩风患者按《中医药行业标准》中漏肩风的诊断标准确诊，根据就诊先后按3∶1比例分为观察组（135例）和对照组（45例）。观察组行刺络闪罐法，对照组用体针疗法治疗。每日或隔日1次，10次为1个疗程。

经治疗2个疗程后，观察组135例中痊愈122例（90.37%），显效6例（4.44%），有效4例（2.96%），无效3例（2.22%），总有效率97.78%；对照组45例中痊愈32例（71.11%），显效7例（15.56%），有效5例（11.11%），无效1例（2.22%），总有效率97.78%。两组的总有效率相同，但治愈率经统计学处理有显著性差异（$P<0.01$），提示观察组的效果优于对照组。

2. 获奖成果

刺络闪罐法治疗漏肩风的临床研究：1997 年河南省中医药科学技术进步三等奖。

3. 发表论文

朱超英，毕福高，齐小玲，毕巧莲，赵京伟. 刺络闪罐法治疗漏肩风 135 例［J］. 中国民间疗法，2002（01）：25-26.

（八）经络三联法治疗寻常型银屑病多中心临床疗效评价

1. 研究内容

国家中医药管理局中医药临床诊疗技术整理与研究项目（NO：2001ZL05）。

经络三联法即采用医用羊肠线穴位埋藏、耳背刺络放血、耳穴贴压法的联合应用治疗寻常型银屑病的有效非药物综合疗法。该研究按照国家中医药管理局中医临床诊疗技术整理与研究项目以及相关疾病临床指导原则，通过对经络三联法治疗寻常型银屑病的非药物综合疗法的临床再评价，系统地再考察经络三联法的有效性和安全性，进一步研究经络三联法治疗寻常型银屑病的辨证、治疗、配穴、操作、适应证、不良反应及注意事项、禁忌症等，并与已知公认有效的内服国家准字号药物迪银片进行比较，为该疗法的再评价和推广应用进行科学性验证。通过随机、阳性药物平行对照、多中心临床试验，观察符合该方案的病例 233 例。研究结果表明：经络三联疗法是安全有效的。

2004 年 12 月，该项目通过国家中医药管理局组织的专家鉴定认为："经络三联法治疗寻常型银屑病多中心临床疗效评价"课题组通过研究，形成了经络三联法治疗寻常型银屑病的技术操作规范。该技术安全、有效、操作规范、易于推广。经专家组讨论，一致同意该课题通过鉴定，并尽快推广。2006 年被列为国家中医药管理局第一批中医临床适宜技术推广计划项（国中医药〔2006〕1 号）。

2. 获奖成果

经络三联法治疗寻常型银屑病多中心临床疗效评价：2005 年河南省中医药科学技术进步一等奖。

3. 发表论文

（1）汤保玉. 经络三联法治疗寻常型银屑病 92 例临床疗效观察［C］. 中华中医药学会皮肤科分会学术会议、全国中医药防治皮肤病成果与技术交流大会、全国中西医结合皮肤科治疗新技术临床推广应用高级研修班文献汇编，2004：4.

（2）田元生，庆慧，范军铭，汤宝玉. 经络三联法治疗寻常型银屑病 46 例［J］. 中医研究，2004（06）：49-50.

（3）汤保玉，田元生，庆慧. 经络三联法治疗带状疱疹后遗神经痛 50 例［J］. 中医研究，2005（03）：42-43.

（4）汤保玉，田元生，庆慧. 经络三联法联合迪银片治疗寻常型银屑病 88 例［J］. 中国全科医学，2006（22）：1900+1904.

（5）田元生. 经络三联法治疗寻常型银屑病多中心临床疗效评价［A］. 世界针灸学会联合会、世界卫生组织、中国中医科学院、北京市中医管理局. 世界针灸学会联合会成立 20 周年暨世界针灸学术大会论文摘要汇编 ［C］. 世界针灸学会联合会、世界卫生组织、中国中医科学院、北京市中医管理局：中国针灸学会，2007：2.

（6）庆慧，田元生，范军铭，汤保玉，牛慧卿，卢军亚. 经络三联法治疗寻常型银屑病：多中心随机对照研究 ［J］. 中国针灸，2009，29（03）：181-184.

（7）田元生. 国家中医药管理局农村中医适宜技术推广专栏（三十八）经络三联法治疗寻常型银屑病技术 ［J］. 中国乡村医药，2010，17（04）：82-84.

（九）柔筋健步丸配合埋线、刺络疗法治疗强直性脊柱炎的临床研究

1. 研究内容

河南省省属科研单位社会公益项目预研专项资金项目。

该课题采用随机对照方法，观察柔筋健步丸配合埋线、刺络疗法治疗强直性脊柱炎（AS）的作用，通过补肾通督、祛瘀活络中药配合埋线这种长效穴位刺激加上刺血效应，内外兼顾、标本同治，共达补肾通督、祛瘀活络之效。

根据 AS 的诊断标准，制定严格的纳入、排除、剔除及脱落标准，根据预试验数据进行样本量的计算，在河南省中医药研究院疼痛风湿病科门诊及病区观察 136 例强直性脊柱炎患者，利用 SPSS15.0 软件进行随机化分组。数据集选择全分析集和符合方案数据集，统计分析入选及完成情况，进行基线资料、疗效及安全性等评价。严格按设计方案进行临床观察，统一培训主要研究人员，统一手法，统一操作规程，研究结束后统一进行数据统计处理与分析。

治疗组给予柔筋健步丸及埋线、刺络治疗，对照组口服柳氮磺胺吡啶治疗，连续治疗 12 周。比较治疗前、后 AS 患者症状积分、主要体征、ESR、CRP 及生命体征、血尿常规、肝肾功能情况。进行疗效评定和安全性评价，并对治疗有效、显效者进行 3 个月的随访后强直性脊柱炎患者症状积分、疼痛 VAS 评分、晨僵时间、Schober 试验、枕墙距、胸廓活动度及血沉（ESR）、C 反应蛋白（CRP）等的影响，观察治疗后 AS 患者生命体征、血尿常规、肝肾功能等安全性指标的变化，均取得极好的临床效果。

"柔筋健步丸配合埋线、刺络疗法治疗强直性脊柱炎" 已被河南省中医药管理局列为河南省中医适用技术推广项目，在全省省级、及市、县区级数十个县市中医院进行了技术培训和技术推广。

2. 获奖成果

筋健步丸配合埋线、刺络疗法治疗强直性脊柱炎的临床研究：2013 年河南省中医药科学技术成果一等奖。

3. 发表论文

（1）田元生，王雷生，王新义，孙玮琦. 埋线刺络法治疗强直性脊柱炎临床观察［J］. 中国针灸，2011，31（07）：601-604.

（2）薛爱荣，王雷生，王新义，徐鹏. 柔筋健步丸联合埋线、刺络疗法治疗强直性脊柱炎 60 例 ［J］. 中医研究，2012，25（10）：52-54.

（3）项冰，田元生．田元生教授治疗强直性脊柱炎的临床经验［J］．光明中医，2013，28（09）：1800-1801.

（4）王新义，田元生．田元生主任中医师从肾虚督瘀论治强直性脊柱炎经验［J］．时珍国医国药，2015，26（04）：986-987.

（5）王新义，王雷生，田晨辉，唐迪．中医外治法治疗强直性脊柱炎的临床研究进展［J］．中医研究，2016，29（04）：78-80.

（6）田元生，唐迪，田晨辉，张晨，张玉飞．任督周天大艾灸联合柳氮磺胺吡啶治疗强直性脊柱炎临床观察［J］．中国针灸，2016，36（10）：1037-1040.

（7）司亚娟，徐丹．量化评估策略联合个体化运动对强直性脊柱炎患者负性情绪及ADL评分的影响［J］．河南医学研究，2017，26（23）：4356-4357.

（8）徐丹，吴仪．健脊方气疗法联合康复训练治疗强直性脊柱炎（肾虚瘀阻）随机平行对照研究［J］．实用中医内科杂志，2018，32（01）：65-68.

（9）张培培，张晴晴，王飞峰，田元生．益气活血通络法治疗强直性脊柱炎的临床研究［J］．针灸临床杂志，2018，34（07）：10-13.

（10）张晴晴，张培培，赵翅，田元生．任督周天灸治疗瘀血痹阻型强直性脊柱炎的临床疗效［J］．针灸临床杂志，2018，34（11）：34-37.

（11）田中华，王新义，张玉飞，田元生．隔药大艾灸联合柳氮磺吡啶肠溶片治疗寒湿痹阻型强直性脊柱炎临床观察［J］．中国针灸，2019，39（01）：44-48.

（12）赵翅，张晴晴，张培培，田元生．任督周天灸配合药酒灸治疗强直性脊柱炎性髋关节滑膜炎的临床研究［J］．针灸临床杂志，2019，35（02）：44-47.

（十）其他

1971年，学习与应用山西稷山县焦顺发医生的头针疗法，运用于临床。取得了87例头针治疗脑血管意外的较好效果，进行了分析总结。并在同年11月举办了全省性的头针学习班进行推广。1971—1978年10月，报道了《用针药结合治疗胆道蛔虫症12例》。1972—1978年，学习古人经验，通过临床实践，介绍了《交经缪刺治验四则》。1977—1979年，一直进行针刺夹脊穴治疗蛛网膜粘连性下肢瘫痪（中医辨证为痿证）的研究，于1979年在《河南中医学院学报》第4期发表了"针刺治愈蛛网膜粘连（下肢瘫痪）一例"一文。1982年，运用夹脊穴治疗蛛网膜粘连性瘫痪11例，痊愈3例，显效1例，有效4例，无效2例。为了总结经验，传授针灸技术，交流经验，1979年编写了《针灸治验》一书，1980年10月由河南人民出版社出版。1978年7月—1979年6月，接治脑卒中后遗症患者133例，采用广取穴、重温补、大疗程的针刺治疗，收到满意效果，总有效率达93.1%，显效以上者为45.8%，写出了《针灸治疗133例脑卒中后遗症临床分析》的报道。

1980—1981年，结合临床实践和科研要求，先后发表了《试论脑卒中后遗症针治临床中的经络力学效应》《脾胃学说针灸临床中的效应》《论针灸对"胃脘痛"的辨证施治》;《子午流注针法》《运气笔谈》等学术论文。

1982 年，运用梅花针叩刺丹毒一例，根据中医理论辨证取穴，取得较好疗效。同年，与洛阳市针灸科研门诊和商丘地区卫校协作，完成了《子午流注理法参新》一文，对《子午流注》的理论机制、科学原理等进行了研究探讨。以祖国医学天人相应观点、营卫循行理论及现代生物时钟学说为理论指导，本着阴阳、五行、天干、地支、九宫八卦学说的演绎，从而推断出脏腑、经脉、俞穴的气血盛衰节律变化，在四诊八纲的基础上，取相应的腧穴施行针灸。该学说引起了当时国内外的广泛重视，特别是伴随生物钟的逐步揭示，子午流注学说必将有大的发展。

五、肝胆脾胃病中医药防治研究

（一）肝炎

1. 研究内容

（1）中医药防治肝炎的研究。

1960 年，对传染性肝炎的流行病学、病因病机、传染途径、诊断治疗、并发症预防等方面的有关资料进行了广泛地收集整理，并选录了各地医疗部门及民间对本病防治的部分秘验方，编写了《传染性肝炎与麻疹的中医防治》专辑。

1961 年初，在河南中医学院的统一领导下，研究所正式开展了对肝病的研究。同年 3 月，组织临床医生和教师，建立了肝病临床研究小组，开展对无黄疸型传染性肝炎及慢性肝炎进行辨证分型及临床疗效观察，制订了无黄疸型传染性肝炎及慢性肝炎的治疗方案。编写了《消炎舒肝丸》及《"6091"辨证治疗肝炎》专辑。1961 年 6 月 11 日，由河南中医学院院长主持召开了"治疗传染性肝炎座谈会"，进一步充实了研究方案及生化实验室指标，加强了表格及数据的记载，逐步走向了较正规的临床研究道路。用"复肝汤"（一、二、三、四号）共治疗无黄疸型肝炎及传染性肝炎 103 例，治愈率 54.2%，有效率 76.4%。初步观察小蓟根治疗无黄疸型传染肝炎 20 例，有效率 42.1%。药物研究室又进行了小蓟根的生药学研究，并作了《消炎舒肝丸及 6091 注射液的处方制法介绍》（《肝炎研究资料》，1961 年中医药学术研究资料之一，本所内部资料）。

1961—1962 年，肝病研究组先后编写出《肝炎研究资料》2 册，汇总有关研究论文 10 余篇。

1963 年，总结撰写《祖国医学对黄疸病的讨论》一文，对黄疸的成因、辨证治疗及预后等进行了阐述（《学术讨论》1963 年第 2 期）。

1973 年，临床组根据 10 年来的临床实践中所积累的资料，分析其病因病机、主证脉象、病势轻重、体质强弱、病程长短等不同的临床情况，结合中医对本病的基本认识，遵照辨证论治的原则，初步探讨辨证分型的规律，撰写了《运用中医辨证分型治疗肝炎 166 例》一文。中医辨证分型治疗肝炎，不仅能改善临床症状和体征，且显著改善肝功能，总有效率提高到 84.3%。

1978 年，参加在杭州召开的全国消化系统会议，在大会上交流了《运用中医辨证分型治疗肝炎 324 例》。该文根据辨证论治原则，进一步探讨分析辨证分型规律。

1981 年，与郑州市防疫站协作，开展中药扶正祛邪治疗乙型肝炎抗原（HBsAg、HBeAg）健康带毒者研究。

（2）肝维康抗乙型肝炎病毒（HBV）临床和实验研究

河南省中医药研究院肝胆脾胃科在以往抗病毒研究中，运用中医药学的"扶正""祛邪"两大法则，基于胁痛（乙型肝炎中的慢活肝、慢迁肝）一病，多以"正虚"和"邪实"为病理，通过挖掘古代医学遗产和长期临床实践，根据中医学理论，结合临床经验，运用益气、健脾、除湿、透毒、解毒、化浊治则组成复方"肝维康"。肝维康治疗乙型病毒性肝炎，能较迅速地消除临床症状，降低转氨酶，并能使半数以上乙型肝炎病毒脱氧核糖核酸（HBV-DNA）和 e 抗原（HBeAg）阴转。

实验研究显示：肝维康具有显著的体外抗乙型肝炎病毒作用，明显对抗 CCL_4 诱发的动物急性肝损伤，并具有免疫功能功能。小鼠急性毒性实验结果显示，肝维康未见明显急性毒性反应。大鼠与犬长期毒性实验表明，肝维康对动物血红蛋白、白细胞分类、血清转氨酶均无明显影响，对肝、肾、免疫器官等无明显病理改变。

采用随机分组、药物及安慰剂对照的方法，按照全国肝炎会议拟定的标准，进行 152 例慢性无症状 HBsAg 携带者的临床观察，结果显示：肝维康 2~6 个月，HBsAg 阴转率 36.36%~50.0%，抗 HBs 阳转率 43.7%，HBV-DNA 阴转率 51.52%，均显著优于对照组（$P<0.05~0.01$）。

肝维康治疗慢性乙型肝炎 46 例，症状、体征及肝功能大部分在 3 个月内恢复，有效率为 82.61%，HBeAg 阴转率 33.33%，HBsAg 阴转率 31.04%，抗 HBs 阳转率 17.39%，HBV-DNA 阴转率 40%。

按照卫生部制定的《新药评审办法》《胁痛研究指导原则》及《病毒性肝炎研究指导原则》，由河南省人民医院等 5 家医院共观察 415 例，其中对照组 113 例（乙肝扶正胶囊），肝维康组 302 例。结果显示：胁痛消失率 76.8%，口苦消失率 79.2%，腹胀消失率 74.4%，纳呆消失率 75.9%，脉弦滑消失率 70.2%，舌体胖大恢复率 78.4%，苔黄腻恢复率 74.2%，显著高于对照组（$P<0.05~0.005$）；主要体证黄疸、蜘蛛痣消失，ALT 升高恢复率 89%，白/球比值恢复率 72.9%、麝浊恢复率 61%、总胆红质恢复率 80%，$P<0.005$。HBV-DNA 阴转率 32%，HBeAg 阴转率 38.8%，HBsAg 转阴率 12.9%，分别优于对照组（$P<0.05~0.01$）；治疗慢活肝及慢迁肝总有效率 82.6% 明显高于对照组 56.5%（$P<0.005$）。

1998 年通过国家药品监督管理局新药评审，取得新药证书［（98）卫药证字 Z-072 号］及国药准字批准文号（国药准字 Z19980049）。转让给河南淅川制药集团有限公司（现河南福森药业有限公司）批量生产。

（3）复方仙茅浸膏片抗乙型肝炎病毒（HBV）临床和实验研究。

复方仙茅浸膏片是根据中医学治疗"温病""疫病"的理论结合临床经验，运用补肾养肝、除湿解毒、扶正祛邪治则组成的复方，治疗慢性乙型肝炎，乙型肝炎病毒携带者，能较迅速地清除临床症状和体征，恢复肝功能，并有较好的清除乙肝病毒的作用。通过124例临床观察显示，HBeAg阴转率41.56%~55.88%，HBsAg阴转率17.39%~63.50%，HBV-DNA阴转率36.36%，抗HBs阳转率17.39%~23.19%，均显著高于对照组。实验研究表明：复方仙茅浸膏能明显抑制HBsAg、HBeAg、HBV-DNA，且具有免疫功能调节和肝细胞保护作用。

2. 获奖成果

（1）肝维康（复方黄芪浸膏片）抗乙型肝炎病毒（HBV）临床和实验研究：1994年河南省中医药科学技术进步一等奖。

（2）复方仙茅浸膏片抗乙型肝炎病毒（HBV）临床和实验研究：1996年河南省中医药科学技术进步二等奖。

3. 发表论文

（1）王昆山. 运用中医辨证分型治疗肝炎324例 ［J］. 河南中医学院学报，1979（02）：11-15.

（2）刘玉芝. 郑州地区六种传染病流行资料对运气学说的验证 ［J］. 河南中医，1988，8（05）：2-7.

（3）高雅. 补肾法在乙型肝炎治疗中的应用 ［J］. 河南中医，1989，9（06）：32-33.

（4）杨小平. 翟明义老师治疗肝瘟的经验 ［J］. 河南中医，1994（02）：80.

（5）赵玉瑶，张国泰，高天旭. 慢性病毒性肝炎的中医治疗进展 ［J］. 河北中医，1994（06）：40-43.

（6）侯留法. 黄疸病机探讨 ［J］. 中国民间疗法，1997（01）：4.

（7）杨小平，韩伟锋，陈宝玲. 慢肝1号胶囊治疗慢性肝炎40例疗效观察 ［J］. 河南中医，1999（04）：36-37.

（8）张国泰. 慢性乙肝证治心要 ［J］. 光明中医，2002（05）：63-64.

（9）侯留法. 益气补肾胶囊与拉米夫定联合治疗慢性乙型肝炎52例 ［A］. 中国中西医结合学会肝病专业委员会. 第十二次全国中西医结合肝病学术会议论文汇编 ［C］. 中国中西医结合学会肝病专业委员会：中国中西医结合学会，2003：3.

（10）侯留法，陈书杰. 化痰退黄汤治疗慢性黄疸型肝炎32例退黄作用疗效观察 ［J］. 中医药学刊，2003（10）：1747-1781.

（11）侯留法. 实脾法治疗慢性病毒性肝炎状况及思考 ［J］. 中医研究，2004（02）：8-9.

（12）赵章华，夏长军，赵章丽，赵宪法. 扶正祛邪防治乙型病毒性肝炎和病毒性腹泻的思路 ［J］. 中国中医药信息杂志，2004（05）：455.

（13）陈宝玲．益气解毒降酶胶囊治疗慢性乙型肝炎 40 例［J］．光明中医，2005（01）：65．

（14）陈宝玲．慢性丙型肝炎中医药研究进展［J］．河北中医，2005（02）：156-158．

（15）陈宝玲．乙型肝炎抗病毒治疗策略探讨［J］．中医研究，2005（10）：5-7．

（16）侯留法．慢性乙型肝炎的病机演变及治疗思路［J］．中医研究，2008，21（12）：48-50．

（17）张关亭，李志毅．病毒性肝炎患者血清视黄醇、前白蛋白检测的临床意义［J］．中国医学创新，2011，8（03）：54-55．

（18）王会丽，高天曙，杨小平，赵玉瑶．臌胀片在 HBeAg 阳性慢性乙型病毒性肝炎治疗中的减毒增效作用［J］．中国中医药信息杂志，2013，20（11）：8-10．

（19）娄静，赵义红．消黄方治疗湿热瘀阻型慢性乙型肝炎轻度黄疸 44 例［J］．中国中医药现代远程教育，2015，13（07）：34-35．

（20）胡玲．乙型肝炎病毒 DNA 与血清标志物的关系［J］．中国实用医药，2015，10（22）：41-42．

（21）王爱军．解毒复肝汤在酒精性肝炎的疗效探讨（附 90 例报告）［J］．世界最新医学信息文摘，2016，16（07）：128-129．

（22）马矗，陈恋恋，朱春凯，杜英．慢性乙型肝炎患者血清 HBV-DNA 与 e 抗原含量的关系［J］．中国现代药物应用，2016，10（08）：28-29．

（23）江若霞，赵丽敏，姚宏建，崔莉芳，潘慧．乙型病毒性肝炎患者 T 淋巴细胞亚群及免疫因子变化研究［J］．中华医院感染学杂志，2016，26（13）：2884-2886．

（24）冯亚楠，王磊．中医辨证护理对慢性乙型肝炎患者肝功能及并发症的影响［J］．中西医结合心血管病电子杂志，2017，5（27）：111．

（二）肝硬化

1．研究内容

（1）肝硬化腹水的早期研究。

1962 年，根据中央关于改进祖国医学研究工作的几点意见和全国科学工作会议精神，结合河南省实际情况，逐步开展肝硬化腹水研究。1962 年底，初步总结中医药治疗肝硬化腹水 15 例，结果显示对消除腹水效果良好，而对恢复肝功能无明显疗效，但未发现有恶化现象，处于稳定状态。

1963 年，中医药防治肝硬化腹水的研究正式纳入国家规划，并列为重点项目。1963 年 5 月成立专题研究小组，初步计划在河南中医学院附院病房 2 楼先设置 15 张病床，拟根据发展的需要逐步增加，与学院领导及附院有关人员协商，先后召开 4 次会议，组成肝硬化腹水研究组，制定规划、治疗方案及各种表格，并决定同年 7 月 1 日正式投入工作。虽然由于当时存在的各种客观因素而未能实施，但病房研究组成员通过积极查文献找资料，寻找恢复肝功能的有效方药，并收集老中医治疗经验，整理论文10余篇。并做了"肝硬化的中医疗法"的文献综述。召集有关单位，组织协作攻关。河南省中医研究所为执行单位，协作单位包括河南省人民医院、三门峡湖滨医院、开封县人民医院等。

1964年8月，撰写了《肝硬化（臌胀）腹水的成因及证治》一文，对肝硬化腹水的病因、病机、临床表现及治疗等4方面进行了详细论述（学术活动资料汇编第一辑，内部资料，1964年8月）。肝硬化研究组通过对大量肝硬化腹水患者的临床观察，分析本病的发生多呈隐匿性进展，一旦并发腹水即给生命带来严重的威胁。研究组科研人员试图从中医中药防治入手，摸索探讨其发病机制和治疗规律，进而达到攻克本病的目的。1964年年底，总结撰写出《中医治疗门静脉性肝硬化腹水25例临床疗效初步分析》一文（河南省中医学术资料汇编第一辑，中华医学会河南分会编印，1965年6月）。

1965年5月20月，研究所在郑州召开了河南省肝硬化研究经验交流座谈会，会议交流了治疗肝硬化腹水的经验，制定了研究方案，初步建立了全省治疗肝硬化的大协作关系，传达了全国肝硬化研究工作座谈会会议精神，报告了"中医治疗门静脉性肝硬化腹水25例临床疗效初步分析"，介绍了近年来国内外治疗肝病及研究进展情况。商丘、辉县等地的代表分别进行了报告与学术交流，收到与会代表治疗肝硬化腹水的经验和体会的书面材料9份，并会诊了2例肝硬化腹水患者。

1963—1969年，在肝硬化腹水的研究方面，取得了一定的临床经验，积累病例400余例，临床治疗总有效率达72%。

1979年，整理了近几年来在门诊和病房运用中医药辨证分型治疗31例肝门静脉肝硬化腹水患者，取得较好疗效，总有效率达77%。整理10余年门诊观察经验，将本病分为4型，提出8种治疗方法，总结出《辨证分型治疗269例肝硬化腹水的临床观察》一文（《河南省首届中医学术会议交流资料》，河南省中医研究所编，1979年）。1980年，我所部分临床医生与外单位合著《肝病》一书，由河南人民出版社版。

（2）益气健脾法（肝复康）治疗肝硬变研究。

该研究在中医基础理论"见肝之病，知肝传脾，当先实脾""实脾则肝自愈"指导下，选用益气健脾的党参、黄芪、大枣、蜂蜜等中药，制成肝复康口服液，进行相关的实验与临床研究。

实验研究：采取复合因素（高脂高酒精饮食加四氯化碳注射）造成大鼠肝硬化模型，通过对血清谷丙转氨酶、碱性磷酸酶、白蛋白、球蛋白含量，白/球比值及肝组织病理形态学等指标的观察与测定，研究益气健脾法（肝复康）对实验性肝硬化的预防与治疗作用，结果表明：肝复康可减轻肝细胞脂肪变性或坏死、抑制肝细胞纤维增生、抑制假小叶形成，能防止白球比值降低，对肝硬化病变有一定的预防作用。急性毒性低，小鼠灌胃给药 $LD_{50}>300$ g生药/kg体重。亚急性毒性实验表明对各脏器均无毒性反应。

临床研究：选择诊断为慢性活动型肝炎或肝硬化出现血清蛋白比例失调的患者99例，随机分为肝复康观察组和基础治疗对照组，28天为一疗程。结果显示：肝复康可纠正肝硬变 A/G 失调，预防或阻止肝硬变的发生和发展，改善肝硬变患者的脾虚症状。

（3）臌胀片抗肝纤维化作用的临床与实验研究。

国家中医药管理局课题。

臌胀片是根据我院著名肝病专家翟明义治疗肝硬化经验方研制而成的中药复方医院制剂（豫药制字 Z04010213），由三七、丹参、赤芍、当归、郁金、鳖甲、龟板、黄芪等组成，具有活血化瘀、消痞软坚、清肝利胆、健脾利湿等功效，用于肝硬化、慢性肝炎症见胁痛、腹胀、纳差、两胁下痞块等病症的治疗。

实验研究：采取复合因素（高脂高酒精饮食加四氯化碳注射）造成大鼠肝硬化模型，通过对相关血清酶类、肝纤维化标志物、氧自由基及肝组织病理学等指标的观察与测定，研究臌胀片对实验性肝纤维化的治疗作用。结果表明：臌胀片能明显改善模型动物血清丙氨酸氨基转移酶（ALT）、门冬氨酸氨基转移酶（AST）、γ 谷氨酰转肽酶（GGT）、碱性磷酸酶（AKP），升高白蛋白（ALB），降低血清透明质酸（HA）、层黏蛋白（LN）、Ⅳ型胶原（C Ⅳ）、Ⅲ型前胶原（PC Ⅲ），降低丙二醛（MDA）、谷胱甘肽过氧化酶（GSH-Px）和一氧化氮（NO）含量，明显改善肝组织纤维化程度。

临床研究：1991—1993 年，采用随机对照的方法共观察 61 例肝纤维化患者，分为臌胀片治疗组和鳖甲煎丸对照组。治疗组 45 例，服用臌胀片，每次 6 片，每日 3 次；对照组 16 例，服用鳖甲煎丸，每次 9 g，每日 3 次。3 个月为一个疗程。结果显示：治疗组总有效率为 91.11%，对照组总有效率为 62.5%，两组疗效对比，有显著性差异（$P<0.05$）；治疗组肝门静脉内径、脾厚度、血清 Ⅰ 型前胶原肽、血清白蛋白、AKP 含量与对照组相比有显著、极显著性差异（$P<0.05\sim0.01$）。明显的改善腹胀、乏力、纳呆、胁痛、腹泻等症状。

（4）慢性乙型肝炎肝纤维化的中医证型及优化方案的研究。

研究慢性乙型肝炎肝纤维化患者中医证型分布规律及各证型与客观指标的关系，揭示其中医证型的实质，为建立标准化、规范化、具有中医特色与优势的诊疗体系提供依据，并观察臌胀片联合阿德福韦酯治疗慢性乙型肝炎肝纤维化的临床疗效，为临床辨证和治疗提供依据，形成中西医结合治疗肝纤维化的优化方案。

慢性乙型肝炎肝纤维化中医证型分布规律表现为肝郁脾虚证>湿热中阻证>瘀血阻络证>肝肾阴虚证>脾肾阳虚，其中肝郁脾虚及湿热中阻为常见证型，这与慢性乙型肝炎疾病发展的有密切联系，与其病机演变规律是一致的，正气不足是其发病的内因及发展的转归，肝血瘀阻是贯穿肝纤维化过程的基本病理变化，湿热疫毒胶着难去和正气亏虚是导致本病的持续存在和慢性化的过程，肝气郁滞、肝病传脾及肝肾阴亏、脾肾阳虚是必然的演变过程。在肝功能转氨酶升高方面，湿热中阻证>肝肾阴虚证>瘀血阻络证>脾肾阳虚证>肝郁脾虚证，揭示湿热是慢性乙型肝炎肝纤维化活动的一个表现，瘀血阻络则提示肝细胞病变的严重性、病变的慢性化以及愈后不佳。在肝纤维化指标方面，PC Ⅲ 数值肝肾阴虚证>瘀血阻络证>湿热中阻证>脾肾阳虚证>肝郁脾虚证，HA、LN 数值瘀血阻络证>肝肾阴虚证>湿热中阻证>脾肾阳虚证>肝郁脾虚证，CⅣ数值瘀血阻络证>肝肾阴虚证>脾肾阳虚证>湿热中阻证>肝郁脾虚证，与慢性乙型肝炎肝纤维化的疾病发展过程一致的，中医证型由实至虚，由气及血，本虚标实、虚实夹杂的特点，因此在治疗过程中，扶正祛邪兼顾，活血化瘀贯穿整个治疗的始终，但不同的时期治疗应有侧重，慢性乙型肝炎肝纤维化早期注重疏肝健脾、清热利湿，中晚期注重调补阴阳，活血化瘀。在HBeAg阳性率上，肝肾阴虚证>瘀血阻络证>脾肾阳虚证>肝郁脾虚证>湿热中阻证，提示虚证的HBV复制较实证的高，针对中医药抗病毒治疗时不可忽略扶正补虚的治法。

根据中医理论，认为慢性乙型肝炎肝纤维化归属于中医"积聚"范畴，病因以湿热疫毒为外邪，正气虚损为内因，肝血瘀阻是贯穿慢性乙型肝炎肝纤维化病程的基本病理变化，肝脾同病是慢性乙型肝炎肝纤维化的重要病机。正气亏虚和湿热疫毒胶着难去则导致本病的持续存在和慢性化过程。主病在肝，其病机是以湿热、毒、虚、瘀为主，正虚邪实，虚实夹杂为特点，因此健脾活血为本病的基本治疗大法，并据此运用臌胀片治疗本病，取得较好的效果。

收集整理了205例慢性乙型肝炎肝纤维化患者的临床资料，包括病史、症状、体征、辨证分型及肝纤维化标志物〔透明质酸（HA）、层粘连蛋白（LN）、Ⅲ型前胶原（PCⅢ）和Ⅳ型胶原（CⅣ）〕，肝功能（AST，ALT），乙肝病毒学指标，统计分析其相关性。选取符合纳入标准的慢性乙型肝炎肝纤维化患者112例，按照随机双盲模拟对照法，随机分成2组，对照组（阿德福韦酯）56例，治疗组（臌胀片联合阿德福韦酯）56例，连续治疗6个月，观察其治疗前后临床症状、体征、肝功能、乙肝病毒学指标、肝纤维化血清学指标与B超等指标的变化。

结果：①慢性乙型肝炎肝纤维化患者中医证型分布为肝郁脾虚证>湿热中阻证>瘀血阻络证>肝肾阴虚证>脾肾阳虚证。② ALT及AST数值湿热中阻与其他组相比，差异有统计学意义（$P<0.05$）。③PCⅢ数值肝肾阴虚证与其他组相比，差异有统计学意义（$P<0.05$），HA、LN数值瘀血阻络证与其他组相比，差异有统计学意义（$P<0.05$），CⅣ数值组间相比差异无统计学意义（$P>0.05$）。④两组治疗后综合疗效比较：治疗组总有效率为89.29%，对照组总有效率为69.64%，差异有统计学意义（$P<0.05$）。⑤临床症状体征比较：治疗后两组症状体征积分值均明显下降，治疗组除肝掌积分值与对照组比较差异无统计学意义（$P>0.05$），其余症状或体征积分值与对照组比较差异均有统计学意义（$P<0.05$）。⑥肝功能的比较：两组治疗前后肝功能指标ALT、AST、TBil、Alb均明显改善，差异有统计学意义（$P<0.05$），两组治疗后比较差异有统计学意义（$P<0.05$）。⑦肝纤维化血清学指标比较：两组治疗前后血清肝纤维化指标相比差异有统计学意义（$P<0.05$）。治疗后两组间在HA相比差异有统计学意义（$P<0.05$），在PCⅢ、LN、CⅣ相比差异有统计学意义（$P<0.05$）。⑧乙肝病毒学指标的比较：两组在HBeAg阴转率、HBV DNA阴转率方面，治疗前后相比差异有统计学意义（$P<0.05$），但两组治疗后比较差异无统计学意义（$P>0.05$）。⑨B超检测指标的比较：治疗后两组肝门静脉、脾静脉和脾厚参数数值均明显下降，其下降趋势治疗组与对照组比较差异有显著性意义（$P<0.05$）。

臌胀片能改善慢性乙型肝炎肝纤维化临床症状，具有一定的减少肝脏炎症反应、保护肝细胞、调节细胞外基质代谢、抑制病毒复制、改善肝脾局部微循环的作用，且对阿德福韦酯抗病毒作用有一定的增强。

臌胀片和阿德福韦酯联合应用在显著抑制 HBV 复制，同时，能更加有效改善肝功能，缓解临床症状，减少肝纤维化程度，对肝门静脉内径、脾静脉和脾厚均有明显改善作用，是慢性乙型肝炎肝纤维化防止或治疗肝纤维化的一种有效的中西医结合的优化治疗方案，值得临床推广应用。

（5）解毒益气活血法治疗肝硬化腹水肠源性内毒素血症的研究。

肝硬化的基本病理变化为脾气虚弱，肝血瘀滞。当发生肝硬化肠源性内毒素血症时，毒邪内蕴的机制则相对突出。中医认为，脾不但可以化生气血，而且尚有抵御外邪和驱邪外出的重要作用。如"脾为之卫"及"四季脾旺不受邪"等，即说明了脾具有防御功能。脾气虚弱，一则气血不足，可能进一步加重肝血瘀滞；二则无力御毒和驱毒外出。另外肝血瘀滞，日久化毒留于体内，无以转毒外出是本病形成的又一重要机制。据此制定了解毒益气活血的治疗方法，通过临床研究，观察"解毒益气活血法"对肝硬化肠源性内毒素血症的治疗作用。

方法：选择 70 例失代偿期肝硬化合并腹水、腹腔感染、内毒素血症的患者，随机分为治疗组 35 例，对照组 35 例。在保肝、抗感染、对症支持等综合治疗基础上，治疗组加用解毒益气汤（板蓝根 30 g、蒲公英 30 g、金银花 30 g、黄芪 30 g、丹参 30 g，200 mL/次，2 次/天），对照组加用乳果糖（10~20 mL/次，3 次/天），疗程 20 天。分别记录治疗前后两组患者症状、检测腹水生化常规、血浆内毒素含量、血清肝、肾功能（TBil、BUN、Cr）及血氨浓度。

结果：与对照相比，解毒益气汤治疗组治疗 20 天后内毒素清除率明显升高（$P<0.05$），血氨浓度明显降低，肝、肾功能（TBil、BUN、Cr）明显改善，患者发热、腹胀等症状明显减轻。解毒益气汤治疗组患者每日大便次数平均增加 1~2 次，与服乳果糖比较无差异，未见其他明显不良反应。说明解毒益气汤治疗后可以迅速改善症状及肝、肾功能，抑制内毒素的产生，提高机体清除内毒素的能力，是肝硬化肠源性内毒素血症治疗过程中重要的辅助治疗方药。

2. 获奖成果

（1）益气健脾法（肝复康）治疗肝硬变血清 A/G 失调的实验与临床研究：1988 年河南省医药卫生科技成果三等奖。

（2）臌胀片抗肝纤维化作用的临床与实验研究：1994 年河南省中医药科学技术进步三等奖。

（3）慢性乙型肝炎肝纤维化的中医证型及优化方案的研究：2012 年河南省中医药科

学技术成果二等奖。

（4）解毒益气活血法治疗肝硬化腹水肠源性内毒素血症的研究：2012年河南省中医药科学技术成果二等奖。

3. 发表论文

（1）王昆山. 肝硬变腹水（肝肾阴虚型）［J］. 河南中医学院学报，1978（01）：41-42.

（2）赵国岑. 31例肝硬化腹水疗效分析［J］. 河南医药，1980（05）：17-20.

（3）郭湘云，王舒珍，李红彬，陈乃凡. 肝复康对大白鼠实验性肝硬化的防治作用［J］. 河南中医，1987，7（02）：28-30.

（4）翟明义，张金楠，沙培林，魏武英，杨小平，陈宝玲，赵玉瑶，王力争，查秀兰，白洁，邓爱琴，丁美顺. 肝复康纠正慢性肝病血清蛋白比例失调的临床研究［J］. 中医研究，1989（01）：18-19.

（5）张国泰，张玉芳. 张海岑老中医治疗肝硬化腹水经验［J］. 河南中医，1994（03）：149-151.

（6）张金楠，赵玉瑶，陈宝玲，杨小平，侯留法，王力争，张素德. 臌胀片抗肝纤维化作用的临床观察［J］. 中国中西医结合脾胃杂志，1995（03）：156-157.

（7）张影，徐思康，卢亚里. 固本消水散敷脐治疗肝硬化顽固性腹水［J］. 中原医刊，1996（10）：44+48.

（8）侯留法，孙玉信. 自拟健脾消水汤治疗肝硬化腹水［J］. 北京中医药大学学报，1997（05）：69.

（9）赵玉瑶，侯留法，高天旭. 经方桂枝茯苓丸治疗肝硬化32例［J］. 中国中西医结合脾胃杂志，1998（03）：190.

（10）张金楠. 治肝经验琐谈［J］. 河南中医，1999（02）：3-5.

（11）马路，张水英，赵文霞，苗灵娟. 中西药腹腔灌洗及注入治疗肝硬化腹水并发自发性腹膜炎57例［J］. 中国中西医结合杂志，1999（12）：44.

（12）张金楠. 臌胀片抗肝纤维化作用的临床研究［A］. 中华人民共和国国家中医药管理局、世界卫生组织. 国际传统医药大会论文摘要汇编［C］. 中华人民共和国国家中医药管理局、世界卫生组织：中国中医科学院针灸研究所，2000：2.

（13）任小巧，卢跃卿，陈永旭，李伟，高寒. 仲景三方对大鼠肝纤维化不同时期胶原Ⅰ，Ⅲ，Ⅳ影响的观察［J］. 中国中药杂志，2001（04）：50-52+58.

（14）王玲，王银燕，秦小金. 肝硬化并发上消化道出血的急救护理体会［J］. 河南职工医学院学报，2001（03）：267-268.

（15）卢跃卿，任小巧，陈永旭，朱志军，高寒. 鳖甲煎丸对大鼠肝纤维化过程中肝脏胶原及血清前胶原Ⅲ等影响的动态观察［J］. 河南中医，2001（05）：19-21.

（16）卢跃卿，任小巧，陈永旭，庞玉琴，朱志军，高寒，鄢文海. 大黄　虫丸对大鼠肝纤维化不同期胶原等的影响 [J] . 辽宁中医杂志, 2001 (12): 762-763.

(17) 张关亭. 血清中 HA、LN、PⅢP、IVC 变化水平与肝硬化诊断的关系 [J] . 河南医药信息, 2002 (11): 77-78.

(18) 侯留法. 论肝血瘀滞与腹水形成 [J] . 中医杂志, 2002 (08): 636-637.

(19) 侯留法, 陈宝玲. 实脾法治疗肝硬化腹水 38 例 [J] . 中医研究, 2003 (03): 43-44.

(20) 侯留法. 浅谈肝硬化腹水的辨治 [J] . 中国中医药信息杂志, 2003 (08): 72.

(21) 赵玉瑶, 刘方洲, 杨小平, 侯留法, 陈宝玲, 毛重山, 张关亭. 臌胀片抗大鼠肝纤维化作用的实验研究 [J] . 中国中西医结合杂志, 2003 (12): 922-925.

(22) 詹世超, 张艳. 真武汤配合活血化瘀药治疗肝硬化腹水 87 例 [J] . 国医论坛, 2005 (02): 9-10.

(23) 陈宝玲. 臌胀片抗肝纤维化的临床研究 [J] . 中国中医药信息杂志, 2005 (08): 13-14.

(24) 赵一. 花生衣茎叶合用治疗肝硬化血小板减少 28 例 [J] . 中医药学刊, 2005 (10): 1917.

(25) 付月箫, 谷灿立, 焦伟. 中西医结合治疗慢性乙型肝炎肝纤维化的临床研究 [J] . 中华中医药学刊, 2007 (02): 405-407.

(26) 赵一. 肝硬化所致血小板减少症的研究现状 [C] . 中华中医药学会脾胃病分会第十九次全国脾胃病学术交流会论文汇编, 2007: 2.

(27) 蔡永江, 刘红春, 刘旺根, 王梅. 鳖甲煎丸抗肝纤维化作用的实验研究 [J] . 中医研究, 2007 (11): 21-23.

(28) 赵一. 中西医结合治疗肝硬化血小板减少症的体会 [J] . 现代中西医结合杂志, 2008 (24): 3831-3832.

(29) 侯留法. 臌胀片联合普奈洛尔防止肝硬化上消化道再出血的临床观察 [C] . 第十七次全国中西医结合肝病学术会议论文汇编, 2008: 3.

(30) 王菲. 解毒益气法治疗肝硬化肠源性内毒素血症的临床观察 [C] . 第十八次全国中西医结合肝病学术会议论文汇编, 2009: 2.

(31) 李文武, 梁瑞峰. 当归芍药散加味对肝纤维化大鼠的保护作用研究 [J] . 中医研究, 2010, 23 (05): 30-32.

(32) 党全伟, 王晓丽, 马秀霞. 四逆散加味对肝纤维化大鼠的保护作用研究 [J] . 中医研究, 2010, 23 (06): 22-23.

(33) 张关亭. 4 种血清学指标对肝病患者肝纤维化的诊断意义 [J] . 医药论坛杂志, 2010, 31 (11): 50-51.

(34) 王菲, 侯留法, 娄静. 解毒益气汤治疗肝硬化腹水合并肠源性内毒素症 30 例

［J］．中医研究，2010，23（09）：60-62．

（35）王会丽，杨小平，王菲，娄静．臌胀片联合阿德福韦酯治疗慢性乙型病毒性肝炎肝纤维化临床研究［J］．中医学报，2012，27（03）：377-379．

（36）王会丽，杨小平，赵玉瑶．205例慢性乙型肝炎肝纤维化患者中医证型与肝纤维化标志物相关性研究［J］．中医研究，2012，25（07）：46-49．

（37）李志毅，崔莉芳，张伶俐，程传浩，谢世平．鳖甲煎丸对免疫性肝纤维化大鼠肝组织HGF表达的影响［J］．中国实验方剂学杂志，2012，18（15）：192-195．

（38）王会丽，崔伟锋，杨小平．臌胀片联合熊去氧胆酸治疗原发性胆汁性肝硬化临床观察［J］．中国中医药信息杂志，2013，20（02）：77-78．

（39）王菲，娄静．侯留法主任医师治疗肝硬化经验［J］．中医研究，2013，26（12）：51-53．

（40）巩锋．尿甘氨酰脯氨酸二肽氨基肽酶检测诊断肝硬化早期肾损害的临床价值分析［J］．中国实用医药，2014，9（15）：126-127．

（41）王菲，娄静，王会丽，侯留法．20例肝硬化腹水临床诊治与分析［J］．中国现代药物应用，2014，8（11）：152-153．

（42）侯留法，王菲，娄静，王会丽，赵义红，赵雷，王希浩．疏肝活络法联合西药防止肝硬化食管胃底静脉曲张破裂后再出血40例［J］．中医研究，2015，28（08）：11-13．

（43）王会丽，赵义红，崔伟锋，杨小平．臌胀片在代偿期丙型肝炎肝硬化抗病毒治疗中的应用［J］．山东医药，2016，56（10）：48-49．

（44）王磊，冯亚楠．对肝硬化患者实施中医护理的临床效果分析［J］．临床医药文献电子杂志，2017，4（09）：1687．

（45）宋献美，石科，葛文静，王慧森，贾士奇，傅蔓华，梁瑞峰．不同引经药配伍大黄-丹参药对抗大鼠肝纤维化的比较［J］．中国实验方剂学杂志，2017，23（20）：132-137．

（46）冯亚楠，王磊．中医护理干预在肝硬化护理中的应用效果分析［J］．临床医药文献电子杂志，2017，4（82）：16162-16163．

（47）张亚茹，郭丽．中西医结合护理干预在肝硬化腹水患者治疗中的应用［J］．临床医药文献电子杂志，2017，4（82）：16174+16176．

（48）张丽丽．改善肝硬化失代偿期患者生活质量的中医护理体会［J］．中西医结合心血管病电子杂志，2017，5（29）：139+142．

（49）吴晓东，张峰，梁瑞峰．大黄素与丹参素合用对四氯化碳诱导大鼠肝纤维化的保护作用［J］．天津中医药，2018，35（02）：143-146．

（50）宋献美，王雪银，李宁宁，崔伟锋，梁瑞峰．大黄总蒽醌对免疫性肝纤维化大鼠的保护作用及机制探讨［J］．现代预防医学，2018，45（15）：2818-2822．

（51）葛文静，王慧森，刘明，魏征，梁瑞峰，李更生．引经药柴胡配伍大黄-丹参药对抗大鼠肝纤维化作用的研究［J］．中国中医基础医学杂志，2018，24（10）：1398-1401.

（52）翟明义，张金楠，沙培林，魏武英，杨小平，陈宝玲，赵玉瑶，王力争，查秀兰，白洁，邓爱琴，丁美顺．肝复康纠正慢性肝病血清蛋白比例失调的临床小结［J］．北京中医，1990（06）：27-28.

（53）侯留法，赵玉瑶．肝硬化血液流变学研究［J］．中医研究，1991（02）：21-22+2.

（54）张金楠，张静荣，杨小平，赵玉瑶，陈宝玲，胡亚伟，侯留法．中药抗肝纤维化的研究进展［J］．河南中医，1993，13（04）：198-200.

（三）酒肝消酯冲剂治疗酒精性脂肪肝的临床与实验研究

1. 研究内容

酒肝消酯冲剂由葛根、柴胡、丹参、泽泻等组成。具有解酒疏肝、清热化痰、活血化淤之功能。主治酒精性肝病（脂肪变阶段），症见肝区痛及压通，腹胀，纳差，乏力，舌暗红或红，苔黄腻，脉弦滑等。

（1）制备工艺研究。

根据方中各药材原料所含成分的理化性质，对山楂、丹参和草决明采用乙醇回流提取，以熊果酸为指标成分，用正交试验法，确定最佳醇提工艺，醇提过的药材与方中其余葛根、柴胡和泽泻合并，采用水煎提取，以葛根素为指标成分，用正交试验法确定最佳水煎煮工艺。并对浓缩和制粒条件进行了研究。

（2）质量标准研究。

采用薄层色谱法对方中的山楂、丹参、葛根和决明子进行鉴别。采用高效液相色谱法测定方中君药葛根的葛根素含量，用大孔吸附树脂柱制备供试品溶液，可大大改善色谱结果，提高测定的准确度。按中国药典的规定，对本品的粒度、水分、溶化性和装量差异进行检查，结果均符合规定。

（3）初步稳定性研究。

按制定的质量标准草案，对本品三批样品室温放置，进行了三个月的初步稳定性研究，结果各项指标均符合规定，初步表明本品稳定。

（4）主要药效学与毒理学研究。

①对高剂量乙醇引起的中枢抑制有一定的拮抗作用，缩短酒精导致小鼠睡眠的睡眠获奖时间，增加小鼠自发活动次数。②以无水乙醇灌胃小鼠造成急性肝损伤，酒肝消酯冲剂有一定的保护作用。降低血清中 ALT、AST、TG 含量，抑制肝组织中 MDA 含量，增加 SOD 含量。③以 35 度低度白酒连续灌胃 15 天造成亚急性肝损伤，酒肝消酯冲剂可以明显降低血清中 ALT、AST、GGT、TG 的含量，抑制肝组织中 MDA 含量的增高。④酒肝消酯冲剂能降低酒精性肝损伤模型大鼠血清 ALT、AST、GGT、ALP、TG、IL-8、

TNF-α 含量，调节 ADH，改善 HA、LN 的不正常增高。说明该药在保肝降脂的同时，还有一定的免疫抗炎和抗肝纤维化作用。⑤小鼠急性毒性实验和大鼠长期毒性实验均未发现明显急性毒性、蓄积性毒性及延迟性毒性反应。

（5）临床研究。

临床选择符合西医和中医诊断标准的病例 152 例，随机分为酒肝消脂冲剂组（治疗组）102 例和东宝肝泰片组（对照组）50 例。结果显示，治疗组综合疗效、中医证候疗效、症状体征改善、肝纤维化实验室指标改善、B 超改善等方面均明显优于对照组。

2. 获奖成果

酒肝消酯冲剂治疗酒精性脂肪肝的临床与实验研究：2003 年河南省中医药科学技术进步一等奖。

3. 发表论文

（1）侯留法，杜建军，孙玉信．酒肝康汤治疗酒精性脂肪肝 32 例［J］．河南中医，1997（04）：33-34.

（2）侯留法，赵玉瑶，陈宝玲．酒肝康汤治疗酒精性脂肪肝 36 例临床研究［J］．河南中医药学刊，2000（02）：41-42.

（3）侯留法，陈宝玲，赵玉瑶，张影，毛重山．酒肝消脂冲剂治疗酒精性脂肪肝 102 例［J］．中国中西医结合杂志，2003（06）：413.

（4）杨波，王曙炎，刘方洲，马秀云，赵国龙．清脂复肝颗粒对慢性高脂血症与乙醇肝损伤混合型脂肪肝动物模型的影响［J］．中华中医药杂志，2009，24（02）：156-159.

（5）王会丽，赵玉瑶．酒肝消酯冲剂治疗非酒精性脂肪肝炎 50 例［J］．中医研究，2010，23（08）：44-46.

（四）"胃康宝胶囊"治疗胃脘痛（慢性浅表性胃炎）的临床与实验研究

1. 研究内容

国家中医药管理局科研项目。

慢性浅表性胃炎是一种常见病，多发病，临床发病率较高。由于患者治疗不彻底或治疗不当，常常复发，缠绵难愈，给患者带来了很大的痛苦。因此，探索和研制新的高效安全治疗该病的药品，具有十分重要的意义。我们根据国家医学的基础理论，总结了 30 多年治疗慢性浅表性胃炎的临床经验，研制成胃康宝胶囊。在临床上经过对 138 例慢性浅表性胃炎的严格观察，取得了显效率 84.3%，总有效率 94.1% 的效果。与对照药溃疡宁胶囊对比，该要疗效显著优于溃疡宁胶囊（$P<0.05$）。

（1）药学研究。

根据方中药物所含的化学成分及其理化性质，选择了较合理的工艺，以比较法对甘松、吴茱萸挥发油提取获奖时间进行了选择，以正交实验法对水煎煮提取时、提取次数、提取时间、加水量等主要影响因素进行了优选。完成了质量标准的制定与初步稳定性考察。

（2）主要药效学研究。

①胃康宝对小鼠利血平溃疡、大鼠幽门结扎性溃疡、水浸应激性溃疡及乙酸烧灼型溃疡均有保护作用。②胃康宝对 0.6%HAc 引起的小鼠扭体具有明显的抑制作用。③胃康宝对巴豆油引起的小鼠耳肿胀、大鼠塑环肉芽肿均有明显的抑制作用。④胃康宝对大鼠的胃液分泌量及胃蛋白酶无明显影响，对胃液总酸度有明显抑制作用。

（3）毒理学研究。

小鼠急性毒性实验和大鼠长期毒性实验均未发现明显急性毒性、蓄积性毒性及延迟性毒性反应。

（4）临床研究。

观察 138 例慢性浅表性胃炎患者，其中用胃康宝胶囊治疗组 102 例，用溃疡宁胶囊对照组 36 例。结果在治疗组 102 例中，痊愈 41 例，显效 45 例，有效 10 例，无效 6 例。显效率为 84.3%，总有效率 94.1%。对照组 36 例中，痊愈 10 例，显效 14 例，有效 5 例，无效 7 例。显效率为 66.7%，总有效率为 72.2%。两组经卡方检验，有显著性差异。

2. 获奖成果

"胃康宝胶囊"治疗胃脘痛（慢性浅表性胃炎）的临床与实验研究：1996 年河南省中医药科学技术进步二等奖。

3. 发表论文

（1）张玉芳，张国泰. 张海岑研究员谈慢性胃炎的辨治 [J]. 吉林中医药，1994（03）：9-10.

（2）侯勇谋，赵法新，王成典. 胃康宝胶囊治疗胃脘痛 138 例 [J]. 中医研究，1998（04）：17-20.

（3）王菲，王会丽，娄静，侯留法. 慢性胃炎 50 例临床中医治疗分析 [J]. 中国实用医药，2014，9（13）：186-187.

（4）马玉娟，王守富，陈阳春. 陈阳春运用健脾祛湿、消食和胃法治疗慢性胃炎经验 [J]. 中西医结合研究，2014，6（05）：275-276.

六、中医药防治肿瘤研究

（一）蛞蝓抗肿瘤作用的实验与临床研究

1. 研究内容

河南省中医管理局重点资助项目。

恶性肿瘤是当前危害人民健康和生命最为严重的常见病，多发病。有关防治恶性肿瘤药物的研究，世界各国均十分重视。目前的化疗药物虽近期疗效明显，但因其毒副反应较大，许多患者不能耐受，往往中断治疗。因此抗癌中草药的开发应用正受到越来越多的重视。蛞蝓为有肺的软体动物，其性味咸寒，无毒、入肝脾肺经，功能清热祛风消肿止痛，破瘀通络。常用来治疗咽重喉痹，痔疮痈肿，疝气脱肛。但作为抗肿瘤药物，国外尚未见报道，国内仅见高震一则回顾性调查报告，缺乏系统的研究。

（1）药理学与毒理学研究。

以肿瘤重量抑制率或腹水抑制率、肿瘤平均直径倍增时间（MDDT）、肿瘤生长延迟时间（TGDT）及荷瘤小鼠的存活时间、体重变化为指标，观察蛞蝓对荷 ARS 肉瘤（腹水型）、S180（腹水型和实体型）和 P388、B16 黑色素瘤及 Lewis 肺癌的抑制作用，结果显示，蛞蝓抗 B16 和 S180（实体瘤）尤为显著，并可延长肿瘤宿主的存活时间。以同样方法观察蛞蝓合并加温对荷 S37 肉瘤 NIH 小鼠的治疗作用，结果表明：①43 ℃加温 25 分钟对荷 S37 肉瘤 NIH 小鼠有明显的治疗作用；②在首次灌胃蛞蝓混悬液 1 200 mg/kg 体重后，在不同时间间隔加温 43 ℃达 25 分钟肿瘤的 MDDT 明显增加，并不同程度地延长了荷瘤动物的存活时间（AET）。③双层琼脂克隆培养实验法和 3H-TdR 胸腺嘧啶掺入实验法对人体肺鳞癌的手术切除标本和肺腺癌胸水中的癌细胞，结果显示蛞蝓达到了药效敏感标准，且显著优于顺铂（$P<0.001$）。④小鼠急性毒性实验和大鼠长期毒性实验均未发现明显急性毒性、蓄积性毒性及延迟性毒性反应。

（2）初步临床观察。

单独应用蛞蝓胶囊治疗晚期非小细胞肺癌 32 例，并与蛞蝓加化疗组（用 MFV 或 POD 方案）30 例及单独化疗组 335 例作对照。结果蛞蝓组 32 例中 MR 者 21 例，NR18 例，有效率 65.6%，中生存期 180 天；蛞蝓加化疗组 30 例中 PR5 例，MR18 例，NR7 例，有效率 76.6%，中数生存期 178.4 天；化疗组 35 例中 PR 例，MR20 例，NR11 例，有效率 68.57%，中数生存期 115 天。毒副反应与合并证：化疗组明显高于其他两组，蛞蝓组最小，蛞蝓加化疗组居中。显示化疗对于晚期非小细胞肺癌虽然有一定的近期疗效，但患者的生存治疗及预后均较差，蛞蝓对于化疗有一定的增效及减毒作用。

2. 获奖成果

蛞蝓抗肿瘤作用的实验与临床研究：1994 年河南省中医药科学技术进步二等奖。

3. 发表论文

（1）郭岳峰，刘方洲，孙仲璞，吴细丕，张淑英．蛞蝓对荷瘤小鼠的抗肿瘤作用［J］．中西医结合杂志，1989（11）：675-676+646.

（2）郭岳峰，王守章，焦智民，严中平，杨振江，张英，李秋凤，王素萍．蛞蝓胶囊治疗晚期非小细胞肺癌 32 例疗效观察［J］．中医研究，1994（03）：24-25.

（3）郭岳峰，吴细丕．蛞蝓对小鼠 P388 的抑制作用［J］．中医研究，1990（04）：18+2.

（4）吴细丕，郭岳峰．蛞蝓抗肿瘤作用的实验研究［J］．中国实验动物学杂志，1991（02）：99.

（5）吴细丕，郭岳峰．蛞蝓合并加温对荷 S$_{37}$NIH 小鼠的治疗作用［J］．河南医学研究，1993（03）：210-212.

（二）子午流注取穴法穴位注射黄芪液对癌症化疗后免疫功能的影响

1. 研究内容

（1）实验研究。

昆明小鼠80只，雌雄各半，体重18~20g，取S180小鼠生长7天后的腹水与生理盐水1∶2混匀，除正常组外，于每只小鼠右腋皮下注射0.2 mL，次日给予人约2倍量的氟尿嘧啶20 mg/kg、顺铂2.5 mg腹腔注射。接种第二天开始给予穴位注射黄芪液或等量生理盐水，隔日一次共6次。采用子午流注取穴法，选取足三里穴、脾俞、肾俞穴，每穴位组又分为按时取穴组（上午9~11时穴位注射黄芪液）、随时取穴组（下午穴位注射黄芪液）、生理盐水组（穴位注射生理盐水），另设正常对照组和模型对照组。观察荷瘤S180小鼠的T淋巴细胞亚群和巨噬细胞吞噬功能的变化情况，取脾及胸腺进行病理组织学观察。结果发现：足三里穴组可明显提高机体的免疫功能，延长存活时间，明显减轻脾及胸腺ALP酶活性的下降程度，改善ANAE活性。

（2）临床研究。

将100例食管癌化疗患者随机分为癌对照组（20例），择时取穴组（40例）、随时取穴组（40例），观察了采用子午流注取穴法于足三里穴注射黄芪液对后两组免疫球蛋白、T淋巴细胞亚群、NK细胞数及LAK细胞活性的影响，并与癌对照组相比较。结果显示：后两组各项免疫指标均有所改善，择时注射可较好地提高免疫功能。

2. 获奖成果

子午流注取穴法穴位注射黄芪液对癌症化疗患者免疫功能的影响：1996年河南省中医药科学技术进步二等奖。

3. 发表论文

（1）苗利军，李敏，韩慧，郭振宇，种军. 子午流注取穴法穴位注射黄芪液对荷瘤小鼠免疫功能的影响［J］. 中医研究，1996（01）：19-22.

（2）苗利军，李敏，李郑芬，管汴生，周淮彬，禚玉英，王红涛，李杰，胡虹. 黄芪液择时注射足三里穴对食管癌化疗患者免疫功能的影响［J］. 中医研究，1997（03）：44-46.

（三）"化瘀解毒法"治疗恶性肿瘤

1. 研究内容

恶性肿瘤是严重威胁人类健康和社会发展的疾病。肺癌为发病率、死亡率双率第一，胃癌紧随其后。手术、放疗、化疗是治疗恶性肿瘤的主要方法，但患者确诊时已属晚期，且肿瘤容易发生复发转移，使之成为国内外研究的热点和难点。肿瘤科致力于恶性肿瘤的中西医结合防治多年，围绕肺癌，胃癌这两种常见肿瘤，在有效性和安全性、疗效机制等开展系统研究。

（1）理论研究。

运用"化瘀解毒法"治疗恶性肿瘤，在古人正虚邪实的基础上，加以总结归纳，突破认识局限，把肿瘤中医证候、病因病机概括为"瘀毒"，并根据其属性，以阴阳为纲、脏腑部位为目，提出"瘀阴毒、瘀阳毒"理论，指出恶性肿瘤是以瘀毒为标、元气亏虚为本，同时设立"化瘀解毒"治法和方药。

（2）临床研究。

规范系统的评价化瘀解毒法治疗肺癌、胃癌的临床疗效。结果表明：化瘀解毒法治疗肺癌，在改善症状评分、KPS、降低肿瘤标志物水平、减轻化疗毒副反应发生率具有较好的效果。同时可以改善肺癌患者呼吸功能。可提高胃癌近期疗效，显著减少胃癌化疗治疗过程中的毒副作用，从而达到增效减毒，延缓胃癌转移，提高患者近期生活质量的目的。

（3）实验研究。

①利用细胞和肿瘤模型动物，探寻化瘀解毒方药治疗非小细胞肺癌的作用机制，验证化瘀解毒方药抑制人肺癌 A549 细胞生长及诱导凋亡的作用，并从细胞及基因水平进行了进一步的研究，为肺癌治疗提供机制明确、确有疗效的方药，做积极探索，积累有益经验，发挥中医药在肿瘤治疗领域的特色。结果表明，化瘀解毒法可以抑制肺癌 A549 凋亡，抑制 SGC-7901 细胞增殖、黏附、迁移、浸润。②体外实验结果表明，化瘀解毒方提取物对多种肿瘤细胞的增殖具有抑制作用，其中肺癌 A549 对化瘀解毒方提取物最敏感。并且化瘀解毒方提取物时间及剂量依赖性抑制 A549 细胞增殖。红细胞毒性实验结果显示，20 mg/mL 化瘀解毒方提取物溶血率仅为 30%，说明化瘀解毒方提取物对红细胞的毒性相对较低。通过对肿瘤细胞的黏附、迁移和浸润实验研究表明，化瘀解毒方提取物显著的且剂量依赖性的抑制人肺癌 A549 黏附、迁移和浸润，以上结果说明，化瘀解毒方提取物有效抑制肿瘤细胞增殖，特别的是肺癌 A549 对其抑制效果最为敏感。并且可以显著抑制其黏附、迁移和浸润。③建立裸鼠皮下移植瘤模型，探讨化瘀解毒方提取物对实体瘤的作用效果并且验证其作用机制。实验结果表明，化瘀解毒方提取物显著抑制体内肿瘤细胞的增殖，小鼠瘤重显著下降。通过对小鼠体重和脾脏指数的观察发现，口服化瘀解毒方提取物对小鼠体重和脾脏指数均无影响，而阳性对照药环磷酰胺显著降低小鼠体重和脾脏指数，说明化瘀解毒方提取物存在较低毒性。以上实验结果说明，化瘀解毒方提取物有效抑制体内肿瘤细胞增殖，对荷瘤小鼠的体重及其脾脏指数无影响，存在较低的毒副作用。

综上所述，化瘀解毒方提取物可以在体外显著抑制肺癌 A549 增殖，降低其黏附、迁移、浸润能力。在体内显著抑制实体瘤生长，对小鼠体重和脾脏指数无影响，对于肺癌的治疗具有较高的价值。

2. 获奖成果

（1）不同治法方药对胃癌前病变大鼠干预作用的比较研究及应用：2012 年河南省科

学技术进步三等奖。

（2）化瘀解毒法方药治疗肺癌的机理研究：2017年河南省中医药科技成果一等奖。

3. 发表论文

（1）付莉，蔡小平．中西医结合治疗中晚期原发性支气管肺癌30例临床观察［J］．江苏中医药，2008（05）：44-45.

（2）张影，蔡小平，罗银星，魏征，胡皓．扶正消瘤丸治疗恶性肿瘤化疗后胃肠道反应100例［J］．中医研究，2012，25（01）：45-46.

（3）张影，罗银星，蔡小平，魏征，胡皓．扶正化瘀解毒法治疗恶性肿瘤96例临床观察［J］．中药与临床，2012，3（05）：22-24.

（4）张影，罗银星，蔡小平，王笑民．恶性肿瘤的中西医结合治疗［J］．中医研究，2012，25（10）：38-40.

（5）蔡小平，魏征．恶性肿瘤中医证治新理论——瘀毒论［J］．辽宁中医杂志，2013，40（03）：465-466.

（6）魏征，张俊萍，蔡小平．化瘀解毒法在恶性肿瘤治疗中的运用［J］．中国老年学杂志，2015，35（14）：4061-4063.

（7）乔翠霞，张新峰，蔡小平，程旭锋．华蟾素抑制人胃癌BGC-823细胞体外侵袭、迁移的机理［J］．中成药，2015，37（08）：1655-1659.

（8）乔翠霞，张新峰，程旭锋，蔡小平，刘琦．运用扶正固本法治疗肝癌靶向治疗后生存质量临床观察40例［J］．世界华人消化杂志，2015，23（33）：5383-5387.

（9）罗银星，张影，赵一，蔡小平．赵国岑治疗胃癌经验［J］．中医学报，2016，31（02）：171-174.

（10）王于真，李妍妍，魏征．癌痛消外用贴治疗卵巢癌疼痛60例临床观察［J］．中国民间疗法，2016，24（08）：29-30.

（11）张玉，胡皓，赵一，蔡小平．赵国岑教授运用中医药治疗食道癌经验［J］．中医学报，2016，31（12）：1845-1848.

（12）张水宝，何小鹤，范宏宇，蔡小平．肺癌的中医治疗进展［J］．中医研究，2016，29（12）：70-72.

（13）马淑芳，赵一，魏征，蔡小平，张俊萍．化瘀解毒方配合化疗治疗晚期非小细胞肺癌临床观察［J］．新中医，2017，49（03）：109-111.

（14）何小鹤，赵一，蔡小平．蔡小平教授治疗肺癌经验总结［J］．亚太传统医药，2017，13（07）：80-81.

（15）张俊萍，赵一，梁瑞峰，赵国岑，魏征．化瘀解毒方对过表达PDK1和Akt人胃癌SGC-7901细胞增殖的影响［J］．辽宁中医杂志，2017，44（05）：1036-1039.

（16）张俊萍，赵一，赵国岑，魏征．化瘀解毒方提取物体内抗肿瘤及其作用机制［J］．时珍国医国药，2017，28（05）：1072-1074.

（17）王艳春，王雪梅，孙严洁，魏征，刘俊保．化瘀解毒方对胃癌大鼠血清炎症因子、免疫功能和肿瘤相关因子的影响［J］．中医学报，2017，32（06）：905-908.

（18）翟怡然，何小鹤，蔡小平．蔡小平教授治疗乳腺癌经验总结［J］．亚太传统医药，2017，13（14）：100-101.

（19）罗银星，张影，蔡小平．蔡小平治疗胃癌癌前病变经验介绍［J］．新中医，2017，49（08）：192-194.

（20）乔翠霞，张新峰，程旭峰，刘琦，蔡小平．干蟾皮提取物对胃癌肝转移裸鼠CXCL12-CXCR4 轴的影响［J］．辽宁中医杂志，2017，44（08）：1736-1738.

（21）魏征，李亚峰，赵玉瑶，赵晓东，赵法新，张俊萍．化瘀解毒方提取物抑制作用胃癌细胞增殖和黏附及对 PI3K/Akt 通路影响的实验研究［J］．中华中医药学刊，2017，35（09）：2241-2244.

（22）乔翠霞，张新峰，程旭锋，刘琦，蔡小平．固本散结法治疗胃癌的临床疗效［J］．中国老年学杂志，2017，37（18）：4560-4562.

（23）魏征，张社峰，赵玉瑶，赵晓东，赵法新，张俊萍．化瘀解毒方对过表达PDK1 和 Akt 人胃癌 SGC-7901 细胞侵袭转移的影响［J］．中华中医药学刊，2017，35（10）：2498-2500.

（24）王常普，蔡小平．化瘀解毒方对 Lewis 肺癌小鼠免疫功能及 E-cadherin、Vimentin 蛋白表达的影响［J］．中医学报，2018，33（06）：931-934.

（25）翟怡然，何小鹤，蔡小平．蔡小平教授治疗胃癌经验总结［J］．亚太传统医药，2018，14（08）：139-140.

（26）张俊萍，魏征．化瘀解毒方含药血清体外抑制 A549 肿瘤细胞作用及其机制［J］．中国老年学杂志，2018，38（16）：3990-3993.

（27）Wei Z, Zhang JP, Zhang AH, Wang YC, Cai XP. Electrochemical Detecting Lung Cancer-Associated Antigen Based on Graphene-Gold Nanocomposite. Molecules. 2017, 22（3）.

（28）Wei Z, Li YF, Zhang AH, Zhang JP. Large data Age and Academic Innovation of Traditional Chinese Medicine. PROCEEDINGS OF THE 2017 7TH INTERNATIONAL CONFERENCE ON SOCIAL NETWORK. 2017, 82：838-842.

（29）Wei Z, Zhang JP, He XH, et al. Preparation of Graphene-Multi-Walled Carbon Nanotube Composite for Quantitive Determination of 2-hydroxy-3-Methylanthraquinone in Hedyotis diffusa. Int J Electrochem Sci. 2017, 12（1）：629-638.

（30）Zhang JP, Wei Z, Zhang AH, et al. Detection Aristolochic Acids 1 and 2 in Costustoot via Electrochemical Method and Liquid Chromatography. Int J Electrochem Sci. 2016, 11（8）：6830-6837.

（31）Zhang JP, Zhao GC, Wei Z, Zhao FX. Management Innovation of Traditional Chinese Medicine Hospital in China. PROCEEDINGS OF THE 2016 INTERNATIONAL CONFER-ENCE ON EDUCATION. 2016, 37: 113-116.

（32）Wei Z, Zhao FX, Zhang JP, Zhao GC. The Integrative Medicine in China. T PRO-CEEDINGS OF THE 2016 INTERNATIONAL CONFERENCE ON EDUCATION. 2016, 37: 427-430.

（33）Zhang JP, Zhang AH, Wei Z, Cai XP. Studio Inheritance and Cultivation of Chinese Veteran Doctors of TCM in China. PROCEEDINGS OF THE 2016 INTERNATIONAL CONFERENCE ON ECONOMICS AND. 2016, 57: 13-19.

（34）Zheng W, Junping Z, Aihua Z, Junming F, Yanchun W, Yanqing L. Anti-tumor effect of Huayu Jiedu formula on SGC-7901 cancer cell. Bangladesh Journal of Pharmacology. 2016, 11 (s1): 8~17.

（35）Zheng W, Zhang JP, Zhao FX, Cai XP. Discussion on the Combination of Traditional Chinese Medicine and Western Medicine. 2015 2nd International Conference on Creative Education (ICCE 2015), Pt. 2015, 10: 603-606.

（36）Zhang JP, Zhang AH, Wei Z, Zhao Y. The Status Quo of Inheritance Education of Famous Experts in Traditional Chinese Medicine in China. PROCEEDINGS OF THE INTERNATIONAL CONFERENCE ON MANAGEMENT, COMPUTER AND. 2015, 25: 389-392.

（37）Zheng W, Zhang JP, Zhao FX, Cai XP. Study on Hospital Management Innovation in China. 2015 2nd International Conference on Creative Education (ICCE 2015), Pt. 2015, 10: 599-602.

七、中医药防治呼吸病研究

（一）慢性气管炎的防治研究

1. 研究内容

1971 年 3 月，国务院、中央军委（71）国发 13 号文件下达，号召全国开展防治老年慢性气管炎研究，河南中医学院党核心小组决定组织老慢支研究组，以河南中医学院气管炎防治小组的名义参加郑州地区老慢支协作组，并在河南省老慢支防治办公室统一领导下开展防治研究工作。实验室全体同志积极参加工作。在郑州砂轮厂、郑州纺织机械厂、市郊祭城公社建立了防治点。1972 年 4 月 29 日至 6 月 10 日，与郑纺机职工医院协作，对发病较多的郑纺机铸工车间的发病情况和可能的致病因素做了较详细的调查。同时在祭城公社、燕庄、祭城、荆庄、陈岗、王庄、白庄等大队普查了 10 600 人，查出老慢支患者 500 多例，对其中 300 余老慢支病例，应用棉花根、水莎草、中西医结合诊断分法、扶正固本法治疗。

（1）棉花根治疗慢性气管炎的研究。

棉花根治疗气管炎是从我省民间发掘出来的验方，自 1971 年在河南省卫生局组织领导下，与开封地区卫生局等有关单位组成河南省防治研究气管炎棉花根协作组，进行了普查、预防、药理、药化等研究工作，使用药物由棉花根单方提取到复方筛选（先后选用 15 种组方），历时 8 年之久。

1971 年秋，研究所首先到农村采集棉花根，进行提取、分离及有效成分分析，河南中医学院防治小组将提取的树脂状物在祭城公社试用于临床，对慢性气管炎进行了 30 例的疗效观察，显效 19 例，有效 7 例，无效 4 例。同时发现棉花根提取物具有明显的止咳、化痰作用，但对平喘、消炎作用不明显。

在以上研究的基础上，按照全国慢性支气管炎的诊断辨证及疗效判定标准，先后对棉花根、棉花根提取物、棉花根与其他中药材的不同组方进行比较研究，通过对 1 466 例慢性支气管炎患者 5 个疗程治疗，总有效率 80%~94%，显效率从 42% 提高到 63.2%。

（2）复方咳宁片治疗慢性气管炎远期疗效观察与机制研究

1972 年冬，科研人员将棉根皮、穿山龙、黄芩、辽沙参、制附子组成复方（复方咳宁片），进行治疗慢性气管炎中药新药开发研究。药化实验表明，棉根皮主含棉酚、天门冬酰胺等。药理毒理实验表明：棉根皮具有明显的镇咳、祛痰作用，未见动物心、肝、肾等重要脏器有明显毒性。临床治疗慢性支气管炎患者 683 例、5 个疗程总有效率 95.02%，显效率 73.13%；其中，对咳嗽有效率 90.8%，祛痰有效率 91.66%，平喘有效率 67.75%。通过治疗前、后心电图、肝、肾功能检查，均未发现主要脏器有毒性损害。于 1978 年经河南省卫生厅组织鉴定，药政部门批准为中药新药（商品名"复方咳宁片"），由郑州、开封两家中药厂生产，行销全省和十多个省、市、自治区。复方咳宁片并收入《河南省药品标准规范》。

1972—1975 年 4 个冬季，选择慢性气管炎患者 50 例（轻度 19 例、中度 27 例、重度 4 例），按中医分型虚寒型 32 例、痰湿型 15 例、痰热型 2 例、肺燥型 1 例。西医分型单纯型 45 例、喘息型 5 例。观察复方咳宁片的临床疗效。结果表明：复方咳宁片治疗 50 例慢性气管炎远期疗效，有效率 98%，显效率 62% 以上，无明显副作用，镇咳、祛痰作用显著。特别适用于对单纯型、虚寒型气管炎。

1976 年 2 月 13 日—3 月 15 日，在杞县葛岗公社赵岗大队，按照全国统一诊断及疗效判断标准，选择 33 例慢性气管炎患者，观察复方咳宁片服药后植物神经功能变化，从生物化学和病理生理学等方面初步探讨复方咳宁片治疗慢性气管炎的作用机制。结果表明，复方咳宁片的作用机制与调整植物神经功能、抑制延脑咳嗽中枢、抑制支气管黏液腺体分泌、松弛细支气管平滑机、扩张支气管、增强肾上腺分泌机能、改善支气管血液循环、提高免疫功能等从而起到镇咳、祛痰、消炎、抗敏作用。

（3）水莎草治疗慢性气管炎的研究。

1971 年，河南省许昌地区郏县发现水莎草防治感冒有一定效果。河南省卫生局气管炎防治办公室组织研究所科研人员前往郏县调查水莎草的品种和使用情况，鉴定出常用的水莎草有水莎草、头状穗莎草、扁秆藨草、藨草、异型莎草 5 个品种。分别对前 4 种水莎草进行了化学成分系统分析与比较，并将头状穗莎草主要有效成分进行提取分类，将扁秆藨草及头状穗莎草进行粗提并制成片剂。

临床与实验研究结果表明：头状穗莎草提取的黄酮类成分具有明显的止咳、化痰作用及一定的平喘作用。不同水莎草的作用强度依次为头状穗莎草>水莎草>扁秆藨草。

（4）慢性气管炎中西医结合诊断分型防治的研究。

自1973年起，开始进行慢性气管炎中西医结合分型方案研究，在全国第一次中西医结合诊断分型防治会议（西安），参与制订了第一个全国中西医结合诊断分型方案。1974年，河南省成立了中西医结合诊断分型协作组，作为牵头单位之一，组织验证全国分型方案。进行了317例慢性气管炎中西医结合诊断、分型及治疗的临床观察，有效率92.11%，显效率57.73%以上，从而进一步验证《全国中西医结合诊断分型方案》临床实用价值。在此基础上，又进行了"气管炎中西医结合诊断分型通气功能检查"及"慢性气管炎中西医结合诊断分型原穴位经络电测定"（《防治慢性气管炎资料》河南省卫生局气管炎防治办公室编，1975年7月）。通过实践，对全国分型方案提出了必要的参考意见，于1975年7月整理撰写《慢性气管炎中西医结合诊断分型修订意见》。在全国第二次中西医结合诊断分型会议，河南省分型方案与天津、福建等省市的方案基本一致。1973—1977年，参与制定1973年全国中西医结合诊断分型方案和河南省协作组分型方案。按协作分担任务，进行了X线、肺功能、痰病理等项研究，通过反复验证，提出了便于临床掌握、有一定实验依据和客观指标的中西医结合诊断分型方案，从而使治疗慢性气管炎的疗效有了显著的提高。负责起草协作论文和上报省科学大会科研成果材料。

（5）热参治疗慢性气管炎的研究。

河南热参系茄科（Solanaceae）泡囊草属（*Physochlaina*）植物华山参（*Physoclilaina Infundibu* Iaris Kuang）的根。别名热参、山烟、醉汉草或白毛参。早在《本草纲目拾遗》及《陕西地方志》中均有记载，我省民间用其治疗慢性气管炎已有多年历史。

1976—1977年，河南省卫生局派中医药研究所赵宪法携带热参等药赴大庆，参加卫生部气管炎办公室组织的对几种防治气管炎新药进行高寒地区验证工作，并负责组织大庆油田运输指挥部等单位进行"热参"临床验证约半年。较严密地观察了热参浸膏、热参气雾剂对慢性气管炎的治疗作用和副作用，应用热参片治疗694例，有效率95.1%，显效率57.6%；应用热参气雾剂治疗105例，有效率96.2%，显效率67.6%。

热参制剂的副作用除口干外，尚有头晕、视力模糊、耳鸣等，但若减少用药量，症状多可自行消失，未发现对心、肝、肾有不良影响。

（6）"扶正固本"治疗阻塞性肺气肿。

1973年冬，河南省卫生局气管炎防治办公室领导下，由河南省中医研究所牵头，组织了河南省防治肺气肿协作组，并制订出可行性工作计划。

1971—1973年，曾用水莎草及中西医结合诊断分型治疗，在控制咳、痰、喘等症状后的基础上，运用祖国医学"扶正固本"的理论，试图以"润肺""健脾""益肾"等治则来增强呼吸肌之力，增加肺组织弹性或者阻止肺组织弹性进一步减退，达到扶正固本的目的。根据病情选用灵芝流浸膏、凤凰衣片、猕猴桃流浸膏等药物单独或交替使用，至 1978 年，总结了"扶正固本"治疗阻塞性肺气肿 78 例，收到较好的效果（有效率 70.51%），体力劳动能力提高者 32.87%，X 线检查改善者 13.67%，肺功能改善者 32.87%。撰写论文收录于《首届全国中西医结合学术讨论会资料选编》。

撰写了《关于肺气的研究》，概要地提出用力呼气前段流速（FEF50%）能较好地反映肺通气储备力，与 X 线肺纹理、肺气肿改变可作为肺气虚的参考指标，报导慢性气管炎患者肺经原穴经络电测定，治疗前以实为主，治疗后以虚为主，符合临床上邪去正虚的情况。

此外，关于肺气虚在慢性气管炎的中医理论研究方面，又从肺的生理功能等方面设计了一些客观指标，用 60 例次进行临床和实验室的初步检查，写出了"肺气虚"实质的初步研究 I 报和 II 报，目的在于通过运用科学方法，逐步阐明肺气虚的实质，以期找出中西医结合的途径，提高疗效。

（7）胆龙定喘胶囊治疗慢性支气管炎的研究。

在搜集民间验方的基础上、结合中医药基础理论，经过临床实践，筛选出猪胆粉、穿山龙、地龙等药物组成，研制出治疗慢性支气管炎的中药复方制剂"胆龙定喘胶囊"。

药理学研究表明：胆龙定喘胶囊可使 SO_2 所致小鼠咳嗽潜伏期显著延长，使 2 分钟内小鼠咳嗽的次数显著减少，显著提高小鼠气管酚红排泌量，明显延长豚鼠的引喘潜伏期，对离体气管条的张力均有降低作用，能显著减轻 SO_2 所致大鼠慢性支气管炎模型的小支气管及肺组织病理改变。说明胆龙定喘胶囊具有明显的平喘、镇咳、化痰作用，并能改善慢性支气管炎模型大鼠的病理状态，对慢性支气管炎有较好的防治作用。

2. 获奖成果

（1）水莎草防治慢性气管炎的研究：1978 年河南省重大科学技术成果奖。

（2）新药复方棉花根片治疗慢支的研究：1978 年河南省重大科学技术成果奖。

（3）慢性气管炎中西医结合诊断分型：1978 年河南省重大科学技术成果奖。

（4）治疗气管炎药热参研究：1979 年河南省重大科学技术成果奖，1980 年卫生部二级科技成果奖，1980 年卫生部科技成果一等奖（协作）。

（5）胆龙定喘胶囊治疗慢性支气管炎的研究：1994 年河南省中医药科学技术进步二等奖，1997 年河南省科技进步三等奖。

3. 发表论文

（1）复方咳宁片治疗慢性气管炎 33 例植物神经功能变化情况观察报告 [J]．河南中医学院学报，1976（04）：13-17+20.

（2）复方咳宁片治疗慢性气管炎远期疗效观察 [J]．河南中医学院学报，1976（04）：23-25.

（3）徐立然，程民，张金楠，袁效涵，蒋士卿，苗明三，谢有良．胆龙定喘胶囊的

镇咳、化痰、平喘及对慢支模型病理作用的药效学研究［J］．河南中医药学刊，1994
（04）：10-13.

（4）徐立然．三子祛痰液对痰湿壅肺病证的临床研究［J］．中国医药学报，2000
（03）：43-45.

（5）王端权．大青龙汤治疗52例慢性支气管炎合并肺部感染［J］．河南中医，
2000（05）：37.

（6）范磊，董诚明．胆龙定喘胶囊抑菌作用的实验研究［J］．河南中医药学刊，
2001（06）：23.

（7）高雅，田元生．肺康咳喘贴治疗急慢性支气管炎所致咳嗽90例［J］．中国民
间疗法，2002（04）：24-25.

（8）高雅，田元生．肺康咳喘贴治疗急慢性支气管炎所致咳嗽90例临床观察［J］．
内蒙古中医药，2002（03）：29-30.

（9）刘征雁，魏素丽，杨建宇，黄霞，任世劳，陈选京．川贝养亲口服液治疗慢性
支气管炎215例［J］．陕西中医，2004（03）：209-210.

（10）张明利．痰热清注射液治疗慢性支气管炎急性发作60例［J］．河南中医，
2005（09）：75-76.

（11）屈冰，杜桂芹，徐立然．"冬病夏治"呼吸道疾病242例［J］．中医研究，
2007（07）：44-45.

（12）马为，唐桂军．玉屏风散颗粒预防慢性支气管炎复发及对免疫功能的影响
［J］．医药论坛杂志，2009，30（22）：97-98.

（13）王娟，王梅．中西医结合治疗慢性支气管炎急性发作期90例临床观察［J］．
中国医药导报，2011，8（08）：90-91.

（14）杨倩宇．中西医结合治疗慢性支气管炎疗效观察［J］．光明中医，2011，26
（07）：1443.

（15）谢文英，张良芝，刘霖，常学辉，尚立芝，樊尊峰，何磊，梅雪．爱罗咳喘
宁口服液对慢性支气管炎大鼠白细胞介素-13和肿瘤坏死因子-α含量的影响［J］．中
国新药杂志，2012，21（05）：551-554.

（二）急性呼吸道疾病防治研究

1. 研究内容

（1）防治感冒新草药——糙苏的研究。

糙苏又名蜂窝草，系唇形科糙苏属多年生草本植物，河南省桐柏山、大别山，太行
山药源丰富，价格便宜。河南省中药调查组深入西峡山区，发现南阳地区群众用以治疗
感冒具有较好疗效，购回原生药进行了初步的药理实验。1971年冬，河南中医学院实验
药厂试制成冲剂和片剂试用于临床，获得了较好的疗效。继而又进行了糙苏抑菌、止
咳、祛痰等药效学研究及毒理学研究。1972年，完成了"使用民间草药糙苏治疗普通感

冒 100 例初步观察"，并在郑州地区攻克老慢支会议上报告。为进一步扩大验证糙苏防治感冒的临床疗效，河南省卫生局气管炎防治办公室责成我所与南阳地区合作，于 1973 年成立了糙苏防治感冒协作组。

将糙苏制成单味片和复方片两种不同片剂，根据《全国防治感冒诊断要点》，于 1971 年冬—1976 年春，共进行 329 例普通感冒患者的疗效观察。结果表明：单方组 227 例，有效率 92.68%；复方组 102 例，有效率 90.2%。

药理与毒理研究表明：糙苏主含黄酮类、氨基酸、生物碱等，水煎剂对流感杆菌、肺炎球菌等有抑菌作用，0.38% 糙苏 2 号对粤防 72—243 流感病毒有抗病毒作用（组织培养细胞筛选法），50% 糙苏煎剂体外无毒有效（鸡胚筛选法）。小鼠急性毒性实验和大鼠长期毒性实验均未发现明显急性毒性、蓄积性毒性及延迟性毒性反应。

糙苏片于 1984 年经河南省卫生厅组织鉴定，药政部门批准，由开封中药厂生产。糙苏糖衣片已收载于《河南省药品标准规范》。

（2）复方山银胡防治感冒和流行性感冒研究。

复方山银胡由山银胡、连翘、紫草、生石膏、板兰根 5 味中药组成，具有清热解毒、宣肺透表之功效，主治感冒及流行性感冒。1971 年春，许昌舞阳钢厂工地流感（甲 3 型流感病毒）流行，治疗百余例患者均具有较好疗效。后将此方制成浸膏片和冲剂，在气管炎防治点和门诊应用。

1972—1973 年，河南省慢性支气管炎病因组协助进行了初步的抗流感病毒实验，证明该复方中 3 味中药有抑制流感病毒的作用，而复方浸膏的抑毒效价高于单味水煎剂。

1974 年，在河南省气管炎防治办公室领导下，组成河南省复方山银胡防治感冒、流感协作组，列入省医药科研计划，由我所牵头，郑州市防疫站、开封市卫生局气管炎防治办公室、郑州铁路局防疫站等单位参加，对复方山银胡防治感冒做进一步临床验证，结果表明：复方山银胡片（冲剂）治疗普通感冒 451 例，有效率 89.3%，显效率 58.54%；治疗流行性感冒 164 例，有效率 86.59%，显效率 50.61%；预防流行性感冒 301 例，保护率 92%。

与开封、南阳地区卫生局气管炎防治办公室协助，进行了复方山银胡与糙苏等对照观察和抗病毒实验。结果显示：①治疗感冒 765 例，有效率 85.36%。②治疗流行性感冒 164 例，有效率 86.59%。③复方山银胡与糙苏治疗感冒的对比观察，二者有效率均在 79% 以上。④郑州市防疫站协助进行了抗病毒实验，结果复方山银胡浸膏对流感病毒的有效浓度为 0.025%。

1975 年，在甲型流感爆发流行点进行预防性给药，结果显示：山银胡组发病率明显低于安慰剂对照组及未服药对照组。

（3）蝉蜕止咳颗粒剂治疗急性气管支气管炎的临床与实验研究。

国家新药基金项目。

急性气管-支气管炎属于祖国医学"咳嗽""风温肺热"疾病的范畴。发病率约为

10.94%，在急性呼吸道感染性疾病中位于首位。目前关于免疫系统内环境稳定性受损和炎症导致气道高反应性是亟待解决的课题。中医学认为，"风为百病之长"，风热袭肺，肺气郁闭，宣肃失常，邪气入络，咳嗽不已。故当立疏风清肺，宣肃止咳之法，治疗风热病邪入于肺络的咳嗽病症。选择以蝉蜕为主的药物相应配伍，采用现代中药制备工艺，制成"蝉蜕止咳颗粒剂"。

1) 药学研究：制定了科学合理的无糖型颗粒工艺，制定了科学的质量标准，经三批样品初步稳定性试验结果显示质量稳定。

2) 主要药效学研究：①蝉蜕止咳颗粒能明显延长小鼠氨水引咳潜伏期，与空白对照组比较有显著性差异。②蝉蜕止咳颗粒能明显延长豚鼠枸橼酸引咳潜伏期，显著减少咳嗽次数，与空白对照组比较有显著性差异。③蝉蜕止咳颗粒明显提高电刺激猫喉上神经致咳的电压阈值，并随剂量增加，作用增强。结果表明蝉蜕止咳颗粒对猫具有中枢性镇咳作用。④蝉蜕止咳颗粒对豚鼠离体气管平滑肌组胺（His）致痉具有解痉作用；对乙酰胆碱（Ach）致痉后，也有明显的解痉作用。⑤蝉蜕止咳颗粒能明显抑制小鼠耳肿胀，有明显的抗炎作用。⑥蝉蜕止咳颗粒连续给药 10 天，对 DNCB 诱导小鼠 DTH 反应及血清溶血素水平无显著影响。⑦蝉蜕止咳颗粒能明显提高乙型溶血性链球菌感染小鼠平均存活天数，体外抑菌结果表明该药最低抑菌浓度 $6.25 \sim 25$ mg/mL，抑菌效价为 1：$10 \sim 1$：40。⑧观察蝉蜕止咳颗粒对小鼠流感病毒性肺炎及肺内流感病毒增殖量均有明显抑制作用。⑨蝉蜕止咳颗粒对卵蛋白引起高气道反应模型大鼠呼吸频率加快、咳喘次数等有明显的抑制作用，对高气道反应模型大鼠血清及肺泡灌洗液中的相关细胞炎性因子有一定的抑制作用。

3) 毒理学研究：小鼠急性毒性实验和大鼠长期毒性实验均未发现明显急性毒性、蓄积性毒性及延迟性毒性反应。

4) 临床研究：①蝉蜕止咳颗粒治疗急性气管-支气管炎 256 例总显效率达 87.99%，总有效率为 94.28%。与对照组的总显效率 74.07% 和总有效率 88.89% 相比较，治疗组明显优于对照组（$P<0.05$）。②蝉蜕止咳颗粒镇咳作用明显优于对照组，在咳嗽治愈例数和咳嗽消失时间方面，均有明显优势，与对照组比较分别具有显著性差异。③蝉蜕止咳颗粒在改善咳嗽、气急、喘闷、胸骨后疼痛、呼吸音粗糙及舌脉等症状体征方面有较为明显的效果，但对发热恶寒、咯痰等方面与对照组疗效相近（$P>0.05$）。④蝉蜕止咳颗粒能促进机体免疫功能，对体液免疫（血清 IgG，补体 C3 等）和细胞免疫（CD3，CD8 及 CD4/CD8 值）均有一定的影响，提高了机体免疫功能，保持免疫动态平衡。⑤通过部分异常肺部 X 线影像的前后变化情况，蝉蜕止咳颗粒对肺部的病理状态有改善作用。

2005 年，蝉蜕止咳颗粒通过国家药品监督管理局临床前评审，获中药新药临床研究批件（批件号：2005L01157）。

（4）咽喉宁口服液的临床与实验研究。

咽喉宁口服液是河南省中医药研究院老中医王金榜的祖传秘方，主治风热喉痹、烂乳蛾、喉痈等，已有100多年的应用历史。1978年，河南省中医药研究院制剂室将此方制成咽喉宁口服液，并进行了系统的药学、药效学、毒理学及临床研究。

1) 药学研究：①根据处方中各味药的有效成分的理化性质，以正交设计发筛选最佳工艺条件。②实验中对木蝴蝶、山豆根、黄芪做了薄层鉴别。对山豆根所含苦参碱进行了含量测定。根据以上试验结果，制定质量标准。③分别做了临床研究用药的初步稳定性考察及本品所用包装的低温观察实验。

2) 主要药效学研究：①体内抑菌试验表明咽喉宁口服液对由大肠杆菌、金黄色葡萄球菌、乙型链球菌感染的小鼠均有明显疗效。②体外抑菌试验，结果表明对金黄色葡萄球菌、甲型链球菌、肺炎球菌、脑膜炎球菌、乙型链球菌均有抑菌作用。③灌胃给药3天和体外一次性给药及对大鼠蛋清足跖肿造成的炎症模型和对二甲苯造成小鼠耳郭肿胀急性炎症模型均有明显的抗炎作用。④一次性灌胃给药60分钟后，可增加热板法小鼠痛阈值，减少醋酸所致的扭体次数，说明咽喉宁口服液有止痛作用。⑤咽喉宁口服液对家兔发热模型无明显的退热作用。

3) 毒理学研究：①小鼠最大灌胃耐受量为540 g/kg。②以100 g/kg及50 g/kg两个剂量灌胃给予大鼠咽喉宁口服液60天，对全身及各主要脏器、血常规、血液生化等无明显毒性作用。

4) 临床研究：选择符合风热喉痹诊断标准患者326例，分为咽喉宁组250例，冬凌草糖浆对照组76例，经服药前及服药一周后对咽痛、咽干、咽红肿、吞咽不利、咳痰不爽等症状进行观察对比，证明咽喉宁口服液和冬凌草糖浆对风热喉痹临床痊愈率分别为36.8%、23.4%；显效率分别为32.0%、30.2%，好转率分别为24.0%、27.6%，总有效率分别为96.85%、81.6%。经X^2检验，咽喉宁口服液组明显优于冬凌草糖浆组。咽喉宁口服液对咽红肿、吞咽不利、咳痰不爽等症状治疗后症状积分明显低于冬凌草糖浆组。

2. 获奖成果

（1）抗感冒新药糙苏的研究：1978年河南省重大科学技术成果奖。

（2）复方山银胡片（冲剂）治疗和预防感冒：1978年河南省重大科学技术成果奖。

（3）咽喉宁口服液的临床与实验研究：1996年河南省中医药科学技术进步二等奖。

（4）蝉蜕止咳颗粒剂治疗急性气管支气管炎的临床与实验研究：1997年河南省中医药科学技术进步二等奖，1999年河南省第十届发明展金牌奖。

3. 发表论文

（1）徐立然．蝉蜕止咳冲剂治疗急性支气管炎临床观察［J］．中医研究，1995（02）：26-28.

（2）高寒，李威，傅蔓华，王玉升．咽喉宁口服液抗炎及镇痛作用研究［J］．中医研究，1998（06）：12-15.

（3）马开，秦文杰，巴蕾．HPLC 测定蝉蜕止咳颗粒中黄芩苷和汉黄芩素含量[J]．中成药，2004（04）：22-24.

（4）秦文杰，马开，高寒，曲彩虹．薄层扫描法测定蝉蜕止咳颗粒中紫菀酮的含量[J]．中药新药与临床药理，2004（04）：266-268.

（5）周红燕，刘文一，徐向阳，谢俊，许润．蝉蜕止咳颗粒质量标准研究［J］．海峡药学，2017，29（01）：37-39.

（三）支气管哮喘及痰湿阻肺证防治研究

1. 研究内容

（1）厚麻平喘口服液治疗支气管哮喘的临床与实验研究。

该研究选择源自《金匮要略·肺痿肺痈咳嗽上气病脉证治第七》之"厚朴麻黄汤"进行临床及实验研究，以期为临床提供治疗本病的中药复方制剂。

1）药学研究：根据处方组成，制定合理的制备工艺。对方中主要所含的主要成分进行薄层扫描含量测定，并对方中另两味药进行薄层定性鉴别，作为控制本品内在质量的标准。从性状、鉴别、检查、卫生学、含量测定各项指标室温下 3 个月内稳定。

2）主要药效学研究：厚麻平喘口服液对组胺、乙酰胆碱所致豚鼠离体气管平滑肌痉挛有对抗作用；对二氧化硫引起的小鼠实验性咳嗽有明显保护作用；具有明显祛痰、抗炎作用；对大鼠被动皮肤过敏反应具有抑制作用；具有体外、体内抗菌作用、抗外感病毒及提高非特异性免疫功能及降低体液免疫功能的作用。

3）毒理学研究：小鼠急性毒性实验和大鼠长期毒性实验均未发现明显急性毒性、蓄积性毒性及延迟性毒性反应。

4）临床研究：选择符合支气管哮喘诊断的患者 168 例，按随机化原则分为治疗组 126 例及对照组 42 例。结果表明：①治疗组临床控制率为 29.36%，显效率为 28.57%，有效率为 31.75%，总有效率为 89.69%。对照组临床控制率为 21.43%，显效率为 19.05%，有效率为 35.71%，总有效率为 76.19%，组间比较差异显著（$P<0.05$）。对喘息、哮鸣音等主症、体征及舌象、脉象的改善，治疗组均较对照组优。②治疗组对轻、中、重度患者均有较好的疗效。③在药物起效时间方面治疗组较对照组优。④治疗组对大、小气管通气功能均有改善作用。⑤两组均可使白细胞总数减少，但无统计学意义。治疗组能使异常升高的血清 IgE、嗜酸性粒细胞计数下降，从而起到调节机体免疫功能、控制机体变态反应、抗过敏的作用。⑥通过 X 线观察肺部病理性改善，治疗组明显优于对照组。⑦安全性指标观察未见明显异常。因方中含麻黄，特对治疗组治疗前后血压进行统计学处理，无显著差异（$P>0.05$），说明该药无明显毒副作用。

（2）克喘栓治疗支气管哮喘的临床与实验研究。

支气管哮喘属于祖国医学"哮证"的范畴，是临床常见多发病，其发病率约占 2%，在某些地方高达 5.29%，其发病率呈上升趋势，随着病情的发展可形成肺气肿、肺心病等。课题组选择《金匮要略·肺痿肺痈咳嗽上气病脉证治第七》之葶苈大枣泻肺汤、皂莛丸和《伤寒论》之大陷胸丸三方合一，同时在肺与大肠相表里的理论指导下，将口服剂改为肠溶栓剂进行临床与实验研究。

1）药学研究：根据处方组成，制定合理的制备工艺。制定了科学可控的质量标准。经3批样品的初步稳定性试验，结果质量稳定。

2）主要药效学研究：克喘栓对组胺、乙酰胆碱所致豚鼠离体气管平滑肌痉挛有对抗作用；整体动物显示对克喘栓对药物混合引喘有显著拮抗作用；对二氧化硫引起的小鼠实验性咳嗽有明显的保护作用；有明显的祛痰、抗炎、体外抗病毒、体外、体内抗菌、提高非特异性免疫功能、降低体液免疫、控制大鼠被动皮肤过敏反应等的作用。

3）毒理学研究：小鼠急性毒性实验和大鼠长期毒性实验均未发现明显急性毒性、蓄积性毒性及延迟性毒性反应。

4）临床研究：经临床202例观察结果表明，治疗组克喘栓（151例）治疗发作期支气管哮喘中医辩证属热哮者，总有效率为89.68%。对照组桂龙咳喘宁胶囊（51例）总有效率为76.19%，两组总体疗效差异显著（$P<0.05$）。对喘息、哮鸣音等临床主症、体征及舌象、脉象的改善为优；对大、小气道通气功能均有改善作用；使白细胞总数有下降趋势；血清总IgE、嗜酸性粒细胞下降；对肺部病理性X线有改善；对血压无明显影响，未见明显毒、副反应。

（3）五子祛痰液治疗痰湿阻肺证的临床与实验研究。

痰湿阻肺病症主要临床表现为咳嗽、痰多、性黏、色白、易咳、胸闷，甚则气喘痰鸣、舌淡、苔白腻、脉滑。常见于多种呼吸道疾病的过程中，特别是慢性支气管炎、支气管哮喘、肺气肿、肺心病等，以及一些急危重症的病变过程中（如昏迷等），造成痰涎壅盛，阻塞气道，壅滞于肺，给患者带来很大痛苦和严重危害。五子祛痰液是在传统治疗痰湿阻滞、肺壅气逆之三子养亲汤（《韩式医通》）的基础上加味而成，具有祛痰化湿、宣肺降气之功能。

1）工艺制备：根据药物的有效成分及其理化性质，确定方中各味药的提取方法。以正交试验法分别以贝母素甲含量、水饱和正丁醇提取物量为指标，分别对乙醇提取工艺及水煎煮工艺进行了优选。以成品外观性状为指标，对醇沉浓度、pH值进行了选择。

2）质量标准研究：以薄层色谱法对方中紫菀进行了鉴别，以薄层扫描法对方中主要川贝中所含主要有效成分贝母素甲进行了含量测定，并做了相应的方法学研究。依据《中国药典》一部附录合剂项下有关规定对相对密度、pH值等进行了检查。

3）初步稳定性试验：经3个月正常室温考核，本品在临床试验用包装，常温下质量是稳定的。

4）药效学研究：五子祛痰液能增强纤毛摆运速度，加速纤毛黏液流运动，并能增加呼吸道分泌液的排量，使痰液变稀薄，易于咳出；具有明显的止咳作用；对组织胺、乙酰胆碱所致豚鼠离体气管平滑肌痉挛有明显拮抗作用；具有抗炎、体外、体内抗菌、提高小鼠非特异免疫及降低体液免疫功能的作用。

5) 毒理学研究：小鼠急性毒性实验和大鼠长期毒性实验均未发现明显急性毒性、蓄积性毒性及延迟性毒性反应。

6) 临床研究：临床选择符合诊断标准和辩证分型的病例 324 例，随机分为五子祛痰液 215 例和复方川贝枇杷露（对照组）109 例。结果表明：①治疗组 2015 例中，临控 106 例（49.4%），显效 66 例（30.6%），好转 25 例（11.8%），无效 18 例（8.2%）；总有效率为 80%。对照组 109 例中，临控 30 例（27.9%），显效 26 例（23.8%），好转 30 例（27.9%），无效 22 例（20.4%）。治疗组明显优于对照组（$P<0.05$）。②五子祛痰液在解除咳痰、咳嗽、喘息、发绀、哮鸣音以及改善舌苔脉象等症状体征方面有显著效果，与对照组比较有显著性差异。③在祛痰和肺功能方面明显优于对照组。④提高血清 IgG、痰液 SIgA 含量，降低血浆 SIL-2R 和 TXB_2 水平。⑤提高红细胞 SOD 活性，降低血浆 LPO 水平。

2. 获奖成果

(1) 厚麻平喘口服液治疗支气管哮喘的临床与实验研究：1997 年河南省中医药科学技术进步二等奖，1998 年河南省科技进步三等奖。

(2) 克喘栓治疗支气管哮喘的临床与实验研究：2000 年河南省中医药科学技术进步二等奖。

(3) 五子祛痰液治疗痰湿阻肺证的临床与实验研究：2000 年河南省中医药科学技术进步一等奖，2001 年河南省科技进步三等奖。

八、中医药防治泌尿系统疾病研究

(一) 复方蛇舌草冲剂治疗急性肾盂肾炎的研究

1. 研究内容

复方蛇舌草冲剂是在多年临床经验的基础上，以清利疏达为大法的治疗急性肾盂肾炎、慢性肾盂肾炎急性复发、急性膀胱炎等泌尿系感染性疾病的中药复方制剂。

(1) 药学研究：根据处方组成，制定合理的制备工艺。制定了科学可控的质量标准。经三批样品的初步稳定性试验，结果质量稳定。

(2) 药效学研究：采用输尿管内注射大肠杆菌的方法复制大鼠急性肾盂肾炎模型，通过对模型大鼠体温、血 WBC、血清 IgG、补体 C3、尿 SIgA、淋巴细胞转换率、腹腔巨噬细胞功能及肾组织病理学等指标的观察与测定，研究复方蛇舌草冲剂对急性肾盂肾炎的治疗作用及机制。结果表明：复方蛇舌草冲剂具有退热、抗炎、抑菌、显著迅速地改善模型大鼠局部炎性状态，同时提高机体（包括局部）细胞和体液的免疫功能，与对照组比较有显著性差异（$P<0.05 \sim P<0.01$）。

(3) 毒理学研究：小鼠急性毒性和大鼠长毒实验结果显示，未见复方蛇舌草冲剂明显的急性毒性、蓄积性毒性及延迟性毒性反应。

(4) 临床研究：选择 128 例急性肾盂肾炎患者，104 例做对照治疗（抗菌素），观察复方蛇舌草冲剂治疗急性肾盂肾炎的临床疗效及作用机理。结果表明，复方蛇舌草冲剂的近期疗效，治愈率87.5%，总有效率88%，与对照组比较无明显差异（$P>0.05$）。远期疗效明显优于对照组（$P<0.05$）。治疗后患者血清IgG、IgM、补体C3、血WBC较治疗前均有显著差异，IgG、补体C3改变明显优于对照组（$P<0.01$）。

2. 获奖成果

复方蛇舌草冲剂治疗急性肾盂肾炎的研究：1994年河南省中医药科学技术进步二等奖，1997年河南省科技进步三等奖。

3. 发表论文

（1）徐立然，李建国，苗明三，蒋士卿，贺永纪，韩月霞．复方蛇舌草冲剂治疗大鼠急性肾盂肾炎模型的病理学实验研究［J］．中医研究，1993（03）：17-19+2.

（2）徐立然．复方蛇舌草冲剂对急性肾盂肾炎患者尿SIgA的影响［J］．河南中医药学刊，1995（04）：30-31.

（3）徐立然，魏俊英，张泉．复方蛇舌草冲剂治疗急性肾盂肾炎的临床及实验研究［J］．中国中医药科技，1999（02）：70-72+5.

（二）肾衰灵胶囊治疗慢性肾衰的临床与实验研究

1. 研究内容

1995年河南省科技攻关计划项目，2000年河南省科研事业发展计划项目，2002年河南省自然科学基金项目。

肾衰灵胶囊是李培旭主任医师根据长期的临床经验而研制开发的中药复方医院制剂，1991年作为院内制剂在河南省中医药研究院附属医院使用至今，于1995年正式开展临床及实验研究，已完成生产工艺、质量标准、稳定性、药效学、急性毒性、长期毒性、临床研究、作用机理等研究工作。

（1）药学研究：①对挥发油提取时间、β-环糊精包结条件、人参、杜仲、大黄的乙醇提取条件、枸杞子等的水煎煮条件，以及川芎、白术碎粉的出粉率等进行了考察，筛选出了最佳工艺条件，并进行了3批中试试验，积累了相关的中试生产数据。②采用薄层色谱法对方中人参、大黄、川芎、白术进行了定性鉴别，根据《中国药典》2000年版附录IL胶囊项下有关规定作了装量差异、崩解时限、水分等项检查，采用薄层色谱法对本品中的人参皂苷Rb1、Rg1进行了含量测定，并进行了相应的方法学考察，根据试验结果，制定了含量限度。③采用室温留样观察法对本品进行了3个月的初步稳定性考察。

（2）药效学研究：采用腺嘌呤（Adenin）法复制大鼠慢性肾功能衰竭（CRF）模型，观察肾衰灵胶囊对CRF的预防与治疗作用。结果显示，肾衰灵能明显减低CRF大鼠血Cr、BUN及K^+含量，升高24小时肌酐清除率与血Ca^{2+}含量，明显减轻肾脏病理形态学改变。说明肾衰灵具有减轻肾损伤、改善肾功能和延缓CRF进展的作用。

（3）毒理学研究：小鼠急性毒性和大鼠长毒实验结果显示，未见复方蛇舌草冲剂明显的急性毒性、蓄积性毒性及延迟性毒性反应。

（4）临床研究：肾衰灵胶囊对慢性肾衰竭早中期有显著延缓肾衰进程，缓解肾衰症状的作用，对尿毒症晚期有延长透析间隔时间，减少透析次数等的作用。近些年在长期应用过程中，受到省内外一些患者的较高评价，曾被《健康报》《中国医药报》《河南卫生报》等报道。

2. 获奖成果

肾衰灵胶囊治疗慢性肾衰的临床与实验研究：2003 年河南省中医药科学技术进步一等奖，2005 年河南省科技进步三等奖。

3. 发表论文

（1）李培旭，张书亮，唐桂军. 肾衰灵胶囊治疗慢性肾功能衰竭的临床研究 ［J］. 中国中医药科技，1999（06）：359-360.

（2）傅蔓华，高寒，吉庆明，张关亭. 肾衰灵胶囊对慢性肾功能衰竭大鼠肾功能保护作用的研究 ［J］. 中医研究，2004（01）：16-19.

（3）唐桂军，郭泉滢，李培旭. 肾衰灵胶囊治疗慢性肾功能不全 54 例临床观察 ［J］. 郑州大学学报（医学版），2004（02）：348-349.

（4）傅蔓华，高寒，赵月春. 肾衰灵胶囊对慢性肾功能衰竭大鼠抗氧化作用及血液流变学的影响 ［J］. 中医研究，2004（03）：12-14.

（三）益泉颗粒冲剂治疗中老年尿频、尿失禁的临床与实验研究

1. 研究内容

益泉颗粒冲剂在民间验方（杜仲、黑豆）的基础上，结合临床经验，加用桑螵蛸等固肾药，经科学加工，制成的中药复方制剂（桑螵蛸、益智仁、杜仲、大腹皮、黑豆），具有补肾涩尿之功，用于治疗中老年尿频、尿失禁。

（1）药学研究：①通过正交试验选择出合理的提取时间、加水倍量及提取次数，选择出科学、合理的冲剂成型工艺。②对益智仁挥发油，杜仲进行了薄层鉴别，对药品成型后的粒度、水分、溶化性等进行了研究和检测，在此基础上制订了药品的质量标准。③各项检验指标均符合规定，产品质量稳定。

（2）药理与毒理研究：益泉颗粒冲剂具有明显的温肾壮阳、抗疲劳、耐缺氧作用，明显提高离体肠管平滑肌收缩的频率和振幅。小鼠急性毒性实验未见明显毒性反应。

（3）临床研究：通过对 308 例尿频、尿失禁患者的临床观察，益泉颗粒冲剂总有效率达 90.9%，临床治愈率 32.9%，与对照组比较有显著性差异（$P<0.01$）；益泉颗粒冲剂对尿频、尿失禁症状的改善与对照组相比有极显著性差异（$P<0.01$），并能明显改善腰膝酸软疼痛等症状。

2. 获奖成果

益泉颗粒冲剂治疗中老年尿频、尿失禁的临床与实验研究：1996 年河南省中医药科学技术进步二等奖。

九、中医药防治内分泌系统疾病研究

(一) 敏疏糖胶囊对 2 型糖尿病患者外周胰岛素抵抗作用的研究

1. 研究内容

国家中医药管理局中医药科技研究专项基金项目。

系统评价中医药祛痰化湿降浊方药的临床疗效。并从胰岛素敏感性、脂质代谢等方面揭示 2 型糖尿病胰岛素抵抗（痰湿证）的病理生理与祛痰化湿降浊方药的作用机制和途径。

按照随机、双盲、平行对照原则，以 2 型糖尿病胰岛素抵抗中医辨证属痰湿证的患者 192 例为对象，分为治疗组（敏疏糖胶囊组）和对照组（盐酸吡格咧酮组）进行比较研究。有效性评价标准包括临床症状体征（口渴喜饮、多食易饥、小便频多、胸脘痞满、纳呆呕恶、全身困倦、倦怠乏力、气短懒言、心悸、舌质淡、苔厚腻、体胖大、脉弦滑等）、患者血糖（空腹血糖、餐后血糖）、血脂、糖化血红蛋白、外周胰岛素敏感度、胰岛素释放率、胰岛素敏感性指数等。

结果显示：敏疏糖胶囊组临床症状和体征较疗前有显著改善，与对照组比较有显著性差异（$P<0.05$）；两组在治疗后 HDL 均有明显上升（$P<0.01$），但两组间比较无统计学意义，治疗组用药 8 周后空腹及餐后 2 小时血糖、化血红蛋白、LDL、TG、TC 明显下降，胰岛素敏感性指数显著提升（$P<0.05$），但与对照组比较无统计学意义（$P>0.05$）；用药 16 周后两组治疗后与疗前相比均有显著的统计学意义（$P<0.01$）。

2. 获奖成果

敏疏糖胶囊对 2 型糖尿病患者外周胰岛素抵抗作用的研究：2008 年河南省中医药科学技术进步一等奖。

3. 发表论文

(1) 徐立然，张钟，郭建中，郝秀梅．敏疏糖胶囊对 2 型糖尿病外周胰岛素抵抗患者血脂、血糖的影响 [J]．中医研究，2009，22 (02)：25-27．

(2) 徐立然，张钟，郭建中，张彪．敏疏糖胶囊对 2 型糖尿病外周胰岛素抵抗（痰湿证）患者症状体征的影响 [J]．辽宁中医杂志，2009，36 (04)：554-556．

(二) 埋线配合黄龙抑亢汤（胶囊）治疗甲状腺机能亢进症多中心近期临床疗效评价

1. 研究内容

2003 年河南省科技攻关项目。

甲亢属祖国医学（瘿气）范畴，其发生多与精神刺激、情志失调，以及体质因素、饮食水土失宜、劳累过度等因素有关，其病机多为肝气不舒、气郁化火、灼阴耗神引起阴虚火旺或气阴两虚而致急躁易怒、心悸不寐、多食消瘦、甚则眼球外突等，病位在咽喉，与肝、心、胃关系密切。首次将背俞穴埋入羊肠线配合中药内服（观察组）用于甲亢的治疗。

依据背俞穴与其本脏腑相对应的中医理论，选择双侧肝俞、心俞埋入羊肠线，通过对穴位的长效刺激，达到疏肝理气解郁、滋阴清热安神的目的。中药协定方黄龙抑亢汤由黄芩、生黄芪、龙胆草、夏枯草、山栀、知母、广木香、三棱、莪术组成，具有疏肝理气解郁、滋阴清热安神之功能。观察组（埋线配合中药内服）治疗 6 周至临床症状基本控制，化验血清游离甲状腺素（FT_4）、游离三碘甲状腺原氨酸（FT_3）、促甲状腺素（TSH）基本正常，此时停用穴位埋线，黄龙抑亢汤改为黄龙抑亢胶囊，小剂量服用 1 年半以巩固疗效。西药对照组及单纯埋线组，埋线方法同观察组，单纯中药组服药方法同观察组，对照组选用丙基硫氧嘧啶片，常规剂量服用 6 周后改小剂量连续服药 18 个月。

观察组（埋线配合中药组），临床病例 102 例，显效 28 例（27.45%），有效 65 例（63.73%），无效 9 例（8.82%），总有效率 91.18%。对照一组（单纯埋线组），临床病例 98 例，显效 12 例（12.24%），有效 32 例（32.65%），无效 54 例（55.11%），总有效率 44.89%。对照二组（单纯中药组），临床病例 102 例，显效 16 例（15.69），有效 37 例（36.27%），无效 49 例（51.96%），总有效率 51.96%。对照三组（丙基硫氧嘧啶组），临床病例 100 例，显效 28 例（28.0%），有效 64 例（64.0%），无效 8 例（8.0%），总有效率 92.0%。结果表明：①观察组疗效与西药丙基硫氧嘧啶组等效，二者疗效优于单纯中药组，而单纯中药组又优于单纯埋线组。②观察组、单纯埋线组和单纯中药组无降低白细胞、损伤肝功能的毒副作用，而丙基硫氧嘧啶有此两种副作用。

2. 获奖成果

埋线配合黄龙抑亢汤（胶囊）治疗甲状腺机能亢进症多中心近期临床疗效评价：2008 年河南省中医药科学技术进步一等奖。

3. 发表论文

田元生，曹金梅，杨维乾. 穴位埋线配合中药治疗甲亢 138 例疗效观察［J］. 中国针灸，2002（09）：10-11.

十、中医药防治妇科疾病研究

（一）中医药调节月经失调研究

1. 研究内容

（1）闭经的研究。

1960 年，运用中医辨证分型，将本病分为血虚闭经和血滞闭经两大类，初步试制了鸡血藤煎剂和丹参益母糖浆。血虚闭经者，以养血补血为主，采取鸡血藤煎为主方，个别病例有其他严重兼症者，则辨证论治；血滞闭经者，以调经活血为主，采取丹参益母糖浆为主方，必要时结合行气、破血、逐瘀、通经等法治之。初步临床观察显示：治疗闭经患者 142 例，前者治愈率达 44%，后者治愈率达 49%。证明应用鸡血藤煎和丹参益母糖浆治疗虚实不同的两种闭经有一定的疗效，但属于实证的疗效较速，属于虚证的疗效较缓，如病程较长，病情复杂，其他兼证较重的则疗效较差。撰写出《鸡血藤煎和丹参益母糖浆对 142 例妇女闭经的疗效观察》一文（内部资料）。

（2）崩漏的研究。

1970 年 7 月，经过访医问药，发现民间有一种对功能性子宫出血具有一定疗效的草药——蒲竹（系百合科植物凤尾兰 *Yueca gloriosa* L. 的叶）。因此对其化学成分进行了提取、分离及分析，应用纸层析及薄层层析法进行鉴定，证明其主要含有甾醇类皂甙等成分（《中医药研究资料》1976 年 1 月，河南中医学院、河南省中医研究所编），后将其粗提物制成浸膏片。

在上述蒲竹化学成分研究的基础上，将其浸膏片（命名为"妇科止血片"）用于临床观察，治疗 163 例血热型崩漏患者，取得满意的疗效。1971 年 5 月—1973 年 5 月，先后在河南中医学院附院门诊和禹县门诊部先后观察 163 例患者，通过试用妇科止血片，并随访 141 例，总有效率为 96.45%（《河南中医学院学报》1976 年第 3 期）。

（3）肝郁证月经病病理机制的研究。

该项目首次从中枢神经、内分泌、血液流变学 3 个角度研究肝郁证月经病病理机制。研究结果表明：①肝郁证月经病患者存在着垂体和卵巢功能的异常改变。在垂体水平，PRL 水平升高，FSH、LH 水平升高；在卵巢水平，P 水平显著偏低、E_2/P 比值显著升高，E_2 水平相对偏高。②肝郁证月经病患者存在着中枢去甲肾上腺素代谢增强，情绪亢奋的病理变化。③肝郁证月经病患者存在着全血黏度、血浆黏度、血沉方程（K值）增高，血液黏滞性增高的病理变化。这与中医"情志肝郁气血失常冲任失调月经病"病理模式相吻合。提示肝郁证月经病病理生理机制是异常情志刺激使中枢去甲肾上腺素代谢增强，情绪亢奋，泌乳素水平增高。高泌乳素可以影响垂体 FSH、CH 的分泌，也可直接影响卵巢功能，使 E_2/P 比值增大，E_2 相对偏高，卵巢功能遭到破坏，出现无排卵、黄体不健、月经失常。由于血液呈黏滞性增高的状态，所以月经多呈色污红、有块、黏度增高的变化。

（4）从神经递质与生殖内分泌的角度探讨舒肝法调经机理。

2000 年河南省科技厅计划项目。

本课题依据中医舒肝法治疗肝郁证月经病临床研究基础，通过深入观察暴怒条件下急性应激刺激肝郁型神经生殖内分泌紊乱模型雌性大鼠与情绪变化密切相关的"下丘脑-垂体-性腺（卵巢）轴"神经生殖内分泌水平的变化，从神经递质及生殖内分泌的角度，探讨"肝藏血，主疏泄"，情志与肝郁证及肝与生殖、肝与月经的生理病理关系，并研究舒肝中药的调节作用，阐述肝主疏泄、调节月经的作用机理，提出了舒肝法调经作用理论假说并加以验证。

利用夹尾激怒刺激法复制急性激怒应激刺激肝郁型神经生殖内分泌紊乱大鼠模型，采用反相高效液相色谱-电化学法（rp-HPLC-EC）及放射免疫化学法（RIA）分析测定肝郁证雌性大鼠下丘脑垂体中枢及外周血中单胺类神经递质及其代谢物（NE、DA、5-HT、5-HIAA、HVA、DOPAC）和血清中相关性激素（LH、FSH、E_2、T、P、PRL）

的水平，并通过阴道细胞涂片和组织病理切片观察实验动物性周期变化及卵巢、子宫、阴道的组织病理形态学改变。采用暴怒致急性刺激应激肝郁型神经生殖内分泌紊乱大鼠模型，揭示了暴怒致急性刺激应激肝郁型神经生殖内分泌的病理机制，提出了疏肝法调节暴怒致急性刺激应激肝郁型神经生殖内分泌的作用机理。

（5）补肾健脾固冲法治疗青春期功血作用机理的研究。

2011年河南省基础与前沿技术研究项目（NO：112300410063），河南省省属科研单位社会公益项目预研专项基金（NO：0641130503）。

青春期功能失调性子宫出血，简称青春期功血，属于祖国医学崩漏范畴，又称室女崩漏。王希浩主任医师认为，青春期功血病本在肾，病位在冲任、胞宫，表现为胞宫藏泻失常。青春期少女肾精气渐盛而未充，天癸始泌功能还不成熟。青春期女子肾-天癸-冲任-胞宫性腺轴尚未成熟，在内外因素的作用下，易使肾气虚弱，封藏失职，冲任不固，而发为功血。根据青春期功血的病因病机及现代医学研究，在临床上采用补肾健脾固冲法，拟补肾健脾固冲方治疗青春期功血。该课题拟利用现代实验手段，进一步探讨补肾健脾固冲方对生殖内分泌轴、排卵功能、凝血机制及子宫局部微环境的调节，从而探讨本方通过促进"肾精充盛，天癸成熟"治疗青春期功血的机理，进而揭示中医学"少年治肾"的理论内涵。

1）研究方法：以未成年雌性大鼠天然模型为研究对象，采用放免法、酶联免疫法、免疫组化等技术，从神经生殖内分泌、凝血机制及子宫局部微环境角度，通过对血清性激素、阴道开口的时间、阴道脱落细胞学、子宫卵巢指数、卵巢子宫组织形态学、凝血机制及子宫局部微环境等指标的观察与测定。为中医药治疗青春期功血及下丘脑-垂体-性腺轴功能低下提供理论依据和方法，并从青春期功血的角度揭示"少年治肾"的理论内涵。

2）研究结果：①补肾健脾固冲方能使大鼠阴道开口时间明显提早，促进性周期形成，促进垂体促性腺激素及卵巢性激素的分泌，提高子宫和卵巢 ER 的表达，改善垂体和卵巢的功能，促进子宫、卵巢的发育。②补肾健脾固冲方能够促进各级卵泡发育、成熟，排卵及黄体形成，促进子宫内膜由增生期向分泌期转变。③肾健脾固冲方具有调节前列腺素的作用。④补肾健脾固冲方能显著缩短出血时间、凝血时间、活化部分凝血活酶时间及凝血酶原时间。⑤补肾健脾固冲方对子宫局部微环境具有明显的改善作用。⑥补肾健脾固冲方能明显增加 $PGF_{2\alpha}$ 含量，降低 PGE_2 含量，升高 $PGF_{2\alpha}/PGE_2$ 比值；能有效降低 $6-酮-PGF_{1\alpha}$ 含量，增加 TXB_2 含量，升高 $TXB_2/6-酮-PGF_{1\alpha}$ 比值；增加 ET 水平，降低 NO 水平；增强子宫局部 VEGF 的表达，降低 MMP-9 的表达，促进血管生成，同时减少对基底膜的降解，促进内膜血管修复。

2. 获奖成果

（1）肝郁证月经病病理机制的研究：1993年河南省中医药科技进步奖三等奖。

（2）从神经递质与生殖内分泌的角度探讨舒肝法调经机理：2005年河南省中医药科

学技术进步一等奖，2006 年河南省科技进步三等奖。

（3）补肾健脾固冲法治疗青春期功血作用机理的研究：2012 年河南省中医药科学技术成果一等奖。

3. 发表论文

（1）王希浩，郝长源，罗伟．肝郁证月经病血液流变性的改变和意义［J］．中医研究，1997（01）：21-22.

（2）王希浩，罗伟，李琦．肾气虚型月经病患者内分泌学的改变及意义［J］．中医研究，1997（04）：18-19.

（3）王希浩．激怒雌性大鼠内分泌的改变及中药的干预作用［C］．全国第六届中西医结合妇产科学术会议论文及摘要集中国中西医结合学会，2002：2.

（4）王希浩，黄保民，张关亭，苗利军，种军．激怒雌性大鼠内分泌的改变及中药的干预作用［J］．四川中医，2003（05）：9-10.

（5）郝兰枝，王希浩．疏肝法治疗肝郁型月经病 43 例［J］．中医杂志，2003（09）：685.

（6）刘方洲，王希浩，何美霞．复方中药的含药血清对大鼠离体子宫的影响研究［J］．中医药学刊，2004（02）：385.

（7）黄保民．中药舒肝调经Ⅱ方对激怒雌性大鼠内分泌的干预作用［C］．全国中西医结合生殖健康学术研讨会论文及摘要集中国中西医结合学会，2004：2.

（8）黄保民，王希浩，苗利军，张关亭．中药舒肝调经Ⅱ方对激怒雌性大鼠内分泌的干预作用［J］．中医研究，2005（06）：18-19.

（9）黄保民，王希浩，张关亭．舒肝方对心理应激肝郁大鼠神经生殖内分泌的作用［J］．中成药，2006（02）：222-225.

（10）李兴华，王希浩．中医药治疗青春期功能失调性子宫出血实验研究进展［J］．中医研究，2009，22（11）：62-64.

（11）葛翠莲，王希浩，刘方洲，李兴华．补肾健脾方对下丘脑-垂体-卵巢轴功能的影响［J］．中医研究，2010，23（01）：28-29.

（12）李兴华，刘方洲，王希浩，葛翠莲．补肾健脾方止血作用研究［J］．中医研究，2010，23（02）：28-30.

（13）朱姝，王希浩，张爱华，黄保民．舒肝健脾补肾方对慢性应激肝郁模型妊娠大鼠、胎鼠宫内发育的干预作用［J］．时珍国医国药，2010，21（11）：3024-3026.

（14）郭朋波，于喜乐，王希浩．青春期功血的回顾及展望［J］．中医临床研究，2011，3（02）：57+60.

（15）于喜乐，王希浩．中医药治疗青春期功血的临床研究进展［J］．中医临床研究，2011，3（02）：4-5.

（16）邵雪艳，崔芳，王希浩．补肾中药促排卵作用机制的研究概况［J］．中医临床研究，2011，3（02）：1-3.

（17）赵霁，王希浩．以肝论治妇科疾病的临床体会［J］．中医临床研究，2011，3（12）：80-81.

（18）郭朋波．补肾健脾固冲方对未成年雌性大鼠性腺轴及前列腺素的影响［C］．第十一次全国中医妇科学术大会论文集，2011：4.

（19）赵嘉梅，王希浩，张爱华，黄保民．舒肝补肾方对慢性应激肝郁模型大鼠排卵功能及血清 IL-1β 和 IL-6 的影响［J］．现代中医药，2012，32（01）：51-55.

（20）王希浩．对青春期功血的中医认识及实验研究进展［C］．第八届全国中西医结合妇产科学术大会论文及摘要集，2012：12.

（21）袁庆婷，刘方洲，张迎新，王洁，张爱华，赵嘉梅，王希浩．补肾固冲法治疗青春期功血的系统评价［J］．中医研究，2014，27（05）：69-72.

（22）王洁，刘方洲，赵嘉梅，张爱华，王希浩．《妇人规》血枯经闭论治探析［J］．中医临床研究，2015，7（02）：53-54.

（23）宗利平，王希浩，赵嘉梅，魏俊英．《傅青主女科》血崩治疗思想浅析［J］．中医学报，2016，31（04）：542-544.

（24）赵嘉梅．疏肝补肾中药对促排卵条件下慢性应激肝郁雌性小鼠排卵数、优质卵泡率及卵巢生长分化因子 GDF-9 表达的比较研究［C］.2016 全国中西医结合妇产科研究进展学术研讨会暨 2016 年第一届江浙沪中西医结合妇产科高峰论坛论文及摘要集，2016：1.

（25）黄紫微．疏肝补肾法对慢性应激小鼠子宫内膜容受性的调节［C］.2016 全国中西医结合妇产科研究进展学术研讨会暨 2016 年第一届江浙沪中西医结合妇产科高峰论坛论文及摘要集，2016：1.

（26）张雪侠，梁瑞峰，王晓丽，赵嘉梅，王希浩，刘方洲．补肾健脾固冲法对未成年雌性大鼠性腺轴的影响［J］．中医研究，2017，30（07）：69-72.

（27）张雪侠，王晓丽，梁瑞峰，张爱华，王希浩，刘方洲．补肾健脾固冲方对未成年雌性大鼠子宫内膜微环境的影响［J］．中医学报，2017，32（11）：2154-2157.

（28）黄紫微，赵嘉梅，王希浩，张爱华，魏伟峰．疏肝补肾法对慢性应激肝郁证模型小鼠子宫内膜容受性的影响［J］．中医学报，2018，33（08）：1504-1509.

（29）赵嘉梅，张爱华，黄紫微，王希浩．疏肝补肾法对慢性应激模型小鼠子宫内膜容受性的调节及作用研究［J］．陕西中医，2018，39（08）：991-994.

（二）不孕症研究

1. 研究内容

（1）输卵通胶囊治疗输卵管炎性阻塞性不孕症的研究。

输卵管炎性阻塞性不孕症是指因致病菌作用于输卵管使之不同程度的增粗、肥大、炎性渗出、官腔狭窄、粘连或形成瘢痕，导致卵子不能正常运送，造成不孕的一种病症。在祖国医学中属"症瘕""无子""带下"等范畴。课题组通过长期的理论探讨和临床实践，认为输卵管炎性阻塞性不孕症的发生多由于经期摄生不慎或宫腔手术消毒不严等使邪毒入侵胞宫，影响冲任的气血调畅，宿血积于胞络，使卵道不通，阻碍受精所致，其基本病理基础为瘀阻不通。在前人经验基础上，筛选出当归、鳖甲、土鳖虫、桃仁等十余味中药，研制成"输卵通胶囊"。

1）药学研究：输卵通胶囊制备工艺合理，质量标准可控，制剂稳定。

2）主要药效学研究：①以苯酚糊剂输卵管内一次给药复制大鼠输卵管炎性阻塞性不孕症模型，观察输卵通胶囊对输卵管阻塞性不孕症的治疗作用。结果表明：输卵通胶囊能明显抑制纤维细胞增生，减少炎细胞浸润。②输卵管胶囊明显改善大鼠肠系膜微循环和血液流变性。③输卵通胶囊对表皮葡萄球菌、大肠杆菌、变形杆菌和白色葡萄球菌具有不同程度的抑制作用。④输卵通胶囊能显著抑制二甲苯引起的小鼠耳肿及角叉莱胶引起的大鼠足跖肿，对醋酸引起的小鼠腹腔疼痛有显著抑制作用。

3）毒理学研究：急性与长期毒性实验结果显示，输卵通胶囊未见明显急性毒性、蓄积性毒性及无延迟毒性反应。

4）临床研究：通过系统的临床观察 120 例本病患者，治愈率为 53.33%，总有效率为 84.17%，其疗效显著优于对照组妇炎康片（$P<0.01$），未发现明显毒、副反应。

（2）补肾调冲法促排卵作用机理研究。

排卵功能障碍是妇科常见的疑难病症，临床主要表现为功能性子宫出血、闭经、不孕等，严重影响患病妇女的身心健康。课题组中医药促排卵研究的基础上，结合多年的临床经验，认为肾虚冲任不调是排卵功能失调排卵障碍性疾病的主要发病病机，补肾调冲法是治疗此类病症的根本大法。

1）实验研究：①促幼小白鼠排卵和黄体生成实验显示，补肾调冲方（第 1~3 天给予补肾方，第 4 天给予补肾方、调冲方等量混合液，第 5~7 天给予调冲方）具有促使小白鼠卵泡发育、排卵和黄体生成的功能，明显优于补肾方（菟丝子、覆盆子、蛇床子、紫河车、熟地、杭芍、肉苁蓉、鹿角霜）和调冲方（丹参、王不留行、益母草、当归、皂刺、路路通、川牛膝）。②拟雌激素活性测定结果表明，补肾方、补肾调冲方能明显提高去势小鼠阴道上皮细胞角化率与增重，补肾方能明显升高使去势小鼠子宫、肾上腺重量及血 E_2 含量。③补肾方能使小鼠卵巢 Camp 含量增加，而调冲方组、补肾调冲方组增加不明显。

2）临床研究：65 例以不孕症为主诉、经检查确诊为卵巢功能失调性不孕症患者，根据基础体温，排卵前期服补肾调冲 1 号方，排卵期 1 号、2 号方合煎共服，排卵后期服 2 号方。结果显示，总有效率 98.5%，肾虚冲任不足型妊娠率为 73.9%，肝郁冲任受阻型妊娠率为 68.9%，其他两型疗效较差。治疗 2~3 个疗程妊娠率分别为 30.6%、34.9%，说明补肾调冲 1、2 号方药具有作用缓慢持久，以调整月经周期、恢复卵巢及整体功能为主。

（3）益肾养元丹对卵巢早衰作用机理研究。

卵巢早衰（POF）是一种病因复杂、治疗困难、严重影响妇女生殖健康及身心健康的疾病，其病因并不十分清楚，主要有免疫因素、医源性因素、环境及感染因素，心理因素、遗传因素等。益肾养元丹是在长期临床有效汤剂基础上，进一步开发研制而成的中药复方制剂。

1）实验研究：采用去势小鼠模型和卵巢早衰小鼠模型，研究益肾养元丹对卵巢早衰的治疗作用。结果表明：益肾养元丹能明显改善去势小鼠阴道上皮细胞角化率，提高子宫和肾上腺重量，增加生长与成熟卵泡数目、卵泡细胞层数及细胞体积；升高卵巢早衰小鼠 E_2、P、FSH、LH 含量，降低 AOAb、IFN-γ、IL-2、IL-4、IL-10 水平。

2）临床研究：临床观察卵巢早衰 90 例，其中治疗组 60 例，对照组 30 例。治疗组总有效率为 96.67%，对照组 70% ，两组比较，有显著性差异（$P<0.05$）。在改善潮热、出汗、腰酸神疲、胸闷心烦、视力下降、失眠多梦等症状、增强免疫功能、调节卵巢功能等方面，治疗组明显优于对照组（$P<0.05$）

2. 获奖成果

（1）输卵通胶囊治疗输卵管炎性阻塞性不孕症的临床和实验研究：2000 年河南省中医药科学技术进步一等奖，2001 年河南省科技进步二等奖。

（2）补肾调冲法促排卵作用机理研究：2002 年河南省中医药科学技术进步二等奖，2003 年河南省科技进步三等奖。

（3）益肾养元丹对卵巢早衰作用机理研究：2009 年河南省中医药科学技术成果二等奖。

3. 发表论文

（1）宋红湘，李淑敏，杨德荣，庆慧 . 输卵通胶囊治疗输卵管炎性阻塞性不孕症 [J] . 中医研究，1999（04）：28-29.

（2）宋红湘，李淑敏，王梅，侯文峰，蔡州 . 输卵通胶囊中黄芪甲甙的含量测定 [J] . 光明中医，2001（06）：28-30.

（3）李颖，蔺敏，张关亭，黄保民 . 补肾调冲法促排卵作用机理研究 [J] . 湖北中医学院学报，2002（04）：21-22.

（4）李颖，李雅丽，张爱君 . 补肾调冲法治疗卵巢功能失调性不孕症 65 例 [J] . 中医研究，2004（02）：39-41.

（5）李颖，贾士奇，马仲丽 . 益肾养元丹治疗卵巢功能早衰 120 例 [J] . 陕西中医，2008（03）：329.

（6）李颖，朱明辉，马仲丽 . 益肾养元丹治疗卵巢早衰 90 例临床观察 [J] . 中国现代药物应用，2008（07）：31-32.

（7）李颖，朱明辉，马仲丽 . 益肾养元丹治疗更年期综合征临床疗效观察 [J] . 世界中西医结合杂志，2008（06）：347-349.

（8）高翠霞．补肾活血、疏肝健脾法治疗卵巢早衰 38 例［J］．河南中医，2010，30（11）：1098-1099.

（9）张大伟，李翠萍，黄霞，张丹丹，范迎丽，张越，贺文婧．补肾调周法对卵巢早衰模型大鼠血清 INHB，VEGF 的影响［J］．中国实验方剂学杂志，2011，17（12）：213-216.

（10）宋红湘．输卵通胶囊治疗慢性盆腔炎 116 例［J］．中医研究，2013，26（04）：33-34.

（11）樊亚，邵卫华，程贺丽．HPLC 法同时测定输卵通胶囊中绿原酸和阿魏酸的含量［J］．中国处方药，2016，14（08）：23-24.

（三）乳腺增生研究

1. 研究内容

（1）妇康消肿丸治疗乳腺增生的研究。

妇康消肿丸为临床治疗乳腺增生病的有效验方。该研究依据祖国医学理论结合现代科学技术和方法，观察妇康消肿丸对乳腺增生病的治疗作用及其可能的作用机制，为临床应用提供科学依据。

1）药理研究：妇康消肿丸可明显降低实验性乳腺增生模型大鼠雌二醇含量，提高孕酮含量，明显抑制乳腺泡数量、导管分支及腔内分泌物；显著改善血瘀模型大鼠血液黏滞状态，并具有抗炎镇痛作用。

2）临床研究：系统观察妇康消肿丸治疗组 120 例乳腺增生患者，以乳癖消对照组 60 例作对照。结果显示，妇康消肿丸总有效率为 91.67%，治愈率 31.67%，其疗效明显优于乳癖消对照组；妇康消肿丸在改善临床症状、体征方面与乳癖消对照组比较有显著性差异。

（2）乳腺康胶囊治疗乳腺增生的研究。

河南省科技攻关计划项目。

乳腺增生病属祖国医学"乳癖"范畴，是乳腺最常见多发病。乳腺康胶囊具有补肝肾、调冲任、理气活血、化痰散结功效，治疗肝郁气滞或血瘀、痰凝引起的乳腺增生病、经前期乳房综合症、乳痛症等乳房疾病。

1）药学研究：本品提取工艺合理、稳定，质量可控，初步稳定性良好。

2）药效学研究：①乳腺康胶囊对棉球肉芽肿、醋酸等方法引起的大、小鼠疼痛具有明显的抑制作用。②乳腺康胶囊对二甲苯致小鼠急性炎症有明显的抑制作用。③采用大鼠肠系膜微循环障碍和血液高黏滞性"血瘀症"动物模型，通过用药前后微循环及血液流变学各项检查指标的观察检测，表明乳腺康胶囊可明显改善大鼠肠系膜微循环障碍状态，改善血液的高黏滞状态。

3）毒理学研究：急性与长期毒性实验未见乳腺康胶囊明显急性毒性、蓄积性毒性及延迟性毒性反应。

4）临床研究：通过 480 例的临床观察，总有效率为 97.6%，显效率是 78% 以上，治愈率为 48%，临床疗效明显优于乳癖消。

（3）乳癖散结膏治疗乳腺增生病临床研究。

国家"十一五"科技支撑计划项目"乳腺增生病中医外治疗法的示范性研究"子项目（NO：2008BAI53B051）。

乳腺增生病的发病率有逐渐增加之势，约有 2%~3% 患者发生癌变，因此，积极有效地防治该病具有重要的临床意义。因乳房位于体表，且乳腺增生的临床表现又以乳房疼痛和乳房肿块为主，中医外治法治疗乳腺增生病能直达病所，对消除肿块和缓解疼痛有明显优势。

该研究以中医理论为指导，按照 DME 原则，将符合纳入标准的 200 例乳腺增生病患者作为研究对象，采用随机、双盲、平行阳性对照、多中心临床研究方法，通过观察治疗前后乳房疼痛、乳房肿块、中医证候、乳腺彩超等指标的变化，评价乳癖散结膏治疗乳腺增生病气滞血瘀证的临床有效性、安全性。结果显示：①乳癖散结膏治疗气滞血瘀型乳腺增生病有确切的临床疗效，在缓解乳房疼痛、软化消散乳房肿块方面效果显著，对改善中医证候也有一定效果；乳癖散结膏临床应用尚属安全可靠。②乳癖散结膏治疗组和消乳散结胶囊对照组对气滞血瘀型乳腺增生病均有确切的临床疗效，乳癖散结膏外敷在缓解乳房疼痛方面疗效优于消乳散结胶囊口服组，但口服组在改善中医证候方面疗效优于外敷组。临床可根据患者不同情况选择应用或联合应用，为临床应用提供了依据。

（4）中药外贴内服综合疗法治疗乳腺增生病临床研究。

国家"十一五"科技支撑计划项目"乳腺增生病中医外治疗法的临床示范性研究"（NO：2008BAI53B051）。

1）研究方法：以中医理论为指导，按照 DME 原则，将符合纳入标准的 300 例患者作为研究对象，采用随机、双盲双模拟、平行阳性对照、多中心临床研究方法，治疗组（A）采用乳癖散结膏外敷配合消乳散结胶囊口服；外贴对照组（B）采用乳癖散结膏外敷配合消乳散结胶囊模拟剂口服；口服对照组（C）采用乳癖散结膏模拟剂外敷配合消乳散结胶囊口服。一个月经周期为 1 个疗程，治疗 2 个疗程，分别于入组时、治疗 2 周、4 周、6 周、8 周观察 3 组患者乳房疼痛、乳房肿块、中医证候积分的改善情况及乳腺彩超等指标的变化，并进行统计分析，评价外贴内服的综合疗法治疗乳腺增生病气滞血瘀证的临床有效性、安全性。

2）研究结果：①乳癖散结膏外贴联合消乳散结胶囊口服的综合疗法治疗气滞血瘀型乳腺增生病有确切的临床疗效，在缓解乳房疼痛、软化消散乳房肿块、改善中医证候方面效果显著。②项目在临床研究过程无明显不良反应，治疗前后血、尿、粪常规及肝肾功能等指标均无明显影响，表明综合疗法临床应用安全可靠。③从乳房疼痛积分下降值的各访视点分析，用药第 6 周、第 8 周，治疗组与 2 对照组积分下降值比较差异有统计学意义，治疗组有快速缓解乳房疼痛，缩短疗程的优势。④3 种治疗方案对气滞血瘀型乳腺增生均有确切的临床疗效且安全可靠，临床可根据不同患者情况选择应用，如对于不能耐受口服药物的患者，可以选择乳癖散结膏外敷，对于外用膏药过敏的患者，可以选择消乳散结胶囊口服，对于病程久，疼痛剧烈、局部包块明显的患者可选择综合疗法，以提高疗效，缩短疗程，为临床应用提供了依据。

2. 获奖成果

（1）妇康消肿丸治疗乳腺增生的临床与实验研究：2003 年河南省中医药科学技术进步一等奖，2004 年河南省科技进步二等奖。

（2）新药乳腺康胶囊的开发研究：2005 年河南省中医药科学技术进步二等奖。

（3）乳癖散结膏治疗乳腺增生病临床研究：2012 河南省中医药科学技术成果一等奖。

（4）中药外贴内服综合疗法治疗乳腺增生病临床研究：2013 年河南省中医药科学技术成果一等奖。

3. 发表论文

（1）李颖，秦文杰，曹青霞，丁世芹. 乳康胶囊治疗乳腺增生病的实验研究［J］. 中国中医药信息杂志，2000（05）：30-31.

（2）李颖，丁世芹，曹青霞. 乳康胶囊治疗乳腺增生病 250 例临床观察［J］. 中国中医基础医学杂志，2000（05）：56-58.

（3）盛凤英，杜丽华. 消增生胶囊治疗乳腺增生 175 例［J］. 中医研究，2000（05）：61-62.

（4）石鹤峰，宋红湘，孙红，李淑敏. 妇康消肿丹 Ⅰ 号治疗乳腺增生病 120 例［J］. 中医研究，2002（03）：30-31.

（5）李淑敏，石鹤峰. 妇康消肿丸治疗乳腺增生病 120 例［J］. 中医杂志，2003（02）：95.

（6）李淑敏，石鹤峰. 中医药治疗乳腺增生病实验研究近况［J］. 中医研究，2004（04）：59-60.

（7）宋红湘. 中医药治疗乳腺增生概况［J］. 中医研究，2004（05）：61-62+65.

（8）李颖，李思毅，潘金丽，马仲丽. 乳腺康胶囊治疗乳腺增生病 480 例［J］. 中医研究，2006（11）：37-39.

（9）买建修，李素香. 乳癖祛痛贴治疗乳腺增生症 100 例［J］. 中医研究，2008（03）：51-52.

（10）马仲丽. 乳癖散结膏外贴治疗乳腺增生病 136 例临床观察［A］. 中华中医药学会. 第十二次全国中医、中西医结合乳房病学术会议论文集［C］. 中华中医药学会：中华中医药学会，2011：2.

（11）买建修，马仲丽，朱明辉，杨会举. 乳癖散结膏治疗气滞血瘀型乳腺增生病

216 例 ［J］. 中医杂志, 2012, 53（21）: 1862-1863.

（12）马仲丽, 李颖. 中医外敷内服综合疗法治疗气滞血瘀证乳腺增生病临床观察 ［J］. 中医学报, 2013, 28（01）: 103-104.

（13）马仲丽, 李颖. 乳癖散结膏治疗气滞血瘀型乳腺增生病 100 例 ［J］. 辽宁中 医杂志, 2013, 40（01）: 101-102.

（四）妇科炎症

1. 研究内容

（1）迷尔永康膏治疗阴道炎的研究。

1993 年河南省重点科技攻关项目。

迷尔永康膏是课题组在总结近年来中医药治疗阴道炎成效基础上, 结合长期临床经 验体会, 在清热解毒、杀菌止痒的治疗原则指导下, 研制而成的经济卫生、安全高效、 患者携带使用方便、药物可直达病所的外用中药新制剂。

1）药学研究: 通过对迷尔永康的制备工艺、质量标准及初步稳定性研究, 确定了 本品科学合理的制剂工艺, 可控的质量标准及相对的稳定性。

2）药效学研究: ①迷尔永康膏对金黄色葡萄球菌、白色念珠菌、淋球菌、乙型溶 血性链球菌有显著的抑杀作用, 其 MIC 及 MBC 分别为 12.5 mg/mL 和 25 mg/mL 以下, 且抑杀菌效果明显优于阳性对照组。②具有明显的抗滴虫作用。③具有显著的抗艾滋病 毒 HIV 的作用。④迷尔永康膏在 0.5 g/kg 及 1.0 g/kg 剂量下均能明显提高豚鼠致痒阈的 作用。⑤迷尔永康膏在 5 g/kg 及 10 g/kg 剂量下可明显促进小鼠血清溶血素的生成, 具 有提高机体免疫的功能。⑥迷尔永康膏在 0.5 g/kg 及 1.0 g/kg 剂量下, 对小鼠二甲苯耳 廓肿及大鼠蛋清足跖肿均有明显的抑制作用。

3）毒理学研究: ①迷尔永康膏在 13.68 g/kg 时, 对大鼠 24 小时、48 小时和 7 天后 阴道黏膜、肉眼及病理组织切片观察, 均未见有病理改变, 提示本品对大鼠阴道黏膜无 不良刺激。②迷尔永康膏未发现致敏现象。

4）临床研究: 迷尔永康膏以其显著的清热解毒、杀虫止痒功效, 治疗各类阴道炎, 临床疗效肯定。通过 240 例临床观察, 治愈率为 62.92%, 愈显率 91.25%, 总有效率 98.33%, 与对照药相比有显著性差异。

（2）妇炎康泰冲剂治疗慢性盆腔炎的临床与实验研究。

慢性盆腔炎是指女性内生殖器的慢性炎症, 是妇科常见病、多发病, 属祖国医学 "症瘕""带下""不孕"的范畴。妇炎康泰冲剂是依据祖国医学理论, 经过长期的临床 实践反复筛选治疗慢性盆腔炎的有效经验方。

1）药学研究: 制备工艺、质量标准研究及初步稳定性实验结果表明, 本品制备工 艺合理, 质量标准可控, 制剂稳定。

2）药效学研究: ①妇炎康泰对二甲苯引起的小鼠耳肿、角叉莱胶引起的大鼠足趾 肿及醋酸引起的小鼠腹腔疼痛有显著抑制作用。②妇炎康泰能显著扩张家兔肠系膜细动脉及细静脉。③体外抗菌实验显示，妇炎康泰对表皮葡萄球菌、大肠杆菌、变形杆菌和白色葡萄球菌具有不同程度的抑制作用。

3）毒理学研究：急性与长期毒性实验显示，妇炎康泰未见明显的急性毒性、蓄积性毒性及延迟性毒性反应。

4）临床研究：依据卫生部发布的《中药新药临床研究指导原则》中慢性盆腔炎的诊断标准及中医辩证标准，选择 100 例患者，并随机分为妇炎康泰观察组 50 例和妇乐冲剂对照组 50 例，结果表明，观察组总有效率为 94%，治愈率为 60%，显效率为 80%，与对照组相比有极显著性意义。观察组在改善临床症状和体征方面亦显著优于对照组，妇炎康泰能显著改善患者异常的血液流变学指标，降低血黏度，促进血液循环。

（3）参七妇康胶囊治疗慢性盆腔炎的临床与实验研究。

慢性盆腔炎是妇科临床最常见的疾病，在生育年龄的妇女，发病率高达 60%，中医学将本病归属于"带下、症瘕、痛经、不孕"等病证范畴。参七妇康胶囊由丹参、三七、当归、山萸肉、穿山甲、三棱、莪术、桃仁、半枝莲、杜仲、白术等药物组成，具有补肾调冲、活血化瘀、软坚散结之功能。

1）实验研究：参七妇康胶囊对大鼠子宫内放置异物所致炎症有明显抑制作用；对醋酸引起的小鼠腹腔疼痛有明显的抑制作用；可明显改善肾上腺素引起的大鼠肠系膜微循环障碍状态，促进微循环的恢复；明显降低高分子右旋糖配所致的家兔高黏滞性血液的黏度，增加红细胞电泳速度，从而改善血液流变性；可明显增强小鼠单核吞噬细胞系统吞噬功能，增强小鼠体液免疫功能。说明参七妇康胶囊不仅具有明显的抗炎消肿作用，而且还可以通过活血化瘀、消炎止痛、增强免疫能力、达到临床调整月经周期、提高免疫功能、促进机体康复的作用。

2）临床研究：①126 例慢性盆腔炎患者，经过参七妇康胶囊 1~3 个疗程治疗，痊愈 76 例，显效 32 例，有效 18 例，总有效率 100%。未发现毒副反应及过敏反应。分析 126 例患者病程与疗效的关系，病程越短，疗效越好；从疗程和疗效的关系看，服药时间越长，治愈率越高。49 例不孕症患者，除 25 例是在服药 3 个疗程内怀孕外，其余 24 例均在坚持继续服药治疗中受孕，且无 1 例宫外孕，胎儿发育均正常。②盆腔炎性包块患者 146 例，口服参七妇康胶囊每次 5 粒，3 次/日，2~4 个月。治愈率 90.4%，显效率 5.5%，有效率 3.4%，无效率 0.7%，总有效率为 99.3%。结果表明：参七妇康胶囊具有活血化瘀、软坚散结功效，对盆腔炎性包块有良好的治疗效果。

2. 获奖成果

（1）迷尔永康膏治疗阴道炎的临床与实验研究：2000 年河南省中医药科学技术进步二等奖，2001 年河南省科技进步二等奖。

（2）妇炎康泰冲剂治疗慢性盆腔炎的临床与实验研究：1996 年河南省中医药科学技术进步二等奖。

（3）参七妇康胶囊治疗慢性盆腔炎的临床与实验研究：1999 河南省中医药科学技术

进步二等奖，2002年河南省科技进步三等奖。

3. 发表论文

（1）宋红湘，王素萍，张建新．妇炎康泰冲剂治疗慢性盆腔炎的临床观察［J］．中医研究，1997（02）：48-49.

（2）黄霞，刘惠霞，李颖，王琳，王蕾．迷尔永康膏抗炎止痒作用的实验研究［J］．中国中医药科技，1997（05）：280-281.

（3）宋红湘，庆慧，李淑敏，王素萍．妇炎康泰冲剂治疗慢性盆腔炎的实验研究［J］．中国中医药科技，1998（05）：290-291.

（4）李颖，成爱武，杜丽华．参七妇康胶囊治疗慢性盆腔炎126例［J］．江苏中医药，2002（12）：34.

（5）李颖，黄霞，黄保民，刘惠霞．迷尔永康膏治疗阴道炎的实验研究［J］．中成药，2003（09）：43-46.

（6）李颖．参七妇康胶囊治疗慢性盆腔炎的实验研究［C］．第八届全国中西医结合实验医学研讨会论文汇编，2006：5.

（7）贾磊，王希浩．中医药治疗慢性盆腔炎实验研究概述［J］．中医研究，2011，24（10）：73-76.

十一、中医药防治儿科疾病研究

小儿退热滴鼻剂"一滴清"的研究

1. 研究内容

国家中医药管理局青年基金项目，河南省中医管理局重点项目。

小儿外感发热是儿科常见多发的急重症之一，病原学证实，80%以上为病毒感染所致。"一滴清"由牛黄、柴胡、二花等6味药组成的小儿退热滴鼻剂。

（1）实验研究：①抑菌实验结果表明，"一滴清"对甲型链球菌、乙型链球菌、金黄色葡萄球菌、大肠杆菌和肺炎双球菌均有不同程度的抑制作用；对Ad 7型腺病毒具有一定的抑制作用，对H3N2型流感病毒无明显影响。②"一滴清"口腔黏膜给药对伤寒、副伤寒疫苗致家兔发热及内毒素致家兔发热均具有明显的解热作用，与空白对照组及基质对照组比较有显著性差异，且具有明显的剂量依赖性。③"一滴清"能抑制二甲苯致小鼠耳郭肿胀程度，提高小鼠腹腔巨噬细胞吞噬能力和血清溶血素水平，增强2,4二硝基氯苯诱发的小鼠迟发性变态反应，说明该品具有抗炎、提高非特异性免疫、体液免疫和细胞免疫的作用。

家兔鼻黏膜毒性和刺激性实验表明：一滴清滴鼻给药的最大耐受量为20 g/kg，相当于临床用量的100倍，7日内无动物死亡，未见明显毒性反应。肉眼及病理组织学切片检查未见一滴清对家兔鼻、气管和支气管黏膜的明显刺激性反应。

（2）临床研究：选择6个月～12岁的住院及门诊患儿106例。以就诊顺序，2:1

比例随机分为一滴清观察组 71 例和泰诺对照组 35 例。结果表明：①"一滴清"与"泰诺"总有效率分别为 88.73% 及 82.85%，两组间无显著性差异。②从退热体温曲线分析，给药后 1 小时、2 小时，两者即刻降温效果无显著性差异。③给药后两组体温下降至正常且不再回升所需平均时间，一滴清（47.58 小时）优于泰诺（53.65 小时）。④从临床症状如头痛、鼻塞等改善情况比较，"一滴清"优于"泰诺"。

2. 获奖成果

小儿退热滴鼻剂"一滴清"的研究：1999 年河南省中医药科学技术进步一等奖，2000 年河南省科技进步二等奖。

3. 发表论文

（1）李更生，刘长河，侯惠鸣，王慧森. 薄层扫描法测定一滴清滴鼻剂中胆酸的含量 [J]. 中医研究，1999（01）：16-18.

（2）种军，高雅，徐瑾，张保华，陈美光. 中成药一滴清的抗病毒实验研究 [J]. 中国卫生检验杂志，1999（03）：36-38.

（3）高雅，李更生，王军. 一滴清滴鼻剂对小儿外感发热降温作用的临床与实验研究 [J]. 中草药，2001（06）：56-59.

十二、中药产品开发研究

（一）中药新药研究

1. 清热解毒注射液

在流脑流行季节，如何控制流行及消除后遗症是极为重要的问题。1967 年研究所和兄弟单位协作，在防治流脑中，研制成功清热解毒注射液。研究所是河南省清热解毒注射液研究协作小组成员之一，与郑州中药厂共同负责注射液制备工艺的研究。

该注射液为中药复方提取后的灭菌水溶液，含中药 12 味：生石膏、知母、玄参、生地、麦冬、龙胆、板兰根、连翘、栀子、地丁、黄芩、金银花等，1967 年初由河南中医学院、河南医学院及研究所召集名老中医座谈拟定，最初取名"681"注射液，表示 1968 年 1 月试制成功，为河南省复方中草药注射液填补了空白。

1968 年 3—5 月，河南省医疗防疫大队及研究所等 4 个单位，在周口地区应用清热解毒注射液对初步诊断为流脑及疑似患者 119 例进行了疗效观察，并与历年各地、各组药物疗效进行了比较分析，该药对流脑轻、中型及上呼吸道感染的疗效是肯定的，对改善流脑患者的一般中毒症状效果较为明显，但对乙型溶血性链球菌所致的化脓性扁桃腺炎疗效较差（《新中医药研究资料》第一集，河南中医学院、河南省中医研究所编印，1969 年 11 月）。

2. 寿康胶囊

（1）研究内容。

寿康胶囊是依据中医抗衰保健法则：调和阴阳、保肾藏精、补脾益胃立论和组方的，选用人参、鹿茸、何首乌、枸杞、女贞子、当归、山药等 13 味中药经科学研制而成的胶囊制剂，具有中国传统保健药品特点，参照全国抗衰老会议拟定的抗衰药物观察指标，选用 9 大类 44 个指标，设有本品观察组和两个阳性对照组（养命宝、维生素 E）进行多学科、多指标、综合、系统的临床和实验研究。

1）药学研究：通过生产工艺、药物质量标准及稳定性实验研究，各项指标均已达到有关药物规定的要求标准。

2）药效学研究：①寿康胶囊能延长受试家蝇的平均寿命，延寿率为 5.97%～24.09%；②对老化代谢产物脂褐素的形成具有明显抑制作用；③能抑制脂质过氧化反应，使脂质过氧化物水平降低；④增强脱氧核糖核酸（DNA）的修复合成功效；⑤老化相关酶——单胺氧化酶 B 活性降低，维持神经中枢单胺类神经介质水平；⑥提高小鼠应激能力；⑦调节与增加细胞免疫功能；⑧延缓性腺的衰退，提高血浆睾酮、雌二醇水平；⑨改善血液流变学指标等。

3）毒理学研究：急性、亚急性、慢性毒性及致突变（Ames 试验）实验表明，寿康胶囊未见明显急性毒性、蓄积性毒性、延长性毒性及致突变毒性作用。

4）临床研究：共观察寿康胶囊治疗组 298 例、阳性对照养命宝 54 例及维生素 E 76 例，选择抗衰指标——虚证和衰老症状，如记忆力、运算力、握力、肺活量、性激素、脑血流，以及血压、血脂、肝肾功能等。结果证实，寿康具有明显补肾阳、补肾阴的双重作用，对保健抗衰有明显效果，优于养命宝和维生素 E。

寿康胶囊于 1990 年经河南省卫生厅药品审评委员会审评通过，以豫卫药审字（1990）29 号批准，由驻马店地区制药厂批量生产。

（2）获奖成果。

新药寿康研究：1991 年河南省中医药科学技术进步奖一等奖，1992 年河南省科学技术进步三等奖。

（3）发表论文。

1）宁选，宋诚，邱保国，赵玉堂，姚文英. 中药"寿康"补肾抗衰老作用的微量元素研究［J］. 微量元素，1988（04）：34-35.

2）邱保国，王秀云，陈国华，陈家畅，李树英，郝长远，宁选，刘惠霞，李立，傅曼华，王玉升，李威，黄霞，杨安，苗利军，徐秋霞. 寿康抗衰老作用的药效学研究（摘要）［J］. 中医研究，1991（02）：26-29+1.

3. 魔力王口服液（高效强力饮）

（1）研究内容。

该研究自 1985 年列为河南省卫生厅重点研究项目，1989 年完成，1991 年转让给河南省新乡联宜制药厂，正式投入批量生产。

该研究是以益气壮阳药为主，制成魔力王口服液（高效强力饮），曾在全国第一届青少年运动会、第二届全国大学生运动会、国家游泳队等进行了临床观察及实验研究。

研究结果表明：本药可增加心脏每搏量、每搏指数、心肌收缩力指数，增加血红蛋白，降低心率、平均动脉压及血管总外周阻力，增加运动员肌力，消除疲劳，增强体质，振奋精神，提高运动成绩。实验结果还证明，本品能显著地增加小鼠游泳时间，有抗疲劳作用，提高心功能，增强性机能，并且无毒副作用，是一个较理想的滋补强壮新药。

（2）获奖成果。

滋补强壮新药魔力王口服液的研究和应用：1993年度河南省科学技术进步二等奖。

（3）发表论文。

1）王秀云，王俦，徐卓，刘惠霞，李立，翟青波，曹德华，陈玉莲，薛美娜，张俊明，陈曦，赵章华，徐毅．"高效强力饮"提高人体运动机能与微量元素关系的探讨 [J]．中医研究，1988（02）：27-30.

2）张俊明，翁庆章，高雅，曹健生，张金楠，杨伟钧，赵一，陈一帆，王世平，鲁秀荣，陈玉莲．"高效强力饮"在八一队的应用研究 [J]．中医研究，1988（03）：26-29.

3）张俊明，高雅，曹健生，张金楠，邓启华，王秀云，徐倬，谢尚仁．"高效强力饮"增强运动机能的临床研究 [J]．中国运动医学杂志，1989（02）：101-103.

4. 抗风湿药酒

（1）研究内容。

抗风湿药酒系中药八角麻的酒浸剂，具有抗炎、解热、镇痛作用，遵照新药审批办法的技术标准要求进行了系统的研究，于1988年由卫生部批准生产。

1）药效学研究：抗风湿药酒对大鼠角叉菜胶性足肿胀和棉球肉芽肿等有明显的抗炎作用，对小鼠化学刺激法、大鼠K^+透过法等均有提高痛阈作用。

2）毒理学研究：①抗风湿药酒小鼠灌胃给药的LD_{50}为682 ± 55.25 g/kg，小鼠腹腔给药LD_{50}为183 ± 238 g/kg、大鼠灌胃给药的LD_{50}为1290 ± 238 g/kg；②灌胃给药对豚鼠未见有致敏反应；③大鼠和狗的长期毒性实验结果显示，抗风湿药酒未见明显蓄积性毒性和延迟性毒性反应。

3）临床研究：抗风湿药酒观察治疗328例，总有效率85.67%，显效率52.13%，每次口服15~30 mL（1.5~3 g原生药）通常服用1个月左右有明显治疗效果，对抗"O"、血沉及类风湿因子有不同程度的改善作用。

1988年获新药证书 [（88）卫药证字Z-10号] 及生产批文 [（88）卫药准字Z-04号]，转让河南漯河市第二制药厂。

（2）获奖成果。

新药抗风湿药酒的研究：1990年度河南省中医药科学技术进步奖二等奖。

（3）发表论文。

郑英，王树玲，孙建芳．抗风湿药酒中富马酸的鉴别及含量测定 [J]．中医研究，2004（05）：26-28.

5. 苍苓止泻口服液

（1）研究内容。

苍苓止泻口服液是运用中医祛邪与扶正相结合的原理研制而成的中药复方制剂，治疗秋季病毒性腹泻收到显著疗效。苍苓止泻口服液由河南省中医研究院赵宪法主任医师研制，主要由苍术、茯苓、金银花、马鞭草、柴胡、黄芩、葛根、金樱子、青木香、槟榔、甘草等组成，具有健脾除湿、解毒止泻的功效。

1）药学研究：苍苓止泻口服液制定了合理的工艺，依药物只要成分，分别提取挥发油和水浸膏，方中主要药味，采用薄层色谱法进行检验，并以黄芩中的黄芩苷（$C_{21}H_{13}O_{11}$）不低于 0.24%，通过 3 批样品质量考察，本品质量稳定。

2）主要药效学研究：①对轮状病毒有较强的灭杀作用，并有增强细胞抗轮状病感染的作用，提示本品可早期服用治疗秋季腹泻；②纠正大黄煎剂所引起的脾虚泄泻症状，并能提高因而造成的小鼠免疫功能降低；③对大鼠肠管氯离子及水份吸收具有一定的促进作用；④对小鼠蓖麻油导致的腹泻有较强的阻抗作用；⑤对金黄色葡萄球菌、福氏痢疾杆菌、大肠杆菌等有较强的抑菌作用。

3）毒理学研究：急性与长期毒性实验未见明显急性毒性、蓄积性毒性及延长性毒性反应。

4）临床研究：选择中医辨证为湿热型泄泻、病程在 3 天以内患儿（50 天～12 岁）436 例，随机分为苍苓止泻口服液治疗组（301 例）、泻速停对照组（102 例）和思密达对照组（33 例）。结果显示，苍苓止泻口服液对腹泻的治疗在止泻效果、起效时间、主症腹泻消失时间及痊愈时间方面均明显优于泻速停及思密达对照组。

1999 年 3 月获国家药品监督管理局颁发的新药证书（国药准字 Z19991042），转让河南天方药业中药有限公司，1999 年 8 月正式投产销售。

（2）获奖成果。

苍苓止泻口服液治疗病毒性腹泻临床及实验研究：1995 年河南省中医药科学技术进步二等奖，2003 年河南省科技进步二等奖。

（3）发表论文。

1）肖和印，解春湘，赵宪法．苍苓止泻口服液治疗小儿湿热型泄泻 301 例临床观察［J］．中医杂志，1998（05）：286-287.

2）赵章华，夏长军，赵章丽，赵宪法．扶正祛邪防治乙型病毒性肝炎和病毒性腹泻的思路［J］．中国中医药信息杂志，2004（05）：455.

6. 丹鳖胶囊

（1）研究内容。

丹鳖胶囊由丹参、三七、三棱、莪术、桃仁（去皮）、当归、鳖甲、海藻、杜仲（盐炒）、白术（炒）、半枝莲、桂枝等中药组成，活血化瘀，软坚散结。用于气滞血瘀所致子宫肌瘤、盆腔炎性包块，症见小腹胀痛、腰骶酸痛、带下量多、肛门坠胀、舌暗有斑。

按照卫生部、国家药品监督管理局有关规定，完成新药丹鳖胶囊临床前药学、药效学、毒理学及临床研究。于 2004 年取得国家中药新药证书（证书编号：国药证字 Z20040037），由广州白云山潘高寿药业股份有限公司批量生产，投放市场。

1）药效学研究：本品可抑制苯甲酸雌二醇和黄体酮肌注诱发的豚鼠子宫平滑肌瘤样增生，降低大鼠血清雌二醇、孕酮水平，改善肾上腺素引起的大鼠肠系膜微循环障碍及高分子右旋糖酐所致的家兔血液黏滞性，抑制正常大鼠离体子宫平滑肌收缩频率和活动力，缩短小鼠断尾出血时间，抑制二甲苯所致小鼠耳肿胀，抑制棉球所致大鼠肉芽肿，抑制异物所致大鼠子宫炎症。

2）临床研究：采用多中心、随机、双盲、部分开放的方法观察治疗 240 例子宫肌瘤患者，丹鳖胶囊治疗子宫肌瘤综合疗效、中医证候疗效及体征疗效的总有效率分别为 87.5%、92.5%、64.17%，对照组分别为 75.56%、82.22%、45.56%，治疗组优于对照组；丹鳖胶囊治疗盆腔炎性肿块治疗组综合疗效、中医证候疗效及体征疗效的总有效率分别为 93.33%、96.67%、91.67%，对照组分别为 86.67%、91.67%、80.00%，治疗组优于对照组。

（2）获奖成果。

新药丹鳖胶囊的开发研究：2006 年河南省中医药科学技术成果一等奖，2008 年河南省科技进步二等奖，2011 年中华中医药学会科学技术二等奖。

7. 体虚感冒合剂

（1）研究内容。

感冒是一种危害人们身体健康的常见病。中医将感冒分为虚、实两大类，目前市场上出售的治疗感冒的中成药，多是治疗实证外感。为寻求一种治疗效果好，使用方便的防治虚证感冒的药物，特研制成体虚感冒合剂。本项研究 1988 年经开题论证，列为河南省卫生厅课题。

体虚感冒合剂由黄芪、白术、防风、金银花、板兰根、黄芩、玄参、麦冬、桔梗等药物组成。具有益气养阴、解表散邪的功效，适用于体虚感冒、乏力、鼻塞流涕，1996 年获保健药品批文（豫卫药健字（1996）第 0140 号）。2002 年，根据国家药品监督管理局对保健品进行整顿的要求，体虚感冒合剂通过河南省内保健评审专家组初评及国家药监局药品审评中心审评，成功取得国药准字的批准文号（国药准字 B20020235。）。现由河南省奥林特药业有限公司生产销售。

防治体虚感冒的药物及其制备方法获发明专利：申请号 CN200310110203.8，公布号 CN1546093。

药理、毒理及临床研究表明：体虚感冒合剂具有提高机体免疫功能、抗炎、抗疲劳能力和耐缺氧作用；对上呼吸道常见的金黄色葡萄球菌、甲型、乙型溶血性链球菌、肺炎双球菌及流感杆菌有不同程度的抑制作用；对世界卫生组织（WHO）认可的流感病毒甲 3 株有一定的抑制作用。未见明显急性毒性、蓄积性毒性及延迟性毒性反应。

（2）获奖成果。

"体虚感冒口服液"的研究：1997 年河南省中医药科学技术进步一等奖，1998 年河南省科技进步三等奖。

（3）发表论文。

1）宋诚. 体虚感冒口服液的临床与实验研究 [C]. 世界中西医结合大会论文摘要集，1997：2.

2）宋诚，宁选，翟立华，张英，张静荣，蔡州. 体虚感冒合剂防治虚证感冒 294 例 [J]. 陕西中医，2003（06）：505-507.

3）唐晓燕，唐静雯. 体虚感冒合剂治疗反复上呼吸道感染 80 例 [J]. 中医研究，2004（04）：38-39.

4）李颖，蔡州，马仲丽. 体虚感冒合剂治疗慢性单纯性鼻炎 60 例疗效观察 [J]. 中国中医药信息杂志，2008（01）：73.

5）李颖，蔡州，马仲丽. 体虚感冒合剂治疗反复感冒疗效观察 [J]. 河南中医学院学报，2009，24（03）：51-52.

6）王梅. 从体虚感冒合剂试论中药剂型改革 [J]. 中医研究，2009，22（06）：10-11.

7）王梅，王玮，唐静雯. 体虚感冒合剂治疗反复感冒临床观察 [J]. 医药论坛杂志，2009，30（24）：96-97.

8. 复方大蒜油胶囊

（1）研究内容。

大蒜是常用调味佳菜，同时又具有多方面的医疗保健作用。该研究以大蒜中有效成分——大蒜油为主要原料，将大蒜油以 β-环糊精包结成固体粉末状，再辅以其他药食两用的中药（昆布、薏苡仁），组成复方大蒜油胶囊。1994 年，通过河南省卫生厅保健药品审评委员会审评，取得保健药品批准文号 [豫卫药健字（1994）Z-52 号]，由河南省奥林特制药厂生产销售。2002 年，通过国家药品监督管理局药品审评中心审评，取得国药准字的批准文号（国药准字 B20020235），现由河南省奥林特药业有限公司生产销售。

复方大蒜油胶囊及其生产方法获发明专利，申请号 CN94108044.7，公开号 CN1107341。

1）药学研究：①以大蒜油含量为指标，筛选出最佳生产工艺。②以显微鉴别、薄层色谱和《中国药典》1990 年版的有关规定，测得包结物含大蒜油>21.0 mg/g，并含有昆布、薏苡仁的显微特征药材。③对性状、鉴别、含量测定、装量差异、崩解时限、成份、卫生学检验等，按有关要求进行，各项指标符合质量标准的各项规定，测得复方大蒜油胶囊胶囊的有效期为 1 年半。

2）主要药效学与毒理学研究：复方大蒜油胶囊可降低高脂血症动物模型血清胆固醇的含量，提高血清高密度脂蛋白含量；降低大鼠全血、血浆黏度和血细胞比容，增加红细胞变形能力；能明显增加小鼠免疫器官脾脏、胸腺重量，促进小鼠腹腔巨噬细胞吞噬功能、T淋巴细胞增值能力及血清溶血素形成；可延长接种艾氏腹水瘤小鼠生存率。小鼠急性毒性及大鼠长期毒性结果显示，未发现复方大蒜油胶囊明显毒、副作用。

3）临床研究：临床观察390例高脂血症患者，结果表明，复方大蒜油胶囊对轻、中、重度血脂升高均有降低血清胆固醇、三酰甘油作用，其有效率在79.4%~84.4%。对高脂血症和动脉粥样硬化伴随的心、脑血管疾病引起的头晕、心慌、气短、乏力、肢体麻木等症状也有较好的缓解作用。未发现复方大蒜油胶囊对全身及心、肝、肾等脏器有毒性作用。但对胃肠偶有轻微刺激反应，但饭后服用可明显减轻。

（2）获奖成果。

中国复方大蒜油胶囊的研制：1995年河南省中医药科学技术进步一等奖，1996年河南省科技进步三等奖，1999年河南省第十届发明展金牌奖。

（3）发表论文。

1）黄霞，刘惠霞，雷新强，李月华，戈士文. 复方大蒜油胶囊的实验研究［J］. 中成药，1996（10）：30-32.

2）雷新强，刘惠霞，黄霞. 复方大蒜油胶囊对大鼠血液流变学作用的实验研究［J］. 中国中医药科技，1997（01）：65.

3）雷新强，李威. 中国复方大蒜油胶囊治疗高脂血症的临床研究［J］. 中国中医基础医学杂志，2000（11）：62-65.

9. 金砂消食口服液（开胃消食口服液）

（1）研究内容。

河南省科技攻关计划（NO：921061501）。

金砂消食口服液（开胃消食口服液）组方是依据《古今明方》的消导剂方药，精选焦山楂、麦芽、六神曲、莱菔子、鸡内金、砂仁、陈皮、炙甘草、蜂蜜9味药组成，方中鸡内金、砂仁、莱菔子消食化积，行滞除胀；山楂、麦芽、神曲入脾胃经，同起消食化积，散瘀行滞之功；陈皮理气导滞，消食化积；甘草、蜂蜜益气补中，调和诸药。诸药合用共奏理气导滞、醒脾开胃、消食化积之功。

1994年，金砂消食口服液通过河南省卫生厅保健药品审评委员会审评，取得保健药品批准文号［豫卫药健字（1994）Z-54号］，由河南省奥林特制药厂生产销售。2002年，通过国家药监局药品审评中心审评，取得国药准字的批准文号（国药准字B20020235），现由河南省奥林特药业有限公司生产销售。

研究表明：①金砂消食口服液能明显提高大鼠胃液分泌量、胃液中游离酸及总酸含量，明显促进小鼠肠推进作用，显著增强豚鼠离体肠管收缩，明显提高小鼠细胞免疫和体液免疫功能。②开胃消食口服液未见明显急性毒性、蓄积性毒性及延迟性毒性反应。

③经河南省中医药研究院附属医院、河南省人民医院中医科、河南中医学院第一附属医院儿科和郑州市中医院食欲不振、厌食病例 416 例临床研究表明，金砂消食口服液明显改善食减/纳差，增加食量，具有通便作用，未见毒副作用发生。

（2）获奖成果。

"开胃消食口服液"开发研究：1995 年河南省中医药科学技术进步二等奖。

（3）发表论文。

1）黄保民，王秀云，李月华. 开胃消食口服液对实验动物胃肠功能的影响［J］. 中医研究，1998（01）：21-22.

2）王蕾，李月华. 开胃消食口服液对小鼠免疫功能的影响［J］. 中医研究，1998（03）：21-23.

3）黄保民，王秀云，王蕾，李月华. 开胃消食口服液药效学实验研究［J］. 当代医师杂志，1998（11）：7-9.

4）刘杰，邱保国，都恒青，王秀云，李长禄. 气相色谱法测定开胃消食口服液中乙酸龙脑酯的含量［J］. 中成药，2002（01）：25-27.

5）邱保国. Clinical and Experimental Study on Kaiwei Xiaoshi Oral Liquid（开胃消食口服液）［C］. 第二次世界中西医结合大会论文摘要集，2002：1.

6）邱保国，沙培林，高智明，李明山，丁洪昌. 金砂消食口服液治疗食欲不振、厌食 306 例［J］. 中医研究，2009，22（03）：31-32.

10. 不老丸

（1）研究内容。

国家中医药管理局重点课题计划项目（NO：922185）。

"不老丸"源于元代养生学家邹铉的原著《寿亲养老新书》，由人参、川牛膝、巴戟天、川当归、杜仲等 12 味药组方，具有补肾填精、益气活血的功能。1996 年，不老丸通过河南省卫生厅保健药品审评委员会审评，取得获保健药品生产批准文号［豫卫药健字（1996）第 0150 号］，由河南仲景保健药业有限公司生产销售。

1）药学研究：不老丸采用了原方名、原方药、原剂量比例、原剂型、原工艺。对方中君药人参除显微鉴别外，对人参皂苷进行薄层鉴别，含量测定。对巴戟天、菟丝子、枸杞子等九味药显微鉴别特征，对当归、石菖蒲等五味药薄层鉴别。

2）药效学研究：不老丸能明显延长果蝇的平均寿命；显著增强老龄小鼠红细胞超氧化物歧化酶（SOD）活性，降低血浆过氧化脂质（LPO）含量；明显提高淋巴细胞的转化、血清溶血素生成水平及腹腔巨噬细胞吞噬功能。

3）毒理学研究：不老丸小鼠灌胃给药的最大耐受量大于 45 g/kg（相当于临床用量的 164 倍），未发现明显毒副作用。

4）临床研究：1994—1996 年，经河南省中医药研究院、济南军区总医院、河南省中医院、河南省人民医院和郑州市中医院 5 家医院临床观察，结果显示，不老丸对改善衰老症状，疲乏无力、畏寒肢冷、健忘、腰膝酸软、性功能减退、脱发等有显著疗效，显效率45%，总有效率92%；明显升高红细胞SOD、血清谷胱甘肽（GSH）、谷胱甘肽过氧化物酶（GSH-px）、血清睾酮（T）、雌二醇（E_2）含量，降低血浆LPO含量。

（2）获奖成果。

新药"不老丸"的研制：1997年河南省中医药科学技术进步一等奖。

（3）发表论文。

1）黄保民，王秀云，王蕾. 不老丸对果蝇寿命及小鼠SOD、LPO的影响［J］. 中国中医药科技，1996（03）：25-27.

2）刘惠霞，黄霞，王蕾，黄保民，王秀云. 不老丸抗老防衰作用的实验研究［J］. 中成药，1997（07）：25-27+53.

3）王秀云. 抗衰老药不老丸的主要药效学实验研究［C］. 世界中西医结合大会论文摘要集，1997：1.

4）邱保国. 不老丸保健作用的临床研究［C］. 世界中西医结合大会论文摘要集，1997：1.

5）王蕾. 不老丸对小鼠应激反应的影响［J］. 中医研究，1998（05）：15-16.

11. 蝉蜕止咳颗粒

（1）研究内容。

国家新药基金资助项目，河南省重大科技攻关课题。

蝉蜕止咳颗粒由蝉蜕、黄芩、地龙、僵蚕、荆芥、紫菀药物组成，具有疏风清肺，宣肃止咳的功效。用于急性气管、支气管炎症见咳嗽、气急、胸闷、胸骨后痛、少痰或无痰、舌质红、苔黄、脉数等病症的治疗。按照国家食品药品监督管理局《新药审批办法》《药品注册管理办法》及有关中药新药研究的技术要求，完成了临床前药学、药效学及毒理学研究内容，与2005年取得中药新药临床研究批件（2005L01157）。

1）药学研究：制定了科学合理的无糖型颗粒工艺，制定了科学的质量标准，经3批样品初步稳定性试验结果显示质量稳定。

2）药效学研究：蝉蜕止咳颗粒对实验大鼠模型的气管损伤有修复作用，减轻炎性细胞浸润，减少气管黏膜分泌。对药物所致的小鼠和豚鼠的咳嗽潜伏期，咳嗽次数和离体豚鼠平滑肌均有显著作用。同时，具有抗炎、抑菌、抗病毒、调节免疫功能等作用。

3）毒理学研究：急性毒性和长期毒性实验结果显示，蝉蜕止咳颗粒未见明显急性毒性、蓄积性毒性和延迟性毒性反应。

4）临床研究：经临床256例观察结果表明，蝉蜕止咳颗粒组总显效率87.99%，总有效率94.28%。对照组总显效率74.07%，总有效率88.89%，有显著性统计学意义（$P<0.05$）。治疗组还有显效快，疗程短的优势。同时，对咳嗽的频度、消失时间等方面亦有显著优势。并能消除和改善其他伴随症状和舌脉象；能促进机体免疫功能的调节和平衡，提高抗感染免疫功能；能纠正异常升高的白细胞和降低体温抑制发热；能改善肺

部炎性病理改变，降低气道高反应性。

（2）获奖成果。

蝉蜕止咳颗粒剂治疗急性气管支气管炎的临床与实验研究：1997年河南省中医药科学技术进步二等奖，1999年河南省第十届发明展金牌奖。

（3）发表论文。

1）徐立然．蝉蜕止咳冲剂治疗急性支气管炎临床观察［J］．中医研究，1995（02）：26-28．

2）马开，秦文杰，巴蕾．HPLC测定蝉蜕止咳颗粒中黄芩苷和汉黄芩素含量［J］．中成药，2004（04）：22-24．

3）秦文杰，马开，高寒，曲彩虹．薄层扫描法测定蝉蜕止咳颗粒中紫菀酮的含量［J］．中药新药与临床药理，2004（04）：266-268．

12. 芷辛胶囊

（1）研究内容。

国家新药基金资助项目（NO：96-901-5-29号），河南省重大科技攻关课题（NO：971200600号）。

芷辛胶囊原名为三叉神经痛可停胶囊，由白芷、细辛、川芎、僵蚕、石菖蒲等药物组成，具有活血祛风，化瘀通络，解痉止痛的功效。用于风痰型偏头痛（原发性三叉神经痛）。按照国家食品药品监督管理局《新药审批办法》《药品注册管理办法》及有关中药新药研究的技术要求，完成了临床前药学、药效学及毒理学研究内容，于2005年取得中药新药临床研究批件（2005L1918），根据其要求改名为芷辛胶囊，是第一个进行临床研究治疗原发性三叉神经痛的中药复方制剂。

药学研究结果表明，芷辛胶囊制备工艺较为先进，质量标准可控，稳定性好。药效学研究表明，芷辛胶囊可明显抑制咬肌的疼痛反应及自发放电频率，延长咬肌肌电反应潜伏期，使大鼠皮层体感诱发电位的潜伏期明显延长，振幅显著降低。急性毒性和长期毒性实验结果显示，蝉蜕止咳颗粒未见明显急性毒性、蓄积性毒性和延迟性毒性反应。通过240例原发性三叉神经痛（风痰型）的临床观察，显效率73.56%，总有效率90.70%。

（2）获奖成果。

1）新药"三叉神经痛可停"胶囊研制：1994年河南省中医药科学技术进步二等奖，1999年河南省第十届发明展金牌奖。

2）新药"芷辛胶囊"（原名三叉神经痛可停）的研制：2012年河南省中医药科学技术成果一等奖。

（3）发表论文。

1）田中岭，孔天青，何美霞，韩雪飞，雷留根，马钊，孔天翰．三叉神经痛可停对大鼠基础痛阈及屈肌反射的影响［J］．河南医科大学学报，1994（02）：95-97．

2）张国泰，赵一，刘方舟，马开．"三叉神经痛可停"治疗原发性三叉神经痛的临床研究［J］．世界中西医结合杂志，2006（01）：49-50.

13. 复方咳宁片

1972年冬，研究所科研人员将棉根皮、穿山龙、黄芩、辽沙参、制附子组成复方（复方咳宁片），进行治疗慢性气管炎中药新药开发研究。于1978年经河南省卫生局组织鉴定，药政部门批准，由郑州、开封两家中药厂生产，行销全省和10多个省、市、自治区，并收入《河南省药品标准规范》。1993年被列入《卫生部关于淘汰第二批128个中成药品种的通知》淘汰品种名单。

（二）代食品研究

1960年，为了认真贯彻中央、省委关于"低标准、瓜菜代、办好食堂，劳逸结合"的生产救灾方针，河南省中医研究所发动群众，迅速掀起大搞代食品的生产运动，以增加人们所需要的热量和营养，保证广大群众的身体健康，改善人民生活，大力进行增产节约。于1960年10月着手进行代食品的研究工作，成立了代食品生产领导小组。

1. 小球藻的研究

1960年冬季，河南省中医研究所接受小球藻研究任务，建立了生产基地，共生产小球藻110斤，除支援信阳专区为灾区防治疾病约25kg外，并将小球藻干粉制成糠麸饼和小球藻饼干，应用于临床，初步观察浮肿患者17例、消化道溃疡患者3例、肺结核患者13例，均有一定疗效。实验室科研人员进行了小球藻干粉成分测定（含水量9.33%、蛋白质10.44%、脂肪1.22%、含铁量4.78%）。撰写了《小球藻的培养及在医疗上的应用》，在全省及全国300多个单位进行技术经验传授与交流推广，并参与全省小球藻训练班的培训工作。

1961年，用小球藻、糠麸饼、消肿酊等对浮肿病进行观察治疗，结果显示，以小球藻疗效为佳。同年5月，在商丘城关卫生院用小球藻营养汤对干瘦病临床观察治疗，总结40例，有效率达89.57%，大部分服药3~5天后，精神好转，浮肿减轻。但由于生产原料（特别是硫酸铵、明矾等）缺乏，于同年8月停止生产。

2. 人造肉精的研究

1960年11月，为积极响应上级号召，认真贯彻河南省代食品会议精神，在河南中医学院党委的直接领导下，及时行动起来，克服了技术条件及生产设备不够等困难，开始生产人造肉精的工作，经过半个月的努力，培养品种300余管，生产肉精超过700g（湿重），培养皿20余盘，所生产的品种不仅能满足河南省中医研究所需要，而且还可支援外单位，并传授经验50多次。

3. 对二十种树叶及野菜的研究

在大搞代食品的研究中，曾对20种树叶和野菜进行了研究，如对梧桐叶、蓖麻叶、柿叶、水红花、葡萄叶、柏叶、柳叶、槐叶、黄豆叶、榆叶、椿叶、芝麻叶、梨树叶、苹果叶、棉花叶、马齿苋、茄叶、红薯叶、桑叶进行了定性分析，确定其有无毒性并研究了食用部分及食用方法。

（三）保健品研究

1. 福瑞喜果奶

（1）研究内容。

福瑞喜果奶是选用奶粉、山药、莲子等为原料，经科学加工精制而成的天然营养型饮料。采用药食兼用的山药、莲子作为果奶原料，具有健脾胃、益肺肾作用，较一般果奶有其独特性。本品工艺技术先进，营养丰富，含蛋白质在1%以上，有18种氨基酸，其中8种人体必需氨基酸齐全，非脂乳固体为9.31%，可溶性固形物9.6%，钙含量为106 mg/L、锌1.54 mg/L、铁5.08 mg/L。

福瑞喜果奶由奥霖德保健品有限公司批量生产销售。1994年4月，获国际保健饮品博览会金奖。

（2）获奖成果。

福瑞喜果奶的研制：1993年河南省轻工业科技成果二等奖。

2. 卡宾营养液

（1）研究内容。

卡宾营养液是选用药食两用的山楂、麦芽、山药、鸡内金、莲子等为原料，经科学加工精制而成。本品含可溶性固形物14.6%，有18种氨基酸，其中8种必需氨基酸齐全，总黄酮53.6 mg/100 mL。动物实验和部分人群试服结果表明，卡宾营养液具有促进消化、增加食欲、提高细胞免疫和体液免疫能力等作用。

（2）获奖成果。

卡宾营养液的研制：1993年河南省轻工业科技成果二等奖。

3. 七宝口服液

（1）研究内容。

七宝口服液系糖尿病患者的功能性保健饮品，是根据祖国医学有关理论，集数千年历代医家之精华，采用现代科学技术，精心研制而成。

七宝口服液系纯天然药食两用中草药组方提取，具有养阴生津、健脾益气、补肾活血等功能。药理研究显示，具有良好的降血糖、促进胰岛素分泌、提高高密度脂蛋白、改善微循环及改善血流变等多种功能。急性毒性实验未见明显急性毒性反应。对150例患者初步临床观察显示，对糖尿病患者血糖及并发的动脉硬化、高血压、肾脏疾患具有不同程度的改善作用。对高血脂、肥胖症、消化性溃疡及慢性虚弱患者有一定辅助治疗作用。

（2）获奖成果。

七宝口服液的研制：1993年河南省轻工业科技成果二等奖。

4. 醉仙清口服液

（1）研究内容。

醉仙清口服液是由菜果食品与可食用中药组成的醒酒剂。药效学研究显示，醉仙清口服液可使小鼠醉酒例数明显减少，醉酒时间明显缩短，血中乙醇含量明显降低，与对照组比较有显著性差异。临床观察结果表明，醉仙清口服液能明显增加乙醇耐量，饮用该口服液前后对比饮酒量有显著差异，醉酒量有提高，醉酒人数减少，醉酒时间缩短，醉酒症状轻或消失，尿量增加，显著改善酒醒后头晕、头痛、恶心、厌食、纳呆、肝区痛等症状，有一定的解酒作用。

（2）获奖成果。

醉仙清口服液的研制：1993年河南省轻工业科技进步奖二等奖。

5. 华佗全蝎健身酒

（1）研究内容。

华佗全蝎健身酒是根据汉代名医华佗《疗百疾延寿酒》为基础方，参考历代中医对人体衰老机制的认识，结合现代中医药药理研究，进行合理配方，科学加工而成。药理研究表明，华佗全蝎健身酒能显著延长家蝇平均寿命，促进未成年大鼠的生长发育，提高免疫机能，降低血浆脂质过氧化物，明显提高大鼠免疫球蛋白IgG、IgA、IgM水平。未见明显急性毒性、蓄积性毒性及延迟性毒性反应。临床观察显示，华佗全蝎健身酒对老年人常出现的倦怠、头晕、耳鸣、腰痛、失眠等症显效率>50%，对受试人员的智力（记忆力和运算力）、免疫球蛋白和肺活量有改善及提高作用，对心、肝、肾功能及3大常规检查均未见明显毒副作用。

（2）获奖成果。

华佗全蝎健身酒抗衰老作用的临床与实验研究：1993年河南省中医药科技进步奖三等奖。

6. 总统果茶

（1）研究内容。

总统果茶是选用天然保健果品鲜山楂，辅以高级滋补食品怀山药、莲子肉、薏苡仁、蜂蜜等，经精心加工制成的纯天然果肉型高级营养饮品，具有健胃消食、活血降脂、补脾益肾、增强营养等作用。生产中采用果食清洗打浆后加酶水解新工艺，提高原料利用率，增强功效和改善产品风味；真空脱气和高压均质，使产品更加细腻适口，悬浮均匀稳定；利用高温短期杀菌，确保产品质量。产品经河南省食品卫生监督检验所等部门抽样检验，结果符合GB 2759卫生标准及Q/HAZ001-93企业标准规定。

（2）获奖成果。

总统果茶研究：1994年河南省轻工科技成果二等奖，1994年河南省星火三等奖。

7. 降糖系列食品的研制

（1）研究内容。

根据挂面、饼干的功能、质量和生产要求，以可食用中药为基料，加以一定比例的面粉做成成品。按照国家规定的食品卫生标准，根据饼干、挂面的生产工艺，将数种具有降糖作用的可食用淀粉类样中药，粉碎过筛，并对其中豆类食物进行去皮脱脂粉碎，加入适量面粉中制成口感好、符合轻工部食品质量监督审核测验中心规定的食品卫生质量标准的饼干及挂面。72 例糖尿病患者临床观察显示，该降糖饼干及挂面对降低血糖、尿糖、改善症状等具有不同程度的改善作用。

（2）获奖成果。

降糖系列食品的研制：1996 年河南省轻工科技成果一等奖。

8. 菊花王（菊花枸杞汁碳酸饮料）

（1）研究内容。

该产品处方源于《圣济总录》菊花散，由怀菊花、枸杞、陈皮、甘草组成，制备工艺包括原料预处理、破碎、浸提酵沉、配料、灭菌等。临床与实验研究显示，具有提高小鼠耐高温能力、抗炎及增强动物体质的作用。菊花王具有很好的清热解暑、健脾理中、生津止渴的功能，能有效地防治先兆中暑，减少秋燥症状发生。

（2）获奖成果。

菊花王（菊花枸杞汁碳酸饮料）的研制：1995 年河南省轻工科技成果二等奖。

9. 益苗口服液

（1）研究内容。

该产品由核桃、黑脂麻、桂元肉、枸杞、黑木耳、紫菜等组成，选择水、醇提取工艺，加入柠檬香精等调味剂制成。临床与实验研究显示，益苗口服液能促进小鼠血清溶血素生成，提高免疫功能；显著延长测试潜伏期，明显减少测试中的错误次数；具有增强儿童体格发育、智力发育及增加体重的作用。

（2）获奖成果。

益苗口服液的研究：1996 年河南省轻工科技成果二等奖。

10. 乳舒康胶囊

（1）研究内容。

乳舒康胶囊是采用食药共用的一些天然植物，经合理配方，科学加工，制成的功能性保健食品。实验与临床观察显示，乳舒康胶囊具有降低急性"血瘀证"模型大鼠血沉值和红细胞压积、明显改善前乳房胀痛患者临床症状的作用。乳舒康胶囊含有 18 种氨基酸、总黄酮、维生素 B_2、维生素 B_6 等营养物质，理化及卫生指标检测合格。

（2）获奖成果。

保健食品乳舒康的研究：1997 年河南省轻工科技成果二等奖。

11. 司机提神含片

（1）研究内容。

司机提神含片是针对司机人群驾车易疲劳而研制的一种口含保健品，由西洋参、刺五加等 8 种食药共用品组方。经精心提取，功能试验，产品工艺与质量标准研究，并经长途司机驾车试验，表明本品有助于消除疲劳，醒脑提神，润喉生津，提高人的生活质量和工作效率。适用于各种机动车驾驶人员，亦适用于白领阶层和学生。2003 年获保健食品证书［卫食健字（2003）第 0121 号］。后转让北京李强保健品公司。

（2）获奖成果。

司机提神含片：1999 年河南省第十届发明展金牌奖。

12. 速达抗疲劳口服液

（1）研究内容。

该研究选用补益气阴、健脾益胃、活血化瘀中药，佐以芳香辛凉之品，制成速达抗疲劳口服液。药理学研究显示，速达抗疲劳口服液显著延长小鼠爬杆时间、常压缺氧状态存活时间、耐高温时间及寒冷存活时间；减少运动后血乳酸蓄积和血清尿素氮水平；明显提高小鼠血清溶血素生成水平，增强腹腔巨噬细胞吞噬功能，促进 T 淋巴细胞转化，具有提高机体免疫功能的作用。速达抗疲劳口服液未见明显急性毒性、蓄积性毒性及延迟性毒性反应。采用随机、双盲、对照的方法，观察 566 例旅游者、运动员和会考学生，结果显示，速达抗疲劳口服液能明显减少运动中和运动后出现的四肢关节肌肉疼痛、头晕、恶心和饮食减退症状，并具有增加心输出量、减少外周阻力、提高血红蛋白及加速运动后血乳酸清除等作用。

（2）获奖成果。

速达抗疲劳口服液抗疲劳作用的临床与实验研究：1995 年河南省中医药科学技术进步三等奖。

（3）发表论文。

黄霞，田霞，刘惠霞，徐毅，陈阳春.速达抗疲劳口服液对小鼠免疫功能的影响［J］.中医研究，1995（04）：19-20.

13. 久久银杏茶

（1）研究内容。

久久银杏茶主要由银杏（60%）和绿茶（40%）组成，主要营养成分为脂肪 7.6%、蛋白质 6.96%、糖类 38.2%、钙 0.89%、磷 1.47%、铁 0.08% 及胡萝卜素、维生素 B_1、维生素 B_2、维生素 C 等，卫生学检测符合国家食品卫生检测标准。主要药效学研究显示，久久银杏茶具有抗血栓、改善微循环、降低血液黏度、提高 SOD 活性、减少动物跳台错误次数等作用。临床研究表明，长期饮用银杏茶对减少心绞痛的发作次数有良好的作用。

（2）获奖成果。

久久银杏茶的研制：1996 年河南省轻工科技成果二等奖。

14. 消渴降脂茶

（1）研究内容。

消渴降脂茶方用苦瓜除烦止渴、清热解毒为君；用枸杞子、芦根养阴生津、清热止渴，助君药增强其清热止渴作用为臣；用山药补益肺、脾、肾之气，用红花、山楂入血分活血化瘀，共为佐使药。合用共奏清热止渴，益气养阴，活血化瘀之功效。含有丰富的蛋白质、维生素 C、锰、镁和钙等营养成分，卫生学检测符合国家食品卫生检测标准。功能性研究提示，消渴降脂茶具有一定的降糖、降脂、改善血流变、防治糖尿病并发症等作用。

（2）获奖成果。

消渴降脂茶的开发研究：1997 年河南省轻工科技成果二等奖。

15. 输可贴

（1）研究内容。

输可贴湿敷剂是运用活血化瘀、清热解毒、行气止痛的中药制剂，以红花等 10 味中药，经浸泡科学加工提取成含醇量 50%的酊剂，再将 3 cm×5 cm 的层无纺布在该药中浸泡，制成中药提取物饱和湿巾，塑料包装备用，使用时以塑膜胶布固定，以增加药效的持久性。作用于穿刺部位局部，起到了散瘀、消肿、抗炎、止痛的疗效，从而缩短静脉修复周期，降低静脉炎的发生。

1）药学研究：结合临床应用，确定了中间体的含醇量，用直接比较法，以延胡索乙素含量为指标，对渗漉提取工艺进行了选择，根据药物有效成分及其理化性质，参考相关文献，确定了中间体的配液条件。以薄层色谱法，分别以红花、川芎、大黄对照药材做对照，对方中红花、川芎、大黄进行了鉴别；以绿原酸对照品为对照，对金银花进行了鉴别，对延胡索所含延胡索乙素进行了含量测定。

2）药理学研究："输可贴"外敷可促进"离经之血"型血瘀模型小鼠 RBC 的吸收、消散，明显抑制二甲苯所致的小鼠耳郭肿和腹腔注射 HAC 引起的小鼠腹腔毛细血管通透性增高，显著减少小鼠扭体次数，提高小鼠足部接触热板的痛阈值。对动物正常及破损皮肤未见明显急性毒副作用、刺激性和致敏性。

3）临床研究：在静脉输液的同时，将"输可贴"敷盖于有疼痛的静脉穿刺部位，于输液结束后 30 分钟去除，或敷于有瘀肿、炎症的局部，每次 3 小时，并设 50%酒精对照及空白对照。输可贴组、酒精对照组及空白对照组对静脉输液损伤的总有效率依此为 99.38%、51.32%、19.05%。"输可贴"镇痛作用、缓解皮下瘀肿、改善静脉损伤的疗效明显优于对照组。

保健用品批准文号：豫卫保证字 97 第 08 号。

（2）获奖成果。

"输可贴"的临床及实验研究：1997 年河南省中医药科学技术进步二等奖，1998 年河南省科技进步三等奖，1999 年河南省第十届发明展金牌奖。

（3）发表论文。

黄霞，种军，王翠华，郭澍，刘惠霞. 输可贴散瘀止痛作用的实验研究［J］. 中成药，1998（07）：34-36.

16. 失眠安贴

（1）研究内容。

失眠安贴由生磁石、自然铜、龙骨、珍珠组成，粉碎成细粉，然后 4 味药混合均匀，以 1 mm³ 的磁石为芯、用泛丸机制成重 0.06 g 的药丸放入用水渍胶布及防渗圈制成的外贴敷料上，加盖无毒塑膜即成。与现有的治疗失眠药物相比，具有使用方便、安全、见效快、无毒副作用及无成瘾性等优点。能显著提高睡眠质量，改善失眠程度，延长睡眠时间。使用时将有胶的一面于睡前 2 小时贴在左右安眠穴即可。失眠安贴发明专利，申请号 CN99101693.9，公开号 CN1267520。

（2）获奖成果。

"失眠安贴"的研制：1998 年河南省中医药科学技术进步一等奖。

（3）发表论文。

赵一，刘方洲，余月娟. 失眠安贴催眠作用的实验研究 ［J］. 中国中医药科技，2000（01）：2.

十三、中医药信息文献研究

（一）中医药文献研究

1. 土、单验方的整理工作

（1）土、单验方汇集（第一集）的编写。

1965 年，为适应农村医疗工作的需要，研究所开始进行土、单验方的整理工作，与河南中医学院共同编写出中医药治疗常见疾病的《土单验方汇集》（第一集）。搜集方剂 379 方，涵盖 33 个病种，包括传染病、内科、外科、妇科、寄生虫及中毒急救等 6 部分。所选的土、单验方，具有取材容易、药材单纯、经济实用、安全可靠等优点，同时易于为农村基层卫生人员和群众所掌握。

（2）组织编纂《河南省秘验单方集锦》。

1981 年，研究所受河南省卫生厅委托，组织中医专业人员，共收集全省散在民间和各级有关医务人员手中的秘方、验方、单方 6 000 余个，经技术审查、鉴定与筛选，按照药源广、取材容易、价格便宜、疗效可靠的原则，择优选了 1 373 个方剂，于 1982 年 12 月完成了《河南省秘验单方集锦》一书的编纂工作。1983 年 10 月，由河南科学技术出版社出版。

全书共计 383 000 字，分为病名、方药、制用法、适应证、禁忌、验案举例、按语等 7 项内容。不仅供乡村医生和农村广泛群众对症选方、自采自用，同时为更多的医务工作者提供一定的参考资料。

2. 中国民间疗法挖掘整理研究

（1）研究内容。

中国民间疗法源远流长，是我国历代劳动人民智慧的结晶，是中医药学的源泉和基石，具有简便验廉之特色，颇受人民群众的欢迎。然而这些宝贵的医疗方法，有的蕴藏在民间，有的分散在各种文献之中，缺乏系统地整理。群众在应用这些疗法时，有的因为操作方法不正确，有的因为没有掌握适应证或禁忌证，发生问题的也不少。为了继承中医事业，弘扬中医学术，开拓治疗途径，开阔医疗思路，指导群众正确应用民间疗法，研究者深入农村，深入基层，向群众学习，向老中医学习，继承挖掘他们的治病"绝招"，并查阅古今文献千余种，结合个人实践经验，去粗取精，去伪存真，经过10年努力，整理出针灸、按摩、气功、拔罐、捏脊、刮痧等民间疗法精华176种，每种疗法分源流、操作方法、适应证、禁忌证、注意事项等5部分介绍，必要时绘图示范，共有322幅插图，便于实际操作。最后附有病证索引，便于应用时查找疗法。可治疗内外妇儿、五官、老年病等979种病证，编成《中国民间疗法》一书，1987年由中原农民出版社出版。

（2）获奖成果。

中国民间疗法挖掘整理研究：1991年河南省中医药科学技术进步奖三等奖。

3. 张仲景"长沙太守"考

张仲景是我国东汉时的伟大医学家，河南省南阳人。他的著作《伤寒论》和《金匮要略》一直被后世医家作为经典列为必读之书。对于张仲景生平事迹的研究，近来医史界争论很大，尤其是他是否任"长沙太守"一事，更是争论不休。持否定意见的，证据不多，持肯定意见的，理由也不足以服人。1981年，研究所同志翻阅了大量史料，从当时那段历史的时间表、当时的时代背景、历代医学的载述，张仲景的志向及张仲景的医疗实践等方面论述，写成《张仲景"长沙太守"考》一文，文章以较充足的历史资料，基本否定了张仲景任"长沙太守"的说法。同年5月在黄山召开的全国第一届医古文研究会上进行了交流。

4. 南阳医圣祠"晋碑"质疑

1981年，南阳医圣祠发现了一块碑文为"汉长沙太守医圣张仲景墓"的石碑。有人说是晋碑，从而又掀起了一阵"张仲景任长沙太守无疑"的风波。对此，研究所于1981年12月15日前往南阳医圣祠考察。从碑体与碑基是否为"原配"、碑基后面的"咸和五年"4字的字体、"咸和五年"4字刻写的位置、碑的形状、碑面的图案、碑文的字体、碑的文例、碑文的称谓等8个方面，综合分析判断，并将此碑与晋碑做了对比，1982年春写成《南阳医圣祠"晋碑"质疑》一文，否定了"晋碑"之说（《中原文物》1983年第一期）。

5. 张仲景《伤寒论》成书的历史背景

《伤寒论》是中医四大经典之一，是学习和研究中医必读的著作。学习、研究《伤寒论》，首先要了解张仲景及其《伤寒论》的成本历史背景。我所参考有关资料，从《伤寒论》成本前期的历史概况、成本期的历史背景、成书的历史意义等方面予以探讨，写成《张仲景上海伦成书的历史背景》一文，于1981年在南阳召开的仲景学说研究会学术讨论会进行了交流。

6. 太行山药王洞研究

（1）研究内容。

根据我国唐代医药学家孙思邈《千金翼方》、汉代医学家张仲景《伤寒论》及祖国医学史的研究，对孙思邈在河南的医药活动进行了科研课题设计和实地调查研究。在我省修武县太行山茱萸峰上发现了孙思邈药王洞和孙真人碑。这一发现给研究孙思邈的生平、医药活动、学术成就提供了新的文物依据。

1982 年 6 月，到太行山药王洞进行了调查，在洞内发现孙真人碑一通，碑上刻有"大金国河东南路怀州修武县七贤乡西冯管村孙真人石像记""金·泰和七年（1207年），清明日立石""李天佑"等书丹。太行山药王洞及孙真人碑的发现，佐证了孙思邈曾来河南太行山区为人民送医送药，从而为研究孙思邈的生平、医药活动、学术成就等提供了新的珍贵文献。

该专题研究根据太行山药王洞及孙真人碑，结合清代道光《修武县志》及唐代《钱考功诗集》，从中医学、中药学、地理学、孙思邈学术思想等方面，证明了孙思邈沿着张仲景的足迹来到河南太行山采药行医。并又进一步证明了孙思邈《千金方》的学术思想，继承和发扬了张仲景《伤寒论》的学术思想。太行山药王洞及孙真人碑的发现，同时亦给研究金代历史和河南当时的历史提供了有价值的依据。

该研究总结撰写的论文《太行山药王洞研究》，于 1982 年 11 月在西安召开的纪念孙思邈学术会议上进行了宣读。

（2）获奖成果。

太行山药王洞的研究：1982 年河南省医药卫生科技成果四等奖。

7. 五岩山孙真人洞的研究

（1）研究内容。

根据 1982 年在修武太行山发现药王洞及孙真人碑，我们进一步对唐代伟大医药学家孙思邈《千金方》和祖国医药学史深入研究，到汤阴、鹤壁太行山区实地调查。在鹤壁太行山麓的五岩山上发现了孙真人洞和宋、金、明、清时期有关孙思邈的摩崖、石刻、碑文等文物。这是继太行山药王洞之后，对孙思邈在河南太行山区医药活动的又一重要发现。

1983 年 5 月，在鹤壁太行山区调查中，发现了该市西南 13 km 处太行山麓的五岩山（苏门山）有一孙真人洞，相传孙思邈来过五岩山一带为当地人民治病。我们到五岩山孙真人洞，在洞内发现宋、金、明、清有关孙思邈的摩崖、石刻、碑文等实物，如北宋徽宗"崇宁元年石刻"（1102 年）、金世宗完彦雍·大定 23 年（1183 年）"苏门山口口涧卢修孙真人像记"等石刻。

该研究根据在五岩山孙真人洞内的发现，结合祖国医学史、中医学、中药学、《史记》等文献，进一步对孙思邈曾从修武沿着太行山北上来到汤阴、鹤壁五岩山一带行医采药，佐证了孙思邈学术思想，又导源、发展了扁鹊的学术思想。这一研究的发现，给祖国的医学史增添了新内容，同时在现今医务界中开展精神文明建设，进行医德教育具有现实意义和历史意义。

（2）获奖成果。

五岩山孙真人洞的研究：1984年河南省医药卫生科技成果四等奖。

8. 河南省中医研究所所史

（1）研究内容。

《河南省中医研究所所史》是记述1959—1982年间，河南省中医研究所科研、医疗、人事机构等内容的一部部门志。成立了以张海岑为组长的所史编纂领导小组，毕福高、陈国华、陈阳春、都恒青、翟明义、潘熙琬为成员。由潘熙琬主笔，党炳瑞为辅。编写组先后还有王树玲、陈宝玲、顾蕾参加，李威、师选生负责摄影。

《河南省中医研究所所史》分为概述、职能部门、科研、医疗、培训、人物、经验、教训、附录等篇。详细记录了河南省中医研究所1959—1982年的发展过程。

（2）获奖成果。

河南省中医研究所所史：1986年河南省卫生厅部门志三等奖。

9.《儒门事亲》的校勘注释

张子和是我国金元时代的伟大医学家，河南省兰考县人。他的著作《儒门事亲》对后世医家影响很大。但由于年代久远，转抄错讹的很多，《儒门事亲》使医理学习者感到吃力。于1982年元月开始，由研究所几位医生对此书进行校勘、注释，勘时参阅了明代木刻本、四库全书珍本、豫医双璧、清代石印本、1958年铅印本版本，逐家逐句进行详细校勘，对错讹处除进行纠正外，还列出各版本的写作特点，以便读者参考。注释部分着重字、词和疑难句子的解释，对于医理也做适当的说明、学习和研究。在校注的同时，对于此书的一些学术见解、用药方法、治疗手段等做了评述，放在"按语"一栏，以引导读者正确理解和应用。

10. 点校《血证论》

（1）研究内容。

点校《血证论》是卫生部原中医司中医古籍整理出版办公室1983年下达的科研任务。原《血证论》国内现存的版本有20余种，各版本互有出入，错、漏、衍、倒之处较多，且作者生前曾有过补充、修订，致使版本更为繁杂。本次点校通过对版本的筛选，重点通读。找出光绪二十年甲午申江褒海山房石印本内容较完善、医理阐发较详，字迹清晰少脱漏，卷七卷八方解比以往增加，并增补了药物的剂量和炮制方法，最能代表作者的学术思想，因此选作底本，同时也选出了主校本、参校本。该书点校以对校、本校为主，必要时参以旁校、理校。在底本和主校本之间逐字逐句进行校勘。一时难以肯定的，保持原貌存疑待考。该书共改正200余处，均按校本及医理、文理、哲理校正，出校记54处。

该书系横排版，采用标准简体字，加有现代标点符号的古籍。既便于各级医师临床

借鉴，又是大专院校师生及自学中医者的重要参考书。该书于 1990 年由人民卫生出版社出版

（2）获奖成果。

点校《血证论》：1990 年河南省中医药科学技术进步奖三等奖。

11. 药学文献的整理研究

整理研究祖国药学文献，既是对祖国药学进行系统整理的一个方法步骤，又是理论研究的一种手段。要整理就是搜集、综述，欲研究必然考证、调查。这对继续发扬祖国医药遗产极关重要。

（1）怀牛膝本草学的研究。

怀牛膝是我省四大怀药（牛膝、地黄、山药、菊花）之一。怀牛膝生产于我省武陟、孟县、辉县、博爱一带（古称怀庆府）。历来都以武陟栽的品种为最优。1963 年，四大怀药系统研究列为国家研究项目，而怀牛膝本草学的研究为其系统研究的一个分题。1663—1964 年，实验室科研人员三下武陟调查、采集品种并向药农学习，于 1964 年底按计划完成撰写了《怀牛膝本草学的研究》。该研究综述了怀牛膝的名称、道地、形态、治削、炮炙、服药禁忌、配伍禁忌、剂型、剂量等经验；根据前人的实践经验，以历代本草及重要方书互相印证，同时参加科学研究资料，探讨了牛膝的主要功能主治，为今后药理实验和临床研究提供根据。文中搜集了《神农本草经》以后的历代重要本草和医药文献中有关牛膝性味的资料，对牛膝药性理论、主要功能、主治和禁忌证等方面加以分析，并对今后整理中药性味的途径进行了探讨。

查阅并讨论古代本草及近代文献对怀牛膝原植物、加工、化工成分及药理作用等问题，详细描述怀牛膝的品种问题、不同地区的栽培品种及河南地区土牛膝的植物形态、生药性状、组织构造、粉末特征、化学鉴别及荧光分析的研究比较。药理学研究发现，怀牛膝煎剂对已孕、未孕的家兔离体子宫、在位子宫和子宫瘘管均有增强子宫平滑肌兴奋性作用。

（2）祖国药学文献整理研究中的几个问题的探讨。

在上述工作的基础上，从"理论结合实际""精华和糟粕""继承和批判"及"观点和材料的统一"等 4 个方面分析研究，撰写《祖国药学文献整理研究中的几个问题》一文《河南省中医学术资料汇编》第一辑，中华医学会河南分会编，1965 年 6 月）。

（3）中药性味的整理研究。

在怀牛膝本草学研究的过程中，通过分析、考证广泛收集到的资料，发现历代本草以至现代中药学书籍中有关药物性味的记载存在诸多矛盾之处，对医疗、教学及实验研究均存在负面影响。基于"重要的性味是古人长期和疾病斗争的实践中，根据药物作用于机体所发生的反应而得的总结"的认识，总结撰写了《整理重要性味途径的探索》一文（《许昌医药》，1980 年第 1 期）。认为在目前结合中医辨证分型制造相应的动物病理模型，来进行药理试验工作还在摸索阶段，没有成熟的经验，要求在短期内从科学试验

解决这样错综复杂的问题是有困难的。在这样的情况下，认为从药物的主要功能、主治，结合中医临床运用，根据药性理论来分析它的性味，是一个比较适宜的途径。这样，不仅可以继承总结先辈的宝贵经验，并为进一步临床研究及药理研究提供线索和依据。《祖国药学文献整理研究中的几个问题》及《整理中药性味途径的探索》两篇论文在第一届全国中医学术会议进行了会议交流。

12. 《高血压防治动态》为用户提供信息服务的研究

（1）研究内容。

通过《高血压病防治动态》服务实践，研究总结"简捷高效、经济实用"开展专题信息服务的操作策略，评价其信息服务价值和效益。

《高血压病防治动态》报道特性"简捷高效、经济实用"是办刊的主导方向。在文献开发层次上，反映基础与临床研究的新成果、新发现，以二次文献形式，通过"方法、结果、结论"形式，扼要报道；反映高血压研究进展与趋势，以综述、述评等三次文献做重点推介，突出"指导性、高效性"特色。

《高血压病防治动态》报道特色：①文献开发与信息素质，信息素质主要包含信息意识和信息能力两个方面。良好的信息素质能够保证对文献信息的洞察力及文献信息的持久力，并从中筛选出有价值的"闪光点"，使信息转化成生产力。②文献信息开发中的信息质量控制。信息因其针对性，质量标准很大程度上是相对概念，无绝对标准，人们对信息质量的控制还是根据实际需要自觉或不自觉地进行着。如从用户使用角度来区分信息质量等级，大致有权威性信息、开拓性信息、探讨性信息、应用性信息、一般信息。③以具备良好信息素质的情报人才，通过把握信息质量，按照"简捷、高效、实用"原则报道高血压病防治研究的最新动态和发展趋势。从内容上看，体现政策水平，密切关注科技前沿研究，积极编发前瞻性文献，紧密加强防治网络成员的交流。从报道形式上看，一、二、三次文献均有，侧重二、三次文献，尤以高水平、高质量的综述三次文献全文编发，重点作介绍。从传播载体上看，除保持传统书刊型载体传递信息外，同时运用互联网技术，在本单位网页上同步发布网络版，使国内外高血压病患者和科研、医疗主要完成人员均能快速获取所需信息，极大扩展了信息覆盖范围和传递速度。从编辑美学上看，注重编辑美学追求，在版面设计上遵循"简介、醒目"手法，头版编发本网络动态短消息，继之是文摘形式的新成果等介绍，进展性综述全文刊发。信息长短适合，层次分明，读者通过视觉感官可以获得最佳阅读感受。经济低投入：每期简报由责任编辑集采写、组稿、编辑、排版、校对、发行于一身，一职多能，高效低耗，体现了"少花钱、多办事"的原则，加之网络版更有受众面广、传播速度快的优势，两种传播方式协同作用，切实做到"低投入、高产出"。

通过研究和服务实践可以看到，信息服务涉及信息资源、信息活动、信息用户3个要素。在现代信息社会的进程中，起主导作用的市场需求机制，它要求我们以服务和创新来开发并服务这一用户市场。信息服务不再是简单的文献资料供给，而是组织和提供信息服务的能力。因此信息服务产品的需要与否，不在于其大小，根本在于其服务质量和满足用户需求。只要深入研究信息用户的各种需求，不断挖掘信息服务的内涵与潜力，即使是"信息简报"，仍能以其中药的价值受到用户的重视与欢迎，不可或缺地成为医学信息工作中"简捷、高效、经济实用"的信息服务的重要手段之一。

（2）获奖成果。

《高血压防治动态》为用户提供信息服务的研究：2000 年河南省科技情报成果三等奖。

13. 最新中药药理与临床应用文献整理研究

（1）研究内容。

中药科研人员在科研选题、课题设计和药理研究中，亦需要了解有关中药现代药理研究概况，以作为课题立项和研究的参考依据。随着现代科学技术的发展和科研水平的提高，对中药药理的研究正日渐深入和广泛。而这些内容多散见于各种报刊和综合性中药著作中，或不便于参考应用，或内容收录不全。本书参考报刊和中药著作数百种，将所有有中药药理研究内容的中药编辑成册。内容全，收录中药 1070 种；内容新，收录有关药理研究内容至 1998 年；繁简适度，切合适用。为中药药理与临床应用研究内容全面且药味最多的一部专著。该书于 1999 年 1 月由华夏出版社正式出版发行。

（2）获奖成果。

最新中药药理与临床应用：2001 年河南省科技进步三等奖。

14. 新药（癫克星）开发推广的可行性研究

（1）研究内容。

该项目主要研究开发治疗癫痫病的新药"癫克星"的可行性。分别从社会经济意义、目前进展情况（该项目已完成药理毒理实验、与功能主治有关的主要药效学试验、动物急性毒性试验、动物长期毒性实验、与质量有关的理化性质研究、制备工艺及其研究、临床研究用药品的初步稳定性试验等内容，已经进入 Ⅱ 期临床研究）、项目依托单位情况、主要技术经济指标对比等方面进行了综合论述和探讨，为药物（癫克星）的开发推广提供了必要的文献论证支持。

（2）获奖成果。

新药（癫克星）开发推广的可行性研究：2001 年河南省科技情报成果二等奖

15. 现代中西医临床内分泌病学

（1）研究内容。

内分泌系统疾病是内科疾病的重要组成部分，近年来其发病率有逐年递增趋势，随着现代科学技术的进步，内分泌疾病的诊疗技术也迅速发展，但仍有不少内分泌疾病的疗效目前不理想。中医在治疗内分泌疾病方面有着广阔的前景，而中西医结合更能互补短长，相辅相承，协同作用，在临床上获得确切疗效。目前有关内分泌病学的专著较少，而有关中医或中西医结合治疗内分泌病的著作更为鲜见。因此作者参阅了大量的有关内分泌疾病的文献报道，结合历代医家的诊治经验，同时根据作者的临床体会，从中医、西医、中西医结合 3 个方面对各种内分泌疾病进行了全面系统的论述，突出体现了当代国内外中西医诊治内分泌疾病的最新研究进展，旨在为临床医务工作者和科研主要完成人员提供详实全面的参考资料，同时对教育工作者扩充了教学内容。

（2）获奖成果。

现代中西医临床内分泌病学：2004 年河南省中医药科学技术进步二等奖。

16. 中药药名规范化研究

（1）研究内容。

河南省科学技术厅攻关项目（编号 0423030500-5），国家科技部"中医药基本名词术语规范化研究"项目子课题（编号 2000 基础 56）。

2001 年以来课题组在全国科学技术名词审定委员会中医药学名词审定委员会、河南省科技厅及有关专家领导的指导下，按照全国科学技术名词审定委员会"科技名词定名原则与规范化"的要求，结合中药学科的特点，并兼顾《中华人民共和国药典》，以《中医药学名词术语规范化研究撰写通则》为依据，参考古今相关文献 300 余种，从定名依据、源流考释、附录、文献通考、参考文献等 5 个方面对《中医药基本名词术语规范化研究》项目选定的 500 种常用中药进行了系统研究与考证。①定名依据包括正名及其来源、定名的文献依据、定名选择的理由、与正名等效的名词等内容。②源流考释考证每味中药各种名称的最早记载及其沿革，其中以考证正名的最早出处和作为本草正名的最早出处以及沿革为重点，同时还对历代出现的同名异物中药予以辨析。③附录包括又称（为了标明药物的饮片规格等而在处方中使用的非规范奖项名称）、俗称、曾称、原植物奖项名称等。④文献通考：对定名依据、源流考释、附录 3 部分内容涉及的所有文献相关原文按年代顺序列录。⑤参考文献：按辞条中引用的所有文献原始出处先后顺序排列逐一标出，利于备查。

通过对中药药名进行的系统考证，课题组提出了符合科技名词定名原则与规范化要求的建议正名；订正了长期以来对某些中药名出处的误载；辨析同名异物中药；对中药各种名称进行系统整理归类；所有药名均有文献依据，所有文献均有详细出处。

该研究成果已经通过中医药学名词审定委员会及全国科学技术名词审定委员会的审定并于 2005 年 5 月公开发布，引起《中国药典》委员会的高度关注，这为今后《中国药典》的修订、中医院校教学及科研工作者研究中药提供详实的文献依据。

该研究具有先进性与创新性，应用前景良好，因此将产生巨大的社会效益。

（2）获奖成果。

1）中药药名规范化研究：2005 年河南省中医药科学技术进步一等奖，2006 年河南省科技进步二等奖。

2）中药药名考证及其在规范化研究中的应用：2008 河南省科技情报成果一等奖。

（3）发表论文。

1）郜凤香．龙眼肉药名考证［C］．2016年《中国医院药学杂志》学术年会论文集，2016：2.

2）蔡永敏，李成文，邹杰．对《中国药典》部分药名的考证与商榷［J］．中草药，2005，（07）：149-151.

3）蔡永敏，侯惠鸣．天花粉名称考释［J］．陕西中医，2003，（05）：457-458.

17. 常见病中西医误诊误治分析与对策

（1）研究内容。

《常见病中西医误诊误治分析与对策》为人民卫生出版社计划出版的国内第一部全面系统分析研究临床误诊误治的学术专著。旨在通过对临床各科易被误诊误治疾病误诊原因的全面系统分析研究，寻找出各种疾病避免误诊误治的方法与对策，为临床各科医疗工作者减少或避免误诊误治提供借鉴和参考，从而提高临床的诊断准确率和临床疗效。全书收录病证277种，每种病证分概述、误诊误治病证、误诊误治原因分析、避免误诊误治方法和主要参考文献5部分内容。该书主要特点如下。①详析误因，精论对策：该书在每种病证的误诊误治原因分析和避免误诊误治方法项，列条分析阐述其造成误诊误治的各种原因和防止对策，论述精当，分析透彻，读后可以使人对该病的常见误诊误治原因及其对策一目了然，从而避免（或减少）临床中的误诊误治现象，提高临床诊断准确率和临床疗效。②突出"全""新"，切合实用：全书中医部分收录病证106种，几乎包括了中医临床内、外、妇、儿各科病证；西医部分收录疾病171种，内外科各系统的常见疾病几乎尽收无遗。引用误诊文献达3 000余篇，且以近10年的为重点，以反映在现代医疗技术条件下被误诊误治的原因和防止对策。③内容丰富，资料翔实：书中对每一误诊误治文献均标明出处，有的尚附有原始文献中的误诊误治病例，便于查寻核证。所引据文献均为全国公开发行的期刊杂志和科技著作，保证了文献的可靠性和真实性。作为国内第一部全面系统分析研究临床误诊误治的学术专著，该书受到了我国医药卫生的权威出版机构人民卫生出版社的高度重视。1999年作者提出选题，2000年人民卫生出版社经充分讨论决定列入出版计划，2001年与作者签订正式出版合同。2001年10月由该社正式出版。首印发行4 050册，图书质量达到国家规定质量标准的优质品。该书出版发行后，通过在医疗、科研等方面的应用，已取得明显的社会效益。同时还受到了社会各界及同行专家的普遍好评。著名医学专家刘钟明教授还在《中原医刊》发表书评文章，对该书的实用价值给予了充分的肯定。该书部分内容已被期刊公开引用发表。随着发行范围的扩大，该书必将对临床各科医疗工作者在医疗实践中减少或避免误诊误治，提高临床诊断准确率和临床疗效发挥越来越大的作用。

（2）获奖成果。

常见病中西医误诊误治分析与对策：2002年河南省中医药科学技术进步二等奖，2010年河南省科技进步三等奖。

18. 肝郁脾虚证与肝系病证相关性文献研究

（1）研究内容。

该研究旨在规范肝系病证的中医药理论，以探讨肝郁脾虚证及肝系病证的相关性，提高临床对肝系病证的治疗和有效应用。结合古代文献，利用现代医学数据库检索有关肝郁脾虚证及肝系疾病的中医辨证分型，并从智能系统的角度出发，应用模糊数学的理论，结合肝系证候的各种临床症状，建立了肝系（胆）证候、肝郁脾虚证诊断、治疗分析库，以探讨和分析肝郁脾虚证与肝系中医病证之间的关系。

（2）获奖成果。

肝郁脾虚证与肝系病证相关性文献研究：2008 河南省科技情报成果三等奖。

19. 中药名考证与规范

（1）研究内容。

项目主要内容特点：为确保中药临床用药安全提供技术支撑。

由于历史原因，中药名存在一药多名，或同名异药等问题，不仅威胁中药用药安全，而且影响中医药学术发展和交流。虽然《中国药典》《中药大辞典》《中医大辞典》《中华本草》《全国中草药名鉴》《中药药名辞典》《中药学》等药典、专业工具书、教科书与辞书也对中药药名进行过整理或类编，但未能进行深入系统的考辨，而仍有瑕疵。在全国科学技术名词审定委员会领导下，中医药学名词审定委员会指导下，广泛征求中医院校、中医药研究机构、中医医院、中药生产与流通销售领域中的专家学者、中医师、中药师、销售主要完成人员的意见，选定临床最常用、最容易混淆的 500 种常用中药名，逐一通过考证历代具有代表性的本草及中医著作，并参考《中国药典》、工具书，根据《中医药学名词术语规范化研究撰写通则》要求，提出规范的中药正名，并详述"定名依据"（包括中药正名及其来源、定名文献依据、定名理由、与正名等效的名词）及其每味中药溯源寻根，考证各种名称的最早记载和沿革，同时还对历代出现的同名异物中药予以辨析；标出所引文献的原始出处；每一种药物独立成篇，分为定名依据、源流考释、附录、文献通考、参考文献等 5 部分内容。书后附中药异名索引、拉丁文名索引和英文名索引，具备用多语种检索中药名。

该专著对 500 种常用中药名系统考证后定名，文献依据充分，有利于保障用药安全，有利于印刷出版、广播宣传规范地使用中药名称，便于检索。因此具有较强的科学性、实用性，较高的学术价值及实用价值，居国内领先水平。

应用范围及推广：该专著出版后受到《中国药典》委员会、科研机构、中医药院校、中医临床、中药及中成药生产与流通销售、印刷出版等领域的好评。

（2）获奖成果。

中药名考证与规范：2010 年河南省中医药科学技术成果一等奖，2010 年度中华中医药学会学术著作二等奖。

20. 河南省地方志医药文献信息整理研究

（1）研究内容。

该项目基于中国医学史和中医文献学的研究方法，对河南古籍方志进行发掘整理研究。通读了286种1 000多册河南地志书，书目涉及地方达100多个县（市），建立了关于地方志文献中中医药内容的辑录方法与辑录内容分类；整理出了3 000多名河南医家，以及各地的中医药遗迹、道地药材、疫病流行等大量珍贵的中医药史料文献，内容包括医学人物、医学著作、医疗机构、医事活动、中药、中医教育、文物古迹、其他（地图、异事、方言、诗歌、风俗、杂项），辑录内容达150多万字；完成了对辑录文献的点校工作。完成《河南省古籍地方志中中医药文献信息汇编》；制定方志文献中中医药文献辑录与整理规范。

（2）获奖成果。

河南省地方志中中医药文献信息整理研究：2014年河南省科技情报成果一等奖，2018年河南省中医药科学技术成果二等奖。

（二）中医药信息研究

1. 未来中医学发展预测研究

（1）研究内容。

该研究运用未来学研究理论，采用系统论、信息论、控制论原理对中医学研究发展的历史、现状、科技环境、交叉学科，以及人文结构、知识背景和时代科技发展的必然性等方面的未来信息进行深入分析论证，认为在未来中医学研究中，新意义上的中西医结合研究其形式和内容在一定程度上与中医现代化研究目的、思路方法及对"证"实质研究的近期目标是一致的，事实上也是中医现代科学研究的主要力量，对继承和发扬传统中医学亦是一条重要途径，因此，在未来的中医学研究中，随着中医学科学研究的深入，将会出现第三次中西医结合高潮，其势必然推动中医现代化进展。

该研究所提供的数据和结论对编制中医学科发展规划、计划、确立科研思路、方向、制定中医政策、规范、标准，为领导决策提供参考依据，该研究结果发表后反应强烈，并引起有关部门的重视，国家科学技术委员会为此专发一期《内部讨论》送发有关领导及部门，该研究结果还被列为1989年度全国中西医结合十大新闻之一。其预测结果正确性及对学科推动作用已充分体现在现行政策和临床科研方面。

（2）获奖成果。

未来中医学发展预测研究：1994年河南省科技情报成果奖一等奖。

2. 查新检索在中医药管理中的应用研究

（1）研究内容。

查新检索是通过对科技文献的检索和综合分析的方法，为科研项目的立题与成果评定提供具有创新性、科学性、实用性的可行性报告，为科研管理部门和专家评审提供客观的文献依据。

研究院信息中心是全国及中南情报工作委员会副主任委员单位，是全国中医药文献检索分中心。承担河南省中医药文献检索任务，自 1990 年初以来，4 年中积累了 365 项查新课题，成果查新中已有 112 项获国家、省、地市级成果，其中一些新药的发明为企业带来了很好的经济效益和社会效益。中医药课题查新检索工作的开展，河南省中医药科研管理中为专家决策和专家评议提供了科学的客观的文献依据，避免了中医药科研课题的重复研究和人力、物力的浪费，强化了中医药科研主要完成人员的情报意识，增加了成果鉴定和新药发明的严肃性、公正性、准确性和权威性，同时也推动了中医药文献信息工作的发展，从总的趋势看查询咨询工作已成为中医药科研管理中不可缺少的环节。

该项应用研究，为查新检索进入中医药科研管理正常化轨道提供了可靠的实践依据，避免了中医药科研课题的重复、人力、物力的浪费。4 年中经查新课题已有 12 项国家级项目中标，56 项省级项目中标，112 项获各级中医药科技进步奖，在新药发明查新中"小儿热速清口服液""小儿泻速停冲剂""冬凌草含片""寿康"等为企业带来了很好的经济效益和社会效益，受到上级领导部门、专家和医疗科研主要完成人员的好评。

（2）获奖成果。

查新检索在中医药管理中的应用研究：1994 年河南省科技情报成果二等奖。

3. 中医名言整理研究

（1）研究内容。

该项目是在查阅 3 000 多种古今医籍、经史、歌赋等作品的基础上，摘取中医名言 2 万余条，标明出处，分为论医、养生、脏腑、经络、病因、病机、治法、方药、论病、禁忌、预后、论护、优生优育等 28 篇，200 万言，编成《中医名言大辞典》一书。此书为中医医疗、教学、科研提供了大型检索工具书。

该项目通过全国性大协作，组织 16 省市副教授为主体的研究队伍，经 5 年努力，终于完成，对促进中医药学术发展起重要作用。

该书出版后受到广大读者的欢迎，健康报、中国中医药报、中国图书评论等十几家报刊纷纷发表书讯和书评，称赞该书内容丰富、选条精当、编纂合理、分类科学。原卫生部部长崔月犁称赞该书的出版"实乃国医之幸事"，前卫生部中医局局长吕炳奎称赞该书的编纂成功，是"完成了前人未竟的事业，实践了造福后昆的壮举。"著名中医教授董建华、裘沛然、谭日强、刘渡舟、方药中、李聪甫等也纷纷题词祝贺。该书获北方十省市优秀科技图书一等奖。

（2）获奖成果。

中医名言检索研究：1994 年河南省科技情报成果二等奖。

4. 中医药科技查新方法及其应用

（1）研究内容。

该项目旨在研究出一套科学化与规范化的中医药科技查新方法，并在查新工作中推广应用。主要包括以下内容。

1）检索手段研究：①根据中医药科技查新特点，研究制定文献数据库的引进和应用原则，使各种数据相互补充，以提高文献的查全率和查准率。②与全国主要中医单位建立中医药文献计算机联机检索，实现中医药文献资源共享。③确立手工检索的方法和原则，坚持检索工具权威性与专业性、收录全与报道快相结合，以期达到最佳检索效果。④制定主题词确定方法和原则，确保检出结果的准确性。

2）查新审核：审核主要完成人员的学历、专业、技术职称及实际技能的要求。

3）查新制度研究：根据国家科委对查新工作的有关规定，结合河南省和中医药专业的特点以及查新实践，研究制定一套规范化、科学化的查新制度，内容包括查新程序及方法、查新审核主要完成人员职责、查新工作质量管理等。

4）质量标准研究：内容包括查新格式标准、检索范围标准、相关文献标准、查新结论标准等。通过对中医药科技查新方法的研究，查新质量不断提高，已达到国内同类科技查新的先进水平。在1995年国家中医药管理局对全国中医药文献检索中心查新单位考核评审中，河南省中医药研究院被国家中医药管理局确定为第一批全国中医药行业科技查新单位暨中国中医药文献检索中心分中心。同时，该方法通过在中医药科技查新工作中的推广应用，在中医药科研、管理、医疗及企业确定生产方向等方面已取得了明显的社会效益和经济效益。

（2）获奖成果。

中医药科技查新方法及其应用：1996年河南省科技情报成果一等奖。

5. 河南省中医药信息计算机检索系统的建设

（1）研究内容。

情报资料研究中心于1990年提出河南省中医药信息研究检索计算机系统的建设方案，经过走访和调查研究，初步建立了一整套严密的计算机检索规章制度和检索步骤。并于当年开始服务于各类技术咨询、课题申报和成果鉴定的中医药文献检索、查新、查重工作。1991年，又引进了中国中医研究院的《中医药文献数据库》和《针灸针麻文献数据库》，使机检工作的质量提高了一步。在检索工作中逐渐认识到中医药计算机信息量大且涉及学科范围广的特点，光靠当时的计算机信息容量已远远不够，经过对比选择后，又引进了中国科技信息所重庆分所的《中文科技期刊篇名数据库》光盘系统，使检索工作的年限及范围大大提高，改变了过去有些课题（特别是一些药理、基础研究方面的课题）在《中医药文献数据库》中常常检不出一篇文献的情况，把机检范围扩大至西医、生物、化学等方面，提高了查全率与查准率，为河南省的中医药科研工作提供了大量的信息。

1995年是河南省中医药信息研究检索中心计算机机检系统大发展的一年，在年初我们配备了586/66多媒体计算机1台，至此已可快速检索1950—1995年的中西医、生物、化学等方面的文献，并且规范了机检的各道程序，连通了中国中医药信息网络，通过网络可以查到《中国中医药报刊库》《中成药专利库》及近几年的《中医药文献库》。另外，针对不少企业来中心查询有关中医药产品信息的情况又配置了《中成药商品信息库》及《中国科研机构数据库（光盘）》，成功地为厂家和企业提供了大量的商品生产信息和研究现状，为信息业直接服务与生产企业提供了一条可行的路子。

1996 年初，河南省中医药信息研究检索中心由于这几年中医药信息研究检索工作的突出成绩，尤其是机检系统的高速发展和有效运行，被确定为国家中医药研究检索中心分中心，最近又添置了 586/100 多媒体计算机，新增加了《中草药文献多媒体光盘系统》，并即将与 Internet 联通，在河南省中医药信息计算机机检国内外联网、应用多媒体等新技术的前提下，共享国内外权威文献机构医药学方面的最新数据。

河南省中医药信息研究检索中心机检系统面向科技、面向经济、面向社会，为河南中医药科研工作创造了巨大的经济效益和社会效益，从 1990 年河南省中医药信息计算机机检建设起步至今，已为各类院校、研究院所、医院、医药企事业单位提供检索服务816 个，多次为河南省中医药科研决策提供了准确及时的情报。

（2）获奖成果。

河南省中医药信息计算机检索系统的建设：1996 年河南省科技情报成果二等奖。

6. 立法过程中的信息学论证研究与信息服务实践

（1）研究内容。

该课题在为领导决策服务、为立法过程服务的思想指导下，对立法环境，立法时机，立法的必要性、可行性进行论证研究的同时，重点探讨了立法过程中不同阶段的决策信息需求，采取不同的信息调研方式和不同的论证研究内容为领导提供决策信息服务等问题；对立法信息调研论证的具体方式、方法、内容、调研范围进行了深入的研究。该课题提供的 8 份调研报告中，详细论述了河南省内外本行业及相关行业、相关部门的立法现状及实施效果等信息，阐述了河南省中医事业发展现状及存在问题，通过分析、论证研究认为：河南省中医立法势在必行，立法的环境已经形成，立法的条件已经具备；在中医立法的内容上，重点突出管理机构职能的界定，中医工作的性质和范围，中西医并重方针的落实，各级政府、社会各界对中医的支持，中医事业经费的投入原则，中医机构的设置标准，农村中医工作，对个体行医及医疗广告的管理，奖惩原则等。

课题向河南省人大常委会及政府机关提供了 8 份不同专题的信息调研报告，提出了条例起草的思路、方法和内容，详述了立法的法律信息依据和具体条文论证信息依据；并起草了《河南省保障中医发展条例》（代拟稿）。这些建议和内容被最后通过的《河南省中医条例》所采纳；经过 10 多次修改论证的代拟稿成为提请河南省人大常委会审议的《河南省中医条例》（草案）稿；起草《关于河南省保障中医发展条例（草案）的说明》（代拟稿）被采用。《河南省中医条例》已颁布实施，社会效益巨大。

（2）获奖成果。

1）立法过程中的信息学论证研究与信息服务实践：1998 年河南省科技情报成果二等奖。

2）《河南省保障中医发展条例》的调研、起草、论证研究：1998 河南省实用社会科学优秀成果三等奖。

7. 中药别名商品名检索研究

（1）研究内容。

该项目旨在通过对中药别名商品名的收集、整理和检索研究，为中医药科研、医疗、司药及药材经销主要完成人员提供一种方便快捷的搜索工具。该项目研究完成的检索工具出版发行后，通过在中医药科研、医疗、司药及药材经销工作中推广应用，已取得了明显的社会经济效益。①在中药科研过程中，由于该项研究对中药别名、商品名进行了大量考证工作，订正了许多错误，澄清了多种中药由来已久的品种混乱问题。因此对中药的品种研究具有重要作用。如河南省中药研究所采用中药药名检索工具书后，节省了大量的研究、考证时间，从而加速了中药研究开发的进度，提高了科研效率。②在中医临床中，该项研究由于对中药别名进行了系统的整理研究，理清了各种药名之间的关系，纠正了中药名称的混乱现象，因而对中医临床正确处方具有重要意义。又如河南省中医药研究院附属医院在以前的处方中，时有一些不规范的药名，甚至出现误用现象，该项研究对于医院规范中药处方，避免中药误用，提高临床疗效，起到了重要作用。③由于中药别名繁多，临床医生书写药名习惯用一些不常用处方名或地区用名，这就需要中药司药主要完成人员对中药的常用别名、处方名等，有一个比较全面的了解，以便迅速、准确地取药，避免错取误取的现象发生。中药别名商品名检索工具书对别名、处方名均有比较全面的载录，对中药司药主要完成人员加快取药速度，避免误取现象发生，提高服务质量起到了重要作用。④中药材品种混乱是药材购销主要完成人员普遍感到头痛的一个问题。该项研究在"商品名"一项中，对中药的各种商品名给予了详细的论述，故对药材购销主要完成人员正确选择药品，公平交易等有重要意义。如郑州市医药总公司药材采购供应站应用了中药别名商品名检索工具书后，对其购销活动起到了积极作用。同时，该研究项目还受到了多家报刊及专家的好评。《中国中医药报》《中医药信息报》《中医研究》《河南科技报》等多家报纸纷纷刊载这一成果及著作出版的消息。中国中医研究院的中医药专家谢海洲教授在《中国中医药报》上撰文《喜闻本草奏新声》，评价《中药药名辞典》"收到的中药别名及商品名齐全、准确"为"一部非常实用的本草工具书"。1995年9月，该书又在第十届北方十省市（区）优秀科技图书评选中荣获一等奖。

（2）获奖成果。

1）中药别名商品名检索研究：1998年河南省科技情报成果二等奖。

2）《中药药名辞典》：1999年河南省中医药科学技术进步一等奖。

8. 医药科技信息报导与信息传播服务效果

（1）研究内容。

该课题根据市场经济条件下信息市场的拓宽及信息传播媒体的变化（内部报刊的取缔，信息报道刊物出版发行受限等），通过运用现代化信息传播媒体报道医药科技信息的具体服务实践，深入研究了科技信息报道的途径、方法、操作技巧以及信息传播的价值与效益。具体内容包括科技信息报道的对象、内容及时效的选择；医疗信息报道的审慎、客观原则；图片声像信息报道的方式及信息内涵的融入与读取；信息的研究与积累等。研究认为，在传统信息服务的基础上充分利用现代传播媒体，如广播、电视以及各类专业报刊进行医药科技信息报道，是适应信息市场变化，快捷而且非常有效的信息传播方式。1995年以来，该课题组已在国家有关报刊媒体报道420多条、共计10多万字的医药科技信息，广播新信息60多条和10余部电视信息及专题片，收到了较好的信息传播效果。

该课题研究探索了新形势下科技信息报道的新途径，新方法。这对拓宽信息服务领域，扩大信息服务范围有重要的现实意义。所进行的科技信息报道服务实践为决策、科研、医疗、企业提供了高效、快捷的信息服务，取得了明显的社会效益和经济效益，在中医药界产生了较大的影响，得到了国家中医药管理局和上级主管部门的肯定和高度评价，并受到国家中医药管理局、河南省中医管理局的表彰和奖励。

（2）获奖成果。

医药科技信息报导与信息传播服务效果：1998年河南省科技情报成果二等奖。

9. 声像技术在中医药科研医疗中的应用

（1）研究内容。

该项目旨在通过对声像技术在中医药科研医疗管理中的应用研究，不断提高声像技术的服务质量，为更好地发挥声像技术在信息工作中的服务功能提供借鉴。主要内容包括：①扩展声像技术服务功能，为中医医疗人员了解各种疾病的国内外研究进展以及医疗新技术、新方法和新制度提供形式多样的声像服务。为医疗人员提供国内外最新医疗信息和相关疾病的研究动态是声像工作及其他信息工作的一项重要内容。声像可通过形象直观的各种资料为医疗人员的医疗过程提供真实的依据。我们把运用声像技术为医疗工作服务作为一项重要工作去做，利用图片宣传栏、电视片和内部有线电视系统等形式和途径，向医务工作者宣传各种医疗知识和国内外最新的医疗动态。同时还十分重视利用先进的声像技术与其他学科结合，为广大医护人员提供更多的形象直观的医学资料，扩展了声像技术为医学服务的新领域。一项改革成就、一项科研成果，往往要经过设计实验、实践、不断总结经验，而原始声像素材的积累、跟踪服务也就成立声像技术应用中的重要手段。几年来，为科研人员拍摄了大量科研照片，通过图片记录科研的全过程，形象生动，说服力强。如临床科研课题，通过用药前后照片或录像的对比，可以直观地了解用药后所起的变化和作用，令人信服。同时我们还十分注意声像工作的总结，不断改进声像技术，提高声像服务质量。如在院科研成果的申报过程中，为院护理部研制的专利产品医用塑料消毒毁形机提供声像服务，通过不同角度对该机外观和结构的拍摄，详细展示了该机的构造和处理物品后的效果，为申请专利提供了必要的图片依据。②发挥声像技术服务特长，为企业生产经营管理服务。声像技术作为一种先进的手机和传播信息的重要手段，以其图文并茂、形象直观、信息传递速度快的特点在企业产品的开发、销售过程中发挥这越来越重要的作用。如在企业开发新产品过程中，就必须要对产品的可行性进行全面、详细的调查研究，声像服务则可为其提供同类产品准确的图片信息；在企业产品的销售过程中，又必须对产品的规格、性状等有一个准确的描述，声像技术不仅为其提供准确直观的图片，而且可为其销售提供图文并茂的广告服务。如河南奥林特制药厂在生产"降压宝"的过程中，为其提供了多种图文信息；在其销售过程中，又协助他们搞好市场宣传，因而受到了厂家的好评。③利用声像技术服务优势，为宣传党的方针政策、宣传改革开发取得的新成就、宣传中医医疗科研的新成果服务。利用声像技术服务的优势，采用拍摄图片、录音报道、制作电视片等手段，通过办宣传栏、在有线电视系统播放电视片、向报社、电台和电视台输送稿件或节目等途径，大力宣传党的大政方针，宣传改革开放带来的变化和两个文明建设取得的新成就，宣传中医药科研医疗取得的新成果及医院各科专长和各学科带头人的事迹，把医院推向社会，让社会了解医院，促进了中国科研医疗的改革和中医药事业发展。如利用内部有线电视系统连续播放了由国家中医药管理局、国家卫生部、国家监察部联合摄制的电视专题片《医院发展之路》，该片再现了广东省中医药8年来在改革中不断提高医疗服务质量，重视科学管理，不断改善职工生活所取得的成果经验，全院职工观后颇受启发，增强了改革开放的意识，为研究院今后的改革提供了有益的借鉴。

（2）获奖成果。

声像技术在中医药科研医疗中的应用：1998年河南省科技情报成果三等奖。

10. 中医药科技信息工作实践及效益评价

（1）研究内容。

该项目通过中医药科技信息工作实践及其效益评价，旨在探讨中医药科技信息工作的理论方法体系及发展规律，从而促进中医药科技信息事业的发展。主要内容包括：①开展中医药信息调查及预测研究，为政府管理部门决策科学化提供信息依据。②不断扩展中医药科技信息服务功能，以需求为导向，开展中医药科技信息查新工作以及信息专题服务和研究。③加强计算机系统及网络检索和应用，开发以数据为代表的中医药信息产品，提供现代化的中医药科技信息服务。④扩宽中医药科技信息工作领域，面向市场、面向社会，为企业生产及经济建设的主战场服务。⑤积极扩展获取中医药科技信息的渠道，充分开发文献信息资源，加快信息的传播和利用。⑥开展中医药信息科研工作，不断改进服务方法和手段，促进中医药科技信息事业的发展。通过对中医药科技信息工作方法的研究，信息工作质量不断提高，对促进中医药科技信息事业的发展起到了积极作用。1997年被国家中医药管理局评为全国中医药科技信息先进集体。同时，该方法通过中医药科技信息工作实践，在中医药科研、管理、医疗、信息传递、成果推广及企业生产经营等方面均取得了明显的社会和经济效益。

（2）获奖成果。

中医药科技信息工作实践及效益评价：1998 年河南省科技情报成果三等奖。

11. 河南省中医药信息局域网的建设及应用

（1）研究内容。

该研究课题目的在于通过对信息网络的研究，建立起符合河南省特点和中医药行业特点的局域网络。

1）研究目标与方法。

系统总目标：办公自动化，信息发布，科研管理，文献检索，Internet 链接，国内或国外主要完成人员拨号上网登陆服务器查询，系统平台支持增加新内容，自动建立索引。

系统软件设计方案分四个信息子系统：领导办公，文献信息检索，科研管理，医疗管理。

建立方法与研究：采用的关键技术包括客户机/服务器体系结构、TCP/IP 网络协议的以太网络结构和可升级到 ATM 的网络设备、不同子系统采用不同的 MIS 系统平台及 C/S 模式与 B/S 模式交叉并行使用、软件产品均采用当前最先进的网络及数据库软件。采用 Microsoft 系列产品，利用其集成安全性，减少维护工作量，降低管理复杂度；利用分级授权方式保证应用安全性；所有 INTERNET 的用户，均经路由器身份研制保证 IN-TERNET 安全性。

该项目于 1999 年 3 月完成了《河南省中医药信息局域网系统设计方案》的研究工作。在此基础通过安装、调试，于 1999 年 6 月完成了具有先进性、实用性、伸缩性和标准化等功能的"河南省中医药信息局域网络系统"的建设。

2）网络应用与效益研究。

通过在科研、医疗管理中的应用，取得良好的社会和经济效益。①网络建成后，通过了省内权威计算机机构的审核，与多家单位联通应用，获得用户好评。②为领导正确决策提供快速、可靠的信息依据。③信息管理、咨询实现计算机网络化，实现资源共享。④实现医院对医疗动作的宏观调控，阻截管理漏洞，增加经济效益。⑤实现科研网络化管理。及时查询、浏览、统计、制备、打印各种科研信息，准确高效地编制全院年度科研计划。⑥对外信息交流：安装了 ISDN 专线；设立中医药信息网站（www.hntcm.com）；在网上提供多种信息服务，接待世界各地的大量用户访问，扩大了研究院的国际影响，增加了收入。

（2）获奖成果。

河南省中医药信息局域网的建设及应用：2000 年河南省科技情报成果一等奖。

12. 电视专题片《无声杀手——高血压》

（1）研究内容。

采用电视片这一人们喜闻乐见的形式进行传播和普及，对于防治高血压病，降低高血压病的发病率和减少高血压病的并发症等具有十分重要的意义。

1）剧本撰写：剧本采用了科教片、专题片等类型的文字稿本画面和解说词左右分开的格式。在对画面的描写上，参照了可读性强的文字稿本风格。画面的内容按镜头或场景为单位描述。解说词是针对画面并与画面内容相对应，以便使最后的成片声画同步，浑然一体。

2）镜头摄制：采用摇、移、推、拉、跟及多种特技手段，如：切、换、淡变和化变、划变、键控、快、慢动作和定帧特技、单机淡变、虚入、虚出、近摄镜、近摄中空镜、柔光镜、视野分离镜等。

3）编辑制作：本专题片在编辑过程中采用了先进的非线性电视节目编辑系统制作方式，并运用了切换、淡变叠划。三维视频特技多种划像、缩放、画中画、字母、静帧慢动作等特技编辑技巧。从而产生显著的吸引力和普及效果。

4）配音：该专题片主要采用解说词，方法是后期配音，并采用了先有播音员按解说词，配音录制。音乐采用了中国民族音乐和现代轻音乐相结合的手法，由古筝主奏，加之弦乐协奏。

于1999年3月完成了电视片《无声杀手——高血压》剧本的撰写工作，1999年6月完成了《无声杀手——高血压》电视专题片的制作工作。在《无声杀手——高血压》专题片的基础又编辑完成了电视节目《无声杀手——高血压》，并在河南电视台正式播出3次。

电视专题片《无声杀手——高血压》，先后在河南省高血压病医院及全国各地40多个高血压协作单位播放千余次，观看患者达数万人。据医院反馈的信息：患者看后很受教育，增加了高血压病的防治知识，对于疾病的治疗和身体的早日康复起到了重要作用。电视节目《无声杀手——高血压》在河南省电视台和中央电视台播出后，受到了广大观众的普遍好评。据电视台反馈的信息：该节目播出后收到许多观众来信，普遍认为该节目对于防治高血压病，降低我省乃至全国的高血压病的发病率，减少高血压病的并发症，提高高血压患者的生活质量，具有十分重要的意义。该电视片通过在医疗单位及河南省电视台和中央电视台的播出，覆盖面广，传播快捷，增强全社会对高血压病的防治意识，取得明显的社会效益。

（2）获奖成果。

电视专题片《无声杀手——高血压》：2000年河南省科技情报成果二等奖。

13. 市场经济条件下中医药科技信息服务模式的转变

（1）研究内容。

该研究通过在新形势下的中医药科技信息工作实践，探索中医药科技信息工作自身发展规律。该课题组自1991年起对该项目开始进行探索性研究，并发表了学术论文《论中医药信息咨询服务模式的转变》，《中医研究》，1999年第2期），探讨了中医药科技信息工作的理论和方法体系，以及对中医药科研、医疗、管理、企业经营产生的效益和作用，以促进中医药科技信息工作的发展。

1）中医药信息服务模式转变的条件。

A. 信息服务业的迅猛发展：随着信息时代的来临，社会主义市场经济的迅速发展，中医药信息服务业也逐步发展壮大，努力提高对各类中医药信息的开发能力。

B. 用户需求发生变化：在社会主义计划经济向市场经济转变过程中，相应于信息用户群体及信息需求的变化，单一、被动的服务模式已被淘汰，由为求知类型的用户服务转向为中医药管理型、科研型和生产型用户服务。

C. 信息市场的竞争增强：在市场经济条件下，用户对信息部门提出更高要求，中医药信息服务应积极参与医疗科研工作，用现代的信息资源和信息技术，发挥中医药信息保障功能。

2）中医药信息服务转变策略。

A. 由被动服务转为主动服务：由为求知类型用户服务转为主要为管理型、科研型、生产型用户服务，实行主动、超前服务是树立市场经济环境下服务观念的重要途径。

a. 管理型信息服务：中医药信息服务主要围绕着信息调研，开展对国内外中医药科技发展动向和发展战略的跟踪研究，为各级管理部门提供管理型信息服务，使领导尽快掌握解决问题的主动权，提高信息对领导决策和知道卫生保健事业发展的需求。

b. 科研型信息服务：对所选课题进行可行性论证，以确定其新颖性和先进性。将所需文献进行新组合和序列化，便于研究主要完成人员利用。通过相关文献的分析对比、综合，为新药开发研究评审提供客观的、公正的查新报告。为研究人员和生产厂家牵线搭桥，促进成果转让与推广。我们对重点科研项目及重点专科专病医疗，还开展了专题（定题）服务及其研究，并在国家级杂志上发表《搞好信息专题服务，促进中药新药开发》学术论文（《中国中医药信息杂志》，1998 年第 6 期），对信息专题服务对于中药新药开发的促进作用做了深层次的探讨。自 1990 年 1 月—1995 年 10 月，为"中国复方大蒜油胶囊"课题研究进行了全过程的专题服务，加速了研究速度，提高了成果水平。目前，该药已进行规模化生产，获得了较大的经济效益和社会效益。

c. 生产型信息服务：信息研究可提供中医药市场讯息、中医药信息专题综述和中医药新产品新工艺综合信息，以满足医药企业的信息需求。1998 年以来，先后接受企业中医药科技信息咨询 239 次，为企业提供信息 2 793 条，并取得了明显的经济效益。

B. 由单位式服务转为社会式服务，并加强社会协作：信息服务社会化即打破地区、单位和部门界线的大信息服务，中医药信息服务部门立足市场，采用多途径、多层次服务方式，加强与外界中医药信息中心的电脑联网、检索工作，建立信息网络，进行资源共享。

C. 由单一文献性服务转为多功能性情报服务：改变以往的单一文献性服务方式，用现代化手段开发出多种类型的信息产品，适应不同层次、不同对象要求的信息流和成果群，满足各级、各类主要完成人员的需求。

（2）获奖成果。

市场经济条件下中医药科技信息服务模式的转变：2000 年河南省科技情报成果二等奖。

14. 中医药科技项目查新咨询工作质量控制和规范化研究

（1）研究内容。

课题组从 1996 年起在国家中医药管理局、国家中医药文献检索中心的支持下，对中医药科技查新工作质量控制和规范化进行了研究。将查新咨询工作看作一个整体的质量功能体系，为了对其进行质量控制，采用多层次逐层扩展的方法，对查新咨询工作进行质量影响因素扩展，与相邻因素构成一个层次，形成 5 个层次 18 个因素的结构系统。然后逐层对诸因素进行质量控制，从而达到对整个查新咨询工作的质量控制的目的。指标体系及指标权重确定以后，还需要设置每个指标的评价标准，才能进行最终评价。

该研究将每个指标按"好、较好、一般、差"分为 4 个等级，每个等级按其质量要求分别给出了评价标准，并赋予相应分值使其量化。评价者可根据指标权重和等级标准评分值计算出查新咨询各项工作程序的质量得分，从而对该项查新咨询工作做出质量总评价。对 1996 年以前的 50 份查新报告和 1996 年以后的 50 份查新报告进行评价结果对比。两组采用五级分法（1~5 分），将指标内函分为五个等级、定出相应评分标准。评价者可根据评分细则开始实施评价。评价结果 5 分为好；4 分为较好；3 分为一般；2 分以下为较差。结果：50 份中 8 份为好；14 份为较好；25 份为一般；3 份为较差。

从评级结果可以看出，1996 年以前高质量的查新报告还不多，尤其是在对比分析和书写规范方面尚需进一步加强，否则查新咨询报告就不能提供有新颖性的情报依据。1996 年以后，我们对影响中医药科技项目查新咨询工作质量的诸因素进行了逐层控制，并加以规范化。在以上同样的方法抽样的 50 份查新报告中，17 份为好；26 份为较好；7 份为一般；无较差。由此可见，在进行质量控制和规范化研究后，中医药科技项目的查新咨询工作的质量得到了明显提高，并受到各级科研管理部门的肯定。在 1999 年国家中医药管理局对全国各检索分中心的考核验收中受到好评。同年通过河南省科学技术委员会组织的专家验收，并被河南省科学技术委员会确定为省级查新单位。同时查新报告也得到了用户好评，并取得了良好的效益。

（2）获奖成果。

中医药科技项目查新咨询工作质量控制和规范化研究：2000 年河南省科技情报成果二等奖。

15. 中医药专业信息网站的建设及其应用效益研究

（1）研究内容。

本项目属软科学研究，目的在于通过对信息网站的研究，建立起符合网络发展和中医药行业特点的互联网站。通过对项目必要性和可行性的研究，确定了网站设计方案，设计内容分八大模块，于 1999 年上网发布应用。网站开通以来，获得良好的社会和经济效益。①医疗信息上网传播，扩大了医疗单位影响，增加医院效益。②方便科研管理，推动科研成果转化及新药开发，加大对外交流。③扩大信息服务范围，为会员用户及相关单位设立了专用接口，提供会员式专有服务。④在网上开展医疗咨询服务，实现双向信息交流。⑤加强了与医药厂家的合作，增加了双方的经济收益。

（2）获奖成果。

中医药专业信息网站的建设及其应用效益研究：2001年河南省科技情报成果一等奖。

16. 互联网中医药信息资源的开发利用研究

（1）研究内容。

该项研究目的在于把互联网隐含及散在的中医药信息加以收集、分析、鉴别，并进行分类、归纳、整理，使无序变为有序，产生较高的使用价值，从而提高中医药信息的利用程度。①运用现代化的研究手段，开发网络文献数据库为代表的中医药信息产品。②采用远程登录方式，利用互联网进行科学研究，建立中药科技数据库群。③根据网上的信息资源的利用价值，有组织、有系统的整理和筛选网上各专业及各学科信息资源，建成相应数据库。④深入、分析、研究有重要价值的大型数据库。⑤根据文献计量学定律，进行相关重要网站的收藏。⑥更好地利用 Internet，更快掌握国际互联网在医学领域的应用。（7）互联网上中医药信息资源的利用及上网途径。

（2）获奖成果。

互联网中医药信息资源的开发利用研究：2001年河南省科技情报成果三等奖。

17. 检索报告数据统计及报告书自动生成系统研究

（1）研究内容。

本项目采用了 Access 开发工具进行软件的开发与设计，以数据表的形式存储检索报告书的不同题目下的检索内容和相关联的信息单元，并以检索的途径、方式、方法建立起各个数据表及信息单元之间的关联。在检索界面的设计上尽量简单，只使用最简单、最直接的单个词检索方式，根据使用目的设计检索途径。如按编号查、按查新单位查、按题目查、按目的查、按单位级别查、按检索人查、按用途查等。一是实现查询功能，对每一个报告书，只要知道其中一项就可很方便的查询到该报告书；二是实现统计功能，对某一个方面的报告书进行统计、分析、总结。检索报告数据库第一步能在单机上制作运行，待运行正常、使用功能完善后，再升级成网络数据库，放到局域上运行，从使运用范围扩大到每一个终端。根据不同终端机的使用情况，再赋于不同使用人的权限，即检索查新人员使用的机器要能够随意录入、修改其所完成的报告书，一旦完成录入后就不能再修改，除管理人员外其他机器则不能修改录入，只具备查找功能。

（2）获奖成果。

检索报告数据统计及报告书自动生成系统研究：2001年河南省科技情报成果三等奖。

18. "灰色文献"在新药开发中的作用

（1）研究内容。

该项目通过充分开发利用"灰色文献"信息资源，在中药新药"升白口服液""降压宝"及"中国复方大蒜油胶囊"等的开发研制过程中，追踪课题，从酝酿、选题、计划设计、申报投标、新药的研究实施、成果鉴定和推向市场几个阶段中，主动、及时、连续地为其提供针对性和有效的对口文献信息，其中包括：课题项目的背景资料、同类课题及相关课题的研究者和研究方法，并提供有关评价分析资料以及最新的科研动态信息，使研究有很强的针对性和必要的超前性，有利于研究项目立足于学术前沿，确保研究项目的创新性。

（2）获奖成果。

"灰色文献"在新药开发中的作用：2001年河南省科技情报成果二等奖，2001年河南省实用社会科学优秀成果二等奖。

19. 高血压文献信息研究管理数据库系统

（1）研究内容。

该课题为国家中医药管理局重点学科建设项目和2003年河南省科技攻关计划项目（NO：0423030500-2）。

研究开发该系统主要应用于中医药学及其相关科学研究、临床及新药开发等领域。该系统旨在通过对高血压相关文献信息的收集、整理、加工、研究，开发出一套智能化的数据研究平台，除具备文献的一般检索功能外，主要在于实现文献内容的分析，文献信息单元的统计，文献数据单元的对比，文献分类信息的量化等功能。对入库每篇文献按照结构型数据库原理和制作原则和信息数据挖掘的需要，将不同类型的文献按照文章的结构和文献所反映的主题内容、次要内容等信息在不同的层面上进行拆分和加工：一是从信息学的角度，按信息学中信息单元进行加工；二是从临床治疗、诊断的角度对文献实质内容和知识单元进行加工；三是从效益疗效指标数据和实验室数据角度对数字单元进行加工；四是从文献的结构和类型的角度进行各类信息单元的交叉加工。用数据库程序将其从纵向和横向的或交叉混合的角度相互联接，从而实现强大功能。数据库功能一是文献全。二是内容全，所有文献均全文录入，并可全文浏览或输出。三是检索、输出方便，支持全文、部分检索；既可全文输出文本、文献图片、题录，也可在各种检索条件下输出报表等。四是更深层次的针对性检索，能实现纵向的横向的关联和比较，以及局部和整体关联上的内在实质数据等。五是统计分析功能，从而实现数据库功能的最大化。

高血压文献信息管理系统的建立创建了一种高度专业化的信息检索和信息分析研究平台，为知识服务及知识搜索、知识组织、知识重组等知识创新奠定较好的基础。对信息使用者来说意义重大：一是简化了科研工作的前期的信息准备、论证、统计工作；二是可在各项统计分析结果中统畴把握学科的发展现状和实质精髓；三是可在对学科信息某一点的论证中启发思路，选择目标，使科研项目更加符合学科研究的实际；四是可省去了科研主要完成人员的大量时间、精力和经费；五是对学科发展、教材的修订提供理论依据；六是对证候研究、诊断标准研究、治疗标准的修订提供文献学、信息学方面的支持；七是对中药新药的开发提供相关药物的筛选及各种药物使用的频率、药物剂量的最佳值等方面提供可靠的科学的统计分析依据。

（2）获奖成果。

1）高血压文献信息研究管理数据库系统：2005年河南省中医药科学技术进步一等奖。

2）高血压（结构型）数据库的设计与建设：2005年河南省科技情报成果二等奖。

3）高血压病例数据库的建立与分析：2008年河南省科技情报成果二等奖。

20. Internet环境下的医学信息服务策略研究

（1）研究内容。

Internet信息时代，科技的发展竞争即是信息的竞争。该研究课题目的在于通过开展中医药科技信息工作实践，探索互联网时代医学信息服务工作的发展规律，探讨医学信息服务的策略，以适应时代需求，以激烈的竞争中求得生存和发展。对Internet环境下中医药信息服务进行了探索性研究，通过信息服务的工作实践，总结了互联网环境中新的信息服务特点，分析网络医药学信息资源的特点，充分开发利用互联网上医学信息资源，建立医学专业信息资源导航系统，开发"Internet医学信息资源导航及数据库整合系统"，进行信息局域网的建设，积极开展深层次医学信息服务，加强开发利用特色数据库。

（2）获奖成果。

Internet环境下的医学信息服务策略研究：2005年河南省科技情报成果一等奖。

21. 中药药理数据结构化分析研究

（1）研究内容。

该项目在中药药理数据结构化分析系统建设过程中，我们根据中药药理学科特点，抽取了15类中心主题数据（文献出处、单味药、化学成分、方剂、剂型、疾病、证候、症状、病理生理、效应部位、微生物、药理分类、临床药理分类、毒理分类、指标）建立了15个空间维，各个维均具有独立属性并按一定规律的数据组合形式，将实验数据进行加工与处理，基本全面表达了中药实验药理与毒理的数据内涵值，通过后台的相互关联，共同组成事实表从而支撑中药药理数据统计与分析。为配合数据值的应用，本系统同时提供了数据来源原始文献全文。通过两年的研究，按照编辑原则完成5000条中药药理数据结构化分析与录用。对中药传统功效、有效成分、现代药理3类信息进行连接及整合，完成了具有统计、分析、研究功能的中药药理数据系统建设。

（2）获奖成果。

中药药理数据结构化分析研究：2005年河南省科技情报成果二等奖。

22. 中药基础信息的挖掘与加工

（1）研究内容。

中药基础数据库共设计了中药单味药、中药品种、中药生药材鉴定、中药药理、中药临床药理、中药毒理、炮制品等 8 个单表数据库，设立了 167 个字段，通过关联形成了一个统一的结构型数据库，用户可方便地获得相关中药的全部权威的科技基础信息数据。其目的是提供有关中药单味药、中药品种、中药化学成分、中药生药材鉴定、中药药理、中药毒理、中药临床药理、常用剂量、用法等方面权威公认基础数据库。为了保证数据加工的一致性，该数据库设计了 26 张标准表。为了保证数据的准确性，收入该数据库的全部数据均来自国家或行业标准、权威工具书及中医院校的统编教材。本数据库适用于数据发掘、知识再现、新药开发，是中药科研、管理中不可多得的新型查询工具。

（2）获奖成果。

中药基础信息的挖掘与加工：2006 年河南省科技情报成果二等奖。

23. 循证医学发展对医学信息服务提出的挑战及其对策研究

（1）研究内容。

循证医学核心思想是对临床中所遇到的实际问题，进行系统的医学文献检索，经过仔细的筛选，以获得当前最好的临床研究证据，并结合临床的具体实际，做出医疗决策、诊治疾病。课题对循证医学在我国的开展情况进行分析，提出开展循证医学信息服务的必要性及应对方略。提供学术性及普及性等多层次的信息服务，编写"循证医学与用户健康信息学"最新文献题录和《河南中医动态》，设立中医药信息网站，患者求医咨询信息反馈专栏，促进医患之间共同循证决策。

（2）获奖成果。

循证医学发展对医学信息服务提出的挑战及其对策研究：2006 年河南省科技情报成果三等奖。

24. 中医中风病防治数据库的研制

（1）研究内容。

该项研究目的是通过对文献数据结构化的处理，找出一些中风病理方药之间的关系，实现数据间的关联检索和主题概念的转换检索，为临床科研人员提供一种新的文献检索利用的方法及途径。以中风相关文献为基础，对每条文献按照知识结构所反映的信息单元进行结构化加工，通过数据挖掘技术探讨个体特征与中医证候、证候群及辨证分型的关系和规律，旨在选择和制定最佳的个体化治疗方案，使患者的个体特征等因素更充分地融入到中医辨证施治过程中，从而进一步完善中医的个体化治疗原则，为提高中医药防治中风病水平提供科学依据，其意义重大，应用前景广阔。

（2）获奖成果。

中医中风病防治数据库的研制：2008 年河南省科技情报成果一等奖。

25. 中医药临床参考术语计算机检索语言的研究

（1）研究内容。

该研究基于本体论的中医药临床参考术语系统以建立一个计算机化的可持续发展生物医学检索语言集成系统和机读情报资源指南系统为目标，通过中医药本体的支持，帮助计算机程序"理解"医学词汇，并利用这种理解辅助检索。目前主要为科研用户服务：①为科研定题、专题分析、重点学科的动态发展提供及时准确的第一手资料。②架起信息服务与信息用户的桥梁，信息服务向电子化、数字化、虚拟化发展。③进行有效的检索，可快捷地获取到最佳科学证据指导临床实践。充分利用文献数据库和 Internet 信息资源，为研究院的科学研究工作提供了强有力的信息保障。具体说，主要进行了以下几个方面的工作。针对中医药领域知识的特点，应用本体论的相关方法，设计中医药本体论的知识表达结构，帮助中医专家进行本体论建设；提出了中医药临床参考术语的语言系统结构。该系统的目标有两个：①利用中医药本体论，实现基于概念的浏览、查询，并能通过概念之间的关系引导检索过程。②帮助用户确定概念信息来源及相关数据库信息。更进一步的目标，利用本体论和数据库关系模式之间的映射元信息，将对本体的语义查询直接转换为对底层数据库资源的查询，实现真正的语义查询。

（2）获奖成果。

中医药临床参考术语计算机检索语言的研究：2008 年河南省科技情报成果二等奖。

26. 中医药学科学数据管理与共享服务

（1）研究内容。

中医药科学数据是指在中医长期医疗实践活动及科学研究过程中所产生的原始性、基础性数据，以及按照不同需求、系统加工的数据。它既包括了中医在几千年医疗实践活动中长期积累与整理编纂的海量数据，也包括国家及各级政府部门科技计划项目实施与科技工作者长年累月科学实践所产生的大量数据。它是中医药科学研究的结晶，是中医理论继承与创新发展、中医临床决策支持与中药新药研发的重要源泉。该项目对中医药科学数据的共建与共享进行了深入系统的研究，揭示了科学数据之间存在的关系，推动了科学数据的创新性应用，取得如下成果：①在对中医药科学数据资源深入调查分析研究的基础上，从顶层设计上规划了数据建设的目标，将中医药科学数据分为 5 个一级类、39 个二级类、124 个三级类；研制了元数据标准、39 个数据加工标准术语表；创新性地研发了中医药学语言系统。构建了 61 个结构型数据集，共 75 万条数据，总数据量达到 110GB，囊括中医药行业科学数据的各个领域。②集成了基于语义本体的数据加工、协同数据采集、数据库隔离缓冲、多级化与多角色的数据管理和审查、面向中医药特点的多视图与多角度数据库浏览导航、基于 OLAP 的中医药实验数据仓库等技术，研制了异地、远程、同步数据共建平台；以及集多库集成、多模式检索、多种数据分析工具集成应用于一体的数据共享平台，在具有虚拟机构、协同工作与汇聚共享功能的网格平台上构建了中医药科学数据的共建与利用体系。③所构建的中医药科学数据系统日均访问人次达 1.3 万次，访问量达 3 000 万次；已为国家科技重大专项、973 项目、863 项目及一批国家及部局级项目的开展提供了数据支撑。共建系统在国内 35 家科研、医疗单位得到应用，共享系统应用于国家科技部科学数据共享工程的中医药科学数据中心平台，在临床决策支持与辅助新药开发方面取得了新的突破，在应对突发公共卫生事件中提供了数据支撑。该项目在全国中医药行业中凝聚了一支稳定的超过 300 人的研究与建设队伍，创立了由 35 个单位参与的中医药信息数字化虚拟研究院、形成了纵横结合的管理机制，发表论文 82 篇，其中 SCI 8 篇，EI 3 篇，培养博士后 5 名、博士研究生 8 名。

（2）获奖成果。

1）中医药学科学数据管理与共享服务：2008 年河南省科技情报成果二等奖。

2）中医药科学数据的共建与共享：2010 年度中华中医药学会科学技术二等奖。

27. 中医防治呼吸系统疾病数据库的研制

（1）研究内容。

该专题数据库选择的文献是根据中医药期刊文献数据库收录的 1996—2006 年的文献，并根据标引的特征词，选取临床研究并病例报告 10 例（含 10 例）以上的文献进行加工。收录了呼吸系统疾病的各种病证。以疾病为中心，建立了流行病学信息、疾病、证候、症状信息、诊疗信息表、治疗信息等相关内容，以达到实现疾病相关数据的共享服务与数据挖掘的目的。该研究以呼吸系统疾病相关文献为基础，对每条文献按照知识结构所反映的信息单元进行结构化加工，通过数据挖掘技术探讨个体特征与中医证候、证候群及辨证分型的关系和规律，旨在选择和制订最佳的个体化治疗方案，使患者的个体特征等因素更充分地融入到中医辨证施治过程中，从而进一步完善中医的个体化治疗原则。

（2）获奖成果。

中医防治呼吸系统疾病数据库的研制：2010 年河南省科技情报成果一等奖。

28. 重大疑难疾病（糖尿病及其并发症）中医防治临床方案的文献评价研究

（1）研究内容。

国家"十一五"项目"基于信息数据的中医临床优化方案与疗效评价平台研究"子课题。

"八五""九五""十五"期间，国家科技部对中医研究的投入逐步增加，然而其研究的结果很难得到行业内外及国际上的公认，其原因与课题的研究方案没有经过优化和设计不合理有关，如研究目的不明确、样本量的计算方法不科学、目标人群的选择不合理、数据管理不规范、质量控制不严格等。为了进一步完善课题的研究设计，加强研究课题的质量控制，在"十一五"期间，在国家科技支撑计划重大疑难疾病中医防治研究项目中，专门设立了"中医临床研究的方案优化及质量控制研究"课题，并把中医临床方案优化研究列为主要的研究内容之一。基于这样一种背景，于 2006 年 7 月—2009 年 4 月期间，依据科学性、实用性、系统性和独立性原则，运用文献调研、核心小组讨论及多学科专家咨询的方法，初步建立了中医临床研究方案优化的指标体系，从研究设计、治疗方案、疗效评价、质量控制、伦理管理、人员及经费的合理性、预期成果等7个方面进行，此7方面构成了中医治疗性临床研究方案优化指标体系的总体框架。并对糖尿病及其并发症的临床研究方案进行评价。对于参与"十一五"国家重大项目部分课题方案的优化工作中所碰到的中医临床试验设计亟需关注的关键问题，归纳为对照设置不合理、结局指标选择不适当、样本含量估算不准确、质量控制措施不完善等，并对相关案例做出了分析，同时结合中医药的具体特点提出了相应的解决方法。认为中医药课题在方案设计时应遵循临床研究的一般原则，提高课题临床研究设计的严谨性和科学性，以降低和避免出现因设计缺陷导致课题临床研究失败的风险。

（2）获奖成果。

1）计算机技术在糖尿病中医诊疗中的应用：2008年河南省中医药科技成果二等奖。

2）中医中西医结合糖尿病临床信息管理系统的研究：2008年河南省中医药科技成果二等奖。

3）重大疑难疾病（糖尿病及其并发症）中医防治临床方案的文献评价研究：2010年河南省科技情报成果一等奖。

29. 基于数据挖掘的高血压病中医证候与相关因素分析报告

国家"973"项目"高血压病例（个体特征与证候、证候群、分型等）数据库分析系统"子课题。

课题组对河南省中医药研究院附属医院门诊治疗的原发性高血压病患者中医证候类型及其相关因素进行了回顾性调查分析。结果表明：①高血压病的中医辨病与辨证方面，高血压病早期以实证为主，后期以虚证或虚实夹杂证多见。高血压常合并脑血管病、冠心病、糖尿病、高脂血症及颈椎病，且并发高血压心脏病的较多。高血压病属于中医"眩晕""头痛"等病证范畴，合并其他疾病则常在临床上反映为多种证候，根据临床医生所作的辨证诊断，将高血压的证候类型归纳为14个证型，其中痰湿壅盛、肝火亢盛、阴阳两虚、气虚血瘀、气血亏虚、混合型等6个证型例数较多，这可能与本地区气候及居民吸烟饮酒等不良生活方式有关。②高血压病相关因素与辨证分型方面，高血压合并病主要证型分布，高血压心脏病依次为痰湿壅盛证、气虚血瘀证、阴阳两虚证、气血亏虚证、肝火亢盛证、混合型；冠心病依次为痰湿壅盛证、阴阳两虚证、气虚血瘀证、肝火亢盛证或气血亏虚证、混合型；脑血管病、糖尿病和颈椎病依次为痰湿壅盛证、阴阳两虚证、肝火亢盛证、气虚血瘀证、气血亏虚证、混合型；高脂血症依次为痰湿壅盛证、肝火亢盛证、阴阳两虚证、气血亏虚证、气虚血瘀证、混合型。可见在高血压合并病的主要中医证型中，痰湿壅盛证占首位，其他证型排序依合并病之不同而有所不同。

（2）获奖成果。

基于数据挖掘的高血压病中医证候与相关因素分析报告：2012年河南省科技情报成果一等奖。

30. 中医药科技查新咨询的创新服务实践研究

（1）研究内容。

该研究通过总结多年服务实践，从实践知识、引入知识服务理念和强化竞争意识、以知识管理方式改进服务模式、多元化建设查新资源体系、构建素质高、业务精的查新队伍、查新质量评价研究、用户需求深层次服务、拓展服务渠道及查新增值服务、用户信息反馈等方面，研究探讨了提高中医药科技查新服务的方式方法及运行模式，促进查新咨询服务能力和水平的深化和增值，提升科技查新服务的品质。研究效果：①面向关键用户的查新检索深化，实现社会化服务的拓展。通过对数千个项目的查新服务进行忠诚度和收入分析，找出了河南中医学院、河南中医学院第一附属医院、洛阳正骨医院、本院国家重点专病专科为关键用户单位，对这些关键用户开展定向检索服务和最新课题动态推送服务。②面向学科化服务的模式，提供专题信息服务。为中医高血压专病专科专题服务中，编辑出版了快报类信息刊物——《高血压病防治动态》（内刊），及时提供前沿最新医疗、科技动态；依据现代数据库技术、现代知识仓库技术和数据挖掘技术原理研究开发出一套智能化的数据研究平台——《高血压文献信息研究管理数据库系统》。旨在通过对高血压相关文献信息的收集、整理、加工、研究、开发，使之达到并具备文献检索、数据统计、研究分析等功能的信息研究管理系统。该系统除具备文献的一般检索功能外，主要用于实现文献内容的分析功能，文献信息单元的统计功能，文献数据单元的对比功能，文献分类信息的量化功能。专题完成了"基于数据挖掘的高血压病中医证候与相关因素分析"信息研究。通过对高血压病门诊病例进行数据挖掘研究，对高血压病中医证型分布规律等进行了深入探讨，对阐述高血压病的病因病机、指导辨证施治、分析预后和促进高血压病中医辨治具有重要的意义，对研究高血压病的中医证型分布规律、临床辨证论治、提高高血压控制率和防治心血管事件发生具有重要意义。③开展博士学位论文开题查新服务。为河南中医学院第一附属医院在读的博士生学位论文开题开展了查新服务。查新报告遵循"查全""宽泛"原则，通过对比和综合分析，优化了博士生的设计方案，保证或强化学位论文的创新性和前瞻性。

（2）获奖成果。

中医药科技查新咨询的创新服务实践研究：2012年河南省科技情报成果二等奖。

31. 重点学科建设中的医学信息服务模式研究

（1）研究内容。

本项目针对河南省中医药研究院重点学科（心病学、高血压病）建设，通过开展中医药科技信息工作实践，探索医学信息服务工作的模式。

重点学科信息服务的目标：以创新的服务方式，利用文献信息资源和现代信息处理系统，为医院重点学科提供充足、质量保证的医、教、研所需的知识和信息服务。

重点学科信息服务的特点：提供医学信息内容上要"新"；医学信息服务速度要"快"；医学信息服务要"专深"。

重点学科医学信息服务的模式：①主动参与重点学科的信息服务；②建设重点学科文献信息资源保障体系；③重点学科科研立项查新工作；④建立重点学科的信息导航系统；⑤为重点学科课题开展定题服务。

重点学科信息服务的实践。①人才培养：提高重点学科带头人和骨干人员的信息素养；加强读者群体调研，开展有的放矢的针对性服务。②设施及资源建设：重点搞好业务管理、数字化信息管理等，开发"Internet 医学信息资源导航及数据库整合系统"；局域网络的建设；数据平台及资源共享；光纤宽带资源共享：文献资源的购置；整合文献资源，建立重点学科特色数据库。③强化医院图书馆对重点学科的科研支持功能，对于临床重点学科的科研项目，把科研工作申报课题作为研究院重点学科建设的重要内容。④对重点学科临床医疗工作的服务。针对重点学科的需要，协助建立了《高血压病分型分析数据库》《高血压文献信息研究管理数据库系统》《高血压病例数据库》，完成了高血压病中医结构化电子病历信息采集系统的构建、高血压病中医临床科研一体化数据挖掘系统的构建及应用等。⑤对重点学科管理的服务，医院图书馆在重点学科建设的过程中要主动为这些职能部门提供嵌入式辅助决策的信息支持，起到了优化决策管理的重要作用。

（2）获奖成果。

重点学科建设中的医学信息服务模式研究：2014 年河南省科技情报成果一等奖。

十四、中医理论研究

（一）虚证与老年医学研究

1960 年 8 月，在郑州市举办的关于开展养生学研究学术报告会上，做了《养生学研究的国内外概况》的报告。同年 11 月，河南中医学院和研究所共同整理了《养生学概论（文献整理抗老方药部分）》，分为抗老、养生保健、抗饥饿、消渴 4 部分，共 150 方。研究所真正开展虚证与老年医学研究的起点较晚，1979 年正式参加中南老年医学协作区后才初步开展了一些虚证与老年医学方面的科研工作和学术活动。1980 年，经过开题论证，把"虚证实质的研究"列为重点课题。

1. 郑州市正常人发、血清八种金属元素分析

（1）研究内容。

1980 年 11 月—1982 年 5 月，研究所与河南省科学院地理研究所协作，试图建立郑州市正常人发、血清几种元素的正常值，为进一步研究金属元素与疾病和中医虚证的关系提供基础资料。该成果数据已被输入国家《医学微量元素数据库》，并广泛应用于中医阳虚证与微量元素、长寿人与微量元素及运动员与微量元素的关系研究方面。为普及老年保健知识，引起社会对老龄问题的关注，先后给河南省直及郑州市老干部进行演讲，并 3 次在河南广播电台做了老年保健讲座。撰写的《衰老与老年病》一书，3 次获全国优秀书籍奖。

采用原子吸收法对郑州市 532 名正常人血清中铜（Cu）、锌（Zn）、铁（Fe）微量元素及钙（Ca）、镁（Mg）、钾（K）元素进行了测试。结果表明：①血清 Fe 含量男性显著高于女性，Cu 含量女性显著高于男性，Zn、Ca、Mg、K 含量在性别间无明显差异。②正常人血清 Cu、Fe 含量男女均随年龄增长而增加，男性 Fe 含量 15~29 岁组与 30~39 岁、40~49 岁组比较有显著性差异；50 岁以上增长有下降，差异不明显（$P>0.05$）。血清 Cu 含量均随年龄增长而增加，女性 15~29 岁与 40~49 岁组相比，差异显著，这两个年龄组男性相比，Cu 含量虽有增加，但差异不显著。血清 Zn 含量女性随年龄增长而下降，男性则无规律性变化，血清 Ca 含量男女在 40 岁以前有随年龄增长而增加的趋势，但 40 岁以后表现为下降趋向。

（2）获奖成果。

郑州健康人 532 人发血清八种金属元素值的研究和应用：1984 年河南省医药卫生科技成果三等奖，1984 年河南省科学技术进步二等奖。

（3）发表论文。

1）王秀云，邱保国，翟明义，宁选，张俊明，邓启华，符文缯，刘道清，刘玉芝，李立，刘惠霞，杨露，魏新，阎彬，马桂先，封雅玲，韩露. 郑州市 532 名正常人血清微量元素测试分析［J］. 河南医药，1984（06）：393-394.

2）邱保国，王秀云，魏新，宁选，宋诚，朱富元，孙淑君，丁洪昌，徐瑞兰，杨乔平，封雅玲，刘惠霞，李立，程道语，肖艳，董玉枝. 虚证患者头发五种微量元素分析［J］. 中医杂志，1985（01）：58-59.

3）邱保国，王秀云，宁选，邓启华，翟明义，李立，刘惠霞，杨露，魏新，闰彬，马桂先，封雅玲，韩露. 运动员与大学生头发中六种元素含量分析［J］. 中国运动医学杂志，1986（02）：116-117.

4）王秀云，邱保国，宁选，邓启华，霍明义，魏新，闫彬，马桂先，封雅玲，韩露. 运动员血清七种金属元素含量分析［J］. 微量元素，1987（01）：44-47.

5）王秀云，王傧，徐卓，刘惠霞，李立，翟青波，曹德华，陈玉莲，薛美娜，张俊明，陈曦，赵章华，徐毅. "高效强力饮"提高人体运动机能与微量元素关系的探讨［J］. 中医研究，1988（02）：27-30.

6）王秀云，邱保国，宁选，宋诚，刘惠霞，李立，程道语，魏新，朱富元，杨乔平，封雅玲，肖艳，董玉枝. 阳虚、阴虚证患者血清五种微量元素分析［J］. 上海中医药杂志，1989（01）：6-7.

2. 阳虚证与甲状腺素的关系研究

（1）研究内容。

该研究旨在探讨阳虚与甲状腺素（T_3、T_4）的关系，为"证"的本质探讨提供理论依据。1980—1981 年，共选择正常人 110 例、虚证患者 47 例（阳虚 31 例，阴虚 16 例）进行甲状腺激素（T_3、T_4）测定，同时进行了 IgA、IgG、IgM 定量及血清蛋白及电泳等指标测定。1982 年，就甲状腺素与阳虚证型的关系进行了阶段性小结。同年 11 月，在全国中西医结合虚证与老年病防治研究首届学术会议上宣读，并选入大会论文汇编。

结果表明：①阳虚组 T_3、T_4 值均低，与正常人及阴虚组有明显差异，提示阳虚证时甲状腺功能低下，甲状脉系水平较正常人低，这可能是"阳虚生寒"的病理性基础之一。②心阳虚、脾肾阳虚与肾阳虚 T_3、T_4 值均表现下降，但三组之间无统计学差异，说明甲状腺功能不是脏腑分类特征性变化，甲状腺功能降低，是阳虚证的共同物质基础之一，可能是阳虚时的一项非常值得注意的特征。③用温阳药物治疗阳虚证，随阳虚症状的好转及证型的转变，T_3、T_4 均有所恢复，T_4 回升比较缓慢，进一步证明了甲状腺素与中医阳虚证型有明显的关系。是其病理性基础之一，还表明温阳药物有调节甲状腺的功能，从而有使血清甲状腺素水平提高的作用。④阳虚组 T_3、T_4 与成年组比较均有显著性差异，但与老年组比较无显著差异，提示老年组和阳虚组与甲状腺轴功能降低有相似之处，阳虚患者表现甲状腺轴系统有提前衰退趋向，可能是继发于全身性疾病的表现之一，不同于原发性甲状腺功能低下。

（2）获奖成果。

阳虚证型与甲状腺素关系的研究：1986 年河南省中西医结合科学技术成果奖二等奖，1987 年河南省科学枝术进步三等奖。

（3）发表论文。

1）邱保国，王秀云，宁选，翟明义，张俊明，邓启华，刘惠霞，李立，高艳珠，曹生海，王德喜．阳虚证与甲状腺素的关系探讨［J］．中西医结合杂志，1983，（03）：168-170+132.

2）邱保国，王秀云，宁选，翟明义，宋诚，邓启华，徐瑞兰，刘惠霞，李立，程道语，孙淑君，丁洪昌，高艳珠．阳虚证型的转变与甲状腺素关系的临床探讨［J］．中西医结合杂志，1985，（08）：479-480+451-452.

3. "气"在生理和病理状态下的血流动力学初探

该研究为虚证实质研究的组成部分之一，系利用"阻抗心动图法Ⅳ通过 22 名气虚患者、38 名气血调和的正常人、86 名气血旺盛的职业运动员和一名气功武术师发功前和发功时的左心功能有关血流动力学变化特点，进行比较性研究，以期对中医的"气"与西医的循环系统间的关系做一初步探讨。

结果表明：左心（每搏、每分）做功及每搏、每分输出量反映了中医"气"的量的变化，而心脏指数反映了"气"的质的变化。

4. 郑州市区 90 岁以上长寿老人调查分析

（1）研究内容。

1981 年 4—6 月，在郑州市卫生局所属各医院及市公安局协助下，组成了调查组，对郑州市区 90 岁以上长寿老人进行了卫生学和体格检查，并对城市居民长寿问题、遗传因素、精神修养、节食问题、劳动与运动等进行了分析讨论。

调查结果显示：①郑州市 76 万余人口中长寿老人中，90 岁以上长寿老人与总人口之比为 23.91/10 万，高出国内其他城市调查结果。②长寿老人中，女性为男性的 3 倍，主要为体力劳动者。③女性长寿者每人平均生育胎数较低。④大多数长寿者有亲属长寿史，多具有乐观、爽朗、刚强的性格，无严重精神创伤史。⑤一般长寿老人熟睡少梦，83% 不吸烟，85% 无烟酒习惯，饮食偏淡，无暴饮暴食者，46% 有饭后散步习惯。并对长寿老人的常见症状及疾病进行了调查。报告对影响长寿的几个因素（精神、饮食、遗传及劳动与运动）进行了讨论，并提出注意这些多因素综合作用，是老年保健养生大法。该调查研究总结出《郑州市长寿老人检查分析》（摘要）一文，于 1981 年 10 月在桂林召开的全国第二届老年医学会议及 1981 年 12 月在武汉召开的中南第三届老年医学会议上交流，并发表于《河南医药》1982 年第 2 卷第 1 期。

在上述检查的基础上，为了进一步探讨长寿老人性格的关系，又将资料较为完整的 114 人，按目前国际上对性格的 A、B、C、D、E 五种类型分类法，进行分型和分析。调查表明：长寿老人 B 型性格最多，占 57.9%；其次为 C 型，占 18.4%；D 型占 8.7%；E 型占 7.6%；最少为 A 型，占 6.8%。长寿老人 A 型与 E 型最少，因为 A 型易患心脏、高血压等心血疾病，是影响长寿的因素之一。长寿老人中 B 型、C 型性格最多，患心血管疾病的少，B 型、C 型性格随和、开朗、平稳、社会适应性较好，有乐观的性格是其长寿健康的因素，本调查与国外资料有吻合之处。

根据郑州市长寿老人分布情况，从地理地貌、环境卫生等方面，探讨了健康长寿有关系，认为郑州市的地理位置、气象变化，以及绿化、水质、居住情况，对健康长寿是有利的。论文在 1982 年 7 月河南省首届老年医学会交流，同年《河南医学情报》第二期全文刊登。

（2）获奖成果。

郑州市区九十岁以上长寿老人调查研究分析：1981 年河南省医药卫生科技成果奖三等奖。

（3）发表论文。

邱保国，宁选，张海岑. 郑州市区长寿老人调查分析（摘要）［J］. 河南医药，1982（01）：55-56.

5. 河南省老年人高血压、冠心病患病率调查分析

国内外大量的流行病学调查表明，高血压、冠心病是危害老年人健康的主要疾病，而且患病率随年龄而增高。研究所根据河南省各地 1974—1979 年高血压、冠心病普查资料，分析老年人患病率与老年前期和中、青年期比较，为我省老年医学研究提供参考数据。老年高血压患病率为 31.62%，显著高于老年前期（14.32%）及中、青年期（2.16%）。老年冠心病患病率为 9.26%，明显高于老年前期（4.55%）及中、青年期（2.65%）。

6. 补肾法在老年病中的运用

中医认为，肾与人体的生殖、生长、发育及衰老有密切关系。人进入老年期以后，由于肾的精气渐衰，形体也就逐渐衰老。我们根据祖国医学理论，以补肾法为主，结合临床辨证，总结了老年高血压病、冠心痛、脑卒中、慢性支气管炎及老年慢性腹泻、老年性浮肿、老年性耳聋、老年性失眠等 9 种老年病治疗经验，为老年病临床提供了参考。在中南五省第二届老年医学会上交流，受到兄弟省老年医学专家的好评。

7. 孙思邈养性——天门冬方延缓衰老作用机理的研究

（1）研究内容。

1）药理研究表明：天门冬方能增强小鼠体液免疫和细胞免疫功能，并能对抗氢化可的松引起小鼠免疫功能低下，延缓小鼠大脑皮质和小鼠神经元的消逝。延缓老年雄性小鼠生殖器官的衰退，增强小鼠肾功能，延长淋巴细胞寿命。

2）临床观察显示：采用连续性服药对 19 例老年人进行为期 3 个月的临床观察，服药后记忆力、手颤、平衡、肺活量均有明显改善，血红蛋白含量明显升高，能促进淋巴细胞转化，提高免疫球蛋白的含量，增加男性血清睾丸酮。说明本品能提高性功能、脑功能和机体免疫力、从而延缓机体衰老。

（2）获奖成果。

孙思邈养性——天门冬方延缓衰老作用机理的研究：1989 年河南省中医药科学技术成果奖三等奖。

（二）运气学说研究

1. 从气象、流行病角度对运气学说的验证、预测研究

运气学说是祖国医学理论体系的重要组成部分，其基本内容是采用干支格局、推演六十甲子气运变化规律。以天干确立大运，地支化大气。以五行制化理论推论出每年、每气的气候变化及其对人体生理、病理、发病的影响，以此指导临床对疾病的诊断、治疗和预防。

河南省中医研究院从 1981 年以来，运用五运六气的基本原理结合当代科学成就，首先取河南郑州地区 30 年气象要素资料（气温、风速、降雨量），对运气学说中关于天时气候变化规律进行验证研究，结果表明：中运、司天、在泉、六气的符合率在 90% 左右。

取河南郑州地区 30 年传染性肝炎等 6 种传染病发病率资料，对运气学说中的发病规律进行验证研究，结果表明：6 种疾病的符合率亦在 80% 左右。继之又运用运气理论首先进行了未来年份气象、流行病预测研究，结果显示：1987 年的基本气象特征为偏燥、春寒、夏旱、冬暖，传染病的流行特征为流感、肝炎、流脑、乙脑高发，预测与气象、防疫部门所提供的实况大致相符。

以上从气象、流行病角度对运气学说的回顾性验证研究，前瞻性预测研究及临床观察研究，有力地揭示了运气学说的科学性及其在防病、治病、抗灾等方面确有重要价值。为新近国内外学者所揭示的"人的生命活动及疾病的发生、发展受月亮、地球、太

阳等大系统运动和变化的周期影响"所佐证。

2. 300 例肝火上炎型眩晕患者出生时相运气特征研究

（1）研究内容。

该项目是在郑州地区 30 年气象要素资料对运气学说的验证、郑州地区 30 年 6 种传染病流行资料对运气学说的验证及对 1987 年、1988 年郑州地区气象、流行病的预测等研究的基础上，据《黄帝内经·气交变大论》云"善言天者，必有验于人"。在前段科研实践、结果的启示下，通过 10 多年大量临床观察、实践，发现患者出生时相的运气特征与所患疾病的证型有密切的相关性。究其机理，融古今学说，可以做出这样的解释：出生时相的运气特征，实际上是反应了当时天地，即当时的宇宙环境，当时的日、月、地球，五大行星等星系的相对位置关系，在人的生命节律上打下了一个深刻的烙印，这一烙印必然影响人的生理、病理。这是把人放在天地自然界这一大系统中来考察，这种思维方法与当代的系统论、信息论、协同论一致，又具有鲜明的东方传统文化特点。

《黄帝内经》云："候之所始，道之所生。"所谓候即病的症候，天候（天象）、物候（万物之象），据观察现象、总结出规律（生道）。然后在指导实践，在实践中进一步完善。达尔文有句名言："科学就是整理事实，以便从中得出普遍规律之结论。"本项目是在前段科研、临床的实践中发现患者出生时相的运气特征与疾病证型有一定的相关性的基础上，根据科学研究的抽样法，通过 300 例肝火上炎型眩晕患者出生时相的运气特征的分析研究，揭示出这一规律。具有创新性和开拓意义，可以给天人相一，运气学说注入新的活力，增加新的内容。临床医生认识、掌握这一相关规律，可以为辨证诊断增加一个参考系，特别是对一些疑难重病的诊治，可以从运气学说中开拓思路，启迪思维，认识病因病机，确立治则用药，提高诊疗水平。

该项研究的基础论文《五运六气与气象医学》全文发表在中国科学院大气物理研究所与国际气候与环境科学中心合办的《气候与环境研究》1999 年 3 月第四卷，第 1 期。科研论文《300 例肝火上炎型眩晕患者出生时相运气特征研究》1998 年在《河南中医药学刊》1998 年第 4 期发表。应用论文《运气学说临床应用举隅》发表在《中医研究》1999 年第 3 期。

（2）获奖成果。

1）从气象、流行病角度对运气学说的验证、预测研究：1991 年河南省中医药科学技术进步奖三等奖。

2）300 例肝火上炎型眩晕患者出生时相运气特征研究：1999 年河南省中医药科学技术进步二等奖。

（3）发表论文。

1）刘玉芝，顾万龙，庞天荷. 郑州地区 30 年气象要素资料对运气学说的验证 [J]. 河南中医，1985（02）：29-32.

2）刘玉芝．郑州地区六种传染病流行资料对运气学说的验证［J］．河南中医，1988，8（05）：2-7.

3）刘玉芝，石冠卿．对 1990 年郑州地区气象流行病的预测［J］．中医研究，1990（02）：41-42.

4）刘玉芝，符文增．300 例肝火上炎型眩晕患者出生时相运气特征研究［J］．河南中医药学刊，1998（04）：6-7.

5）刘玉芝．运气学说与预防医学［J］．江苏预防医学，1998（04）：34-37.

6）刘玉芝．"五运六气"与气象医学［J］．气候与环境研究，1999（01）：98-103.

7）刘玉芝，史清洁，孙京电．运气学说临床应用举隅［J］．中医研究，1999（03）：25-26.

（三）从微量元素角度探讨"同病异治"与"异病同治"的研究

1. 研究内容

体内微量元素的含量对人体的功能和健康均产生一定的影响。中医治病重视辨证施治，而"同病异治""异病同治"是中医一大特色。该研究从微量元素角度探讨这一治则的内在机理，以揭示中医的"病"与"证"，"证"与药物功能之间的内在联系，以求发扬祖国医学理论，指导临床实践。

（1）为探讨中医的"异病同治"与微量元素的关系，选择不同病种的阳虚患者，服用统一自制的温热片，治疗前后测定血清中铜、锌、铁、锰、镉等微量元素的含量。结果显示：随着阳虚证型的转变和临床症状的好转，血清铜、锌含量降低显著，铁、锰含量升高，有害元素镉含量降低，提示中药不仅补充了某些有益微量元素，而且纠正了体内微量元素的代谢失常。

（2）为进一步探讨中医"证"与中药中微量元素含量之间的关系，选择老年肾虚患者，连续服用补肾中药"寿康"45 天，测定服药前后血清微量元素变化和寿康药中微量元素含量。结果显示：治疗后血清微量元素铜、锌含量降低，铜/锌比值升高，"寿康"中锶、铁、锰、钙等元素含量高，而人衰老与这些元素减少相关，故提示补肾药物对体内有益微量元素有"虚则补之"的作用，并能调节机体内微量元素的平衡代谢。

（3）为探讨"同病异治"的机理，对 50 例中老年高血压患者采用辨证分型治疗，并与正常人比较。治疗前后分别测微量元素锌、铜、铁、锰、镉等的含量，结果发现，治疗前血清锌、锰元素含量肾虚组低于非肾虚组及对照组，提示，锌、锰元素含量的降低可作为判断肾虚的客观指标之一，治疗后肾虚组血清锌、锰比值明显升高，而非肾虚组差异不明显。锌、锰元素比值变化可作为判断补肾中药作用的客观指标。

（4）为探讨中医"证"的物质基础，选择心肌梗死患者 54 例，辨证分型进行头发中微量元素含量对比分析，又分别选择阳虚、阴虚证患者与正常人血清微量元素含量对比分析，结果证实：虚证患者体内微量元素与正常人有明显差异，显示虚证与微量元素之间有一定关系。

2. 获奖成果

从微量元素角度探讨"同病异治"与"异病同治"的研究；1997 年河南省中医药科学技术进步二等奖。

3. 发表论文

张英，宁选，宋诚. 从微量元素角度探讨中医"同病异治"与"异病同治"的机理 [J]. 中国中医药信息杂志，1998 （07）：5-6.

（四）玄府理论及其在血管性痴呆治疗中的应用研究

1. 研究内容

玄府理论是中医理论的重要组成部分，是指导现代中医临床的全新理论，该理论的提出，为许多疑难病的防治提供了新的突破口和切入点，已经显示出较高的指导价值和应用前景。该研究旨在系统阐述玄府理论，并运用于血管性痴呆的治疗中，以验证其临床指导价值。

（1）研究方法：①采用文献学、藏象理论、逻辑分析等方法，探讨玄府的涵义及现代解剖学实质、玄府的生理病理，并运用逻辑推理，将玄府与血管性痴呆联系在一起，阐述血管性痴呆的玄府病机，并对玄府理论指导下提出的血管性痴呆的理、法、方、药进行分析。②选择符合中西医诊断标准的早期轻中度血管性痴呆患者为观察对象，以西药喜得镇为对照组，开通玄府、补肾活血处方增智胶囊（王永炎院士经验方）为治疗组，进行随机对照研究。主要观察指标包括中医临床症状、MMSE 量表检测、BBS 量表检测、痴呆程度评价、中医证候疗效指数等。

（2）研究结果：开通玄府、补肾活血处方增智胶囊用于轻中度血管性痴呆治疗取得了肯定疗效，可以提高 MMSE 积分和降低 BBS 积分，降低中医临床证候积分，在一定程度上改善了认知功能状况，减轻了痴呆症状，缓解病情进展，取得了较好疗效。验证了玄府理论的指导价值。

2. 获奖成果

玄府理论及其在血管性痴呆治疗中的应用研究：2010 年河南省中医药科学技术成果一等奖。

3. 发表论文

杨辰华. 《素问玄机原病式》玄府气液理论与临床价值 [J]. 四川中医，2006 （10）：33-34.

十五、中医药防治 SARS 和艾滋病研究

（一）中医药学对 SARS 的临床研究探讨其理论基础及证治规律

1. 研究内容

该课题研究中医药治疗河南省 2003 年 4—6 月期间收治的 SARS 病例和疑似 SARS 病例，通过临床研究探讨其理论基础和证治规律。

该研究从文献资料探讨 SARS 与瘟疫病的相关性及其历史渊源，从中医药的整体观念、天人相应规律探讨其病因病机和证候规律，从中医药治疗 SARS 的临床研究探讨其特点和疗效，从中医药治疗 SARS 的临床研究探讨其辨证施治规律，从中医药理论探讨其理法方药特点，对 SARS 进行了全面、系统、详实地阐述，为进一步全面深入研究 SARS 疾病奠定了理论基础和临床基础。

在中医理论指导下，对河南省 SARS 病例进行了系统地研究观察，调整机体免疫状态；减轻炎症反应；减轻免疫病理损害；保护组织细胞功能，改善患者症状，首先是减轻发热、头痛等中毒征状；其次是改善恶心、呕吐、腹泻、食欲差等消化道症状；再次是增强体力、明显减轻疲倦、乏力等症状；最后还可以明显减轻激素副作用。在中医理论的指导下，辨证论治，因势利导，祛邪与扶正兼顾，在临床运用中收到了显著的疗效。

在临床研究的基础上，根据中医理论，结合 SARS 的流行病学特征、病因学分类、以及临床症候表现，进行了病因病机、证候规律、辨证施治等方面的研究和阐述，提出了符合中医特色的全面的系统的理法方药体系。

2. 获奖成果

中医药学对 SARS 的临床研究探讨其理论基础及证治规律：2003 年河南省中医药科学技术进步一等奖，2004 年河南省科技进步二等奖。

（二）中医药治疗艾滋病的基础理论与临床证治规律研究

1. 研究内容

按照卫生部、国家中医药管理局要求，2004 年 8 月河南省启动了中医中药治疗艾滋病试点项目，为艾滋病患者提供免费中医药治疗。河南省中医中药治疗艾滋病工作按照"政府领导，属地管理，行业负责，依法办事"的原则，已形成了政府主导、多部门合作、全省共同参与的中医药治疗艾滋病的模式，并取得了较为显著的成效，为中医药在艾滋病治疗方面的突破奠定了基础。及时将该研究的基础理论和实践经验运用到临床并指导实践，扩大应用范围，可以为中医药治疗艾滋病取得更大的成绩，为全社会抗击艾滋病作出重要的贡献。

在理论方面，创立了系统的中医药治疗艾滋病的基础理论，树立了唯物主义辨证思想；确立了辨证论治原则，制定了证治要点，并指导临床取得了彰显的效果；创新了政府、群众、患者的思维观念，由科学、客观、可靠的临床疗效，改变了人们对艾滋病治疗的认识，创建了政府满意、群众满意、患者满意的社会政局。

在实践方面，较大范围地系统地应用中医药对艾滋病进行辨证施治，并通过 1 730 例的临床观察，初步取得了满意的效果；系统观察了中医药治疗艾滋病对 T 淋巴细胞亚群的影响，提高艾滋病患者免疫功能或减缓 T 淋巴细胞的下降，使 CD4$^+$T 淋巴细胞计数上升或处于稳定范围；在实践中创立了艾滋病新药研究发展的新路子，为艾滋病的临床治疗提供了新的手段和方法，为中医药在艾滋病治疗方面的突破奠定了基础。该课题得到了国家中医药管理局领导和同行专家的认可，并将该成果向全国推广。

2. 获奖成果

中医药治疗艾滋病的基础理论与临床证治规律研究：2006 年河南省中医药科学技术成果奖。

（三）河南省中医药治疗艾滋病管理模式与实施体系的研究

1. 研究内容

该课题研究在全面贯彻落实党和国家防治艾滋病重大决策，落实国家提出的"四免一关怀"政策的形势下，按照在艾滋病防治中要充分发挥中医中药作用的要求，针对中医药治疗艾滋病管理中的难点和热点问题，进行了深入研究。

以 2004 年 8 月在河南省 5 市 13 县（区）启动了中医中药治疗艾滋病试点项目为基础，从宏观的角度出发，利用定性研究和定量研究相结合等方法，通过试点不断总结，研究探讨了中医药治疗艾滋病实施过程中的运行规律，研究探索了符合河南省情的、科学的、客观的、可行的中医药治疗艾滋病的医疗体系、管理模式、运行体系和实施体系。

创立了"三结合、三统一"的原则，形成了符合艾滋病独特情况的中医药防治的医疗模式，将省市县乡村的医疗网织为一个整体治疗系统；创立了以省为核心、以市为相辅、以县为基础、以乡村为支点的省市县乡村上下互动、分工合作、分组分诊、巡诊会诊等医疗方式，在艾滋病治疗的实际工作中，解决了诸多难以估计的复杂问题，建立了符合艾滋病特殊情况的中医药治疗的各项规章制度，形成质量控制，分级负责，定期考核，奖惩分明的机制；创新了特殊医疗服务主要完成人员的培养模式，锻炼了一支中医药治疗艾滋病的队伍；建立了管理体系和技术体系有机结合的良好机制，构建起由中医药治疗艾滋病的组织管理指导网络、医疗救治网络和多方互动工作机制组成的工作体系，从而为中医中药治疗艾滋病项目的实施提供可靠的管理保证。

2. 获奖成果

河南省中医药治疗艾滋病管理模式与实施体系的研究：2006 年河南省中医药科学技术成果一等奖。

（四）HIV/AIDS 生存质量量表的研究

1. 研究内容

国家"十五"科技攻关项目"适合艾滋病防治示范区抗艾滋病病毒治疗模式的研究"中第七课题"艾滋病的疗效评价研究"（NO：2004BA719A13-07）。

（1）研究目的：根据中医学整体观念和四诊特色，采用现代生存质量量表研究方法，以中国文化为背景，结合中医药治疗 HIV/AIDS 的理论和实践特点，初步研制出具有较好的信度、效度和反应度的 HIV/AIDS 生存质量量表。

（2）研究结果：①研制开发了我国第一个具有中国文化背景的，有着良好信度、效度和反应度的 HIV/AIDS 生存质量量表（HIV/AIDSQOL-46）。②自 2007 年始在河南省中医药治疗艾滋病项目中应用，成为中医药治疗艾滋病疗效评价的重要依据之一。

③HIV/AIDS生存质量量表（HIV/AIDSQOL-46）被《艾滋病中医诊疗指南》所引用，作为艾滋病中医诊疗的疗效评价标准。

2. 获奖成果

HIV/AIDS 生存质量量表的研究：2010 年河南省中医药科学技术成果一等奖，2011年河南省科技进步三等奖。

3. 发表论文

（1）张明利，魏俊英，吴毓敏，郭选贤，苏芳静. 艾滋病生存质量量表（HIV/AIDSQOL-46）的研制［J］. 中医学报，2009，24（05）：6-8.

（2）张明利，魏俊英，吴毓敏，郭选贤. 艾滋病生存质量量表（HIV/AIDSQOL-46）的测评研究［J］. 中医研究，2009，22（11）：10-13.

（3）张明利，魏俊英，吴毓敏，郭选贤，程延安，屈冰. HIV/AIDS 生存质量量表（HIV/AIDSQOL-46）［J］. 中医学报，2010，25（04）：599-601.

十六、其他研究

（一）化痰解郁调神法抗抑郁作用机制研究

1. 研究内容

（1）研究方法：以慢性应激抑郁模型大鼠和线栓法制备的局灶性脑缺血模型外加孤养、束缚制动而形成的中风后抑郁（PSD）模型大鼠为研究对象，应用具有化痰、解郁、调神功效的院内中药制剂"惠脑安"胶囊和特色针刺方法分别对其进行治疗干预，通过旷场行为测定和糖水消耗试验对两种模型大鼠进行行为学观察，并利用高效液相色谱法对慢性应激抑郁模型大鼠皮质、下丘脑、海马去甲肾上腺素（NE）、5-羟色胺（5-HT）和多巴胺（DA）递质含量进行测定；酶联免疫法对 PSD 模型大鼠血浆单胺类递质含量进行测定，并应用免疫组化法对其受体表达进行检测。探讨具有化痰、解郁、调神功效的中药、针刺方法治疗抑郁症的不同疗效，阐明"化痰解郁调神法"抗抑郁作用的机制。

（2）研究结果：①惠脑安胶囊和针刺穴位均能明显升高慢性应激抑郁模型大鼠大脑皮层、下丘脑 DA、NE、5-HT 含量。②针刺治疗能显著改善 PSD 大鼠的抑郁行为，上调其血浆内 NE、DA、5-HT 的量，下调脑组织内 $\alpha_{2A}R$、D_2DR、$5-HT_{1A}R$ 的表达。

2. 获奖成果

化痰解郁调神法抗抑郁作用机制研究：2013 年河南省中医药科学技术成果一等奖。

（二）复方白芥子膏抗衰老的临床和实验研究

1. 研究内容

复方白芥子膏由白芥子、甘遂、细辛、元胡组成，炒白芥子、细辛、甘遂、元胡按2：2：1：1比例焙干研为细末，另取 50%鲜姜汁和1%鲜蒜汁，面粉文火炒焦黄，上药均装瓶备用。治疗时治疗组取中药粉以鲜姜蒜汁调为膏，贴敷双侧肺俞、膏肓、肾俞、大杼穴，每穴用药 1g，6 小时后去除；对照组取炒面粉以生理盐水调为膏状，贴敷方法及时间与治疗组相同。

（1）实验研究：①复方白芥子膏能明显延长果蝇寿命，空白对照组比较有显著性差异（$P<0.05$）。②能抑制正常小鼠皮下注射 SRBC 后引起的免疫反应，使 HC_{50} 减少，抑制 ConA 诱导的小鼠淋巴细胞的转化。③急毒与长期毒性实验均未显示本药有明显急性毒性、蓄积性毒性及延迟性毒性作用。

（2）临床研究：用复方白芥子膏外敷肺愈（双穴）、膏盲（双穴）、百劳（双穴）观察，每周一次，连续 3 个月为一疗程。共观察 78 例，其中观察组 59 例，对照组 19 例。结果显示：复方白芥子膏能明显降低血液过氧化脂质（LPO）水平，提高超氧化物歧化酶（SOD）活性，提高 T 细胞活性及免疫球蛋白 IgG、IgM、IgA 水平，升高男性受试者睾丸酮（T）含量，并具有降低胆固醇、甘油三脂的作用。

2. 获奖成果

复方白芥子膏抗衰老的临床和实验研究：1996 年河南省中医药科学技术进步三等奖。

3. 发表论文

（1）薄立宏，徐立然．复方白芥子膏抗衰老作用的研究［J］．中国中医药科技，1997（04）：228-230.

（2）魏俊英，吕淑琴，王景华，刘红云．复方白芥子膏提高性激素水平的研究［J］．河南中医药学刊，1999（02）：35-36.

（3）徐立然，魏俊英．复方白芥子膏对肾阳不足患者性激素作用的临床研究［J］．中国民间疗法，1999（04）：38-39.

（三）退热速肛注剂治疗外感高热症的临床与实验研究

1. 研究内容

退热速肛注剂主要针对外感高热传变迅速的病机特点，仿《伤寒六书》柴葛解肌汤组方，利用直肠给药途径的优点，结合发明专利肛注器，对外感高热症具有辛凉解肌、驱邪外出及迅速退热作用。

（1）工艺研究：根据方中药物所含的化学成分及其理化性质，选择了较合理的工艺，以正交试验法对柴胡、羌胡、薄荷中挥发性成分的提取条件进行了优选，以正交试验法对水煎煮提取时，提取次数，提取时间，加水量等主要影响因素进行了选择，以正交试验法考察了醇沉条件及出膏率，以比较法考察了成品药液采用超滤新工艺处理前后，主要成分葛根素的损失率。

（2）质量标准的制定：薄层色谱法对处方中柴胡、葛根、黄芩进行了薄层鉴别，以薄层扫描法对主药葛根中主要有效成分葛根素进行了含量测定，并进行了相应的方法学研究，对所用葛根素对照品做纯度考察和含量测定。

（3）初步稳定性考察：依据本品质量标准草案及 1986 年卫生部颁药品卫生标准及补充规定和说明（1989）进行检查，在临床实验用包装下，室温考察 3 个月，结果表明本品质量是稳定的。

（4）药效学研究：退热速肛注剂对菌苗引起的动物体温升高和角叉莱胶引起动物的发热均有抑制作用；具有抗菌、抗病毒作用；对化学试剂引起大鼠足爪扑肿胀和小鼠耳郭肿胀有抑制作用；能够提高动物的免疫功能。

（5）毒理学研究：未见明显急性毒性、蓄积性毒性及延迟毒性反应。

（6）临床研究：共观察133例患者，其中"退热速肛注剂"治疗组107例，用清热解毒口服液对照组治疗26例。结果显示，治疗组显效率87.8%，总有效率96.26%。对照组显效率42.3%，总有效率80.76%。两组经卡方检验，有显著性差异。未见明显毒副反应。

2. 获奖成果

退热速肛注剂治疗外感高热症的临床与实验研究：1999年河南省中医药科学技术进步二等奖。

3. 发表论文

赵法新，赵晓东，赵军，翁广兰．退热速肛注剂治疗外感高热症107例［J］．中医研究，1999（06）：20-22．

（四）牙痛疏清口服液的研究

1. 研究内容

牙痛疏清口服液是由连翘、黄芩、青皮、川芎、细辛等中药加工制成的复方制剂，具有清热解毒、疏风止痛之功效，临床用于治疗风热牙痛（口腔颌面部炎症）。

（1）药学研究：以正交试验法优选出最佳工艺。以薄层色谱法对方中连翘、黄芩、青皮、川芎、细辛进行了鉴别，并对黄芩中所含黄芩苷进行了含量测定。对3批样品，进行了3个月稳定性考察，结果表明基本稳定。

（2）药理学研究：①牙痛疏清口服液对金黄色葡萄球菌，乙型溶血链球菌感染小鼠能显著降低动物死亡率，延长动物存活时间。②具有消炎消肿作用。③对醋酸引起的小鼠疼痛及热板引起小鼠疼痛均有显著的抑制作用。④能明显抑制流感病毒FM1株，对小鼠流感病毒性肺炎有明显抑制作用。⑤对醋酸引起的大鼠急性口腔损伤有明显疗效。⑥可以明显提高小鼠非特异免疫，体液免疫及细胞免疫功能。

（3）毒理学研究：小鼠急性毒性与大鼠长期毒性实验未见明显急性毒性、蓄积性毒性及延迟性毒性反应。

（4）临床研究：牙痛疏清口服液治疗417例风热牙痛，对急性智齿冠周炎、急性根尖周炎、进行间隙周感染的痊愈率、显效率、有效率分别为50.09%、31.71%、12.54%，总有效率为95.12%，明显优于羟氨苄青霉素胶囊对照组。

2. 获奖成果

牙痛疏清口服液的研究：1997年河南省中医药科学技术进步二等奖。

3. 发表论文

（1）侯勇谋，牛志英，华琼，陈丙午，巴蕾，李琦，司冬梅．牙痛疏清口服液治疗风热牙痛临床观察［J］. 中国民间疗法，1998（05）：51.

（2）侯勇谋，牛志英，华琼，陈丙年，巴蕾，李琦，司冬梅. 牙痛疏清口服液治疗风热牙痛的临床观察［J］. 中药新药与临床药理，1999（04）：205-207.

（3）李雅，秦文杰，巴蕾. 牙痛疏清口服液的质量标准研究［J］. 中医研究，2000（06）：10-12.

（五）新型煎药成套设备的研究

1. 研究内容

新型药锅是一种高效、节能、省药、卫生的成套煎药设备，专供现代医院集体煎药，也可用于家庭个人煎药。采用传统砂锅化学稳定的优点和冷凝回流原理，研制的"壶式密闭冷凝陶瓷煎药锅"。主要特点：①壶嘴与壶柄平行设在药锅同侧，少占空间，顺手省力；②壶嘴内口由筛眼与锅内贯通，便于滤净药液；③锅底呈内凸型，扩大受热面积，火力集中、均匀，不易糊锅；③锅盖与锅口用子母扣紧闭，且有冷凝回流装置。经河南中医学院测定，对防止芳香药和成分挥发效果明显，提高了药物有效成分利用率，保证含有芳香药物汤剂的质量，临床验证节省药材50%以上。

成套煎药设备配有"可控夹层蜂窝煤炉"，既可利用余热储供热水，又有防烟除尘设施和调控文武火候的通风阀门，并能预热待煎，流水作业，提高工作效率1倍。

2. 获奖成果

新型煎药成套设备的研究：1988年河南省中医药科学技术成果奖三等奖。

第四节　专　利

河南省中医药研究院自1959年建院（所）以来，共取得国家专利79项，其中发明专利48项、实用新型专利29项、外观设计专利2项。

一、医用密闭冷凝式煎药锅

【申请号】CN88200619.3

【申请日】1988-01-13

【公开号】CN2039572

【公开日】1989-06-21

【发明人】赵法新

【摘要】本实用新型煎药锅由陶瓷锅和玻璃冷凝管构成，用于集体或家庭煎药，具有节能、省药、高效、卫生等特点。

【主权项】一种密闭冷凝式煎药锅，其特征在于所述煎药锅由陶瓷锅和冷凝管构成。

二、寿康抗衰老保健药品及其配方

【申请号】CN91105681.5

【申请日】1991-08-14

【公开号】CN1061342

【公开日】1992-05-27

【发明人】邱保国；李松武；王秀云；王文义

【摘要】该发明为寿康抗老保健药品及其配（处）方。寿康是一种用13味名贵中药配制成的能补肾增精、益气养血、强身健脑、降血脂的抗衰老保健药品。

【主权项】一种寿康抗衰老保健药品，它由多种中药配制而成。本发明的特征在于寿康药品中含有补肾填精、益气养血、强身健脑、降血脂的中药人参、鹿茸、何首乌、淫羊藿、枸杞子、地黄、女贞子、旱莲草、当归、川芎、丹参、山药、酸枣仁。

三、医用小儿肛注器

【申请号】CN93201878.5

【申请日】1993-01-06

【公开号】CN2162966

【公开日】1994-04-27

【发明人】赵法新；赵晓东；赵军；余永乐

【摘要】本实用新型医用小儿肛注器由塑球囊和橡胶肛管构成。是适宜小儿直肠给药的专用器具。为研制、开发直肠给药系列产品提供一整套包装和肛注器具，广开儿科给药途径，既可用于医院儿科又便于家庭备用。

【主权项】一种适宜小儿直肠给药的专用器具医用小儿肛注器，其特征在于所述肛注器由一个管状开口的扁圆形塑球囊与一条特制的橡胶肛管连结构成。

四、医用点穴助压器

【申请号】CN93201956.0

【申请日】1993-01-19

【公开号】CN2173060

【公开日】1994-08-03

【发明人】赵法新；赵晓东；赵军

【摘要】一种能够固定、调整压力的"医用点穴助压器"，由螺杆、壳体、推进锥体、扣带4个部分组成。是替代医生手指点穴并可随意调控压力。既可由医生操作用于医院治疗，省时省力，减轻劳动强度，提高工作效率，又可依《点穴指南》用于自我医疗保健。

【主权项】一种"医用点穴助压器"，其特征是：硬质塑料壳体内套一个螺杆和推进锥体，外与扣带连接。

五、复方大蒜油胶囊及其生产方法

【申请号】CN94108044.7

【申请日】1994-08-08

【公开号】CN1107341

【公开日】1995-08-30

【发明人】都恒青；雷新强；李威；蔡铁栓

【摘要】本发明涉及中药制品。大蒜制得的大蒜油，有抗菌消炎、降血脂、抑制血小板聚集等作用，但大蒜油有大蒜臭味，对胃黏膜有刺激性，且室温易挥发，在空气中易变质。本发明是先将大蒜油制成大蒜油包结物，再把包结物与昆布、薏苡仁按一定配比、工艺制成保健药品——复方大蒜油胶囊，其胶囊包容物为含有丰富大蒜油的非油状液体——复方粉剂。该产品消除了大蒜油臭味服用后对高脂血症、动脉粥样硬化、提高机体免疫力、配合化疗辅助治疗肿瘤患者，以及抗菌、降血糖、降血压均有一定作用。

【主权项】一种复方大蒜油胶囊，由复方大蒜油粉剂和胶囊组成，并且粉剂置于胶囊内，其特征在于：这种复方大蒜油胶囊的成分和重量组分比为：大蒜油包结物 60~150 份、昆布 70~200 份、薏苡仁 20~100 份。

六、电磁热板镇痛仪

【申请号】CN97211409.2

【申请日】1997-02-13

【公开号】CN2301179

【公开日】1998-12-23

【发明人】刘方洲；苗明三；华琼；白明；田效志

【摘要】本实用新型涉及一种医用器械，特别是涉及一种用于医用动物试验的医用器械。本实用新型由外壳、温度控制器、水槽、加热器构成，水槽盛有水，紧贴水面盖有钢板，钢板上可有有机玻璃桶，特征在于水槽下面加热器为电磁加热器。为了使水槽内水温趋于一致，本实用新型还加有水温电磁搅拌器。本实用新型加热快，水温控制精确，是医用动物实验的理想器械。

【主权项】一种电磁热板镇痛仪，由外壳、温度控制器、水槽、加热器构成，水槽内盛有水，紧贴水面上盖有钢板，钢板上可有有机玻璃桶，其特征在于水槽下面加热器为电磁加热器。

七、中药保健被

【申请号】CN97221756.8

【申请日】1997-07-17

【公开号】CN2307497

【公开日】1999-02-17

【发明人】冯喜如

【摘要】本实用新型是一种在日常生活中使用的中药保健被，其结构在于是被子面下内面与被胎之间的被胎两侧面外部上有药袋室，其内有药袋及药，后部和前中部有药袋室及其内的药袋及药，药袋分别置于对应的双肩、项背部、上中部的膻中、神阙、关元的轴心位置、后部的涌泉等穴位，其结构简单，科学，使用方便，老少皆宜，效果明显，具有良好的使用价值和社会效益。

【主权项】中药保健被，是由被子面，被胎及中药袋构成，其特征在于是被子面下内面与被胎之间的被胎一端两侧面外部上有药袋室，药袋室内放置有装药物的药袋，在两药袋室的中间靠中上部的被胎外面上有装有药物的药袋室、被胎另一端中部上面有装有药物的药袋室。

八、心脏止痛贴膏

【申请号】CN98250728.3

【申请日】1998-12-23

【公开号】CN2355718

【公开日】1999-12-29

【发明人】张英；李荣；李燕；孙光武；刘青

【摘要】本实用新型涉及一种医治心脏疾病的止痛贴膏。它由外表衬层、硝酸甘油药物层、控释层、降低过敏黏附层及过塑纸保护层构成，该贴膏设有许多透气孔，透气孔自外表衬层贯穿至降低过敏黏附层，黏附层中心黏附有一按摩块。使用时撕掉过塑保护层，将贴膏贴在前胸其按摩块对着膻中穴，后背按摩块对着两心俞穴中任一穴位，该贴膏既有弹性又透气，又能按摩，并可以长期贴敷，加强治疗效果又具有保健作用。

【主权项】一种心脏止痛贴膏，由外表衬层、硝酸甘油药物层、控释层、降低过敏黏附层及过塑纸保护层构成，其特征在于该贴膏设有许多透气孔，透气孔自外表衬层贯穿至降低过敏黏附层。

九、医用塑料消毒毁形机

【申请号】CN98203764.3

【申请日】1998-05-04

【公开号】CN2378173

【公开日】2000-05-17

【发明人】王翠华；刘卫平；王秀萍；范丽

【摘要】一种医用塑料消毒毁形机。特征是，电机通过传动机构带动压力丝杠上、下移动，压力丝杠的上端装有手轮和限位控制器，下端装有压力板；支架上装有电阻丝，料斗的固定架装在支架的上方，热电偶装在加热箱体的侧壁上；升、降按钮和两个行程开关串接，两个行程开关装在限位控制器的上下位置上，继电器，热电偶，电源开关分别接温控制仪的控制输出端，信号输入端和电源输入端。该机解决了噪声污染、劳动强度大和工作效率低的问题。

【主权项】一种医用塑料消毒毁形机，包括加热箱体上装的压力传动部分，加热消毒部分和加热箱体外侧装的电器控制部分，其特征在于：①压力传动部分的构成是，固定在顶板上的电机支架上装有电机 D，电机 D 和传动齿轮连接，传动齿轮和传动蜗杆连接，传动蜗杆和传动蜗轮连接，传动蜗轮套装在压力丝杠上，在压力丝杠的上端装有手轮，限位控制器固定在压力丝杠上，压力板靠卡片固定在压力丝杠的下端，压力轴承装在上定位板内，调节螺母装在下定位板内，左右两侧的轴承座固定在顶板上，行程开关 CY1、CY2 固定在限位控制器的上、下位置上；②加热消毒部分的构成是，顶板、底板、内围板和外围板组成加热箱体，加热箱体的底部装有支架，在支架上装有电阻丝 RL，固定架装在支架的上方，料斗放在固定架上，热电偶 PU 装在加热箱体的侧壁上并位于料斗的上方；③电器控制部分的构成是，"降"按钮 AR 和行程开关 CY1 串接，"升"按钮 AL 和行程开关 CY2 串接，"停"按钮 AT 接保险 RD1，继电器 2JD 的线圈接温控仪 WKY 的控制输出端，热电偶 PU 接温控仪 WKY 的信号输入端，电源开关 K 接温控仪 WKY 的电源输入端。

十、失眠安贴

【申请号】CN99101693.9

【申请日】1999-03-17

【公开号】CN1267520

【公开日】2000-09-27

【发明人】赵一；赵国岑；刘方洲；马开；张国泰；余月娟

【摘要】本发明公开了一种失眠安贴。它由生磁石、自然铜、龙骨、珍珠组成，粉碎成细粉，然后4味药混合均匀，以1 mm³的磁石为芯、用泛丸机制成0.06 g大小的药丸放入用水渍胶布及防渗圈制成的外贴敷料上，加盖无毒塑膜即成。本发明与现有的治疗失眠药物相比，具有使用方便、安全、见效快、无毒副作用及无成瘾性等优点。它能显著提高睡眠质量，改善失眠程度，延长睡眠时间。使用时，将有胶的一面于睡前2小时贴在左右安眠穴即可。

【主权项】一种失眠安贴，其特征在于先将生磁石用锷破机破碎，再以对辊机粉碎成细粉。自然铜、龙骨、珍珠用万能粉碎机粉碎成细粉，然后四味药混合均匀，以1 mm³的磁石为芯、用泛丸机制成0.06 g大小的药丸放入用水渍胶布及防渗圈制成的外贴敷料上，加盖无毒塑膜即成。

十一、咽络刺针

【申请号】CN00230072.9

【申请日】2000-06-01

【公开号】CN2432901

【公开日】2001-06-06

【发明人】郑春燕

【摘要】本实用新型涉及一种用中医方法治疗咽喉疾病的针。它由针刺用的毫针3~7根组成一簇，在针体上设置有针籬，针体的一端为针尖，另一端为针柄，其结构简单，使用方便，可迅速消除咽部充血肿胀的症状，特别适用于治疗咽部疾病。

【主权项】一种咽络刺针，由针刺用的毫针构成。其特征在于：3~7根毫针组成一簇，在针体上设置针籬，针体的一端为针尖，另一端为针柄。

十二、医用药浴衣

【申请号】CN01225858.X

【申请日】2001-05-30

【公开号】CN2501496

【公开日】2002-07-24

【发明人】赵法新；赵晓东；赵军；任建军

【摘要】一种能够隔绝药液与浴汤的药浴衣，属医疗保健器具。是由聚乙烯薄膜（或橡胶）制成的普通型或高档型四肢具备的人形袋状密闭浴衣，是现代替代疗法药浴的理想配套产品。使用它可提高药浴药物浓度50倍，具有高效、速效、节药、安全、卫生、舒适而无痛苦的特点。可用于各级医疗保健单位、基层医院、专科诊所，温泉疗养院、洗浴中心和个人家庭浴室的医疗、保健、美容护肤疗法。

【主权项】一种医用药浴衣，它由衣领、衣袖、裤腿组成密闭袋状人形连体，其特征是：在衣领处有一颈胸开口，该颈胸开口为扇形夹层，在颈胸开口的两个边沿上安有子母扣。

十三、保健兜肚

【申请号】CN03245693.X

【申请日】2003-04-17

【公开号】CN2612398

【公开日】2004-04-21

【发明人】赵法新

【摘要】本实用新型公开了一种保健兜肚，兜肚为双层结构，在双层之间缝装有一药袋。由于在兜肚的夹层中缝装有中药袋，当幼儿戴上这种兜肚后，药物就会由皮肤渗透到幼儿的体内被身体吸收，从而促进胃肠蠕动，增进食欲、帮助消化，本实用新型佩带方便，可解除幼儿怕打针吃药的痛苦。

【主权项】一种保健兜肚，其特征是：兜肚为双层结构，在双层之间缝装有一药袋。

十四、一种脐膏贴及其制备方法

【申请号】CN03126119.1

【申请日】2003-04-17

【公开号】CN1537603

【公开日】2004-10-20

【发明人】赵法新

【摘要】本发明公开了一种脐膏贴，它是由下述重量配比的原料制成的膏剂，苍术50~100、枳壳30~50、藿香50~100份、丁香10~15份、甘松60~100份、砂仁30~60份、紫苏50~100份、炒麦芽150~300份、焦山楂150~300份、神曲150~300份、莱菔子60~100份、槟榔40~60份、胡黄连15~30份、刘寄奴40~100份、吴茱萸30~60份。该脐膏贴的制备方法。①方中砂仁、丁香、吴茱萸粉碎成细粉备用；②苍术、藿香、紫苏、甘松粉碎成粗颗粒，加水浸泡4小时后提取挥发油8小时，挥发油另置备用；③另取上述挥发油量的50%加酒精溶剂稀释至750 mL加氮酮3%，制成促透剂；④第②步骤的药渣及残液过滤，滤液另置备用，药渣共方中加炒麦芽、焦山楂、神曲、莱菔子、槟榔、胡黄连、刘寄奴加水煎煮2次，每次1.5小时合并煎液滤过，滤液与上述滤液合并减压浓缩至相对密度为1.20、温度为70℃的药液，另置备用；⑤取聚乙二醇400，聚乙二醇4000，司盘40混合加热至80℃左右，加入上述剩下的50%挥发油，作油相，另取上述药粉及清膏混匀，研成细腻的糊状作水相，在等温下将油相加入水相中，搅拌至冷凝，即得贴脐膏。

【主权项】一种脐膏贴，其特征是：它是由下述重量配比的原料制成的膏剂，苍术50~100份、枳壳30~50份、藿香50~100份、丁香10~15份、甘松60~100份、砂仁30~60份、紫苏50~100份、炒麦芽150~300份、焦山楂150~300份、神曲150~300份、莱菔子60~100份、槟榔40~60份、胡黄连15~30份、刘寄奴40~100份、吴茱萸30~60份。

十五、防治体虚感冒的药物及其制备方法

【申请号】CN200310110203.8

【申请日】2003-12-05

【公开号】CN1546093

【公开日】2004-11-17

【发明人】都恒青；宋诚；蔡铁拴；蔡州；张玮

【摘要】防治体虚感冒的药物及其制备方法，属于医用配置品技术领域。由下列重量份数的成分制成：黄芪60~720份，白术40~480份，水防风40~480份，板蓝根80~960份，玄参60~720份，金银花60~720份，黄芩40~480份，麦冬40~480份，芦根40~480份，桔梗40~480份。本发明药物可用普通的水煎煮法制成，也可用本发明中水蒸汽蒸馏加水煎煮加醇沉方法制成。可制成口服液，也可制成其他剂型。本发明药物可有效防治感冒，尤其适用于虚证感冒患者。

【主权项】防治体虚感冒的药物，其特征在于，由下列重量份数的成分制成：黄芪60~720份，白术40~480份，水防风40~480份，板蓝根80~960份，玄参60~720份，金银花60~720份，黄芩40~480份，麦冬40~480份，芦根40~480份，桔梗40~480份。

十六、一种治疗中风病的中药胶囊及其生产方法

【申请号】CN200510017791. X

【申请日】2005-07-13

【公开号】CN1723933

【公开日】2006-01-25

【发明人】张留记；熊维政；侯惠鸣；张军兵；杨义厚；卢玉斌；乐仁汉；邬芙蓉；周琼；李敦明；王全华；万洁

【摘要】本发明是一种治疗中风病的中药胶囊及其生产方法，该胶囊是由鹿茸、全蝎、水蛭、地龙粉碎成细粉，过筛；肉桂单独粉碎成细粉；龟甲加水8倍量，煎煮3次，每次6小时，滤过，合并滤液，再将何首乌、地黄、天冬、肉苁蓉、赤芍、山楂、茯苓和甘草八味加水6倍量浸泡1小时，煎煮三次，每次1.5小时，滤过，合并滤液，再加入龟甲水煎液，浓缩至温度在70℃，相对密度为1.40~1.45的清膏，加入鹿茸、全蝎、水蛭、地龙粉碎后的粉末混匀，在70~80℃下干燥1小时，粉碎成细粉，加入肉桂粉末，混合均匀，分装入胶囊制成，本发明产品疗效好，服用方便，安全，费用低，生产方法科学、简单，易推广使用，为治疗中风病开辟了新的光明前景，必造福于人们。

【主权项】一种治疗中风病的中药胶囊，其特征在于，是由何首乌429 g、地黄286 g、天冬286 g、龟甲46 g、鹿茸23 g、肉苁蓉114 g、肉桂24 g、赤芍49 g、全蝎48 g、水蛭96 g、地龙49 g、山楂142 g、茯苓48 g和甘草29 g制成。

十七、抗癌活性成分丹皮酚衍生物的制备方法

【申请号】CN200510048489. 0

【申请日】2005-11-03

【公开号】CN1772756

【公开日】2006-05-17

【发明人】张留记；屠万倩；侯惠鸣；李向阳

【摘要】本发明公开了一种抗癌活性成分丹皮酚衍生物的制备方法，是按照下述步骤制备而成：①取对氨基苯胂酸 500 g 溶于盐酸溶液中，在 0~5 ℃缓缓加入亚硝酸钠溶液，在 0~5 ℃时搅拌，滤过，所得沉淀物用稀盐酸、水依次洗涤，备用。②取丹皮酚和第一步制得的沉淀物溶于氢氧化钠溶液中，于 0~5 ℃搅拌；调节 pH 值至 8~14，在 0~5 ℃搅拌后，加稀盐酸调节 pH 值至 1~3，0~5 ℃放置。③将第二步所得物滤过，用稀盐酸、水依次洗涤沉淀物后，分取沉淀物，加氢氧化钠溶液溶解，滤过，在滤液中滴加稀盐酸调节 pH 值至 1~3，于 0~5 ℃放置，滤过，所得沉淀物干燥、重结晶得合成物丹皮酚重氮胂酸盐。本发明优点在于可抑制人大肠癌细胞株、人肝癌细胞株和人胃癌细胞株的细胞生长，最高抑制率达 92%。

【主权项】一种抗癌活性成分丹皮酚衍生物的制备方法，其特征在于：它是由原料丹皮酚 200~400 g，分子式为 $C_9H_{10}O_3$；对氨基苯胂酸 500 g，分子式为 $C_6H_8O_3NAs$。按照下述步骤制备而成：①称取对氨基苯胂酸 500 g，溶于 5~50 L 浓度为 0.5~2 mol/L 的盐酸溶液中，在 0~5 ℃缓缓加入 20~1 000 mL 浓度为 10%~45%（W/V）的亚硝酸钠溶液，在 0~5 ℃时搅拌 10 分钟~3 小时，滤过，沉淀物依次用稀盐酸和水洗涤，备用。②称取丹皮酚 200~400 g 和第一步制得的沉淀物溶于 4~20 L 浓度为 2%~10%（W/V）的氢氧化钠溶液中，于 0~5 ℃搅拌；调节 pH 值至 8~14，在 0~5 ℃搅拌 0.5~6 小时，加稀盐酸调节 pH 值至 1~3，0~5 ℃放置 0.5~6 小时。③将第二步所得物滤过，用稀盐酸、水依次洗涤沉淀物后，分取沉淀物，加浓度为 2%~10%的氢氧化钠溶液溶解，滤过，在滤液中滴加稀盐酸调节 pH 值至 1~3，于 0~5 ℃放置 0.5~6 小时，滤过，所得沉淀物在 50~100 ℃条件下干燥，重结晶，得合成物丹皮酚重氮胂酸盐，即 2-甲氧基-4-羟基-5-乙酰基偶氮苯-胂酸，分子式为 $C_{15}H_{15}O_6N_2As$。

十八、一种治疗中风病的中药胶囊的生产方法

【申请号】CN200610128269.3

【申请日】2006-11-24

【公开号】CN1965996

【公开日】2007-05-23

【发明人】张留记；熊维政；侯惠鸣；张军兵；杨义厚；卢玉斌；乐仁汉；邬芙蓉；周琼；李敦明；万洁

【摘要】本发明涉及一种治疗中风病的中药胶囊的生产方法，可有效解决中风病的用药生产问题，方法是把水蛭、地龙、鹿茸和全蝎分别先用乙醇快速淋洗，再用热风吹干，之后分别进行粉碎，水蛭粉碎成均一细粉，蒸气灭菌，肉桂单独粉碎，龟甲加水，煎煮3次，滤过，合并滤液，何首乌、地黄、天冬、肉苁蓉、山楂、赤芍、茯苓和甘草

混配在一起加水，浸泡，煎煮 3 次，滤过，合并滤液，再加入龟甲水煎液，浓缩为浸膏，干燥至含水量在 3%～6%时，再加入鹿茸、全蝎、水蛭、地龙、肉桂粉末，混匀，粉碎成细粉，装入胶囊，其方法先进，出粉率高，有效成分含量高，灭菌彻底，避免浸膏的行湿性对药粉末水分含量及质量的影响，疗效高，服用安全，易推广使用，造福于人们。

【主权项】一种治疗中风病的中药胶囊的生产方法，其特征在于，是采用：何首乌 429 g、地黄 286 g、天冬 286 g、龟甲 46 g、鹿茸 23 g、肉苁蓉 114 g、肉桂 24 g、赤芍 49 g、全蝎 48 g、水蛭 96 g、地龙 49 g、山楂 142 g、茯苓 48 g 和甘草 29 g 制成，将鹿茸、全蝎、水蛭、地龙分别先用 75%乙醇快速淋洗 2～3 遍，再在 60～70 ℃热风吹干，之后分别将鹿茸、全蝎、地龙粉碎成细粉，过筛，水蛭采用超微粉碎达 95%以上收粉率，细粉均一，上述粉碎后的药粉在 115～130 ℃下进行蒸气灭菌，以达最大限度保留有效成分，过筛；肉桂粉碎成细粉备用；龟甲加水煎煮 3 次，第一次加 8 倍重量体积的水，煎 6 小时，第二、第三次各加 6 倍重量体积的水，煎 4.5 小时，滤过，合并滤液，再将何首乌、地黄、天冬、肉苁蓉、赤芍、山楂、茯苓和甘草加 6 倍重量体积的水浸泡 1 小时，煎煮三次，每次 1.5 小时，滤过，合并滤液，再加入龟甲水煎液，浓缩干燥至含水量在 3%～6%时，加入鹿茸、全蝎、水蛭、地龙和肉桂粉末，混合粉碎均匀，分装入胶囊，每胶囊内装药物 0.6 g，必要时可加入适量淀粉，制成粒。

十九、金砂消食药物及其制备工艺

【申请号】CN200710054034.9

【申请日】2007-03-05

【公开号】CN101015658

【公开日】2007-08-15

【发明人】邱保国；王端权；蔡铁拴；蔡州；李长禄；李海松；张玮

【摘要】金砂消食药物及其制备工艺，属于医用配制品技术领域。取重量份数山楂（焦）100～500 份、麦芽（炒）120～400 份、六神曲 60～200 份、莱菔子 100～300 份、鸡内金 60～200 份、砂仁 30～100 份、陈皮 30～100 份、甘草（炙）30～100 份、蜂蜜 30～100 份，莱菔子、砂仁、陈皮用水浸渍后蒸馏，收集芳香水密封保存备用；所得药渣和其余各味药除蜂蜜外合并，加水煎煮后滤取药液，浓缩所得的浓缩液加入乙醇进行醇沉，过滤并回收乙醇，所得药液与芳香水混合，加入蜂蜜混匀。再加入蔗糖调味。本发明可有效治疗小儿、老人及术后患者食欲不振、消化不良、偏食厌食。

【主权项】金砂消食药物，其特征在于，主要由重量份数山楂（焦）100～500 份、麦芽（炒）、60～200 份六神曲 120～400 份、莱菔子 100～300 份、鸡内金 60～200 份、砂仁 30～100 份、陈皮 30～100 份、甘草（炙）30～100 份、蜂蜜制成 30～100 份。

二十、化学发光免疫分析仪检测板

【申请号】CN200930118499.6

【申请日】2009-08-06

【公开号】CN301202620S

【公开日】2010-05-12

【发明人】刘聪；张关亭；余峰；梁亮；任伟；李聚勇；高艳彩；许准；杨帆；姜伟刚；张要平

【摘要】①本产品为医学检验仪器。②省略右视图、俯视图、仰视图。

二十一、荸荠式包衣锅

【申请号】CN200920257731.9

【申请日】2009-10-30

【公开号】CN201519303U

【公开日】2010-07-07

【发明人】周红艳；任孝德；王艳艳；刘长河

【摘要】本实用新型公开了一种荸荠式包衣锅，它含有锅体，所述锅体内壁上设置有至少6条挡板，所有的挡板沿圆周均布。所述挡板和锅体为一体式结构，或为分体组合式结构。本实用新型结构简单、制作方便、使片心翻转效果好且烘干效果好，其使用范围广，易于推广，具有良好的经济效益。

【主权项】一种荸荠式包衣锅，含有锅体，其特征是：所述锅体内壁上设置有至少六个挡板，所有的挡板沿圆周均布。

二十二、大鼠气管给药插管

【申请号】CN200920257732.3

【申请日】2009-10-30

【公开号】CN201542773U

【公开日】2010-08-11

【发明人】周红艳

【摘要】本实用新型公开了一种大鼠气管给药插管，它含有空心软管，所述空心软管中套装有支撑金属丝，二者滑动配合。所述支撑金属丝比所述空心软管长。本实用新型结构简单、使用方便、插管成功率高且不损害大鼠肌体，其使用范围广，易于推广，具有良好的经济效益。

【主权项】一种大鼠气管给药插管，含有空心软管，其特征是：所述空心软管中套装有支撑金属丝，二者滑动配合。

二十三、试剂盘

【申请号】CN201020692533.8

【申请日】2010-12-31

【公开号】CN201926665U

【公开日】2011-08-10

【发明人】王超；张关亭；刘聪；苗拥军；渠海；唐琪；梁亮；余峰；乔建勇；姜伟刚；石富坤

【摘要】本实用新型公开了一种试剂盘，包括设置在壳体内转轴上的主盘、试剂位盘；在主盘上设置有试剂瓶架盘、试剂瓶支架盘；在试剂瓶架盘上设置有卡槽，在试剂瓶支架盘上通过轮轴设置有试剂瓶插座、被动齿轮；转轴上通过轴承套装有轴套，轴套上固定有连轴套盘和传动轮，连轴套盘上固定有与被动齿轮啮合的主动齿轮；传动轮通过传动件与壳体底板上的搅拌电机联接；壳体底板上设置有制冷单元、温度传感器、条码扫描仪，壳体侧壁上对应于所述条码扫描仪位置处开设有条码扫描窗口；壳体盖上表面开设有试剂针孔。本实用新型在于实现多组试剂瓶的移动、定位稳定准确，试剂悬浊液保持持续均匀状态，大大提高了试剂仓的检测效率及实验数据的一致性和准确度。

【主权项】一种试剂盘，它包括设置在壳体内由电机驱动的转轴和水平固连在所述转轴上的主盘、试剂位盘。其特征在于：在所述主盘上设置有试剂瓶架盘，试剂瓶架盘上设置有试剂瓶支架盘；在所述试剂瓶架盘上垂直向上设置有卡槽，在主盘上设置有卡口；在所述试剂瓶支架盘上通过轮轴垂直向上设置有试剂瓶插座，在所述轮轴上套装有被动齿轮；在所述转轴上通过轴承套装有轴套，在所述轴套上固定有连轴套盘和传动轮，在所述连轴套盘上固定有与所述被动齿轮相啮合的主动齿轮；所述传动轮通过传动件与设置在底板上的搅拌电机传动联接；在壳体底板上设置有制冷单元、温度传感器、条码扫描仪，在壳体侧壁上对应于所述条码扫描仪位置处开设有条码扫描窗口；在壳体盖上表面开设有试剂针孔。

二十四、益心血脂康胶囊

【申请号】CN201110168850.9

【申请日】2011-06-22

【公开号】CN102225107A

【公开日】2011-10-26

【发明人】张留记；王守富；屠万倩；周继春；李向阳；李振国；蔡州；侯惠鸣

【摘要】本发明公开了一种益心血脂康胶囊，它是由原料药按重量份人参400份、何首乌1080份、三七300份、山楂720份按照下述方法制备而成。首先将人参、三七和山楂粉碎后用乙醇加热回流提取2次，每次1小时，合并提取液、过滤，滤液回收乙醇并浓缩至相对密度 1.1~1.2 的浓缩液备用；滤出的药渣再与何首乌合并，加水煎煮 3 次，每次 1 小时，合并煎液，浓缩至相对密度 1.1~1.2 后与上述乙醇浓缩液合并，喷雾干燥，混匀后装入胶囊即可。本发明制剂的优点在于具有补益心气，活血化瘀，降脂止痛的功效，通过临床应用，也表现出其对冠心病、心绞痛和高脂血症有积极的治疗作用。同时，在不良反应的发生率上，明显低于西药，表现出了独特的优势。

【主权项】一种益心血脂康胶囊，其特征在于：它是由原料药按重量份人参 400 份、何首乌 1080 份、三七 300 份、山楂 720 份按照下述方法制备而成：首先将人参、三七和山楂粉碎后用乙醇加热回流提取 2 次，每次 1 小时，合并提取液、过滤，滤液回收乙醇并浓缩至相对密度 1.1~1.2 的浓缩液备用；滤出的药渣再与何首乌合并，加水煎煮 3 次，每次 1 小时，合并煎液，浓缩至相对密度 1.1~1.2 后与上述乙醇浓缩液合并，喷雾干燥，混匀后装入胶囊即可。

二十五、乳痹散结膏

【申请号】CN201010194970.1

【申请日】2010-06-09

【公开号】CN102274450A

【公开日】2011-12-14

【发明人】买建修

【摘要】本发明乳痹散结膏涉及一种新型的有活血化瘀、软坚散结、温经通络、消肿止痛、改善局部微循环作用的适用于乳痹、乳痛、乳腺增生等症状的贴膏剂。本发明乳痹散结膏组成结构为裱背材料、膏料层和膏面覆盖物；裱背材料为无纺布或针织布；膏料层为加入透皮促进剂、释放负离子的矿粉和中药细粉的药层；膏面覆盖物为离型纸或离型膜。本发明乳痹散结膏具有显效快速、低过敏、使用方便等特点。

【主权项】本发明乳痹散结膏的特征是：以炒乳香 5~10 g、炒没药 5~10 g、三棱 5~10 g、莪术 5~10 g、川楝子 5~10 g、橘核 1~5 g、穿山甲 1~5 g、当归 5~10 g、红花 5~10 g、丹参 5~10 g、川芎 5~10 g、血竭 1~5 g、王不留行 5~10 g、鹿角 5~10 g、香附 5~10 g、元胡 5~10 g、麝香 1~5 g、冰片 1~5 g、薄荷脑 1~5 g、负离子粉 1~5 g 或其相应的比例为处方的贴膏剂。

二十六、治疗缺血性中风的益气活血风静胶囊

【申请号】CN201110274741.5

【申请日】2011-09-16

【公开号】CN102283911A

【公开日】2011-12-21

【发明人】张留记；李振国；屠万倩；周继春；傅蔓华；李向阳；侯惠鸣

【摘要】本发明公开了一种治疗缺血性中风的益气活血风静胶囊,它是由原药人参和牡丹皮制备而成。首先从人参中提取人参总皂苷,从牡丹皮中提取丹皮酚和牡丹皮总苷,然后将丹皮酚包合 β-环糊精制成丹皮酚 β-环糊精包合物后,按照人参总皂苷 120 g,丹皮酚 β-环糊精包合物 160 g,牡丹皮总苷 30 g 的比例混合均匀后装入 1 000 粒胶囊中即可。本发明的优点在于抗缺血性中风药理活性较好、毒性较小、安全性较好。本胶囊是利用人参的有效部位和牡丹皮的有效部位组成的胶囊制剂,以人参大补元气,复脉固脱,牡丹皮活血化瘀,清热凉血,二者配伍,相辅相成,标本兼治,通补结合,具有益气通络,活血化瘀的作用。

【主权项】一种治疗缺血性中风的益气活血风静胶囊,其特征在于:它是由原药人参和牡丹皮制备而成,首先从人参中提取人参总皂苷,从牡丹皮中提取丹皮酚和牡丹皮总苷,然后将丹皮酚包合 β-环糊精制成丹皮酚 β-环糊精包合物后,按照人参总皂苷:丹皮酚 β-环糊精包合物:牡丹皮总苷 = 120:160:30 的比例混合后装入胶囊即可。

二十七、消积散结膏

【申请号】CN201010214255.X

【申请日】2010-07-01

【公开号】CN102309718A

【公开日】2012-01-11

【发明人】买建修

【摘要】本发明消积散结膏涉及一种新型的有活血化瘀、软坚散结、通络止痛、化痰消肿、改善局部微循环作用的适用于肝炎、肝硬化、肝癌引起的肝脾肿大、肝躯疼痛,以及各种肿瘤引起的积块及疼痛等症状的贴膏剂。本发明消积散结膏组成结构为裱背材料、膏料层和膏面覆盖物;裱背材料为无纺布或针织布;膏料层为加入透皮促进剂、释放远红外的矿粉和中药细粉的药层;膏面覆盖物为离型纸或离型膜。本发明消积散结膏具有显效快速、低过敏、使用方便、携带方便等特点。

【主权项】本发明消积散结膏的特征是:以乳香 20~50 g、没药 20~50 g、穿山甲 20~50 g、鳖甲 20~50 g、水蛭 20~50 g、地龙 20~50 g、地鳖虫 20~50 g、熊胆 20~50 g、丹参 20~50 g、桃仁 20~50 g、红花 20~50 g、三棱 20~50 g、莪术 20~50 g、延胡索 20~50 g、川楝子 20~50 g、香附 20~50 g、贝母 20~50 g、白芷 20~50 g、橘核 20~50 g、血竭 20~50 g、白花蛇舌草 20~50 g、半边莲 20~50 g、麝香 1~10 g、冰片 1~10 g、西洋参 20~50 g、瓦楞子 20~50 g、三七 20~50 g、远红外粉 1~10 g 或其相应的比例为处方的贴膏剂。

二十八、一种地黄花茶及其生产工艺

【申请号】CN201110306834.1

【申请日】2011-10-12

【公开号】CN102318702A

【公开日】2012-01-18

【发明人】刘明；王慧森；李更生

【摘要】本发明公开了一种地黄花茶及其生产工艺，属于茶代用品的制造技术领域。地黄花有类似地黄的药用价值，但是在农业生产中却弃之不用。发明人根据人们泡茶、饮茶的习惯，将其开发成具有一定保健作用的茶，按照"相助互补，改善口感"的配方原则组方，创造性地加入金银花、槐米、菊花、茉莉花、甜菊叶、绿茶、蛋白糖和乙基麦芽酚，或其中的一种或者几种，协同突出地黄花清热凉血、止血、生津消渴的功效；其生产工艺流程是：鲜花采摘与摊晾-杀青-低温干燥处理-与剩余组分配料-混合干燥-真空包装。该工艺操作简单、设计合理，保留了地黄花的有益成分和色、香、味，通过对地黄产业链的综合开发利用，"变废为宝"，具有一定的经济价值和社会意义。

【主权项】一种地黄花茶，其特征在于：包括以下重量份数的原料：地黄花 6~12 份、金银花 4~8 份、槐米 3~6 份、菊花 3~6 份、茉莉花 3~6 份、甜菊叶 5~10 份、绿茶 10~30 份、蛋白糖 1~3 份、乙基麦芽酚 0.01~0.3 份。

二十九、一种地黄苷 D 标准物质的制备方法

【申请号】CN201110275514.4

【申请日】2011-09-16

【公开号】CN102382156A

【公开日】2012-03-21

【发明人】李更生；刘明；王慧森

【摘要】本发明公开了一种从中药地黄中提取得到的地黄苷 D 标准物质及其制备方法。地黄苷 D 标准物质可由溶剂提取法、溶剂萃取法、大孔吸附树脂法、柱色谱法、液-液逆流分配色谱法等任意一种方法，或这些方法的任意组合进行制备。所制得的地黄苷 D 标准物质纯度为 98%~100%（w/w）。

【主权项】一种地黄苷 D 标准物质，其特征在于该标准物质由中药地黄中提取获得。

三十、一种利用活性炭柱层析和结晶技术提取纯化梓醇的方法

【申请号】CN201110275524.8

【申请日】2011-09-16

【公开号】CN102408461A

【公开日】2012-04-11

【发明人】刘明；王慧森；李更生

【摘要】本发明属于医药技术领域，具体涉及一种从中药鲜地黄块根中分离制备梓醇的方法。即以中药地黄的新鲜块根为原料，采用活性炭柱层析分离纯化的方法，同时

灵活运用溶剂提取法、硅胶柱分离法和多种结晶技术制备纯度不同的梓醇产品。目的在于提供一种工艺简捷、环保节能、适宜工业化生产制备梓醇的方法。

【主权项】一种利用活性炭和结晶技术从中药地黄的新鲜块根中提取纯化梓醇的方法，其特征在于：①药材的前处理取当年产鲜地黄块根，净选，除去非药用部位、杂质及霉变品、虫蛀品、灰屑等，水洗或漂除去泥沙，切薄片或小块；②溶剂提取在植物材料中拌入碳酸钙或氢氧化钡，以抑制酶的活性和中和植物酸，加入原料量 4~5 倍的乙醇，以 3 000~8 000 rpm 转速破碎提取，甩干机离心初步分离去植物破碎组织，过滤提取液，浓缩，干燥成干浸膏；③活性炭柱层析分离上述提取步骤所获得的产物加水溶解，过滤，通过已处理好的分离柱（颗粒状活性炭于 150 ℃加热处理 4.5 小时后，再加蒸馏水浸泡 1 小时，除浮粉后用蒸馏水湿法装柱），先以水洗脱至流出液近无色，并且糖反应试验阴性（molish 反应阴性）结合 TLC 检查至梓醇出现为止，用 75%乙醇溶液继续洗脱至无梓醇检出止，合并醇洗脱液，回收乙醇并浓缩，干燥成干浸膏；④硅胶柱层析分离上述提取步骤所获得的产物加甲醇或乙醇溶解，过滤，加适量柱层层析硅胶拌样，干燥后，样品加于层析柱的顶端，乙酸乙酯：乙醇（8：2）洗脱，TLC 检测收集合并含梓醇的洗脱液，回收溶剂，残渣 60 ℃以下干燥；⑤结晶上述提取步骤所获得的产物，以丙酮：水（1：1）为结晶溶剂，可以采用一次结晶（包括冷却结晶、蒸发结晶、真空结晶、反应和盐析结晶）、重结晶、分级结晶等技术，进行分批（间歇）操作或连续操作，再通过固—液分离、洗涤等操作，得到纯度较高的梓醇产品。

三十一、一种地黄叶保健茶及其制备方法

【申请号】CN201110306826.7

【申请日】2011-10-12

【公开号】CN102406009A

【公开日】2012-04-11

【发明人】刘明；王慧森；李更生

【摘要】本发明公开了一种地黄叶保健茶及其制备方法，属于保健植物茶叶技术领域。地黄系我国著名的"四大怀药"之一，地黄叶资源丰富、具有广泛的药理活性和用途，但长期以来均弃之不用。发明人研究发现，地黄叶中主要活性物质具有很好的水溶性，经沸水或热水的反复冲泡能够充分溶出，非常适宜于开发成保健茶，具有一定科学性和合理性；在传统中医学理论指导下，根据制茶原理和成分的化学性质确定了制备方法，工艺成熟简单，易于推广。该地黄叶保健茶与地黄有着类似的成分和功效，同样具有清热凉血、养阴生津、补肾摄精等多方面的保健作用，适用人群广泛，在适应人们泡茶、饮茶习惯的同时，起到预防疾病、促进康复多方面的辅助调节功能。

【主权项】一种地黄叶保健茶，其特征在于：配方原料为地黄叶，制成单味"代茶"。

三十二、高血压中医辨证分型仪

【申请号】CN201120264239.1

【申请日】2011-07-25

【公开号】CN202207134U

【公开日】2012-05-02

【发明人】田元生；王守富；曹剑天；程广书；蔡州

【摘要】本实用新型涉及一种高血压中医辨证分型仪；高血压中医辨证分型仪含有心电传感器、脉搏传感器、信号采集处理器和计算机，心电传感器和脉搏传感器的输出端与信号采集处理器的信号输入端口连接，信号采集处理器的通信接口与计算机的主机的第一通信口连接；信号采集处理器含有信号放大电路、模数转换电路、微处理器和串口转换电路，信号输入端口与信号放大电路的输入端连接，信号放大电路的输出端与模数转换电路的输入端连接，模数转换电路的输出端与微处理器连接，微处理器的串行口与串口转换电路的一个转换端口连接，串口转换电路的另一个转换端口与通信接口连接；本实用新型提供了一种诊断功能强、使用方便的高血压中医辨证分型仪。

【主权项】一种高血压中医辨证分型仪，含有传感器和分析处理模块，其特征是：传感器含有心电传感器和脉搏传感器，分析处理模块含有信号采集处理器和计算机，心电传感器和脉搏传感器的输出端与信号采集处理器的信号输入端口连接，信号采集处理器的通信接口与计算机的主机的第一通信口连接；信号采集处理器含有信号放大电路、模数转换电路、微处理器和串口转换电路，信号采集处理器的信号输入端口与信号放大电路的输入端连接，信号放大电路的输出端与模数转换电路的输入端连接，模数转换电路的输出端与微处理器连接，微处理器的串行口与串口转换电路的一个转换端口连接，串口转换电路的另一个转换端口与信号采集处理器的通信接口连接。

三十三、一种保健枕

【申请号】CN201220470760.5

【申请日】2012-09-17

【公开号】CN202775468U

【公开日】2013-03-13

【发明人】田元生；程广书；蔡州；张玮

【摘要】本实用新型公开了一种保健枕，包括枕芯，所述枕芯正面设有用于容纳药袋的空腔，空腔上设有盖布，盖布与枕芯通过粘扣或拉链连接。本实用新型通过在枕芯上设置空腔用于填充药袋，空腔上设置通过拉链或者粘扣连接的盖布，使用时只需拉开盖布在里面装上药袋即可，结构简单、使用方便。

【主权项】一种保健枕，包括枕芯，其特征在于，所述枕芯正面设有用于容纳药袋的空腔，空腔上设有盖布，盖布与枕芯通过粘扣或拉链连接。

三十四、用于治疗缺血性中风、冠心病心绞痛的益气熄风中药制剂

【申请号】CN201310222070.7

【申请日】2013-06-06

【公开号】CN103251822A

【公开日】2013-08-21

【发明人】张留记

【摘要】本发明公开了一种用于治疗缺血性中风、冠心病、心绞痛的益气熄风中药制剂，它是由原料药黄芪、红景天、赤芍、全蝎、地龙、僵蚕、天麻制备而成：将全蝎用乙醇淋洗干净，干燥后研成细粉备用；黄芪、红景天、赤芍、地龙、僵蚕、天麻六味药加水煎煮三次，每次1小时，合并三次煎液，过滤杂质，滤液浓缩至相对密度1.15～1.25，加入糊精，混合均匀后喷雾干燥；然后将全蝎细粉加入、混匀，制成颗粒状，按常规中药剂型制成成药即可。本发明的优点在于该制剂在抗脑缺血、抗心肌缺血、抑制血小板的聚集和黏附、抗血栓等方面具有明显的药理活性，可为临床治疗缺血性脑中风恢复期相关病症和冠心病、心绞痛提供一种新的方法和思路。

【主权项】一种用于治疗缺血性中风、冠心病、心绞痛的益气熄风中药制剂，其特征在于：它是由原料药黄芪、红景天、赤芍、全蝎、地龙、僵蚕、天麻按照下述重量分配比和方法制备而成。配比：黄芪　1 000 份；红景天　200 份；赤芍　200 份；全蝎 100 份；地龙　167 份；僵蚕　167 份；天麻　200 份；制备方法：将全蝎用乙醇淋洗干净，干燥后研成细粉备用；黄芪、红景天、赤芍、地龙、僵蚕、天麻六味药加水煎煮三次，每次1小时，合并三次煎液，过滤杂质，滤液在70℃条件下浓缩至相对密度1.15～1.25，加入糊精35份，混合均匀后喷雾干燥；然后将全蝎细粉加入、混匀，制成颗粒状，按常规中药剂型制成成药即可。

三十五、用于全自动血培养仪的温育箱

【申请号】CN201320625303.3

【申请日】2013-10-11

【公开号】CN203530316U

【公开日】2014-04-09

【发明人】刘聪；徐真；余峰；张关亭

【摘要】本实用新型公开了一种用于全自动血培养仪的温育箱，包括箱架和带有多个培养瓶插孔的检测架，箱架内插装有抽屉，在抽屉内侧壁上铰接有支撑架，检测架设置在支撑架上；在支撑架后部设置有楔块，对应于楔块的箱架侧壁上固定有导轨座和设置在其上的导轨，导轨上套装有中部开有插孔的滑块，楔块活动插装于滑块的插孔内；

滑块上铰接有连杆，连杆的另一端与偏心盘相铰接，偏心盘安装于设置在箱架上的电机轴上。本温育箱优点在于实现检测架来回往复均匀地摇晃，使血培养瓶得到不断的摇晃，保证了血培养瓶中细菌更好地生长。箱体采用抽屉模式结构，大大方便了检测架和培养瓶的取、放操作，同时也提高了检测过程的安全性和工作效率。

【主权项】一种用于全自动血培养仪的温育箱，包括箱架和带有多个培养瓶插孔的检测架，其特征在于：所述箱架内插装有抽屉，在所述抽屉内侧壁上铰接有支撑架，所述检测架设置在所述支撑架上；在支撑架后部设置有楔块，对应于所述楔块的箱架侧壁上固定有导轨座和设置在其上的导轨，所述导轨上套装有中部开设有插孔的滑块，所述楔块活动插装于所述滑块的插孔内；所述滑块上铰接有连杆，所述连杆的另一端与偏心盘相铰接，所述偏心盘安装于设置在箱架上的电机轴上。

三十六、全自动血培养仪

【申请号】CN201330479602.6

【申请日】2013-10-11

【公开号】CN302791114S

【公开日】2014-04-09

【发明人】张关亭；刘聪；徐真；余峰

【摘要】

1. 本外观设计产品的名称　全自动血培养仪。

2. 本外观设计产品的用途　体外诊断医疗器械，主要用于检验血液中有无细菌存在。

3. 本外观设计的设计要点　产品的整体形状。

4. 最能表明设计要点的图片或者照片　主视图。

三十七、治疗非酒精性脂肪肝的马齿苋口服液及其制备方法

【申请号】CN201410038780.9

【申请日】2014-01-27

【公开号】CN103768289A

【公开日】2014-05-07

【发明人】牛美兰；何雄文；张伟；田恒运；付志豪；裴岩岩

【摘要】本发明提供一种治疗非酒精性脂肪肝的马齿苋口服液及其制备方法。它是选用马齿苋为主要原料和丹参、决明子、生山楂、泽泻配伍、经提取工艺制备而成。通过对非酒精性脂肪肝动物模型防治→实验室血生化结果→肝组织病理学形态检查→分析马齿苋口服液防治非酒精性脂肪肝的作用机制。通过实验得知，马齿苋口服液能明显降低非酒精性脂肪肝大鼠血清中的总胆固醇、甘油三酯的含量，降低丙氨酸氨基转移酶和

天门冬酸氨基转移酶的活性，并与剂量成正相关，说明马齿苋口服液在改善血脂代谢、抗脂质过氧化、保护肝功能等方面具有良好的治疗作用。

【主权项】一种治疗非酒精性脂肪肝的马齿苋口服液，其特征在于，它是由下述重量组分的原料配制而成：马齿苋 30~45 份，丹参 25~35 份，决明子 10~20 份，生山楂 10~20 份，泽泻 10~15 份，原料药和洁净水的重量体积比例为 1g：10 mL。

三十八、放血收集器

【申请号】CN201320847401.1

【申请日】2013-12-21

【公开号】CN203647471U

【公开日】2014-06-18

【发明人】王新义；薛爱荣；张向阳；魏薇；薛爱霞；杜树明；徐鹏；杨华丽；王丽娟；姬小莉

【摘要】本实用新型涉及放血收集器，可有效解决下肢放血疗法中血液不容易清理，易造成交叉感染和放血量无法估量的问题，其解决的技术方案是，包括收集器体和量筒，收集器体为上、下开口的中空体，收集器体的底板为圆弧面形，收集器体上部的进液口两侧在底板上装有对称的防漏槽，防漏槽的出液端与收集器体的进液口相连，两侧防漏槽的端部分别装有相对应的第一固定带和第二固定带，收集器体下部的出液口与量筒的进液口相连，本实用新型结构新颖独特，简单合理，易生产，成本低，使用方便、效果好，有良好的社会和经济效益。

【主权项】一种放血收集器，包括收集器体和量筒，其特征在于，收集器体为上、下开口的中空体，收集器体的底板为圆弧面形，收集器体上部的进液口两侧在底板上装有对称的防漏槽，防漏槽的出液端与收集器体的进液口相连，两侧防漏槽的端部分别装有相对应的第一固定带和第二固定带，收集器体下部的出液口与量筒的进液口相连。

三十九、一种胸腔闭式引流装置

【申请号】CN201420642837.1

【申请日】2014-10-27

【公开号】CN204121477U

【公开日】2015-01-28

【发明人】白卫云；程治强；王志兵；楚晓飞；张关亭；刘会彩

【摘要】本实用新型提供一种胸腔闭式引流装置，它包括引流管，其一端为胸腔内入口，另一端为引流出口，在所述引流管胸腔内入口至引流出口之间依次设置有引流管侧壁孔、胸壁内气囊、胸壁外活动式固定夹、挤压气囊及开关阀；所述胸壁外活动式固定夹以滑动连接的方式设置在引流管上；在胸壁外活动式固定夹和挤压气囊之间的引流管段上以旁路的方式还设置有注药管，在所述注药管上设置有单向装置，且在注药管的管口封帽上设置有注气孔和注药孔；从而使得引流管在治疗患者气胸，血胸，胸腔积液等病情时减少患者的痛苦，使用操作简单方便。

【主权项】一种胸腔闭式引流装置，其特征在于：它包括引流管，其一端为胸腔内入口，另一端为引流出口，在所述引流管胸腔内入口至引流出口之间依次设置有引流管侧壁孔、胸壁内气囊、胸壁外活动式固定夹、挤压气囊及开关阀；所述胸壁外活动式固定夹以滑动连接的方式设置在引流管上；在胸壁外活动式固定夹和挤压气囊之间的引流管段上以旁路的方式还设置有注药管，在所述注药管上设置有单向装置，且在注药管的管口封帽上设置有注气孔和注药孔。

四十、一种用甘草酸原料合成甘草锌的工艺

【申请号】CN201510021708. X

【申请日】2015-01-09

【公开号】CN104530177A

【公开日】2015-04-22

【发明人】刘长河；仁孝德；郭荣华；王艳艳；刘方洲；马开；李开言；王晓丽

【摘要】本发明涉及一种用甘草酸原料合成甘草锌的工艺，它是经过选材、混合冷冻、溶解、调节 pH 值、搅拌、离心洗涤、搅拌离心和烘干的合成工艺，本发明在 0 ℃或者更低的温度的水溶液状态下生成甘草酸三铵盐，由于温度低（0 ℃或更低）抑制了甘草酸三铵盐的水解，不需要分离出甘草酸三铵盐直接加入冰醋酸生成甘草酸单铵盐，通过低温降低了甘草酸单铵盐的溶解，提高了合成的成品率，降低了生产成本，本发明具有原料来源广泛、价格低廉、合成工艺简单的优点。

【主权项】一种用甘草酸原料合成甘草锌的工艺，其特征在于：所述的提取工艺包括如下步骤。

步骤 1：选材，选取 25%的甘草酸。

步骤 2：混合，取 600 mL 的水，加入 20 mL 的浓氨水混合。

步骤 3：冷冻，将步骤 2 的混合物冷冻成冰水混合物。

步骤 4：溶解，将步骤 3 得到的冰水混合物在搅拌状态下加入 100 g 的甘草酸，在搅拌的过程中加入冰，使其温度保持为 0 ℃，其中搅拌速度为 30 r/分，搅拌时间为 10 分钟。

步骤 5：第一次调节 pH 值，加入浓氨水将步骤 4 得到溶液的 pH 值调至 7.5。

步骤 6：第二次调节 pH 值，将步骤 5 得到的溶液继续搅拌，在搅拌的过程中缓慢地加入 10 mL 冰醋酸，将 pH 值调至 4.5，并搅拌成将要成果冻状，其中搅拌速度为 30r/分。

步骤 7：调节状态，将步骤 6 将要成果冻状的溶液中加入 2 mL 的冰醋酸，搅拌至果冻状。

步骤 8：放置，将步骤 7 得到的果冻状溶液放置在 -10 ℃的环境中 12~24 小时，使其结冰。

步骤 9：解冻，取一定量的步骤 8 得到的冰冻状物，放置在室温状态下自然解冻。

步骤 10：高速离心，将步骤 9 得到的溶液放置在高速离心机内离心，离心时间为 5~10 分钟。

步骤 11：离心、洗涤，将步骤 10 中得到的溶液加入 1~20 倍量的冰水混合物，搅拌离心，反复洗涤。

步骤 12：加热，将步骤 11 得到的离心固体物加入 600 mL 水中，在搅拌的过程中加热至 80~85 ℃，其中搅拌速度为 30 r/min。

步骤 13：搅拌，将步骤 12 得到的溶液在搅拌状态下滴入预热至 80 ℃的 5%硫酸锌饱和溶液，并搅拌，搅拌时间为 30 分钟，其中搅拌速度为 30r/分，加入硫酸锌饱和溶液的量为 100 mL。

步骤 14：冷却，将步骤 13 得到的溶液停止加热并继续搅拌，使温度降到 40~50 ℃。

步骤 15：保温搅拌：将步骤 14 得到的溶液保持温度在 40~50 ℃的状态下继续搅拌，搅拌时间为 4 小时。

步骤 16：放置，将步骤 15 得到的溶液放置在 0 ℃的温度下放置，放置时间为 12~24 小时。

步骤 17：离心、洗涤，将步骤 16 得到的溶液放置在离心机内离心，并加入冰水洗涤，离心时间为 5~10 分钟。

步骤 18：干燥，将步骤 17 得到的固态物，平铺至纱布上，冷风吹干或在 60 ℃压强在 0.06~0.1 mpa 的环境中烘干，得到甘草锌。

四十一、一种用于治疗中风的中药组合物及其制备方法

【申请号】CN201410853808.4

【申请日】2014-12-31

【公开号】CN104523861A

【公开日】2015-04-22

【发明人】田元生；范军铭

【摘要】本发明属于中药技术领域，具体公开了一种用于治疗中风的中药组合物，同时还公开了其制备方法。该用于治疗中风的中药组合物由以下重量份数的原料药制成：红参 90~110 份、丹参 190~210 份、三七 90~110 份、土鳖虫 40~60 份、穿山甲 90~110份、水蛭 40~60 份、大黄 50~70 份。本申请中药组合物配方精炼、配伍明确，七味药同用可达到培本固元、益气复脉、逐瘀通络之功，对于缺血性中风特别是缺血性中风引起的肌力降低、肌张力增高有独特的疗效。

【主权项】一种用于治疗中风的中药组合物，其特征在于，由以下重量份数的原料药制成。以下略。

四十二、一种从木豆叶中提取抗骨质疏松和降脂物的工艺

【申请号】CN201510021698.X

【申请日】2015-01-09

【公开号】CN104547001A

【公开日】2015-04-29

【发明人】刘长河；王艳艳；郭荣华；任孝德；刘方洲；马开；王晓丽；李开言

【摘要】本发明涉及一种从木豆叶中提取抗骨质疏松和降脂物的工艺，它是由干燥的木豆叶经过粗粉、渗漉、大孔树脂吸附、减压浓缩、低温沉淀、洗脱、减压浓缩和低温结晶后得到的抗骨质疏松和降脂物，本发明通过渗漉提取，不经过加热，有效成分破坏较小，大孔树脂DM21/D941联用吸附木豆叶不同成分，工艺简单，收率高，提取的有效部位无毒性，抗骨质疏松、降脂效果显著。

【主权项】一种从木豆叶中提取抗骨质疏松和降脂物的工艺，其特征在于：所述的提取工艺包括如下步骤。

步骤1：选材，选取一定量的干燥木豆叶。

步骤2：粗粉，将步骤1得到的木豆叶放入粉碎机中粉碎，粉碎的颗粒为粒径20~60目。

步骤3：渗漉，将步骤2得到的粗粉颗粒放入渗漉器内，密闭放置2小时，然后取为木豆叶5倍质量的80%乙醇渗漉，流速控制10~20 mL/min。

步骤4：处理DM21，分别取体积为DM21容积2倍的4%氢氧化钠溶液、4%盐酸溶液、乙醇依次交替处理。

步骤5：大孔树脂吸附，将步骤3得到的渗滤液缓慢加至已经处理好的DM21大孔树脂柱，流速控制10~20 mL/分。

步骤6：减压浓缩，将步骤5得到的液体在60℃，压力0.04~0.1 mpa的环境下浓缩至为木豆叶量一半的质量。

步骤7：低温沉淀，将步骤6得到的浓缩液在0~10℃下放置至出现大量白色沉淀。

步骤8：洗脱，取为木豆叶质量2倍的90%乙醇洗脱DM21树脂柱。

步骤9：回收乙醇，将步骤8中的洗脱液放入到减压罐内，控制温度为60℃，压力0.04~0.1 mpa，加热回收乙醇直至没有醇味。

步骤10：处理D941，取体积为D941容积2倍的4%氢氧化钠溶液在10~30 mL/分流速通过，去离子水洗至流出液中性，再取体积为D941容积2倍的4%盐酸溶液在10~30 mL/分流速通过，去离子水洗至流出液中性，再取体积为D941容积1倍的95%乙醇洗脱，最后取体积为D941容积3倍的去离子水洗。

步骤 11：水洗脱，将步骤 9 得到液体以流速 20~30 mL/分流入 D941 大孔吸附树脂柱，然后水洗脱至流出液为无色，弃去水溶液。

步骤 12：70% 乙醇洗脱，将步骤 11 的 D941 大孔吸附树脂柱继续加入为木豆叶质量 2 倍的 70% 乙醇洗脱，收集洗脱液。

步骤 13：浓缩，将步骤 12 的得到的洗脱液放至薄膜浓缩装置中在温度为 60 ℃，压力 0.04~0.1 mpa，浓缩至为木豆叶量 1/5 的质量。

步骤 14：低温结晶，将步骤 13 得到的浓缩液在低温 0~4℃下放置 12 小时，出现白色晶体。

四十三、一种从菜粕中提取降压物的提取工艺

【申请号】CN201510021706.0

【申请日】2015-01-09

【公开号】CN104644717A

【公开日】2015-05-27

【发明人】刘长河；王艳艳；任孝德；郭荣华；马开；刘方洲；李开言；周红艳；王晓丽

【摘要】本发明涉及一种从菜粕中提取降压物的提取工艺，它是菜粕经过选材、提取、高速离心、吸附油脂、除杂、洗脱、减压浓缩和低温干燥后得到的降压物，本发明中菜粕为油菜籽压榨油料后的剩余物，原料来源广泛，价格低廉，本提取工艺利用成本低廉的水提取菜粕中的水溶性成分，经过硅藻土吸附油脂脱脂处理，再高速离心脱脂，大孔树脂 D941 除杂，再利用 DM21 大孔树脂吸附 D941 树脂柱流出液中的降压成分，水溶液和 20% 乙醇溶液洗去杂质成分，50% 乙醇溶液洗脱降压的成分，50% 乙醇溶液用量少，节约成本，所得的降压物的有效成分含量高，降压疗效显著。

【主权项】一种从菜粕中提取降压物的提取工艺，其特征在于：所述的提取工艺包括如下步骤。

步骤 1：选材，选取一定量的干燥菜粕。

步骤 2：第一次水提取，将步骤 1 得到的菜粕放入多功能提取罐中，然后加入为菜粕 10 倍重量的纯净水，加热至沸腾，煎煮 1.5 小时。

步骤 3：过滤，将步骤 2 煎煮后的提取液从多功能提取罐的滤网中放出，得到第一次提取液。

步骤 4：第一次水提取，将步骤 2 过滤后的药渣内再次加入为菜粕 10 倍重量的纯净水，加热至沸腾，煎煮 1.5 小时。

步骤 5：再过滤，将步骤 4 煎煮后的提取液再次从多功能提取罐的滤网中放出，得到第二次提取液。

步骤 6：合并，将第一次提取液和第二次提取液合并在一起。

步骤7：高速离心，合并后的提取液放入 8 000~10 000 转/分的离心机内，做高速离心运动 5~10 分钟。

步骤8：吸附油脂，在层析柱内加入与提取液质量比为 1：100 的硅藻土，再将步骤7 得到的离心液加入层析柱内且流速为 50 mL/分。

步骤9：再次高速离心，将步骤8 得到的液体再次放入 8000~10 000 转/分的离心机内，做高速离心运动 5~10 分钟。

步骤10：除杂，将流出的离心液流入 D941 大孔吸附树脂柱内，除去杂质，得到含有降压成分的液体。

步骤11：水洗脱，将步骤10 的液体以流速 20~30 mL/分流入 DM21 大孔吸附树脂柱，然后水洗脱至流出液为无色，弃去水溶液。

步骤12：20%乙醇洗脱，将步骤11 的 DM21 大孔吸附树脂柱继续加入 20%乙醇洗脱至流出液无色，弃去 20%乙醇洗脱液。

步骤13：50%乙醇洗脱，将步骤11 的 DM21 大孔吸附树脂柱再继续加入 50%乙醇洗脱。

步骤14：回收乙醇，取为菜粕原料量 1/3 的 50%乙醇洗脱液，放入到减压罐内，控制温度为 60 ℃，减压加热煮沸 30 分钟，回收乙醇。

步骤15：减压浓缩，将步骤14 中剩余的溶液继续减压浓缩，控制温度为 60 ℃，减压加热浓缩至成稠膏状。

步骤16：低温干燥，将步骤15 的稠膏在低温 60℃下进行干燥，得到降压物。

四十四、一种治疗高血压和高血脂的组合药物的提取工艺

【申请号】CN201510022058.0

【申请日】2015-01-09

【公开号】CN104644718A

【公开日】2015-05-27

【发明人】刘长河；王艳艳；郭荣华；仁孝德；刘方洲；马开；王晓丽；李开言

【摘要】本发明涉及一种治疗高血压和高血脂的组合药物的提取工艺，它是以蒺藜和莱菔子的组合药物，本发明经过选材、提取、高速离心、油脂吸附、除杂、吸附洗脱和低温低压浓缩干燥的组合药物，原料来源广泛，价格低廉，本提取工艺利用水提取、硅藻土吸附油脂、D941 大孔吸附树脂、DM21 大孔吸附树脂和 AB-8 大孔吸附树脂的吸附洗脱，再利用 70%和 50%的乙醇洗脱除杂，本发明具有原料来源广泛、价格低廉、提取工艺简单、治疗高血压和高血脂疗效显著的优点。

【主权项】一种治疗高血压和高血脂的组合药物的提取工艺，其特征在于：所述的组合药物为蒺藜和莱菔子，所述的提取工艺包括如下步骤。

步骤1：选材，选取一定量的干燥蒺藜和一定量的干燥莱菔子。

步骤2：混合，将步骤1 选取的干燥蒺藜和干燥的莱菔子均匀混合。

步骤 3：加热：将步骤 2 得到的蒺藜和莱菔子的混合物放入多功能提取罐中，然后加入蒺藜和莱菔子的 10 倍重量的纯净水，加热至沸腾。

步骤 4：第一次水提取，在步骤 3 沸腾的状态下进行第一次水提取，提取时间为 90 分钟，得到提取液。

步骤 5：第二次水提取，在步骤 4 提取后进行第二次提取，提取时间为 90 分钟，得到提取液。

步骤 6：第三次水提取，在步骤 5 提取后进行第三次提取，提取时间为 90 分钟，得到提取液。

步骤 7：过滤，将步骤 4、步骤 5 和步骤 6 得到的提取液从多功能提取罐的滤网中放出，得到第一次提取液。

步骤 8：高速离心，将步骤 7 得到的第一次提取液放入高速离心机内离心，离心时间为 5~10 分钟，得到离心液。

步骤 9：吸附油脂，取一定量的离心液通过硅藻土柱，流速为 50~100 mL/分，得到第一次流出液，其中离心液和硅藻土柱内放置的硅藻土的质量比为 10∶1。

步骤 10：除杂：将步骤 9 得到的第一次流出液流入 D941 大孔吸附树脂柱内，流速为 50~100 mL/分，除去杂质，得到第二次流出液，其中选取 D941 大孔吸附树脂的体积值与步骤 1 中选材的质量值比为 1∶10。

步骤 11：水洗脱、吸附，将步骤 10 中得到的第二次流出液流入 DM21 大孔吸附树脂柱，用水洗脱，洗脱至流出无色，弃去水溶液。

步骤 12：70%乙醇洗脱、吸附，将步骤 11 水洗脱后的液体以流速为 20~30 mL/分流入 DM21 大孔吸附树脂柱，继续加入步骤 1 选材重量值的 2 倍量的 70%乙醇洗脱，在低温 60℃和低压 0.04~0.1 mpa 的环境下回收乙醇，得到浓缩液。

步骤 13：高速离心，将步骤 12 得到的浓缩液加入 50kg 的水溶解，在高速离心机离心处理，离心时间为 5~10 分钟。

步骤 14：水洗脱，吸附，将步骤 13 得到的离心后的溶液流入 AB~8 大孔吸附树脂柱，用水洗脱至流出液为无色，弃去水溶液，其中大孔吸附树脂与步骤 1 选材的重量比为 1∶10。

步骤 15：50%乙醇洗脱、吸附，将步骤 14 得到的溶液再次流入 AB~8 大孔吸附树脂柱，再继续加入步骤 1 选材重量值的 2 倍的 50%乙醇洗脱，流速为 10~30 mL/min，收集洗脱液。

步骤 16：浓缩、干燥，将步骤 15 得到的洗脱液在低温 60℃低压 0.04~0.1 mpa 的环境下浓缩、干燥洗脱液，即得组合药物。

四十五、灸疗床

【申请号】CN201420808345.5

【申请日】2014-12-19

【公开号】CN204352179U

【公开日】2015-05-27

【发明人】田元生

【摘要】本实用新型公开了一种灸疗床,其床体的底板上布设有红外线光源,床体的顶部的床板上对应人体的背部和双腿部布设有条形透光缝,床板上固定有将条形透光缝封上的红外线滤光板,床板上盖设有床垫,床垫上开设有与条形透光缝形状位置吻合的透光条,床体上方设有中空的床顶,床顶通过四角处设置的立柱与床体固定,床顶的底板上对应人体的头部开设有排烟进口,床顶内设有进风口与排烟进口连通的排烟装置,排烟装置的出风口通过风管与设置在床顶的顶板上的排烟出口连通。床体内设置有红外线光源和排烟装置,排烟装置可将艾灸产生的烟气排出,结束临床应用艾灸时,艾绒引燃后所产生大量可吸入烟霾对医患双方健康的损坏,并可将艾灸与红外线照射结合。

【主权项】一种灸疗床,其特征在于:包括箱型的床体,床体的底板上布设有红外线光源,床体的顶部设有床板,所述床板上对应人体的背部和双腿部布设有条形透光缝,条形透光缝的延伸方向与床体的延伸方向一致,所述床板上固定有将条形透光缝封上的红外线滤光板,床板上盖设有床垫,床垫上开设有与所述条形透光缝形状位置吻合的透光条,床体上方设置有中空的床顶,床顶通过四角处设置的立柱与床体固定,床顶的底板上对应人体的头部开设有排烟进口,床顶内设置有进风口与排烟进口连通的排烟装置,排烟装置的出风口通过风管与设置在床顶的顶板上的排烟出口连通。

四十六、一种治疗足癣用灸条及其制备方法

【申请号】CN201510052353.0

【申请日】2015-02-02

【公开号】CN104666594A

【公开日】2015-06-03

【发明人】田元生

【摘要】本发明属于中药技术领域,具体公开了一种治疗足癣用灸条,还公开了其制备方法。该足癣用灸条由以下重量份数的原料制成:艾叶40~50份、烟叶20~30份、土槿皮5~10份、白鲜皮5~10份、地肤子5~10份、苦参5~10份、黄柏5~10份、冰片5~10份。本发明提供的灸条君臣佐使配伍明确,组方精炼,治疗各种脚气特别是湿热下注型脚湿气,运用艾灸的温热作用,使药力直达患处,可驱邪外出,使邪毒随艾灸之热气而外达,以使人体气机条畅,达到清热燥湿、杀虫解毒、祛风止痒的效果,临床使用对足癣治疗效果明显,特别是治疗湿热下注型脚湿气有非常显著的疗效。

【主权项】一种治疗足癣用灸条,其特征在于,由以下重量份数的原料制成。以下略。

四十七、一种金银花微波杀青仪

【申请号】CN201520313061.3

【申请日】2015-05-11

【公开号】CN204718306U

【公开日】2015-10-21

【发明人】刘长河；郭荣华；王艳艳；刘方洲；仁孝德

【摘要】一种金银花微波杀青仪，它包括微波仪壳体，微波仪壳体的左端连接有门体，门体的中部设置有视屏窗，门体的左部设置有电磁感应条，微波仪壳体的右部从上至下依次设置有湿度显示盘、时间显示盘、操作盘、门体开关以及运行开关，微波仪壳体内部的上表面设置有排风装置，微波仪壳体内部的右表面设置有湿度感应仪，微波仪壳体内部的下表面设置有转轴，转轴连接有差速器，差速器的上端面设置有输出轴 A 和输出轴 B，输出轴 A 的上端面连接有转盘支撑，转盘支撑的上端面设置有玻璃转盘，输出轴 B 的上端面连接有搅拌子；本实用新型具有操作方便、温度均匀、价格低廉的优点。

【主权项】一种金银花微波杀青仪，它包括微波仪壳体，其特征在于：所述的微波仪壳体的左端通过合页连接有门体，所述的门体的中部设置有视屏窗，门体的左部设置有电磁感应条，微波仪壳体的右部从上至下依次设置有湿度显示盘、时间显示盘、操作盘、门体开关以及运行开关，微波仪壳体内部的上表面设置有排风装置，微波仪壳体内部的右表面设置有湿度感应仪，微波仪壳体内部的下表面设置有转轴，所述的转轴连接有差速器，所述的差速器的上端面设置有输出轴 A 和输出轴 B，所述的输出轴 A 的上端面连接有转盘支撑，所述的转盘支撑的上端面设置有玻璃转盘，所述的玻璃转盘为中空的漏斗形结构，玻璃转盘设置有网状小孔，玻璃转盘的上表面的中心向四周纵向设置有三棱突起，所述的输出轴 B 的上端面连接有搅拌子，所述的搅拌子为"Y"形结构。

四十八、一种金银花热气流烘干装置

【申请号】CN201520313005.X

【申请日】2015-05-11

【公开号】CN204718316U

【公开日】2015-10-21

【发明人】刘长河；郭荣华；王艳艳；刘方洲；仁孝德

【摘要】本实用新型涉及一种金银花热气流烘干装置，它包括罐体和罐门，罐体和罐门的外壁均设置为双层中空结构，罐体内壁设置支撑座组，支撑座组包括设在罐体内壁两侧和中部的支撑座，支撑座上设有物料盘，罐体的底部设有烘干管，烘干管设有热气出口，烘干管的下部连有主供气管和副供气管，主供气管设置有主调节阀，副供气管

设置有副调节阀，主调节阀和副调节阀连有控制器，烘干管的上部连有分流管，分流管连有热气喷头，罐体上部设有湿度传感器和温度传感器，罐体的正面四周设有密封条，罐门的正面四周设有密封条，具有结构简单、设计合理、降低了劳动强度、节约能源、减少烘干时间、烘干效果好、放置取用方便、烘干均匀、能够自动调节的优点。

【主权项】一种金银花热气流烘干装置，它包括罐体和罐门，其特征在于：所述的罐体通过合页与罐门的一侧连接，罐体和罐门组成空心圆柱体结构，罐体和罐门的外壁均设置为双层中空结构，罐体的下端设置有支腿，罐体的上端中部设置有圆形排气孔，罐体内壁设置支撑座组，所述的支撑座组包括设置在罐体内壁两侧和中部的支撑座，所述的支撑座上设置有物料盘，所述的物料盘的圆周设置有托物缘，物料盘的中部设置有不锈钢网筛，罐体的底部设置有烘干管，所述的烘干管设置有热气出口，烘干管的下部连接有主供气管和副供气管，所述的主供气管设置有主调节阀，所述的副供气管设置有副调节阀，所述的主调节阀和副调节阀连接有控制器，烘干管的上部连接有分流管，所述的分流管连接有热气喷头，罐体的上部设置有湿度传感器和温度传感器，罐体的正面四周设置有密封条，罐体的一侧设置有锁扣，所述的罐门的正面四周设置有密封条，罐门的内壁中部设置有支撑座，罐门的一侧设置有固定锁。

四十九、家用中药熏蒸治疗器

【申请号】CN201520443049.4

【申请日】2015-06-26

【公开号】CN204766456U

【公开日】2015-11-18

【发明人】王国栋；张关亭；王燕

【摘要】本实用新型属于医疗器械技术领域，具体公开了一种家用中药熏蒸治疗器，包括熏蒸浴罩和设在熏蒸浴罩下面的座椅，熏蒸浴罩内设有方框形浴罩支撑架，熏蒸浴罩顶部设有头部进口，头部进口外设有颈部密封，熏蒸浴罩侧面设有进出密封；熏蒸浴罩下部设有软体罩，软体罩突出于浴罩支撑架；座椅内设有加热装置，加热装置上设有中药煎煮容器。本实用新型结构合理、使用方便、成本低且治疗效果好。

【主权项】家用中药熏蒸治疗器，包括熏蒸浴罩和设在熏蒸浴罩下面的座椅，熏蒸浴罩内设有方框形浴罩支撑架，其特征在于：所述熏蒸浴罩顶部设有头部进口，头部进口外设有颈部密封，熏蒸浴罩侧面设有进出密封；所述熏蒸浴罩下部设有软体罩，软体罩突出于浴罩支撑架；所述座椅内设有加热装置，加热装置上设有中药煎煮容器。

五十、一种治疗高尿酸血症合并血脂异常的中药及其制备方法

【申请号】CN201510643673.3

【申请日】2015-10-08

【公开号】CN105106497A

【公开日】2015-12-02

【发明人】梁瑞峰；宋献美；张峰；吴晓东

【摘要】本发明公开一种治疗高尿酸血症合并血脂异常的中药及其制备方法，所述中药由以下重量份的原料组成：葫芦巴 20～40 份、绿萝花 15～25 份、田基黄 15～25 份、豨莶草 15～25 份、三角风 10～20 份、鸡矢藤 10～20 份、荜茇 6～9 份。本发明根据中医传统理论，精选原料，配伍合理，功效互补，对高尿酸血症合并血脂异常的治疗具有显著的协同作用。本发明中药对高尿酸血症合并血脂异常可标本兼治，疗效显著，临床实验表明，总有效率可达95%以上。本发明为纯中药产品，组方简单，使用方便，安全，成本低，见效快，患者痛苦小、不抗药，毒副作用小，可长期服用，避免了大量使用西药的毒副作用。

【主权项】

一种治疗高尿酸血症合并血脂异常的中药，其特征在于，由以下重量份的原料组成：葫芦巴 20～40 份、绿萝花 15～25 份、田基黄 15～25 份、豨莶草 15～25 份、三角风 10～20 份、鸡矢藤 10～20 份、荜茇 6～9 份。

五十一、一种桑当总黄酮的制备方法及其应用

【申请号】CN201510643672.9

【申请日】2015-10-08

【公开号】CN105232729A

【公开日】2016-01-13

【发明人】张峰；梁瑞峰；宋献美；吴晓东

【摘要】本发明公开了一种桑当总黄酮的制备方法及其应用，所述制备方法包括将桑当粉碎，乙醇浸泡，回流提取，提取液浓缩并加入乙醇静置，取上清液减压回收乙醇后浓缩，再将浓缩液上样，用水、体积浓度 5%～30% 的乙醇和体积浓度 40%～80% 的乙醇分别洗脱，取最后一次洗脱液，减压回收乙醇，浓缩干燥即得。本发明首次桑当为原料，制备桑当总黄酮，原料来源丰富，成本低，使用方便，见效快，患者痛苦小，不抗药，毒副作用小，安全系数高。本发明桑当总黄酮的制备方法简单，操作方便，所制备的桑当总黄酮能够有效用于高尿酸血症的治疗，有力推动了桑当的研究推广。

【主权项】一种桑当总黄酮的制备方法，其特征在于，包括以下步骤：将桑当粉碎成过 10～80 目筛的药粉，用 6～10 倍药粉重量的、体积浓度 50%～90% 的乙醇浸泡 0.5～2.0 h，60～85 ℃回流提取 2～4 次，每次提取时间 1～3 h，弃去滤渣，合并提取液；将提取液减压浓缩至相对密度为 1.05～1.15，加入体积浓度 99% 的乙醇至醇含量 70%～95%，静置 8～24 h，弃去沉淀，上清液减压回收乙醇，浓缩至药液中桑当生药质量浓度为 0.2～0.5 g/mL，得样品液；将样品液上 AB～8 型大孔吸附树脂柱，树脂与上样量体积的

比例为 10∶1，树脂柱径高比为 1∶10；先用 6~10 倍柱体积的水洗脱，得洗脱液Ⅰ弃去；续用 6~10 倍量柱体积的、体积浓度 5~30%的乙醇洗脱，得洗脱液Ⅱ弃去；继续用 6~10 倍量柱体积的、体积浓度 40~80%的乙醇洗脱，得洗脱液Ⅲ，减压回收乙醇，浓缩干燥，得桑当总黄酮。

五十二、一种翁布提取物的制备方法及其应用

【申请号】CN201510675409.8

【申请日】2015-10-08

【公开号】CN105250340A

【公开日】2016-01-20

【发明人】梁瑞峰；宋献美；张峰；吴晓东

【摘要】本发明公开了一种翁布提取物的制备方法及其应用，该制备方法包括将翁布药材粉碎，超临界二氧化碳萃取，分离，药渣 A 备用，收集挥发油，即翁布提取物 A；药渣 A 乙醇温浸提取，过滤，得到药渣 B 和提取液，提取液回收乙醇，浓缩干燥，得到翁布提取物 B；药渣 B 加水回流提取，过滤，提取液浓缩上样，收集乙醇洗脱液，回收乙醇，浓缩干燥，得到翁布提取物 C；将翁布提取物 A、翁布提取物 B 和翁布提取物 C 混合均匀，得到翁布提取物。本发明首次翁布制备翁布提取物，原料来源丰富，成本低，毒副作用小，安全系数高。本发明翁布提取物的制备方法简单，操作方便，所制备的翁布提取物能够有效用于高尿酸血症的治疗，有力推动了翁布的研究推广。

【主权项】一种翁布提取物的制备方法，其特征在于，包括以下步骤：

（1）翁布药材粉碎，过 20~80 目筛，再对其进行超临界二氧化碳萃取，萃取温度 40~50 ℃、萃取压力 20~30 MPa、萃取时间 1~2 h，萃取分离得到挥发油和药渣 A，收集挥发油，得到翁布提取物 A。

（2）在步骤（1）的药渣 A 中加入浓度 60%~95%乙醇，50~80 ℃温浸提取 2~4 次，每次提取时间为 1~3 h，每次加入浓度 60%~95%乙醇用量为药渣 A 重量的 8~12 倍，过滤，得到药渣 B 和提取液，合并提取液，回收乙醇，浓缩干燥，得到翁布提取物 B。

（3）将步骤（2）的药渣 B 加水回流提取 1~4 次，每次提取时间为 1~3h，每次水用量为药渣 B 重量的 6~10 倍，过滤，合并提取液，浓缩至相对密度 1.07，上样于大孔吸附树脂，先用水洗脱，再用浓度 30%~70%的乙醇洗脱，收集乙醇洗脱液，回收乙醇，浓缩干燥，得到翁布提取物 C。

（4）将翁布提取物 A、翁布提取物 B 和翁布提取物 C 混合均匀，得到翁布提取物。

五十三、治疗糖尿病足溃疡的中药制剂

【申请号】CN201510929261.6

【申请日】2015-12-15

【公开号】CN105456498A

【公开日】2016-04-06

【发明人】李高申；牛美兰；何雄文；郭梅珍；刘勇华；马俊远；毕晓宾；李静

【摘要】本发明提供一种治疗糖尿病足溃疡的中药制剂，选择红花、丹参、生黄芪、乳香、党参、川芎、赤芍、大黄、黄柏和生地黄按重量份制成，按照常规制剂的方法将各原材料药经过处理制成药剂学的任何一种适宜的药剂，优选制成汤剂、颗粒剂、口服液、丸剂、油膏剂、胶囊。配伍以使药物间产生协同或相加功效，具有活血化瘀、消肿止痛、清热解毒、通行血气、生肌收敛的功效，从而达到有效治疗糖尿病足溃疡。该中药制剂既有活血化瘀、行气止痛，消肿生肌、清热燥湿，泻火除蒸，解毒疗疮等功能，又有保护创面湿润，经临床研究证实，治疗糖尿病足溃疡疗效确切，总有达效率96.67%，治愈率高、安全经济、无副作用，对治疗糖尿病足溃疡具有特别意义。

【主权项】一种治疗糖尿病足溃疡的中药制剂，其特征在于：它采用纯中药原料，是由红花、丹参、生黄芪、乳香、党参、川芎、赤芍、大黄、黄柏和生地黄按重量份的组分制成，红花6~11份，丹参12~17份，生黄芪6~11份，乳香23~30份，党参14~20份，川芎6~11份，赤芍14~19份，大黄7~11份，黄柏2~5份，生地黄7~11份。

五十四、一种输液自动报警装置

【申请号】CN201521119799.2

【申请日】2015-12-30

【公开号】CN205339739U

【公开日】2016-06-29

【发明人】田蓟

【摘要】本实用新型公开了一种输液自动报警装置，包括控制器，与控制器连接的电磁阀、传感器和报警器，所述传感器为用于安装在输液器的墨菲式滴管上并检测墨菲式滴管中液相变化的液相传感器，所述电磁阀用于安装在输液器的墨菲式滴管下端的输液管上以控制输液管的通断，所述控制器用于在所述液相传感器检测到墨菲式滴管中的液相变化时控制所述电磁阀关闭输液管并控制所述报警器发出报警信号。本实用新型提供的自动报警装置，当药液发生交叉反应产生沉淀时，通过液相传感器检测墨菲式滴管内的液相变化，控制器接收到液相变化信号后控制电磁阀关闭输液管以保障患者的生命安全，由此提高了输液设备的安全性。

【主权项】一种输液自动报警装置，包括控制器，与所述控制器连接的电磁阀、传感器和报警器，其特征在于，所述传感器为用于安装在输液器的墨菲式滴管上并检测墨菲式滴管中液相变化的液相传感器，所述电磁阀用于安装在输液器的墨菲式滴管下端的输液管上以控制输液管的通断，所述控制器用于在所述液相传感器检测到墨菲式滴管中的液相变化时控制所述电磁阀关闭输液管并控制所述报警器发出报警信号。

五十五、一种药浴长袜

【申请号】CN201620175055.0

【申请日】2016-03-08

【公开号】CN205434322U

【公开日】2016-08-10

【发明人】赵法新；赵玉瑶；赵晓东；赵军；王会丽；张社峰；赵雷；娄静；魏征

【摘要】本实用新型涉及一种药浴长袜。所述的鞋底盘上设有发热腔，发热腔内设有发热管，发热管进气端通过导管与气芯连通，气芯套接于燃气瓶上；所述的发热腔与抱箍之间通过搭接片相固定；抱箍内环抱有燃气瓶；所述的发热管上为鞋袜，鞋袜开口处盘绕有袜卷。本实用新型结构简单、造价低廉、适用于浸泡性的药物治疗；设计结构可以反复加热，直至药效渗透皮肤组织内，直达患处，实现治疗的目的。

【主权项】一种药浴长袜，其主要构造有：鞋底盘、发热腔、搭接片、发热管、鞋袜、袜卷、导管、燃气瓶、抱箍、气芯，其特征在于：鞋底盘上设有发热腔，发热腔内设有发热管，发热管进气端通过导管与气芯连通，气芯套接于燃气瓶上；所述的发热腔与抱箍之间通过搭接片相固定；抱箍内环抱有燃气瓶；所述的发热管上为鞋袜，鞋袜开口处盘绕有袜卷。

五十六、一种万向哺乳类动物手术解剖台

【申请号】CN201610381859.0

【申请日】2016-05-25

【公开号】CN105919763A

【公开日】2016-09-07

【发明人】牛美兰；何雄文；董兵；陈丽；付志豪；马俊远；毕晓宾；李静

【摘要】本发明公开了一种万向哺乳类动物手术解剖台，它包括万向手术台、两个垂直于万向手术台台面设置的手术台脚板，以及以与万向手术台台面相平行的方式架设在手术台脚板上端的手术台板；在位于所述手术台板相对于手术台脚板板面的左、右两侧延伸端下方分别设置有滑动轴承，在左、右两侧的滑动轴承内分别穿装有左、右旋螺杆，所述左、右旋螺杆上分别螺纹连接有左、右支架；所述左、右支架上端分别穿过手术台板上开设的左、右导向槽，在左、右支架伸出至手术台面的上端以相互对向的方式通过定位螺栓连接有开胸钩；在左、右旋螺杆的外侧轴伸端分别设置有用于驱动左、右支架横向移动的左、右手轮。

【主权项】一种万向哺乳类动物手术解剖台，其特征在于：它包括万向手术台、两个垂直于万向手术台台面设置的手术台脚板，以及以与万向手术台台面相平行的方式架设在手术台脚板上端的手术台板；在位于所述手术台板相对于手术台脚板板面的左、右

两侧延伸端下方分别设置有滑动轴承，在左、右两侧的滑动轴承内分别穿装有左、右旋螺杆，所述左、右旋螺杆上分别螺纹连接有左、右支架；所述左、右支架上端分别穿过手术台板上开设的左、右导向槽，在左、右支架伸出至手术台面的上端以相互对向的方式通过定位螺栓连接有开胸钩；在左、右旋螺杆的外侧轴伸端分别设置有用于驱动左、右支架横向移动的左、右手轮。

五十七、一种治疗甲状腺功能减退症的中药组合物

【申请号】CN201610563234.6

【申请日】2016-07-18

【公开号】CN105943813A

【公开日】2016-09-21

【发明人】刘方洲；郭建中

【摘要】本发明涉及一种治疗甲状腺功能减退症的中药组合物，所述的组合物由以下按重量份的原料制得：韭菜籽 28~32 份，月季花 13~17 份，九节菖蒲 18~22 份，黄芪 18~22 份，夏枯草 18~22 份，楮实子 10~14 份，小茴香 10~14 份，虻虫 13~17 份，炙甘草 2~4 份，本发明具有治疗效果好、副作用小的优点，能够很好地治疗甲状腺功能减退症。

【主权项】一种治疗甲状腺功能减退症的中药组合物，其特征在于：所述的组合物由以下按重量份的原料制得：韭菜籽 28~32 份，月季花 13~17 份，九节菖蒲 18~22 份，黄芪 18~22 份，夏枯草 18~22 份，楮实子 10~14 份，小茴香 10~14 份，虻虫 13~17 份，炙甘草 2~4 份。

五十八、一种治疗痛风的中药组合物

【申请号】CN201610563477.X

【申请日】2016-07-18

【公开号】CN105963482A

【公开日】2016-09-28

【发明人】刘方洲；郭建中

【摘要】本发明涉及一种治疗痛风的中药组合物，所述的组合物由以下按重量份的原料制得：穿山龙 18~22 份，水红花子 13~17 份，土茯苓 28~32 份，寒水石 18~22 份，鬼箭羽 18~22 份，萆薢 18~22 份，苦参 13~17 份，防风 13~17 份，大豆黄卷 13~17 份，炙甘草 4~8 份，本发明具有治疗效果好、副作用小、能够根除痛风的优点。

【主权项】一种治疗痛风的中药组合物，其特征在于：所述的组合物由以下按重量份的原料制得：穿山龙 18~22 份，水红花子 13~17 份，土茯苓 28~32 份，寒水石 18~22 份，鬼箭羽 18~22 份，萆薢 18~22 份，苦参 13~17 份，防风 13~17 份，大豆黄卷 13~17 份，炙甘草 4~8 份。

五十九、一种治疗继发性闭经的中药

【申请号】CN201610563297.1

【申请日】2016-07-18

【公开号】CN105963517A

【公开日】2016-09-28

【发明人】郭建中；张雪侠；刘方洲

【摘要】本发明涉及一种治疗继发性闭经的中药，所述的中药是由如下原料配比制成：天花粉 18~22 份、水牛角丝 10~14 份、地骨皮 13~17 份、麦冬 18~22 份、肉桂 5~7 份、车前子 28~32 份、玉竹 13~17 份、莲子心 9~11 份、泽兰 18~22 份、益母草 28~32 份，本发明具有原料丰富、价格低廉、用药安全、无毒副作用，使用效果好的优点。

【主权项】一种治疗继发性闭经的中药，其特征在于：所述的中药是由如下原料配比制成：天花粉 18~22 份、水牛角丝 10~14 份、地骨皮 13~17 份、麦冬 18~22 份、肉桂 5~7 份、车前子 28~32 份、玉竹 13~17 份、莲子心 9~11 份、泽兰 18~22 份、益母草 28~32 份。

六十、一种扶正祛湿散配方

【申请号】CN201610563478.4

【申请日】2016-07-18

【公开号】CN105998916A

【公开日】2016-10-12

【发明人】郭建中；刘方洲；张雪侠

【摘要】本发明涉及一种扶正祛湿散配方，所述的配方是由如下原料配比制成：仙鹤草 28~32 份、焦白术 10~14 份、生薏苡仁 28~32 份、刺五加 18~22 份、陈皮 5~7 份、荷叶 9~11 份、枸杞 13~17 份、赤小豆 18~22 份，本发明具有原料丰富、价格低廉、用药安全、无毒副作用，使用效果好的优点。

【主权项】一种扶正祛湿散配方，其特征在于：所述的配方是由如下原料配比制成：仙鹤草 28~32 份、焦白术 10~14 份、生薏苡仁 28~32 份、刺五加 18~22 份、陈皮 5~7 份、荷叶 9~11 份、枸杞 13~17 份、赤小豆 18~22 份。

六十一、中药透敷枕

【申请号】CN201620340771.X

【申请日】2016-04-21

【公开号】CN205696957U

【公开日】2016-11-23

【发明人】吴仪；李鹏鸟；徐丹；巴焕；常丽丽；菅媛媛；宋薛艺；谢丽娜；陈卫涛；李晓琼

【摘要】本实用新型涉及一种中药透敷枕。旨在解决现有技术贴合度低、不能批量使用、难以消毒的问题。本实用新型包括环形枕块和筒形枕块，环形枕块和筒形枕块相配合成 U 型枕头，环形枕块的两端为牛角状，中部设有圆柱状的连接部；筒形枕块内孔与连接部的形状相对应，并设有便于连接部安装或拆卸的出入口。本实用新型的有益效果在于：增大药包与颈部皮肤的接触面积，更利于中药经皮吸收，达到最优治疗效果；可以根据个体情况及姿势变化调整，从而使头部和颈部骨骼起到均匀承托的作用；可以通过环形枕块不变，更改筒形枕块的方法完成换药，防止药物更换时发生药性冲突，便于消毒。

【主权项】一种中药透敷枕，其特征在于：包括环形枕块和筒形枕块，所述环形枕块和筒形枕块相配合成"U"形枕头，所述环形枕块的两端为向内侧聚拢的牛角状，中部设有圆柱状的连接部；所述筒形枕块内孔与所述连接部的形状相对应，并设有便于所述连接部安装或拆卸的出入口。

六十二、一种关节保健用热敷板

【申请号】CN201620627653.7

【申请日】2016-06-23

【公开号】CN205994623U

【公开日】2017-03-08

【发明人】冯惠娟

【摘要】本实用新型涉及医疗用品技术领域，具体公开一种关节保健用热敷板，包括与膝关节或者肩关节生理外观弧度吻合的弧形固定板，弧形固定板的内凹面均匀铺设有电加热丝，电加热丝的表面设置有第一绝缘包覆层，弧形固定板的外凸面设置有第二绝缘包覆层。热敷板整体上呈与膝关节或者肩关节吻合的弧形，在使用时，直接将该热敷板扣合在需要热敷的膝关节或者肩关节处即可，避免了传统热敷包需要绑缚或重压给患者带来的不舒适感，使用方便；同时将电加热丝固定在弧形固定板的内凹面上，弧形固定板具有一定的硬度，不能随意地折叠，对电加热丝起到一定的支撑作用，避免电加热丝折叠断裂，并且电加热丝均匀布设在弧形固定板的内凹面上，提高热敷的均匀性。

【主权项】一种关节保健用热敷板，其特征在于，包括与膝关节或者肩关节生理外观弧度吻合的弧形固定板，所述弧形固定板的内凹面均匀铺设有电加热丝，所述电加热丝的表面设置有第一绝缘包覆层，弧形固定板的外凸面设置有第二绝缘包覆层。

六十三、一种密闭冷却回流智能煎药锅

【申请号】CN201621027496.2

【申请日】2016-08-31

【公开号】CN206275837U

【公开日】2017-06-27

【发明人】赵法新；魏征；赵玉瑶；赵晓东；赵军；王会丽；张社峰；赵雷；娄静

【摘要】本实用新型涉及一种密闭冷却回流智能煎药锅。所述的壶体与壶槽之间通过密封圈相扣插密封固定；所述的滤网筒通过螺纹与滤网盖相拧接，滤网盖中心位置处设有卡槽，空心管一末端通过卡槽与滤网盖相贯通固定；空心管另一末端贯通壶盖后被管塞所密封。所述的壶槽一边设有壶嘴，另一边固定有手把。所述的壶体底部设有加热丝。本实用新型结构简单、结构件装配容易；克服了含有容易挥发的成分中药，在煎时间长了损失药效的问题；采用了在不打开煎药壶本体的情况下，可以进行二次添加药粉的功能；此外，产品的设计结构中采用了中药滤网筒包裹式煎煮，这种方式的煎煮可以有效避免因长时间沸腾而导致药渣糊于锅底的弊端发生。

【主权项】一种密闭冷却回流智能煎药锅，其主要构造有：壶体、密封圈、壶槽、壶嘴、壶盖、手把、滤网筒、滤网盖、卡槽、空心管、管塞，其特征在于：壶体与壶槽之间通过密封圈相扣插密封固定；所述的滤网筒通过螺纹与滤网盖相拧接，滤网盖中心位置处设有卡槽，空心管一末端通过卡槽与滤网盖相贯通固定；空心管另一末端贯通壶盖后被管塞所密封。

六十四、一种药液的雾化排出装置及雾化排出方法

【申请号】CN201710249136.X

【申请日】2017-04-17

【公开号】CN106964036A

【公开日】2017-07-21

【发明人】牛美兰；何雄文；马俊远；刘勇华；高猎房；李静

【摘要】本发明提供了一种药液的雾化排出装置及雾化排出方法，其装置的壳体内设有药液储存及雾化腔、气体压缩泵、高压气流通道、高压气流喷嘴、吸药管、隔片；药液储存及雾化腔的上端设有雾化出口，雾化出口通过第一单向阀与波纹管连接，波纹管与雾化罩连接；雾化罩通过第二单向阀连接有呼气排出口；雾化罩的内侧壁设有第一压力传感器，药液储存及雾化腔内设有第二压力传感器，壳体内部还设有控制器以及电源模块，控制器与气体压缩泵通过控制开关信号连接，控制器还分别与第一压力传感器、第一单向阀、第二压力传感器信号连接。本发明随着患者的呼吸，能够自动控制药雾的有效排出，使得药物被患者充分吸收利用，避免了治疗药物被浪费。

【主权项】一种药液的雾化排出装置，其特征在于，包括壳体，所述壳体内部的上端设为药液储存及雾化腔，壳体内部的下端设有气体压缩泵，所述气体压缩泵的进气口通过设于壳体侧壁上的出口与外界大气相通，气体压缩泵的高压气体出口与高压气流通道的下端连通，高压气流通道的上端设有高压气流喷嘴；所述药液储存及雾化腔的下半

部分存放有药液，所述高压气流通道穿过药液储存及雾化腔的底部及药液，高压气流通道的上端位于药液液面以上，所述高压气流通道的外侧壁设有沿其纵向的吸药管，吸药管下端口深入药液内，吸药管上端口位于高压气流喷嘴处；高压气流喷嘴和吸药管上端口的上方设有隔片；所述药液储存及雾化腔的上端设有雾化出口，所述雾化出口通过第一单向阀与波纹管的下端连接，所述波纹管的上端与雾化罩连接，所述第一单向阀使雾化药液从药液储存及雾化腔流向波纹管；所述雾化罩的内侧壁设有第一压力传感器，所述药液储存及雾化腔内位于药液液面上方，设有第二压力传感器，所述壳体内部的下端还设有控制器以及电源模块，所述控制器与气体压缩泵通过控制开关信号连接，所述控制器还分别与第一压力传感器、第一单向阀、第二压力传感器信号连接；所述控制器与电源模块电连接。

六十五、一种用于治疗痹症的中药组合物及其制备方法

【申请号】CN201610866398.6

【申请日】2016-09-30

【公开号】CN107335025A

【公开日】2017-11-10

【发明人】田元生

【摘要】本发明涉及中药技术领域，具体涉及一种用于治疗痹症的中药组合物及其制备方法。原料为熟地黄55~65份、鹿角胶55~65份、骨碎补115~125份、黄芪175~185份、砂仁35~45份、炮姜35~45份、白芥子75~85份、延胡索75~85份、鸡血藤175~185份、青风藤175~185份、汉防己75~85份、制南星75~85份、土鳖虫75~85份、蜂房75~85份、乌梢蛇75~85份、全蝎75~85份、地龙95~105份、僵蚕75~85份、蜈蚣15~25份、甘草35~45份。诸药相互配伍，补肾祛瘀配合搜风剔络，祛风湿、止痹痛、通经络，扶正以固本、祛邪以治标，共奏"补肾通督、祛瘀活络"功效。

【主权项】一种用于治疗痹症的中药组合物，其特征在于，由以下重量份数的有效成分原料制备而成：熟地黄55~65份、鹿角胶55~65份、骨碎补115~125份、黄芪175~185份、砂仁35~45份、炮姜35~45份、白芥子75~85份、延胡索75~85份、鸡血藤175~185份、青风藤175~185份、汉防己75~85份、制南星75~85份、土鳖虫75~85份、蜂房75~85份、乌梢蛇75~85份、全蝎75~85份、地龙95~105份、僵蚕75~85份、蜈蚣15~25份、甘草35~45份。

六十六、一种抗衰老、抗疲劳的中药配方及其应用

【申请号】CN201711075454.5

【申请日】2017-11-06

【公开号】CN107693705A

【公开日】2018-02-16

【发明人】谢民；谢翀；苗灵娟

【摘要】本发明公开了一种抗衰老、抗疲劳的中药配方及其应用，该中药配方由以下重量份的组分组成：灵芝5~20份、三七5~15份、刺五加10~30份、红景天5~25份、枸杞子10~25份、黄芪5~15份、大枣15~35份、黄精5~20份、鹿茸15~30份、五味子5~15份、川芎5~15份、天麻10~25份、茯苓5~15份、菊花5~20份、绞股蓝10~30份、青钱柳5~12份；该中药配方在制备治疗抗疲劳、抗衰老药物中的应用，根据本发明的配方制得的中药中诸多药材协同起效，具有抗疲劳、抗衰老、提高免疫力、治疗失眠、清肝明目、抗菌消炎和抗癌的功效，药性缓和，效果显著，无副作用，而且该配方按照常规工艺加入常规辅料可以制成临床接受的胶囊剂、片剂、丸剂、颗粒剂或口服液，提高了使用的广泛性。

【主权项】一种抗衰老、抗疲劳的中药配方，其特征在于，由以下重量份的组分组成：灵芝5~20份、三七5~15份、刺五加10~30份、红景天5~25份、枸杞子10~25份、黄芪5~15份、大枣15~35份、黄精5~20份、鹿茸15~30份、五味子5~15份、川芎5~15份、天麻10~25份、茯苓5~15份、菊花5~20份、绞股蓝10~30份、青钱柳5~12份。

六十七、一种含青钱柳的降血糖的中药组合物及其制备方法

【申请号】CN201710944999.9

【申请日】2017-10-12

【公开号】CN107714967A

【公开日】2018-02-23

【发明人】马开；田萍；张迪文；周红艳；马龙；孙为

【摘要】本发明公开了一种降血糖的中药组合物，它是由下述重量份的原料组成的：牡蛎肉30~40份、青钱柳4~7份、橄榄油0.1~0.3份、白术2~3份、党参3~4份、亚油酸0.8~1份、富硒南瓜46~50份、降血糖乳液10~23份、氯化钠190~200份，本发明加入的青钱柳、白术、党参、洋葱、麦冬、粳米等有效地提高了成品调味料的降血糖功效，提高了机体免疫力，通过将硒原料与牛磺酸有效的结合，提高了成品的营养价值。

【主权项】一种降血糖的中药组合物，其特征在于，它是由下述重量份的原料组成的：牡蛎肉30~40份、青钱柳4~7份、橄榄油0.1~0.3份、白术2~3份、党参3~4份、亚油酸0.8~1份、富硒南瓜46~50份、降血糖乳液10~23份、氯化钠190~200份。

六十八、一种中药组方设计及疗效评价数学模型构建方法

【申请号】CN201711011708.7

【申请日】2017-10-26

【公开号】CN107729714A

【公开日】2018-02-23

【发明人】范军铭；范航

【摘要】本发明涉及中医药数学建模技术领域，具体涉及一种中药组方设计及疗效评价数学模型构建方法，将中医理论的内容作为论域，利用模糊数学的方式，构建病症和中药的位置信息模糊集、病性信息模糊集和状态信息模糊集，在构建计算出证素矩阵和病位病性运行状态矩阵，再经过排列组合后得出对应的证候指数，利用该指数将病症和中药进行定量，再利用定量的处方指数来判断病症对应的药方，评价药方对病症的治疗效果，实现中医治疗的定量化，能够有效地促进中医的推广和应用。

【主权项】一种中药组方设计及疗效评价数学模型构建方法，其特征在于，包括以下操作步骤：①将所有中医理论的内容形成一个模糊集合的"论域"，用 U 表示，U = $\{U_1, U_2, U_3, U_4 \cdots U_n\}$，然后将症状，用 A 表示，在 U 上赋值，设该值 X 表示，该值表示症状在论域上的隶属函数，症状的隶属函数用 A（x）表示，生成模糊集 A，模糊集 A = $\{A（x_1），A（x_2），A（x_3）\cdots\cdots A（x_n）\}$。②再由模糊集 A 产生三个子模糊集，分别为子模糊集 A_1，其元素均为表示位置信息；子模型集 A_2，其元素均为表示病性信息；子模糊集 A_3，其元素均为表示状态信息。③将子模糊集 A_1 与子模型集 A_2 中的元素相乘，A_1（x）$\times A_2$（x），生成病位与病性联合的隶属函数矩阵 B，矩阵 B 每个元素表示不同的证素函数，再将矩阵 B 与模糊集 A_3 中的元素分别相乘得矩阵 C，其中的元素表示病位病性的运行状态。④根据中医辨证不同维度，利用矩阵 B 和矩阵 C 中的元素分值进行元素组合，根据中医理论设置约束条件，筛选出高分值元素组合，将分值相加得单个症状的证候指数。⑤将每味中药均按照步骤①~④所述的方法计算对应的单个中药的处方指数。⑥计算患者的证候指数：将患者的每个症状按照上述步骤①~③所述的方法得到相对应的矩阵 B 和矩阵 C，然后按照步骤④所述的方法筛选出单个症状对应的高分值元素组合，然后根据症状的主次给予相对应的分值不同的权重，然后将各个分值相加，即得患者的证候指数。计算处方的处方指数：将多药处方的每个原料药按照上述步骤①~③所述的方法得到相对应的矩阵 B 和矩阵 C 阶段，然后按照步骤④所述的方法筛选出单个症状对应的高分值元素组合，然后根据处方中君臣佐使配伍关系给予不同的原料药对应的分值不同的权重，然后将各个分值相加，即得处方的处方指数。⑦结果判断和评价。A：比较患者的证候指数与处方的处方指数的大小，当患者的证候指数与处方的处方指数之间的绝对差值≤制定的标准值，则认为方症相符，能够利用该处方对该患者进行治疗；B：按照上述步骤①~⑥所述的方法分别计算治疗前患者的证候指数和治疗后患者的证候指数，当治疗后证候指数下降，则表明疾病好转。

六十九、一种降血脂降血糖中药组合物及其制备方法

【申请号】CN201711276355.3

【申请日】2017-12-06

【公开号】CN107823384A

【公开日】2018-03-23

【发明人】马开；田萍；张迪文；马龙；刘长河

【摘要】本发明公开了一种降血脂降血糖中药组合物及其制备方法，中药组合物的活性成分由以下重量份比的原料药制成：青钱柳 10~30 份，佛手 4~20 份，苦荞 3~12 份，丹参 3~15 份，山药 3~12 份，川芎 5~15 份，夏枯草 5~10 份，黄芩 5~15 份，金银花 3~10 份，臭梧桐 2~8 份。本发明提供的中药组合物应用范围比较广，无毒副作用，并且见效快，复发性低，能够解决目前同时患有高血脂和高血糖病的患者需要同时服用多种药物而给患者带来不便的问题。

【主权项】一种降血脂降血糖中药组合物，其特征在于，由以下重量份比的原料药制成：青钱柳 10~30 份，佛手 4~20 份，苦荞 3~12 份，丹参 3~15 份，山药 3~12 份，川芎 5~15 份，夏枯草 5~10 份，黄芩 5~15 份，金银花 3~10 份，臭梧桐 2~8 份。

七十、提取木豆素、木豆素 A、木豆素 C、木豆内酯 A 的工艺

【申请号】CN201810037368.3

【申请日】2018-01-16

【公开号】CN107879906A

【公开日】2018-04-06

【发明人】任孝德；王艳艳；刘长河；李华妮；葛文静；李开言；王晓丽；刘方洲；胡雨菲；郭荣华

【摘要】本发明涉及提取木豆素、木豆素 A、木豆素 C、木豆内酯 A 的工艺，所述的提取工艺包括步骤：选材、粗粉、热乙醇超声提取、处理 DA201、大孔树脂吸附、洗脱、回收乙醇、处理 NKA-9、水洗脱、60%乙醇洗脱、浓缩、拌样、装柱、洗脱、石油醚：环己烷（10：1）洗脱、石油醚：环己烷（5：1）洗脱步骤，本发明具有原料来源广泛、价格低廉、提取工艺简单、硅胶柱层析工艺简单、分离得到的化合物纯度高，高效液相归一化法纯度均在 95%以上，能作为对照品使用的优点。

【主权项】提取木豆素、木豆素 A、木豆素 C、木豆内酯 A 的工艺，其特征在于：所述的提取工艺包括如下步骤。

步骤 1：选材，选取一定量的干燥木豆叶。

步骤 2：粗粉，将步骤 1 选取的木豆叶放入粉碎机中进行粉碎，得到粗粉颗粒，其中粗粉颗粒的粒径为 20~60 目。

步骤 3：热乙醇超声提取，将步骤 2 得到的粗粉颗粒放入容器内，加入 5 倍量的 70%热乙醇，超声处理 10 分钟，过滤，药渣再次加入 5 倍量的 70%热乙醇超声处理一次，将两次得到的超声提取液进行混合，并冷却至室温，得到木豆叶提取液，其中 70%热乙醇的温度为 50 ℃。

步骤4：处理DA201，分别取体积为DM21容积2倍的4%氢氧化钠溶液、4%盐酸溶液、乙醇依次交替处理。

步骤5：大孔树脂吸附，将步骤3得到的超声提取液缓慢加至已经处理好的DA201大孔树脂柱上，流速为5~10 mL/分，并弃去流出液。

步骤6：洗脱，取木豆叶质量1倍的70%乙醇洗脱DA201大孔树脂柱，并弃去70%乙醇洗脱液，继续用95%乙醇洗脱DA201大孔树脂柱，其中95%乙醇的质量与木豆叶的质量比为5∶1。

步骤7：回收乙醇，将步骤6中的洗脱液放入到减压罐内，控制温度为60℃，压力为0.04~0.1 MPa，加热回收乙醇直至没有醇味。

步骤8：处理NKA-9，取体积为NKA-9容积2倍的4%氢氧化钠溶液在10~30 mL/分流速通过，去离子水洗至流出液为中性，再取体积为NKA~9容积2倍的4%盐酸溶液在10~30 mL/分流速通过，去离子水洗至流出液为中性，再取体积为NKA-9容积1倍的95%乙醇洗脱，最后取体积为NKA-9容积3倍的去离子水洗。

步骤9：水洗脱，将步骤7得到的液体以流速10~20 mL/分流入NKA-9大孔吸附树脂柱，然后水洗脱至流出液为无色，弃去水溶液。

步骤10：60%乙醇洗脱，将步骤9的NKA-9大孔吸附树脂柱继续加入木豆叶质量2倍的60%乙醇洗脱，并收集洗脱液。

步骤11：浓缩，将步骤10得到的60%乙醇洗脱液放至薄膜浓缩装置中在温度为60℃、压力为0.04~0.1 mPa的环境中进行浓缩至无醇味，并继续浓缩成干燥的浸膏。

步骤12：拌样，将步骤11得到的浸膏中加入2倍量柱层析硅胶，混匀，并低温干燥。

步骤13：装柱，取步骤12所得的样品的10倍量柱层析硅胶，装入层析柱，上层装入步骤12样品，最上层再装入空白硅胶，连接压力泵及管路。

步骤14：洗脱，用石油醚∶环己烷（40∶1）洗脱，每30 mL收集一份，收集第20~30份时进行合并，低温、减压浓缩得木豆素内酯A。

步骤15：继续用石油醚∶环己烷（10∶1）洗脱，每30 mL收集一份，收集第20~30份时进行合并，低温、减压浓缩得木豆素A；收集第31~40份时进行合并，低温减压浓缩得木豆素C。

步骤16：继续用石油醚∶环己烷（5∶1）洗脱，每30 mL收集一份，收集第20~30份时进行合并，低温、减压浓缩得木豆素。

七十一、膀胱微创造瘘手术小刀

【申请号】CN201720183241.3

【申请日】2017-02-28

【公开号】CN207220861U

【公开日】2018-04-13

【发明人】何雄文；何南

【摘要】本实用新型涉及一种在膀胱造瘘手术中使用的膀胱微创造瘘手术小刀，包括一端设有三棱形尖端而另一端设有操作柄的三棱锥小刀、套装在三棱锥小刀外面的可撕管套，可撕管套沿其轴向在管体上设有依次紧密排列的可撕开压痕，在可撕管套尾部设有撕开拉手，由于采用了可撕管套，解决了因双腔导尿管尾端粗而难以通过狭小外鞘的技术难点，减少了操作步骤，操作方便，创伤较小，出血少，感染率低。

【主权项】一种膀胱微创造瘘手术小刀，包括一端设有三棱型尖端而另一端设有操作柄的三棱锥小刀、套装在三棱锥小刀外面的可撕管套，其特征在于，所述可撕管套沿其轴向在管体上设有依次紧密排列的可撕开压痕，在可撕管套尾部设有撕开拉手。

七十二、一种治疗难治性高血压的中药组合物及其制备方法

【申请号】CN201810018523.7

【申请日】2018-01-09

【公开号】CN107913315A

【公开日】2018-04-17

【发明人】刘明；王慧森；李更生；高雅；逯璐

【摘要】本发明公开了一种治疗难治性高血压的中药组合物及其制备方法，所述治疗难治性高血压的中药组合物，包括以下重量份的原料药物：长春花 16~33 份、钩藤 16~33 份、牛膝 15~30 份、猪苓 15~30 份、夏枯草 5~30 份、川芎 5~30 份、白芍 5~16.5 份。本发明结合药物化学，分析了现有药物的降压特性、有效部位和协同效应，采用"证素统合"的理论和观点，创新性的以长春花、钩藤、牛膝、猪苓、夏枯草、川芎、白芍等组方，配伍合理，切合病机，能够维持血压稳定，明显改善临床难治性高血压患者生活质量，具有良好的社会意义。

【主权项】一种治疗难治性高血压的中药组合物，其特征在于，包括以下重量份的原料药物：长春花 16~33 份、钩藤 16~33 份、牛膝 15~30 份、猪苓 15~30 份、夏枯草 5~30 份、川芎 5~30 份、白芍 5~16.5 份。

七十三、一种地黄环烯醚萜苷类提取物的制备方法

【申请号】CN201810047545.6

【申请日】2018-01-18

【公开号】CN107998212A

【公开日】2018-05-08

【发明人】王慧森；刘明；李更生；吕杨；周倩

【摘要】本发明属于医药技术领域，公开了一种从中药地黄中分离制备环烯醚萜苷类提取物的方法。为提高地黄环烯醚萜苷类提取物的提取率，本发明首先采用质量百分含量20%~50%甲醇或乙醇为溶媒，低温组织破碎闪提法提取；然后以极性和非极性大孔吸附树脂联合应用，分离除杂，制备高效液相法精制；低温真空干燥，制得干燥提取物。制得的干燥提取物以梓醇、地黄苷A、D、益母草苷4种成分总含量计环烯醚萜苷类成分含量达60%~80%（w/w）。优于现有提取工艺，有利于地黄的开发利用。

【主权项】一种地黄环烯醚萜苷类提取物的制备方法，其特征在于，通过如下步骤实现。

（1）提取：将鲜地黄药材净选后切成块状，置于粉碎机中加入质量百分含量50%乙醇或30%甲醇溶液，室温组织破碎闪提2~3次，搅拌均匀，置于密封容器中冷浸提取2~4小时；溶剂加入量与药材的体积重量比为10：1。

（2）过滤：离心滤取提取液，进一步抽滤过滤，备用。

（3）浓缩：将步骤（2）所得提取液减压薄膜蒸发回收溶剂，继而旋转蒸发仪浓缩至无醇得浓缩液，备用。

（4）除杂：步骤（3）所得浓缩液经活性炭柱层析水洗脱除杂，甲醇-水或乙醇-水或丙酮-水梯度洗脱解吸附，富集目标部位；提取浓缩液上样液浓度1.0~2.0 g/mL，吸附流速2~6 BV/小时，树脂柱径高比1：5~10，质量百分含量0~20%乙醇2~4倍于树脂体积洗脱进行除杂，除杂流速为2~6 BV/小时，用质量百分含量30%~50%乙醇3~6倍于树脂体积进行洗脱解吸，解吸流速为2~6 BV/小时，收集洗脱液，备用。

（5）纯化、精制：步骤（4）所得浓缩液采用非极性大孔吸附树脂及极性大孔吸附树脂串联柱层析法，水洗脱除杂，甲醇#水或乙醇#水洗脱解吸附；提取浓缩液上样液浓度0.5~1.0 g/mL，吸附流速2~6 BV/小时，树脂柱径高比1：5~10，质量百分含量0~20%乙醇2~4倍于树脂体积洗脱进行除杂，除杂流速为2~6 BV/小时，用质量百分含量30%~50%乙醇3~6倍于树脂体积进行洗脱解吸，解吸流速为2~6 BV/小时，收集洗脱液，回收乙醇并减压浓缩至适量，备用；或采用制备高效液相色谱层析法，甲醇#水（1%~10%）梯度洗脱，收集目标部位洗脱液，备用。

（6）浓缩：取步骤（5）洗脱液减压薄膜蒸发回收溶剂，继而旋转蒸发仪浓缩，得洗脱浓缩液，备用。

（7）干燥：取步骤（6）所得洗脱浓缩液室温真空干燥或喷雾干燥，得干燥提取物。

七十四、一种营养神经细胞、抗衰老组合物的提取工艺

【申请号】CN201810037355.6

【申请日】2018-01-16

【公开号】CN108096369A

【公开日】2018-06-01

【发明人】刘长河；李华妮；王艳艳；李开言；张雪侠；王晓丽；周红艳；胡雨菲；郭荣华

【摘要】本发明涉及一种营养神经细胞、抗衰老组合物的提取工艺，它是由干燥的木豆叶和鲜地黄经过粗粉、亚临界提取、处理 DM21、大孔树脂吸附、减压浓缩、制备混合物的工艺，提取一种营养神经细胞、抗衰老组合物，总之，本发明具有原料来源广泛、价格低廉、提取工艺简单、营养神经细胞、抗衰老疗效显著的优点。

【主权项】一种营养神经细胞、抗衰老组合物的提取工艺，其特征在于：所述的提取工艺包括如下步骤。

步骤 1：选材，选取干燥木豆叶和新鲜洗净的鲜地黄，并且木豆叶与鲜地黄的质量比为 1：2~10。

步骤 2：粗粉，将步骤 1 得到的木豆叶放入粉碎机中粉碎，粉碎的颗粒为粒径 20~60 目。

步骤 3：亚临界提取，将步骤 2 得到的粗粉颗粒放入亚临界提取器内，加入四号溶剂，粗粉与四号溶剂的质量比 1：10~50，密闭加压 0.8~10 MP，升温至 90~180 ℃提取 1~60 分钟，重复 2~5 次，收集提取液，常温、常压脱溶，收集溶剂加压后循环利用，取提取物，然后用 5~10 倍量 95%乙醇溶解。

步骤 4：处理 DM21，分别取体积为 DM21 容积 2 倍的 4%氢氧化钠溶液、4%盐酸溶液、乙醇依次交替处理。

步骤 5：大孔树脂吸附，将步骤 3 得到的溶液缓慢加至已经处理好的 DM21 大孔树脂柱，流速控制 10~20 mL/分钟。

步骤 6：步骤 5 的溶液流完后，再用 2 倍量的 95%乙醇洗脱树脂柱，流速控制 10~20 mL/分钟。

步骤 7：减压浓缩，将步骤 6 得到的液体在 60 ℃，压力 0.04~0.1 mpa 的环境下浓缩至干燥，备用。

步骤 8：粗粉，将步骤 1 得到的鲜地黄放入搅拌机，粉碎，粉碎的颗粒为粒径 20~40 目。

步骤 9：亚临界提取，将步骤 2 得到的鲜地黄粗颗粒放入亚临界提取器内，混合均匀，加入水，鲜地黄粗颗粒与水的体积比 1：1~20，密闭加压 1~5 MP，升温至 90~150 ℃，提取 1~60 分钟，重复 2~5 次，收集提取液。

步骤 10：处理 AB8 大孔树脂，分别取体积为 AB8#容积 2 倍的 4%氢氧化钠溶液、4%盐酸溶液、乙醇依次交替处理。

步骤 11：大孔树脂吸附，将步骤 9 得到的溶液缓慢加至已经处理好的 AB8 大孔树脂柱，流速控制 10~20 mL/分。

步 12：步骤 11 的溶液流完后，用水洗脱至流出液无色，弃去水溶液，再用 5 倍量的 50%乙醇洗脱树脂柱，流速控制 10~20 mL/分。

步骤 13：减压浓缩，将步骤 12 得到的液体在 60℃，压力 0.04~0.1mpa 的环境下浓缩至干燥，备用。

步骤 14：制备组合物，将步骤 7 和步骤 13 所得的提取物混合均匀，加入微晶纤维素，混合均匀，制成颗粒，干燥，装入胶囊。

七十五、一种连续式薄膜闪蒸仪

【申请号】CN201721653432.8

【申请日】2017-12-01

【公开号】CN207456917U

【公开日】2018-06-05

【发明人】王艳艳；刘长河；李华妮；李开言；葛文静；张雪侠

【摘要】本实用新型涉及一种连续式薄膜闪蒸仪，它包括水浴锅，水浴锅内设置有导热管，导热管的两端分别连接有进料管和排料管，排料管的另一端通过连接管 A 与加热管的内部相连，加热管的顶端和底端分别设置有排气管和排液管 A，排液管 A 的出口端与浓缩药箱相连，排气管通过连接管 B 与冷凝管顶端的进气口相连，冷凝管的底端设置有排液管 B，排液管 B 的出口端连接有防倒吸装置，防倒吸装置的另一端与真空收集装置相连，加热管和冷凝管的管壁内均设置有空腔，空腔内靠近顶端和底端的位置分别连接有排水管和进水管，进水管上连接有水泵电机；总的，本实用新型具有结构设计合理、体积较小、使用成本低的优点。

【主权项】一种连续式薄膜闪蒸仪，它包括水浴锅，其特征在于：所述的水浴锅内设置有导热管，所述的导热管的两端分别连接有进料管和排料管，所述的排料管的另一端通过连接管 A 与加热管的内部相连，所述的加热管的顶端和底端分别设置有排气管和排液管 A，所述的排液管 A 的出口端与浓缩药箱相连，所述的排气管通过连接管 B 与冷凝管顶端的进气口相连，所述的冷凝管的底端设置有排液管 B，所述的排液管 B 的出口端连接有防倒吸装置，所述的防倒吸装置的另一端与真空收集装置相连，所述的加热管和冷凝管的管壁内均设置有空腔，所述的空腔内靠近顶端和底端的位置分别连接有排水管和进水管，所述的进水管上连接有水泵电机。

七十六、一种预防和治疗糖尿病肾病的中药组合物及其制备方法

【申请号】CN201810071132.1

【申请日】2018-01-25

【公开号】CN108175843A

【公开日】2018-06-19

【发明人】杨辰华

【摘要】本发明涉及中药制剂技术领域，具体涉及一种预防和治疗糖尿病肾病的中药组合物及其制备方法。该中药组合物，主要由以下重量份数的原料制备而成：黄芪550~650 份、葛根 150~250 份、杜仲 150~250 份、积雪草 150~250 份、蝉蜕 100~200份、白僵蚕 100~200 份、牛蒡子 100~200 份、大黄 40~80 份、姜黄 100~200 份。本发明组方精当，疗效显著，诸药合用，辛开苦降，通补兼施，共奏补肾化瘀、开通玄府之功。在减少尿蛋白、改善肾功能方面均有较好疗效，可以改善 DN 一般症状，保护肾功能，延缓 DN 的进展，这与其上调足细胞相关蛋白 nephrin、podocin 的表达相关。

【主权项】一种预防和治疗糖尿病肾病的中药组合物，其特征在于，主要由以下重量份数的原料制备而成：黄芪 550~650 份、葛根 150~250 份、杜仲 150~250 份、积雪草 150~250 份、蝉蜕 100~200 份、白僵蚕 100~200 份、牛蒡子 100~200 份、大黄 40~80 份、姜黄 100~200 份。

七十七、一种治疗咽炎、扁桃体炎的中药组合物及制备方法和应用

【申请号】CN201611130164.1

【申请日】2016-12-09

【公开号】CN108210646A

【公开日】2018-06-29

【发明人】玄振玉；范军铭；王金榜；陆赛卫

【摘要】本发明属于医药技术领域，具体涉及一种治疗急性咽炎、扁桃体炎的中药组合物，还涉及该组合物的制备方法和应用。本发明是通过如下技术方案实现的，本发明的组合物包含下列中药材为原料制备而成：山豆根 3~5 份、龙葵 3~5 份、射干 1~2份、黄芪 3~5 份、甘草 2~3 份。所述制备方法是，加水浸泡，煎煮，滤过，滤液浓缩，加乙醇，静置过夜，取上清液，回收乙醇，得浓缩提取液。在浓缩提取液基础上制备成合剂、片剂、软硬胶囊等口服制剂。

【主权项】一种治疗咽炎、扁桃体炎的中药组合物，其特征在于包含下列中药材为原料制备而成：山豆根 3~5 份、龙葵 3~5 份、射干 1~2 份、黄芪 3~5 份、甘草 2~3 份。

七十八、一种中药僵蝉止咳颗粒及其制备方法

【申请号】CN201810312006.0

【申请日】2018-04-09

【公开号】CN108245636A

【公开日】2018-07-06

【发明人】杨辰华

【摘要】本发明公开了一种中药僵蝉止咳颗粒，其制备原料由以下重量份数的组分组成：蝉蜕 10~20 份、僵蚕 10~15 份、紫菀 10~15 份、百部 20~30 份、川贝 10~20

份、白前 5~10 份、半夏 6~18 份、陈皮 10~20 份、桔梗 6~18 份、荆芥 3~9 份、甘草 1~5份；此外，本发明还提供了该中药僵蚕止咳颗粒的制备方法。本发明提供的中药僵蚕止咳颗粒，配方中蝉蜕僵蚕祛风解痉止咳，紫菀化痰止咳，百部、川贝润肺止咳，白前可泻肺降气，半夏燥湿化痰，陈皮可理气化痰，桔梗可宣通肺气，荆芥可祛风解表，甘草可调和诸药。诸药合用，可共奏疏风宣肺、化痰止咳之功。全方温而不燥、润而不腻，解表而不伤正，散寒而不助热，可有效达到利咽止咳，缓急止痛之功，更好改善咳嗽患者临床症状，降低复发率。

【主权项】一种中药僵蚕止咳颗粒，其特征在于，其制备原料由以下重量份数的组分组成：蝉蜕 10~20 份、僵蚕 10~15 份、紫菀 10~15 份、百部 20~30 份、川贝 10~20 份、白前 5~10 份、半夏 6~18 份、陈皮 10~20 份、桔梗 6~18 份、荆芥 3~9 份、甘草 1~5份。

七十九、下肢姿态理疗康复训练装置

【申请号】CN201810304424.5

【申请日】2017-03-17

【公开号】CN108420676A

【公开日】2018-08-21

【发明人】牛美兰；何雄文；付志豪；杨建波；王珺；赵保强

【摘要】本发明公开了下肢姿态理疗康复训练装置，包括底座，所述底座的一边设有两个中空结构的母杆，且母杆内滑动安装有中空结构的子杆，且母杆的外壁上设有延伸至母杆内的固定螺栓，所述子杆的一侧内壁上固定有电动机，且两个子杆相邻一侧外壁上均转动连接有轮毂，轮毂连接有位于子杆内且与子杆内壁转动连接的滚轴，两个子杆之间转动连接有螺杆，且螺杆上套接有舵，且螺杆的两端分别与滚轴通过皮带传动连接，两个轮毂相邻一侧的外壁上均设有连接杆。本发明能够模拟人体下肢运动对患者的下肢进行上下和前后牵引运动，辅助校准下肢骨骼，能够在患者处于不同的康复训练期间提供不同的支撑点，且能够适应不同身高的人群，为患者提供良好的舒适度。

【主权项】下肢姿态理疗康复训练装置，包括底座，其特征在于，所述底座的一边设有两个中空结构的母杆，且母杆内滑动安装有中空结构的子杆，且母杆的外壁上设有延伸至母杆内的固定螺栓，所述子杆的一侧内壁上固定有电动机，所述电动机输出轴与子杆的连接处设有轴承，且电动机连接有开关，且开关与控制器连接，且两个子杆相邻一侧外壁上均转动连接有轮毂，轮毂连接有位于子杆内且与子杆内壁转动连接的滚轴，两个子杆之间转动连接有螺杆，且螺杆上套接有舵，且螺杆的两端分别与滚轴通过皮带传动连接，两个轮毂相邻一侧的外壁上均设有连接杆，且连接杆远离外圈的一端转动连接有固定块，所述固定块的侧壁包括中空结构的固定母块和滑动安装于固定母块内的固定子块，固定子块的外壁上设有魔术母贴或连接孔，固定块为"C"形结构，且固定块远离连接杆的一侧开口处设有固定带，固定带固定于固定块上，所述底座远离母杆的一边设有转轴，且转轴的顶部连接有支撑座，且支撑座上设有"U"形状的通孔，通孔内设有连接板，支撑座通过合页与连接板的一侧连接，且连接板与通孔之间构成圆孔，且连接板的另一侧连接有与支撑座顶部接触的搭板，所述支撑座远离连接板的一侧转动连接有连接块，且连接块为凹字状结构，且连接块远离支撑座的一端连接有坐垫，所述通孔的两侧均设有位于支撑座上的扶手，所述扶手包括母柱、子柱、紧固螺栓和橡胶块，所述母柱为中空结构，子柱的顶部与橡胶块连接，且子柱的外壁与母柱的内壁滑动连接，母柱的外壁上设有螺栓孔，螺栓孔与母柱的内部相连通，且螺栓孔与紧固螺栓螺纹连接。

第五节　出版著作

冠心病

作者：邱保国主编

出版社：河南人民出版社

出版时间：1977 年 8 月

冠心病是当代危害人类的主要疾病之一，20 世纪 70 年代以前，西方一些学者曾称"中国是一个无冠心病国家"20 世纪 80 年代后，据我国许多城市不完全统计，40 岁以上人群中，发病率为 4%~7%。本书是我国较早的一本冠心病著述。本书立足于中西医结合，将中西医基础理论和临床实践有机地联系起来，系统介绍了冠心病的病因、发病机理、发病情况、临床表现、检查方法、鉴别、预防、治疗和急性心肌梗死的急救，力求说理透彻、深入浅出、实用性强；对中西医结合研究进展，注重科学性和客观化；阐明了"生命在于运动""防病于未然""既病防变"等保持身心健康的方法，提出多种有关治疗，诸如中西药物、针灸、按摩、气功、饮食等方法。全书 5.6 万字。可供中西医务人员及患者参考。

中医临床基础

作者：翟明义主编

出版社：河南人民出版社

出版时间：1979 年 1 月

本书主要是对广大基层医务工作者学习掌握中医的基础理论、临床知识而编写。其中部分内容曾摘要连载于《河南赤脚医生》杂志。内容共分十章，即：祖国医学的起源与发展、祖国医学对人体整体观、阴阳五行学说、经络、脏象、脏腑之间的关系、辨证、四诊、病理、治疗法则等，另外还附有方剂索引以备使用者查找。在写作上注重实用、通俗易懂，将中医深奥的理论用简明的语言表达出来，融学术性、专业性与通俗性为一体，既为临床医生所必备，又可作为初学中医者的入门教材。

中药临床基础

作者：陈阳春、翟明义等主编

出版社：河南人民出版社

出版时间：1979 年 8 月

本书共分九章：中医治疗与用药、中药药理、中药配伍、脏腑辨证和辨病用药、用药禁忌、中药采集炮制和制剂、代用品和混掺品、常用草药简介、常用中药方剂，全面介绍了中医临床用药的基本知识，同时介绍了常用药 400 多种（包括我省草药在内）和 150 余方的中药药理和现代药理、化学成分、主治功能。对中药临床用药有重要参考价值。

衰老与老年病

作者：邱保国、宁选主编

出版社：河南人民出版社

出版时间：1979 年 11 月

与衰老做斗争，是人们所关心的问题。本书从生理性衰老的原因、特征、人类对衰老的认识过程和寿命的增长等方面进行了论述，阐述了延缓衰老的理论，对我国古代对衰老的认识及现代有关衰老的原因研究进行了阐明，对老年人的精神、营养、生活、劳动、运动卫生、常见病防治等做了比较全面的介绍，立足于"防病于未然"，旨在保护中、老年人身体健康，保持其充沛的精神，旺盛的精力，防止生理性早衰，达到延寿的目的。本书论述了生理性衰老与老年病的关系，其学术观点有新意，具有较大的学术价值和指导老年保健作用。全书 8.2 万字（1980 年获中华医学会优秀科技书籍奖）。

肝 病

作者：王昆山、张海岑、曹健生、赵法新、刘道清、党炳瑞等主编

出版社：河南人民出版社

出版时间：1980 年 1 月

《肝病》一书汇集了中医中药治疗肝病的验案 170 余例，这些验案来自我省各级医疗单位，提供者中即有我省名老中医的治疗经验，也有中年医师的心得体会，既有中西医结合的成果，也有基层医生的验案。为便于参考将病案分为急性肝炎、重症肝炎、慢性肝炎、肝硬化、肝硬化合并腹水和其他六部分。本书内容体现了典型性和代表性，也体现了中西 医结合的特点，病案长短不一，格式各异。在编写过程中，为了保持原病案的风格，没做形式上的勉强统一。

针灸治验

作者：毕福高主编

出版社：河南科学技术出版社

出版时间：1980 年 8 月

《针灸治验》是一本以中医针灸临床医案形式编写的针灸治疗经验专著。本书收载各种常见病 83 种，133 例针治验案。从这些医案中不难看出作者临床经验丰富、理论造诣颇深，尤其是在针刺手法方面，作者有一定的独到之处。作者从事针灸临床几十年，对于选穴规律、行针手法和基础理论方面的见解在书中可见一斑。因此，本书对针灸医疗、教学和科研人员有不可低估的参考价值。

该书公开出版发行后很受广大读者的欢迎，评价很高，纷纷来信订购此书，虽已再版，仍然满足不了广大读者的需求。

汤头歌诀新义

作者：清·汪昂著，曹健生等释义

出版社：河南科学技术出版社

出版时间：1981 年 9 月

《汤头歌诀》是清代汪昂编撰的，内容包括补益、发表、攻里、涌吐、和解、表里、消补、理气、理血、祛风、祛寒、祛暑、利湿、润燥、泻火、除痰、收涩、杀虫、痈疡、经产共二十部分，共 300 余个方剂。全部用韵文编写，读起来朗朗上口，所以流传至今，颇受读者欢迎。但是原书用诗歌形式写成，拘于音韵，用词极简，不能尽善其义，且附注释文深奥，虽易于背诵记忆，但理解困难。随着中医事业的发展，中医中药的广泛应用，方剂的临床应用范围也随之扩大，原书已不能满足临床工作的实际需要。为了便于读者学习方剂的基本知识，掌握临床运用范围和用药技巧，特编写该书以扬其所长，补其不足。全书以原歌诀为纲，将原方出处、药物组成、用量加以说明，其功用、主治部分，采用理法方药一气呵成的笔法，使读者有一个完整的概念；临床应用部分是根据传统的主治范围和我们自己的经验，并参考中西医有关资料写成，务求实用；凡代表方剂和常用方剂，对其理法方药务求详尽，临床运用力求具体，最后加编者按语，将该方做出概括评价。从原方基础上化裁增补 200 多个方剂，使之成为一本理论与实际密切结合的方剂学。

妊娠病中医据质预测预防学

作者：王希浩、徐立然、王素萍等主编

出版社：中原农民出版社

出版时间：1981 年 9 月

本书是中医预测预防妊娠疾病的首部专著。本书从源流、预测、理论到预防方法全面系统地阐述了妊娠病的中医预测预防，提出了较为完整的妊娠病中医据质预测预防学说。本书一方面归结出妊娠病妇人病质发病三大规律，首次提出了妇人病质分型设计和妊娠中医个体优境学设想，有较高的理论价值。另一方面从药物、食疗、精神、环境、运动五个方面，阐述了不同妇人病质的预防和具体处方，有着较强的实用性。

中医词释

作者：曹健生、赵法新等主编

出版社：河南科学技术出版社

出版时间：1983 年 9 月

本书是阅读中医古典著作，研究中医学术的工具书，虽然已经有了几种辞书，但中药、方剂、针灸方面所占的比重过大，而一些需要的古奥医词，又显得不够。本书收集了常用的中医名词术语，还纳入了一些五运六气、子午流注、灵龟八法、气功和医疗有关的天文、历法、乐律等方面的词条。在近万条词语中，有常用而过去同类辞书未收载者 3 000 余条，对中药、方剂、针灸等方面的词目，因有多种专著，易于查找，本书一概不以节省篇幅。对每一词目，能查到出处的尽量注明出处，对词条释文简明扼要、通俗易懂，不臆测，不武断，有根据，有出处。选词重点放在清代以前的各种医籍中常出现者，兼及一些目前已通用的新的中医词汇、词组。对学术见解不同的词目，选择介绍各家见解，单字词目，只解释与中医有关的内容，不全面解释。根据实用本书还保留一些古体字和繁体字，书末并附有历代度量衡折算表。该书内容丰富而比较新颖，可供中医专业人员、中医院校师生和西医学习中医人员以及中医爱好者参考。于 1985 年日本《新中医研究》杂志创刊号专门介绍了该书的摘要并刊出了书的外形照片。高度评价了它对社会、对中医的贡献。

心理与健康

作者：邱保国主编

出版社：河南科学技术出版社

出版时间：1983 年 12 月

本书包括心理学知识及心理与健康两篇，共 70 节，主要内容有心理因素在预防、诊断、治疗中的作用；心理与环境和社会因素的关系问题，某些疾病领域中的心理学问题等。回答了许许多多与每个人息息相关的心理现象与健康的关系问题。医学心理学几乎涉及所有与人类有关的问题，由于个人知识有限，错误和不妥之处，敬望给予指正。

老年保健指导丛书　生命篇

作者：邱保国等主编

出版社：河南科学技术出版社

出版时间：1984 年 9 月

本套丛书共包括六本，分别是《生命篇》《摄生篇》《健身篇》《药补篇》《祛病篇》和《寿道篇》。各丛书自成一体，在理论和实际应用有独立性，但又有互补性，在老年保健方面是不可分割的。本丛书内容上有一定广度和深度，注意理论联系实际，可指导老年保健。

《生命篇》阐述了近年来国内外有关生命及其与衰老、延寿有关方面的丰富资料，依据许多科学的理论、实验和数据，把生命的起源、人类的发展及衰老过程中的几个主要问题贯穿起来，介绍许多饶有兴趣的生命现象，论述了生命的起源、转归与寿命有关的因素，分析了衰老、死亡的原因。全书 5.8 万字，可作为医务工作者和中老年保健参考。

老年保健指导丛书　药补篇

作者：邱保国等主编

出版社：河南科学技术出版社

出版时间：1984 年 9 月

《药补篇》药物补益在我国历史上源远流长。本书运用中医药理论，阐明了运用药补是推迟衰老和健身的途径之一，分析了药物在延缓衰老中的功能，介绍了促使老年人健康长寿的良方、选药原则、药物进补的方法及常备药品，读者可从中找到自我药补的良方，可作为医务工作者临床参考。全中 7.0 万字。

老年保健指导丛书　寿道篇

作者：邱保国等主编

出版社：河南科学技术出版社

出版时间：1984 年 9 月

《寿道篇》中国医学历来重视养身之道，它有着极为丰富的实践经验和独特的理论体系，为中华民族的繁衍昌盛、世代绵延，起着重要的作用。书中介绍了我国医学历来重视的养生之道的根源、学派和理论，介绍了我国古代几位养生家及养生方法，特别是养神、四时、睡眠、运动等养生方法，分析了这些养生方法的渊源，从中悟出使人健康长寿的根本。全书 9.2 万字。

儒门事亲校注

作者：金·张从正著，张海岑、赵法新、刘道清等校注

出版社：河南科学技术出版社

出版时间：1984 年 11 月

《儒门事亲》系金元四大家之一，张从正的代表作。擅用汗吐下三法以概治病之诸法。《儒门事亲》是他毕生经验与杰出学术思想的结晶。该书内容丰富，各科兼备，案例生动，自问世以来，颇受国内外读者推崇。但年代久远，传抄、翻印版本流传颇多，互有错漏，不利于研究张氏学术思想。

校注本是在认真调查研究其版本流传情况，考证其不同版本流传系统，选择其具有代表性版本：明木刻本（嘉靖辛丑三月木刻本）、清石印本（宣统庚戌，石印本）、清四库珍本（四库全书·儒门事亲珍本）、民国本（民国豫医双璧·儒门事亲）、今排印本（1958年上海科技出版社排印本）等五个版本，进行互校，必要时参阅《内经》等有关文献。勘误之处择善而从，但在勘注中保留各版本之原貌，供读者研究；对原文生僻字词予以简明扼要、通俗易懂的注释；对原篇、段的中心思想予以简要提示，间附校注者的看法，或指出张氏对内难理论的独到见地，或指出其学术思想及临床经验的精华所在，对间有咒语等封建迷信色彩者，仍保留原貌，但要说明，如此种种，皆为按语内容。对原著中的衍文仍保留，但在勘注中说明各本之异。对其脱文，尽可能找到有关文献资料，力争补入，如卷十四·四因篇中"病因有四"。但正文只阐述其三，显缺四，据王冰《黄帝内经素问》注文补入。对原文中古字、繁体字、异体字均易以简化字，通假字不动。凡属明显传抄勘误，径直改之，不加说明。为使读者方便，书末附有方剂索引。原书20万字，校注本近50万字。故校注本为学习和研究张子和学术思想的较好版本。

老年保健指导丛书 摄生篇

作者：邱保国等主编

出版社：河南科学技术出版社

出版时间：1985年1月

《摄生篇》书中阐明了摄生对于保护身体健康、延年益寿的意义，叙述了古今中外有关摄生的资料，详尽地介绍了从衣食住行到精神卫生，从营养卫生到食物疗法等实用的摄生知识，指出了中老年人摄生良方。全书7.5万字。

老年保健指导丛书 健身篇

作者：邱保国等主编

出版社：河南科学技术出版社

出版时间：1985年3月

《健身篇》书中阐明了运动与健康长寿的关系，分析运动可健身的根本所在，载述了我国历代流传的各种健身拳术及运动方式，详细介绍了适合老年人运动的各个步骤。读者可从中选择适当运动方式，强身延寿。

老年保健指导丛书　祛病篇

作者：邱保国等主编

出版社：河南科学技术出版社

出版时间：1985 年 6 月

《祛病篇》本书突出老年病，内容从实际出发，强调了"老年"与"实用"两个特点，阐述了老年人生理变化，老年人易患的各种疾病，分析了病因，提供了治疗方法，对老年人各科易患的心血管、神经、消化、呼吸、泌尿、内分泌与代谢性疾病、血液病、癌症、外科、皮肤、五官科疾病等进行了论述，全书 18 万字，可供医务工作者临床参考，并可以指导老年人自我诊断、自我保健。

北行日记

作者：清·薛宝田著，刘道清校注

出版社：河南人民出版社

出版时间：1985 年 7 月

该书是清代名医薛宝田由浙江赴京为慈禧太后诊病的日记。作者对沿途风光、清宫的陈设珍肴、慈禧的病因病状及辨证论治、处方用药等，都有详细的记载。在 43 天的治疗过程中，先后使用了养心汤、保元汤、归脾汤、逍遥散 4 个基本方剂，加减调方 20 余次，终于使慈禧恢复了健康，是一份完整的清宫病案史料，医学工作者可从中学习辨证用药的方法、规律和技巧。本书光绪七年木刻出版一次。此次校勘、句读、注释，排印出版，便于阅读。

传统老年医学

作者：邱保国、张海岑等主编

出版社：湖南科学技术出版社

出版时间：1986 年 1 月

祖国医学对抗老延寿问题有着许多精辟的论述，在老年学保健方面积累了丰富的经验，为我国人民的繁衍做出了重大贡献。本书作者在参阅大量的养生学古医籍的基础上，搜集精华，博采众长，按照中医理论体系，进行归纳、整理、提高。全书分为《源流篇》《基本理论篇》《摄生篇》《证治篇》《疾病篇》五部分。书中系统地阐述了中国传统养生学发展史、养生学家与养生学派以及延年益寿资料，全面论述了老年人生理、病理特点，深入地阐明了抗衰老原则、摄生方法、传统健身术和抗老益寿方药，重点介绍了老年人常见病、证的防治，并附有国内研究新成果以及编者潜心研究的见解，是目前国内运用祖国医学理论和方法对老年医学进行系统介绍的大型参考书。全书 94.5 万字。它是从事老年医学临床、教学、科研及保健工作者的良师、益友，也是老年人养生防病治病的顾问、指南。

意庵医案校注

作者：明·王意庵著，张金鼎、曹鸿云校注

出版社：江苏科学技术出版社

出版时间：1986 年 8 月

《意庵医案》是在 1982 年整理古籍中发现的明代善本医书，《全国中医图书联合目录》未收载，属国内孤本珍品。该书无作者姓名，经研究系明代嘉靖年间新安医家王意庵所著，王是安徽省祁门县人，在北京行医多年，由于他在京治愈了不少急、危重症，从而名闻京都，书内医案共 88 则，包括内外妇儿等科疾病，部分医案系作者在祁门给乡邻亲友治病医案，余大部为在京给明朝政府官员等治病的医案。书中有时间可考者最早在嘉靖十一年（1532），最晚在嘉靖二十一年（1542）。书中并记录有明嘉靖内阁总理方献夫、夏桂洲等历史名人医案。本书是明代医家王意庵临床治疗医案的记录，辨证精细、用药恰当、疗效显著、治法有所创新，特别对通腑攻下、清热化痰法的运用，颇为得心应手，这对今日临床治疗"急症""痰症"等具有启迪，所以本书有临床实用价值。

百病自我疗法

作者：刘道清等主编

出版社：河南科学技术出版社

出版时间：1986 年 12 月

人的一生，大部分时间是在学校、田野、车间、途中、家里或工作岗位上度过的，在这些远离医院的地方，一旦发生意外，来不及去医院的情况下，是多么希望自己（或家人，或周围的同志）变成医生啊！《百病自我疗法》就是读者在紧急关头解脱病危的辅导老师。

据医学家们调查，世界上的长寿地区，其民间医学水平多是较高的。所以，要保证人民群众健康长寿，普及医学知识，提高民间医学水平，是很有必要的。这本书是向人民群众普及医学知识的"家庭教师"。

本书分为内、外、妇、儿、五官、老年病六部分，117 种病症，24 万字。每种病症重点介绍临床表现和多种行之有效而又简单易行的防治方法，对病因病机和在家庭无法进行的检查等，则从简介绍，使读者一眼就能看到实际需要的东西。根据临床表现可以进行初步诊断，根据防治方法可以进行必要的治疗、预防、抢救和护理。本书的后面还附有常用中西药表、小儿用药剂量折算表等，它可以帮助每个家庭建立小小的"医疗室"，担当个人或家庭的医疗保健顾问。也可供基层医生参考。

近代中医珍本集 温病分册

作者：赵法新等校注

出版社：浙江科学技术出版社

出版时间：1987 年 4 月

《近代中医珍本集》是首部中医药断代大丛书。由北京、上海、天津、浙江、江苏、山东、河南等地的文献研究专家所编纂。全书分 14 个分册，共 1 000 多万字。

《温病》分册，精选了《温热经纬》《温病正宗》《时病论》《温病指南》《六因条辨》《治温例要》《温病大论》《暑病证治要略》《秋瘟证治要略》《霍乱论》十个珍本，进行校勘编辑而成，共 69 万 3 千字。集百年温病学经验之大成。是研究温热病学的重要丛书。

中国民间疗法

作者：刘道清主编

出版社：中原农民出版社

出版时间：1987 年 12 月

刘道清等深入基层，向民众学习，向老中医学习，并查阅古今医籍 300 余种，医药期刊 1 000 余卷，历经 3 年时间，编写成《中国民间疗法》一书。

本书共收集针灸、按摩、气功、拔罐、熏洗、热熨、捏脊、泥疗、点穴、香佩等民间疗法精 华 176 种，可适用于内、外、妇、儿、五官和老年疾患等 979 种病症。每种疗法包括源流、操作方法、适应证、禁忌证和注意事项五部分，并配有插图，以便于实际操作和研究参考。全书 80 万字，插图 332 幅。既是广大人民群众和基层医务人员进行自身保健、家庭保健和医疗保健的良师医友，又是中医科研和教学人员的参考资料。该书现已译成日文，发行世界 38 个国家和地区。该书出版后，受到广大群众欢迎。专家们评论说，此书编得好，不仅资料翔实，内容丰富，而且有较高的学术价值、保存价值和实用价值；是一部顺应潮流，集英荟萃，济世活人的好书；意义决非仅限于国内，必将影响于世界。本书分别获河南省优秀图书奖和 1987—1988 年度中南五省（区）优秀科技图书一等奖。

乡村中医临证大全

作者：赵法新主编

出版社：中医古籍出版社

出版时间：1988 年 8 月

党中央国务院号召全国支援革命老区经济技术开发，促进老少边穷地区经济发展。为动员各行业落实这一光荣而艰巨任务，中国老区技术开发研究促进会河南分会，委托中豫老区医药研究所所长赵法新主编《乡村中医临证大全》，为广大基层医生临证参考提供了"百科全书"。包括内、外、妇、儿、眼、耳、鼻、喉、口腔等各科近 500 种常见多发病，含 1 000 余方剂。共计 75 万余字。

为确保这一政治任务高质量、高速度完成，特组织聘请了河南省中医药研究院、河南中医学院、河南卫生职工学院、河南省（安阳）卫生学校等单位高年资长期从事医疗、教学、科研工作、具有丰富经验的主任医师、教授、研究员分工合作编写，因此，本书具有一定深度和广度，既重点照顾到乡村中医的水平，又适合有一定经验的中医师参考。其特点是以病为纲，概念明确，突出辨证，灵活权变，并附其他疗法和调护以扶助治疗。书末附录各科技术操作和方剂索引。体例新颖，内容丰富，切合实用，便于检索，是城乡基层医生较好的临证参考工具书。

本书在编辑出版发行过程中，得到各有关方面的关注和支持。中顾委委员、中国红十字会会长、原卫生部部长崔月犁同志题写书名；全国人大常委会委员、中华医学会内科学会主任、全国著名中医专家董建华教授作序；河南省政府资助出版，省长程维高特意写了《为乡村中医临证大全出版讲几句话》作为前言；原河南人大常委会主任赵文甫题词："发展乡村中医事业，开展中医科学研究，保护人民身体健康，促进两个文明建设。"

近代中医珍本集 伤寒分册

作者：赵法新等主编

出版社：浙江科学技术出版社

出版时间：1988 年 9 月

《近代中医珍本集》是首部中医药断代大丛书，由北京、上海、天津、浙江、江苏、山东、河南等地的文献研究专家所编纂。全书分 14 个分册，计 1 000 多万字。

《伤寒》分册，精选了《伤寒发微》《伤寒论章句》《古本伤寒心解》《伤寒辨解》《伤寒寻源》《伤寒论阳明病释》《伤寒方讲义》七个珍本，进行校勘编辑而成，共 71 万 1 千字。集百年伤寒论研究之大成。是研究和学习《伤寒论》的重要丛书。《伤寒辨解》系河南名医范式则先生遗稿，原名《伤寒易知录》，根据内容改为此名。本书遵照伤寒原文，重新编次分类，逐条注解，间附辨误，并将前贤批语择重删繁，撮要提精，予以参阅。故名之曰：《伤寒辨解》。其注解不求奇说，立论平允，简捷扼要，且善融各家之说于论中，以为佐证；其辨误有理有力，明晰透彻，颇多独见之处。

中医眼科学

作者：张海岑主编

出版社：浙江科学技术出版社

出版时间：1989 年 1 月

本书为高等中医函授教材，分为上篇、下篇、附篇三部分，上篇总论系统地介绍了中医眼科的基本理论诊断辨证论治特点，分为中医眼科发展简史、眼的构造与功能、眼与脏腑经络的关系、五轮八廓学说、病因病机、治则与治法、眼病的调护和预防等八章。下篇各论分七章，包括胞睑疾患、两眦疾患、白睛疾患、黑睛疾患、瞳神疾患、其他疾患和外伤疾患，共介绍常见眼病 54 种，附病 21 种。附篇内容主要是为了加强学员的中医眼科基本功，并培养共运用现代仪器做眼科检查的基本技能，可供学员课外阅读，或作为实习时学习之用，也可作为毕业后从事临床工作之参考。

中国老年学

作者：邱保国等主编

出版社：河南科学技术出版社

出版时间：1989 年 12 月

这是我国第一部老年学专著，不仅反映了国内外现代老年学的进展，还特别注重系统阐述我国现代和传统的老年学成就。老年学是一门边缘的、综合性新兴学科。该书包括老年生物学、老年心理学、老年社会学、老年教育学、老年临床医学和传统老年医学六大篇。本书由国内从事老年学工作的知名专家撰写。在参阅大量的国内外老年学最新资料基础 上，搜集精华，博采众长，系统地阐述了老年学的起源、发展、学派、理论、表现、问题和对策，从生物、社会、心理、医学等不同角度，全面研究探讨老龄问题，是目前国内老年学方面进行系统介绍的论著性大型参考书。编写中力求科学性和实用性相结合，对不同学派和观点进行客观论述，文字力求精练、易懂，全书百万字，附有 95 幅插图。可供从事老年生物、心理、社会、医学临床及保健工作的同志学习参考，也可作为领导同志和老年工作者在制定老龄工作方针、政策时的参考书，还可作为老年人了解老龄问题和养生防病治病的顾问、指南。

怪病怪治

作者：刘道清主编

出版社：中原农民出版社

出版时间：1990 年 2 月

怪病以奇特、怪异和罕见而得名。因其少见，人们多不认识，甚至医生也不认识，因而具有更大的危害性，给患者带来极大的痛苦。有位少女，患了血蛊症，肚子慢慢大了，别人背地里说她作风不好，连她的父母也严加拷问她，逼她说出"跟谁……"还有的儿童，患了"学校恐惧症"，害怕去学校，因此遭到父母的毒打。诸如此类的怪病，平时极少见到，人们不知道是病，很少去就医。即使是医生，见到这类病的机会也极少，缺乏治疗经验。一般医学书籍，又很少记载，这就给发现和防治这些病症带来困难。作者从古今中外各种书报杂志中收集怪病 200 多例，奇异疗法 78 种，旨在把先贤的奇方异术介绍给读者，开阔医疗思路。有些怪病虽然目前仍无特效疗法，本书将其"曝光"，使人们增强认识和了解，或者作为科研课题，留给医学家们去研究，这对于最终攻克怪病不无裨益。

翻开这本书，你会被千奇百怪的病症所吸引，也会为患者的遭遇而战栗。本书富有故事情节，可在消遣中丰富医学知识。被评为全国优秀图书"金钥匙"奖和1991年食北方十省市（区）优秀科技图书二等奖。

宫廷美容长寿方

作者：张金鼎、薄立宏主编

出版社：河南科学技术出版社

出版时间：1990年9月

本书分美容和长寿两卷。美容卷：宫廷美容方，包括嫩面祛皱、增白退斑、染发黑发、卫生香口、洁牙固齿、轻身减肥、治瘦长肌、生发美发、治粉刺方、治腋臭方10类，其中有三国魏文帝曹丕的染发宫廷秘方、陈后主贵妃张丽华面膏、隋炀帝后宫美发方、唐代美人杨贵妃的美容红玉膏、宋宫秘方麝香膏、金章宗皇帝用的生发绿云油、元代皇后洗面药、明嘉靖皇帝常服的七宝美髯丹、清慈禧太后的美容驻颜方等。长寿卷：宫廷长寿方，包括明目增视、聪耳助听、健脑治忘、通便止泻、洗澡健身、延年益寿等10类，每类方亦分若干方，其中有汉武帝刘彻用的长寿枕方、唐明皇李隆基喝的延龄菊花酒方、宋、元、明、清宫廷沿用的返老还童琼玉膏、金朝御医张子和的耐老山药茯苓包方、元宫固齿地黄散、明永乐皇帝朱棣的益寿永贞膏、清乾隆皇帝的清宫寿桃丸等。

全书共载295首方，每方列来源、组成、制法、用法、功效、主治、说明等项，对于方剂中某些不常见或异名药物以及某些主要药物的科学研究如药理、药化、动物实验、临床报告等均在说明中介绍。本书系中医药学中的第一本《宫廷美容长寿方》专书，供广大中西医药工作者、美容、保健人员，以及中医药爱好者参阅、研究、应用。

血证论

作者：清·唐宗海著，魏武英、曹健生点校

出版社：人民卫生出版社

出版时间：1990年10月

本书既是论述血证的专书，亦为中西汇通著作。全书共分八卷。卷一为总论，分述阴阳水火气血、男女异同、脏腑病机、脉证生死、用药宜忌等。卷二论述血上干证治，诸如吐、呕、咯、唾、咯血及多种衄血证等计十四条。卷三为血外渗证治，诸如汗血、血箭、血痣等七条。卷四为血下泄证治，诸如便血、便脓、尿血等六条。卷五为血中瘀证治，诸如瘀血、蓄血、失血等五条。卷六为失血兼见证，诸如痨瘵、咳嗽、发热等四十余条。卷七与卷八，编列出本书引用诸方计二百余首，并附以解说，便于临证应用。

本书特点有三。其一是内容及议论之处多由心得而起，发明医理有自己独特见解。其二是本书体例条分缕析，务精且详，正如凡例所云即不知医者，临时查阅，无不了然，最便世用之书"。其三是本次出版的《血证论》，是在广求版本，精选底本和主校本的基础上，通过精校细勘的整理，加入现代标点符号后刊印的，既便于专科医生参考，又适合初学中医者应用，是一部较好的参考读物。本书点校是根据中共中央和国务院关于加强古籍整理的指示精神和卫生部《中医古籍整理出版规划》的要求进行点校，所选《血证论》底本是光绪二十年甲午申江褒海山房石印本，光绪十六年庚寅本，光绪三十二年丙午本和光绪三十四年戊申本作为主校本校正之。为中医古籍整理丛书之一，亦为卫生部下达的科研课题。

神州秘方

作者：河南省中医研究院

出版社：河南科学技术出版社

出版时间：1991 年 3 月

本书是河南省中医管理局委托河南省中医研究院组织，由魏武英、曹健生、党炳瑞、张金楠、赵国岑、赵法新等同志征集、整理、编辑而成的。所谓秘方，在过去是秘而不宣、密守不传的灵验方，大多是经过数代人的不懈努力研制而成。我省地处中州，万里黄河横贯其间，是中华民族灿烂文化发祥地，历史上人才济济，名医辈出，有许多医学家为中华民族的繁衍昌盛做出了贡献。有的留下了医学著作，有的留下了大量的验方和秘方。这些秘方，相当一部分长期潜藏于民间，以"家传""代传""师传"等方式保留下来。这些秘方，是中医治疗学的组成部分，是方剂学的精华，是民族文化的瑰宝。

编者在千百位名老中医和有关人士的积极揭秘、无私奉献的基础上，耐心细致地查访动员，得方万具。着手审慎筛选、梳理编排，于 1983 年出版了《河南省秘单验方集锦》，本书可以说是它的续集。按内、儿、妇、眼、男、外科七部分，载方千余，皆具有简、便、廉、验等特点，便于医家和广大读者的临证参考选用。

当代名医神丹妙方

作者：张大明、华琼等主编

出版社：河南科学技术出版社

出版时间：1991 年 4 月

本书精选了我国当代名医的有效方剂近 500 首。这些方剂是名医们融汇了传统中医理法方药的真谛，并参考现代医学研究成果。从多年的临床实践经验中提炼而成，具有组方合理、使用方便、疗效确切的特点。全书按内、外、妇、儿、五官、皮肤科疾病分类，一病一方，或一病多方。每方均介绍方药组成、用法，功能、主治。既可供医生临床时选用，也可做患者的治疗顾问。

中医名言大辞典

作者：刘道清等主编

出版社：中原农民出版社

出版时间：1991 年 12 月

为了弘扬国医，为今人后世采摘之便，由刘道清等 16 省市的 80 余名中医专家，在董建华、裘沛然等 9 位著名大师指导下，潜心 5 个春秋，查阅 3 000 余种经史医籍，精选 2 万余条中医格言警句，编纂成《中医名言大辞典》一书。

该书收列全面，内容广袤，选编精当，分为论医、养生、阴阳、五行、脏腑、经络、病因、病机、诊法、辨证、治法、方药、论病、内科、外科、妇科、儿科、五官科、禁忌、预后、论护和优生优育等 28 篇，计 200 万字，是我国第一部中医名言大典。不仅收有名言条文，而且还有出处和注释，以便读者查对原著和理解原意。该书既是中医医疗、教学、科研人员的必备工具书，也是学习中医的好教材。原卫生部长崔月犁和中医局长吕炳奎分别作序，全国著名中医大师刘渡舟、方药中、耿鉴庭等分别题词。被评为 1991 年度北方十省市（区）优秀科技图书一等奖。

近代中医珍本集　金匮分册

作者：赵法新等校注

出版社：浙江科学技术出版社

出版时间：1991 年 12 月

《近代中医诊本集》是首部中医药断代大丛书，由北京、上海、天津、浙江、山东、江苏、河南等地的文献研究专家所编纂。全集有 14 个分册，计 1 000 多万字。

《金匮分册》精选了《金匮要略正义》《金匮要略溯疑》《金匮辨解》《金匮杂病辨》《金匮要略类病释》七个珍本，校勘编辑而成。计 74 万 5 千字集百年《金匮要略》研究之大成。是研究中医内科杂病的重要参考丛书。

《金匮辨解》系河南名医范式则先生遗稿，经编者整理审订首次出版。约 14 万 5 千字，手稿差错较多，在尊重原稿基础上，依《金匮要略》原文和注解所引资料出处，逐条逐字勘误，对注解、辨误不妥或证据无力之处，依有关资料补充修订；文意不顺者予以理校译改。

家庭巧用中成药

作者：张大明、华琼、赵一等主编

出版社：中国古籍出版社

出版时间：1992 年 1 月

中成药一般都有传统的适应证及用法，本书不拘于此，根据一定的理论和经验，或改变它的用法，或仍依原有用法，而引申运用于其他病症的治疗，就是中成药的巧用。通过巧用中成药，首先是扩大了中成药的用途，这对许多缺医少药地区，对于某些情况下的应急，都有积极的意义；通过巧用中成药，还可以启发思路，这对于打破僵化思维，更深刻地领会异病同治的精神，更深刻全面地认识中成药的性能而灵活运用，也有重要的意义。本书总结了巧用中成药的方法，包括有根据中医病机巧用、根据现代药理研究成果巧用、根据药物组成及功能巧用、根据经验与观察巧用、通过改变剂型或给药方法巧用，供大家参考。

清热方剂的药理和临床

作者：郭湘云、赵莉敏主编

出版社：中国医药科技出版社

出版时间：1992 年 9 月

该书对传统清热方剂的功效、现代实验药理和临床应用进行了较系统的论述，介绍了国内外有关研究资料，将传统理论和现代科学研究成果相联系，既有传统观又有现代观，理论和实践密切相联系。全书共分两部分，第一部分为引论，论述中医治则清执法的形成和发展、热证的病因病机和病理、热证的治则、治疗方法和清法用药，清热方剂的功效和药理，清热方剂的配伍和应用，清热药的质量（清热药的产地和采收、清热药的加工、清热药的调剂和制剂），清热药及其方剂的研究方法等。第二部分按清热方剂的传统分类法分为清热泻火、清热解毒、清热凉血、清热除湿、清热养阴和清虚热共六部分，每一古下设方名、组成、功效、药理、临床应用 5 项。共载方 52 首，其中清热泻火 13 首、清热解毒 8 首、清热凉血 6 首、清热除湿 12 首、清热养阴 9 首、清虚热 4 首。

男女不孕育诊治汇萃

作者：魏武英等主编

出版社：中国中医药出版社

出版时间：1993 年 2 月

本书收集了新中国成立以来大多数医学期刊中有关不孕不育的成功治疗方法和近年来的研究进展。简要介绍了不孕育的病因及诊断，叙述西医的认识和诊查方法，介绍了中医治疗的指导思想，基本方药，辨证论治，涉及针灸和外治、西医、中西医结合、气功、食疗等方法。内容分为三部分：上编为女性不孕；下编为男性不育；附编为不孕育的研究进展。其资料翔实可靠，实用价值较高。

病家禁忌三千条

作者：刘道清、张金楠主编

出版社：四川辞书出版社

出版时间：1993 年 3 月

医生给患者看过病，开了药方，患者往往还要问：大夫，我这病需要忌什么？这本书就是回答这个问题的。浏览书市，谈疾病治疗的书很多，而谈禁忌的书则很少。此书就内、外、妇、儿、五官科等 316 种病症患者在生活、饮食、起居、用药等方面应注意些什么，禁忌些什么，做了详细的介绍，对患者恢复健康大有裨益。可供患者和广大医护人员参考。该书除在大陆印刷发行外，台湾也已印刷发行。

老年病证治

作者：赵莉敏主编

出版社：中国中医药科技出版社

出版时间：1993 年 9 月

本书较系统地论述了老年人生理变化与疾病特点，介绍常见老年病的病因病理、临床表现与诊断，在治疗方面有西药和中医药的治疗方法、针灸与药物贴穴等外治法、食疗法以及心理疗法。还介绍了老年患者的护理。理论联系实践，内容科学新颖，为一本反映老年病治疗进展的学术论著，也是具有实用性的老年病证治著作。为各级西医、中医、中西医结合临床医师、护理人员、科研与教学人员以及医药院校师生的参考用书。是老年人和离退休职工干部增长卫生知识、提高健康水平的实用专书。

糖尿病中医疗法

作者：袁效涵编著

出版社：中原农民出版社

出版时间：1993 年 9 月

本书系统介绍了中医对糖尿病认识的源流、发展和现代研究的新进展，详细论述了其病因病机、辨证论治要点及治疗法则；总结了糖尿病及其并发症的药物、针灸、气功、饮食、体育、心理等多种疗法，还选录了部分名医临证精华，可谓内容新颖、丰富。通观全书，其写作语言通俗，深入浅出，条分缕析，纲明目细，且集证广泛，论理有源，辨证详尽，施治全面。使读者对糖尿病的综合治疗一览而得其要领。本书不失为一部实用价值较高的中医临床专著，对广大中医工作者会有所裨益。

龙门石刻药方校注

作者：张金鼎校注

出版社：山东科技出版社

出版时间：1993 年 11 月

《龙门石刻药方》于我国南北朝时期的北齐武平六年（公元 575 年）刻于洛阳龙门山第 20 窟内的石壁上，经历 1 400 余年石刻文字多有脱落缺损，给学习、研究《龙门方》带来诸多困难。

遵照敬爱的周恩来总理于 1973 年 11 月 14 日视察龙门对药方洞做出"要保护好、研究好"的重要指示（《光明日报》1981 年 4 月 15 日）。校注者以龙门石刻药方为底本，以《金石萃编》《龙门石窟研究》为校本，以《医心方》为他校本，参以中医药有关典籍进行校注研究。共补缺文字 521 个，复原补全药方 64 首，使龙门方完整者达 203 首，治疗内、外、妇、儿、五官等科会见病证 72 种。正如著名中医古籍专家、中国中医研究院耿鉴庭研究员说："《龙门石刻药方》一书，为龙门石刻药方治病最多，载方近全，研究独特之中医古籍方书，书中每类方分原文、校注和研究三项，该类方包括多方或一方，对之考证或补缺；校注即校勘和注释，并对古药名、古病名等加以简释；研究包括对药方源流、功能主治、辨证用方、方药阐发等。全书分为以下几部分。①药方洞洞门北壁石刻药方：计有疗疟方、反胃方、消渴方、金疮方、中风方等 22 类。②药方洞洞门南壁石刻药方：计有温疫方、急黄方、五淋方、癫狂方、喉痹方等 18 类。③《医心方》录《龙门方》：计有眼、鼻、耳、口疾方、卒疾方、妇人诸疾方、小儿诸疾方等 13 类。方中既有中药方，又有针灸方，既有内服方，又有外治方。实乃丰富多彩，临床实用。

当代医家论经方

作者：党炳瑞等主编

出版社：中国中医药出版社

出版时间：1993 年 12 月

本书 63.4 万字，主要分 2 大部分。第一部分为综论部分。该部分有 3 个内容，其一，经方对后世医方发展的影响，从医学史和最近 20 多年新发现的《五十二病方》《敦煌古医藉考》论述了经方的历代医方学发展的影响，揭示了张仲景在《伤寒杂病论》的经方是中医学史上重要里程碑。其二，新中国成立以来，经方的现代研究及文献研究内容。其三是介绍了日本经方的发展研究概况。

第二大部分是收集全国 193 位研究经方的中医界学者运用经方的经验、思路和方法、心得和体会。

本书是一部理论结合实践、理论指导实践，反过来又丰富了中医学理论的著作，对发扬仲景学说宏旨，揭示经方深邃的理论内涵、启迪经方的运用，都有一定的意义。

中医常见证候的辨病论治

作者：杨小平等主编

出版社：河南科学技术出版社

出版时间：1994 年 1 月

本书从中医辨证论治的另一个例面——证相同、病不同、治法有不同的角度出发，对中医 55 个临床常见证候在各科不同疾病中的不同治疗方法进行了系统的介绍。全书分为总论、各论、现代研究三大部分，分别论述了辨证与辨病、各科常见证候的辨病论治及现代研究进展，立意新颖，内容丰富，可供广大中医医疗、教学、科研工作者及在校学生学习使用。

中药名大典

作者：刘道清主编

出版社：中原农民出版社

出版时间：1994 年 6 月

中国幅员辽阔，历史悠久。每种中药在不同地区、不同历史时期有不同的名称。这就使得每味中药都有许多个别名。再加上它的商品名、处方名，往往一味中药就有十几个、甚至几十个、上百个名称，给了解和使用这些中药带来困难。有时造成混乱，出现医疗事故。

中药名称的混乱，影响中医疗效的提高，影响中医经验的总结，影响中医事业的发展。经验和教训同时告诉我们，中医药界需要一部梳理中药名称的工具书。《中药名大典》就是在这种社会需求下产生的。该书系在全国高等医药院校教材《中药学》所载的药物的基础上，又增加 219 味，将每味中药按正名、别名、商品名、处方名之顺序详细介绍，并将古今名称的异同、各地药材市场混称混用情况也做了介绍。在"商品名"一栏中，除列举、解释各个商品名称外，还指出哪些品种是正品，哪些品种是副品；产于何地者为道地药材，品质最优，产于何地者品质较次；何种性状者品质最佳，何种性状者品质较次等，以供购销和使用时参考。与此同时，该书还简要介绍每味药物的性味归经、功效主治、用量慎忌，为全面了解、使用这些中药提供方便，书后附有正名和别名笔画索引及音序索引，查找十分方便。全书 97 万字。原卫生部长崔月犁和中医局长吕炳奎分别作序，著名中医药学家刘渡舟、焦树德、颜正华教授等分别题词。

现代临床中药

作者：赵莉敏等主编

出版社：中国医药科技出版社

出版时间：1994 年 9 月

本书概述了中医药的基本理论以及中药的药性理论，共载中药 400 味，每味中药分列药物来源、处方用名、性味归经、传统功能、药理作用、临床应用、毒副作用、用量用法、化学成分、评述参考等十项，反映近年来临床应用中药的新进展和中药研究的新成果，具有传统的理论与现代的科研成果相结合、理论与医疗实践相结合等特点。内容充实且新颖，为各科临床中医师、中西医结合医师、药学人员、中医药教学和科研人员、医药院校学生和研究生的参考书。

当代针灸临床屡验奇术

作者：张俊明等主编

出版社：北京科学技术出版社

出版时间：1995 年 6 月

本书既收编有常见病、多发病的妙治秘术，又收编有疑难、急、重症的诊治经验，近 500 篇最新针灸施治方法，以病为纲，分列内、外、妇、儿、五官、皮肤、骨伤、男女各科杂症等病系。每篇均按篇名、临床资料、治疗方法、治疗结果、体会的顺序编印，罗列有序，便于查找。特别是"体会"还说明治病医理、辨证经验、取穴与针刺特色以及学术思想等，并在每篇中均有医师姓名和地址，以便在临床运用时直接联系或交流。概述其特点是：①反映当代针灸治疗的最新手段和方法。②每篇奇术为作者临床经验的结晶，屡用屡验。③各篇均从临床实用的价值观而审慎录入，优中选优。本书是一本既适合于临床治疗，又便于经验交流的极好参考书。

中西医内科临床指南

作者：张英等主编

出版社：陕西科学技术出版社

出版时间：1996 年 2 月

本书从临床实用出发，重点讨论了内科疾病的中西医诊断与治疗方法。全书共分 12 章。第 1 章介绍了常见症状与鉴别诊断。第 2~11 章突出论述了 78 种内科疾病的诊断要点、具体的中西医治疗方法及防治措施。第 12 章介绍了常用检验正常值及临床意义。本书突出中西医结合与中医治疗特色，内容丰富，叙述层次清晰，知识涉及面广，临床实用性强，是一部面向临床、面向各类医务人员及医药爱好者的必备读物。

中药药名辞典

作者：蔡永敏主编

出版社：中国中医药出版社

出版时间：1996 年 10 月

本书是一部全面收录中药药名的工具书。全书共收录中药药名 4 万余个，其中正名近 9 000 个，又名（包括别名、处方名、商品名等）为迄今见到的中药（或药名）工具书中收载最多的一书。为了便于鉴别和应用，书中在介绍每种药物的正名和又名的同时，一般还对药物的来源、产地、性味、功能、主治、用法等予以简明扼要地介绍。书之正文按药物正名笔画编排，正文前编有目录，正文后按药名笔画编有所有药名的索引，十分便于使用。

家用民间疗法大全

作者：刘道清主编

出版社：四川辞书出版社

出版时间：1996 年 10 月

该书分为疗法篇、疾病篇及附录三大部分。疗法篇详细介绍了最常用的 66 种民间疗法（如按摩疗法、抚摸疗法、喉部按压疗法、捏脊疗法等）的操作方法、适应证、禁忌证和注意事项；疾病篇例出最常见的 150 种疾病（如内科疾病的感冒、流行性感冒、咳嗽、哮喘等，外科疾病的疮疡、丹毒、淋巴管炎等，妇科疾病的月经不调、经闭、痛经等，儿科疾病的麻疹、水痘、惊风、疳积等，五官科疾病的睑缘炎、睑腺炎、夜盲症，沙眼等）的主要表现及民间统计治法计 2 200 余法，对症施治，方便实用。全书插图 30 幅，包括示意图、经穴图等，并附有名词术语解释，经穴表等，内容丰富，易于学习。是广大人民群众和初基卫生人员进行家庭医疗和保健的良师益友。

儿科临床手册

作者：高雅主编

出版社：河南科学技术出版社

出版时间：1997 年 6 月

本书分上、中、下三篇共 15 章，从中西医结合的角度介绍了儿科病的诊治。上篇，着重介绍儿科基础知识，急症处理及症状鉴别诊断；中篇，介绍常见儿科疾病的诊断方法；下篇，介绍了儿科液体疗法、诊疗技术、新药介绍、常见药物、各种检验正常值、中药方剂索引等内容。书中体现了中西医结合的理论及治疗思想，可供广大中西医结合儿科工作者临床、教学参考之用。

肝胆疾病

作者：田文敬、陈宝玲等主编

出版社：河南科学技术出版社

出版时间：1997 年 8 月

本书以问答形式，介绍了肝胆病基本知识。肝炎、肝硬化、肝肿瘤、脂肪肝、胆石症、胆囊炎、胆道寄生虫病、胆道肿瘤等疾病的表现，诊断，中西医治疗，以及预防诸问题。

中华名医名方薪传　肾病

作者：华琼等主编

出版社：河南医科大学出版社

出版时间：1997 年 9 月

本套丛书广撷全国著名医家的临床特技绝招和祖传秘方，其中大多又通过作者临床验证行之有效、屡用屡验、重复性强的精粹良方。本丛书以临床常见病、多发病分册编纂，集医林名宿于一体，汇秘验绝技于一帖。每篇以现代病名为纲，先切要概述，中西参照；再精心筛选名医妙方，每首方，依次介绍方药、功效、用法，并录案例以验其效，再加按语析其要妙，篇末针对所辑数方进行述评，综合分析评价，使读者领悟精髓，易于师法。本书融汇百家之长，切合临床实用，针对每一病证，犹如专家会诊，精粹毕会，异彩纷呈。其实用价值，则不言而喻。

常见老年呼吸系统疾病现代治疗

作者：袁效涵主编

出版社：中国中医药出版社

出版时间：1998 年 1 月

本书突出"老""新""实"三字。所谓"老"，既强调老年人的特点，无论是基础理论还是临床诊断与治疗方面均从老年人的病理生理出发；所谓"新"，即注重介绍老年病理学的新进展与新理念；所谓"实"，即实用性。在理论叙述上，深入浅出，通俗易懂。首先介绍呼吸系统的衰老变化及中医药对其调节作用，按照疾病的病因病理、临床表现、辅助检查、诊断及鉴别诊断、治疗、临床及临床研究进展之顺序进行详细叙述。在治疗部分，尽可能实用完备地反映出老年病的现代治疗方法。重点阐述中医治疗（辨证治疗、针灸推拿、气功、饮食疗法、中成药），扼要论述西医治疗法，并介绍中西医结合治疗老年病的可行思路，对临床进一步应用提供参考。

中西医结合防治病毒性肝炎

作者：侯留法主编

出版社：中国中医药出版社

出版时间：1998 年 1 月

全书共分九章。首先阐述肝脏的组织结构和功能、病毒性肝炎的发病、分类和流行情况。然后就病毒性肝炎的临床表现、诊断和鉴别诊断及其预后、中西药物治疗逐篇介绍；探讨了肝功能异常的辨治。最后就中药治疗病毒性肝炎的现代研究、病毒性肝炎的调养和预防做了介绍，内容新颖、实用性强、着重介绍病毒性肝炎的进展和新技术、理论叙述深入浅出、通俗易懂。本书适合于广大临床医务工作者和医药院校的师生使用，也可供有一定文化程度的病毒性肝炎患者参考。

家用药酒大全

作者：刘道清主编

出版社：四川辞书出版社

出版时间：1998 年 9 月

该书共列举了内、外、妇、儿、五官科 158 种病证，收载了 1 200 余首药酒方剂，基本能满足家庭医疗（用药酒治疗）的需要。编写方法是以病带酒，即在每个病证下面列举治疗这种病证的种种药酒，每种药酒按方药组成、制作方法、功效主治、用法用量、处方来源、医师嘱咐六方面撰写，便于在家中实际应用。

中风病防治300问

作者：蔡永敏等主编

出版社：中国中医药出版社

出版时间：1998年9月

本书以通俗易懂的文字，采用问答的形式，将中风病（脑卒中）的中西医概念、病因病理、发病特点、诊断及鉴别诊断、临时急救措施、中西医治疗方法、护理、自我康复以及各种预防措施等知识概括为300个问题予以解答，使读者通过阅读此书，可以对中风病的知识有一个全面系统的了解，并便于学习掌握和应用，本书内容系统全面，文字简明扼要，体裁新颖，便于普及，既可供中医、西医以及中西医结合临床工作者和大中专医学院校师生临床或学习时参考，又可供中风病患者及其家属和广大的医学爱好者防治时参阅。

最新中药药理与临床应用

作者：蔡永敏、张国泰等主编

出版社：华夏出版社

出版时间：1999年1月

目前，不少中医和中西医结合临床工作者在遣方选药时，除按照中医辨证论治的原则外，还常常考虑到所选药物的现代药理研究情况。一般是在不违背中医辨证论治基本原则前提下，参考中药现代药理研究选用。中药科研人员在科研选题、课题设计和药理研究中，亦需要了解有关中药现代药理研究概况，以作为课题立项和研究的参考依据。随着现代科学技术的发展和科研水平的提高，对中药药理的研究正日渐深入和广泛。而这些内容多散见于各种报纸杂志和综合性中药著作中，或不便于参考应用，或内容收录不全。本书参考报纸杂志和中药著作数百种，将所有有中药药理研究内容的中药编辑成册，并力求突出以下三个特点：①全。凡有现代药理研究报道的中药均予收录（计1070种），每种药物的药理研究内容力求收集完备。②新。本书参考文献收录至1998年，体现了中药药理研究的最新成果和进展。③精。每种药物包括概述、药理作用、临床应用和参考文献四部分。概述简述药物来源、性味、功效及主要成分等；药理作用分项列述其主要机理或实验结果；应用分项列举主要病证及用法；参考文献据药理作用和临床应用部分参考文献顺序编排。所有内容力求简明扼要。本书可供中医和中西医结合临床工作者，中药科研人员和中医药院校的教师，学生参考使用。

百病自诊自疗自防

作者：刘道清主编

出版社：四川辞书出版社

出版时间：1999 年 8 月

该书分为内、外、妇、儿、五官科及附录六大部分，共涉及 170 种疾病，每种疾病分别介绍诊断、治疗、预防三方面。"诊断"主要根据临床症状进行自我诊断，同时给读者"导医"，指出到医院应做那些检查。"治疗"包括一般治疗、西药治疗、中药治疗、针灸治疗、按摩治疗、拔罐治疗、食疗等民间疗法，同时告诉读者，在远离医院或来不及去医院的紧急情况下，如何争取时间，及时处理。在一般情况下，有病应该请医生治疗。慢性病患者可根据自己的情况，选择使用。药物治疗部分主要供基层医生参考，对于一般读者则是普及药物知识，了解药物性能及毒副作用，并非让人人都开处方。"预防"主要介绍疾病的预防措施及防护方法。"附录"中简介了《老幼用药剂量折算表》《常见临床检验正常值及其意义》《常用西药表》和《常用中成药表》四部分。

食疗养生与保健食品

作者：邱保国、尹慧、邱彤主编

出版社：中原农民出版社

出版时间：1999 年 9 月

本书从食疗保健的理论基础入手，阐述各种食物对机体的作用，介绍了食补的适用范围、功效及食补的特点、饮食调理的原则，指出饮食和食补的误区，帮助人们了解食补、正确认识食补并合理食补。为了方便读者操作，书中介绍了补酒、茶疗、食补的配方、制作方法及适应证、禁忌证、作用、用法等。本书还介绍了一些老年常见病，如高血压病、慢性气管炎、冠状动脉粥样硬化性心脏病、胆石症、糖尿病、肥胖病等的食疗方，读者可按方制作，既经济实用，效果又好。本书最后又介绍了保健食品的功能、食药共用食品及常用补药的作用、适应证、禁忌证等，以方便读者了解目前保健食品现状，避免使用时的盲目性。

肝胆病答疑解难

作者：刘道清、陈宝玲、侯留法主编

出版社：四川辞书出版社

出版时间：1999 年 9 月

肝胆疾病是临床常见病及多发病，尤其是乙型肝炎和肝癌，严重危害着广大群众的身心健康。作者根据自己的经验，像平时医生回答患者的疑问一样，采取问答形式，就患者最关心的肝胆疾病的预防、治疗、饮食、紧急情况处理、各种化验检查的正确应用，以及怎样与医生配合才能更快康复等问题予以答疑解难。

常见病用药饮食禁忌

作者：蔡永敏主编

出版社：中国中医药出版社

出版时间：1999 年 10 月

本书按临床各科分类，分别介绍内科、外科、妇产科、儿科、眼科和耳鼻咽喉口腔科等 226 种常见疾病的饮食禁忌、用药禁忌及各种疾病常用药物的饮食禁忌和相互配伍禁忌。每条禁忌除介绍禁忌内容外，一般还扼要阐明其原理。书末附疾病名称索引、食物名称索引和药物名称索引（均按笔画顺序编排），以便于查找各种疾病、食物和药物的有关禁忌。本书既可为各科患者在饮食服药时提供科学指导，又可为临床各科医生在处方用药时提供参考，还可供广大医学爱好者闲暇时参阅。

中国民间疗法大典

作者：刘道清主编

出版社：中原农民出版社

出版时间：1999 年 11 月

该书共收集针灸、按摩、气功、拔罐、熏洗、热熨、捏脊、发泡等民间疗法中的精华 186 种，可适用于内、外、妇、儿、五官和老年疾患等近 1 000 种病证。每种疗法包括源流、操作方法、适应证、禁忌证和注意事项 5 部分，以便于实际操作或研究参考。该书既是广大人民群众进行自身保健、家庭保健和医疗保健的良师益友，又是基层医务工作人员、中医科研人员和教学人员的参考资料。

肾脏病诊疗全书

作者：李培旭主编

出版社：中国医药科技出版社

出版时间：1999 年 11 月

全书分上篇、中篇、下篇、附篇，共四篇。上篇介绍肾脏疾病的研究现状、生理病理、诊断方法、治疗法则、用药规律、提高临床疗效的思路与方法等概况；中篇介绍常见肾脏疾病的病因病机、临床诊断、鉴别诊断、临床治疗、预后转归、预防调护、专方选介、研究进展、诊疗参考等内容；下篇介绍开设肾脏专科专病科室应注意的问题；附篇重点介绍了常见肾脏病中药新药治疗研究指导原则 10 余种。此书以突出中西医结合肾脏病学理论与经验为特点。博采中西医之长，荟萃诸家之要，如实反映近些年中西医结合肾脏病学的研究成果和实践经验，切实提出开设肾脏病专科应注意的问题，全书内容丰富，资料翔实，注重实践，务求实用。是从事中医、西医、中西医结合肾脏病临床、教学、科研以及开办肾病专科或从事专业管理者的必备工具书。

中华药膳防治儿科疾病

作者：高雅等主编

出版社：科学技术文献出版社

出版时间：2000 年 1 月

本书全面、系统地收集了防治儿科疾病的常用、有效的药膳方剂，以病症为纲，简明扼要地论述了儿科常见疾病的诊断与辨证，而以药膳方为目，对其组成、制作、用法、功能、主治等详加说明。书后附有药膳治疗儿科疾病的常用食物与药物，使广大读者可以据症选方，按方配制，防病治病，保健强身，为临床医务工作者及广大患者的实用参考书。

肾与尿路疾病答疑解难

作者：田文敬、华琼、王予英、陈宝玲主编

出版社：中原农民出版社

出版时间：2000 年 4 月

本书以问答的形式向人们介绍常见肾脏病及尿路疾病的病因、表现、治疗、预防及护理措施，对一些常用化验检查项目的目的、意义及正常数据也做了简单明了的说明。书中还就近年来广泛开展的肾透析、肾移植等新技术及群众所关心的问题，如什么情况下可以做肾透析、肾透析前后需注意哪些问题、病情发展到什么程度能做肾移植、肾移植后还需注意哪些问题等，做了通俗浅显的叙述。相信读者看过此书后，这些问题都会迎刃而解。

家用民间疗法精选

作者：刘道清主编

出版社：四川辞书出版社

出版时间：2001 年 1 月

本书是对之前出版的《家庭民间疗法大全》一书进行改编，将书中那些最容易获得的药具、药材，最容易操作的疗法精选出来，编成本书，内容比之前精炼、更加经济适用。按疗法共分为按摩疗法、抚摩疗法、自我按摩疗法、撮痧疗法、艾灸疗法、外敷疗法、熏洗疗法、食物疗法等，具体介绍每种疗法的操作方法、适应证、禁忌证及其注意事项。内容丰富，通俗易懂，适合普通家庭使用。

家用药酒精选

作者：刘道清主编

出版社：四川辞书出版社

出版时间：2001 年 1 月

本书是对之前出版的《家用药酒大全》一书进行改编，将书中那些操作方法最简便、疗效最显著的 600 余首酒方精选出来，编成本书。按内、外、妇、儿、五官各科

156 种疾病分类，每个病后具体介绍各种酒方，并详细介绍该酒方的组成、制作方法、功效主治、用法用量、处方来源和医师嘱咐等。内容丰富、通俗易懂、适合于普通家庭使用。

禽蛋疗法

作者：蔡永敏等主编

出版社：中国中医药出版社

出版时间：2001 年 8 月

本书上篇总结了常用禽蛋的性味归经，功能主治，用法用量，并概述了现代医学对禽蛋治病的认识及禽蛋治病的宜忌。下篇各章分类介绍禽蛋治内、外、骨伤、妇、儿、五官诸科病证的处方千余首，涉及百余种临床常见疾病；所论病名中西兼容，尽可能通俗易懂，便于习用者"对号入座"；所选处方皆注明其出处，以利大家考究，进一步了解其效能。所有方剂，一般情况下只要注意其宜忌，患者可以直接应用，少数配伍有毒药物成分的禽蛋方剂，如斑蝥、巴豆、轻粉、壁虎等成分的，须在医生指导下应用。

常见病中西医误诊误治分析与对策

作者：蔡永敏等主编

出版社：人民卫生出版社

出版时间：2001 年 10 月

本书共收载临床常被误诊误治的中西医各科疾病 277 种（其中中医病证 106 种，西医疾病 171 种），分中医和西医上、下两篇。每篇按临床各科分类（中医分内科、外伤科、妇科、儿科、五官科病证，西医仅载内科、外科疾病），有些疾病既可归入内科，亦可归到外科，为避免重复，只在其中的一科介绍，其他各科可参见该科的有关内容。每病包括概述、误诊误治病证、误诊误治原因分析、避免误诊误治方法和主要参考文献五部分内容。其中概述简要介绍疾病的概念、病因病理、诊断要点及主要治法等，诊断要点（尤其是与造成误诊有关的症状、体征、实验室检查等）为该部分介绍的重点；误诊误治病证分条介绍本病被误诊为某种病证的误诊情况（包括文献报道的误诊例数、原因或误诊率等）及误诊病例，各误诊病证的捧列顺序原则上按病证的误诊率高低为序，但有时为了便于鉴别，亦可不按以上顺序面将相类似的病证连续排列；误诊误治原因分析以前述误诊误治病证为依据，对造成误诊的各种原因予以系统分析，分条论述；避免误诊误治方法针对该病证造成误诊的原因，综合各种文献资料，归纳列出防止该病证误诊的各种对策；主要参考文献将误诊误治病证、误诊误治原因分析、避免误诊误治方法三部分引用的各种文献按引用的先后顺序进行归列。书末附本书出现的所有疾病名称（包括正名、又名、简称等）按笔西顺序编排的索引，以便读者查阅。

现代中西医临床内分泌病学

作者：蔡永敏、曹金梅、徐学功主编

出版社：中国中医药出版社

出版时间：2001 年 11

本书为内分泌系统疾病中西医诊疗的临床专著。全书分总论、各论和附篇三部分。总论从中医和现代医学两方面系统介绍内分泌系统疾病的概念、解剖生理等；各论按内分泌解剖器官（下丘脑-垂体、甲状腺、甲状旁腺、胰岛、肾上腺、卵巢、睾丸）及儿童、老年等分别介绍该系统疾病 6 种，每病一般包括西医（概述、病因病理、诊断，治疗等）、中医（概述、辨证要点、治疗方法等）和中西医结合（治疗思路与疗案、诊疗经验集要）三部分内容；附篇包括内分泌系统常用检验正常参考值和病名索引等。本书内容丰富，切合临床实用，可供中医、西医和中西医结合临床工作者及科研人员参考。

中国传统养生保健法（英文版）

作者：刘道清等主编

出版社：外文出版社

出版时间：2002 年 1 月

本书介绍了中国传统的养生保健方法 76 种，如刮背疗法、按摩疗法、揉腹疗法、搓胸疗法、沐浴疗法、滚蛋疗法、热 热疗法、敷脐疗法、"凤"字疗法等，每种疗法重点介绍操作方法、适应证、禁忌证和注意事项，并配有插图，以帮助理解和实际操作。

现代生活禁忌丛书

作者：刘道清等主编

出版社：河北科学技术出版社

出版时间：2002 年 1 月

社会在发展，人类在进步。在生活中过去认为正确的东西，用现代科学来衡量，却发现是错误的。如：骨折患者喝骨头汤或服钙片以"补钙"，年轻的父母纠正孩子的"左撇"，女士穿鞋跟很高的鞋子，演员上妆前刮须洗脸，内裤翻晒，给孩子买保险过多，交往时忽视对方的民族习惯，在领导面前唯唯诺诺等，这些都是错误的做法。在现代生活中，人们可能因为一次"犯禁"或"不妥"，而失去友谊、失去健康，毁掉家庭、误了孩子，或生意萧条、事业受损。为了使人们适应现代生活，该套丛书应运而生。丛书共八个分册：《病家食居禁忌》《病家用药禁忌》《卫生保健禁忌》《妇女卫生禁忌》《婴幼儿保育禁忌》《美容穿戴禁忌》《人际交往禁忌》《日常生活禁忌》，每个分册约 10 万字，均由有关专家编写。

日常生活禁忌

作者：田文敬、蔡永敏等主编

出版社：河北科学技术出版社

出版时间：2002 年 1 月

本书包括饮水卫生禁忌、饮料卫生禁忌、水果卫生禁忌、蔬菜卫生禁忌、菜肴卫生禁忌、食品贮存禁忌、文体旅游禁忌等内容。

病家食居禁忌

作者：刘霖、庆慧等主编

出版社：河北科学技术出版社

出版时间：2002 年 1 月

本书包括内科疾病食居禁忌、外科疾病食居禁忌、妇科疾病食居禁忌、儿科疾病食居禁忌、五官科疾病食居禁忌等内容。

妇女卫生禁忌

作者：庆慧、刘霖等主编

出版社：河北科学技术出版社

出版时间：2002 年 1 月

本书介绍了妇女日常生活保健禁忌、月经期保健禁忌、性生活保健禁忌、避孕禁忌、优生优育禁忌、胎产期保健禁忌、更年期保健禁忌等内容。

妇儿疾病误诊误治分析与对策

作者：李颖、蔡永敏等主编

出版社：军事医学科学出版社

出版时间：2002 年 2 月

本书主要介绍妇产科、儿科常见疾病的误诊、误治，从误诊疾病、误诊原因分析、避免误诊方法三个角度阐述妇儿疾病的诊断鉴别要点。

国家基本药物中成药的辨证应用

作者：赵法新、雷新强主编

出版社：中医古籍出版社

出版时间：2003 年 7 月

本书以病为纲，证型为目，对内、外、妇、儿、眼、耳、鼻、喉、口腔各科计 178 种常见疾病，选用国家基本药物千余种中成药进行辨证论治。每个病症列概述、辨证论治、论析三项为框架。其中辨证论治分为若干证型，每个证型又列证候、病机、治法、选药诸项以详其治。体例新颖，内容丰富，辨证清晰，选药规范，配伍巧妙，又有点睛之笔的论析，给读者以综合启迪，是临床医生、药房职工、药店员工、大专院校师生和居民临证选药和问病购药咨询的助手及工具书。

中医学

作者：雷新强、刘道清主编

出版社：人民军医出版社

出版时间：2004 年 4 月

此书为《21 世纪乡村医生培训系列教材》之一，本书分三大部分：一是基础理论，包括阴阳五行、藏象、经络、病因、诊法、辨证、预防、治则、治法、中药、方剂。二是针灸推拿、拔炎罐、捏脊、刮痧。三是常见病证，包括内科、外科、妇科、儿科等病证。绪论中介绍了中医学的发展概况及基本特点。正文后附有常见病证治疗方剂索引。其目的在于培养学员掌握中医基本理论，基本技能和基本方法。

中国民间神效秘方

作者：刘道清主编

出版社：河北科学技术出版社

出版时间：2004 年 5 月

本书主要分为内科、外科、妇产科、小儿科、五官科 5 大部分，共计 183 种病症，2 877 首秘方。本书有以下几个特点：一是选方认真。筛选出来的这些秘方，有的搜集于民间、有的求教于名医、有的来自祖传、有的来自师传、有的为同仁所献、有的摘自前贤著述、有的则是作者本人经验方。二是制用方法介绍详细。是汤剂还是丸剂，是先煎还是后煎，第一次煎多长时间，第二煎多长时间，是饭前服还是饭后服等，均有详细的介绍。无论是内行还是外行，都能看得明白，掌握正确的制作方法和使用方法，从而提高疗效，避免发生医疗事故。三是对方药的功效主治叙述说明。某方药有何功效，主治什么疾病，主要表现为何种症状，属于何种证型等，均有说明介绍，使读者一看便知。四是对治病选方有明确的医嘱。

赵国岑临证选集

作者：赵国岑、赵一等主编

出版社：中国古籍出版社

出版时间：2005 年 1 月

本书从学术思想、治疗脾胃病的独特经验、临床经验选案、专著论著、针灸临床经验集锦、临床论文选要、医案医话、单方验方、临证歌诀、中医消化疾病宜忌等几个方面，介绍了赵国岑主任医师的医疗成就。这是一本临床医师比较实用的参考书。

张仲景方剂现代临床应用

作者：侯勇谋、刘方洲、王希浩等主编

出版社：中国医药科技出版社

出版时间：2005 年 2 月

本书按方剂功能分为治表剂、攻下剂、涌吐剂、和解剂、温阳散寒剂、清热泻火剂、理气理血剂、祛湿剂和化痰剂、补益剂、收涩剂、杂方及其他共 11 章。介绍了张仲景 153 首方剂的现代临床应用，收载了近 20 年来各种期刊及图书的报道，内容丰富，资料翔实，可供广大医药院校师生、临床医师及科研人员阅读参考。

走出健康误区

作者：刘道清、刘霖主编

出版社：郑州大学出版社

出版时间：2005 年 5 月

全国著名医学专家周贻谋教授曾说：有些人不是死于疾病，而是死于无知，或者死于知之而不为之。为了使人们走出危害健康的误区，或避免进入误区，编者组织编写了这部《走出健康误区》。本书分为男人篇、女人篇、老人篇、幼儿篇四大部分，分别阐述了各类人群容易"犯迷""犯禁"的错误认识和错误行为，讲清科学道理，指明正确做法，以引导各类人群走出"误区"，走向健康，走向幸福，走向进步，走向成功。本书作者结合本学科最新研究成果，全面阐述了与现代健康息息相关的新知识、新科学、新进展、新观念、新时尚，是现代人们保护身体健康比较理想的科普读物

心脑血管病临床治疗要览

作者：邱保国、韩伟锋主编

出版社：河南科学技术出版社

出版时间：2005 年 11 月

本书以简练的文字系统全面地介绍了心脑血管病治疗方法，包括西医治疗、中医辨证论治、常用中成药、名医经验及针灸等方法，方便实用，有极强的指导性，可供临床医生、实习医生及中老年保健用药参考。

患者饮食禁忌

作者：刘道清主编

出版社：河北科学技术出版社

出版时间：2006 年 1 月

本书分为内科患者饮食禁忌、外科患者饮食禁忌、儿科患者饮食禁忌、五官科患者饮食禁忌、皮肤科患者饮食禁忌、妇科患者饮食禁忌、其他患者饮食禁忌等七大部分，详细介绍每种疾病的患者不宜吃的食物，以利于健康，防止疾病复发。

走出防病治病用药误区

作者：刘道清主编

出版社：河北科学技术出版社

出版时间：2006 年 3 月

本书分为走出防病误区、走出治病误区、走出用药误区三大部分。防病部分如健康的标准是什么、心理健康的标准是什么、如何延缓心理衰老、何谓亚健康、如何做到既要身体健康又要事业成功、什么是精神免疫等；治病部分论述乡下农民进城看病须防医托、治疗乙肝有祖传秘方吗，等等；用药部分如非处方药就没有危险吗、名贵中药就是好药吗、药物与茶水能同服吗、大蒜纯益无害吗、胡萝卜多吃可致女子不孕、维生素不宜超量服用，等等。

糖尿病临床诊疗学

作者：蔡永敏、杨辰华等主编

出版社：第二军医大学出版社

出版时间：2006 年 3 月

本书系统全面地论述了糖尿病中西医概念、病因、病理，最新诊断标准及辨证分型。介绍了糖尿病的综合疗法（饮食、运动、心理、药物、针灸、按摩等），急、慢性并发症的中西医防治，以及糖尿病并发各系统疾病的诊疗方法等，对糖尿病临床有较强的实践指导意义，适合糖尿病临床工作者参考使用。

中药名考证与规范

作者：蔡永敏等主编

出版社：中医古籍出版社

出版时间：2007 年 3 月

本书对所选定的 500 余种中药，逐一进行考证、研究，并提出规范的正名。每一种药物独立成篇。根据《中医药学名词术语规范化研究撰写通则》依次为定名依据、源流考释、附录、文献通考、参考文献五部分内容。

（1）定名依据：包括正名及其来源（原植、动、矿物及用药部位）、定名的文献依据、定名选择的理由、与正名等效的名词（简称或全称）等内容，其中定名的文献依据一般选清以前历代具有代表性的本草著作以及现代的药典、高校规范教材、有代表性的工具书等；定名选择的理由分条论述，古今一致无分歧者给予简述，不一致者予以详述。

（2）源流考释：对每味中药均溯源寻根，考证该药各种名称的最早记载及其沿革，其中以考证正名的最早出处和作为本草正名的最早出处以及沿革为重点，同时还对历代出现的同名异物中药予以辨析。

（3）附录：一般包括又称（为了标明药物的饮片规格等而在处方中使用的非规范名称）、俗称（始载于现代文献的不规范或地方性名称）、曾称（非现代文献始载的除正名以外的该药名称）、原植（动、矿）物名称（包括古今文献中记载的该药原植或动、矿物名称，若与正名一致，则该项可略）等4项，其中前3项为必备项，没有时注明"无"。

（4）文献通考：对前3部分内容涉及的所有文献的相关原文按年代顺序列录。

（5）参考文献：对词条中引用的所有文献的原始出处，按引用的先后顺序以"1、2、3……"序排列，后面重复引用的文献则与第1次引用时的序号相同。同时还在书后附中药异名索引（包括又称、俗称、曾称等）、中药拉丁文名索引和中药英文名索引，因而本书不仅具有文献研究价值，且有多语种药名的检索功能。

秘验单方集锦丛书

作者：刘道清、赵国岑、赵法新、党炳瑞、魏武英主编

出版社：河南科学技术出版社

出版时间：2007年4月

散在于民间广大群众和各级医务人员手中的秘方、验方、单方，一般都具有疗效可靠、药物组成简单、便于就地取材、容易传授推广等优点。因而，从某种意义上讲，它是祖国医学宝库中的佼佼者。河南省卫生厅在反复宣传动员、广泛搜集和群众性献方的基础上，组织专家认真审查、鉴定、筛选，择两千余方编成此书。本丛书共分为内科篇、外（包括皮肤）科篇、妇科篇、儿科篇、五官科篇等五册，分别适用于数百种常见病症，可供临床工作者参考和患者选用。

中老年运动处方

作者：陈阳春、侯勇谋等主编

出版社：河南科学技术出版社

出版时间：2008年4月

本书从有关资料中收集了很多适合中老年人的运动项目，内容丰富，科学性强，通俗易懂，图文并茂，是中老年人强身、保健之友，可供老年学工作者、康复学医务人员及医疗体育工作者参考阅卖。

中医防治前列腺增生百家验方

作者：华琼等主编

出版社：人民卫生出版社

出版时间：2009 年 7 月

本书分为总论与各论两部分。总论部分的内容，包括所介绍疾病的历史源流、病因病机、传统的治疗方法、名家的认识和作者的独特见解，以中医对该病的认识、现代医学对该病的认识、古今名家治疗该病的要领和经验、中西医治疗思路交汇等为编写模式，还包括该病的运动疗法、饮食疗法、针灸疗法、物理疗法及护理与预防等内容。各论部分是本书的重点，精选了古今医家治疗该病的验方，内容包括方源、药物组成、方义、治疗效果和按语，按语是本书的特色，反映作者对该病、该方独特的认识和运用体会。

名老中医临证医案医话

作者：刘霖等主编

出版社：人民军医出版社

出版时间：2011 年 7 月

全书通过整理百余位名老中医临证心得，汇集名医经典医案、医话千余篇，内容涵盖了内科、外科、妇科、儿科、针灸、眼科、耳鼻喉科、皮肤科等各科的典型医案，并对相关医案涉及疾病的传统病名、主要病史、症状体征、辨证思路，治则和方药，分别进行了介绍。

简明中药临床实用手册

作者：邱保国、李长禄主编

出版社：中原农民出版社

出版时间：2012 年 1 月

全书共收入常用中药 468 味，附药 94 味。本书力求承传中药精髓，汲取近代研究成果，使医与药一体化，学以致用，指导临床用药。本书不仅可以作为中医师的临床参考，也可作为西医学习中医和学生学习中医药的参考书。

赵法新脾胃病临证经验

作者：赵玉瑶、徐蕾主编

出版社：人民军医出版社

出版时间：2012 年 1 月

本书是全国第四批老中医药专家学术经验继承工作指导老师赵法新教授从医 50 年的临证经验专辑，分上、下两篇。上篇是临证经验，并附相应验案为佐证；诊余随笔，包括医论、医话；验方精选。其论述概念明确，辨证思路清晰，用药方法独特，疗效显著。下篇是验案精粹，包括脾胃病验案、杂病验案；将辨证论治十法融入医案全程，突显理法方药环环相扣，尤其是方解到位、按语阐述深邃。本书内容丰富，资料翔实，医案精炼，理明法清，简明实用，适于各级中医师临证参考，亦可供中医院校师生及中医爱好者阅读学习。

强直性脊柱炎特色疗法

作者：田元生主编

出版社：郑州大学出版社

出版时间：2012 年 9 月

本书采纳强直性脊柱炎（AS）最新的诊断、鉴别诊断标准；并从中医学和现代医学角度，分述病因、病机和治疗现状；还汇总了目前临床诸多行之有效的外治疗法，同时首度公开了河南省中医药研究院强直性脊柱炎课题组十余年的临床研究成果，运用补肾通督肠线植入法、刺络放血法、补肾通督灸法等特色系列疗法治疗强直性脊柱炎；并结合临床实践，制订了针对强直性背柱炎的保健体操、饮食起居、心理调护等一系列防治和保健措施。首次提出强直性脊柱炎的防治须从青少年做起，纠正了一些认识上的误区。综观全书，深入浅出，学术性高，实用性强。既有诸多特色疗法，可供临床医师选择应用，亦有丰富的相关医学预防、康复知识，可供广大强直性脊柱炎患者参考运用。

万修堂中医八代传承

作者：徐蕾等主编

出版社：人民军医出版社

出版时间：2012 年 10 月

本书分三大部分详细介绍了中原地区"万修堂中医"200 余年薪火传承及其发展概况。首先，简介"万修堂"的历史渊源、经营理念、服务模式、代表人物及医术、秘方名药、传承纪要等。其次，重点介绍了"万修堂"历代名医的生平传略、医术特点与临证经验等。最后，简略介绍了"万修堂"在发扬与传承中的"百花齐放"和"人才辈出"。本书为中医临床、科研工作者、中医药院校师生及中医爱好者提供参考。

一本书读懂失眠

作者：邱保国、杜文森、邱彤主编

出版社：中原农民出版社

出版时间：2013 年 3 月

为保证人们的健康长寿，一定要重视睡眠。本书采用一问一答的形式，将专家临床经常遇到的，患者最关心的失眠问题，用通俗的语言进行回答。全书紧紧围绕失眠这一话题，详细解读失眠的基本基本知识、睡眠的过程与机制、不同年龄段睡眠的变化；阐述睡眠与环境、四季气候变化的关系，如光线、温度、湿度、音乐、色彩、噪声、卧室等；睡眠的误区及失眠的危害；解读了睡眠可能出现的一些怪异现象；常见与失眠有关的疾病及防治对策，包括镇静催眠药物和中药治疗、非药物针灸、按摩治疗、助睡眠养生方法，心理治疗和常见催眠法等，特别详细介绍了助睡眠养生方法，包括泡脚、沐浴、刮痧、药枕、敷贴、食疗、色彩、音乐助眠等简便实用的非药物疗法。本书内容丰富、科学、中西兼容，实用性强，且有可读性，适用于青年、中年、老年阅读。

一本书读懂过敏性疾病

作者：尹慧主编

出版社：中原农民出版社

出版时间：2013 年 3 月

过敏性疾病给人们的生活和工作带来不少烦恼和困扰。本书从科普角度，结合临床中遇到的典型案例，以通俗的语言，一问一答的形式，介绍了过敏性鼻炎、过敏性哮喘、过敏性皮肤病等常见过敏性疾病的发病原因、特点、治疗及预防，并专门介绍中医药防治过敏性疾病的方法。

中医古籍珍本集成　伤寒金匮卷　尚论篇校注

作者：刘霖等校注

出版社：湖南科学技术出版社

出版时间：2013 年 5 月

《尚论篇》又称《尚论张仲景伤寒论》《尚论张仲景伤寒论重编三百九十七法》等名称。属伤寒类著作。清人喻昌撰。此次整理所用主校本，为民国上海广益书局石印本，现藏于河南中医学院图书馆。此次点校，依据的是清顺治八年辛卯（1651 年）原刻本，是目前此书所见到的最早刊本，现藏于河南省中医药研究院图书馆。以民国上海广益书局石印本为主校本，现藏于河南中医学院图书馆。由于本书此次是据底本影印出版，故对原文不作任何改动，只对书中错误者，在注释中说明。所有校勘均以校语标注于书眉之处，原书明显错误者，在校语中加以提示，如"本书误，应作……"等。对原书中的通假字、古体字、异体字加以简注，繁体字则保留不动。版蚀湮灭之处，据校本补出。

中医古籍珍本集成　伤寒金匮卷　伤寒明理论

作者：张影校注

出版社：湖南科学技术出版社

出版时间：2013 年 5 月

本书是据底本影印出版，故原文不作任何改动。原书明显错误者，在校注中加以提示。底本引录他书文献原文有明显错误，有损文义者，据原出处改正，并加以说明。原书中援引诸家之文，参以《注解伤寒论》《金匮要略方论》《素问》《灵枢》等书之佳善版本以旁校。底本与校本不一，显系底本错讹、脱漏、衍文者，据校本改正或增删，并出校记。底本与校本不一，难以判定何者为是，但校本有一定参考价值时，亦出校记说明其互异之处，以供读者参考。原书异体字、通假字、避讳字，或前后用字不一者，一般不予训释，对原文中疑难词句，参考训诂专书，加以简要解释。难字、僻字用拼音注音。

新编临床医学全书　中医学

作者：娄静主编

出版社：中国古籍出版社

出版时间：2014 年 7 月

随着科学技术的进步和发展，新的医学知识、理论、技术、方法和新的医疗施治办案不断应用临床，并取得了很好的临床效果。为了总结这些宝贵而丰富的经验，参与主编《新编临床医学全书》系列的《中医学》部分，该书不仅适用于医药院校本科生在校学习使用，还可作为毕业后继续学习和应用中医药知识的一本实用参考书，适合广大临床医生阅读。

中医古籍珍本集成　温病卷　伤寒瘟疫条辨

作者：庆慧、张大明等校注

出版社：湖南科学技术出版社

出版时间：2014 年 8 月

本次点校以清乾隆乙巳年（1785 年）刻本为底本，以清同治元年（1862 年）重镌板藏自流井大安砦刻本为主校本（简称大安砦本），以清光绪十五年己丑（1889 年）上海扫叶山房藏扳（简称扫叶山房本）、清光绪元年乙亥（1875 年）湘潭黎氏黔阳藩署刻本（简称湘潭本）、清光绪十九年癸巳（1893 年）江右醉芸轩刻本（简称醉芸轩本）、清光绪四年戊寅（1878 年）书业德堂刻本（简称书业德堂本）、滴光绪四年戊寅（1878 年）善成堂刻本（简称善成堂本）、清刻本等为参校本。本次整理按照底本目次顺序编排，将底本中的繁体字、异体字、俗写字、书刊匠字以规范简化字律齐。不出注。并将所见版本不同内容进行增补。

新编常见病实用验方

作者：史晓菲等主编

出版社：郑州大学出版社

出版时间：2014 年 10 月

本书按照科学、实用、简便、易行及大众化的方针，遵循中医药学的基本规律和常见病治疗的原则，集从古纳今对防病治病有很好功效的验方。针对内科、妇科、儿科常见病验方，进行系统性的选择、编排，经济实用、取材方便、无副作用，家庭多有自备。尤其对于急性常见病患者将免除因就医而耽误的时间，可从书中对症选方、自行配制，立马见效，突现了实用性、可操作性的完美结合。本书以最给力的内容传递，有效地奉献给农民朋友一本看得懂，用得着的防病治病宝典。

心血管疾病动物模型

作者：王军、高传玉主编

出版社：郑州大学出版社

出版时间：2014 年 9 月

《心血管疾病动物模型》共分 12 章，100 余万字，分别介绍常见心血管疾病 300 余种动物模型，包括心力衰竭、心律失常、缺血性心脏病、高血压、动脉粥样硬化、心肌炎、心肌病、心脏瓣膜病与房室间隔缺损、周围血管病、心包炎、肺动脉高压、血管重建与再狭窄动物模型。为适应不同层次、不同专业背景的读者，在每章的"概述"部分，首先介绍每种疾病的病因、分类、发病机制、病理解剖与病理生理。每种疾病动物模型的复制主要包括模型制备的基本原理、实验材料、方法步骤、观察指标、模型特点、注意事项、模型评价和参考文献 8 个方面。各种疾病在介绍基本概念和经典动物模型的基础上，注重该领域的最新进展，尽可能地收录新方法、新技术在心血管疾病动物模型制备与指标评价中的应用，如基因工程动物模型、自发性或遗传性疾病模型、微创介入技术等。尽量详细地列出原始参考文献并在相应部位加以角注，以便读者在使用过程中查阅、参考与对照。该书适用于基础医学、临床医学、药学及相关学科科研人员和研究生进行心血管疾病病因、病理生理、诊断与疗效评价研究和新药开发研究。

一本书读懂习俗与健康

作者：田文敬、王明主编

出版社：河南农民出版社

出版时间：2014 年 10 月

本书用通俗生动的语言介绍了大家熟知的各种习俗，每个习俗中都蕴含着中国传统文化、饮食文化、养生保健智慧等，如节日习俗与健康、婚育习俗与健康、沐浴习俗与健康、居住习俗与健康、传统体育习俗与健康等。立春时节的生活调养、清明养生正当时、立夏时节话养生等。

邱保国验方医案医论集要

作者：邱保国主编

出版社：中原农民出版社

出版时间：2015 年 3 月

本书收录了邱保国名老中医药专家传承工作室的学术传承人跟师学习和临证感悟以及邱老师的学术思想，内容包括验方、医案、医论三部分。验方部分均为邱老师临床常用方，包括治疗 51 个病症的 72 个方，均经多年临床辨证使用，凡疗效较好者，方行选人，每个医方均以主治、适应证、功效、处方、方解、加减等编写，对后世学者的临证具有指导作用。医案部分共选 28 种病症的医案，均为近几年来的典型病案，对每个病案从症状、辨证、治则、处方和按加以叙述，可作为临床参考。医论部分集中体现了邱老师的学术思想，整理出 8 篇论文。

陈阳春中西医结合临床治验

作者：陈阳春、徐毅、王守富主编

出版社：中原农民出版社

出版时间：2015 年 3 月

陈阳春运用中西医结合方法，从事临床医疗和科研 50 余年，有诸多体会与经验，无论先前从事儿科疾病、肝脏疾病治疗，还是后来心血管病之治疗，每每获效。近些年，作者将一些行之有效的用药方法，作为个人心得进行总结，结集出版，希冀对同道后学有所裨益。

《嵩崖尊生》校注

作者：清·景日昣撰，刘道清、刘霖校注

出版社：河南科学技术出版社

出版时间：2015 年 5 月

本书对《嵩崖尊生》进行全面整理，以清刻本为底本，以民国锦章书局再版石印本为主校本，民国广益书局等版本为参校本，对其书进行校注，深入研究景日昣的医学学术思想及诊疗经验，为临床各科医疗工作者提供借鉴和参考。《嵩崖尊生》是清代景日昣所撰。景日昣，字东阳（一作冬阳），或作冬旸，号嵩崖。河南登封（今属郑州市）人。《嵩崖尊生》共十五卷，刊于清康熙三十五年（1696）。有气机、诊视、药性、论治、病机、上身、中身、周身、下身、妇科、幼科十一门。其书立论以《黄帝内经》为依据，学术思想深受东垣、丹溪、景岳诸家影响。其基本特点：以证为纲，以部位为目，将病位、病性和证结合起来论述，辨证严密，用方简便，遣药精细，用之精当。是我国医学珍品，对妇科疾病有独到见解，后传入日本，享有盛誉。《嵩崖尊生》在豫西南一带多有传抄。该书现存有：清康熙三十五年（1696）刻本，清三让堂本等多种刻本和石印本。

急诊急症的处置与救护治疗

作者：王爱军等主编

出版社：黑龙江科学技术出版社

出版时间：2015 年 7 月

现代社会意外事故的伤害增加、人口的老龄化、家庭的小型化、疾病谱中心脑血管意外疾病发病率的上升、社会竞争力加强、生活节奏加快、生活方式的变化等均对急诊和急救提出了更高的要求。本书共有二十一章，前五章分别介绍了急救实用操作技术、急危重症患者监护技术、体外生命支持技术、肠内外营养置管技术，以及常用中医急救方法等五部分，是非常实用、全面的临床急救操作实践方法；第六、七章分别介绍了院前急救和院内急救的常见疾病及处理方法；后十三章分别介绍了呼吸系统、消化系统、心血管系统、泌尿系统、神经系统、内分泌系统、骨科、儿科、烧伤、中毒、环境与理化因素损害、感染等相关急症疾病的基本情况、诊断、救治、护理及最新临床进展等方法与内容。涉及了院前急救、院内急救、危重病医学、毒物学、灾害学等方面，是一本具有较强先进性、专业性、规范性以及实用性的临床参考书。

新编临床医学实践

作者：吴文先等主编

出版社：吉林科学技术出版社

出版时间：2015 年 7 月

本书突出临床与实践的结合，详细介绍了最新医学的理论与技术进展，系统介绍了医学总论、基础理论、常用内科医学治疗技术与康复服务以及常见病的中西医结合治疗等。内容全面、实用，适合临床医师的使用，也可为医学院校师生及其他相关科室的医务人员提供参考。

国医万修堂寻访录　与赵氏中医第六代传人的心交神会

作者：邹运国主编

出版社：人民军医出版社

出版时间：2015 年 9 月

作者以访谈录的形式介绍了一个中医世家的传承与发展概况。通过作者与万修堂中医第六代传人赵法新教授的对话，让读者了解闻名中原大地的"万修堂中医"的起源、家族谱及传承脉络、历代名医及其医术特点、传承方式等内容。书中不仅介绍了如何采集、炮制中草药的方法，也涉及中医脉学及四诊合参的诊病技术，更有辨证论治、遣方用药的临床经验，最后还谈到中医养生保健方面的知识。本书内容丰富，语言通俗，可读性强，适用于中医院校师生、中医临床工作者以及中医学爱好者阅读参考。

常见心血管疾病临床诊治

作者：赵章华等主编

出版社：新疆人民卫生出版社

出版时间：2015 年 10 月

心血管内科学是现代临床医学的一个重要分科，发展速度很快，许多新观点、新技术不断涌现，并对临床实践产生很大的影响。全书内容涵盖面广、资料新颖，具有较高的科学性、先进性和实用性，既注重心血管内科的专题介绍，又对心血管系统及其相关性疾病的诊断与治疗进行了全面的阐述。本书对近年来出现的循证医学新理论和新观点以及各种心血管疾病诊疗指南进行了解读。观点明确，兼顾全面，尽可能保持心血管内科学的系统性和完整性。

《太平圣惠方校注》（1~10）

作者：田文敬、孙现鹏、牛国顺、李更生、任孝德、邱彤、王明等主编

出版社：河南科学技术出版社

出版时间：2015 年 10 月

《太平圣惠方》编刊于宋代，全书共 100 卷，分 1 670 门（类），收编医方 16 834 首，全书洋洋 282 万言。规模之大，内容之丰富实为空前仅有。《太平圣惠方》全面收集宋以前历代医家学术思想、治症经验、用药特点，是宋代官方组织编纂的第一部大型方书，是一部理论联系实际，理、法、方、药完整体系的医方著作，全面系统地反映了北宋初期以前医学发展的水平，内容丰富。本次校注采用简体字，横排，现代标点。本次校注为简体横排、校勘、注释本。

肿瘤相关病症中医外治手册

作者：王红等主编

出版社：河南科学技术出版社

出版时间：2015 年 11 月

本书主要介绍了恶性肿瘤患者伴随症状，如顽固性呃逆、疼痛、失眠、深静脉血栓等和手术、放疗、化疗毒副反应，如术后胃肠瘫痪、放化疗引起的恶心、呕吐，手足综合征、顽固性腹泻等的具体中医外治辨证防治方法，为更大范围减轻病患痛苦，提高生存质量、延长生存时间。

中风相关病证中西医结合特色治疗

作者：张社峰等主编

出版社：人民卫生出版社

出版时间：2015 年 11 月

本书是从中西医结合角度，分别讨论常见中风病及其类证、变证、坏病、并病的中医药及其他特色治疗方法的专著。这类病证的临床诊断比较困难，容易发生漏诊、误

诊，且会延误治疗，它具有巨大的潜在性危险。因此早期发现、正确诊断、积极防治具有十分重要的意义。本书从绪论、中风病类证、中风病变证、中风病坏病、中风病并病以及中风病历代名医经验辑录、中风病中西医结合研究进展进行全面阐述，对提高当今临床诊治中风病相关病症有较大的参考价值。

传统中医诊断治疗学

作者：侯留法主编

出版社：西安交通大学出版社

出版时间：2016 年 3 月

本书组织既有深厚理论基础又有丰富临床经验的专家共同编写，是介绍中医治疗各种疾病的学术专著。由于病因与发病机制和治疗关系很大，因此也做了详细介绍、本书共十三章，内容翔实、条理清晰、文字严谨，注重理论与实践的相互结合具有很强的指导性，可作为中医科医师、各级医务人员、大专院校教师、科研人员的专业书籍和参考读物。

李培旭肾病临证验方验案

作者：李培旭著

出版社：河南科学技术出版社

出版时间：2016 年 4 月

本书介绍"国家第五批名老中医"、2014 年"国家名老中医药专家传承工作室导师"李培旭主任医师从医 40 余年的肾病临证经验。选编了 20 种肾脏疾病，每一种病的内容主要分为概要、诊断要点、辨治要点、验案选编和验方集锦。全书突出以法统方，主张活用"通、利、疏"与"补、涩、固"等法；突出中西医病与证的结合、脉症与实验室检验指标结合；突出中药性味功能与中药药理研究结合。本书适用对象为从事中医、中西医结合临床工作的各级医师、科研人员，可作为中医药院校师生的临床参考书，肾病患者及其家属的参考读物。

赵国岑名医工作室论文集

作者：赵一等主编

出版社：中国古籍出版社

出版时间：2016 年 8 月

赵国岑名医工作室 2013 年经国家中医药管理局批准成立，通过近 3 年的跟师学习，工作室成员及赵师的弟子们总结了许多赵师的临床经验，发表在各类学术期刊上。编者从中遴选了一部分文章，结集成册，出版发行。这也是名老中医的经验总结，同时也是继承工作的部分总结。

赵法新临证经验

作者：赵法新等主编

出版社：中原农民出版社

出版时间：2016 年 12 月

内容简介：本书是全国名老中医、万修堂六代传人赵法新教授从医半个世纪的学术经验专辑。他学术上遵从《内经》《难经》，崇仲景，法李叶，以脾胃立论，擅治内、外、妇、儿科杂病、温热时病及中医急症。颇多创新思维，注重辨证论治，提出"辨证论治十法"，重视辨证论治全过程。全书分两篇："论治篇"包括脾胃病、疑难杂症及外、妇、儿各科论治经验；"验案篇"包括脾胃病、疑难杂症及外、妇、儿各科验案，案前置七言标题，揭示主旨，以示醒目。临证用药，首选汤剂；慢性病康复治疗则多用小料加工制剂，方便且经济。治疗各科疾病，以脾胃立论，论析详明，方义周全。本书可供中医药临床工作者、基层中医师、中医药院校学生参考使用。

李培旭肾病临证辑要

作者：唐桂军、华琼、郭泉滢主编

出版社：河南科学技术出版社

出版时间：2017 年 9 月

本书选编了 20 种现代医学肾脏疾病，如急性肾小球肾炎、微小病变性肾病、膜性肾病、糖尿病肾病、尿酸性肾病、高血压性肾损害、囊肿性肾病、慢性肾功能衰竭等疾病。每个医案的按语部分均详细地论述了本病的治疗原则和主要治法，以及作者的治疗经验。

名老中医赵国岑临证医案选粹

作者：赵国岑、赵一、余月娟主编

出版社：河南科学技术出版社

出版时间：2017 年 9 月

全书精选脾胃病治疗大家赵国岑医师的临证医案，临证善调阴阳，顾及先天，重视脾胃，调达肝气，用药主张益气活血为主。总结了"补中气、调脾胃、治消化；健脾气、固肾气、治消渴；益心气、活瘀血、治胸痹；填肾精、分阴阳、治不育"等经验，该书适合中医从业人员，特别是脾胃病从业人员阅读学习。

临床护理学实践

作者：马淑芳等主编

出版社：科学技术文献出版社

出版时间：2017 年 11 月

本书介绍了基础护理技术操作，呼吸系统疾病的护理，循环系统疾病的护理，神经系统疾病的护理，消化系统疾病的护理，泌尿系统疾病的护理，血液系统疾病的护理，肿瘤患者的护理，甲状腺疾病的护理，胸部疾病的护理，腹部疾病的护理，骨与关节疾病的护理，手术室护理，消毒供应等内容。在编写本书的过程中，编者力求做到以下几点：第一，体现以人为本的护理理念，做到观念更新、定位准确，体现科学性、先进性。第二，根据临床工作特点和学习认知规律，力求符合临床实际需要，服务于专业发展，体现应用性和适应性。第三，理论和实践紧密结合，着重培养护理专业人员的职业能力。

妇产科疾病临床处置精要

作者：赵嘉梅等主编

出版社：科学技术文献出版社

出版时间：2018 年 1 月

本书是各位作者结合多年丰富的临床经验，参考国内外有关书籍和文章，深入总结，加以汇总而成的。本书首先讲述了妇产科的基础知识，包括生殖系统生理、妇产科疾病的检查与诊断方法、妇产科超声诊断等内容；然后详述了妇科炎症、妇科肿瘤、女性性功能障碍等妇科常见疾病的诊疗；最后分章节详细介绍了助产技术、异常分娩、妊娠特发疾病等产科常见疾病的治疗等相关内容。

临床医学理论与实践

作者：魏征等主编

出版社：科学技术文献出版社

出版时间：2018 年 1 月

本书共五篇。第一篇心血管内科，介绍了心力衰竭、心律失常、心瓣膜病、高血压病、冠状动脉粥样硬化性心脏病、原发性心肌病。第二篇普通外科，介绍了颈部疾病、乳腺外科、胃肠疾病。第三篇检验医学，介绍了临床血液学检验、临床生物化学检验、临床免疫学检验。第四篇儿科学，介绍了儿科常见病多发病的诊断及治疗方法。第五篇肿瘤学，介绍了肿瘤的病理表现及临床肿瘤诊疗等内容。本书在编写过程中，注重基础理论与临床基本技 能相结合，集中反映近年来临床新观点、新方法，力求做到内容深入具体和便于操作。

郑建民名老中医肾病验案集

作者：郑春燕等主编

出版社：科学技术文献出版社

出版时间：2018年3月

本书重点介绍了郑建民教授治疗肾脏疾病的学术思想及临床经验。全书共分为12章，第1章从整体方面讨论了中医学及郑建民教授对肾病的认识，第2章讨论了郑建民教授对原发性肾病综合征、IgA肾病、过敏性紫癜、慢性肾衰竭、小儿紫癜、小儿肾炎蛋白尿等典型肾病临证经验，其余各篇章按疾病类别分别讨论了原发性肾小球疾病、感染性肾脏疾病、肾衰竭、继发性肾损害、小儿肾病的诊治及典型病案，直观地展示了郑建民教授对肾脏病的诊治经验。

呼吸内科常见病诊治学

作者：庞志勇等主编

出版社：吉林科学技术出版社

出版时间：2018年3月

本书主要讲述了呼吸系统常见病的治疗技术与常见病的诊治，从呼吸系统疾病的病史采集、体格检查到呼吸重症疾病的治疗技术、药物和雾化吸入等治疗技术、内容系统而全面；并分章详述了肺炎、肺循环疾病、支气管哮喘及常见病的中医诊疗内容，是一本内容新颖、包含中西医内容的临床实用性书籍。

临床肿瘤诊疗研究

作者：胡晓琳等主编

出版社：科学技术文献出版社

出版时间：2018年5月

恶性肿瘤的发病率呈逐年上升趋势，已成为严重威胁人类健康的首要疾病。肿瘤综合治疗、各种先进检测、诊断方法也有了长足的发展，推动了肿瘤的预防、诊疗、康复相关知识的飞速发展。本书系统地介绍了肿瘤学的基本概念，根据国内外医学现状，尤其是肿瘤发展的实际，借鉴国内外已有的参考书，力求从基础到临床，将已研究肯定的知识作为基本内容，同时把新近的研究成果做一介绍。本书在编写过程中，注重肿瘤医学基础理论与临床基本技能相结合，集中反应近年来临床肿瘤新观点、新方法、力求做到内容深入具体和便于操作。

第六章

临床医疗

河南省中医药研究院附属医院（河南省中西医结合医院）成立于1993年10月，建筑面积4万平方，由临床科室、医技科室和职能科室组成。临床科室包括病区和门诊，设有13个病区，编制床位1000张，实际开放550张；门诊部设有高血压、心病、脑病、肾病、肺病、肝胆脾胃、肿瘤、针灸推拿、妇科、儿科、外科、骨伤科、肛肠病、眼科、口腔、皮肤、耳鼻喉、情志等30多个专科门诊，52个诊室。医技科室包括医学影像科（放射、超声、心电、呼吸功能、经颅多普勒等）、检验科、药剂科、制剂室等。职能科室包括医务科、护理部、门诊办公室、器械科、信息科等部门。

河南省中医药研究院附属医院是三级甲等中医医院，河南省高血压病医院，河南省高血压中西医结合诊疗中心，河南省中西医结合肿瘤临床会诊中心，河南省中西医结合高血压专业委员会主任委员单位，河南省中医药学会外治分会主任委员单位，河南省肝胆病协作组组长单位，卫生部、国家食品药品监督管理局认定的药物临床试验机构和河南省中医住院医师规范化培训基地。

第一节　临床科室

一、心病科（心血管科）

河南省中医药研究院附属医院心病科成立于 1993 年，其前身是创始于 1973 年的心血管病防治小组。主要开展中西医结合诊治冠心病、心绞痛、心肌梗死、心力衰竭、心律失常、高血压、风湿性心脏病、病毒性心肌炎、心肌病等心血管疾病。是国家中医药管理局中医内科心血管重点学科建设单位、国家临床重点专科（中医专业）建设项目单位。

（一）历史沿革

河南省中医药研究院附属医院心血管科正式成立于 1993 年 3 月，2011 年更名为心病科，其前身是创始于 1973 年与河南中医学院、河南中医学院附属医院联合成立的心血管病防治小组。1974 年，河南省中医研究所心血管病防治组有中医 4 名、西学中医师 2 名。到 1978 年，有 22 名中、西医医师从事心血管病的科研与临床工作。

对心血管病的临床研究始于建所初期，1959 年将高血压的研究列为科研规划。1979 年，心血管病的研究具体分为冠心病、高血压两个研究小组。8 月，临床研究室成立，张俊明任第一副主任，曹建生、陈阳春、邱保国任副主任。

当时的仪器设备除心电图机外，还有活动平板、心向量图机、超声心动图机等仪器设备，并调入了相关技术人员。1980 年，购置了血流动力学、血液流变学测定相关仪器设备。

1981 年，中西医结合研究室成立，张俊明、邱保国、陈阳春任研究室副主任。

1982 年 6 月成立临床部，设 2 个病区，即中医研究室病区（二病区）和中西医研究室病区（三病区）。其中，三病区以心血管病为主。

1993 年 3 月，河南省中医药研究院附属医院正式成立，在 1 号病房楼 4 层设立四病区（心血管病区），邓启华任四病区主任，韩丽娜任护士长。

1994 年 8 月，以高血压及其相关疾病为主方向单独成立四病区，心血管病方向相关工作医护人员搬迁至六病区，与肾病方向合并组成心肾病区，陈阳春任六病区主任。

1998 年 7 月，李培旭任六病区主任，王守富任六病区副主任。2004 年 10 月，王守富任六病区主任。

2002年3月，被国家中医药管理局确认为中医内科心血管重点学科建设单位。

2006年，关明智任六病区副主任。

2009年，再次被国家中医药管理局确定为"十一五"中医心病学重点学科建设单位。

2011年2月，心病科从六病区（心肾病）中分出，王守富任心病科主任。

2012年，被卫生部、国家中医药管理局确定为国家临床重点专科（中医专业）建设单位。

心病科现设门诊诊室2个，病房床位60张，包括普通病房、干部病房和重症监护室等。主任医师5名、副主任医师2名，第二批全国500名老中医学术继承人2名，医学博士1名。拥有中央遥测监护系统、除颤仪和体外反搏治疗仪等先进仪器设备。

（二）业务开展

采用中医、中西医结合诊断与治疗技术，主要诊治冠心病、心绞痛、心肌梗死、心力衰竭、心律失常、高血压、风湿性心脏病、病毒性心肌炎、心肌病等心血管疾病。

（三）医疗特色

中西医结合，以中医为主；形神并调，"双心"并治；整体调治，多学科诊疗。数十年来，依托科研项目，经过名老中医经验总结—临床观察—科内协定处方—院内制剂的长期研究，形成了特色鲜明、疗效突出的医院制剂。

（1）益心血脂康胶囊（豫药制字Z04010285）：由人参、三七、何首乌等组成，具有补益心气、活血化瘀、降脂止痛之功效，用于治疗气虚血瘀型冠心病、心绞痛、胸闷气短、高脂血症。

（2）冠心止痛胶囊（豫药制字Z05010573）：由瓜蒌、半夏、蒲黄、五灵脂、红花、赤芍、川芎、桂枝、紫苏梗、山楂、薤白组成，具有宽胸理气、化痰活血、通络止痛之功效，用于胸痹不得卧甚则心痛彻背、体形胖、舌体胖有瘀点边有齿痕、苔厚腻、脉沉涩滑之冠心病心绞痛交阻型及慢性冠状动脉供血不足。

（3）强心通口服液（豫药制字Z04010324）：由人参、黄芪、三七、丹参、延胡索、葛根、川芎、水蛭、五味子、降香、细辛组成，具有益气强心、活血化瘀、理气止痛、芳香通窍之功效，用于气虚血瘀型为主的冠心病、心绞痛、心肌缺血、心律失常、病窦综合征等所致的胸闷、胸痛、心慌气短、头晕乏力等。

（4）益心脉口服液（豫药制字Z04010333）：由人参、附子、麻黄、细辛、麦冬、赤芍组成，具有益气温阳、活血复脉之功效，用于缓慢型心律失常证属心肾阳虚者，症见心悸、胸闷、气短、疲乏、头晕、黑蒙、怕冷、腰酸、舌淡、脉迟或结代。

（5）脑血宁合剂（豫药制字Z04010215）：由黄芪、当归、川芎、红花、生地黄、全蝎、地龙、葛根组成，具有益气活血、祛风通络之功效，用于气虚血瘀型脑中风先兆症见一过性脑血管痉挛、一侧肢体麻木、斜视、复视、舌强语謇等。

（四）业务骨干

陈阳春（本科/主任医师），张俊明（本科/主任医师），宋诚（本科/主任医师），邓启华（本科/主任医师），符文缯（本科/主任医师），王守富（博士/主任医师），赵章华（本科/主任医师），李秋凤（本科/主任医师），徐毅（本科/副主任医师），马玉娟（硕士/副主任医师），卢吉锋（硕士/主治医师），耿振平（硕士/主治医师），王振华（硕士/主治医师），张富汉（硕士/主治医师），程欢欢（硕士/主治医师）。

刘青（大学/副主任护师），王艳璞（本科/主管护师），李琛（本科/护师），杜丹丹（本科/主管护师），张明芳（本科/护师），黄辞（本科/主管护师），赵雅雯（本科/护师），张敏（本科/护师），方艳（本科/主管护师），刘晓杰（本科/主管护师），马晓瑞（本科/主管护师），杨利梅（本科/主管护师），罗萌（本科/护师），金双双（大学/护师）。

（五）历任负责人

历任负责人见表6-1。

表6-1　河南省中医药研究院附属医院心病科历任负责人任职表

姓名	性别	职务	任职时间
邓启华	男	四病区主任	1993.8—1994.8
陈阳春	女	六病区主任	1994.8—1998.7
李培旭	男	六病区主任	1998.7—2006.4
关明智	男	六病区副主任	2006.4—2011.2
王守富	男	六病区副主任	1998.7—2004.10
		六病区主任	2004.10—2011.2
		心病科主任	2011.2—
韩丽娜	女	四病区护士长	1993.8—1994.8
刘青	女	六病区护士长	1994.8—2011.2
		心病科护士长	2011.2—

二、肝胆脾胃科

河南省中医药研究院附属医院肝胆脾胃科成立于2011年，其前身是创始于1961年的肝病研究组，现在是国家中医药管理局肝病重点专科。主要通过中医辨证施治和中西医结合等方法治疗各种肝胆疾病、胃肠道疾病和消化系统肿瘤等。

（一）历史沿革

河南省中医药研究院附属医院肝胆脾胃科是研究院历史上较早的临床科室之一，其前身是创始于1961年的肝病研究组，开展对肝病的临床观察和治疗，到1964年，经与河南中医学院附属医院协商，在其病房协调争取到15张病床，作为肝病研究小组的科研观察床位，对无黄疸型肝炎、传染性肝炎及黄疸病进行中医辨证分型及治疗。到1966年病床增加到45张（与其他研究组共用）。"文革"期间，临床与科研工作一度中断。

1982 年，河南省中医研究所成立临床部，下设 2 个病区，即中医研究室病区（二病区）和中西医结合研究室病区（三病区）。二病区以收治慢性结肠炎、慢性胃炎和慢性肝炎、心血管病等内科疾病为主，床位 24 张，医护人员 10 余人。翟明义任中医研究室副主任（主持工作）及二病区负责人。

1986 年，在院区西北角建设平房小院（现针灸推拿科），建立消化病区（一病区）。病区以收治慢性肝炎、肝硬化患者为主，设病床 30 张，陪护病床 15 张，门诊 2 个，医护人员 20 人。1990 年 2 月，张金楠、党炳瑞为一病区负责人。

1993 年 3 月，河南省中医药研究院附属医院正式成立，消化病区（一病区）迁至在 1 号病房楼 5 层，改名为五病区，设床位 36 张，门诊 2 个，医护人员 20 余人。张金楠任五病区主任。

1998 年 7 月，杨小平任五病区主任，侯留法任副主任。2006 年床位增加至 60 张，2009 年成为河南省中医管理局第二批肝病重点专科建设单位，2010 年验收合格。

2011 年 2 月，五病区更名为肝胆脾胃科，杨小平任主任，侯留法任副主任。2012 年 2 月，被国家中医药管理局确定为"十二五"重点专科建设项目。2018 年 2 月，侯留法任肝胆脾胃科主任。

肝胆脾胃科现由门诊和病区组成。门诊现有 2 个诊室、1 个胃镜室；病区设立在 1 号病房楼 5 楼，现有床位 66 张，包括普通病房、高级干部病房和抢救室等。医护人员 26 人，其中主任医师 4 人，副主任医师 1 人，主治医师 2 人，住院医师 2 人，主管护师 2 人，并配有 1 名心理关怀医生。

（二）业务开展

（1）采用传统中医辨证施治和中西医结合等方法治疗慢性肝炎、脂肪肝、肝硬化、乙肝无症状携带者、肝硬化血清蛋白 A/G 比例失调、慢性胃炎、结肠炎、胆囊炎等消化系统疾病。

（2）开展与应用肝纤维化标记物定量检测，肿瘤标记物定量检测，乙肝、丙肝病毒载量检测，乙肝标记物定量检测等方法和技术。

（3）开展电子胃镜检查、电子肠镜等胃肠道疾病内镜下常规检查，并能进行内镜下息肉切除、消化道肿瘤镜下微波治疗和局部化疗、食管支架置入术、食管静脉曲张的套扎术消化道息肉摘除术、消化道异物取出术、内镜下止血等治疗。

（4）运用中医传统疗法，采用艾灸、脐贴、中药直肠滴入、耳穴压豆、中药外敷、足浴、埋针、中药涂擦、穴位注射、中药塌渍等理疗技术手段进行肝胆脾胃病的辅助治疗。

（三）医疗特色

肝胆脾胃科的医疗特色是以中成药和口服汤剂为主，配合中医传统疗法等，辨证分型根据不同情况采取不同的疗法。

（1）肝纤维化治疗：采用根据名老中医翟明义的经验方研制而成的医院制剂"臌胀

片"，联合保肝西药，综合治疗肝纤维化。

（2）病毒性肝炎治疗：根据不同发病阶段的基本病机，确立相应的治疗原则、治疗方法、方药，采用复方同步疗法治疗（选用一组主方辨证施治，配合专方专药退黄、降酶等）。

（3）脂肪肝治疗：采用药物治疗、饮食控制、调畅情志、加强锻炼的四联疗法，药物多采用疏肝健脾、活血化瘀、化痰利湿为立法的复方中药。

（4）肝硬化治疗：①运用院内中成药制剂（鼓胀片）采用复方疗法整体治疗。②根据不同病情和体征，结合汤药辨证施治，通过口服或高位保留灌肠法或低位保留灌肠法，加强治疗、增强疗效。③结合西医先进的检验、检测和抢救手段。称之为"中西医结合三联法"。

（5）中医传统疗法：根据每位患者的不同情况采取不同的中西医治疗方法及不同的中医传统疗法。在中西医治疗肝病的同时，选用捏脊、穴位封闭、穴位贴豆、中药灌肠、中药贴敷、开天门、拔罐、蜡疗、艾灸、足浴、脐贴等不同的中医传统疗法辅助治疗。

（6）特色制剂：总结名老中医经验，依托科研项目到临床观察、科内协定处方、研制院内制剂，形成了特色鲜明、疗效显著的中成药（院内制剂）。对肝硬化、慢性肝炎、慢性浅表性胃炎、酒精性脂肪肝及其他各种原因所致的脂肪肝、高脂血症、慢性肝炎、肝功轻度异常、乙肝无症状携带者、纠正慢性肝病、肝硬化血清蛋白 A/G 比例失调等有确切疗效。

1）臌胀片（豫药制字 Z04010213）：由三七、黄芪、丹参、党参、当归、白术、五味子、葫芦巴、赤芍、牡丹皮、柴胡、青皮、郁金、麦芽、山楂、龟板、鳖甲、鸡内金、莱菔子、猪苓、泽泻组成，具有活血化瘀、消痞软坚、清肝利胆、健脾利湿之功效，用于肝硬化、慢性肝炎症见胁痛、腹胀、纳差、两胁下痞块者。

2）胃康胶囊（豫药制字 Z04010329）：由甘松、三七、蒲黄、乳香、没药、海螵蛸、黄芪、白术、吴茱萸、黄连组成，具有理气消瘀、温中止痛、补气健脾之功效，用于慢性浅表性胃炎证属肝胃不和、气滞血瘀型症见胃脘部疼痛、饱胀、嗳气、乏力或吞酸、大便潜血者。

3）酒肝消脂颗粒（豫药制字 Z04010331）：由葛根、柴胡、山楂、丹参、泽泻、决明子组成，具有解酒疏肝、清热化瘀之功效，主要用于酒精性脂肪肝及其他各种原因所致的脂肪肝、高脂血症者。

4）舒肝健脾胶囊（豫药制字 Z04010288）：由柴胡、青皮、延胡索、党参、黄芪、茯苓、白术、山药、丹参、赤芍、白芍组成，具有疏肝健脾、活血之功效，用于慢性肝炎、肝功能轻度异常证属肝郁脾虚者，症见周身乏力、腹胀、纳呆、便溏、舌质黄、苔白、脉弦等。

5）益气解毒胶囊（豫药制字 Z04010292）：由野菊花、虎杖、天葵子、蜀羊泉、贯众、大青叶、板蓝根、金银花、天花粉、紫花地丁、蒲公英、黄连、猪苓、黄芪组成，具有清热解毒、益气健脾之功效，用于乙肝无症状携带者症见脉弱、舌体胖。

6）养阴解毒胶囊（豫药制字 Z04010289）：由何首乌、连翘、丹参、牡丹皮、柴胡、半枝莲、香菇、茜草、大青叶、板蓝根组成，具有养阴凉血、疏肝清热之功效。用于乙肝病毒无症状携带者证属阴亏毒停，症见脉细、舌质红或口干。

7）益气补肾胶囊（豫药制字 Z04010293）：由红参、黄芪、葫芦巴、女贞子、白术、淫羊藿、巴戟天、菟丝子组成，具有益气补肾之功效，用于乙肝标记阳性且长期服用药物仍不能阴转证属肾气亏损者。

8）健脾复肝合剂（豫药制字 Z04010336）：由党参、黄芪组成，具有益气健脾、扶正固本之功效。用于纠正慢性肝病、肝硬化血清蛋白 A/G 比例失调者。

（四）业务骨干

翟明义（研究员、主任医师），赵国岑（本科/主任医师），张金楠（本科/主任医师），党炳瑞（本科/主任医师），赵法新（本科/主任医师），杨小平（本科/主任医师），侯留法（硕士/主任医师），赵玉瑶（本科/主任医师），陈宝玲（本科/主任医师），李鹏耀（硕士/副主任医师），王会丽（硕士/副主任医师），王菲（硕士/主治医师），娄静（硕士/主治医师），赵雷（硕士/主治医师），赵义红（硕士/主治医师），张杭洲（硕士/住院医师），朱岩洁（硕士/住院医师）。

王翠花（大学/主管护师），延俊莉（主管护师），张红雨（本科/副主任护师），冯亚楠（本科/主管护师），田莉（本科/主管护师），王磊（本科/主管护师），贾彩霞（本科/主管护师），刘雪婷（本科/护师），郭丽（本科/护师），张丽丽（本科/护师），王甜甜（本科/护师），赵培培（本科/护师），张亚茹（本科/护师），张会（本科/护师），郭闪闪（大学/护士），买倩（本科/护士），李乙娟（大学/护士），段艳艳（本科/护士）。

（五）历任负责人

历任负责人见表6-2。

表6-2　河南省中医药研究院附属医院肝胆脾胃科历任负责人任职表

姓名	性别	职务	任职时间
翟明义	男	肝病研究组负责人	1961—1982
		中医研究室副主任	1982—1990.1
		二病区负责人	1982—1986
		一病区负责人	1986—1990.2
张金楠	男	一病区负责人	1990.2—1993.3
		五病区主任	1993.3—1998.7
党炳瑞	男	一病区负责人	1990.0—1993.3
杨小平	女	五病区主任	1998.7—2011.2
		肝胆脾胃科主任	2011.2—2018.2

姓名	性别	职务	任职时间
侯留法	男	五病区副主任	1998.7—2011.2
		副主任	2011.2—2018.2
		主任	2018.2—
孙士玲	女	负责人	1982—1984.9
马晓丽	女	护士长	1984.9—1986.3
王翠花	女	护士长	1986.3—1993.3
延俊丽	女	护士长	1984.9—2006.4
张红雨	女	护士长	2006.4—

三、高血压科

河南省中医药研究院附属医院高血压科成立于1994年，其前身是创始于1973年的心血管病防治小组。主要开展高血压、高血压并发症及相关疾病的诊断与治疗，创立了高血压中西医结合辨证分型个体化诊疗方案、高血压辨证分型诊断仪及抗高血压系列中药"降压宝"。为国家中医药管理局"十五"高血压重点专科专病项目建设单位、"十一五"重点专科专病强化建设单位、"十一五"中医心病学重点学科建设单位、"十二五"心病重点学科和重点专科、卫生部中医心病重点专科、第二批中医诊疗模式创新试点单位（高血压病多专业联合诊疗模式）、全国中医高血压病医疗中心、河南省高血压治疗中心、河南省高血压中西医结合诊疗中心等。

（一）历史沿革

河南省中医药研究院附属医院高血压科正式成立于1994年，其前身是创始于1973年与河南中医学院及附属医院联合成立的心血管病研究组。1974年，河南省中医研究所心血管病防治组有中医4人、中西医结合2人。

在高血压科成立以前，从建研究所初期的1959年和1963年分别将高血压防治研究和原发性高血压防治列入研究规划。1978年参与心血管病防治和研究的科研人员发展到22人。

20世纪80年代，没有单独的病区，心血管病、高血压病患者主要收到中西医结合研究室病区，即当时的三病区治疗。1986年后该病区以收治心血管病、老年病患者为主。

1993年3月，河南省中医药研究院附属医院正式成立，在1号病房楼4层设立四病区（心血管病区），邓启华任四病区主任，韩丽娜任护士长。

1994年，该病区以高血压及其相关疾病为主，其他心血管患者的治疗并入六病区，与肾病合并组成心肾病区。同年8月，成立河南省高血压治疗中心，邓启华任中心主任。

1998 年，符文缯任四病区主任、河南省高血压治疗中心副主任，白清林任四病区副主任。高血压中心被确立为全国中医高血压病医疗中心建设单位，

1999 年 4 月，河南省中医管理局批复成立河南省高血压病医院。同年 6 月，经河南省卫生厅批准，成立河南省高血压病防治中心。12 月，"全国中医高血压病医疗中心建设单位"通过国家中医药管理局验收，2000 年 2 月，正式批准为"全国中医高血压病医疗中心"。

2001 年，被国家中医药管理局确认为"十五"高血压重点专科专病项目建设单位。2002 年 3 月，河南省中医药研究院被国家中医药管理局确认为中医内科心血管重点学科建设单位。2002 年 8 月，被国家中医药管理局确认为"十五"高血压病重点专科（专病）项目建设单位。

2002 年 6 月，程广书任四病区副主任，李荣、邓松涛任高血压防治中心副主任。2006 年 4 月，李荣、邓松涛任四病区副主任。

2006 年 10 月，"十五"高血压病重点专科专病项目建设通过国家中医药管理局项目验收。2007 年 11 月，被国家中医药管理局确定为"十一五"高血压病重点专科专病强化建设单位。2009 年 10 月，被国家中医药管理局确定为"十一五"中医心病学重点学科建设单位。2011 年，被卫生部确定为中医心病重点专科，国家中医药管理局"十二五"心病重点学科和重点专科。

2011 年 2 月，程广书、李荣、邓松涛任高血压科副主任。

2016 年 4 月，被国家中医药管理局确定为第二批中医诊疗模式创新试点单位（高血压病多专业联合诊疗模式）。

2013 年 3 月，河南省中医管理局批准成立"河南省高血压中西医结合诊疗中心"，建立完善省、市、县诊疗网络。

2017 年 8 月，程广书任高血压科主任。

2017 年 12 月，郭泉滢为高血压科负责人。

高血压科现有 70 张病床，5 个专科门诊诊室，1 个门诊咨询室，1 个辨证分型诊断室，1 个动态血压监测室，1 个高血压研究室，1 个重点学科办公室。拥有高血压辨证分型仪 2 台，动脉功能测定仪 1 台，眼底照相 1 台，24 小时血压监测仪 11 台，床边心电监护仪 1 台，24 小时呼吸睡眠监测仪 1 台，以及足浴治疗器、多功能艾灸仪、多频率微波治疗仪。现有医护人员 34 人，其中享受国务院特殊津贴的名老专家 2 名（邓启华、符文缯），主任医师 6 人，副主任医师 9 人，医学博士 2 人、硕士 8 人。

（二）业务开展

（1）高血压中西医结合辨证施治：河南省中医药研究院自 20 世纪 80 年代开始潜心研究中西医结合治疗高血压问题。邓启华主任医师及其团队经过 10 余年潜心观察与研究，于 1993 年正式创立了高血压中西医结合辨证分型个体化诊疗方案，该方案由"高血压辨证分型诊断仪"、抗高血压系列中药"降压宝"及配合小剂量复方西药制剂组成。

高血压分型仪（第三代自主研发），由邓启华主任医师、符文缯主任医师为核心的十几位专家学者对上万份高血压病例跟踪调查研究而自主研发了"高血压中医辨证分型系统"，已获得国家专利，并广泛应用于临床。该系统在中医理论指导下，根据传统的辨证依据（症状、体征、舌苔和脉象），结合高血压血流动力学参数变化情况，综合运用模糊数学、系统工程、人工智能等高科技手段而成。通过该系统检测，准确地进行中医辨证分型（肝火亢盛证、痰湿壅盛证、气虚血瘀证、阴虚阳亢证、肝肾阴虚证、阴阳两虚证等单一证候或复合证候）和西医分型（高排血量型、高阻抗型、高容量型和混合型等）。通过中西医结合辨证分型检测，可以为高血压患者提供更为精确的中西医结合诊疗。

降压宝系列中成药为邓启华主任医师临床经验方。在中医整体观念及辨证论治理论个体化治疗原则指导下，采用"同病异治"方法，"一证一方，一型一药"辨证分型使用中药，同时根据药理作用将西药赋予中药性味归经的辨证论治理念，科学合理地联合使用小量西药，在血压达标率、减少西药用量和中药增效减毒、改善血压变化节律、改善血管结构和功能、预防高血压并发症、提高患者生活质量等方面显示出明显的优势，应用于临床多年来已有近 30 万患者接受该方案治疗，深受同行专家的好评和广大患者的青睐。

（2）顽固性高血压的综合治疗：在中西药物治疗的基础上联合穴位埋线、耳穴压豆、药物贴敷、中药熏洗等方法，治疗顽固性高血压取得显著疗效。

（3）高血压鉴别诊断：开展肾血管肾上腺造影、动脉功能测定、儿茶酚胺、肾素–血管紧张素–醛固酮及生化检测，明确原发性高血压或继发性高血压。

（4）健康教育：成立高血压健康教育室，指导患者采取健康的生活方式，采用 DASH 饮食计划，编写健康教育宣传小册子，对患者开展义务宣传和健康咨询，普及高血压防治知识及倡导健康的生活方式。使患者一次治疗，终身受益。

（5）特色制剂：

1）降压宝蓝片（豫药制字 Z04010223）：由大黄、龙胆草、萝芙木、黄芩、黄柏、知母、栀子、猪苓、泽泻、防己、车前子、滑石、茯苓、白术、地黄组成，具有清肝利胆、利湿化痰、健脾益气、养阴熄风之功效，用于治疗高血压肝火亢盛、耗伤气阴夹风痰上扰型。

2）降压宝绿片（豫药制字 Z05010571）：由何首乌（制）、女贞子、白芍、夏枯草、龙骨、牡蛎、全蝎、钩藤、酸枣仁（炒）、合欢皮、首乌藤、牡丹皮、香附、半夏（姜）、白附子、防己、冬瓜皮组成，具有滋阴潜阳、镇肝熄风之功效，用于治疗高血压病阴虚阳亢型。

3）降压宝黄片（豫药制字 Z05010572）：由黄芪、何首乌（制）、女贞子、香附、红花、蒲黄、丹参、赤芍、半夏（姜）、白附子、防己、冬瓜皮、夏枯草、钩藤、全蝎、酸枣仁（炒）组成，具有益气养阴、理气化痰之功效，用于高血压气阴两虚夹血瘀型。

4）利舍平氢氯噻嗪片（豫药制字 Z04010139）：每片含利舍平 0.04 mg，氢氯噻嗪 4.0 mg。分别于降压宝蓝片、降压宝黄片、降压宝绿片配合使用，适用于中、重度高血压。

5）硝苯地平氢氯噻嗪片（豫药制字 Z04010140）：每片含硝苯地平 1.6 mg，氢氯噻嗪 4.0 mg。分别于降压宝蓝片、降压宝黄片、降压宝绿片配合使用，适用于中、重度高血压。

（三）辐射范围

1990 年开发了高血压病中西医结合辨证分型个体化诊疗系统及降压宝系列中成药，于 1994 年成立河南省高血压治疗中心，联合省内其他医疗机构建立高血压分中心和科研基地，构建高血压诊疗网络，为提高全省高血压防治水平开辟新途径。1994 年 9 月 2 日，在南阳张仲景国医大学医院建立高血压分中心。1997 年与广州天然药物研究所合作建立高血压研究中心，进购高血压分型仪系统，研究院派王玉民、苗灵娟前往工作。1998 年，高血压中心被国家中医药管理局验收正式确立为全国中医高血压病医疗中心，根据在全省建高血压协作点的经验，计划建立全国协作网。1999 年，与马来西亚合作，建立高血压分中心。2013 年，河南省中医管理局批复成立河南省高血压中西医结合诊疗中心，以该中心为平台，与 35 家临床协作单位联合建立了省、市、县、乡（镇）四级高血压基层诊疗网络，积极探索高血压中西医结合预防和治疗的新方案，提高基层高血压病诊疗能力，提高全省高血压防治水平。

（四）业务骨干

陈阳春（本科/主任医师），邓启华（本科/主任医师），符文缵（本科/主任医师），王守富（博士/主任医师），程广书（硕士/主任医师），李荣（本科/主任医师），郭泉滢（硕士/主任医师），陈曦（本科/主任医师），苗灵娟（硕士/主任医师），高丽君（本科/主任医师），王玉民（硕士/副主任医师），翟立华（本科/副主任医师），武可文（本科/副主任医师），王国琴（本科/副主任医师），邓松涛（本科/主治医师），罗继红（硕士/副主任医师），崔莉芳（硕士/主治医师），张腾云（硕士/主治医师），李志伟（硕士/主治医师），李玲（博士/主任医师），唐静雯（硕士/主任医师），赵一（本科/主任医师），马龙（博士/副主任医师），韩丽娜（大专/主管护师），杨永枝（硕士/副主任护师），段真真（本科/主管护师），辛亚（本科/主管护师），付爱霞（本科/主管护师），张晶晶（本科/主管护师），罗超妹（本科/护师），青洋洋（大专/护师），王露宁（本科/主管护师），魏小敏（本科/主管护师），关晓瑞（大专/护师），李敏（本科/护士），吴肖阳（本科/护师），靳丹丹（本科/护师），陈露露（本科/护士），李惠珍（本科/护师），孔维旸（本科/护师），陈丽（本科/副主任护师），胡爱香（大学/主管护师），李鹏鸟（本科/副主任护师），王于真（本科/护士），刘建珂（本科/主管护师），张青云（大学/主管护师），巩芳（本科/护师），李想（本科/主管护师），张彩虹本科/护师），王娜（硕士/医师），冯慧娟（本科/主管护师），陈惠萍，刘杰，邢式英，葛咏梅，余杰，郑贺荣，魏翠红，杨新娜，荆晶晶，皇小丽，苗治国，王哲，王珊珊，孙建芳，丁莎莎，李君，徐瑞兰。

（五）历任负责人

历任负责人见表6-3。

6-3 附属医院高血压科历任负责人任职表

姓名	性别	职务	任职时间
邓启华	男	四病区主任	1993.3—1998.3
符文缯	女	四病区主任	1998.3—2002.6
白清林	女	四病区副主任	1998.3—2002.6
程广书	男	四病区副主任	2002.6—2011.2
		高血压科副主任	2011.2—2017.8
		高血压科主任	2017.8—2017.12
李荣	女	高血压中心副主任	2002.6—2006.4
		四病区副主任	2006.4—2011.2
		高血压科副主任	2011.2—2015.3
邓松涛	男	高血压中心副主任	2002.6—2006.4
		四病区副主任	2006.4—2011.2
		高血压科副主任	2011.2—
郭泉滢	女	高血压科负责人	2017.12—
韩丽娜	女	四病区护士长	1993.3—2011.2
冯惠娟	女	四病区门诊护士长	2006.4—2011.2
杨永枝	女	高血压科护士长	2011.2—

四、脑病科

河南省中医药研究院附属医院脑病科成立于2011年，其前身为1981年成立的针灸经络研究室。主要开展脑血管病、眩晕病、面瘫病、神志病、老年性疾病等诊断与中医药治疗。

（一）历史沿革

河南省中医药研究院附属医院开展脑血管病防治研究已有50多年的历史，全国名老中医"毕神针"毕福高为该科创始人。

1980年成立脑血管病（针灸）门诊，在后勤原锅炉房旁开展针灸疗法，1982年6月后搬入原综合科研楼一楼东头，设6间针灸室。

1986年，在原综合科研楼（现附属医院2号病房楼）2层东侧建立针灸病房（二病区），设床位45张，是当时河南省最大的针灸病房。1990年1月，针灸经络研究室分为针灸经络研究一室和针灸经络研究二室，任命雷新强为针灸经络研究一室副主任，朱超英为针灸经络研究二室副主任，刘亚敏为护士长。

1993年3月，附属医院成立，二病区搬到现附属医院的1号病房楼3层，改为三病区，田元生任三病区主任。1998年7月，范军铭任三病区主任，朱超英任副主任，床位扩展到58张。2002年6月，赵京伟任三病区副主任（主持工作）。2006年，赵京伟任三病区副主任（主持工作），朱超英任副主任，陈秋云任护士长。

2011年2月，三病区更名为脑病科，赵京伟任脑病科副主任（主持工作），陈秋云任护士长。2015年3月，赵京伟任脑病科主任。

脑病科现由专科门诊（脑病门诊、眩晕病门诊、癫痫病门诊）、病房（床位58张）、康复中心和特色中医治疗室四个工作单元组成。现有医护人员25人，其中主任医师1人，副主任医师4人，主治医师4人；博士1人，硕士2人；并有心理关怀医生1名，康复理疗师2名。

（二）业务开展

（1）以现代脑血管病的防治理念为指导，以传统中医辨证论治为原则，中西医结合防治各种脑血管疾病。继承与发展"毕氏针法"，除体针治疗外，先后开展了头针、水针、梅花针、穴位注射、埋线疗法、放血疗法、按摩疗法、牵引疗法、康复治疗、仪器治疗等多种方法治疗脑血管病及其他神经系统疾病。

（2）特色医院制剂研发与应用

1）中风胶囊（豫药制字Z04010291）：由三七、水蛭、红参、土鳖虫、穿山甲组成，具有活血化瘀、通经活络之功效，用于脑血栓形成及其后遗症、脑动脉硬化、脑供血不足等证属气虚血瘀者。

2）脑萎康胶囊（豫药制字Z04010321），由人参、制首乌、益智仁、黄精、刺五加、白芍、鸡血藤组成，具有补肾填髓、益气养血、健脑增智之功效，用于肾虚、气虚血瘀所致的中风后痴呆、脑萎缩等。

3）惠脑康胶囊（豫药制字Z04010317），由人参、冰片、熟地黄、猪牙皂、川芎、赤芍组成，具有补肾益智、祛瘀化痰、开窍醒神之功效，用于卒中后遗症证属肾虚血瘀、痰浊蒙窍，症见神情淡漠，反应迟钝，善忘痴呆，行动迟缓，舌质暗红，脉沉细弱或沉弦、细涩者。

（三）医疗特色

（1）脑血管疾病：将祖国医学的传统优势与现代医学相结合，进行辨证治疗脑血管疾病，总结出脑血管病治疗"五法"。

1）脑细胞激活法：精选国家保护的脑血管病治疗药品及研究院最新科技成果，直接激活和改善脑细胞活性的药物疗法，疗效独特。

2）"三区"针刺法：采用特定头区、体区、醒脑区刺激，达到神经网络重建目的的针灸疗法。

3）经络疏导法：采用不同手法，按其发生病变的经络部位进行疏理经气，以使肢体经络通畅的祖国传统中医按摩法。

4）心理疗法：由专职心理关怀医生用心理学方法，通过与患者亲切交流、耐心沟通，对患者进行关怀与心理疏导（心理护理），充分调动其主观能动性，增加对各种治疗和护理的顺应性，保护最佳心理状态接受治疗。

5）康复功能锻炼法：针对不同症状的患者，制订不同的理疗方案。

（2）眩晕病：以中西医结合手段重新认识眩晕病，将良性阵发性位置性眩晕、前庭性偏头痛、前庭阵发症、持续性姿势-感知性眩晕等疾病纳入科室优势病种，通过"药物—手法复位—针灸—外治"手段综合治疗眩晕病。

高频闪针法（快捻久留针刺法）是本科室数十年眩晕针灸治疗经验的基础上逐渐形成的特色针刺方法。头部固定选取百会、四神聪、率谷三穴，配合双侧晕听区。针刺后快速捻转得气以达到清脑开窍、化痰通瘀、降逆息风之目的。

（3）面瘫病：针对各种原因引起的面神经麻痹进行中西医结合及药物、中药、针灸进行综合治疗。急性期浅刺，选取颜面部及耳周的经穴进行浅刺。恢复期深刺、围刺，急性期过后依据气血充盛情况给予颜面部穴位深刺，或者在一个穴位部位上针刺多针以加强通经络的作用。达到化痰通瘀、降逆息风通络之目的。

（4）神志病：对焦虑症、抑郁症、失眠等神经症等采用特色中药制剂结合针灸综合治疗。其中，"化痰解郁调神针刺法"是长期对郁证治疗经验的基础上遴选确定的系列针刺方法，主要是以头部固定穴位配合肢体远端辨证选穴进行的针刺方法。头部固定选取百会、四神聪、神庭、印堂四穴，快速捻转并长久留针候气已达到醒脑开窍、补益脑髓、通络解郁之目的。

（5）老年性疾病：针对痴呆等老年性常见病的特点总结出一套系统的针刺方法，借助于"三针疗法"的特点着重加强头针及醒脑开窍针法的应用。患病早期选取穴位较少，中期取穴较多，晚期则配合灸法、刺络等其他中医外治法以提高疗效。

（6）心理咨询：针对脑血管患者多因心理压力过重，导致精神抑郁并引发多种并发症的情况，该科配有专业的心理关怀医生，为患者提供心理咨询和心理疏导，以达到预防或减轻抑郁症状之目的。

（7）康复治疗：该科康复锻炼室有多种康复器械，患者在医护人员指导下进行复合治疗，如语言功能康复法、肢体功能康复法（PT 和 OT）等。

（四）业务骨干

毕福高（本科/主任医师），雷新强（博士/主任医师），田元生（本科/主任医师），范军铭（硕士/主任医师），朱超英（本科/副主任医师），赵京伟（本科/主任医师），许新霞（本科/主任医师），董永书（硕士/副主任医师），田中华（本科/副主任医师），张桂霞（硕士/主治医师），李燕（本科/主治医师），宋昕（本科/主治医师），陈刚（本科/主治医师），高宁（本科/主治医师），郭六雷（本科/主治医师），焦伟（本科/

副主任医师)、毕巧莲（本科/副主任医师）、曹金梅（博士/主任医师）、齐小玲（硕士/副主任医师）、薛爱荣（本科/主任医师）、董兵（本科/副主任医师）、冀黎阳（大学/主治医师）、白清林（博士/主任医师）、赵凯（本科/主治医师）、王国栋（硕士/主任医师）、张彩真（本科/副主任医师）、张国杰（博士/副主任医师）、薛爱霞（本科/医师）、高丙南（本科/副主任医师）、朱晓燕（本科/主治医师）、王素平（本科/副主任医师）、尹慧（本科/主任医师）、陈秋云（本科/主管护师）、刘艳芹（本科/主管护师）、张颖（本科/主管护师）、杨景丽（本科/主管护师）、王芬（本科/主管护师）、刘燕（本科/主管护师）、冯盼盼（本科/主管护师）、刘琼琼（本科/主管护师）、杨暖（本科/主管护师）、王海兰（本科/主管康复师）、赵素娟（大学/主管护师）、马建伟（本科/护士）、王璐（本科/护士）、王虹（大学/副主任护师）、熊静怡（大学/主管护师）、王翠华（大学/主管护师）、宋振英（大学/主管护师）、刘亚敏（大学/主管护师）、王春风（大学/主管护师）、陈秀荣（本科/主管护师）、王素霞（大学/主管护师）、王宁（本科/检验技师）、方珊珊（本科/主管护师）、黄高翔（本科/主管护师）、郭慧（本科/主管护师）、王小平、马晓丽、王玲、刘琪、胡亚伟、陈慧萍、刘卫平、王玲、庞波、刘源源、安长青、张明华、张瑞丽。

（五）历任负责人

历任负责人见表6-4。

表6-4 附属医院脑病科历任负责人任职表

姓名	性别	职务	任职时间
毕福高	男	负责人	1980—1990.1
雷新强	男	二病区负责人	1990.1—1993.3
田元生	男	三病区主任	1993.3—1998.7
范军铭	男	三病区主任	1998.7—2002.6
朱超英	男	二病区负责人 三病区副主任	1990.1—1998.7 1998.7—2006
赵京伟	男	三病区副主任 脑病科副主任 脑病科主任	2002.6—2011.2 2011.2—2015.3 2015.3—
刘亚敏	女	二病区护士长 三病区护士长	1988.1—1993.3 1994.8—2001.6
王春风	女	三病区护士长	1993.3—1994.8

姓名	性别	职务	任职时间
陈秀荣	女	三病区护士长	2001.6—2006.4
陈秋云	女	三病区护士长	2006.4—2011.2
		脑病科护士长	2011.2—

五、肺病科

河南省中医药研究院附属医院肺病科成立于 2011 年，其前身是创始于 1990 年的呼吸病研究室。主要开展中医和中西医结合等方法治疗慢性咳嗽、支气管哮喘、慢性阻塞性肺疾病、肺间质纤维化、支气管扩张症、肺部感染、呼吸睡眠暂停综合征、呼吸衰竭等呼吸系统疾病。

（一）历史沿革

1990 年 1 月，成立呼吸病研究室，任命赵宪法为呼吸病研究室主任。

1993 年 3 月，河南省中医药研究院附属医院正式开诊，在 1 号病房楼 2 层成立二病区，包括呼吸病和老年病两个专业方向，宁选任二病区主任，徐立然任呼吸病研究室副主任。

1998 年 7 月，徐立然任二病区主任和呼吸病研究室主任。2002 年 6 月，任命杨辰华为二病区副主任，负责糖尿病的临床与科研工作。

2011 年 2 月，根据业务发展需要和科室中医规范化命名，正式成立肺病科，张明利任肺病科副主任。2017 年 6 月，任命张明利为肺病科主任。

肺病科现有医护人员 21 名，其中主任医师 3 人，副主任医师 1 人，主治医师 3 人，副主任护师 1 人，主管护师 3 人，护师 9 人，心理医师 1 人。其中医学博士 1 人、医学硕士 3 人。

（二）设施设备

肺病科现设有门诊和病房，门诊现有诊室 2 个，肺病病房设在 1 号病房楼二楼，有普通干部病房、高级干部病房和抢救室，床位 56 张。拥有心电监护仪、压缩雾化器、无创呼吸机、呼吸睡眠监测仪、德国耶格肺功能仪、中药离子透化仪等国内先进的诊疗设备等。

（三）业务开展

开展中医、中西医结合诊断与治疗技术，诊治急慢性咽炎、过敏性鼻炎、急慢性支气管炎、支气管哮喘、慢性阻塞性肺疾病、肺间质纤维化、肺源性心脏病、呼吸睡眠暂停综合征、呼吸衰竭、支气管扩张、中晚期肺癌、胸腔积液等呼吸系统疾病。

（四）医疗特色

1. 治疗理念

科室坚持中西医结合，坚持传承与创新相结合，注重突出中医特色。在传承名老中医经验和融合现代诊疗技术的基础上，提出"中西合治""内外兼治""标本同治"三大治疗理念。"中西合治"是指充分运用现代科技手段诊断疾病，在治疗上采取中西医结合的方法，突出中医辨证施治，方证对应；"内外兼治"是指强调发挥中医"内病外治"的理念，在内服药物的同时，充分应用灸法、中药熏蒸、中药透化、穴位贴敷、刮痧拔罐、耳穴压豆、放血疗法等传统中医外治方法综合治疗疾病；"标本同治"是指根据疾病的轻重缓急，发作期应用中西医结合方法控制疾病，以治其"标"，在疾病稳定期和缓解期应用中药对证方剂或者中药膏方巩固治疗，调理体质，康复病情，以治其"本"。

2. 特色疗法

（1）药膜穴位透化：将几十味中药制成高效的小分子药物薄膜，运用磁、电热原理，经皮肤、穴位直达病灶。适用于外寒性咳嗽咳痰、喘息气短等。

（2）拔火罐：通过闪罐、走罐、留罐达到行气止痛、祛风散寒、调理脏腑虚实、活血化瘀、提高机体免疫能力的目的。适用于缓解风寒湿痹而致的虚寒性咳喘等症状。

（3）穴位贴敷：通过穴位刺激和特定部位的药物吸收来达到温经通络、调和气血、缓解疼痛的治疗目的。适用于风寒所致的各种咳喘感冒。

（4）耳穴压豆：采用菜籽或王不留行籽刺激耳郭上相应的穴位或反应点，通过疏通经络以调整脏腑气血功能，促进机体阴阳平衡。适用于过敏与变态反应性疾病，如哮喘、鼻炎、失眠、更年期综合征。

（5）灸法：通过艾灸的温热刺激作用，达到温经散寒、扶阳固脱、平衡阴阳、防病治病的目的。适用于虚寒性咳嗽感冒等。

（6）耳尖放血：中医学的一种传统的针灸特效疗法，具有祛风清热、清脑明目、镇痛降压作用。适用于发热头痛等。

（7）中药熏洗：将药物煎煮，趁热在患处熏蒸浸泡，以达到疏通腠理、祛风除湿、清热解毒、杀虫止痒的目的。适用于风寒所致感冒咳嗽、皮肤瘙痒等。

3. 特色护理

将中医的整体观念与辨证施护融入系统化整体护理中，与护理程序相结合，突出了以患者为中心，重视中医护理特色的整体护理。积极对护士进行培训，认真执行中医辨证施护，开展具有中医特色的健康宣教、辨证施护查房。

4. 特色制剂

依托科研项目，经过名老中医经验总结—临床观察—科内协定处方—院内制剂的长期研究，形成了特色鲜明、疗效突出的中成药（院内制剂）。

（1）益肺康胶囊（豫药制字 Z04010318）：由红参、附子（制）、地龙、水蛭、蛤蚧组成，具有益肺温肾、化痰平喘、通络利湿之功效，用于慢性阻塞性肺气肿，肺心病，症见慢性咳嗽、咯痰、胸闷、气短、乏力、纳差、畏寒肢冷或心悸、浮肿等。

（2）胆龙定喘胶囊（豫药制字 Z04010314）：由猪胆汁、穿山龙、地龙、椒目组成，具有清肺平喘、补肾纳气之功效，用于支气管哮喘、慢性喘息性支气管炎证属痰热本虚者，症见咳喘、痰黄黏稠、胸闷气短，伴腰膝酸软，动则气喘尤甚，舌苔黄、脉弦滑。

（3）蝉蜕止咳颗粒（豫药制字 Z04010325）：由蝉蜕、黄芩、地龙、僵蚕、荆芥、紫菀组成，具有疏风清肺、宣肃止咳之功效，用于急性气管、支气管炎，症见咳嗽，气急、胸闷，胸骨后痛，少痰或无痰，舌质红、苔黄，脉数。

（4）咽喉宁合剂（豫药制字 Z05010575）：由龙葵、山豆根、黄芪、甘草、射干组成，具有清热解毒、清咽利喉之功效，用于风热喉痹、咽喉失音、烂喉蛾等。

（5）疏风清肺方剂（协定处方）：由炙麻黄、杏仁、黄芩、川贝、炒苏子、桑白皮、甘草等组成，具有疏风止咳、清肺化痰之功效，用于急性支气管炎、咳嗽变异性哮喘，症见咳嗽、气急、闻刺激性气味加重，咳吐黄痰，舌质红、苔黄腻，脉数或弦数。

（6）扶正御肺方剂（协定处方）：由黄芪、苍术、羌活、防风、黄芩、升麻、陈皮、款冬花、甘草等组成，具有补肺益气、祛湿清热之功效，用于过敏性鼻炎、反复感冒等病症，症见鼻塞、流清涕、咳嗽、易汗出、易疲劳，舌正常或偏红、苔腻，脉沉或沉细无力。

（7）豁痰涤肺方剂（协定处方）：由谷精草、木贼、青葙子、辛夷花、芦根、冬瓜子、杏仁、生薏苡仁、鱼腥草、金荞麦等组成，具有清热消痈、豁痰涤肺之功效，用于肺部感染、支气管扩张症等，症见咳嗽、咳吐大量黄或黄绿色黏痰，或流黄涕，舌质红、苔黄腻，脉数有力。

（8）养元通络方剂（协定处方）：由黄芪、人参、茯苓、当归、远志、水蛭、地龙、地鳖虫、僵蚕、鸡血藤等组成，具有益气养元、活血通络之功效，用于心脑病证之元气亏虚、络脉痹阻之症，症见神疲乏力、胸闷气短、肢体麻木、失眠多梦、头晕心悸等，舌正常或淡、苔薄，脉细或沉细无力。

（五）业务骨干

赵宪法（本科/主任医师），宁选（本科/主任医师），徐立然（博士/主任医师），张明利（硕士/主任医师），袁效涵（本科/主任医师），屈冰（本科/主任医师），尹慧（本科/主任医师），马志杰（本科/副主任医师），庞志勇（硕士/主治医师），王素花（硕士/主治医师），黄谦峰（硕士/主治医师），宋振英（大学/主管护师），杜桂芹（大学/副主任护师），张俊霞（本科/主管护师），赵艳丽（本科/主管护师），梁艳（本科/主管护师），吴佳佳（本科），冉雪梅（本科/护师），贾阳（本科/护师），孙冬冬（大学/护师），王丽君（大学/护师），刘艳芳（本科/护师），高雅（大学/护师）。

（六）历任负责人

历任负责人见表6-5。

表6-5 附属医院肺病科历任负责人任职表

姓名	性别	职务	任职时间
宁选	男	二病区主任	1993.3—1998.7
徐立然	男	二病区主任	1998.7—2009
杨辰华	男	二病区副主任	2002.6—2011.2
张明利	男	肺病科副主任 肺病科主任	2011.2—2017.6 2017.6—
宋振英	女	二病区护士长	1993.3—2006.4
杜桂芹	女	肺病科护士长	2006.4—

六、肿瘤血液科

河南省中医药研究院附属医院肿瘤血液科成立于2011年，其前身是创始于1990年的肿瘤科，是国家中医药管理局确定为"十二五"重点专科建设项目，河南省抗癌协会中西医结合肿瘤会诊中心。主要采用中西医结合的方法诊治肝癌、肺癌、胃癌、卵巢癌等肿瘤疾病。

（一）历史沿革

1990年11月，成立肿瘤科，任命郭岳峰为肿瘤科副主任，肿瘤门诊（1间）位于原实验楼（现2号病房楼）2层中间。1993年3月，在1号病房楼6层组建肾病肿瘤病区（六病区），曹鸿云为六病区主任。1994年，六病区改为心肾病区，肿瘤病区撤销。2002年10月，任命李颖为肿瘤科主任。

2011年2月，正式成立肿瘤血液科，病区位于2号病房楼5层，门诊设在2号病房楼1层，蔡小平任肿瘤血液科副主任主持工作。2012年，肿瘤血液科被国家中医药管理局批准为"十二五"重点专科建设项目（ZL1601ZL041）。2017年6月，蔡小平任肿瘤血液科主任。

肿瘤血液科现拥有床位65张，医护人员21名，其中主任医师5人（国家级名老中医2人），硕士生导师1人，博士1人，硕士5人；主管护师2人，护师5人。

（二）业务开展

（1）以"瘀毒"立论，采用以传统中医药治疗为主导，以化疗、介入治疗、粒子植入治疗、免疫治疗、生物治疗、靶向治疗等现代医学的诊疗技术为配合，开展中药熏浴、耳穴、穴位注射、脐疗、中药离子导入、中药外敷、灸法升白等中医特色治疗，总结"微创治疗、中医药治疗、靶向治疗、生物免疫治疗"四位一体综合方法，治疗肿瘤疾病［肺癌、食管癌、胃癌、肝癌、胰腺癌、结（直）肠癌、乳腺癌、子宫癌、卵巢癌等］、癌前病变（慢性胃肠疾病伴肠化增生、结节性肝硬化、乳腺增生及纤维瘤、子宫肌瘤、卵巢囊肿等）及血液疾病（急慢性白血病、淋巴瘤、血小板减少性紫癜、白细胞减少症、再障性贫血、多发性骨髓瘤等）。

（2）2015 年，由肿瘤血液科牵头成立河南省抗癌协会中西医结合肿瘤会诊中心，蔡小平担任会诊中心主任，成员由郑州大学第一附属医院肿瘤内科奠基人王瑞林教授、肿瘤微创首席专家王振豫教授、河南省肿瘤医院病理首席专家乔思杰教授、肿瘤胸外科专家高宗人教授、妇瘤专家谢翠峰教授、放疗专家吴慧教授等肿瘤内科、外科、微创、妇科、放疗、病理、影像、中医等多学科专家组成。于每周三下午在 2 号病房楼 5 层肿瘤血液科会诊。至 2018 年 12 月，已举办 176 期会诊，为 2 000 余名患者提供了科学合理的中西医综合治疗方案。

（3）充分发挥中医药在肿瘤防治中的优势和作用，强化肿瘤中医临床防治能力建设，已与 30 余家县（市）级中医院达成初步协议，建立基层中医院中西医结合肿瘤协作网络，完善省、市、县三级诊疗系统。通过对口支援、人员培训等措施，推进县级中医医院肿瘤科建设，提升基层服务能力。

（4）充分发挥中医特色，总结临床有效经验方，进行院内协定处方的研发与应用。

1）解毒散结方（全蝎 3 g，壁虎 3 g，三七 5 g，火硝 3 g，半枝莲 10 g，鸡内金 10 g，广木香 6 g）：解毒散结，活血止痛。适用于原发性肝癌、肺癌、胃肠癌、妇科恶性肿瘤、恶性淋巴瘤等中医辨证属瘀毒内结者。严重心脏病者慎用。

2）扶正消瘤丸（人参 10 g，白术 10 g，茯苓 10 g，黄芪 30 g，当归 10 g，鳖甲 10 g，鸡内金 15 g，砂仁 10 g，焦三仙 10 g，炒谷芽 10 g，半枝莲 15 g，生薏苡仁 15 g，山慈菇 6 g）：健脾益气，扶正消瘤。适用于肿瘤术后、放化疗后中医辨证属脾胃虚弱者。

3）益气升血膏（黄芪 30 g，当归 10 g，黄精 10 g，山茱萸 10 g，枸杞子 15 g，女贞子 15 g，龟板胶 10 g，鸡内金 10 g，砂仁 6 g，焦三仙 10 g，枳壳 10 g，广木香 6 g，连翘 6 g）：益气养血，滋补肝肾。适用于各种贫血及肿瘤患者放化疗所致的白细胞减少症，中医辨证属肝肾不足者。

4）健脾和胃方（太子参 15 g、石斛 15 g、白术 10 g、当归 10 g、白芍 15 g、竹茹 12 g、鸡内金 10 g、土元 10 g、半边莲 15 g、石见穿 15 g、黄连 6 g、佛手 6 g）：补气养阴、化浊解毒。用于慢性萎缩性胃炎及胃癌手术后放化疗后证属气阴两虚者。

5）癌痛消散（蟾酥 20 g，生川乌 50 g，生草乌 50 g，制马钱子 50 g，延胡索 20 g，丁香 20 g，乳香 20 g，没药 20 g，细辛 20 g，生半夏 20 g，雄黄 20 g，冰片 20 g，生大黄 50 g）：共研细末，过 200 目筛，制成 6cm×6cm 大小膏贴。先用温水擦净疼痛部位，贴敷于疼痛部位，外用纱布及胶布固定。适用于肝癌、胃癌疼痛及骨转移疼痛。

6）除胀散（枳实 30 g，莱菔子 30 g，槟榔 20 g，白术 20 g，砂仁 10 g，公丁香 10 g，玄明粉 20 g，吴茱萸 15 g）：理气消胀，和胃降逆。用于无矢气、腹胀、恶心、呕吐。共研细末、敷脐。

7）逐水散（甘遂 100 g，大戟 100 g，芫花 100 g，肉桂 20 g，芒硝 60 g，生大黄 100 g）：攻逐水饮，用于各种顽固性腹水。共研细末、敷脐。

8）四妙活血散（黄柏 50 g，苍术 50 g，生薏苡仁 50 g，川牛膝 50 g，藿香 30 g，红花 50 g，苏木 50 g，伸筋草 50 g）：清热化湿，活血消肿。水煎外洗。

（三）业务骨干

郭岳峰（硕士/主任医师），李颖（博士/主任医师），蔡小平（硕士/主任医师），赵一（本科/主任医师），张影（硕士/主任医师），杨振江（博士/主任医师），李秋凤（本科/主任医师），魏征（博士/副主任医师），胡皓（本科/副主任医师）、任为民（硕士/副主任医师），乔翠霞（博士/主治医师），张俊萍（硕士/主治医师），罗银星（硕士/主治医师），赵浩杰（硕士/医师），王素萍（本科/副主任医师），荫晴（本科/副主任护师），马淑芳（本科/主管护师），周明雪（本科/主管护师），王芳（本科/主管护师），栗瑞（本科/主管护师），李妍妍（本科/主管护师），胡晓琳（本科/主管护师），王维维（本科/护师），乔淑华（本科/护师），王于真（本科/护师），赵晶晶（本科/护师），张寒玉（本科/护师），张昕慧（本科/护师），马旭（本科/护师），李真杰（本科/护师），古雅琪（本科/护师），宋宜轩（本科/护士），曾会芳（本科/护士），李晓丹（本科/护士），李晓晴（本科/护士）。

（四）历任负责人

历任负责人见表 6-6。

表 6-6　附属医院肿瘤血液科历任负责人任职表

姓名	性别	职务	任职时间
郭岳峰	男	副主任	1990. 10—1995
李颖	女	主任	2002. 10—2012. 2
蔡小平	男	副主任 主任	2011. 2—2017. 6 2017. 6—
荫晴	女	护士长	2011. 2—2015. 3
马淑芳	女	护士长	2015. 3—

七、肾病科

河南省中医药研究院附属医院肾病科成立于 2011 年，其前身是创始于 1990 年的泌尿研究室。开展血液透析、腹水回收、结肠透析、中药保留灌肠、中药离子透敷、耳穴贴敷、针灸等多种疗法，对不同原因导致的肾损害、肾病、肾炎、肾功能衰竭、泌尿系感染、前列腺疾病等具有独到的疗效。

（一）历史沿革

1990 年 1 月，成立泌尿研究室，曹鸿云任研究室副主任。1993 年 3 月，河南省中医药研究院附属医院正式成立，在 1 号病房楼 6 层组建肾病肿瘤病区（六病区），任命曹鸿云为六病区主任和泌尿研究室主任。

1994 年 8 月，六病区改为心肾病区，陈阳春任病区主任。1998 年 3 月，李培旭任六病区主任和泌尿系疾病研究室主任（兼），王守富任六病区副主任，关明智任泌尿系疾病研究室副主任。2004 年 10 月，王守富任六病区主任，2006 年 4 月，关明智任六病区副主任。

2011 年 2 月，心肾科分为心血管科和肾病科，肾病科搬迁至 2 号病房楼 4 层，门诊设在 2 号病房楼 1 层，分别任命华琼、关明智为肾病科副主任。2017 年 6 月，任命华琼为肾病科主任。

肾病科现有医护人员 24 人，其中医师共 9 人，主任医师 2 名，副主任医师 3 名，主治医师 2 名，硕士研究生导师 2 人，博士 1 人，硕士 4 人。病区床位 60 张，门诊诊室 2 个。

（二）业务开展

肾病科拥有血液净化中心、结肠透析室、皮肤透析室、中药特色治疗室等，配备血液透析机、血液滤过机、结肠透析机、中药离子导入仪、TDP 灯、心电监护仪等多台专科设备；开展了血液透析、血液灌流、血液滤过、腹水回收、结肠透析、中药保留灌肠、皮肤透析、中药离子透敷、TDP 照射、耳穴贴敷、针灸等多项疗法。

（三）医疗特色

研制出肾衰胶囊、芪韦胶囊、肾血宁胶囊、肾毒宁结肠灌肠液、五皮利水胶囊、益肾血胶囊、滋阴补肾胶囊、前列治合剂等医院制剂及多种中医特色疗法，综合辨证治疗高血压肾损害、肾性高血压、糖尿病肾病、急慢性肾功能衰竭、肾病综合征、急慢性肾小球肾炎、痛风性肾病、狼疮性肾炎、IgA 肾病、肾结石、泌尿系感染、前列腺炎及前列腺增生等疾病。

（1）肾衰胶囊（豫药制字 Z04010215）：由人参、白术、牡蛎、白豆蔻、广藿香组成，具有益气健脾、醒脾化湿、通腑泄浊之功效。用于慢性肾功能衰竭，证属脾肾虚衰、湿浊内盛、升降失常者。

（2）芪韦胶囊（豫药制字 Z04010212）：由黄芪、小叶石韦、玉米须组成，具有补气升阳、利湿祛瘀之功效，用于气虚不固、水湿瘀阻型蛋白尿等。

（3）肾血宁胶囊（豫药制字 Z04010286）：由人参、当归、益母草、藕节炭、栀子炭等组成，具有补肾化瘀、收敛止血之功效。用于肾气不固、瘀血内停型血尿，症见尿色淡红或淡暗，头晕耳鸣，精神疲倦，腰脊酸痛，舌淡或淡暗，脉沉弱等。

（4）肾毒宁结肠透析液（豫药制字 Z05010586）：由大黄、牡蛎等组成，具有通腑降浊、活血化瘀之功效，用于湿浊血瘀所致的恶心呕吐、纳差腹胀、身重困倦、面色晦暗、腰痛、肌肤甲错、舌色紫暗、有瘀点、舌苔厚腻、脉沉细及慢性肾功能不全见上述证候者。

（5）前列治合剂（豫药制字 Z04010209）：由冬葵子、当归、浙贝母、金钱草、萹蓄、蒲公英等组成，具有清热除湿、解毒通淋、补肾活血、祛瘀散结之功效，用于前列腺炎及前列腺增生证属湿热下注及气滞血瘀者。

（6）滋阴补肾方：由生地、知母、丹皮、女贞子、旱莲草、水蛭等组成，具有滋阴清热、补肾活血之功效，用于肾病综合征证属阴虚内热者。

（7）五皮利水方：由桑白皮、大腹皮、茯苓皮、生姜皮、陈皮、桂枝、猪苓、枳实等组成，具有健脾化湿、通阳利水之功效，用于各种急慢性肾炎、肾病综合征证属水湿浸渍型者。

（8）益肾血方：由太子参、熟地、当归、砂仁、淫羊藿、鹿角胶、大黄等组成具有温肾、益精、降浊之功效，用于慢性肾功能不全所致肾性贫血证属脾肾阳虚、湿浊内生者。

（9）综合辨证施治：①慢性肾功能衰竭代偿期/失代偿期、便秘或不能耐受口服中药者，分别采用保留灌肠疗、直肠滴入、结肠透析等方法辨证予以中药治疗；②肾衰病/水肿病/消渴肾病患者出现腰部、四肢等局部疼痛而排除器质性病变者，采用中药离子导入法；③水肿病、肾衰病、消渴肾病合并水肿或进入肾衰竭阶段者，采用中药药浴/熏蒸辅助治疗；④对于各种慢性肾脏病无明确禁忌证者，采用穴位贴敷疗法或针灸疗法。

（四）业务骨干

曹鸿云（本科/主任医师），张金鼎（本科/副主任医师），李培旭（硕士/主任医师），关明智（博士/主任医师），华琼（本科/主任医师），唐桂军（硕士/主任医师），刘蕊（硕士/主治医师），李星锐（硕士/副主任医师），刘彦妍（硕士/主治医师），于国俊（硕士/主治医师），王娇（硕士/主治医师），任永朋（硕士/住院医师），刘亚敏（本科/主管护师），刘青（大学/副主任护师），冯惠娟（本科/主管护师），郭慧（本科/主管护师），娄思娅（本科/主管护师），狄文玲（本科/主管护师），李蕾（本科/主管护师），张艳（本科/主管护师），逯璐（本科/主管护师），娄海静（本科/主管护师），孔征（本科/护师），白小杰（本科/护师），宋方方（本科/护师），许倩文（本科/护师），周佳楠（本科/护师），唐雅（本科/护师），朱琳（本科/护师），邓华（本科/护师），张玉龙（本科/护师），孙姣姣（本科/护士），路文君（本科/护士）。

（五）历任负责人

历任负责人见表6-7。

表6-7　附属医院肾病科历任负责人任职表

姓名	性别	职务	任职时间
曹鸿云	女	六病区主任	1993.3—1994.8
陈阳春	女	六病区主任	1994.8—1998.7
李培旭	男	六病区主任	1998.7—2006.4
王守富	男	六病区副主任	1998.7—2004.10
		六病区主任	2004.10—2011.2

姓名	性别	职务	任职时间
关明智	男	六病区副主任	2006.4—2011.2
		肾病科副主任	2011.2—2017.6
华琼	女	肾病科副主任	2011.2—2017.6
		肾病科主任	2017.6—
刘亚敏	女	护士长	1993.3—1994.8
刘青	女	护士长	1994.8—2011.2
冯惠娟	女	护士长	2011.2—

八、内分泌科

河南省中医药研究院附属医院内分泌科成立于 2011 年，前身为糖尿病研究室。第四批河南省重点中医专科，主要开展中医药治疗糖尿病及各种并发症、甲状腺疾病、痛风及代谢综合征等病证。

（一）历史沿革

1993 年，河南省中医药研究院附属医院正式开诊，在 1 号病房楼 2 层成立二病区，包括呼吸和糖尿病方向。2002 年 6 月，任命杨辰华为二病区副主任，负责糖尿病的临床与科研工作。2006 年 4 月，成立糖尿病研究室，石鹤峰兼任研究室主任。2011 年 2 月，分别成立呼吸科和内分泌科，内分泌科搬迁至 2 号病房楼 3 层，门诊设在 2 号病房楼 1 层，任命杨辰华为内分泌科副主任（主持工作）。2015 年被河南省中医管理局确定为第四批河南省重点中医专科建设单位，2015 年 3 月任命杨辰华为内分泌科主任，2018 年被确定为第四批河南省重点中医内分泌专科。

内分泌科现有医护人员 21 人，其中主任医师 2 名，主治医师 5 名，博士生 2 名，硕士生 5 名，护理人员 14 人。病区床位 55 张，门诊诊室 2 个。

（二）业务开展

（1）主要开展中医药治疗糖尿病及各种并发症（神经病变、冠心病、肾病、高血压、脑梗死、高血脂、血黏稠、性功能障碍、糖尿病足坏疽）、甲状腺疾病（甲状腺功能亢进症、甲状腺功能减退症、甲状腺结节、甲状腺肿瘤）、痛风、代谢综合征等疾病。

（2）开展非药物疗法如拔火罐、足浴、熏蒸、艾灸、TDP 照射、贴敷、灌肠、离子导入、针灸、按摩等 10 余个项目，加强中医外治法的使用，研制治疗甲状腺疾病的外用膏药和治疗顽固高血糖的脐疗贴。

（3）增加动态血糖检测、胰岛素泵、糖尿病抗体监测仪、糖尿病足诊断箱等专科设备；设立并发症治疗室、内分泌实验室、中医特色治疗室；制订糖尿病神经并发症（足）、糖尿病肾病、糖尿病、甲状腺炎等中医治疗特色方案。

（4）充分发挥中医特色，总结临床有效的经验方，进行医院制剂和院内协定处方的研发与应用。

1）消渴治胶囊（豫药制字 Z04010319）：由水蛭、葛根、生地黄、天花粉组成，具有养阴生津、活血化瘀之功效，用于治疗糖尿病及其并发症，症见口干、口渴、肢体麻痛、高血脂等。

2）消渴平胶囊（豫药制字 Z05010678）：由西洋参、黄连组成，具有益气养阴、生津止渴、健脾补肾之功效，用于治疗气阴两虚、脾肾不足所致的消渴，症见乏力、口干、口渴及糖尿病见上述证候者。

3）糖脉通胶囊（豫药制字 Z04010315）：由黄芪、黄连、地黄、天花粉、水蛭组成，具有益气养阴、活血化瘀之功效，用于治疗糖尿病及其心脑血管并发症，证属气阴两虚夹瘀者，症见口渴、乏力、多尿、多食、消瘦，或伴见冠心病、中风偏瘫、肾病、足病等。

4）糖达平胶囊（豫药制字 Z04010316）：由天花粉、黄芪、黄连、丹参、山茱萸组成，具有祛痰降浊之功效，用于治疗 2 型糖尿病外周胰岛素抵抗、糖尿病治疗耐药或不敏感者。

5）院内协定处方：研制了针对糖尿病与降低血糖的"消渴冲剂"、针对糖尿病肾病与降低蛋白尿的"糖肾宁"、针对糖尿病神经病变的"糖络宁"、针对糖尿病抑郁失眠的"合欢解郁丸"等院内协定处方。

（三）医疗特色

（1）顽固性高血糖的综合治疗：针对顽固性高血糖运用"双 C 疗法""解毒双调疗法""穴位埋线"相结合强化降糖，改善胰岛素抵抗，纠正糖脂代谢失调，解除糖毒损害，恢复内环境平衡，修复胰岛功能。

（2）"温、清、补、通"法治疗糖尿病周围神经病变：提出糖尿病周围神经病变阳虚络瘀病机，创立"温、清、补、通"法治疗糖尿病神经病变，并配合针灸调糖治麻平衡法、TDP 神灯+药物覆膜局部渗透治疗、USA-TNB 药物离子导入疗法、中药熏蒸疗法等多种特色疗法，综合防治糖尿病周围神经病变。

（3）分型分期辨证治疗糖尿病足：引进糖尿病足诊断箱，早期发现糖尿病足；对糖尿病足进行分级管理，通过辨病与辨证相结合进行分型分期论治；采用中药内服、配合局部外治等综合疗法，提高糖尿病足的治疗效果，缩短治疗时间，降低截肢率。

（4）四型三期进行辨证治疗糖尿病肾病：针对糖尿病肾病不同的发病阶段，结合多年临床经验，将糖尿病肾病分为四型三期进行辨证论治，采用口服院内协定处方"糖肾宁"，配合中药灌肠（大黄、槐米、半夏、附子、牡蛎），辅以"糖肾贴"（制附子、肉桂、大黄、水蛭、红花、冰片、生姜等）敷脐，可显著减少蛋白尿，降低肌酐清除率，改善肾功能。

（5）"五联法"治疗糖尿病抑郁症：①口服"合欢解郁丸"；②针刺内关、四神聪、神门、三阴交等；③心理治疗；④耳穴压豆；⑤中药足浴。

（6）糖尿病保健饮食：特色中医药膳和糖尿病养生保健饮食谱（饮食治疗）是糖尿病治疗的重要手段，在正确指导患者合理饮食的基础上，根据"药食同源"的中医理论，结合不同食物的性味、作用特点，充分发挥中医学整体调节及养生优势，制定具有中医养生保健特色的药膳、养生保健汤及日常糖尿病饮食谱。

（四）业务骨干

杨辰华（博士/主任医师），李玲（博士/主任医师），杜文森（硕士/主治医师），张社峰（硕士/副主任医师），赵云（硕士/主治医师），吴媛（硕士/主治医师），吕娜（硕士/主治医师），郭建中（硕士/主治医师），蔺红丽（本科/主管护师），吕洁（本科/护师），赵玉洁（本科/主管护师），张珍丽（本科/主管护师），付婷婷（本科/护师），张迪（本科/护师），王亚敏（本科/主管护师），王敏（本科/主管护师），杨倩（本科/主管护师），王帅佳（大学/护士），张靖依（大学/护师），石卫红（本科/护士），王瑶（大学/护士），夏喜梅（本科/护师）。

（五）历任负责人

历任负责人见表6-8。

表6-8 附属医院内分泌科历任负责人任职表

姓名	性别	职务	任职时间
杨辰华	男	二病区副主任 内分泌科副主任 内分泌科主任	2002.6–2011.2 2011.2—2015.3 2015.3—
蔺红丽	女	护士长	2011.2—

九、疼痛风湿科

河南省中医药研究院附属医院疼痛风湿科成立于2006年，前身为颈肩腰腿痛门诊，第三批河南省重点中医专科建设单位。主要开展该科颈肩腰腿痛、风湿及类风湿性关节炎、强直性脊柱炎等疾病的中西医结合诊断与治疗。

（一）历史沿革

河南省中医药研究院附属医院疼痛风湿科是在颈肩腰腿痛门诊基础上成立。1998年，针灸推拿科开设有针灸门诊、颈肩腰腿痛门诊、面瘫门诊。

2006年11月29日，一病区成立，薛爱荣任一病区主任，李鹏鸟任护士长。门诊及治疗室位于原综合科研楼（现2号病房楼）1层东侧，2层东侧设置病区，开放床位18张，医生5人，护士7人，主要治疗的病种为颈肩腰腿痛。

2011年2月，在一病区的基础上疼痛风湿科正式成立，搬迁至2号病房楼2层，门诊设在2号病房楼1层西侧，开放床位60张。

2012 年，被河南省中医管理局确定为第三批河南省重点中医专科建设单位。

2018 年，成立河南省风湿病脑病针灸治疗院士工作站。

疼痛风湿科现有医护人员 24 名，医生 16 人，其中主任医师 2 人，副主任医师 1 人，主治医师 7 人，研究生 5 人，主管护师 5 人，护师 10 人，护士 3 人。

（二）仪器设备

科室拥有 Nd：YAG 激光治疗仪、HM-36 高频移动式 C 型臂 X 线机及数字化图像处理系统、德国赫尔曼臭氧治疗系统、微电脑控制电动三维牵引床、坐式颈椎牵引器、中药熏蒸治疗仪、中药低电压透敷器、经络导平治疗仪、激光针灸治疗仪、TD-11 温热间动电疗仪等先进的医疗设备。

（三）业务开展

1. 主要病种

颈椎病，腰椎间盘突出症，腰椎管狭窄症，腰椎滑脱症，急慢性腰肌损伤，肩周炎，网球肘，膝关节骨性关节炎，骨质疏松症，骨质疏松症压缩骨折后遗症，痛风，带状疱疹后遗神经痛，强直性脊柱炎，股骨头缺血坏死，风湿及类风湿性关节炎等。

2. 主要疗法

（1）中医特色疗法：薛氏三步调衡疗法、强直性脊柱炎四联疗法、针灸、穴位埋线、小针刀疗法、超微针刀疗法、刺络放血疗法、全息生物疗法、中医正骨微调疗法、中药熏蒸疗法、阴阳周天灸疗法、中药穴位贴敷、冬病夏治三伏贴、中药竹罐疗法、耳穴压豆疗法、脐疗、直肠滴入疗法等传统中医特色疗法。

（2）中西医结合疗法：各种神经阻滞疗法、臭氧关节腔灌注疗法、臭氧水注射疗法。

（3）微创介入疗法：Nd：YAG 激光微创介入疗法、臭氧微创介入疗法治疗颈、腰椎间盘突出症。

（四）医疗特色

（1）三步一体无痛经络疏导疗法：采用软组织病灶治疗法、关节矫正法、经络疏导法、功能锻炼，治疗颈椎病、落枕、腰椎后关节紊乱、急性腰扭伤、慢性腰肌劳损、梨状肌综合征等。

（2）离子栓靶点植入疗法：通过一次性专用套管针在 C 形臂引导下将药线植入患者特定穴位，治疗颈椎病、腰椎间盘突出症、强直性脊柱炎、顽固性高血压等疾病。

（3）阴阳周天灸：通过艾灸任、督二脉治疗强直性脊柱炎及脊柱相关性疾病、类风湿性关节炎、腰椎间盘突出症、骨性关节炎、老年性骨质疏松症、股骨头坏死、宫寒、痛经、肾阳虚、免疫力低下等疾病。

（4）温经通痹大膏药：由多种道地药材熬制而成，适用于各型颈椎病、腰椎间盘突出症、腰椎管狭窄、腰肌劳损、风湿、类风湿性关节炎、强直性脊柱炎及消化系统疾病、胃肠功能性疾病、妇科疾病、前列腺疾病等。

（5）冬病夏治-扶阳蠲痹四联疗法：采用循经开穴、穴位贴敷、全息针刺与腿浴复合性治疗方法治疗颈肩腰腿痛疾病。

（6）肿痛散外敷疗法：应用国医大师李振华教授治疗关节扭伤的临床经验方，用于关节急慢性肿痛及各种软组织损伤的治疗。

（7）药罐疗法：适用于颈椎病、腰椎间盘突出症、膝骨关节病、肩周炎及其他风湿痹证，腰肌劳损、骨质增生等。

（8）刺血疗法：使用一次性 7 号注射针头替代传统的三棱针，运用点刺瘀血点、点刺瘀络、刺络拔罐、梅花针叩刺出血方法，适用于急证、热证、实证、瘀证和痛证等病证及各种急、慢性软组织损伤及痹证日久入络者。

（9）全息针灸疗法：采用手全息、第二掌骨全息、耳全息、腹部全息、董氏奇穴针刺疗法等，用于治疗神经性头痛、三叉神经痛、面神经麻痹、肋间神经痛、颈椎病、肩周炎、腰痛、腰肌劳损、风湿性关节炎、类风湿性关节炎、骨关节病等疾患。

（10）制剂品种

1）蚁茸健骨丸（豫药字 Z05010585）：由鹿茸、熟地黄、海马、人参、杜仲、制草乌组成，具有补肾填髓、蠲痹通络之功效，用于肾虚髓亏、寒凝痹阻所致肢体关节冷痛，遇寒痛甚、得热痛缓，关节屈伸不利，麻木、畏寒及类风湿关节炎、强直性脊柱炎、缺血性股骨头坏死见上述证候者。

2）壮骨填髓丸（豫药制字 Z05010576）：由鹿茸、海马、阿胶、熟地黄、肉苁蓉、当归、川芎、赤芍、桃仁、红花组成，具有补肾填髓、强筋健骨、通络止痛之功效，用于治疗肾虚型骨质增生、腰肌劳损、更年期骨质疏松症。

3）填髓丸（豫药制字 Z05010574）：由鹿茸、人参、海马、金钱白花蛇、当归、川芎、制草乌、细辛组成，具有温补肾阳、益气养血、通络止痛之功效，用于骨质增生证属阳虚血少、瘀血阻痹者。

4）痛可停胶囊（豫药制字 Z04010335）：由白芷、细辛、川芎、僵蚕、石菖蒲组成，具有活血祛风、化瘀通络、解痉止痛之功效，用于风痰型偏头痛（原发性三叉神经痛）。

5）壮督通络方：补肾壮督，活血通络。肾气虚损夹杂痰瘀引起筋骨痿软、四肢麻木、腰腿酸痛、足膝无力、腰背行步艰难等颈肩腰腿痛，特别适用于强直性脊柱炎之项背强直、行走困难。

（五）承办学术会议

2012 年 9 月，承办河南省中医药学会中医外治专业委员会换届改选会议暨学术研讨会。2013 年 10 月，承办国家级中医药继续教育项目软组织病诊疗新进展学习班。2013 年 10 月，承办中华中医药学会养生康复分会年会。2014 年 6 月，承办第一届河南省软组织病研究会学术研讨会。2015 年 7 月，承办河南省中医外治分会学术年会。2016 年 6 月，承办河南省继续教育项目"红外偏振光疗法在疼痛中的临床运用沙龙"。2016 年 8

月，承办河南省继续教育项目"盆底磁刺激应用研讨会"。2017 年 7 月，承办河南省继续教育项目"河南省中医药学会中医外治专业委员会学术年会暨河南省疼痛康复诊疗协作网络筹备成立大会"。2017 年 12 月，承办河南省继续教育项目"全国疼痛康复诊疗技术新进展学术交流大会暨河南省软组织病研究会学术年会"。2018 年 3 月，承办河南省继续教育项目"疼痛康复临床诊疗思路"。2018 年 6 月，承办河南省继续教育项目"姿势与疼痛"。2018 年 10 月，承办国家级继续教育项目"一带一路"中医微创国际学术交流大会暨河南省软组织病研究会年会。

（六）对外交流

2015 年，意大利应用运动机能学博士、康复和物理治疗硕士、意大利 Chinesport 讲师、阿基米德系统讲师、姿势学讲师 Stef Harley 博士来我院进行"姿势分析与姿势控制"专题讲座。2016 年 10 月，Farley Brown 博士来我院开展冲击波在疼痛康复中的应用。2017 年 12 月，牵头成立首家河南省疼痛康复联盟，全省 45 家地市级医疗单位加入。2018 年 10 月，河南省疼痛康复联盟新加入 14 家地市级医疗单位，全省近 60 家医疗单位形成疼痛康复联盟，共同推广疼痛康复诊疗技术的应用。2018 年 10 月，牵头成立河南省风湿病脑病针灸治疗院士工作站，并与天津中医药大学第一附属医院联合申报中国针灸临床研究中心网络建设项目。

（七）业务骨干

田元生（本科/主任医师），薛爱荣（本科/主任医师），王新义（硕士/副主任医师），魏薇（硕士/副主任医师），张向阳（本科/副主任医师），王权亮（硕士/主治医师），杜树明（本科/主治医师），薛爱霞（本科/医师），徐鹏（本科/医师），王丽娟（本科/医师），杨华丽（本科/医师），熊安福（本科/医师），张玉飞（硕士/医师），李鹏鸟（本科/主管护师），方珊珊（本科/主管护师），蔺虹丽（本科/主管护师），李素娟（本科/主管护师），宋胜男（本科/主管护师），谢丽娜（本科/主管护师），陈卫涛（本科/护师），司亚娟（本科/主管护师），魏海洋（本科/护士），吴倩（本科/护师），冉雪菲（本科/护师），武明慧（本科/护师），王爽（本科/护师），常丽丽（本科/主管护师），许真真（本科/护师）。

（八）科室负责人

薛爱荣，女，主任（2006.11—）。李鹏鸟，女，护士长（2006.11—）。

十、针灸推拿科（针灸推拿中心）

针灸推拿科（原名"针灸推拿疼痛治疗中心"）成立于 2004 年，为第四批河南省重点中医专科建设单位，是集针灸、推拿、理疗于一体的现代化综合性疼痛治疗中心，运用"毕氏"自创独特针刺手法并结合现代医疗手段治疗中风、面神经麻痹、头痛、眩晕、失眠、落枕、遗尿、肥胖症、耳聋耳鸣、小儿脑瘫、坐骨神经症、急慢性腰扭伤等疾病。

（一）历史沿革

河南省中医药研究院针灸经络的临床与研究工作始于 1959 年，最初只有毕福高 1 名专业技术人员。1979 年以后，从事针灸临床及研究的专业人员发展到 5 人（毕福高、陈佃夫、王虹、冀黎阳、陈坚贞）。

1980 年，当时城北路 7 号现址正在建设，针灸门诊在建好的锅炉房旁边的公共浴池中（尚未开业）给患者针灸治疗。

1981 年，成立针灸经络研究室，毕福高任主任。1984 年 9 月任命朱超英为研究室秘书，1985 年 3 月任命朱超英为针灸经络研究室副主任，协助主任毕福高工作。

1985 年，与郑州市纸袋厂卫生所合作，在郑州市南关大街纸袋厂卫生所 4 层设立针灸病床 30 张，成立河南省中医研究所——郑州纸袋厂联合针灸医院。一年后，河南省中医研究所决定停止合作，在所内建立自己的针灸病房。

1986 年，终止与郑州市纸袋厂卫生所的合作，在原综合科研楼（现 2 号病房楼）2 层西侧建立针灸病房（二病区），床位 45 张，是当时河南省最大的针灸病房。1990 年，任命朱超英、雷新强为二病区负责人，刘亚敏为护士长。

1993 年，附属医院成立，针灸病房搬到目前的 1 号病房楼 3 层（三病区），任命田元生为三病区主任。1998 年，范军铭任三病区主任，朱超英任副主任，床位扩展到 58 张，开设针灸、颈肩腰腿痛、面瘫三个门诊。2002 年，赵京伟任三病区副主任（主持工作）。

2004 年 10 月，针灸推拿疼痛治疗中心（简称针推中心）成立，毕巧莲任中心副主任（主持工作），门诊设 3 个诊室，科室人员 5 人。2006 年 4 月，焦伟任针推中心主任，毕巧莲任中心副主任。

2011 年 3 月，在研究院西北平房院区（原消化病区）成立针推中心病区。

2015 年 3 月，任命毕巧莲为针灸推拿科主任，同年被河南省中医管理局确定为第四批河南省重点中医专科建设单位。2017 年 11 月，任命董兵为针灸推拿科副主任。

针灸推拿科由门诊和病区组成，门诊现设有针灸治疗室、颈椎腰腿疼治疗室、脊柱病诊室、正骨推拿室等；病区拥有床位 29 张，设有理疗室、治疗室、中药透敷室等。现有专业人员 21 人，其中主任医师 1 人，副主任医师 2 人，主治医师 4 人，研究生 3 人，主管护师 5 人。

（二）业务开展

自 1959 年开始，毕福高研究员与河南中医学院针灸教研组合作，在郑州市聋哑学校开展了针治聋哑的研究，对 150 名聋哑学生进行连续 2 年的针刺治疗，通过系统观察，有效率为 75.62%。语言能力有不同程度的改善。

1969—1972 年，在河南中医学院禹县门诊部开展中药和针刺治疗小儿麻痹症、内科常见病、神经痛、高血压、脑血管意外、多发性神经根炎、侧索硬化等病。采用针刺耳针、肺点、神门、眼点加合谷穴，完成 74 例痔疮及眼科手术的针刺麻醉，有效率 80%。

1974年以后，毕福高研究员及其团队相继发现治疗子宫脱垂新穴位——环上穴、治疗坐骨神经痛新穴位——环中上穴、治疗脑卒中后遗症及痿证新穴位——新夹脊穴和治疗脑卒中后遗症新方法——巨刺加运动等。采用针灸辨证治疗，在脑血管病、颈肩腰腿痛、聋哑、小儿麻痹症、子宫脱垂、多发性神经根炎、侧索硬化及内科常见病等方面均取得满意的疗效，被患者誉为"毕神针"。

针灸推拿科自成立以来，除继承"毕氏"针法和体针治疗外，先后开展了头针、水针、梅花针、穴位注射、埋线疗法、放血疗法、按摩疗法、牵引疗法、康复治疗、仪器治疗等方法。

（三）医疗特色

（1）运用"毕氏"自创独特针刺手法并结合现代医疗手段治疗中风（脑血管疾病）、面神经麻痹（面瘫）、头痛、眩晕、失眠、落枕、遗尿、肥胖症、耳聋耳鸣、一氧化碳中毒后遗症、小儿脑瘫、坐骨神经症、急慢性腰扭伤、前列腺炎等各种神经系统疾病有独特疗效。

（2）以独特整脊正骨手法与小针刀及银质针疗法相结合，治疗颈椎病引起的头晕、头痛、失眠、心慌、胸闷、颈部酸困、肩臂麻木，胸椎小关节紊乱引起的胸背疼痛、腰突症、腰椎侧弯、腰椎骨滑脱症、椎管狭窄、肩周炎、滑囊炎及下肢凉麻痛等。

（3）理疗室引进先进的牵引器材、中药透敷器、电脑中频治疗仪、中药气化床、艾灸床等设备主治扭伤、颈肩腰腿痛、肌肉劳损、呼吸系统及皮肤系统等多种疾病。

（4）强力脑栓通（豫药制字Z04010287）：由丹参、木瓜、黄芪、当归、川芎、珍珠粉组成，具有醒脑开窍、活血通络之功能，用于治疗脑血栓后遗症及脑萎缩、脑炎后遗症，症见偏瘫、口眼歪斜、语言不清、肢体麻木等。

（四）业务骨干

毕福高（本科/主任医师），雷新强（博士/主任医师），田元生（本科/主任医师），范军铭（硕士/主任医师），赵京伟（本科/主任医师），陈佃夫、朱超英（本科/副主任医师），焦伟（本科/副主任医师），毕巧莲（本科/副主任医师），曹金梅（博士/主任医师），许新霞（本科/主任医师），齐小玲（硕士/副主任医师），高丙南（本科/副主任医师），董兵（本科/副主任医师），刘华（硕士/主治医师），王政泽（硕士/主治医师），朱在波（硕士/主治医师），毕瑞勤（本科/主治医师），范小会（硕士/医师），杨杰（本科/技师），张彦锁（本科/技师），张果（本科/技师），胡浩然（本科/技师），王虹，冀黎阳、陈坚贞、刘亚敏（本科/主管护师），吴仪（本科/主管护师），田蓟（本科/主管护师），白玉洁（本科/主管护师），张丹丽（本科/主管护师），韩瑞红（本科/主管护师），范瑞帆（本科/护师），孙丽佳（本科/护师），孙廷廷（本科/护师），扶新菊（本科/护师），张丽莎（本科/护师），王会利（本科/护师），邢超男（本科/护师），胡琳琳（本科/护师），刘真（本科/护师），沈兰兰（本科/护师），田海龙（本科/护师），曹亚君（本科/护师），王琳（本科/护师），郭圆圆（大学/护士）。

（五）历任负责人

历任负责人见表6-9。

表6-9 附属医院针灸推拿科（针推中心）历任负责人任职表

姓名	性别	职务	任职时间
毕巧莲	女	针推中心副主任	2004.10—2015.3
		针推科主任	2015.3—
焦伟	男	针推中心主任	2006.10—
董兵	男	针推科副主任	2017.11—
刘亚敏	女	护士长	2011-2013
吴仪	女	代理护士长	2013—2014
田蓟	女	护士长	2014—

十一、外科

河南省中医药研究院附属医院外科成立于2002年，主要开展普通外科、肛肠外科及骨伤骨病的手术与中医药治疗。

（一）历史沿革

1993年，附属医院成立，聘请王志敏任急诊外科医生，从事门诊及简单的外伤包扎和清创处理。

1999年，在门诊楼三层建立手术室，聘请张霖森为外科大夫，开展手术。

2002年，正式成立外科（包括外科门诊、清创1室、清创2室、外科病区和手术室），刘国平为外科负责人，余琳琳为护士长。2004年，任命刘国平为外科副主任。2011年，外科病房及手术室搬迁至2号病房楼6层，门诊设在2号病房楼1层。

现有医护人员20人，其中主任医师1人，副主任医师2人，副主任护师1人，硕士2人。开发病床45张（包括妇科），门诊诊室2间。

（二）业务开展

（1）普外专业：甲状腺癌根治术+颈淋巴结清除术，肝叶切除术，胆囊切除术，胃癌根治术，脾脏切除术，左右半结肠癌根治切除术，直肠癌根治术，腹膜后肿瘤切除术等各类手术。

（2）肛肠专业：混合痔外剥内扎术，单纯性外痔切除术，痣上黏膜环切术，肛周脓肿一次性根治术，复杂性肛瘘低切高挂术，直肠黏膜柱状结扎术，肛裂切括松解术等。

（3）骨伤骨病专业：四肢骨折切开复位内固定术，人工关节置换术等。

（三）医疗特色

（1）中医外治疗法治疗糖尿病足、顽固性压疮及各种伤口不愈合等疾病。

（2）国家非物质文化遗产买氏中医外治疗法在临床中的实际应用。

（3）腹腔镜下治疗各种肝胆疾病。

（四）科学研究

1. 出版著作

（1）临床外科疾病诊疗思维与应用，李涛副主编，吉林科学技术出版社，2015 年 4 月。

（2）临床常见疾病诊断与中西医治疗，买建修副主编，吉林科学技术出版社，2014 年 12 月。

2. 专利　见表 6-10。

表 6-10　外科专利

专利名称	发明人	申请号	公开号	公开日	类型
消积散结膏	买建修	CN201010214255.X	CN102309718A	2012-01-11	发明
乳癖散结膏	买建修	CN201010194970.1	CN102274450A	2011-12-14	发明
治疗非酒精性脂肪肝的马齿苋口服液及其制备方法	牛美兰；何雄文；张伟；田恒运；付志豪；裴岩岩	CN201410038780.9	CN103768289A	2014-05-07	发明
家用中药熏蒸治疗器	王国栋；张关亭；王燕	CN201520443049.4	CN204766456U	2015-11-18	实用新型
治疗糖尿病足溃疡的中药制剂	李高申；牛美兰；何雄文；郭梅珍；刘勇华；马俊远；毕晓宾；李静	CN201510929261.6	CN105456498A	2016-04-06	发明
一种万向哺乳类动物手术解剖台	牛美兰；何雄文；董兵；陈丽；付志豪；马俊远；毕晓宾；李静	CN201610381859.0	CN105919763A	2016-09-07	发明
一种药液的雾化排出装置及雾化排出方法	牛美兰；何雄文；马俊远；刘勇华；高猎房；李静	CN201710249136.X	CN106964036A	2017-07-21	发明
膀胱微创造瘘手术小刀	何雄文；何南	CN201720183241.3	CN207220861U	2018-04-13	实用新型
下肢姿态理疗康复训练装置	牛美兰；何雄文；付志豪；杨建波；王珺；赵保强	CN201810304424.5	CN108420676A	2018-08-21	发明

3. 承担课题 温经止痛膏治疗膝关节骨性关节炎的临床研究,河南省公益预研项目,(项目编号09yy0063),负责人:王国栋。起止时间:2009—2010年。

(五)业务骨干

刘国平(本科/副主任医师),王国栋(硕士/主任医师),何雄文(本科/副主任医师),买建修(本科/主治医师),李涛(本科/主治医师),刘赟(大学/主治医师),董林林(硕士/主治医师),高飞(本科/医师),余琳玲(大学/主管护师),陈丽(本科/副主任护师),孙娟(本科/主管护师),杜丽华(本科/主管护师),付丽君(本科/主管护师),田慧平(本科/主管护师),张永静(本科/主管护师),王润璋,徐录敏(本科/主管护师),李静(本科/护师),郭燕(本科/护师),田明丽(本科/护师),曾欢欢(本科/护师),贾可娟(本科/护师),王润璋(本科/主管护师)。

(六)历任负责人

历任负责人见表6-11。

表6-11 附属医院外科历任负责人任职表

姓名	性别	职务	任职时间
刘国平	男	负责人 副主任(主持工作)	2002.8—2004.10 2004.10—
余琳玲	女	护士长	2002.8—2011.2
陈丽	女	护士长	2011.2—

十二、妇科

河南省中医药研究院附属医院妇科成立于1986年,主要开展卵巢囊肿、子宫肌瘤、子宫腺肌症、乳腺肿瘤、宫腔息肉、输卵管阻塞、子宫颈疾病、保宫无痛人工流产等相关专业的中西医结合保守治疗及手术治疗。

(一)历史沿革

1986年,河南省中医药研究院附属医院妇科门诊建立,王希浩为妇科门诊负责人。1989年12月,王希浩任妇科副主任。1994年8月,王希浩任科研科科长,不再担任妇科副主任职务,门诊妇科工作暂由儿科主任沙培林负责。1998年7月,王希浩任妇科研究室主任,宋红湘任副主任。2006年4月,宋红湘任妇科主任。2012年,在2号病房楼6层,设立妇科病房(与外科共用)。

现有医护人员18人,其中主任医师3人,副主任医师1人,硕士6人。开放病床45张(包括外科),门诊诊室2间。

(二)业务开展

(1)中医药治疗不孕症、输卵管不通、月经不调、崩漏(功血)、闭经,多囊卵巢综合征、更年期综合征、慢性盆腔炎、子宫肌瘤、子宫腺肌症、乳腺病、妊娠剧吐、保胎、滑胎（习惯性流产）、胚胎停止发育等疾病。

（2）开展子宫颈疾病中星光治疗（子宫颈糜烂、囊肿、息肉等）、无痛人工流产术、输卵管造影、通液、介入疏通术等方法。

（3）开展阴道镜、宫腔镜、腹腔镜、可视人工流产、B型超声波（包括阴道B超、彩超）、子宫颈细胞膜式液基薄层细胞学检查（TCT）、生殖内分泌与免疫学等检测项目。

（三）医疗特色

1. 特色病种

（1）盆腔炎病：名中医经验方辨证、活血化瘀中药穴位注射、辨证分型、中药灌肠（痰湿、血瘀、宫寒）、中药妇炎包下腹部热敷及红外线理疗。

（2）子宫腺肌症：名中医经验方消癥胶囊、中药灌肠加中药包外敷、督脉灸。

（3）复发流产：名中医经验方辨证分型、膏方调理，督脉灸，分期治疗。

（4）输卵管阻塞性不孕：宫腔镜下输卵管插管、名中医经验方口服输卵通胶囊、辨证分型、中药灌肠（痰湿、血瘀、宫寒三型）、中药妇炎包下腹部热敷及红外线理疗。

（5）多囊卵巢综合征：名中医经验方，辨证分型，补、调、通分期治疗，针刺、埋线调理内分泌，调经贴，下腹部及神阙穴位贴敷。

2. 特色疗法

（1）中药直肠滴入疗法：根据辨证分型制定个体灌肠方剂，适用于盆腔炎、子宫腺肌症、输卵管阻塞等疾病。

（2）中药包塌渍：中药包下腹部塌渍，适用于盆腔炎、子宫腺肌症及宫寒不孕、输卵管阻塞不孕、人工流产术后等疾病。

（3）督脉灸：适用于痛经、子宫腺肌症及宫寒不孕等疾病。

（4）温针灸：适用于痛经、子宫腺肌症及宫寒不孕等疾病。

3. 特色制剂

（1）输卵通胶囊（豫药制字Z04010210）：由土鳖虫、桃仁、泽兰、莪术、乌药、当归、赤小豆、连翘、黄芪、路路通组成，具有活血消癥、理气通络、清热利湿之功效，适用于慢性盆腔炎、附件炎、输卵管炎、输卵管阻塞不孕症证属气滞血瘀夹湿热者。

（2）消癥胶囊（豫药制字Z04010214）：由桃仁、浙贝母、三棱、鳖甲、茯苓皮、车前子、乌药组成，具有活血化瘀、理气化痰、软坚消癥之功效，适用于卵巢囊肿、子宫肌瘤、子宫内膜异位症、月经不调证属气滞血瘀痰凝者。

（3）妇康消肿丸（豫药制字Z04010208）：由瓜蒌、柴胡、莪术、香附（制）、鳖甲、青皮、鹿角霜、牡蛎、蒲公英、皂角刺组成，具有疏肝理气、活血化瘀、软坚散结、消肿止痛之功效，适用于乳腺增生、乳房肿块、经前乳房胀痛证属气滞痰瘀者。

（四）业务骨干

王希浩（硕士/主任医师），宋红湘（硕士/主任医师），李颖（博士/主任医师），高翠霞（硕士/副主任医师），赵嘉梅（硕士/主治医师），张爱华（硕士/主治医师），孟鸿雁（硕士/主治医师），余琳玲（大学/主管护师），陈丽（本科/副主任护师），孙娟（本科/主管护师），杜丽华（本科/主管护师），付丽君（本科/主管护师），田慧平（本科/主管护师），张永静（本科/主管护师），王润璋，徐录敏（本科/主管护师），李静（本科/护师），郭燕（本科/护师），田明丽（本科/护师），曾欢欢（本科/护师），贾可娟（本科），王润璋（本科/护师）。

（五）历任负责人

历任负责人见表6-12。

表6-12 附属医院妇科历任负责人任职表

姓名	性别	职务	任职时间
王希浩	男	副主任	1989.12—1994.8
沙培林	女	负责人（兼）	1994.8—1998.7
宋红湘	女	副主任	1998.7—2006.4
		主任	2006.4—
陈丽	女	护士长	2011.2—

十三、儿科

河南省中医药研究院附属医院儿科成立于1989年，在中西医结合常规药物治疗的基础上，采用穴位敷贴、推拿、点刺、埋线及理疗蜡疗、中药灌肠等中医传统疗法结合现代科技之热、电、磁、水疗仪等方法，用于治疗小儿常见病、多发病及小儿亚健康状态的调理。

（一）历史沿革

河南省中医药研究院附属医院儿科成立于1989年12月，当时儿科门诊与妇科合并为一体，共5人，一间诊室、一张办公桌，沙培林为儿科主任。1993年，附属医院和门诊大楼落成启用，儿科独立，人员2人，从儿科最基本的常见病及多发病入手，从事一般的门诊医疗工作。1998年，高雅任儿科副主任（主持工作）。2006年，高雅任儿科主任。2015年11月，在1号病房楼7层建立儿科病区，高雅任主任。儿科现有开放床位26张，设有2个门诊，2个治疗室。共有医护人员21人，其中高级职称3人，博士1人，硕士6人，全国优秀中医临床人才1人，国家级名老中医经验师承1人。

（二）设施设备

设有独立的雾化治疗室、综合治疗室、康复训练室、药膳调配室、氧离子水疗室，拥有肺炎理疗仪、多功能水疗机、经颅磁治疗仪、智能蜡疗系统、婴幼儿智能体检仪、智能探头微波治疗仪、儿童肺功能仪、肌兴奋治疗仪、数码经络导平仪、鼻腔负压冲洗治疗仪、儿童综合诊疗系统等先进诊疗仪器。

（三）业务开展

开展了中西医结合序贯治疗，以雾化吸入、穴位敷贴、推拿针刺、穴位埋线、冬病夏治为系列防治措施。

（四）医疗特色

1. 特色病种

（1）常见病：各型肺炎、哮喘、扁桃体及腺样体肥大、过敏性紫癜、紫癜性肾炎、厌食、腹泻、小儿反复呼吸道感染、亚健康状态调理等。

（2）变态反应疾病：俗称过敏性疾病，如过敏性鼻炎、急慢性顽固性湿疹、荨麻疹、鼻窦炎等，融合传统中医学、免疫学、时间医学，采用中医中药双向免疫调控，内服外治结合、针药结合，配合个体膳食指导。

（3）神经肌肉及心身疾病：精神运动发育迟滞、各型脑炎及脑损伤恢复期、脑瘫康复、多发性抽动症、多动症、自闭症、孤独症、感统失调、学习障碍等精神心理行为疾病、利用系列国际标准脑病诊疗测评系统及康复设施，结合中药离子导入、无痛针灸点穴、经络靶向疏通、手法精准矫正等治疗方法及康复技术。

2. 特色疗法

辨病与辨证相结合，创新性地开展小儿绿色疗法，采用穴位敷贴、推拿、穴位点刺、理疗蜡疗、中药灌肠、穴位埋线等中医传统疗法结合现代科技之热、电、磁、水疗仪等，最大限度地减少和避免孩子治病防病过程中的针药痛苦和副作用，用于治疗小儿常见病、多发病及小儿亚健康状态的调理。研制相关儿科专属制剂，如健儿乐膏方、止咳平喘膏、健脾消食膏等膏方及咽爽散、咳喘贴膏、灌肠Ⅰ号等中药制剂。

（1）健儿乐膏方：功效调补肺脾、止咳化痰、消食导滞，主治反复呼吸道感染、反复咳喘、咳嗽咯痰、纳差厌食、大便不调。

（2）止咳平喘膏：功效清肺止咳、化痰定喘，适用于小儿素体虚弱、咳嗽咳痰、动则咳频、遇寒咳甚、夜间咳嗽、反复发作者。

（3）健脾消食膏：功效消食导滞、运脾开胃，适用于食欲不振、纳差食少、多食腹胀、大便不调等脾失健运者。

3. 特色护理

认真落实中医儿科责任制整体护理，突出儿科特点，发挥中医特色，实施辨证施护，为广大患儿提供整洁、舒适、安静的住院环境及安全、专业、全程、全面的优质服务，鼓励患儿家属、亲友积极参与护理。

（五）业务骨干

沙培林（本科/主任医师），高雅（本科/主任医师），郑春燕（本科/副主任医师），吴文先（硕士/副主任医师），田丽（硕士/主治医师），李芳（硕士/主治医师），郭嘉成（硕士/住院医师），白东林（硕士/住院医师），魏秀红（硕士/主治医师），冯媛媛（本科/康复医学治疗技术士），李丽（本科/主管护师），李娟（本科/主管护师），李爱徽（本科/主管护师），田琦（本科/主管护师），张彩虹（本科/护师），孙慕飞（本科/护师），牛艺涵（大学/护师），马向琼（大学/护师），魏方方（大学/护士），张素瑞（大学/护士），薛慧宁（本科/护师），钱晓兰（大学/护士）。

（六）历任负责人

历任负责人见表6-13。

表6-13　附属医院儿科历任负责人任职表

姓名	性别	职务	任职时间
沙培林	女	主任	1989.12—1998.7
高雅	女	副主任（主持工作）	1998.7—2002.2
		主任	2002.2
李丽	女	护士长	2015.3—

十四、急诊科

河南省中医药研究院附属医院急诊科成立于2002年，其前身为附属医院急诊室。主要承担医院各种急、危、重症患者首诊与抢救。

（一）历史沿革

1993年，河南省中医药研究院附属医院正式开诊，开展急诊业务，设急诊室，赵法新为负责人。1995年，杨辰华任负责人。1998年7月，薄立宏任门诊办副主任，负责急诊工作。

2002年6月，急诊从门诊办分离，成立急救中心。薄立宏任急救中心主任，白清林任副主任。2006年4月，急救中心更名为急诊科，白清林任急诊科副主任（主持工作），毛重山任急诊科副主任。

现有医护人员20人，主任医师1人，副主任医师2人，主治医师3人，住院医师1人。其中博士1人，硕士4人，主管护师3人，护师9人，护士1人。

（二）急救设施

多功能心电监护仪，心肺复苏仪，电动洗胃机，心电监护除颤仪，床旁呼叫系统等。

（三）业务开展

急诊科位于门诊大楼东侧，一层为急诊接诊和抢救区，分别设有急诊内科、急诊外科、处置室、抢救室、输液中心，配有先进的床旁监护设施和急救器材，输液中心承担门急诊患者24小时临时输液的治疗。

二层为急诊病房，病床8张。针对危重患者建立绿色通道，为各种危重患者提供全面监护及综合救治。

（四）研究项目

针刺对经皮二氧化碳释放量影响的研究，河南省科技攻关计划，负责人：白清林。起止时间：1998—2000年。

（五）研究成果

1. 主要获奖成果

舒肝健脑调郁片对卒中后抑郁大鼠的保护作用的实验研究，2008年河南省科技进步二等奖（协作），主要完成人：白清林（第5名）等。

2. 著作

见表6-14。

表6-14 急诊科著作

著作名称	作者	出版社	出版时间
中医临症备要	白清林副主编	山西科学技术出版社	1997.9
针灸学歌诀诠释	白清林副主编	河南科学技术出版社	2002.4
当代实用医学内科学	史晓菲副主编	科学技术文献出版社	2013.1
新编常见病实用食疗	史晓菲副主编	郑州大学出版社	2013.1
新编常见病实用验方	史晓菲主编	郑州大学出版社	2013.1
急诊急症的处置与救护治疗	王爱军主编	黑龙江科学技术出版社	2015.7

（六）业务骨干

赵法新（本科/主任医师），杨辰华（博士/主任医师），薄立宏（本科/副主任医师），白清林（博士/主任医师），毛重山（硕士/副主任医师），杨倩宇（本科/副主任医师），连清平（大学/主治医师），张玉（本科/副主任医师），郭文学（硕士/主治医师），史晓菲（硕士/主治医师），王爱军（硕士/主治医师），周彬彬（硕士/主治医师），王春凤（大学/主管护师），范丽（大学/主管护师），齐海花（本科/主管护师），彭秀丽（本科/主管护师），孙士玲（大学/主管护师），刘卫平（大学/主管护师），余琳琳（大学/主管护师），沙丽君（大学/主管护师），张青云（本科/主管护师），宣永丽（本科/主管护师），聂珍珍（本科/主管护师），郑丹丹（本科/主管护师），冯秀纳（本科/主管护师），李甜甜（本科/主管护师），董娟（本科/护师），逯雅丹（本科/护师），朱文（本科/护师），杨雅咏（本科/护师），闫会娟（本科/护师），刘晓丽（本科/护师）。

（七）历任负责人

历任负责人见表6-15。

表6-15 附属医院急诊科历任负责人任职表

姓名	性别	职务	任职时间
赵法新	男	负责人	1993.3—1995
杨辰华	男	负责人	1995—1998.7
薄立宏	男	门诊办副主任（负责急诊工作）	1998.7—2002.6
		急救中心主任	2002.6—2006.4

姓名	性别	职务	任职时间
白清林	女	急救中心副主任 急诊科副主任（主持工作）	2002.6—2006.4 2006.4—
毛重山	男	急诊科副主任	2006.4—2013.8
刘青	女	急诊室护士长	1993.3—1994.8
王春凤	女	急诊室护士长	1994.8—1998.4
范丽	女	护士长	1998.4—2006.4
齐海花	女	护士长	2006.4—2011.2
彭秀丽	女	护士长	2011.2—

十五、耳鼻喉科

河南省中医药研究院附属医院耳鼻喉科的前身是1980年成立的喉科。1990年2月，王金榜任喉科负责人，选用龙葵、山豆根、黄芪、甘草、射干等药物，研制出具有清热解毒、清咽利喉之功效的特色医院制剂"咽喉宁合剂"（豫药制字Z05010575），主治风热喉痹、咽喉失音、烂喉蛾等病症。主持的"咽喉宁口服液的临床与实验研究"获1996年河南省中医药科技进步二等奖（主要完成人：王金榜，都恒青，李威，王玉升，傅蔓华，翟乙娟，冯喜茹）。2000年，王金榜退休，喉科由郑春燕负责（2002年调至儿科）。

2005年7月，王秉权由耳鼻喉专业研究生毕业分配至喉科门诊，喉科更名为耳鼻喉科。主要开展耳鼻喉常见病、多发病的诊治，擅长运用中西医结合治疗过敏性鼻炎、喉源性咳嗽、耳鸣耳聋等疾病，采用黄柏滴耳液治疗急性中耳炎及外耳道疖肿、半夏醋治疗慢性咽喉炎取得满意疗效。主持河南省中医药研究专项"治肺通耳合剂对慢性分泌性中耳炎患者听功能的影响评价"的课题研究。

业务骨干：王金榜（主治医师），郑春燕（本科/副主任医师），王秉权（硕士/副主任医师）。

十六、口腔科

2001年7月，河南省中医药研究院附属医院口腔科门诊成立，购置牙科综合治疗机、压缩机、银汞调和机、洁牙机、技工打磨机、技工抛光机等仪器设备，开展牙科常见疾病的治疗工作。2002年3月，购置牙科综合治疗机1台、口腔医用手机20把。2015年，购置牙科综合治疗机1台、压缩机1台，后陆续购置手机紫外线消毒器2台、光固化机1台、技工模型消毒机1台。目前主要开展牙体和牙髓病的治疗，一般牙齿和阻生牙齿的拔除，各种固定义齿和活动义齿的修复，各种拥挤扭转牙齿、深覆合、反合等的矫正及口腔科疑难杂症的治疗等。

业务骨干：成爱武（硕士/主任医师），张举（大学）。

十七、皮肤科

河南省中医药研究院附属医院皮肤科建立于 2000 年，主要采用中西医结合方法治疗银屑病、脱发、痤疮、湿疹、黄褐斑、神经性皮炎等皮肤科常见病。"经络三联法治疗寻常型银屑病多中心临床疗效评价"获河南省科学技术进步二等奖，"经络三联法治疗寻常型银屑病技术"被国家中医药管理局列为"第一批中医临床适宜技术推广项目"。

（一）历史沿革

2000 年 2 月，附属医院成立皮肤科。建科之初，设医生诊断室 1 间，治疗室 1 间，由王素萍负责。2000 年 7 月，借调南阳市新野县中医院（二甲医院）皮肤科副主任医师汤保玉来科主持工作。先后购置 SS-03 窄谱 UVB 光疗仪、高频电刀、冷热双喷治疗仪、电子诊疗仪、中药自助生发梳、皮肤毛发测试仪、低频治疗仪、中药离子导入仪、中医系列美容设备、欧美娜红蓝光、弘新伍德灯检测平台等仪器设备。现有副主任医师 1 人，主治医师 1 人，医师 1 人，其中硕士 2 人。门诊诊室 2 间，治疗室 2 间，真菌室 1 间。

（二）业务开展

（1）选定银屑病、脱发、痤疮、湿疹、黄褐斑、神经皮炎六种常见病为优势病种，并制定了中医诊疗方案和临床路径，规范了病名、诊断、治疗、难点分析、疗效评价标准等。

（2）采用中西医结合方法，以皮肤常见病、多发病的诊治为主题，开展经络三联法（羊肠线穴位埋藏、耳背刺络放血、耳穴贴压）治疗银屑病、神经皮炎等疾病。

（3）利用电离子、液氮冷冻等治疗各类痣、疣、雀斑及增生性疾病。

（4）开发肤斑胶囊、银屑胶囊、四鲜合剂特色医院制剂。

1）肤斑胶囊（豫药制字 Z04010313）：由女贞子、地黄、枸杞子、菟丝子、淫羊藿、白芍、山茱萸、当归、川芎、桃仁组成，具有补肾益精、活瘀通络、消斑之功效，适用于肝肾阴虚、脉络瘀阻型黄褐斑及各类色素沉着症。

2）银屑康胶囊（豫药制字 Z04010326）：由金钱白花蛇、蕲蛇、防风、苦参、三七、雷公藤组成，具有疏风清热、活瘀通络、去屑止痒之功效，适用于寻常型银屑病。

3）四鲜合剂［豫药制字 Z20121062（郑）］：由鲜生地黄、鲜蒲公英、鲜芦根、鲜荷叶组成，具有养阴清热、凉血解毒之功效，适用于白血病、肿疡、银屑病证属阴虚内热者。

（三）科学研究

1. 获奖成果

经络三联法治疗寻常型银屑病多中心临床疗效评价，2006 年河南省科学技术进步二等奖。主要完成人：田元生，范军铭，庆慧，汤保玉，焦伟，王素萍，赵京伟。

2. 承担课题

（1）经络全息三联法治疗寻常型银屑病多中心临床疗效评价，国家中医药管理局（No：2001ZL05），负责人：田元生。起止时间：2001—2004 年。

（2）埋线、割耳、耳压法与迪银片治疗寻常性银屑病评价有效性和安全性的随机、单盲、多中心临床试验，国家中医药管理局，负责人：田元生。起止时间：2002—2005 年。

（3）足癣艾条灸与硝酸咪康唑乳膏治疗足癣随机单盲临床对照研究，河南省科技攻关计划（No：072102310029），负责人：田元生。起止时间：2007—2009 年。

（4）祛湿生发合剂联合自体富血小板血浆头皮下注射治疗湿热型脂溢性脱发的临床疗效评价，河南省中医药研究专项普通课题（项目编号 2015ZY02076），负责人：牛蔚露。起止时间：2015—2017 年。

（5）祛瘀补肾法抑制 5α-还原酶活性的调节机制，河南省基础与前沿计划（No：162300410241），负责人：牛蔚露。起止时间：2016—2017 年。

（6）基于 NF-KB/IKB 通道的液氮冷冻对激素依赖性皮炎小鼠干预治疗的机制，院青年（No：1704568），负责人：牛蔚露。起止时间：2017—2018 年。

（7）痘痘乳膏治疗寻常性痤疮的临床与实验研究，河南省科技攻关计划（No：0224630024），负责人：赵玉瑶。起止时间：2002—2005 年。

（四）业务骨干

田元生（本科/主任医师），王素萍（本科/副主任医师），汤保玉（本科/副主任医师），牛蔚露（硕士/主治医师），张森茂（硕士/医师）。

十八、仲景门诊

（一）沿革

2010 年 8 月，河南省中医药研究院附属医院以仲景脉道、平脉辨证、弘扬仲景文化为特色，在内科第 4 诊室的基础上创立仲景门诊，薄立宏任主任。

（二）业务开展

科室坚持以人为本，以健康为中心，根据不同季节，针对不同人群，运用中医药预防疾病，达到"未病先防"的目的。治未病科分为信息采集室、体质辨识室、健康咨询室、传统疗法室 4 大板块。患者通过西医体检和中医体质辨识，由健康调养咨询室中医药专家把脉开方，制订个性化调理方案，经传统疗法室根据中医辨证选择药茶、膏方、香薰、针灸、推拿、按摩、外敷、熏蒸、刮痧等不同的中医干预方案进行调理。

（三）医疗特色

（1）中药防病香囊：根据春季气候和疾病流行特点研制"春季中药防病香囊"，主要由金银花、佩兰等十余种中药组方，有芳香化浊、调节气机、安和脏腑、增强机体免疫力、防病保健等功能。人们佩戴该香囊，可用来预防春季疾病。

（2）"四季茶"：针对四季气候特点研制的"四季茶"，能降脂开胃、宣肺利咽，为四季保健佳品。

（3）"冬病夏治"：在夏季三伏天，通过在人体特定穴位上进行药物敷贴，以鼓舞正气，增加抗病能力，从而达到防治冬天易发疾病的目的。适用于好发咳嗽、咳喘、风湿病、鼻炎等疾病患者群。

（4）"冬季进补"膏方：在冬季三月，通过中医专家辨证识体，根据人体体质的不同，开具健康处方，并由院制剂室加工为膏滋，能达到平衡阴阳、疏通经络、调和气血的目的。主要针对体质虚弱的老人和儿童。

（5）中医体质辨识：经过望、闻、问、切等中医"四诊"方法，结合现代诊疗手段，详细分析每一个人的体质、体检结果和健康状况，从而指导平衡膳食、运动养生、调整生活方式，必要时给予中药调理和非药物传统疗法等健康干预建议，包括针灸、火罐、推拿、按摩、沐足、熏蒸、刮痧等特色疗法。

（四）科室负责人及业务骨干

主任：薄立宏，男，2010.8—。

业务骨干：薄立宏（本科/副主任医师），张国杰（博士/副主任医师）。

十九、名医馆

河南省中医药研究院附属医院名医馆始建于2002年，原名"河南名医堂"，位于原综合科研楼（现2号病房楼）一层东段，2003年10月正式开诊。2006年迁至门诊一层西，更名为"名医馆"。先后聘请院内外中医知名专家，致力于内、外、妇、儿等科疑难杂症的诊治。

（一）院外专家

张磊（本科/主任医师/国医大师），余伦文（本科/主任医师/研究员），张鸣钟（本科/主任医师/教授），李佺（本科/教授），门成福（本科/主任医师/教授），仝士颖（本科/主任医师/教授），李喜茹（本科/主任医师），赵时雨（本科/主任医师/教授），黄俊卿（硕士/主任医师/教授）。

（二）院内专家

赵国岑（本科/主任医师），邱保国（本科/主任医师），陈阳春（本科/主任医师），赵宪法（本科/主任医师），宁选（本科/主任医师），张俊明（本科/主任医师），曹鸿云（本科/主任医师），党炳瑞（本科/主任医师），魏武英（本科/主任医师），邓启华（本科/主任医师），符文缯（本科/主任医师），赵法新（本科/主任医师），刘道清（本科/主任医师），沙培林（本科/主任医师），宋诚（本科/主任医师），张静荣（本科/主任医师），李培旭（硕士/主任医师），刘懿文（本科/主任医师），王希浩（硕士/主任医师）。

二十、康复医学科

河南省中医药研究院附属医院康复医学科成立于2015年，主要开展颈、腰椎间盘突出症术后、脑卒中后遗症、脊髓损伤及颈肩腰腿痛等疾病的中西医结合治疗与康复。

（一）历史沿革

河南省中医药研究院附属医院康复医学科于2015年12月1日成立，薛爱荣任主任（兼），吴仪任护士长。康复治疗大厅位于原大礼堂，门诊与病房分别位于2号楼1层、2层。现有医护人员10名，其中主任医师1人，主治医师1人，康复治疗师3名。

（二）仪器设备

意大利人体姿态稳定性分析诊断系统，美国Vitalstim吞咽障碍治疗仪，DMS（深层肌肉刺激仪），情景互动四肢联动康复训练器，下肢关节牵伸器，Whitehall冷疗仪及超声波治疗仪，中国台湾全身有氧垂直律动床，韩国空气波压力治疗仪，意大利大功率短波治疗仪，多点多轴悬吊康复系统，多功能整脊枪，下肢肢体智能反馈训练系统等。

（三）业务开展

（1）主要病种：脑卒中后遗症，颅脑损伤后瘫痪、失语、认知障碍，脊髓损伤引起的截瘫、四肢瘫，颈、腰椎间盘突出症术后康复，脊柱及肢体骨折所致的关节活动障碍，产后康复，脊柱侧弯，骨质疏松症及骨质疏松症压缩骨折后遗症，颈椎病，腰椎间盘突出症，腰椎管狭窄症，腰椎滑脱症，急慢性腰肌损伤，肩周炎，网球肘，膝关节骨性关节炎，痛风，带状疱疹后遗神经痛，强直性脊柱炎，股骨头缺血坏死，风湿及类风湿性关节炎等。

（2）治疗方法：充分发挥中医药特色优势，采用中西医结合手段，综合应用阴阳周天灸、传统大膏药、中药熏蒸、穴位埋线、刺络放血疗法、圆利针刀、针灸推拿等中医传统疗法，结合运动疗法、作业疗法、言语治疗、吞咽障碍治疗、物理因子治疗、肌肉拉伸疗法、各种神经阻滞疗法、臭氧关节腔灌注疗法等治疗相关疾病效果突出。采用的肌肉拉伸技术、多点多轴悬吊等康复治疗技术改变了相关疾病的传统治疗模式。引进的人体姿态稳定性分析诊断系统，为疾病追踪与治疗指导提供准确数据。

（四）业务骨干

薛爱荣（本科/主任医师），张向阳（本科/副主任医师），徐鹏（本科/主治医师），李宁（硕士/主治医师），张雯（本科/康复治疗师），姬鑫玉（本科/康复治疗师），闫磊（本科/康复治疗师），吴仪（本科/主管护师），巴焕（本科/主管护师），徐丹（本科/主管护师），郝艳民（本科/主管护师），菅媛媛（本科/护师）。

（五）科室负责人

薛爱荣，女，主任（2015.12—）。

吴仪，女，任护士长（2015.12—）。

二十一、健康管理（治未病）中心

河南省中医药研究院健康管理（治未病）中心成立于 2014 年，主要负责健康、亚健康及慢病高危险人群的体检，亚健康状态调理及开展健康教育宣传等业务。

（一）历史沿革

河南省中医药研究院健康管理（治未病）中心成立于 2014 年 3 月，潘金丽任负责人。中心位于门诊大楼四楼，面积 700 m²，设有内科、外科、妇科、乳腺科、五官科、彩超、心电图、人体成分分析、多普勒、骨密度、肺功能等专科检查室，设有采血室、候检大厅、中医特色体质辨识室和治未病门诊。2018 年，治未病中心的业务划归到针灸推拿科。

（二）业务开展

体检对象是针对所有的健康、亚健康及患病人群，目前负责省直干部体检保健、离休干部体检保健、公务员体检、单位职工健康体检、招工体检、招生体检、个人健康体检、机动车驾驶员体检、妇科病普查、婚前健康体检、出国体检以及个人体检等。并根据年龄、职业、性别、身体状况、经济基础等不同情况，设计了各种查体套餐，以方便受检者选择。建立专家总检及检后会诊制度。

建立永久性计算机管理的体检档案，并提供检后跟踪服务。对体检结果可疑或异常者可提供有效的医疗咨询、防治方案（治未病）及预约专家门诊等。对体检人员较多并来院不便的单位可提供外出上门体检。定期安排各科专家进行义诊、健康宣教、一对一的咨询等诊疗服务。

提供免费体检早餐、纯净水及一次性纸杯；配备糖果以备糖尿病患者发生低血糖时急用；对年老体弱及行动不便的客户全程陪检；冬天采血时为客户提供暖水袋；体检过程中对等待人数多的项目合理引导，节省体检时间；制定特色彩超排号牌、健康宣教手册，方便客户候诊时观看；体检中发现的重大疾病帮助协调专家会诊；保护客户隐私，体检报告专人、专柜保管；根据需要提供邮寄或送报告上门服务；定时随访，提醒进一步检查或复查。

（三）业务骨干

潘金丽（硕士/副主任医师），马龙（博士/副主任医师），方珊珊（本科/主管护师），王彩云（本科/主管护师），李冰（本科/主管护师），李甜甜（本科/主管护师），周伟（本科/主管护师），黄碧菡（本科/主管护师）。

（四）历任负责人

历任负责人见表 6-16。

表 6-16　附属医院健康管理（治未病）中心历任负责人任职表

姓名	性别	职务	任职时间
潘金丽	女	副主任（负责人）	2014.3—
马龙	男	副主任	2014.3—
方珊珊	女	护士长	2014.3—

二十二、癫痫病医疗中心（华仁医院）

河南省癫痫病医疗中心成立于 1998 年，其前身为癫痫科门诊（1992 年）及河南省癫痫病治疗中心（1994 年），任命田华为负责人，开展癫痫病的诊治和科研工作。研制出具有豁痰清热、宣窍行气、息风镇痉功能的"癫克星胶囊"（郑药制剂 2001BW10439），主治癫痫病、癔症、失眠、儿童大脑发育不良、多动症、老年性痴呆、肢体麻木、半身不遂、三叉神经痛、精神分裂症等病症。主持的"癫克星治疗癫痫的临床及实验研究"获 1992 年河南省中医药科技进步二等奖（主要完成人：田华，米巧玲，曹金梅，侯勇谋，李月华，文风庭，胡德升）。

2003 年，河南省中医药研究院与河北田顺华仁堂药业有限公司签订股份合同（分别占股 20% 和 80%），成立河南省中医药研究院附属癫痫病医院（华仁医院），位于郑州市北下街 77-1 号，占地 1 170.6 m²，总建筑面积 6 000 m²，开设癫痫科、小儿多动症科、神经肌肉病科、脑萎缩科、中风科临床科室及功能科、检验科、放射科等医技科室。

2005 年，双方解除股份合同，河南省中医药研究院附属癫痫病医院及河南省癫痫病医疗中心撤销。

第二节　医技科室

一、医学影像科

河南省中医药研究院附属医院医学影像科成立于 2011 年，其前身为附属医院医技科，主要开展放射、超声、心电、肺功能及经颅多普勒等临床检查业务，为临床疾病的诊断、治疗、预防和预测提供准确科学的影像学依据。

（一）历史沿革

1982 年 6 月，河南省中医研究所由郑州市人民路 10 号搬迁到现址城北路 7 号，相继成立 X 线、超声波、心电图、心功能、脑电图、化验等辅助检查科室。X 线室位于院区东南角，超声波、心电图、心功能、脑电图位于原实验楼（现 2 号病房楼）1 层。1982 年隶属临床部，1985 年隶属业务科。

1989 年 12 月，医技科成立，焦广荣任医技科副科长（主持工作）。

1993 年，附属医院成立，X 线室迁至门诊楼 1 层东侧，超声室、心电图室、多普勒室、脑电图室及肌电图室位于门诊楼 2 层中间，化验室位于 2 层东侧。

1998 年 7 月，苏学谦任医技科副科长（主持工作）。

2002 年 6 月，张关亭任医技科副科长（主持工作）。

2011 年 4 月，2 号病房楼启用，院内部分科室进行较大规模的调整与搬迁，其中部分化验室搬迁至原奥林特药厂综合解剖楼 3 层东侧。

2011 年 11 月，医技科撤销，医学影像科和检验科分别成立，闫庆栋任影像科主任。2013 年，肌电图室归为内分泌科管理。2011 年，在门诊 2 层东侧（化验室与超声室中间）成立肺功能室。

（二）设施设备

GE 宝石能谱 CT750HD、西门子 0.35T 磁共振（MRI）、GE 双排螺旋 CT（MSCT）、岛津 Uni-Vision DR + 数字胃肠机、岛津数字化 X 线摄影（DR）、计算机 X 线摄影（CR）、美国 Kodak X 线骨密度测量仪、飞利浦 iE33 彩色多普勒超声诊断仪、飞利浦 ClearVue580 彩色多普勒超声诊断仪、LOGIQS6 彩色多普勒超声诊断仪、LOGIQE9 彩色多普勒超声诊断仪、血管内皮功能机、（进口）彩色多普勒仪、十八导联心电图仪、24 小时动态心电图仪、运动平板心电图仪、心电向量系统、深圳德立凯（TC9-NB）经颅多普勒机、耶格的 MasterScreen 肺功能仪等先进医疗设备。

（三）业务开展

（1）放射室：X 线室始建于 1982 年，当时仅有上海产双床双管 200 mA X 线机一台，人员 2 名（苏学谦、张淑珍），开展日常透视、摄片及上消化道钡餐造影等工作。1987 年，购置北京产双床双管 300 mA X 线机一台。1988 年接受日本友人赠送岛津 800 mA 二手 X 线机一台，2000 年购置美国 GE630 mA 摄片机及胃肠机一台。除开展日常工作外，还开展了全消化道钡餐造影、"T" 型管造影等。在此期间与外科合作，开展了股骨头无菌性坏死介入治疗；与妇科合作，开展了子宫输卵管造影的介入治疗；与肝病科合作，开展了肝癌插管化疗等。1998 年购置 GE8800 二手 CT 一台，人员 3 名，崔天朝为 CT 室负责人，开展头、颈、胸、腹、盆腔及四肢的常规 CT 扫描等工作。2005 年购置 GE 双排 CT 一台，除日常工作外，与高血压科合作，开展了 CT 引导下脑出血抽吸术及肾动脉造影等检查。2011 年放射科购置了西门子 0.35T 磁共振一台，开展了头、颈、脊柱、四肢等部位扫描。2013 年，购置岛津 Uni-Vision DR + 数字胃肠机一台。2015 年，购置美国 GE 公司 128 排宝石能谱 CT 一台，并开展了冠状动脉 CTA、头颈部动脉 CTA、胸主动脉 CTA、肺动脉 CTA、肾动脉 CTA、下肢动脉 CTA 及全身多脏器等造影技术；与肿瘤科合作，开展了胸、腹等部位穿刺活检术、囊肿抽吸硬化术、粒子植入术、氩氦刀介入术等。

（2）超声室：彩色多普勒超声常规检查，浅表器官彩色多普勒超声检查，颈部血管彩色多普勒超声，腹部大血管彩色多普勒超声，四肢血管彩色多普勒超声，双肾及肾血管彩色多普勒超声，左肾静脉"胡桃夹"综合征检查，腔内彩色多普勒超声检查，临床操作的彩色多普勒超声引导，床旁超声心动图，普通心脏 M 型超声检查，心脏彩色多普勒超声，左心功能测定，胸、腹水 B 超检查及穿刺定位，术中 B 超检查，临床操作的 B 超引导，膀胱残余尿量测定等。

（3）心电图室：常规心电图检查（12 导联，15 导联，18 导联），频谱心电图，心脏运动负荷试验，心电向量图，心室晚电位，心率变异性分析，无创心功能监测，心率震荡，心内药物试验，同步十二导联 24 小时动态心电图等。

（4）肺功能室：2011 年，购进德国耶格的肺功能仪，成立肺功能室，配备一名医师（顾爱丽）及一名技师（沈毅），开展肺通气功能、每分最大通气量、流速容量环、残气容积测定、肺弥散功能、支气管激发试验、支气管舒张试验等检查。

（5）多普勒室：检测颅内脑底主要动脉的血流动力学参数，评价颅内血管、脑实质及颅骨结构，颅内、颅外动脉血管的狭窄、闭塞、栓子检测等。

（四）业务骨干

（1）放射室：苏学谦（主管技师），崔天朝（副主任医师），闫庆栋（本科/主任医师），张淑珍（主管技师），王素霞（大学/主管护师），乔国民（大学/技师），建文章（大学/技师），闫昆仑（本科/技师），陈学力（本科/主治医师），彭建宏（本科/主治医师），田小荀（本科/主治医师），徐柯柯（本科/医师）。

（2）超声室：张爱军（大学/主治医师），张晓红（本科/副主任医师），张玉琴（本科/副主任医师），郑蕊（本科/主治医师），李秀芹（本科/主治医师），姜兰兰（本科/主治医师），温庭筠（大学/护师），张琳颖（主治医师），刘东尼（本科/医师）。

（3）心电图室：侯凤悟（大学/主治医师），郑爱兰（本科/副主任医师），武可文（本科/副主任医师），白清林（博士/主任医师），张采真（本科/副主任医师），郝道建（本科/医师），刘坤（本科/医师），滑亚楠（本科/医师）。

（4）肺功能室：顾爱丽（硕士/主治医师），沈毅（大学/技师）。

（5）脑电图室：焦广荣（大学/主治医师）。

（6）多普勒室：孙丽霞（本科/主治医师），席玉勤（本科/主治医师），代笑梅（本科/医师）。

（五）历任负责人

历任负责人见表 6-17。

表 6-17 附属医院医学影像科历任负责人任职表

姓名	性别	职务	任职时间
焦广荣	女	医技科副科长	1989.12—1998.7
苏学谦	男	医技科副科长	1998.7—2002.6
张关亭	男	医技科副科长	2002.6—2011.2
闫庆栋	男	影像科主任	2011.2—

二、检验科

河南省中医药研究院附属医院检验科成立于 2011 年，其前身为附属医院医技科，主要开展临床生物化学、微生物学、免疫学、血液学、体液学等检查业务，为临床疾病的诊断、治疗、预防和预测提供准确科学的实验室依据。

（一）历史沿革

1961 年，由陈国华负责建立生理生化实验室，开展临床常用 20 多项血、尿、粪常规及血液生化检验项目，从而奠定研究院乃至河南中医学院生化检验室的基础。

1982 年 6 月，河南省中医研究所由郑州市人民路 10 号搬迁到现址城北路 7 号，相继成立 X 线、超声波、心电图、心功能、脑电图、化验等辅助检查科室。化验室位于原实验楼（现 2 号病房楼）1 层。1982 年隶属临床部，1995 年隶属业务科。

1989 年 12 月，成立医技科，任命焦广荣为医技科副科长（主持工作）。

1993 年，附属医院成立，化验室迁至门诊楼 2 层东侧。1998 年 7 月，任命苏学谦为医技科副科长（主持工作）。

2002 年 6 月，任命张关亭为医技科副科长（主持工作）。

2011 年 4 月，2 号病房楼启用，院内部分科室进行较大规模的调整与搬迁，检验科除门诊化验室外，其他功能实验室搬迁至原奥林特药厂制剂楼 3 层东侧，其中临床 PCR 实验室位于 4 层，与中药研究所分子生物学实验室共享使用。2011 年 11 月，撤销医技科，分别成立医学影像科和检验科，任命张关亭为检验科副主任（主持工作）。

检验科现有技术人员 13 名，其中主任技师 1 名，主管技师 4 名，检验师 6 名，检验士 2 名，均具有本科及以上学历。

（二）仪器设备

日本 Olympus-BHB 生物显微镜，日本 7600i 全自动生化分析仪，日本 AIA-2000ST 全自动化学发光分析仪，德国 Cobase411 全自动化学发光分析仪，日本 Sysmex XT-2000i 全自动血细胞分析仪，日本 Sysmex XS-500i 全自动血细胞分析仪，日本 Sysmex UF-500i 全自动尿沉渣分析仪，日本 AE-402 尿样分析仪，日本 Sysmex CA7000 全自动血凝仪，博士泰 A15 全自动特种蛋白分析仪，美华 BC-128 全自动血培养仪，美华 MA-120 全自动微生物药敏鉴定仪，MQ-6000 糖化血红蛋白分析仪，攀事达 PSD-15a 电解质分析仪，赛科希德全自动血流变测试仪 SA-9000，雷杜 RT-6100 酶标分析仪，日本 FUJI4000ie 全自动干式生化分析仪，雷杜 RAC-100 全自动血凝仪，BSC-1500 II 生物安全柜等。

（三）业务开展

（1）门诊化验室：静脉采血、血常规、尿常规、粪便常规、其他体液常规。

（2）临床免疫实验室：乙肝、丙肝、艾滋、梅毒病毒定性检测。

（3）HIV 初筛实验室：艾滋病毒定性初筛检测。

（4）临床生物化学实验室：肝功、肾功、血脂血糖、糖化血红蛋白等。

（5）临床微生物实验室：一般细菌培养及鉴定、血培养、微生物药敏。

（6）临床 PCR 实验室：乙肝 DNA、丙肝 RNA 定量检测。

（7）血栓止血实验室：凝血功能。

（8）内分泌实验室等：甲状腺功能、肿瘤标志物、性激素检测。

（四）业务骨干

张关亭（本科/主任技师），郭增福（副主任技师），沈玉莲（主管检验师），杨露（主管检验师），沈伟林（主管检验师），汪艳萍（大学/主管检验师），张锋（本科/主管检验师），巩锋（本科/主管检验师），胡玲（本科/检验师），张洪亮（本科/检验师），王许娜（本科/检验师），刘晓静（本科/主管护师/检验士），陈恋恋（硕士/主管检验师），陈慕媛（本科/主管检验师），夏冬昕（本科/检验师），吕琳（本科/检验师），赵飞跃（本科/检验师），王宁（本科/检验师），夏清泉（本科/检验士），徐慧双（本科/检验师），纪小霞（本科/主管检验师），付汝宁（硕士/主管检验师），吴磊（本科/主管检验师），陈达（本科/检验师）。

（五）历任负责人

历任负责人见表 6-18。

表 6-18　附属医院检验科历任负责人任职表

姓名	性别	职务	任职时间
焦广荣	女	医技科副主任（主持工作）	1989.12—1998.7
苏学谦	男	医技科副主任（主持工作）	1998.7—2002.6
张关亭	男	医技科副主任（主持工作）	2002.6—2011.2
		检验科副主任（主持工作）	2011.2—

三、药剂科

河南省中医药研究院附属医院药剂科成立于 1990 年，其前身为河南省中医药研究院药械科。主要从事临床药品的采购与供应、促进合理用药、药品不良反应监测、代煎药及临方制剂加工等业务。2017 年与医院制剂室合并成立附属医院药学部。

（一）历史沿革

1982 年，建立药械科，周清顺任药械科副科长，工作人员 7 人，负责临床药品、医疗器械及耗材的采购、供应及使用。设置中药房（含中成药）、西药房（含医用耗材）、中草药库、中药饮片炮制室（负责我院除毒性药材外所有生用饮片的炮制）。

1985 年 3 月，任命刘峰为药械科科长。

1990 年 1 月，撤销药械科，分别成立药剂科和中心实验室，黄淑珍任药剂科科长。下设中药房、中成药房、西药房、中药饮片库房、中药炮制室、煎药房等部门。煎药房配备电煎药机两台，同时开展临方制剂的加工业务。

1998 年 7 月，任命余孝东为药剂科副科长。2002 年 6 月，余孝东任药剂科科长。

2006年4月，分别任命王梅、张克为药剂科副科长。

2016年，王治阳药剂科任科长。2017年，附属医院药剂科、制剂室撤销，合并成立附属医院药学部，王治阳任药学部主任，王梅、蔡州任副主任。同年，公开招标小包装中药饮片并实现了正常供应。

（二）业务开展

（1）门诊、住院药房：保证全院门诊与病房药品供应，按要求做好药品的养护工作，保障药品质量；按照调剂规程操作，坚持"四查十对"，认真审查、核对，确保调剂质量。2007年，根据中药发展及患者需求增设中药袋装颗粒剂药房。2014年，原西药房与成药房合并为成西药房，草药房进一步扩大，面积、药柜数、工作人员都相应增加。增设中药散装颗粒剂药房。2012年和2014年7月，按照相关要求分别进行了大型、公开的中药饮片所有品种招标工作。

（2）药库：严格执行相关的法律法规和入库验收程序，保障附属医院药品的质量，做好药品管理，做到不变质、不过期失效、不积压药品，并做到账物相符、账账相符；做好"四防"、安全、分类储存养护等工作。

（3）煎药房：1986年，科室设置在原基础上增加了煎药房，从事中药的煎药相关业务。严格按浸泡、特殊煎煮等规程操作，药品交接流程完善，以从各个环节保障汤剂的疗效。征询患者及临床医师对煎药质量的意见，及时改进工作。

（4）中药制剂室（临方炮制室）：2006年，增设中药制剂室（临方炮制室），开展水丸加工、临方粉碎等工作，提供多种剂型供患者和临床医师选用，以满足临床用药需求。

（5）临床药学室：深入临床了解药物应用情况，参与查房，直接参与临床药物治疗工作；促进合理用药，督导抗菌药物合理使用，做到事前、事中、事后及时干预；每月按规定点评各门诊处方、出院病历医嘱；协助临床医师做好各类药物临床观察，特别是新药上市后的安全性和有效性监测，并进行全院药品不良反应的收集、整理、分析、上报和反馈工作。掌握与临床用药有关的药物信息，为医务人员和患者提供及时、准确、完整的用药信息及咨询服务；开展合理用药教育学术讲座，宣传用药知识，指导患者安全用药；承担《临床药讯》责任编辑工作。另外，成立药事管理委员会，制定研究院《药品供应目录》和《处方手册》；组织专家审核拟购进药物，评价用药合理性，检查"毒、麻、精"及放射性药品的使用情况。2016年，药剂科被批准为化妆品不良反应监测哨点单位。

（三）业务骨干

周清顺（大学/主治医师），余孝东（本科/副主任药师），王治阳（本科/副主任药师），王梅（本科/副主任药师），张克（硕士/主管药师），薄立宏（本科/副主任医师），代震（硕士/主管药师），常伟强（硕士/主管药师），叶同生（硕士/主管药师），周倩（硕士/主管药师），杨晶晶（硕士/主管药师），张峰（硕士/主管药师），王钰涵

（硕士/主管药师），赵建一（本科/主管药师），李春燕（本科/主管药师），樊亚（本科/主管药师），李春英（本科/主管药师），黄志恒（本科/主管药师），徐彩霞（本科/主管药师），赵继霞（本科/主管药师），贺红杰（本科/主管药师），田庆忠（本科/主管药师），程贺丽（本科/主管药师），孙珍珍（本科/主管药师），唐素勤（本科/主管药师），李喆（本科/主管药师），谷晓博（本科/主管药师），李长禄（大学/主管药师），刘琳（大学/主管药师），庞长留（大学/主管药师），焦中江（大学/主管药师），李思三（大学/主管药师），姚淑芳（大学/主管药师），刘淑花，郭宏伟（大学/代理药剂师），王惠娟（大学/高级药剂工），蔺惠英（大学/主管药师），刘夏（大学/主管药师），安华（大学/主管药师），高词（大学/主管药师），江铁苗（本科/药师），关鹏志（本科/药师），陈东阳（本科/药师），牛莉娜（本科/药师），邢盼盼（本科/药师），焦曼华（本科），苗琼洁（本科/药师），高鹏（本科/药师），余义成（本科/药师），于启蒙（本科/药师），李珂珍（本科/药师），孟伟丽（大学/药师），时维真（大学/药师），李琳（大学/药师），陈元丽（本科），尚家庆（本科），郭旭阳（本科），陈东昌（大学），陈素霞（大学），郑炳兰（大学），姜东（大学/药工），王大菊（药工），邓红（大学/技师），张朝宏（技师），虎秀英，戚涛。

（四）历任负责人

历任负责人见表6-19。

表6-19 附属医院药剂科历任负责人任职表

姓名	性别	职务	任职时间
周清顺	男	药械科副科长	1982—1984
刘峰	男	药械科负责人	1984—1985.3
		药械科科长	1985.3—1989.12
黄淑珍	女	药房副主任	1990.1—1998.7
		药剂科科长	1998.7—2002.6
余孝东	男	药剂科副科长	1998.7—2002.6
		药剂科科长	2002.6—2006.4
		药剂科科长	2007.5—2016.3
王梅	女	药剂科副科长	2006.4—2017.1
		药学部副主任	2017.1—
张克	男	药剂科副科长	2006.4—2014.3
王治阳	男	药剂科科长	2016—2017.1
		药学部主任	2017.1—
蔡州	男	药学部副主任（正科级）	2017.1—

四、制剂室

河南省中医药研究院附属医院制剂室成立于1993年，其前身为始建于1982年的河南省中医研究院中药制剂室，主要开展医院制剂的生产与供应。2010年之前，制剂室与实验药厂及河南省奥林特制药厂统一管理，药厂厂长、副厂长同时兼任制剂室主任、副主任。制剂室现有46个具有医院制剂批准文号的中药制剂品种（其中25个列入省医保，13个列入市医保报销范围）、12个膏方制剂及11种药茶产品。2017年与药剂科合并成立附属医院药学部。

（一）历史沿革

1982年，由药械科筹建中药制剂室，并监制白癜风药水和血脉通等制剂品种。1984年1月，委托中药研究室成立实验药厂筹备组，完成制剂车间主要大型设备安装。1985年，建成生产中成药的中试车间，由刘根成负责。先后生产"肝复康""益心液""生力饮""轻身乐""双花露"等中药制剂。

1988年，制剂室由任孝德负责。陆续添置多功能提取锅、不锈钢煎煮锅、可倾斜夹层锅、高压消毒锅、19冲压片机、自动熔封安瓿机、摇摆式颗粒机、薄膜蒸发器、酒精精馏塔、重蒸馏水塔、离心机、真空泵、空气压缩机等大型设备20余台，生产用房达到450 m²，初步形成一条龙生产线。具有片剂、散剂、丸剂、酊剂、口服液等剂型生产能力，包括降脂灵（益多酯）、白癜素、二花露、清热解毒口服液、高效强力饮、益心液、心乐宁、百日咳口服液、肿痛宁酊等30多个自行研制产品。1989年，完善固体制剂和液体制剂两条生产线，"寿康""速效止泻散"获批制剂生产文号。1990年2月，李长禄任药厂厂长。

1991年，研究院投资64万元改造扩建制剂车间，按GMP标准建设1 650 m²三层制剂楼，购置压片机、颗粒机、糖衣锅、半自动灌封机、胶囊填充机等设备，"心乐宁Ⅰ号""肝复康""益脑液""瘫克星Ⅰ、Ⅱ、Ⅲ号"6个制剂品种通过河南省物价局价格批复。1992年，申请政府财政周转金30万元，分别建成降压宝、癫克星、魔力王口服液为拳头产品的片剂、胶囊、口服液三个主导产品生产线。

1993年7月，取得《医疗机构制剂许可证》，蔡铁栓为制剂室负责人。1996年，"降压宝系列中成药"被评为河南省高新技术产品。1998年，引进国际上最先进的薄膜包衣技术，完善"降压宝"系列制剂等片剂制备工艺。1999年，蔡州为药厂副厂长、制剂室副主任。2000年，通过郑州市食品药品监督管理局五年一次的"医疗机构制剂许可证"换证验收。2001年，配备了独立的供电系统。2004年，受河南省卫生厅和河南省艾滋病项目办公室委托，承接了"益艾康胶囊""艾可扶正片"两个治疗艾滋病的临床制剂的大批量生产任务，先后承接了3个关于艾滋病防治的国家级重大课题中8种临床观察用药的生产加工任务。

2006年，建设了150平方米药品成品库，引进了"一步制剂"整套制粒干燥设备。

按照国家 GPP 标准，对制剂室的固体车间、口服液车间进行 30 万净化级别改造，通过河南省食品药品监督管理局的 GPP 验收，获得了《医疗机构制剂许可证》，配置范围包括片剂、硬胶囊剂、颗粒剂、散剂、口服液、酊剂、丸剂（水丸、水蜜丸、浓缩丸）。2006 年 4 月，王端权副院长兼任药厂厂长、制剂室主任。

2010 年，河南省奥林特制药厂与广西北海阳光药业有限公司合资北海阳光奥林特（郑州）有限公司，单独成立附属医院制剂室。同年 11 月，任命蔡州为制剂室副主任（主持工作）。通过了郑州市食品药品监督管理局五年一次的"医疗机构制剂许可证"。

2011 年，按照《河南省中医管理局关于同意省中医药研究院附属医院协作医疗机构使用相关中医临床路径和制剂的批复》，取得河南省食品药品监督管理局对 17 家地市级中医医院医疗机构制剂调剂使用批件。同年 9~11 月，进行膏方制剂的调研、学习及引进，12 月，膏方制剂全面投产。新增多功能混合机、气电两用干燥箱、全自动包装线等生产设备。2013 年，购进了多功能混合机、气电两用干燥箱、全自动包装线等设备，并对部分制剂车间进行改造及设备更新。2014 年 5 月，蔡州任制剂室主任。

2017 年 1 月，附属医院药剂科、制剂室撤销，合并成立附属医院药学部，王治阳任药学部主任，蔡州、王梅任副主任。同年取得河南省食品药品监督管理局批准的 29 家协作医院制剂调剂使用的批件。

制剂室现设有提取车间、制剂车间和仓库。制剂室 1 层为固体制剂车间，2 层为液体制剂车间（国家 GPP 标准，洁净级别为 D 级），3 层为仓库。现有工作人员 45 人，其中高级职称 2 人，中级职称或执业药师以上 5 人，中专以上或初级以上技术人员 24 人。

（二）设施设备

1. 主要检测仪器

见表 6-20。

表 6-20　制剂室主要检测仪器设备一览表

设备名称	规格型号	生产厂家	数量
电热恒温鼓风干燥箱	DHG-9023A	上海浦东荣丰科学仪器有限公司	1
电热鼓风干燥箱	101-2	江苏南通冷作五金厂	1
茂福炉	RJM-1.8—10	沈阳市电炉厂	1
霉菌培养箱	JY—160A	上海康乐光电仪器厂	1
细菌培养箱	SPX-150B-Z	上海博迅实业有限公司医疗设备厂	1
手提式压力蒸汽灭菌器	XXQ-SG46-280A	上海博迅实业有限公司医疗设备厂	1
恒温水浴锅	DK-S24	上海精宏实验设备有限公司	1
恒温水浴锅	DZKW-4-20	北京中兴伟业	1
高效液相色谱仪	Agilent11260	安捷伦科技有限公司	1
智能崩解仪	ZB1-1E	天津大学精密仪器厂	1

续表

紫外-可见分光光度计	53WB	上海光学仪器五厂	1
精密 pH 计	PHS-3C	上海精密科学仪器有限公司	1
快速水分测定仪	SH-10	上海第二天平仪器厂	1
电子分析天平	FA2004	上海上平仪器厂	1
圆盘旋光仪	WXG-4	上海精密科学仪器有限公司	1
液体比重天平	PZ-B-5	上海精密科学仪器有限公司	1
阿贝折射仪	2WA-j	上海光学仪器四厂	1
电子分析天平	AE-240	梅特勒-托利多仪器有限公司	1

2. 主要生产设备

提取罐、真空浓缩锅、储罐、醇沉罐、提取浓缩机组、乙醇精馏塔、挥发油提取器、冷凝器、卧式杀菌锅、夹层锅、热风循环烘箱、自控粉碎机组、喷雾干燥制粒机、摇摆式颗粒机、槽型混合机、糖衣机、制丸机、全自动胶囊填充机、吸尘器、药品抛光机、吸尘机、胶囊分选抛光机、旋转式压片机、高效薄膜包衣机、搅拌桶、高效过滤热风机、糖衣锅（大）、铝塑泡罩包装机、滚板式泡罩包装机、除尘排风机、胶体磨、瓶自动包装线、颗粒自动包装机、水丸包装机、三维运动混合机、打粉机、扣扳机、吸尘器（红壳）、冷热缸、冷藏库、配料桶、微孔滤膜过滤器、板框过滤机、配液罐、洗瓶机、直线洗瓶机、过滤罐、热风循环蒸汽烘箱、液体灌装机、液体灌装机组、10 mL 灌装机、自动定量灌装机、折纸机、喷码机、电磁感应铝箔封口机、押印机、澄明度检测仪、半自动捆扎机、空调机组、组合式空调、臭氧发生器、除湿机、无油润滑空调压缩机、水循环式真空泵、机械过滤器、活性炭过滤器、软化器、精密过滤器、反渗透机组、反渗透产品水储罐、混合离子交换柱、纯化水储罐、微孔膜过滤器、再生水箱、自动恒压供水系统控制柜、紫外线灭菌灯、精密电导率仪等。

（三）业务开展

1. 医院制剂

医院制剂品种最多时有 50 多种，现保留至今获得河南省食品药品监督管理局核发的再注册批件的制剂品种为 46 种。其中片剂 7 个，硬胶囊剂 25 个，丸剂 4 个，合剂 5 个，口服液 3 个，颗粒剂 2 个。同时为郑州市骨科医院、河南省人民医院、河南中医学院（现河南中医药大学）第三附属医院、新密眼科医院、郑州东方肿瘤医院、汝州市中医药等医疗机构提供中药制剂技术服务项目、委托加工配制服务等。见表 6-21。

表 6-21　河南省中医药研究院制剂室医院制剂一览表

品名	批准文号	适应证
降压宝蓝片	豫药制字 Z20121056（郑）	清肝利胆，利湿化痰，健脾益气，养阴熄风。用于高血压病（肝火亢盛耗气伤阴，挟风痰上扰型）
降压宝黄片	豫药制字 Z20121214（郑）	益气养阴，理气、化痰。用于高血压病（气阴两虚，挟血瘀型）
降压宝绿片	豫药制字 Z20121215（郑）	滋阴潜阳，镇肝熄风。用于高血压病（阴虚阳亢型）
利舍平氢氯噻嗪片	豫药制字 H20121074（郑）	分别与降压宝蓝片、降压宝黄片、降压宝绿片配合使用，适用于中、重度高血压
硝苯地平氢氯噻嗪片	豫药制字 H20121073（郑）	分别与降压宝蓝片、降压宝黄片、降压宝绿片配合使用，适用于中、重度高血压
克瘤丹胶囊	豫药制字 Z20121036（郑）	活血化瘀，软坚散结。用于瘀血留结胞宫及小腹所致的子宫肌瘤，盆腔肿块，子宫内膜异位症、痛经等
痛可停胶囊	豫药制字 Z20121039（郑）	活血祛风、化痰通络、解痉止痛。用于风痰型偏头风（原发性三叉神经痛）
乳腺康胶囊	豫药制字 Z20121043（郑）	补肝肾，调冲任，理气活血，化痰散结。用于乳腺增生，经前期乳房综合征，乳痛症等乳房疾病，症见乳房胀痛，按之有块，月经前胀痛明显或肿块增大，可伴有经失调、久婚不孕、急躁易怒、精神郁闷等
胃康胶囊	豫药制字 Z20121038（郑）	理气消瘀，温中止痛，补气健脾。用于慢性浅表性胃炎证属肝胃不和，气滞血瘀型，症见胃脘部疼痛，饱胀、嗳气、乏力或吞酸，大便潜血
输卵通胶囊	豫药制字 Z20121047（郑）	活血消癥，理气通络，清热利湿。用于慢性盆腔炎、附件炎、输卵管炎，输卵管阻塞不孕症，证属气滞血瘀挟湿热者
妇康消肿丸	豫药制字 Z20121068（郑）	疏肝理气、活血化瘀，软坚散结，消肿止痛。用于乳腺增生，乳房肿块，经前乳房胀痛证属气滞痰瘀者
前列治合剂	豫药制字 Z20121059（郑）	清热除湿，解毒通淋，补肾活血，祛瘀散结。用于前列腺炎及前列腺增生证属湿热下注及气滞血瘀者

品名	批准文号	适应症
益气解毒胶囊	豫药制字 Z20121032（郑）	清热解毒，益气健脾。用于乙肝病毒无症状携带者，症见脉弱，舌体胖等
肾血宁胶囊	豫药制字 Z20121035（郑）	补肾化瘀，收敛止血。用于肾气不固，瘀血内停型血尿，症见尿色淡红或淡暗，头晕耳鸣，精神疲倦，腰脊酸痛，舌淡或淡暗，脉沉弱等
益帅母口服液	豫药制字 Z20121065（郑）	益气补血，活血化瘀。用于气血两虚兼有瘀血型的月经不调
蝉蜕止咳颗粒	豫药制字 Z20121066（郑）	疏风清肺，宣肃止咳。用于急性气管、支气管炎，症见咳嗽，气急，胸闷，胸骨后痛，少痰或无痰，舌质红、苔黄，脉数
益气补肾胶囊	豫药制字 Z20121033（郑）	益气补肾。用于乙肝标记阳性，长期服用药物仍不能阴转，证属肾气亏损者
咽喉宁合剂	豫药制字 Z20121069（郑）	清热解毒，清咽利喉。主治风热喉痹，咽喉失音、烂喉蛾
脑血宁合剂	豫药制字 Z20121064（郑）	益气活血，祛风通络。用于气虚血瘀型脑中风先兆，症见一过性脑血管痉挛，一侧肢体麻木，斜视，复视，舌强语謇等
酒肝消酯颗粒	豫药制字 Z20121067（郑）	解酒疏肝，清热化瘀。主要用于酒精性脂肪肝及其他各种原因所致的脂肪肝、高脂血症
脑栓通片	豫药制字 Z20121057（郑）	醒脑开窍，活血通络。用于脑血栓后遗症及脑萎缩、脑炎后遗症，症见偏瘫、口眼歪斜、语言不清、肢体麻木等
健脾复肝合剂	豫药制字 Z20121060（郑）	益气健脾，扶正固本。用于纠正慢性肝病、肝硬化血清蛋白 A/G 比例失调
养阴解毒胶囊	豫药制字 Z20121045（郑）	养阴凉血、疏肝清热。用于乙肝病毒无症状携带者，证属阴亏毒停，症见脉细，舌质红或口干
益肺康胶囊	豫药制字 Z20121051（郑）	益肺温肾，化痰平喘，通络利湿。用于慢性阻塞性肺气肿，肺心病，症见慢性咳嗽、咯痰、胸闷、气短、乏力、纳差、畏寒肢冷或心悸、浮肿等
糖脉通胶囊	豫药制字 Z20121053（郑）	益气养阴，活血化瘀。用于糖尿病及其心脑血管并发症，证属气阴两虚挟瘀者，症见口渴、乏力、多尿、多食、消瘦，或伴见冠心病、中风偏瘫、肾病、足病等

品名	批准文号	适应症
脑萎康胶囊	豫药制字 Z20121037（郑）	补肾填髓，益气养血，健脑增智，用于肾虚、气虚血瘀所致的中风后痴呆，脑萎缩等
银屑康胶囊	豫药制字 Z20121050（郑）	疏风清热，活瘀通络，去屑止痒。用于寻常型银屑病
疏肝健脾胶囊	豫药制字 Z20121034（郑）	疏肝健脾，活血。用于慢性肝炎，肝功能轻度异常证属肝郁脾虚者，症见周身乏力，腹胀、纳呆、便溏、舌质黄、苔白、脉弦等
冠心止痛胶囊	豫药制字 Z20121054（郑）	宽胸理气，化痰活瘀，通络止痛。用于胸痹不得卧甚则心痛彻背，体形胖，舌体胖有瘀点边有齿痕、苔厚腻，脉沉涩滑之冠心病心绞痛交阻型。也用于慢性冠状动脉供血不足
益心脉口服液	豫药制字 Z20121063（郑）	益气温阳，活血复脉。用于缓慢型心律失常，证属心肾阳虚者，症见心悸、胸闷、气短、疲乏、头晕、黑蒙、怕冷、腰酸、舌淡、脉迟或结代
蚁茸健骨丸	豫药制字 Z20121070（郑）	补肾填髓，蠲痹通络。用于肾虚髓亏，寒凝痹阻所致的肢体关节冷痛，遇寒痛甚，得热痛缓，关节屈伸不利，麻木，畏寒；类风湿性关节炎，强直性脊柱炎，缺血性股骨头坏死见上述证候者
壮骨填髓丸	豫药制字 Z20121071（郑）	补肾填髓，强筋健骨，通络止痛。用于肾虚型骨质增生，腰肌劳损，更年期骨质疏松症
填髓丸	豫药制字 Z20121072（郑）	温补肾阳，益气养血，通络止痛。用于骨质增生，证属阳虚血少，瘀血阻痹者
臌胀片	豫药制字 Z20121058（郑）	活血化瘀、消痞软坚，清肝利胆，健脾利湿。用于肝硬化，慢性肝炎，症见胁痛，腹胀纳差，两胁下痞块等
肾衰胶囊	豫药制字 Z20121040（郑）	益肾健脾，醒脾化湿，通腑泄浊。主治慢性肾功能衰竭，证系脾肾虚衰、湿浊内盛、升降失常等
消症胶囊	豫药制字 Z20121041（郑）	活血化瘀，理气化痰，软坚消癥。用于卵巢囊肿，子宫肌瘤，子宫内膜异位症，月经不调，证属气滞血瘀痰凝者
芪苇胶囊	豫药制字 Z20121046（郑）	补气升阳，利湿祛瘀。用于气虚不固，水湿瘀阻型蛋白尿

品名	批准文号	适应症
中风胶囊	豫药制字 Z20121044（郑）	活血化瘀，通经活络。用于气虚血瘀所致的脑血栓及其后遗症，脑动脉硬化，脑供血不足等
益心血脂康胶囊	豫药制字 Z20121048（郑）	补益心气，活血化瘀，降脂止痛。用于气虚血瘀型冠心病，心绞痛，胸闷气短，高脂血症
消渴治胶囊	豫药制字 Z20121042（郑）	养阴生津，活血化瘀。用于糖尿病及其并发症，症见口干，口渴，肢体麻痛，高脂血症，高粘血症等
消渴平胶囊	豫药制字 Z20121055（郑）	益气养阴，生津止渴，健脾补肾。用于气阴两虚，脾肾不足所致的消渴症，见乏力、口干、口渴；糖尿病见上述证候者
强心通口服液	豫药制字 Z20121061（郑）	益气强心，活血化瘀，理气止痛，芳香通窍。用于气虚血瘀型为主的冠心病，心绞痛，心肌缺血，心律失常，病窦综合征等所致的胸闷、胸痛、心慌气短、头晕乏力等
胆龙定喘胶囊	豫药制字 Z20121049（郑）	清肺平喘，补肾纳气。用于支气管哮喘、慢性喘息性支气管炎证属痰热本虚者，症见咳喘、痰黄黏稠、胸闷气短、伴腰膝酸软动则气喘尤甚、舌苔黄、脉弦滑
糖达平胶囊	豫药制字 Z20121052（郑）	祛痰降浊。用于 2 型糖尿病外周胰岛素抵抗；增强胰岛素的敏感性，用于糖尿病治疗耐药或不敏感者
四鲜合剂	豫药制字 Z20121062（郑）	养阴清热，凉血解毒。用于白血病，肿疖，银屑病证属阴虚内热者
益艾康胶囊	豫药制字 Z20150001（郑）	健脾益气养血，化湿清热祛风。主要用于艾滋病气血两虚证，预防与减少艾滋病机会性感染的发生

2. 膏剂制剂

膏方亦称膏剂、膏滋药，具有中医的鲜明特色，是中医的重要内涵。2011 年 9～11 月，先后派人前往上海等地进行调研、学习及引进，对膏方的配方选料、浸药、提取、浓缩、收膏、分装、凉膏开展系列的工艺研究，制定了较详细的加工操作流程。12 月，膏方制剂全面投产。见表 6-22。

表 6-22　河南省中医药研究院制剂室膏剂系列一览表

品名	主要成分	功能主治
消渴补肾膏	黄芪、杜仲、枸杞子等	本方适用于糖尿病患者、性功能下降、腰酸腿软等症，并用于亚健康人群
温阳壮腰膏	杜仲、怀牛膝、淫羊藿等	腰痛以酸软为主，腿膝无力，遇劳更甚，卧则减轻，常反复发作，少腹拘急，面色㿠白，手足不温，少气乏力，心烦失眠
补肾养血膏	知母、炒枣仁、党参等	月经不调，腰膝酸疼，多囊卵巢综合征，更年期综合征，失眠，先兆流产，内分泌失调，面部黄褐斑、痤疮等
熄风降压膏	天麻、桑葚、钩藤等	肝肾阴虚，阴虚火旺型高血压
养生固本膏	党参、黄精、熟地等	益肝补脾养肾，培土生木固本。主治：肝脾肾功能失调，症见：神疲乏力，胸闷气短，心烦焦虑，腹胀纳差，腰膝酸软，睡眠欠安，大便不调等，以及亚健康人群
御肺膏	防风、苍术、玄参等	过敏性鼻炎；慢阻肺缓解期；支气管哮喘缓解期；体虚易感冒患者；肺间质纤维化；亚健康人群，上述病症属脾肾亏虚、肺气不足、痰浊内阻者。宣降同用，补泻兼施，滋而不腻，补而不热
益气生血膏	枸杞子、黄芪、红参等	适用于各种原因所致的贫血、白细胞减少、血小板减少等病及恶性肿瘤患者、免疫力低下者，中医辨证属气血两虚之虚劳证
补肾活血壮骨膏	当归、党参、胡桃肉等	由风寒湿瘀引起的头颈肩臂疼痛麻木、腰腿酸痛无力，遇寒加重等风湿疼痛等症
补肾膏	枸杞子、山萸肉、肉苁蓉等	肾气虚亏引起的尿频，腰酸腿软，耳鸣眼花等症
健脾消食膏	槟榔、焦山楂、炒神曲等	消食导滞，运脾开胃，主治食欲不振，纳差食少，多食腹胀，大便不调等脾失健运者
健儿乐膏	党参、大白、浙贝等	调补肺脾，止咳化痰，消食导滞。主治反复呼吸道感染，反复咳喘，咳嗽咯痰，纳差厌食，大便不调
止咳平喘膏	炒苏子、炙紫菀、化橘红等	清肺止咳，化痰定喘。用于小儿素体虚弱，咳嗽咳痰，动则咳频，遇寒咳甚，夜间咳嗽，反复发作者

3. 药茶系列

2016 年，制剂室开展药茶的研究与开发，共研制出活络除痹茶等 11 种药茶系列产品，广泛应用于养生保健、卫生防疫、防治疾病等方面。见表 6-23。

表6-23　河南省中医药研究院制剂室药茶系列一览表

品名	主要成分	功能主治
活络除痹茶	黄芪、当归、三七等	除风祛湿，通络止痛
降糖养生茶	麦冬、太子参、苦瓜等	益气养阴，用于2型糖尿病
养肺利咽茶	麦冬、百合、桔梗等	养阴润肺，清咽利喉
消食开胃茶	沙棘、山楂、炒麦芽等	开胃健脾，益气生津。用于脾胃不和所致的食欲减退、消瘦、厌食等
养心安神茶	栀子花、茯神、合欢花等	滋阴清热、除烦安神
解酒保肝茶	葛花、陈皮、神曲等	解酒、养肝
扶正养阴茶	麦冬、天冬、太子参等	健脾益气，养阴扶正
降脂减肥茶	荷叶、冬瓜皮、山楂等	降脂祛浊，用于高脂血症及肥胖患者
平肝降压茶	菊花、罗布麻、葛根等	平肝潜阳。用于肝火亢盛，肝阳上亢型高血压
祛湿养生茶	法半夏、黄芩、干姜、党参、山楂、茯苓等	用于湿热、寒湿体质的调理
滋阴补肾茶	枸杞子、桑叶、菊花等	滋补肝肾、清肝明目。用于腰膝酸软、双目干涩、口干咽燥

4. 艾滋病防治

自2004年开始，制剂室一直承担了国家艾滋病项目中"益艾康胶囊""艾可扶正片"的生产，多年来产品质量稳定，得到了国家级专家及疫区患者的一致认可。

5. 制剂调剂使用

通过《河南省中医管理局关于同意省中医药研究院附属医院协作医疗机构使用相关中医临床路径和制剂的批复》（2011），取得河南省食品药品监督管理局对17家地市级中医医院医疗机构制剂调剂使用批件。取得河南省食品药品监督管理局批准的29家协作医院（2017年9月11日至2018年3月12日）制剂调剂使用的批件（2017），共启动完成了与29家协作医院进行高血压、肿瘤的项目合作及推广，为"十三五"高血压、肿瘤重点专科的网络建设奠定基础。

6. 医联体建设

根据研究院工作部署，制剂室推广部人员深入基层医院，签约医联体（疼痛康复专科联盟）合作医院40家；并积极参与12月9号召开的河南省软组织研究学术年会等筹备组织工作。

7. 经济效益

制剂室年产值由2009年400万元增长至2018年的2 560万元。

（四）业务骨干

刘根成（本科/助理研究员），任孝德（大学/副主任中药师），蔡铁栓（本科/高级经济师)、李长禄(大学/主管药师)、蔡州(本科/副主任中药师)、刘砚芳(后勤部主任)、刘建华(大学/经济师)、李海松(本科/工程师)、张保周、唐予闽(大学)、闫军伟(本科/助理工程师)、蒙存生、王龙杰(本科)、杜具朔、耿奇峰(大学)、文荣申(本科/工程师)、郑志远(本科)、张红理、王民义、张宏斌、张商宁、石保平、周立杰、张向伟(大学/助理工程师)、冯建国、张瑞柱、王圣轩(大学)、蒋建新(本科)、李朋丽(本科/助理工程师)、邵香菊、曹青青、陆启群、路靖、江智红(本科/工程师)、杜巧玲、蒙蒙(本科)、卢俊涵(大学)、葛莹(本科/会计师)、余占云(大学)、张玮(本科/高级工程师)、张秀玲(大学/工程师)、贾晓丹(本科/助理工程师)、冯慧(大学)、夏姣姣(大学)、冯娟(本科/综合办副主任)、梁继辉(大学/推广部主任)、陈伟伟(大学)、梁远鹏(大学)、刘宁(大学)、周峰(大学)、孙迎超(大学)、倪茜(大学)、张玉红、刘含莹(本科)、燕卫国、刘素、路秀珍、杨玉清、李咏梅、孙永杰、王梅、刘琳、张霞、张海青、王勤、王浩、梅俊、李永杰、黄志恒、夏积田。

(五)历任负责人

历任负责人见表6-24。

表6-24 附属医院制剂室历任负责人任职表

姓 名	性 别	职 务	任职时间
刘根成	男	负责人	1985—1988
任孝德	男	负责人	1988—1992
蔡铁栓	男	主任	1993—2006
雷新强	男	副主任	1993.7—1994.4
李长禄	男	副主任	1993.7—2006
王端权	男	主任(兼)	2006.4—2010.11
蔡州	男	副主任(主持工作)	2010.11—2014.5
		制剂室主任	2014.5—2017.1
		药学部副主任	2017.1—

第三节 职能科室

一、医务科

河南省中医药研究院附属医院医务科成立于1990年,前身为临床部和业务科,主要负责附属医院医疗管理、医患纠纷与病患投诉、病案管理、中医药理论知识与技术培训、人才培养工作管理、住院医师规范化培训等工作。

（一）历史沿革

1981年，成立临床部，曹建生任临床部副主任。1982年，河南省中医研究所从人民路搬迁至城北路7号，在原综合科研楼（现2号病房楼）2层、3层的东半部设立2个病区（中医病区和中西医结合病区），焦华斌任临床部主任。

1985年3月，业务科成立，陈阳春任科长，米巧玲任副科长。全面负责科研、医疗（包括门诊、住院、公费医疗、进修实习等）、护理、医技检查、实验室、动物房等管理工作；成员有米巧玲、侯勇谋、程民、袁杰、延俊丽、钟华等，米巧玲、程民负责医疗行政工作，侯勇谋、袁杰负责科研及其相关的工作，钟华、延俊丽负责护理工作。成立档案室，主要管理科研档案。

1990年1月，业务科分为医务科与科研科，医务科主要负责医疗、护理及病案等管理工作，米巧玲任医务科科长，成员有钟华、刘清培、周晓梅等。科研管理工作划归科研科负责。

1993年3月，附属医院正式成立，护理工作从医务科分离，成立护理部。医务科主要负责医疗管理、病案管理工作。李培旭任科长（兼院长助理），成员有张书亮、唐桂军、周晓梅等。

1998年7月，徐立然任医务科科长，成员有李士瑾、张书亮、唐桂军等。2004年10月，任命李士瑾为医务科副科长。

2006年4月，李伟伟任医务科副科长（主持工作），李士瑾任医务科副科长。成员有李士瑾、张书亮、周晓梅、白华等。

2011年6月，庆慧任医务科副科长（主持工作），成员有李伟伟、李士瑾、张书亮、周晓梅、白华、王雷生、王洪久、王蕾、冯静、李坦等。下设医患关系协调办公室、病案室、质控办及中医住院医师规范化培训办公室，负责医疗管理、医患纠纷与病患投诉、病案管理、规培招生管理等工作。2014年，庆慧任医务科科长。

（二）业务开展

（1）在院长及主管院长的领导下，组织实施全院医疗及其与医疗有关的其他工作。

（2）制定各项规章制度，拟订年度医疗工作计划并组织落实与实施检查，定期完成总结评价。

（3）按照有关法律法规及上级卫生行政部门管理规定，认真做好每年度医师资格与执业注册及医疗机构执业注册等工作。

（4）督促落实医疗核心制度，定期完成全院医疗质量分析、通报及实施奖惩。

（5）督促全院医务人员认真执行各项规章制度和技术操作规程，保证工作正常有序进行，防范医疗事故，减少医疗缺陷。

（6）承担院内医疗纠纷的调查与协调、讨论与鉴定、赔偿协议签订及协调法院庭审等工作。

（7）掌握各临床科室与医技科室的医疗业务工作情况，协调各科室间关系；组织重大抢救和院内会诊。

(8) 负责全院医疗技术人员的业务培训和技术考核,协助人事科做好业务人员的晋升、奖罚工作。

(9) 负责组织申报、考核医院各级各类人才培养项目、师承带教、名医工作室工作。

(10) 定期考核国家级、省级重点专科建设计划的完成情况。

(11) 负责安排院内医疗、医技人员继续医学教育(外出学习和进修)。

(12) 负责外来进修、实习和医疗、医技见习人员的业务学习和管理以及结业鉴定。

(13) 负责组织医务人员完成院外医疗任务。负责安排医务人员对下级医疗单位进行业务指导和人员培训工作。

(14) 负责医疗工作的内外联系和日常医疗管理工作。

(15) 负责收集和整理医疗、教学、质量管理及医政管理工作资料和数据,按要求立卷归档,提供利用。

(16) 认真组织并完成医疗统计、信息分析等与医疗直接相关的工作。

(17) 负责医院病案室的管理工作。

(18) 负责干部保健工作。

(19) 负责组织慢性病统计上报工作。

(三) 业务骨干

陈阳春(本科/主任医师),米巧玲(本科/副主任医师),侯勇谋(本科/主任医师),李培旭(硕士/主任医师),徐立然(博士/主任医师),李士瑾(本科/主任医师),程民(本科/副主任医师),袁杰(本科),延俊丽(主管护师),钟华(大学/主管护师),刘清培(大学/药师),周晓梅(护师),庆慧(硕士/主任医师),李伟伟(大学/主任医师),唐桂军(硕士/主任医师),张书亮(本科/主治医师),王雷生(硕士/主治医师),李坦(硕士/主治医师),冯静(硕士/营养师),白华(硕士/主治医师),王维峰(硕士/医师),张振亚(硕士/医师),王蕾(大学),王洪久(本科/中药师)。

(四) 历任负责人

历任负责人见表6-25。

表6-25 附属医院医务科历任负责人任职表

姓名	性别	职务	任职时间
曹建生	男	临床部副主任	1981—1982
焦华斌	男	临床部主任	1982—1985.3
陈阳春	女	业务科科长	1985.3—1990.1
米巧玲	女	业务科副科长	1985.3—1990.1
		医务科科长	1990.1—1993.2
李培旭	男	医务科科长	1993.3—1998.7

姓名	性别	职务	任职时间
徐立然	男	医务科科长	1998.7—2006.4
李士瑾	女	医务科副科长	2004.10—2012.8
李伟伟	女	医务科副科长（主持工作）	2006.4—2011.6
		医务科副科长	2011.6—
庆　慧	女	医务科副科长（主持工作）	2011.6—2014.5
		医务科科长	2014.5—

二、护理部

河南省中医药研究院附属医院护理部成立于1993年，主要负责全院护理队伍建设、护理质量管理、科室护理工作考核与指导、护理教学、护理科研组织管理工作。

（一）历史沿革

1982年，河南省中医研究所从人民路搬迁至城北路7号，在原综合科研楼（现2号病房楼）2层、3层的东半部设立2个病区（中医病区和中西医结合病区），成立临床部，由延俊莉负责病区及门急诊的护理工作。

1984年，延俊莉、白明兰、马晓丽分别担任临床研究室护士长。

1985年3月，业务科成立，负责全院医疗、科研、护理、医技等工作，钟华、延俊莉负责全院护理工作。

1986年，消化（一病区）、针灸（二病区）、中西医结合（三病区）3个病区成立，王翠花任一病区护士长，1987年宋振英任三病区护士长，1988年刘亚敏任二病区护士长。

1990年2月，钟华为护理干事，王翠花、延俊莉任一病区护士长，宋振英、刘亚敏二病区护士长，马晓丽、刘青任三病区护士长。1990年8月，韩丽娜任三病区护士长。1992年，钟华任总护士长。

1993年2月，附属医院正式成立，病房扩大为5个病区，200张床位，病区护士增加至50多人。护理部单独设置，钟华任副主任（副科级）。1993年3月，任命王翠花为护理部副主任，宋振英任二病区护士长，王春凤任三病区护士长，韩丽娜任四病区护士长，延俊莉任五病区护士长，刘亚敏任六病区护士长。1994年8月，王春凤任急诊室护士长，刘亚敏任三病区护士长，刘青任六病区护士长。

1998年，1号病房楼扩建，增设床位达297张，护士人数大约增加至70多人。1998年7月，王红任护理部副主任，2002年6月任护理部主任。

2006年4月，全院护士长实施竞聘上岗，杜桂芹任二病区护士长，陈秋云任三病区护士长，韩丽娜、冯惠娟任四病区护士长，张红雨任五病区护士长，刘青任六病区护士长，余琳玲任外科护士长，齐海花任急诊科护士长，郑丽君任供应室护士长。2006年11

月李鹏鸟任一病区护士长。

2011 年 2 月，原综合科研楼改建为 2 号病房楼，新增疼痛风湿科、内分泌科、肾病科、肿瘤血液科，蔺虹丽任内分泌科护士长，彭秀丽任急诊科护士长，荫晴任肿瘤血液科护士长，杨永枝任高血压科护士长，陈丽任外科护士长，刘青任心病科护士长，张红雨任肝胆脾胃科护士长，陈秋云任脑病科护士长，杜桂芹任肺病科护士长，李鹏鸟任疼痛风湿科护士长，冯惠娟任肾病科护士长。

2015 年 3 月，新增儿科、体检中心、康复医学科、重症医学科，全院病房开放床位增至 592 张。荫晴担任护理部副主任，李丽任儿科护士长，田蓟任针灸推拿科护士长，方珊珊任体检中心护士长，吴仪任康复医学科护士长，吕柏雪任重症医学科护士长，马淑芳任肿瘤血液科护士长。

2018 年，全院护士达 218 人，其中护理本科学历 129 人，大专学历 88 人，中专学历 1 人；副主任护师 7 人，主管护师 66 人，护师 90 人，护士 55 人。在编护士 26 人，聘用护士 192 人（占 88%）。

(二) 业务开展

1. 临床护理

护理部自 1993 年正式成立以来，实行业务副院长领导下的护理部——护士长二级管理。建立与完善了各项管理制度、规范及标准。护理质量考核由护理部单一考核逐渐发展成护理质量管理委员会领导下的 9 个护理质量考核小组。

2006 年起，有计划地进行系统化中医药知识、技能的培训，制定了《护士"三基"培训手册》，及时记录每人的培训情况。制定了《临床护理工作手册》，将临床护理技术考核标准、规范、应知应会等内容集结成册，全院护士人手一册，便于临床护士查询执行。制定了《专科护理常规》《健康教育手册》《中、西医护理技术操作流程及考核标准》，规范了各专科优势病种的健康宣教内容及专科护理常规。

通过院内培训、技术比武、理论考试、业务学习、护理查房等形式，使护理队伍的整体素质有了明显的提升。每年有计划地选派护士长、护理骨干外出进修学习、参加学术交流会议。针对性地培养了手术室、供应室、血液净化、急救、ICU 等一批专科护士，为医院专科护理发展发挥了重要作用。

护理管理在护士仪容仪表、专业素质培养、规范管理、开展新业务等方面发挥了应有的作用。

2005 年，建立了护理应急预案、医技检查前护理措施、护理操作告知、外科的术前访视、术后支持服务制度、新护士岗前培训制度等。

2006 年，建立了护士技术档案并逐年进行更新完善。同年医院与河南省职工医学院签署护理本专科护士的实习基地。建立不良事件登记上报制度，落实了缺陷、差错事故上报、讨论、分析制度。成立了危重病护理、管道护理及伤口护理 3 个会诊小组。并制定了护理会诊制度，及时解决临床疑难护理问题。

2009 年开始，每个病区建立了规范的中医特色治疗室，设立了专职中医护理人员，配备了相关的设备、器具。结合专科特点，选择开展适宜的、行之有效的特色疗法项目，全院共计开展 34 项。护理部规范流程、统一培训、规范操作。根据 CHA 患者安全目标，对护理安全管理制度进行补充、修订，出台了《压疮预防报告制度》《预防坠床、跌倒制度》等一系列制度。

2010 年，在全院各临床科室积极推行中医辨证施护业务查房，以中医理论为依据，突出辨证施护，使中医理论知识与临床实践得到了有效的结合。

2011 年，按照卫生部要求，积极开展了优质护理服务工作，转变护理工作模式，为患者提供全面的、连续的、全程的基础护理和专业技术服务。

2013 年，作为协作组成员单位，肝胆脾胃科（积聚）、肿瘤血液科（胃癌）、肾病科（肾劳）3 个病种参与了国家中医药管理局第二批 57 个病种中医护理方案的梳理工作。

2014 年，成立了静脉治疗小组，对全院疑难静脉治疗个案进行院内会诊，及时提供静脉治疗新动向信息，提高了静脉输液治疗护理质量。

2015 年，制定了高危药品管理规定，规范了院麻醉药品、精一、精二药品目录。开展了"护理品管圈"的比赛活动，使全员参与护理质量的控制，运用科学的方法，查找、解决问题，促进了护理质量的持续改进。成立了"护理科研小组"，小组成员带题入组，并邀请专家对全院护理人员进行了护理科研选题、申报的专题讲座，鼓励护理技术创新，开拓科研思路。制定了 3 年系统化中医药知识和技能岗位培训课程，落实了对西医院校毕业的护士系统性、规范化培训。

同年临床护理进入信息化管理，启动了护士工作站。护理部统一了全院晨会交接班、床头交接班的内容、流程和要求，使全院床头交接班层次清晰、重点突出、内容丰富，更加严谨规范。按照各专科病种制定了具有中医特色的健康教育手册，通过面对面宣教、集中宣教、视频宣教、微信平台宣教、专科知识宣教栏、宣传册等多种形式，为患者进行辨证的饮食指导、用药指导、情志调理。

2016 年，按照国家中医护理方案体例，优化了我院常见中医护理方案及科室优势病种共达 43 项。4 月举办了全院"护理技术创新"大赛，共展出创新项目 25 项，申报专利 4 项，其中 3 项获得实用新型专利。

2017 年 4 月，举办了"护理细节服务经验分享交流会"和"优质护理 最美瞬间"为主题的摄影比赛。本次交流会共有 16 个护理单元代表以 PPT 形式进行了交流，大家结合专科特点，从护理安全、简化流程、方便患者、有效宣教等细节服务的改进中体现了"以患者为中心"的理念；摄影比赛共收到 193 张摄影作品，所有选送作品均由护理人员拍摄，从不同角度、不同层面反映出护理人员救死扶伤、默默奉献的高尚情操。

2018 年 4 月，举办了"护理科普暨健康教育微视频"大赛，全院共有 16 个作品参加比赛，最终选出 5 个优秀作品参加河南省第二届健康教育微视频大赛，针灸推拿科

《脊柱健康每一天》荣获省级二等奖。与河南应用技术职业学院签署护士实习基地协议，成为该学院正式实习医院。

2. 消毒供应中心　建院初期，消毒供应中心（原名供应室）面积仅有 30 m²，一台简易压力锅，无专职灭菌、消毒人员，护士轮岗工作。

2000 年，面积扩大至 230 m²，设立了专职灭菌员及专职护理人员，配备了脉动真空灭菌器及其他简单配套消毒设备，取得了省中医管理局供应室验收合格证。

2011 年 9 月，按"消毒供应中心建设标准"对其进行了改扩建，面积增加到 310 m²，增配了快速全自动清洗消毒器、医用干燥柜、超声波清洗器、超声波冲洗槽、超声波干燥槽等，建立了空气压差分区控制系统。消毒供应中心先后由孙士玲、周晓梅、冯云萍、严婉华、范丽、王玲、郑丽君负责，现有毕爱华、林维珍、张新生、马俊、杨萌、王瑛、李晓晴 8 位专职人员。

（三）研究项目

（1）消癌止痛贴治疗中晚期癌痛的应用性评价，河南省中医药科学研究专项课题（2015ZY02074），负责人：荫晴，起止时间：2015—2017 年。

（2）买氏理血祛风膏治疗维持性血液透析患者皮肤瘙痒的临床研究，河南省中医药研究院课题（1804690），负责人：冯惠娟，起止时间：2018—2020 年。

（四）研究成果

1. 主要获奖成果

"输可贴"的临床及实验研究，1998 年河南省科技进步三等奖，1999 年全国护理科技进步三等奖。主要完成人：王翠华，黄霞，张宁，范丽，种军，王春凤，韩丽娜。

2. 出版著作

见表 6-26。

表 6-26　护理部主要出版著作一览表

名称	作者	出版社	时间
中医医院工作标准（护理分册）	王红　副主编	河南科学技术出版社	1993
高等中医护理自学考试应试指南（下）	王红　编委	河南医科大学出版社	1998
中医医疗机构护理技术操作规程	王红　主编	中医古籍出版社	2003
卫生部规划教材同步精讲精练 外科学 第 8 版	荫晴　副主编	第四军医大学出版社	2013
实用临床诊疗实践护理学	杨永枝　副主编	科学技术文献出版社	2015
肿瘤相关病症中医外治手册	王红　主编	河南科学技术出版社	2015
护理学	王芳　副主编	科学技术文献出版社	2015
临床医学创新与实践-综合医学	王于真、李妍妍 副主编	科学技术文献出版社	2015
临床医学研究与实践-内科学	王于真　副主编	科学技术文献出版社	2015
临床医学研究与实践-护理学	王芳　副主编	科学技术文献出版社	2015.9

名称	作者		出版社	时间
新编医学诊疗实践-综合医学	周明雪	副主编	科学技术文献出版社	2016
新编医学诊疗实践-临床护理	周明雪	副主编	科学技术文献出版社	2016
新编医学诊疗实践-护理学	栗瑞	副主编	科学技术文献出版社	2016
新编医学诊疗实践-内科学	栗瑞	副主编	科学技术文献出版社	2016
临床护理学常规	冯惠娟	副主编	黑龙江科学技术出版社	2016
赵法新临证经验	张红雨	副主编	中原农民出版社	2016
临床急重症	冯亚楠	主编	科学技术文献出版社	2016
中医学	郭丽	主编	科学技术文献出版社	2016
护理学	田莉	主编	科学技术文献出版社	2016
临床护理学	田莉	编委	科学技术文献出版社	2016
内科医学	王磊	主编	科学技术文献出版社	2016
临床急重症	刘雪婷	副主编	科学技术文献出版社	2016
内科医学	刘雪婷	副主编	科学技术文献出版社	2016
临床护理	张丽丽	主编	科学技术文献出版社	2016
内科学	栗瑞副	主编	科学技术文献出版社	2016
护理学	栗瑞	副主编	科学技术文献出版社	2016
综合医学	周明雪	副主编	科学技术文献出版社	2016
临床护理	周明雪	副主编	科学技术文献出版社	2016
月经病合理用药与食疗	王芳	副主编	金盾出版社	2016
新编现代护理学	杜丹丹	副主编	吉林科学技术出版社	2017
护理技能实训	刘晓杰	副主编	北京工业大学出版社	2017
李培旭肾病临证辑要	冯惠娟	编委	河南科学技术出版社	2017
现代临床常见疾病护理学	娄海静	副主编	吉林科学技术出版社	2017
肾内科疾病治疗与血液净化应用	逯璐	副主编	黑龙江科学技术出版社	2017
临床护理学实践	马淑芳	主编	科学技术文献出版社	2017
现代临床专科护理学	冯惠娟	编委	吉林科学技术出版社	2018
肾脏内科学基础与实践	冯惠娟	编委	吉林科学技术出版社	2018
肾脏疾病基础与治疗	逯璐	副主编	科学技术文献出版社	2018
护理技能实训	李甜甜	副主编	北京工业大学出版社	2017.12

3. 专利　见表6-27。

表6-27　护理部专利一览表

专利名称	发明人	申请号	公开号	公开日	专利类型
医用塑料消毒毁形机	王翠华；刘卫平；王秀萍；范丽	CN98203764.3	CN2378173	2000.5.17	实用新型
一种输液自动报警装置	田蓟	CN201521119799.2	CN205339739U	2016.6.29	实用新型
一种万向哺乳类动物手术解剖台	牛美兰；何雄文；董兵；陈丽；付志豪；马俊远；毕晓宾；李静	CN201610381859.0	CN105919763A	2016.9.7	发明专利
中药透敷枕	吴仪；李鹏鸟；徐丹；巴焕；常丽丽；菅媛媛；宋薛艺；谢丽娜；陈卫涛；李晓琼	CN201620340771.X	CN205696957U	2016.11.23	实用新型
一种关节保健用热敷板	冯惠娟	CN201620627653.7	CN204766456U	2017.3.8	实用新型

（五）业务骨干

延俊莉（主管护师），钟华（大学/主管护师），王翠花（大学/主管护师），王红（大学/副主任护师），荫晴（本科/副主任护师），肖莉（本科/主管护师），刘卫平（大学/主管护师），方珊珊（本科/主管护师），王艳（本科/主管护师）。

（六）历任负责人

历任负责人见表6-28。

表6-28　河南省中医药研究院附属医院护理部历任负责人任职表

姓名	性别	职务	任职时间
延俊丽	女	护理负责人	1981—1989
钟华	女	护理干事、负责人	1990.2—1992.7
		医政科总护士长	1992.7—1993.2
		护理部副主任	1993.2—1993.3
王翠花	女	护理部副主任	1993.3—1998.7
王红	女	护理部副主任	1998.7—2002.6
		护理部主任	2002.6—2018.11
荫晴	女	护理部副主任	2015.3—

三、门诊办公室

河南省中医药研究院附属医院门诊办公室成立于1985年，前身为河南省中医研究所临床部。负责门诊的业务管理、组织协调、督促检查各科室的门诊工作等。

（一）历史沿革

1964年，河南省中医药研究院的前身——河南省中医研究所迁入人民路10号，开设门诊，1979年成立心脑血管科，1980年增设耳鼻喉科。

1981年，临床部成立，曹建生任临床部副主任。1982年，河南省中医研究所从人民路搬迁至城北路7号，在当时的综合科研楼组建了门诊和住院部，门诊设在一层，10月正式开诊。任命焦华斌为临床部主任。1985年3月，门诊办公室成立，沙培林任门诊办公室主任。

1990年2月，沙培林、王希浩任门诊办公室负责人，白明兰任门诊办公室秘书。先后增设消化、妇科、外科、儿科、肾病、肿瘤及妇科肿瘤、呼吸、老年病、癫痫等门诊。

1993年3月，附属医院成立，米巧玲任门诊办公室主任。开设心血管、消化、老年病、针灸、泌尿、肿瘤、呼吸、肝胆病、糖尿病、妇科、儿科、喉科、外科、癫痫、脱发、推拿、理疗、美容等18个中医专科。

1998年7月，王翠华、薄立宏任门诊办公室副主任，薄立宏主要负责急诊工作。2002年6月，高雅任门诊办公室主任。2006年4月，蒋春霞任门诊办公室副主任（主持工作）。2011年1月，周永涛任门诊办公室副主任（主持工作）。

2014年3月，成立治未病门诊。2011年4月，2号病房楼（原综合科研楼）竣工启用，在1层增设针灸、推拿、肾病、内分泌、血液肿瘤、外科、骨伤科、风湿疼痛、神志等诊室，在门诊楼三层新增仲景门诊。

门诊现设有高血压、心血管、脑病、肾病、呼吸、肝胆脾胃、内分泌、老年病、血液肿瘤、针灸、推拿、风湿疼痛、妇科、儿科、外科、骨伤科、肛肠病、妇科、眼科、口腔、皮肤、耳鼻喉等30余种疾病专科，50多个专科诊室。名医馆云集研究院知名中医专家，致力于内、外、妇、儿科等疑难杂症的诊治。

（二）业务开展

制订门诊部的工作计划，负责门诊的业务管理、组织协调、督促检查各科室的门诊工作。实行门诊首问诊负责制，对患者反映的问题，主动与有关部门联系，及时妥善解决。严格《患者选择医生制度》，让患者在就诊前，了解医生的基本情况及所看病种的情况，使患者明明白白看病。积极开展多种多样的便民措施，为患者提供便捷服务。实行为残疾人、行动不便的患者提供如代挂号、陪诊、陪检查、代取药等方便服务。每日检查各诊室开诊情况，及时向主管院长反映。开展多种形式的宣传教育活动，向患者宣传卫生防病及健康内容。负责门诊电脑查询系统、门诊专家宣传栏、门诊指示牌及其他各类标示牌的放置和悬挂，方便患者就诊。参与专科或专家门诊工作的医生应为临床经验丰富的主治医师或副主任医师以上人员。首先由本人提出申请，经科主任、医务科和院领导同意后，报门诊部统一安排并予以公布。坐诊医生调换坐诊时间或请假也须提前向门诊办公室提出申请，由门诊办公室安排协调。加强对《门诊诊断证明书》的管理，严格盖章程序，登记备案。每年进行两次门诊患者对医院满意度的调查。在门诊大厅设立《患者意见本》《患者意见箱》等，主动接受患者监督。负责保持门诊环境整洁、安静、秩序良好，禁止吸烟。

（三）业务骨干

沙培林（本科/主任医师），王希浩（硕士/主任医师），米巧玲（本科/副主任医师），薄立宏（本科/副主任医师），王翠花（大学/主管护师），高雅（本科/主任医师），蒋春霞（本科/主管护师），周永涛（本科/经济师），胡爱香（本科/主管护师），吴春亚（本科/主管护师），徐永利（本科/主管护师），李婧（本科/主管护师），李燕（本科/护士），朱青（本科/护师），汤瑞（本科/护师），朱萌（本科），王雨（本科/药师），王彩云（本科/主管护师），刘卫平（大学/主管护师）。

（四）历任负责人

历任负责人见表6-29。

表6-29　附属医院门诊办公室历任负责人任职表

姓名	性别	职务	任职时间
沙培林	女	主任	1985.3—1993.3
王希浩	男	负责人	1990.2—1993.3
		副主任	1993.3—1994
米巧玲	女	主任	1993.3—1998.7
薄立宏	男	副主任	1998.7—2002.6
王翠花	女	副主任	1998.7—2002.6
高雅	女	主任	2002.6—2006.4
蒋春霞	女	副主任	2006.4—2011.1
周永涛	男	副主任	2011.1—

四、器械科

河南省中医药研究院器械科成立于1998年，前身为河南省中医研究所药械科，主要负责科研与医疗设备项目前期论证、招标采购、安装验收、日常维护保养、报废报损、立账建档等业务。

（一）历史沿革

1982年之前，没有设立仪器设备管理机构，各研究室、实验室自行进行仪器设备采购与管理。

1982 年 6 月，河南省中医研究所迁入现址——城北路 7 号，为适应科研和临床的需要，正式成立药械科，周清顺任副科长，负责药品及仪器设备的采购、维修与管理工作。1985 年 3 月，刘峰任药械科科长。

1990 年 1 月，药械科撤销，分别成立中心实验室和药剂科，中心实验室负责管理原药械科中的医疗器械及耗材部分，刘峰任中心实验室主任。

1998 年 7 月，中心实验室撤销，器械科正式成立，崔晓飞任器械科副科长（主持工作），全面负责科研、医疗器械及耗材方面的管理工作。2017 年 11 月，崔晓飞任器械科科长。

（二）业务开展

1982 年以前，仪器设备类型主要以科研仪器为主，仪器设备的采购由使用科室根据研究需要提出申请，经所长批准，再由使用科室派人购买。为适应科研和临床的需要，1982 年，建立药械科，负责器械方面的管理工作。药械科主要承担着药品、仪器设备和医用耗材的采购工作和药品、医用耗材的库房管理、仪器设备的维护工作。

1988 年，研究院计有千元以上仪器设备 136 台，设备总值 150 万元以上。

1990 年，仪器设备和医用耗材的采购工作、医用耗材的库房管理工作及仪器设备的维护工作均由中心实验室管理。

1998 年，器械科成立，负责科研与医疗仪器设备、医用耗材的采购、医用耗材的库房管理、氧气房的管理、仪器设备的维护、医疗装备的档案管理、计量器具的校验管理、高压容器、医用特种设备、放射源设备的安全使用管理和太平间的管理工作。

2004 年，购置第一台医用 X 线机，2005 年购置第一台 CT，2011 年购置第一台磁共振，到 2014 年，已经完成高端的 DR、64 排 CT 等影像设备的采购工作。医用耗材的用量由少到多，从最初的自主采购，到 2008 年郑州市统一招标，医用耗材按照招标结果进行采购。

2011 年，河南省开始建立集中采购平台，器械科对医用耗材积极按照上级要求，落实上级关于耗材采购的相关政策，医用耗材凡是平台目录中有的品规严格执行网络采购。

2017 年，针对医用耗材，按照集中平台采购、价格自主谈判政策要求，器械科组织完成了全院医用耗材，包括试剂上千种品规产品的招标工作。

2018 年，集中采购平台出台"中间价、限价"等方面政策，器械科积极响应，严格执行了全院所有医用耗材价格不得高于中间价或是限价的目标。

（三）业务骨干

周清顺（副科长），刘峰（本科/副研究员），崔晓飞（大学/主管技师），王春凤（大学/主管护师），刘靖远、陈宏年（大学/工程师），孙丽霞（本科/主治医师），王永斌（大学），张建涛（大学），李林，袁涛（硕士/工程师），宋振英（主管护师）。

（四）历任负责人

历任负责人见表 6-30。

表 6-30 器械科历任负责人任职表

姓名	性别	职务	任职时间
周清顺	男	药械科副科长	1982—1984
刘峰	男	药械科负责人	1984—1985.3
		药械科科长	1985.3—1990.1
		中心实验室主任	1990.1—1998.7
崔晓飞	男	器械科副科长（主持工作）	1998.7—2017.11
		器械科科长	2017.11—

五、信息科

河南省中医药研究院信息科成立于 2014 年，主要负责组织制定研究院信息化建设规划，保障信息系统正常运行和网络信息安全，提供系统运维、信息数据、人员培训等信息化技术支撑等业务。

（一）历史沿革

信息科于 2014 年 3 月 27 日成立。现有从事中医药科研、系统集成项目管理、计算机统计、信息系统管理、网络、计算机应用信息处理等专业技术人员 7 名，其中高级职称 1 人，中级职称 5 人，硕士研究生学历 6 人。

（二）业务开展

2014 年 4 月至 5 月，进行同类医院信息化建设的调研和考察。8 月，邀请河南省卫生健康委员会、河南省中医管理局等信息主管领导和专家对研究院的信息化建设规划进行论证。10 月，制定研究院《信息化五年建设规划》。12 月，启动信息化基础环境和硬件建设项目招标工作。

2015 年 3 月，前往上海、天津、北京等地进行信息化应用系统的考察和现场调研，完成调查和论证。4 月，启动信息化应用软件、应用集成项目招标及门户网站改版升级项目。5 月，启动工作站电脑打印机设备招标采购项目，完成首批 60 台电脑、50 台各类打印机的采购、安装和部署工作。11 月，完成千兆网络综合布线工程项目、120 m² 标准化计算机机房工程项目、机房服务器存储器及安全核心设备等建设项目的工程验收。11 月，启动放射科 PACS/RIS 及服务器存储器、医用显示器设备的招标项目。同步建设门诊一卡通管理系统、门急诊预约挂号系统、门诊医生工作站、门急诊划价收费系统、门诊药房管理系统、住院患者出入转系统、住院医生工作站、住院护士工作站、电子病历系统、住院收费结算系统、住院药房管理系统、医疗统计系统、病案管理系统、院长综合查询系统、药库管理系统、合理用药系统、抗生素管理系统、处方点评系统、体检管理系统、卫生材料管理系统、非卫生材料物资管理系统、设备管理系统、办公自动化系统、临床检验系统、院感管理系统、各类医保接口等应用系统。12 月，完成医院全员计算机应用操作培训和门诊上线的试运行。

2016 年 1 月，实现附属医院信息管理系统（HIS）、电子病历系统（EMR）、临床检验信息系统（LIS）等 15 大类 30 多个应用系统的整体全面上线运行。8 月，与交通银行合作的"银卫安康项目"正式上线，实现患者门诊自助服务"一卡通"。11 月，协同自动化办公系统（OA）上线试运行。

2017 年，按照"顶层设计、统一规划、分步实施"原则，完成研究院信息集成平台数据库服务器、存储器等硬件设备的招标采购及安装集成。继续加强临床一线计算机设备配套建设，其中在用工作站电脑终端总量达到 447 台，各类打印机 242 台。进一步加强网络信息安全管理，不断完善安全技术体系和安全管理体系，先后完成容灾备份机房装修改造工程、6 个信息系统的三级安全等级保护测评与备案、数字认证服务项目，实现研究院 LIS、PACS 信息系统的 CA 身份认证和电子签名。配合河南省医保体系整体改革，完成研究院信息系统的省市医保"五险合一"结算接口改造和系统目录更新，实现附属医院全国异地医保的快捷结算。执行国家卫健委药品零差价和河南省公立医院服务价格改革新政，完成信息系统的药品价格零加成和服务项目价格调整的系统维护，实现我院信息系统按时切换和平稳过渡。

2018 年，完成研究院门户网站升级改版、行政楼办公区综合布线改建、临床试验评价系统、中医高血压信息平台、网络安全软硬件采购、机房磁盘阵列硬盘扩容等六个信息化系统建设项目。完善网络与信息安全制度和保障体系，包括病毒查杀及终端管理系统、机房核心数据中心防火墙、实时数据备份保护系统和系统运维安全管理系统等网络信息安全重点建设工作。完善城乡居民基本医疗保险大病保险跨省就医一站式结报、港澳台居民居住证机读信息等医保结算网络整体功能，完成研究院医疗服务价格改革数据报送、机房数据库在线实时联网审计建设工作。与相关职能科室沟通，及时响应临床提出的各类信息化技术需求，配合软件承建商集中解决临床信息系统应用过程出现的突出问题，进一步完善信息管理操作流程。

（三）业务骨干

黄保民（硕士/副研究员），郭庆宏（硕士/工程师），李媛（硕士/工程师），潘晔（硕士/工程师），龚艳云（硕士/工程师），晁颖（硕士/工程师），李程昊（大学）。

（四）历任负责人

黄保民，男，副科长（2014.3—2017.11），科长（2017.11）。

六、医保办公室

河南省中医药研究院附属医院医保办公室（保健科）成立于 1998 年。依据《社会保险法》等法律法规和《全国医院医疗保险服务规范》、省市基本医疗保险及城乡居民医疗年度服务协议等，配合医院发展方向，制定和完善本院的医保管理规章制度，监督检查各项医保政策的规范落实。

（一）历史沿革

1998 年 7 月，保健科成立，李颖任保健科副科长（主持工作）。2002 年 6 月，朱晓燕任保健科副科长（主持工作）。

2006 年，医院顺应医保制度改革，保健科更名为医保办公室，朱晓燕任医保办公室公室副主任（主持工作）。2016 年 2 月，张清蕊为医保办公室负责人（主持工作）。2017 年 11 月，张清蕊任医保办公室副主任（主持工作）。

（二）业务开展

（1）贯彻执行国家、省、市社保局颁布的各项医保政策和管理办法，提高基本医疗保险管理服务水平，为参保患者提供优质高效服务。

（2）制定医院医保管理办法及考核细则及时反馈医保信息，协调各单位之间、各科室之间的工作关系，深入临床科室及时了解掌握医保工作动态信息，按照医院规定进行医保质量考核，并将考核结果上报，每月对临床科室的医保管理指标费用进行统计、分析，按季度对医保工作运行情况进行分析、通报。

（3）负责办理医保、工伤工作的各项审批业务，负责组织各级社保局病历审核、复议、材料传递等业务，组织对医院职工的医保、工伤政策和业务知识的培训。

（4）每月按照省市社保局管理要求，将医保月结算表单（住院、门诊）制作完成，并分别报送各相关部门出院病历、门诊处方等资料。协助省市社保局对我院进行检查、监督、审核。

（5）负责检查诊疗及药品收费项目维护是否正确，发现问题及时通知物价科和药剂科进行纠正。

（6）接待每日来诊患者，负责解答医保政策，答疑病患各项问题。

（7）每年 3 月、9 月组织我院慢病申请、上报材料；负责为前来我院的患者发放慢病申请表和材料审核。

目前，河南省中医药研究院附属医院是省直医保定点医院、省直离休干部定点医院、郑州市医保（含中原区、金水区、二七区、管城区、惠济区、上街区医保）定点医院、郑州市离休干部定点医院、河南省工商银行离休干部定点医院、河南省省直工伤保险协议医疗定点医院、省内异地就医定点医疗机构、跨省异地就医定点医疗机构、跨省新农合定点医疗机构。

（三）业务骨干

李颖（博士/主任医师），朱晓燕（本科/主治医师），张清蕊（本科/主管护师），米巧玲（本科/副主任医师），徐蕾（本科/副主任医师），高翠霞（本科/副主任医师），李娟娟（本科），冀黎阳（大学/主治医师），余琳琳（主管护师），宋昊（本科），许新霞（本科/主任医师），周子静（本科/主管护师），代岩（硕士/主治医师），安华（主管药师）。

（四）历任负责人

历任负责人见表 6-31。

表6-31　附属医院医保办公室负责人任职表

姓名	性别	职务	任职时间
李颖	女	保健科副科长（主持工作）	1998.7—2002.6
朱晓燕	女	保健科副科长（主持工作）	2002.6—2006.4
		医保办公室副主任（主持工作）	2006.4—2016.2
张清蕊	女	医保办公室负责人（主持工作）	2016.2—2017.11
		医保办公室副主任（主持工作）	2017.11—

七、感染管理科

河南省中医药研究院附属医院感染管理科成立于1996年，主要负责依据《医院感染管理办法》等法律法规规范要求，开展全院医院感染管理工作。

（一）历史沿革

1996年7月，医院感染管理委员会和医院感染管理科成立，魏武英副院长兼任感染管理委员会主任委员，医政科主任李培旭、门诊办主任王翠花兼任副主任委员，唐桂军为医院感染管理委员会和医院感染管理科专职管理人员。2004年10月，曹金梅任感染管理科副科长（主持工作）。2014年赵凯任感染管理科副科长（主持工作）。

（二）业务开展

（1）根据《中华人民共和国传染病防治法》《突发公共卫生事件应急条例》《医院感染管理办法》等法律、法规、规章，拟定本单位预防和控制医院感染制度、医院感染暴发事件应急预案等。组织、协调各科室开展医院感染控制工作，检查相关制度的落实情况，提出整改措施。

（2）负责医院感染病例、消毒灭菌效果及重点部门的环境卫生学监测，分析、反馈存在问题，提出控制措施并指导实施。对医院感染暴发事件进行调查分析，提出控制措施并组织实施。

（3）负责开展全院综合性监测。连续不断地对所有临床科室的全部住院患者和医务人员进行医院感染及其有关危险因素进行监测、分析和反馈。

（4）对医院的清洁、消毒灭菌与隔离、无菌技术操作、医疗废物管理、手卫生规范等执行情况进行指导和监督。负责医疗废物的督导检查工作。

（5）负责组织医院从业人员开展预防和控制医院感染相关知识、技能的培训，指导、监督医院从业人员开展职业卫生安全防护。

（6）负责组织并协调药事、质控、医务等相关科室，联合开展抗菌药物临床合理应用的指导、监督和干预工作，负责开展耐药性监测，督促并配合临床微生物实验室定期发布医院感染病原体及耐药信息，为临床合理应用抗菌药物提供科学依据。

（7）对消毒药械和一次性使用医疗器械、器具的相关证明进行审核，并对其储存、使用及用后处理进行监督检查。

（8）根据预防医院感染和卫生学要求，参与本单位的建筑设计、重点科室建设的基本标准、基本设施和工作流程的卫生学评价工作。

（9）承担传染病疫情报告、传染病预防、控制、本院内的传染病预防工作及感染性疾病科（发热门诊、肠道门诊）；承担医疗活动中与医院感染有关的危险因素监测、安全防护、消毒、隔离工作。

（10）发现传染病疫情或者发现其他传染病暴发、流行及突发原因不明的传染病时，遵循疫情报告属地管理原则，按照国务院规定的或者国务院卫生行政部门规定的内容、程序、方式和时限报告。

（三）业务骨干

唐桂军（硕士/主任医师），曹金梅（博士/主任医师），冀黎阳（大学/主治医师），冯云萍（大学/主管护师），赵凯（本科/主治医师），冯敏（本科/主管护师），李蕾（本科/主管护师），路程（本科/主管护师），薄乐（本科/护师）。

（四）历任负责人

历任负责人见表6-32。

表6-32 附属医院感染管理科历任负责人任职表

姓名	性别	职务	任职时间
唐桂军	男	专职管理人员	1996.7—2004.10
曹金梅	女	副主任（主持工作）	2004.10—2007.5
赵　凯	男	负责人	2007.5—2014.5
		副主任（主持工作）	2014.5—

八、医疗发展部

河南省中医药研究院附属医院医疗发展部成立于2014年，前身为社区医疗服务办公室，主要负责开展对外联络、市场拓展、品牌推广服务等工作。

（一）沿革

医疗发展部的前身为社区医疗服务办公室（简称社区办），2002年6月成立，李思三任副主任（主持工作）。2004年，任命毛重山为社区办副主任。2006年4月，薄立宏任社区办主任，李思三任副主任。2012年8月，潘金丽任社区办副主任。

2014年3月，社区医疗服务办公室更名为医疗发展部，张克任副主任（主持工作）。

（二）业务开展

（1）组织专家团进机关、进社区、进学校、进乡村、进工厂、进军营，深入郑州市区及新郑、新密、荥阳、中牟、开封、巩义等郊县开展公益讲座及义诊宣传活动，为研究院树立了良好的品牌和社会影响力。

（2）积极响应省红十字会的号召，开展"红会送医"活动，分别与新密市中医院、新郑市中医院、汝州市中医院、范县中医院、修武县中医院、淇县中医院等市、县医院建立了定点帮扶关系，"送技术、送知识、送义诊"，通过传、帮、带等方式，提升基层中医院的整体医疗服务能力。

（3）积极开展院外合作，近年来分别与河南省人民医院、河南省直第三人民医院、巩义市人民医院、修武县人民医院、周口川汇区中医院、新乡市牧野区花园社区卫生服务中心、新乡市红旗区文化街社区卫生服务中心等省市县各级医疗单位建立医联体 20多家，优化医疗资源配置，共享医疗技术及院内制剂，逐步实现分级诊疗。

（4）利用自媒体平台，建立我院公众微信号，推送名医名家、科普中医中药健康知识，优化服务功能，方便人民群众就医。

（三）业务骨干

李思三（大学/主管护师），毛重山（本科/副主任医师），潘金丽（硕士/副主任医师），张克（硕士/主管药师），薄立宏（本科/副主任医师），赵凯（本科/主治医师），买建修（大学/主治医师），王高峰（硕士），沙丽君（大学/主管护师），李娟娟（本科），刘佳（硕士）。

（四）历任负责人

历任负责人见表 6-33。

表 6-33　附属医院医疗发展部历任负责人任职表

姓名	性别	职务	任职时间
李思三	女	社区办副主任	2002.6—2013.10
毛重山	男	社区办副主任	2004.10—2006.4
薄立宏	男	社区办主任	2006.4—2010.8
潘金丽	女	社区办副主任	2012.8—2014.3
张克	男	医疗发展部副主任	2014.3—

九、质量控制办公室

河南省中医药研究院附属医院全面质量控制管理办公室成立于 1996 年，主要负责医疗质量管理与安全等业务，于 2017 年 6 月撤销。

（一）历史沿革

1996 年，河南省中医药研究院医疗全面质量控制管理办公室（简称质控办）成立，曹金梅负责科室全面工作，并主管医疗质量考核，王红负责护理质量考核，李思三负责药剂质量考核。

1998 年 7 月，刘忠义任质控办主任，曹金梅任副主任。

2002 年 6 月，更名为质量经济核算办公室（简称质经办），焦伟任质经办主任，曹金梅、王梅任副主任。

2006 年 6 月，张留记任质控办主任。2017 年 6 月，质控办撤销。

（二）业务开展

（1）负责完成医院医疗质量管理，对医院医疗质量安全进行综合评估，对医院的业务发展提出切实可行的规划。

（2）定期召开讨论和审定临床、医技中质量与安全管理存在的问题，结合本院的实际情况，制定医院质量与安全管理标准、流程、制度。

（3）负责组织和实施医疗、护理、院感质量的检查、评价、考核、提出整改措施和反馈情况、检查落实情况等工作。

（4）组织疑难病例、重大或罕见疾病（手术）、纠纷病案的讨论。组织医疗差错和医疗纠纷、医疗事故的鉴定工作。

（5）对新技术、新项目的开展进行严格审核并按规定上报。

（6）参加各种医疗文书、技术操作、诊疗水平、"三基"考核、制度管理等方面工作的检查，并进行评价。

（三）业务骨干

曹金梅（博士/主任医师），刘忠义，焦伟（本科/副主任医师），王梅（大学/主任药师），张留记（博士/研究员）。

（四）历任负责人

历任负责人见表6-34。

表6-34　附属医院质控办历任负责人任职表

姓名	性别	职务	任职时间
曹金梅	女	负责人 副主任	1996—1998.7 1998.7—2006.4
刘忠义	男	主任	1998.7—2002.6
焦伟	男	主任	2002.6—2006.4
王梅	女	副主任	2002.6—2006.4
张留记	男	主任	2006.4—2017.6

第四节　派出医疗

河南省中医药研究院先后派出5位医疗业务骨干，前往非洲等欠发达国家开展医疗援助。派遣3位医疗专家，赴西藏自治区、新疆维吾尔自治区开展医疗支援。抽调5位管理干部，作为河南省卫生厅、河南省中医管理局支农扶贫工作队队员，实施医疗扶贫，使贫困乡村走上脱贫致富之路。

一、援外医疗

20世纪90年代以来，研究院积极响应国家号召，发扬国际主义精神。多次派出医疗专家参加援外医疗队，经个人报名、单位推荐、河南省卫生厅派遣，到国外开展国际医疗援助，为中外搭建起了友谊桥梁，赢得了受援国政府和人民的信任与欢迎。

（1）朱超英、赵京伟、庞波援外苏丹：1992年，河南省卫生厅和郑州市经济技术合作开发公司联合承担医疗援外任务,组建了由中医针灸按摩专业为主的医疗队,在非洲苏丹进行为期2年的医疗援助。研究院副主任医师朱超英、主任医师赵京伟和庞波医师,于1992年9月至1994年,在苏丹首都喀土穆警察总医院为该国人民群众开展针灸治疗。该院专门为中国医生开设了针灸门诊,中医针灸迅速独特的疗效,吸引了当地百姓和官员。经过治疗,患者疾病得到控制,身体康复,深受苏丹政府官员和人民的尊敬,援外医疗传播了中医针灸文化,为中国和苏丹两国友谊做出了贡献。

(2)朱超英援外厄立特里亚:研究院主任医师朱超英于1997年9月至2001年2月,根据中厄两国政府协议,受河南省卫生厅派遣,作为首批援厄医疗队成员,远赴厄立特里亚国,在首都阿斯马拉卫生部理疗中心工作。在援外医疗队工作3年半期间,接诊了大量的患者,为该国无数颈肩腰腿疼患者解除了病痛。厄立特里亚总统伊萨亚斯先生身患腰椎间盘突出症,1997年9月在美国行手术治疗后,病情反复不减,导致卧床不起,严重影响工作和生活。中国援外医疗队在驻厄使馆的指示下,成立了总统治疗小组,经治疗小组2位医生的治疗,总统先生可以起床活动,但日常工作不能坚持。1999年8月,朱超英接手伊萨亚斯先生的治疗,经针灸、按摩、牵引和药物治疗,症状开始好转,伊萨亚斯逐渐能够下床行走,总统、卫生部长和中国大使史永久喜出望外。通过每月2次到总统家上门按摩治疗,总统痊愈后,专程赶到医疗队驻地看望全体医疗队员,送上亲笔签名的圣诞贺卡。朱超英及总统治疗小组全体成员获得厄立特里亚卫生部颁发的特殊贡献奖,医疗队被中华人民共和国卫生部和商务部授予"全国援外先进医疗队"。

(3)白清林援外赞比亚:研究院主任医师白清林于2000年3月至2002年5月,被国家卫生部、河南省卫生厅派往赞比亚,参加中国援赞比亚第十一批医疗队,在赞比亚首都医院从事内科及针灸工作。援外工作期间,白清林兢兢业业,一丝不苟,满腔热情地投入工作,以精湛的医疗技术、高尚的职业道德、流利的英语,很快赢得了当地患者的信赖,许多患者慕名前来求诊;曾先后诊治了许多颈肩腰腿痛、中风偏瘫、心脏病、高血压病等患者,为患者解除了病痛,展示了中国医生的医疗水平,为增进中赞人民的友谊做出了贡献,圆满地完成了援外任务。

(4)王新义援外埃塞俄比亚:研究院副主任医师王新义于2015年6月至2016年8月,被国家卫生部、河南省卫生厅派往埃塞俄比亚,参加中国援助埃塞俄比亚第18批医疗队,作为医疗队针灸医师、队支委,在埃塞俄比亚提露内丝北京医院工作近14个月。初到受援国,便投入到中国中医中心的筹建工作中,积极协调埃塞俄比亚医护人员及管理人员支持中心工作,为中医中心的筹建开诊做出了贡献。期间,中医中心接诊患者1.3万余人次;应邀参加塞拉利昂驻埃塞俄比亚大使足部疼痛的会诊,通过治疗,解除了病痛,恢复了健康,受到塞拉利昂大使好评。坚持举办《中医与阴阳学说》专题讲座,让队友了解中医、喜欢中医。利用业余时间学习当地阿姆哈拉语,能独立使用当地语言与居民简单交流,拉近了与埃塞居民的距离,深受该国医护人员及患者的欢迎,为中国和埃塞俄比亚的两国友谊做出了贡献。

二、援藏援疆医疗

研究院分别于 1977 年、2011 年、2014 年参加援藏援疆医疗队，派出专家支援边疆，为当地医院培养人才，为各族群众解除疾病痛苦，为民族团结做出了贡献。

（1）李长禄援藏：研究院主管药师李长禄于 1977 年至 1979 年，作为河南省第三批赴藏医疗队队员，在西藏自治区山南地区泽当市人民医院从事药学工作。当时该院无中药材加工炮制及制剂人员，药材使用大多是原药生药，药材大小不一，俗称个子药，调剂人员包药困难，患者使用不便。李长禄到后，当地医院安排三人跟师学习，建立了中药炮制室，开展了中药切、炒、炮制等加工工艺，先后加工中药材 2 千多千克，保证了门诊、病房患者的需求；在简陋的条件下为医院生产急需的复方丹参注射液约 3 万毫升和鱼腥草注射液、柴胡注射液等用于临床，同时为患者开展小料加工，制作中药蜜丸、中药合剂、中药颗粒剂等，保证了临床需求，方便了患者使用，培养了当地医院中药人才，受到当地干部群众的好评。

（2）韩伟峰援疆：研究院副主任医师韩伟峰于 2011 年 9 月至 2011 年 12 月，作为援疆医疗专家在新疆维吾尔自治区哈密市人民医院开展医疗援疆工作 3 个月。在 3 个月时间里，坚持纯中医治疗，细心诊治患者病情，耐心回答患者提问，每日门诊量 50 人以上，累计诊疗各族患者 1 300 余人次。应邀外出会诊 15 人次，举办专业讲座或培训班 7 次，深入五堡乡、二堡乡等乡镇开展义诊，受到当地百姓，尤其是维吾尔族群众的赞扬。该院门诊就诊人次与上年同期相比提高 200%，提高了医院的知名度，创造了良好的社会效益。韩伟峰在哈密市人民医院期间，《哈密日报》刊文报道了韩伟峰先进事迹。

（3）关明智援疆：研究院主任医师关明智于 2014 年 3 月至 2016 年 12 月，作为援疆医疗专家在新疆维吾尔自治区哈密地区中心医院开展医疗援疆工作 2 年余，担任医务科副主任。来院之初，适逢哈密地区中心医院迎接三甲医院评审，在科主任的带领下，立即投入各项规章制度的制定、审核、校对及培训工作；参与组织各项检查、演练；组织协调全院危急重症患者的抢救、会诊。经过一年的努力，地区中心医院顺利通过三级甲等医院评审。在临床工作中，发挥自己的专业技术特长，坚持每周二、四、六在中医科坐诊，危重患者，上门服务，对患者耐心细致，详细询问病情，指导患者正确服用中药，解除各民族群众疾病痛苦，多种疑难、危急重症患者经过治疗，病情得到控制，身体康复；发挥传帮带作用，对下级医师进行技术指导，将自己的临床经验和临床新进展、新技术、新理念毫无保留地传授给他们，并对医院科研工作进行技术指导。援疆期间，在地区卫生局和地区中心医院领导带领下，几乎跑遍了巴里坤哈萨克自治县的每一个角落，其中包括工厂、矿山和茫茫戈壁滩，下乡入户送医送药义诊 20 余次，诊治患者数千人，受到各民族群众的赞扬，被患者称为"河南来的好中医"。

三、支农扶贫

1994 年至 2011 年，研究院先后派出 6 人干部驻村，支农扶贫，帮助乡村改善基础设施，引进项目，解决发展中的实际困难，受到当地村民和地方政府的欢迎。

（1）包宏升驻村扶贫：研究院包宏升于1994年4月至1995年10月，作为河南省卫生厅派往信阳市商城县"厅驻商城第八批扶贫工作队"队员，与河南省防疫站、河南省肿瘤医院、河南省直第一门诊部等工作人员一起，由原河南省卫生厅袁立波副主任带队在信阳市商城县开展扶贫工作。主要进行了乡村调研、引进项目、教育培训、科普宣传以及购买、修理医疗器材等工作。被信阳市人民政府评为扶贫先进个人。

（2）周永涛驻村帮扶：研究院周永涛副主任于1997年8月至1998年12月，代表河南省卫生厅在信阳市商城县伏山乡石冲村驻村1年5个月。筹集资金10万元，帮助该村修筑了一条6公里长的柏油公路；通过其他渠道争取资金10万元，整改水源，实现了降氟自来水供应，解决了村民常年吃高氟水的问题；协调资金3万元，更换村小学陈旧桌椅；河南省中医药研究院干部职工捐赠棉衣、棉被价值2万余元，运送到该村，送到困难农户家中。

（3）高宇驻村帮扶：研究院高宇副科长于2004年8月至2006年2月，代表河南省中医管理局在洛阳市嵩县德亭乡孙元村开展驻村帮扶。驻村工作期间，筹集资金30余万，为该村小学修建了200多平方米的教职工办公室，捐赠了上万元的教学用品；修建了一座蓄水池，一个水塔，铺设了自来水管道，解决了部分村民吃水难的问题；筹集资金帮扶贫困农户建设种植塑料大棚，起到了带头致富的作用，解决了该村的实际困难，受到了当地村民和地方政府的欢迎。

（4）周永涛驻村帮扶：研究院周永涛副主任于2006年10月至2007年12月，代表河南省中医管理局在洛阳市嵩县德亭乡孙元村开展驻村帮扶，历时1年2个月。期间，强化基层组织建设，建立健全了民主管理制度，实行村务公开，每月召开一次党员会，讨论富民政策，学习致富技术；深入村民中间了解卫生状况，多次召开两委会议，关停无证卫生室，协调资金4万元，筹建了该村新型农村合作医疗卫生室，把有卫生资格证且经过培训的医生集中到村卫生室工作，制定了村卫生室的技术操作规范；协调资金实施闭路电视网线入户项目，架设网线到每户居民家中，实现了全村3 000多人及时收看中央及地方台电视节目的目标，丰富了群众的农闲生活。2007年被河南省政府、河南省委组织部评为"河南省新农村建设优秀帮扶工作队员"。

（5）崔磊驻村帮扶：研究院崔磊副科长于2008年1月至2011年1月，代表河南省中医管理局在洛阳市嵩县德亭乡孙元村开展驻村帮扶。驻村工作3年间，帮助村委班子开展工作，转变村委班子思想，由输血扶贫向造血脱贫转变。协调省市相关单位提供资金120万元，修建了九个自然村的道路，水泥路面通到每户门前；协助村委引进企业进村设厂，解决了30多人的就业问题；邀请省内专家进村讲解、指导农副产品种植销售，引导村民将山上种植的猕猴桃、山枣等产品销往全省，解决了村里二十多户特困家庭的经济生活问题；通过河南省中医管理局协调洛阳正骨医院每季度选派业务骨干进村为贫困户免费看病，并对村医进行两年的业务培训，解决了该村就医难的问题。

（6）李新驻村帮扶：研究院李新副科长 2012 年 10 月至 2014 年 2 月，在上蔡县党店镇闫刘村驻村扶贫。闫刘村地理位置偏僻，交通不便，经济落后。李新驻村后，经常深入田间地头与村民拉家常，了解村情民意，利用电脑为村民查询种植科普技术、解决疑难问题。2013 年协调资金为村中 59 户低保、五保户发放春节慰问金 5 900 元，2014 年元月筹集资金 32 000 元，为两个自然村安装路灯照明设施。

四、驻村救助

2004—2010 年，研究院先后派出 7 位专家，驻村开展艾滋病防治救助，为当地改善基础设施，修桥铺路，宣传艾滋病防治知识，走访艾滋病家庭，落实艾滋病防治任务，义务为村民防病治病。

（1）程广书驻丁赵村：研究院主任医师程广书于 2004 年 3 月至 2005 年 3 月，作为河南省卫生厅选派专家，与河南省林业厅扶贫工作组，在丁赵村驻村一年。驻村期间，与河南省林业厅扶贫工作组一起，为该村修改完善各项基础设施，修筑村村通公路 10 余公里，建设桥梁 2 座，建立 300 余平方米村卫生室一所。发挥个人专业技术优势，积极做好工作组的卫生保健，开展艾滋病防治知识的宣传，义务为当地村民看病治疗 120 余人次，解决了当地周围十余里老百姓看病难问题，受到当地干部群众好评，完满完成驻村工作任务。获评河南省"新长征青年突击手"荣誉。

（2）王国栋驻丁赵村：研究院主任医师王国栋于 2005 年 4 月至 2006 年 4 月，作为河南省卫生厅选派专家，在丁赵村驻村一年。驻村期间为该村完善各项基础设施，修整村内街道路面 5km，建设村小学围墙 600 余米，为村小学 10 余间教室安装照明设施。河南省中医药研究院为村卫生室添置了病床、被服、桌椅、输液架等医疗设施 10 余套，以及电视机、录音机等办公用品。发挥个人专业技术优势，积极做好工作组的卫生保健，开展艾滋病防治知识的宣传，义务为当地村民看病治疗 100 余人次，解决老百姓看病难问题，完满地完成了驻村期间医疗卫生保健任务。

（3）王玉民驻丁赵村：根据河南省委组织部、河南省艾滋病防治办公室统一部署，研究院副主任医师王玉民于 2006 年 5 月至 2008 年 3 月，作为河南省卫生厅选派专家，在丁赵村驻村近两年。驻村期间，与河南省林业厅扶贫工作组一起，为该村改善各项基础设施，修整三个自然村街道路面约 5 km，为村小学建房二十四间 500 余平方米，改善安装路灯 100 余盏。发挥个人专业技术优势，积极做好工作组的卫生保健，开展艾滋病防治知识的宣传，义务为当地村民看病治疗。

（4）赵一驻南泉村：研究院主任医师赵一于 2008 年 1 月至 2009 年 3 月，在南泉村驻村，进行为期一年的帮扶工作。与工作队队员一起，深入农户，了解疫情，摸排村情民情，并进行了患者问卷调查，为扎实工作奠定了基础。通过一年的工作，该村患者服药及时、准确，思想稳定，当年未发生上访等不良事件。为解决该村发展困难，与工作队一起多方协调资金共计 50 余万元，修筑拦河坝，建设村卫生工作站、整修村小学校操场、图书室,建设蔬菜大棚、打机井解决水源问题。河南省中医药研究院到南泉村慰问艾滋病患者,捐赠生活用品。

(5)毛重山驻屈楼村:研究院主治医师毛重山于2009年3月至2010年5月,与河南省人力资源和社会保障厅派驻工作队在屈楼村驻村,开展艾滋病防治帮扶工作。开展了艾滋病家庭走访,指导村医进行艾滋病患者治疗,参加疑难病例诊治。在河南省新农村帮扶建设项目上,开展青年农民劳动技能培训,并帮助联系务工企业;抗旱保丰收,打灌溉机井12眼;筹措资金为村内主要道路安装照明路灯,建设村图书室、阅览室,为村卫生室、村委配备电脑;筹措资金为全村患者、孤寡老人、孤儿发放大米、食用油等。

(6)赵章华驻屈楼村:研究院主任医师赵章华于2010年8月至2012年5月,与河南省人力资源和社会保障厅派驻第六批工作队一起,在屈楼村驻村,开展艾滋病防治帮扶工作。驻村生活工作一年半期间,通过集中摸排走访,对全村农户全部走访一遍、对涉艾户及艾滋病患者分别走访了两三遍。通过逐户逐人走访、村民集中座谈、村干部介绍等途径,工作队对当地民情、疫情有了全面掌握,为做好宣传咨询、健康干预、救治救助等工作打下了基础。该村有孤寡老人、特困党员群众30多户,艾滋病患者全部纳入国家防治范围。在此基础上,通过与村民聊生活上的琐事,拉近了沟通的距离,把普及医疗卫生保健知识与村民的生活结合起来,于平淡中授知,于家常中见识。在工作队成员共同的努力下,艾滋病防治帮扶各项工作取得快速进展。

(7)买建修驻水黄村:研究院主治医师买建修于2010年8月至2012年5月,与河南省教育厅派驻第六批工作队在水黄村驻村,开展艾滋病防治帮扶工作。驻村生活工作一年半期间,深入10个村民组,开展了入户调查,走访了每一位艾滋病患者,与干部群众交流,了解每户艾滋病患者家庭困难情况,协调办好“五件实事”,确保困难家庭得到及时救助。协助村医定期对各项卫生工作检查指导,通过张贴宣传画和标语、村有线广播等形式,广泛开展艾滋病防治知识宣传教育;加强对艾滋病患者心理疏导,对艾滋患者实行定期走访谈心,督导患者的服药依从性;开展“带状疱疹”的中医治疗,减轻发病者痛苦、提高生活质量。实施新农村建设,协调资金2万元,重修了80 m的村委会围墙和大门;筹资近1万元,修整了村文化广播站。河南省中医药研究院赠送村卫生室5套病床被褥及设施;河南省教育厅艾滋病防治帮扶工作队将1.5万斤(1斤=0.5 kg)大米、750斤食用油和300斤月饼送到每位患者家中;“六一”儿童节前夕,为孩子们送去了300套小学生课外读物和300本小学生学习报,并为该校的困难学生送去书包、文具盒、铅笔等学习用具,使困难群众感受到党和政府的关怀。

五、艾滋病巡回医疗

研究院派出8位专家,参加艾滋病下乡巡诊,深入“防艾”一线,与艾滋病患者“零距离接触”,实施中医中药治疗艾滋病防治项目,为艾滋病患者防病治病。

按照卫生部、国家中医药管理局要求，2004 年 8 月，河南省启动中医中药治疗艾滋病试点项目，为艾滋病患者提供免费中医药治疗。研究院主任医师杨小平、关明智、屈冰、张明利，副主任医师张书亮、薄立宏、李星锐、魏征等入选河南省中医药治疗艾滋病专家组，投入防治艾滋病的工作当中。首先在三个自然村进行了救治试点，研究院负责其中一个自然村患者的救治工作。每周一次到村里，给患者看病，给患者讲解卫生知识，做患者家属的思想工作。经过一年的治疗，患者的病情得以控制，体质明显好转，当年没有一例死亡病例。后扩大救治范围，杨小平、关明智、屈冰、张明利被分配到路途远、条件差的 3 个县中医院，分管当地患者救治。坚持每个月一次下乡督查防治，检查病历，深入诊疗点上亲自给患者诊治，对危重和疑难患者进行会诊治疗，培训县乡医生和村医。2010 年 3 月河南省救治患者量增加，杨小平等被派往新增治疗点的县中医院，开始收治患者，亲自跑遍各诊疗点，检查患者的治疗情况，诊治疑难患者，对县乡村医生进行专业培训。2014 年 3 月关明志参加援疆医疗队，研究院艾滋病专家组先后调整，薄立宏参加艾滋病巡诊一年，2017 年李星锐、魏征入选艾滋病专家组参加巡诊。截至 2018 年，杨小平、屈冰、李星锐、魏征四位专家仍在艾滋病巡诊一线，15 年来，河南省中医药研究院艾滋病专家一直坚持每月一次下乡巡诊，严格按照河南省中医管理局指定的工作职责、巡诊要求和责任制目标管理，较好地完成了河南省中医药治疗艾滋病的任务。

第五节　干部挂职

一、业务干部挂职

按照河南省委组织部的统一部署，河南省中医药研究院有 3 位干部到地方挂职锻炼。通过在地方挂职锻炼，掌握了当地基本情况，主动融入新的环境，适应新的岗位，发挥个人专业技术优势，认真履行职责，出实招，办实事，赢得了当地班子成员的信任和支持，为地方建设发展做出了贡献。

（1）蔡永敏南阳挂职：2004 年 12 月至 2006 年 6 月，研究院蔡永敏研究员作为河南省博士服务团成员，在河南省南阳中医药学校（河南省南阳医学高等专科学校）挂职锻炼，任副校长。任职期间，按照学校党委分工，建立健全科研管理制度，制订中长期科研规划，修订完善了 9 项科研管理制度；成立了仲景学说研究所、中药研究所、针推骨伤研究所、人文社科研究所等 8 个学术性研究机构；先后举办了"教学科研信息的获取与利用""科研论文的撰写与发表""科研项目的申报"等专题学术讲座 6 次。于 2005 年 8 月在学校成功举办了"国家科技基础条件平台医药卫生科学数据管理与共享服务系统——仲景学说专题数据库暨河南'八大宛药'学术论证会"，有关"八大宛药"的 5

项研究项目申报省、市科技计划，并获得了立项支持。筹建"仲景重点研究室"，制订了研究室建设方案；组织申报了河南省和南阳市的纵向科技计划项目9项，申报国家横向科技计划项目2项，企业横向协作项目1项。其中2项国家横向科技计划项目和1项协作项目签署了任务书或协议书；组织申报科研成果奖励6项（次），其中1项获河南省中医管理局科学技术奖，3项获得了南阳市科学技术奖；先后联系北京、郑州等地多家医院作为学校实习基地；协助完善常用工具书和各种数据库；健全完善校园网站功能。任职期间被南阳市委考核评定为2005年度优秀挂职干部。

（2）张留记安阳挂职：研究院张留记研究员于2005年4月至2006年6月，作为河南省委组织部第三批博士服务团成员，到安阳市卫生局任副局长，分管中医工作。在安阳期间，除完成安阳市卫生局任职的日常工作外，利用自己的专业所长，为安阳市中医院、中药企业等单位解决技术难题。指导安阳市中医院申报河南省科技攻关计划项目，是该院首个获批立项的省级科研项目。协助安阳市中医院开展国家中药新药临床研究机构的建设工作，耐心讲解相关政策法规，联系专家进行指导评估，推动了该单位的临床研究机构建设；指导安阳市中医院开展医院制剂开发工作，协助研发黄连膏等多种中药、西药制剂，为医院今后的临床用药提供更多的选择可能性。在安阳市制药企业冬凌草相关药品质量检测遇到困难时，积极协调河南省中医药研究院等科研院所开展技术帮扶，利用多年的专业技术知识积累，与药学研究人员通力合作，攻克冬凌草系列产品质量控制的技术难题，为企业排忧解难。通过一年多的技术服务，为地方中医院、中药企业等单位解决了技术困难，提升了相关医院和企业的科研能力，圆满完成了博士服务团的服务任务。

（3）雷新强禹州挂职：2005年2月至2007年5月，研究院院长雷新强在禹州市挂职工作。任禹州市人民政府副市长。2006年1月，任禹州市委常委、市政府副市长，负责医药卫生、市场管理、信访等工作。期间，组织筹办药王孙思邈医药文化节暨2005中国禹州中医药交易会。突出"药王、文化、经济"主题，为禹州市提高知名度、打造医药品牌、展示对外形象、促进经贸发展做出了贡献。

二、管理干部驻村

河南省中医药研究院先后有2位干部作为驻村工作队队员，前往经济欠发达地区驻村。期间，帮助完善村级组织建设，健全规章制度；协调资金帮助发展农村经济；加强农村文化建设，建立教室荣誉室；发挥技术特长，开展中医药科普知识宣传，为当地村民防病治病，受到当地干部群众欢迎。

1. 王希浩驻村　2001年3月至2002年3月，研究院党委副书记、主任医师王希浩作为河南省第一批驻村工作队队员，和河南省卫生厅7位同志派驻鹤壁市，并与河南省人民医院刘晔主任一起，派驻鹤壁市淇县黄洞乡鱼泉村，开展一年的驻村工作。期间，通过加强基层组织建设，创建"五好党支部"，提高村"两委"干部素质；探索经济发展，种桑养蚕、开发矿石资源等。为民众办实事，协调资金为鱼泉村建设标准化教室，命名为"星光教室"；建成"便民桥""靳月英荣誉室"及蓄水池 11 个，并安装自来水管；引水灌溉将旱地变为水浇地；建成肉鸡场等。发挥行业优势和专业技术特长，为乡卫生院建成 450m² 门诊病房综合楼，配备救护车及医疗设备；举办 17 期乡村医生中医药理论临床实用技能培训班；坚持每周义诊，组织省级专家大型义诊 2 次，送医送药上门服务，深受当地干部群众的欢迎，圆满完成了驻村任务。所在工作队被河南省委、省政府授予"先进驻村工作队"。

2. 田元生驻村 2002 年 3 月至 2003 年 4 月，研究院副院长、主任医师田元生作为河南省第二批驻村工作队队员，进驻修武县方庄镇里窑村开展驻村帮扶工作。在河南省卫生厅党组的统一部署下，争取资金近 20 万元，为里窑村勘探地下水源，打 200 多米深水井，井水水质优良，改变了当地群众长年靠天吃水的历史，村民立碑命名为"幸福泉"，至今仍滋润着当地一方百姓。期间，积极协调资金建设中心卫生院，购置救护车 1 台；发挥专业技术优势，定期在方庄镇卫生院坐诊，免费开展中医药、针灸治疗，为当地老百姓解除病痛；多次组织河南省中医药研究院医疗专家送医送药下乡，为广大村民送去免费的中医药服务。《河南日报》曾刊文报道田元生驻村帮扶先进事迹，他本人被当地县委县政府授予"修武县荣誉公民"，并荣获"河南省卫生厅驻村先进工作者"。

产业建设

第七章

第一节 河南省奥林特制药厂
（河南省奥林特药业有限公司）

河南省奥林特制药厂成立于 1992 年，其前身为始建于 1985 年的河南省中医研究院实验药厂。为国家 GMP 认证企业、河南省高新技术企业和郑州市科技企业。2010 年与广西北海阳光药业有限公司合作建设股份制药公司——北海阳光奥林特（郑州）有限公司，后更名为"河南省奥林特药业有限公司"。

（一）历史沿革

1977 年，河南省中医研究所开始在城北路新院区西侧进行中药制剂生产场地的规划设计。1982 年 4~10 月，完成 135 m² 制剂车间的主体工程建设。1983 年，由开封药厂服务公司协作进行提炼车间主要大型设备的安装。1984 年 1 月 4 日，委托中药研究室，成立实验药厂筹建组，由刘根成负责。1985 年 4 月 19 日，中药制剂车间建成进行试生产，先后生产出"肝复康""益心液""生力饮""轻身乐""双花露"等药品。1988 年，由任孝德负责。

1989 年 12 月，根据科研体制改革的要求，按"豫科条字（89）23 号"文，关于科研单位建立中试生产基地（厂）的管理意见，向河南省医药管理局递交《关于申请建立河南省中医研究院制药厂的报告》，限于当时资金等条件限制，仅取得兽药厂资质，成立河南省中医研究院实验兽药厂。1990 年 2 月，任命李长禄为药厂厂长。

1990 年 7 月，河南省中医管理局批准河南省中医研究院进行制药厂的筹建。1992 年，按照国家最新标准设计，建成 1 650 m² 的制剂楼。同年年底，原"河南省中医研究院实验兽药厂"正式更名为"河南省奥林特制药厂"。

1993 年 7 月，通过河南省食品药品监督管理局验收，取得了制药企业必备的制药许可证和营业执照，具备药品生产合法资格，建成片剂、胶囊、口服液 3 个生产线。任命蔡铁栓为河南省奥林特制药厂法人代表、厂长，雷新强、李长禄为副厂长。同年，与研究院签订了第一个目标承包合同，时间 3 年。

1998 年，中国复方大蒜油胶囊被评为"河南省高新技术产品"，河南省奥林特制药厂被评为"河南省高新技术企业"和"郑州市科技企业"。

1999 年，五层新 GMP 大楼建成，被评为"省优良工程"。任命蔡州为药厂副厂长。2000 年底，通过国家 GMP 认证专家组的现场检查验收，取得国家 GMP 认证证书，并于 2001 年通过换证验收。

2002 年，"中国复方大蒜油胶囊""体虚感冒合剂""金砂消食口服液"三个健字号产品通过国家药监局药品审评中心审评，取得国药准字的批准文号。2003 年，取得片剂、胶囊剂、口服液三大剂型 GMP 认证证书。2004 年，获得 14 个仿制药品国药准字批准文号。2005 年，完成 11 个国家准字号药品的质量标准试行期满转正申报，通过了《药品生产许可证》的换证验收检查等工作。2008—2009 年，完成合剂、片剂、硬胶囊剂所有生产品种"以品种为单元的药品 GMP"软件完善工作，通过郑州市食品药品监督管理局的验收评分检查。

由于药厂地处闹市，受环保等影响制约了企业发展，河南省中医药研究院在郑汴产业带建设规划用地中购买土地 102 亩，计划用于药厂的搬迁和扩建。2010 年，与广西北海阳光药业有限公司合作成立具有独立法人资格的股份制药公司——北海阳光奥林特（郑州）有限公司，研究院以郑东新区 40 亩（1 亩≈666.7 m²）土地、营业执照、药品生产许可证、GMP 证书、专利证书、药品注册批件、GMP 认证软件及部分设备等入股。2011 年，任命张留记、焦伟为公司副总经理。2013 年 4 月，"北海阳光奥林特（郑州）有限公司"更名为"河南省奥林特药业有限公司"，8 月，开始试生产。12 月，饮片、片剂、胶囊、口服液 4 大剂型通过 GMP 认证。

（二）基础设施建设

1983 年至 1989 年，实验药厂占地 2 150 m²，设有制药中试车间、液体、固体车间、化验室及仓库等生产用房 1 500 m²。有片剂、口服液、丸剂、酊剂等多种剂型。

1992 年，按照国家最新标准设计，建成 1 650 m² 的制剂楼。1993 年，贷款 100 万元，完成药厂中央空调调温控湿三级过滤，实现 10 万级净化标准，建成片剂、胶囊、口服液 3 个生产线及质量控制检测系统。

1995 年，先后贷款 130 万元，扩建厂房 2 100 m²，其中提取车间 145 m²、生产车间 1 650 m²、平房 306 m²。购买了高新制药设备，并进行老设备更新和技术改造，拥有提取设备一套，压片机、颗粒机各一台，糖衣锅两台，半自动关灌封机一套。1998 年，投入 120 万元引进国际最先进的薄膜包衣技术，完善片剂制备工艺。

1999 年，投资 1 730 万元，建成五层新 GMP 大楼（现科研综合楼），一层为办公区、实验区、标本区和样品区等，二层、三层为生产区（片剂/胶囊剂、合剂制剂车间），配楼二层为提取车间（水提区和醇提区），四层为框架的标准化厂房留作今后的发展，五层为仓库。GMP 大楼被评为"河南省优良工程"。先后购置了当时最先进的生产设备，包括美国反渗透纯化水生产线、联动提取-浓缩机组、FL-120 型一步制粒机、ZPY100 系列自动旋转式压片机、150B 型高效包衣机、ZJF-20A 型全自动胶囊填充机、联动内包、外包机组等，2001 年，配备了独立的供电系统。2006 年，建设了 150 m² 药品成品库，引进了"一步制剂"整套制粒干燥设备。

河南省奥林特药业有限公司东区药厂现拥有提取车间建筑面积 4 752 m²，建设中药前处理生产线一条、中药饮片生产线一条；液体制剂车间建筑面积 2 160 m²，建设口服液生产线 4 条；综合制剂车间建筑面积 1 800 m²，包括片剂、胶囊生产线；其他包括中心仓库建筑面积 5 400 m²，质检综合楼建筑面积 3 840 m²，配电房、水泵房、热力站建筑面积 590 m²，锅炉房建设与厂区绿化面积 25 000 m² 等，拥有产品剂型 3 种、19 个国家药品批准文号（其中 4 个独家品种）。

（三）新药研究与开发

1983—1989 年，先后开发出"清热解毒注射液""降脂灵"和"双花露"等自行研制产品，生产科研临床试验用药达 30 多个品种，具有片剂、口服液、丸剂、酊剂等多种剂型。

1994 年，与中药研究所合作研发的"中国复方大蒜油胶囊""金砂消食口服液"通过河南省卫生厅保健药品审评委员会审评，取得保健药品批准文号。

1996 年，与中药研究所合作研发的"体虚感冒口服液（合剂）"通过河南省卫生厅保健药品审评委员会审评，取得保健药品批准文号。申请仿制并获得"清热解毒片""复方丹参片""碘油丸"3 个准字号药品的批准文号（清热解毒片：国药准字Z41020072，复方丹参片：国药准字 Z41020062）。"中国复方大蒜油胶囊"被评为河南省高新技术产品。

1998 年，"清热解毒片"由药厂组织联合其他 5 个单位起草质量标准，从"河南地方标准"升为"部颁标准"。中国复方大蒜油胶囊被评为"河南省高新技术产品"。

2002 年，根据国家药品监督管理局对保健品进行整顿的要求，对"中国复方大蒜油胶囊""体虚感冒合剂""金砂消食口服液"三个健字号产品按照各项技术资料要求重新进行整理、编辑，通过省内保健评审专家组初评及国家药监局药品审评中心审评，成功取得国药准字的批准文号。

中国复方大蒜油胶囊（国药准字 B20020251），体虚感冒合剂（国药准字B20020235），金砂消食口服液（国药准字 B20020051）。

成立了仿制药品科研攻关小组，16 个品种完成了稳定性考察、产品中试、标准提高、资料整理及仿制药申报审批等工作，共增加了 18 种定量方法和 45 种鉴别方法，定量均是灵敏度及准确度较高的高效液相色谱法。2004 年，完成 16 种仿制药品申报审批等工作，获得 14 个仿制药品国药准字批准文号。

降糖宁胶囊（国药准字 Z20033017），风湿关节炎片（国药准字 Z20033067），消癌平片（国药准字 Z20033090），尿塞通片（国药准字 Z20033091），风痛宁片（国药准字Z20033104），骨刺消痛胶囊（国药准字 Z20033123），血尿胶囊（国药准字 Z20033206），大败毒胶囊（国药准字 Z20033159），肾复康胶囊（国药准字 Z20043186），妇科止带片（国药准字 Z20033047），小儿清肺止咳片（国药准字 Z20033174），脑络通胶囊（国药准字 Z20043476），白癜风胶囊（国药准字 Z20044055），参蛤胶囊（国药准字B20020505）。

（四）GMP 认证与管理

1999 年，成立了 GMP 认证资料工作小组，编制了一套 GMP 软件系统，其中包括图表、管理标准、工作标准、记录共计 1 032 种系统的质量管理体系。2000 年，通过 GMP

认证专家组的现场检查验收，取得片剂、胶囊剂 GMP 认证证书。2003 年，取得口服液 GMP 认证证书。

2001 年，完成 11 个国家准字号药品的质量标准试行期满转正申报，通过了《药品生产许可证》的换证验收检查等工作。

2008 年，按照省市食品药品监督管理局的要求，推行"以品种为单元的药品 GMP"管理，在 2008 年郑州市生产企业实施"以品种为单元的药品 GMP"进度排名位列第四名。到 2009 年，合剂、片剂、硬胶囊剂所有生产品种均完成"以品种为单元的药品 GMP"软件完善工作，并按照省局最新要求完善了主要品种的验证文件体系，通过郑州市食品药品监督管理局的验收评分检查。

2013 年 12 月，"河南省奥林特药业有限公司"东区药厂饮片、片剂、胶囊、口服液 4 大剂型通过 GMP 认证。

（五）市场营销

1998 年 4 月，在郑州火车站候车厅做了 6 块 30 m² 的广告牌。同年 8 月，在省内多家报纸、电视等媒体上进行了两个月的高血压知识及广告宣传。

2001 年，与研究院主办了 2001 年度高血压学术网络会议。10 月 31 日，取得《中国医药保健品进出口商会会员证书》。11 月 8 日，取得《中华人民共和国进出口企业资格证书》。12 月 3 日，与省经贸委主办河南省首届"奥林特杯中药现代化知识电视大赛"，并取得第一名。

2003 年，制订营销计划、政策和监控体系，选定准字号药品"体虚感冒合剂"为药厂发展的拳头产品，先后在省内十一个地市及上海、广东设立了销售办事处。2006 年，在河南、上海、广东原有市场的基础上，针对河南市场全面开展了销售工作，先后从河南中医学院、郑州大学、河南商专等十几所大专院校，以及三十多家制药企业招聘了一批近百人的营销人员，"体虚感冒合剂"产品分别在河南卫视及各市、县加强了广告宣传。

（六）历任负责人

历任负责人见表 7-1。

表 7-1　河南省奥林特制药厂（河南省奥林特药业有限公司）历任负责人任职表

姓名	性别	职务	任职时间
刘根成	男	实验药厂负责人	1985—1988
任孝德	男	实验药厂负责人	1988—1990.2
李长禄	男	实验药厂副厂长	1990.2—2006.4
蔡铁栓	男	厂长	1993.7—2006.4
雷新强	男	副厂长	1993.7—1994.4
蔡州	男	副厂长	1999—2010.11
王端权	男	厂长	2006.4—2010.11
张留记	男	副总经理	2011.6—2017.6
焦伟	男	副总经理	2011.6

第二节　河南省中达中医药科技开发公司

河南省中达中医药科技开发公司成立于1992年，开展中医药对外技术与咨询服务，为企事业单位提供中药产品（中药新药、中药保健药品、保健食品与用品、医院制剂）的临床前药学、药效学及毒理学研究等业务。

（一）历史沿革

1992年8月，由河南省中医药研究院注资，成立河南省中达中医药科技开发公司，任命刘清培为公司经理，公司位于研究院西侧临城北路的平房（约100m²），主要从事优质道地中药材及中成药贸易、中药材质量检测、新药临床前研究等业务。

1994年3月，雷新强任公司经理。1995年4月，何平任公司经理。

2000年8月，公司交由中药研究所重新注册、管理与经营，王军任公司经理（兼），李更生任副经理（兼），公司地址位于研究院综合科研楼（现2号病房楼）一层西侧。利用中药所的设备、技术与人才优势，开展中医药对外技术、咨询服务，为企事业单位提供中药产品（中药新药、中药保健药品、保健食品与用品、医院制剂）的临床前药学、药效学及毒理学研究。

2002年6月，任孝德任公司副经理。2006年4月，任孝德任公司经理。2011年8月，刘方洲任公司副经理。2017年11月，刘方洲任公司经理。

（二）业务开展

1992—2000年，主要从事优质道地中药材及中成药贸易、中药材质量检测、新药临床前研究等业务。

2000年至今，主要从事中医药对外技术咨询服务，先后为河南羚锐制药股份有限公司、河南淅川制药集团有限公司、仲景宛西制药股份有限公司、河南风湿病医院、南阳新生制药有限公司、河南中帅医药科技股份有限公司、江苏富瑞药业、上海玉丹药业有限公司、广州潘高寿药业股份有限公司、广州白云山制药股份有限公司、南京金陵药业有限公司、河南中医药大学、河南省医药科学研究院等100余家企事业单位提供中药新药、中药保健药品、保健食品与用品、医院制剂等的临床前药学、药效学及毒理学研究。

（三）历任负责人

历任负责人见表7-2。

表7-2　河南省中达中医药科技开发公司历任负责人任职表

姓名	性别	职务	任职时间
刘清培	男	经理	1992.8—1994.3
雷新强	男	经理	1994.3—1995.4
何平	男	经理	1995.4—2000.8

姓名	性别	职务	任职时间
王军	男	经理	2000.8—2006.4
李更生	男	副经理	2000.4—2006.4
任孝德	男	副经理	2002.6—2006.4
		经理	2006.4—2017.11
刘方洲	男	副经理	2011.8—2017.11
		经理	2017.11—

第 八 章

教育

河南省中医药研究院随着事业的发展，实习生进修生培训、在职职工进修培训和学历教育以及国家教育项目陆续展开。1981年，接收实习生门诊带教，1982年，建立科研病区，始有能力接收实习生、进修生学习。1985年，开始按年度计划接收实习生进修生带教指导，同时规范了在职职工外出进修培训管理。2003年，启动在职职工博士、硕士委托培养，同时开展硕士研究生带教。2000年以来分别启动了全国名老中医药专家学术经验传承、全国名老中医药专家传承工作室建设项目、全国中医优秀人才研修项目、河南省青苗人才培养项目、河南省中医住院医师规范化培训项目。各种形式的教育培训，提高了研究院职工学历层次，为基层医疗单位培养了业务骨干。

第一节　外出进修培训

1979 年，河南省中医研究所独立建制，根据科研工作需要，临时安排专业技术人员短期进修培训。1985 年，业务科负责制定进修管理制度，联系进修单位，每年按计划派出人员外出进修学习。1988 年 2 月，研究院制定了《外出学习管理制度》，对全脱产进修学习管理逐渐规范。1989 年由医政科负责，设专人管理进修培训工作。1990 年 3 月，出台《职工参加各类培训班伙食补助标准的规定》，提高外出学习人员生活补助。

2003 年，外出进修培训纳入职工继续教育，鼓励专业技术人员积极参加继续教育，学习期间享受正常的工资、保险、福利待遇。

2010 年，制定《外出培训进修管理办法》和《继续教育管理办法》，建立继续教育学分制管理的考核体系，纳入了职务晋升、工作量化、业务考核的管理范围。2013 年，进一步完善了《外出进修管理办法》，细化了审批报销流程，提高了外出学习进修人员的福利待遇。

2008—2018 年，研究院派出短期进修培训 127 人次。（表 8-1）

表 8-1　河南省中医药研究院短期培训、进修一览表（2008—2018）

姓名	科室	进修专业	培训或进修单位	进修时间
李星锐	肾病科	肾病科	西苑医院	2008. 3. 1—2009. 3. 8
温利丹	妇科	妇产科	河南省人民医院	2009. 6. 1—2010. 6. 1
吴瑷	内分泌	内分泌	河南省人民医院	2009. 7. 19—2010. 7. 30
罗银星	医政科	心血管内科	郑州大学一附院	2009. 8. 12—2009. 12. 12
马龙	六病区	心血管内科	郑州大学一附院	2009. 9. 25—2009. 12. 30
刘蕊	肾病科	肾病	河南中医学院一附院	2010. 1. 26—2010. 8. 1
张社峰	内分泌科	内分泌	河南省人民医院	2010. 3. 9—2010. 9. 15
高丽君	高血压	普通心脏病学	河南省人民医院	2010. 4. 1—2011. 3. 1
毛重山	急诊科	感染性疾病科	北京协和医院	2010. 4. 20—2011. 5. 30
李星锐	肾病科	艾滋病培训班	北京地坛医院	2010. 6. 19—2010. 7. 20
郭建中	内分泌科	艾滋病培训班	北京地坛医院	2010. 10. 11—2010. 11. 10
崔伟峰	科研科	艾滋病培训班	北京地坛医院	2010. 11. 15—2010. 12. 10
张爱华	门诊	妇科	河南省人民医院	2010. 9. 26—2011. 4. 30
崔莉芳	医政科	心血管内科	郑州大学一附院	2010. 11. 4—2010. 4. 30
赵嘉梅	妇科	宫腔镜妇科病房	河南省人民医院	2011. 1. 12—2012. 1. 10
赵嘉梅	妇科	妇科	河南省人民医院	2011. 1. 18—2012. 1. 10

姓名	科室	进修专业	培训或进修单位	进修时间
陈丽	外科	手术室	北京大学第三医院	2011. 6. 7—2011. 12. 7
陈刚	三病区	神经内科	郑州大学二附院	2010. 8. 30—2011. 8. 30
刘彦妍	肾病科	血液净化	河南省人民医院	2011. 11. 19—2011. 5. 1
王雷生	医政科	针灸科	河南省正骨医院	2011. 11. 21—2012. 5. 11
张俊萍	血液肿瘤	血液肿瘤	河南省人民医院	2011. 12. 12—2012. 7. 1
史晓菲	急诊科	ICU	河南省人民医院	2012. 2. 27—2012. 5. 30
彭秀丽	急诊科	ICU	河南省职工医学院	2012. 5. 16—2012. 5. 26
杨永枝	高血压	护理	北京协和医院	2012. 5. 2—2012. 7. 26
张富汉	心病科	心血管	郑州大学一附院	2012. 4. 28—2012. 10. 31
王爱军	急诊科	ICU	河南省人民医院	2012. 6. 11—2012. 10. 1
郭文学	急诊科	ICU	河南省人民医院	2012. 6. 11—2012. 10. 30
宣永丽	急诊科	ICU	河南职工医学院	2012. 4. 8—2012. 4. 18
于国俊	肾病科	肾病	郑州大学一附院	2012. 7. 23—2017. 12. 30
黄谦峰	肺病科	呼吸重创	河南省人民医院	2012. 8. 23—2012. 12. 1
王安娜	急诊科	急诊科	郑州大学一附院	2012. 10. 10—2013. 1. 10
张玉	急诊科	ICU	河南省人民医院	2013. 2. 21—2012. 5. 30
王娜	高血压	高血压	河南省人民医院	2013. 10. 25—2014. 10. 28
田丽	儿科	儿科	郑州大学一附院	2014. 3. 19—2014. 9. 30
杜丽华	妇科	妇科	河南省人民医院	2014. 6. 3—2014. 9. 1
潘金丽	治未病	乳腺病	北京军区总医院	2014. 6. 5—2018. 7. 30
张俊萍	肿瘤科	血液科	河南省人民医院	2014. 6. 23—2014. 9. 30
任为民	肿瘤科	血液科	河南省人民医院	2014. 6. 23—2014. 9. 30
宋昕	脑病	综合 ICU	郑州大学一附院	2014. 6. 23—2014. 10. 30
李燕	脑病	急诊科	郑州大学一附院	2014. 6. 23—2014. 12. 30
张桂霞	脑病	神经内科	郑州大学一附院	2014. 6. 23—2014. 10. 1
赵义红	肝胆脾胃科	消化	郑州大学一附院	2014. 6. 24—2014. 11. 30
屈冰	呼吸科	呼吸内科	郑州大学一附院	2014. 6. 30—2014. 10. 30
乔淑华	肿瘤科	护理	河南省人民医院	2014. 7. 1—2014. 10. 1
赵云	内分泌	周围血管	河南省人民医院	2014. 7. 7—2014. 9. 30
王丽娟	疼痛科	康复治疗	河南中医学院一附院	2014. 7. 9—2014. 10. 14
马玉娟	心血管	CCU	郑州大学一附院	2014. 7. 28—2015. 3. 1
郑欣	心血管	超声医学	郑州大学一附院	2014. 8. 25—2014. 11. 30

姓名	科室	进修专业	培训或进修单位	进修时间
段真真	高血压	护理	河南省人民医院	2014. 7. 2—2014. 10. 2
张丽丽	肝胆脾胃科	护理	河南省人民医院	2014. 7. 2—2014. 10. 2
高丽君	高血压	心血管	河南省人民医院	2017. 12. 15—2018. 6. 15
冯盼盼	脑病	护理	河南省人民医院	2014. 7. 2—2014. 10. 2
贾阳	呼吸科	护理	河南省人民医院	2014. 9. 2—2014. 12. 2
刘艳芳	呼吸科	护理	河南省人民医院	2014. 9. 2—2014. 12. 2
高雅	呼吸科	护理	河南省人民医院	2014. 9. 2—2014. 12. 2
张珍丽	内分泌	ICU	河南省人民医院	2014. 7. 2—2014. 10. 2
张艳	肾病	血液透析	河南省人民医院	2014. 9. 2—2014. 10. 2
罗继红	高血压	心血管	河南省人民医院	2018. 1. 15—2018. 4. 15
魏小敏	高血压	护理	河南省人民医院	2014. 7. 2—2014. 10. 2
付婷婷	内分泌	肌电图	河南省人民医院	2014. 7. 1—2014. 10. 1
吕洁	内分泌	急救护理	河南省人民医院	2014. 7. 1—2014. 10. 1
孙丽佳	针灸推拿	护理	郑州大学一附院	2014. 9. 2—2014. 10. 2
王彩云	心血管	护理	河南省人民医院	2014. 7. 2—2014. 10. 2
马晓瑞	心血管	护理	河南省人民医院	2014. 7. 2—2014. 10. 2
朱文	急诊科	护理	河南省人民医院	2014. 7. 2—2014. 10. 2
杨雅咏	急诊科	护理	河南省人民医院	2014. 7. 2—2014. 10. 2
刘艳芹	脑病	护理	河南省人民医院	2014. 9. 2—2014. 12. 2
张玉龙	肾病	血液透析	河南省人民医院	2014. 5. 28—2014. 8. 28
卢吉锋	心内科	心血管	郑州大学一附院	2014. 11. 6—2015. 5. 18
李星锐	肾病	血液净化	河南中医学院一附院	2014. 12. 31—2014. 5. 1
巴焕	疼痛科	护理	河南中医学院一附院	2015. 3. 15—2015. 6. 15
郝艳民	疼痛科	护理	河南中医学院一附院	2015. 3. 15—2015. 6. 15
吕柏雪	ICU	护理	河南省人民医院	2015. 4. 1—2015. 6. 30
李丽	儿科	护理	郑州市儿童医院	2015. 4. 1—2015. 6. 30
吴仪	康复科	护理	骨科医院	2015. 4. 1—2015. 6. 30
李娟	儿科	护理	郑州市儿童医院	2015. 6. 1—2015. 8. 31
吴仪	康复科	护理	河南省中医院	2015. 7. 1—2015. 9. 30
李宁	疼痛科	康复治疗	河南省中医院	2015. 7. 2—2015. 10. 1
田琦	内分泌	护理	河南中医学院一附院	2015. 7. 13—2015. 10. 12
李想	ICU	护理	郑州大学一附院	2015. 8. 1—2015. 10. 31

姓名	科室	进修专业	培训或进修单位	进修时间
张彩虹	儿科	护理	郑州大学一附院	2015.8.23—2015.11.23
姜兰兰	彩超室	超声医学	河南省人民医院	2015.9.7—2016.3.7
李娟	儿科	护理	河南省人民医院	2014.5.28—2014.8.28
吕柏雪	ICU	护理	广州	2016.4.18—2016.7.18
李芳	儿科	儿科	郑州大学一附院	2015.6.1—2015.12.1
吕娜	内分泌	中医内科	河南省人民医院	2016.6.29—2016.10.1
程欢欢	心内科	心血管	河南省人民医院	2016.8.9—2016.12.10
田蓟	针灸推拿	护理	北京协和医院	2016.12.1—2017.2.29
乔翠霞	肿瘤科	肿瘤	河南省中医院一附院	2016.10.19—2017.3.20
代笑梅	影像科	超声医学	郑州大学一附院	2016.11.2—2017.6.1
杜文森	内分泌	中医内科	河南中医药大学一附院	2017.1.10—2017.3.30
张社峰	内分泌	中医内科	河南中医药大学一附院	2017.1.10—2017.3.30
李丽	儿科	护理学	浙江大学一附院	2017.2.1—2017.4.30
张腾云	高血压	心血管	北京阜外心血管医院	2017.6.1—2018.6.1
王瑞怡	高血压	ICU	河南省人民医院	2017.2.27—2017.7.1
陈洋	ICU	ICU	河南省人民医院	2016.8.1—2016.11.4
王瑞怡	ICU	ICU	河南省人民医院	2016.8.1—2016.11.4
张腾云	高血压	心血管内科	河南省人民医院	2017.3.1—2017.5.30
周彬彬	急诊科	急诊科	河南省人民医院	2017.2.27—2017.5.30
庞志勇	肺病科	呼吸（睡眠）	河南中医药大学三附院	2017.3.1—2017.6.1
唐桂军	肾病科	中医内科	河南中医药大学	2017.3.1—2017.8.31
唐桂军	肾病科	中医内科	郑州大学一附院	2017.3.7—2017.6.10
张峰	药剂科	临床中药学	河南中医药大学一附院	2017.3.17—2018.3.17
陈曦	高血压	中医内科	河南中医药大学一附院	2017.3.27—2017.6.30
崔伟锋	科教科	中医内科	河南中医药大学一附院	2017.5.9—2017.8.30
王素花	呼吸科	中医内科	河南中医药大学三附院	2017.5.22—2017.8.1
张爱华	妇科	中医妇科	海军总医院	2017.6.20—2017.12.26
牛垚飞	ICU	重症医学	河南省人民医院	2016.8.1—2016.11.4
苗灵娟	高血压	心血管	河南中医药大学一附院	2017.7.1—2017.12.30
徐鹏	疼痛科	针灸推拿	石学敏院士工作站	2017.7.25—2018.1.1
王振华	心血管	心血管	郑州大学一附院	2017.7.28—2017.11.20
王菲	肝胆脾胃科	消化	河南省中医院	2017.9.1—2017.12.30

姓名	科室	进修专业	培训或进修单位	进修时间
乔翠霞	肿瘤科	肿瘤	河南省肿瘤医院	2017.9.1—2017.12.30
罗银星	肿瘤科	肿瘤	河南省人民医院	2017.9.6—2018.3.30
代震	药学部	临床中药学	河南省中医药大学一附院	2019.3.10—2020.3.10
杨晶晶	药学部	临床中药学	河南省中医药大学一附院	2019.3.10—2020.3.10
王钰涵	药学部	感染	河南省人民医院	2018.10.15—2019.10.15
李静	妇科	护理	郑州大学一附院	2019.1.16—2019.4.17
高翠霞	妇科	妇科	河南省人民医院	2019.2.18—2019.5.25

第二节 在职硕士、博士学历教育

20 世纪 80 年代初期，研究所鼓励职工利用业余时间参加各类院校的在职培训，以提高在职职工学历层次，期间部分职工通过学习提高了专业技术水平，按一定比例报销了学费。

1988 年 2 月，研究院制定了《外出学习管理制度》，在职职工参加成人教育获得更高学历，持毕业证在业务科、人事科备案存档，由于研究院经费紧张，学习费用暂不报销。1990 年，5 位同志通过学历教育，取得毕业证书，被聘为干部岗位。

2001 年 3 月，根据国家继续教育有关文件的精神，研究院开展了人才培养规划，鼓励职工积极参加继续教育，制定了豫中研【2001】10 号文件，在职职工参加成人学历教育（本科、专科），报销 80% 学费。部分低学历职工陆续参加各院校学历教育。

2003 年，研究院启动硕士、博士生委托培养计划，鼓励科研医疗人员参加在职或全脱产学位（博士、硕士）深造，制订豫中研【2003】25 号文件，签订学习协议，保障学习期间工资发放，毕业回单位工作后补发奖金及相关福利。2005 年 7 月，研究修订了在职职工脱产攻读研究生学位管理办法。

2010 年 1 月，根据研究院人才需求现状，进一步修订了（博士、硕士）学位学习的申请程序、工资福利待遇及报销比例，同时废止了【2001】10 号文件和【2003】25 号文件。同时规定，在职职工业余参加成人学历教育（本科、专科）不再报销学费，仅纳入人事科备案管理。

2013 年，再次修订完善了《在职职工参加（博士、硕士）学位学习的暂行规定》，细化了审批报销流程，进一步完善了培养（博士、硕士）协议。

2003—2018 年，共有 40 余名在职职工取得硕士、博士学历/学位及博士后。（表 8-2）

表8-2　河南省中医药研究院在职职工取得硕士、博士学位及博士后人员

姓名	科室	毕业学校	学位	专业	入学时间	毕业时间
于震	中药所	北京大学	博士后	中药药理	2006.7	2008.7
马龙	门诊	中国中医科学院	博士后	中医内科	2012.2	2014.7
魏征	肿瘤科	河南中医药大学	博士后	中医内科	2018.9	在站
何美霞	中药所	中南大学湘雅医学院	博士	生理学	1999.9	2002.7
雷新强	院长	中国人民大学	博士	科学哲学	2002.9	2005.7
于震	中药所	中国中医科学院	博士	中药药理	2003.9	2006.7
杨辰华	老年病科	中国中医研究院	博士	内分泌	2003.9	2006.7
张留记	中药所	郑州大学	博士	药物化学	2003.9	2007.12
王军	中药所	北京中医药大学	博士	中西医结合	2004.9	2007.7
秦文杰	中药所	北京中医药大学	博士	中药学	2004.9	2007.7
曹金梅	针灸科	上海中医药大学	博士	针灸	2004.9	2007.7
邹杰	信息所	中国医科大学	博士	肾病	2005.9	2008.7
王守富	心血管	天津中医药大学	博士	中医内科学	2005.9	2008.7
李更生	中药所	北京中医药大学	博士	中药学	2005.9	2009.7
白清林	针灸科	北京中医药大学	博士	中医内科	2006.9	2009.7
张翠英	信息所	上海中医药大学	博士	中医妇科	2009.9	2012.7
魏征	肿瘤科	南京中医药大学	博士	中西医结合	2013.9	2016.7
牛蔚露	皮肤科	广州中医药大学	博士	皮肤科	2014.9	2018.12
郭建中	内分泌	河南中医药大学	博士	中医基础理论	2014.12	未毕业
田丽	儿科	广州中医药大学	博士	儿科	2015.9	在读
宋红湘	妇科	河南中医学院	硕士	妇科	1989.9	1992.7
白清林	急诊科	河南中医学院	硕士	针灸	1990.9	1993.7
李更生	中药所	北京医科大学	硕士	中药学	1992.9	1995.7
庆慧	医务科	河南中医学院	硕士	中医内科学	2000.9	2003.7
刘杰	中药所	中国药科大学	硕士	药物分析	2001.9	2004.7
毛重山	急诊	郑州大学	硕士	公共卫生	2002.9	2005.7
李秋凤	心病科	河南中医学院	硕士	中医心血管	2005.9	2008.7
潘金丽	治未病	河南中医学院	硕士	中医内科学	2005.9	2008.7
屠万倩	中药所	郑州大学	硕士	分析化学	2006.9	2009.7
周红艳	中药所	河南中医学院	硕士	中西医结合	2006.9	2009.7
成爱武	口腔科	郑州大学	硕士	口腔科	2007.9	2010.7
张克	药剂科	郑州大学	硕士	制药工程	2007.9	2010.7

姓名	科室	毕业学校	学位	专业	入学时间	毕业时间
高翠霞	妇科	河南中医学院	硕士	中西医结合	2007.9	2012.7
王高峰	院办	郑州大学	硕士	工商管理	2008.9	2010.7
高翠霞	门诊妇科	河南中医学院	硕士	中医妇科	2009.9	2012.7
李琦	工会	中共河南省委党校	研究生	政治学	2009.9	2012.7
张明利	呼吸科	河南中医学院	硕士	中医内科学	2009.9	2012.7
郭泉滢	高血压	河南中医药大学	硕士	中医师承肾病	2013.9	2016.7
唐桂军	高血压	河南中医药大学	硕士	中医师承肾病	2013.9	2016.7
杨永枝	高血压	华中师范大学	硕士	应用心理	2015.9	2017.7

注：按学位高低、入学时间及姓氏笔画排序。

第三节 研究生培养

2001年，河南省中医药研究院雷新强研究员被湖南省中医药大学聘为硕士研究生导师，招收硕士研究生1名。2003年，研究院部分专家陆续被河南中医学院聘为硕士研究生导师。2004年，河南省中医药研究院与河南大学药学院、天津药物研究所联合招收培养硕士研究生获得批准。2001—2018年，共有硕士研究生导师29名，培养硕士研究生153名。（表8-3、表8-4）

表8-3　河南省中医药研究院研究生导师一览表

姓名	职称	专业	受聘院校	首招时间
雷新强	研究员	中医针灸	湖南中医药大学	2001
王希浩	主任医师	中医妇科	河南中医药大学	2003
范军铭	主任医师	中医针灸	河南中医药大学	2003
张留记	研究员	中药化学	河南中医药大学、河南大学	2003
王军	研究员	中药药理	河南大学、河南中医药大学	2004
李更生	研究员	中药学	河南大学	2004
徐立然	主任医师	中医内科	河南中医药大学	2004
邓启华	主任医师	中医内科	河南中医药大学	2005
田元生	主任医师	中医针灸	河南中医药大学	2005
刘杰	研究员	药物分析	河南大学	2007
蔡永敏	研究员	信息文献	河南中医药大学	2007
王守富	主任医师	中医内科	河南中医药大学	2009

姓名	职称	专业	受聘院校	首招时间
李培旭	主任医师	中医内科	河南中医药大学	2012
杨辰华	主任医师	中医内科	河南中医药大学	2012
蔡小平	主任医师	中医内科	河南中医药大学	2015
庆慧	主任医师	中医内科	河南中医药大学	2017
马开	副研究员	中药学	河南大学	未招生
任孝德	副研究员	中药学	河南大学	未招生
华琼	主任医师	中医内科	河南中医药大学	未招生
刘长河	副研究员	中药学	河南大学	未招生
刘方洲	副研究员	中药药理	河南大学	未招生
李秋凤	主任医师	中医内科	河南中医药大学	未招生
杨小平	主任医师	中医内科	河南中医药大学	未招生
赵京伟	主任医师	中医内科	河南中医药大学	未招生
侯留法	主任医师	中医内科	河南中医药大学	未招生
高雅	主任医师	中医儿科	河南中医药大学	未招生
黄霞	研究员	中药药理	河南大学	未招生
程广书	主任医师	中医内科	河南中医药大学	未招生
薛爱荣	主任医师	中医内科	河南中医药大学	未招生

注：按首招时间、姓氏笔画排序。

表 8-4 河南省中医药研究院培养研究生培养情况一览表

姓名	性别	入学时间	专业	导师姓名	学校名称	毕业时间
倪明	男	2001.9	中医内科	雷新强	湖南中医药大学	2004.7
李俊敏	女	2003.9	中医妇科	王希浩	河南中医学院	2006.7
陈磊	男	2003.9	药物分析	张留记	河南中医学院	2006.7
郭继锋	女	2003.9	针灸推拿	范军铭	河南中医学院	2006.7
王子华	男	2004.9	中药药理	王军	河南大学	2007.7
翟森青	女	2004.9	中医妇科	王希浩	河南中医学院	2007.7
王华祥	男	2004.9	药物分析	李更生	河南大学	2007.7
李志锋	男	2004.9	药物分析	张留记	河南中医学院	2007.7
董永书	男	2004.9	针灸推拿	范军铭	河南中医学院	2007.7
张世玺	男	2004.9	中医内科	徐立然	河南中医学院	2007.7

姓名	性别	入学时间	专业	导师姓名	学校名称	毕业时间
张红霞	女	2005.9	中药药理	王军	河南大学	2008.7
赵嘉梅	女	2005.9	中医妇科	王希浩	河南中医药大学	2008.7
朱姝	女	2005.9	中医妇科	王希浩	河南中医药大学	2008.7
蔡良章	男	2005.9	中西医结合临床	邓启华	河南中医药大学	2008.7
郭长河	男	2005.9	中西医结合临床	邓启华	河南中医药大学	2008.7
甄耀辉	男	2005.9	中西医结合临床	邓启华	河南中医药大学	2008.7
郑彩云	女	2005.9	中西医结合临床	邓启华	河南中医药大学	2008.7
王新义	男	2005.9	针灸推拿	田元生	河南中医药大学	2008.7
卢鹏伟	男	2005.9	药物分析学	李更生	河南大学	2008.7
刘建青	女	2005.9	中药分析	张留记	河南大学	2008.7
姚春敏	女	2005.9	中药分析	张留记	河南大学	2008.7
李其友	男	2005.9	针灸推拿	范军铭	河南中医药大学	2008.7
郭建中	男	2005.9	中医内科	徐立然	河南中医药大学	2008.7
邱东兵	男	2006.9	中药药理	王军	河南大学	2009.7
苏勤勇	男	2006.9	中药药理	王军	河南大学	2009.7
杨春旭	女	2006.9	中医妇科	王希浩	河南中医药大学	2009.7
张爱华	女	2006.9	中医妇科	王希浩	河南中医药大学	2009.7
任中万	女	2006.9	针灸推拿	田元生	河南中医药大学	2009.7
吕杨	女	2006.9	药物分析学	李更生	河南大学	2009.7
董贵	女	2006.9	药物分析	张留记	河南中医药大学	2009.7
姜建芳	女	2006.9	针灸推拿	范军铭	河南中医药大学	2009.7
张钟	男	2006.9	中医内科	徐立然	河南中医药大学	2009.7
韩春雷	男	2007.9	中药药理	王军	河南大学	2010.7
葛翠莲	女	2007.9	中医妇科	王希浩	河南中医药大学	2010.7
李兴华	女	2007.9	中医妇科	王希浩	河南中医药大学	2010.7
陈磊	男	2007.9	针灸推拿	田元生	河南中医药大学	2010.7
周黎明	男	2007.9	药物分析	刘杰	河南大学	2010.7
张雅阁	女	2007.9	药物分析学	李更生	河南大学	2010.7
刘怡	女	2007.9	药物分析	张留记	河南中医药大学	2010.7
梁廷营	男	2007.9	针灸推拿	范军铭	河南中医药大学	2010.7
周黎明	男	2007.9	药物分析	刘杰	河南大学	2010.7

姓名	性别	入学时间	专业	导师姓名	学校名称	毕业时间
孙大鹏	女	2007.9	中医医史文献	蔡永敏	河南中医学院	2009.7
郑志攀	男	2007.9	中医内科	徐立然	河南中医学院	2010.7
张彪	男	2007.9	中医内科	徐立然	河南中医学院	2010.7
崔芳	女	2008.9	中医妇科	王希浩	河南中医学院	2011.7
郭朋波	女	2008.9	中医妇科	王希浩	河南中医学院	2011.7
邵雪艳	女	2008.9	中医妇科	王希浩	河南中医学院	2011.7
于喜乐	女	2008.9	中医妇科	王希浩	河南中医学院	2011.7
宁珊珊	女	2008.9	中西医结合临床	邓启华	河南中医学院	2012.7
王雷生	男	2008.9	针灸推拿	田元生	河南中医学院	2011.7
曹卫宾	男	2008.9	药物分析学	李更生	河南大学	2011.7
刘钦松	男	2008.9	药物分析	张留记	河南中医学院	2011.7
刘华	男	2008.9	针灸推拿	范军铭	河南中医学院	2011.7
孟鹏飞	男	2008.9	中医内科	徐立然	河南中医学院	2011.7
庞志勇	男	2008.9	中医内科	徐立然	河南中医学院	2011.7
马秀霞	女	2008.9	中医内科	徐立然	河南中医学院	2011.7
武晓光	女	2009.9	中医内科心血管方向	王守富	河南中医学院	2012.7
贾磊	男	2009.9	中医妇科	王希浩	河南中医学院	2012.7
赵霁	女	2009.9	中医妇科	王希浩	河南中医学院	2012.7
孙玮琦	女	2009.9	针灸推拿	田元生	河南中医学院	2012.7
刘鹏	男	2009.9	针灸推拿	范军铭	河南中医学院	2012.7
王东旭	男	2009.9	中医内科	徐立然	河南中医学院	2012.7
黄凌	男	2009.9	中医内科	徐立然	河南中医学院	2012.7
卢吉锋	男	2010.9	中医内科心血管方向	王守富	河南中医学院	2013.7
郝威	男	2010.9	中医妇科	王希浩	河南中医学院	2013.7
钟利萍	女	2010.9	中医妇科	王希浩	河南中医学院	2013.7
毛力威	男	2010.9	针灸推拿	田元生	河南中医学院	2013.7
项冰	女	2010.9	针灸推拿	田元生	河南中医学院	2013.7
孙丹丹	女	2010.9	药物分析	张留记	河南中医学院	2013.7
张格艳	女	2010.9	药物分析	张留记	河南中医学院	2013.7
段小晶	女	2010.9	针灸推拿	范军铭	河南中医学院	2013.7

姓名	性别	入学时间	专业	导师姓名	学校名称	毕业时间
马记平	女	2011.9	中药药理	王军	河南大学	2014.7
李五江	男	2011.9	中医内科心血管方向	王守富	河南中医学院	2014.7
李林娟	女	2011.9	中医妇科	王希浩	河南中医学院	2014.7
王淑芹	女	2011.9	中医妇科	王希浩	河南中医学院	2014.7
姬小莉	女	2011.9	针灸推拿	田元生	河南中医学院	2014.7
周倩	女	2011.9	药物分析	李更生	河南大学	2014.7
周丽	女	2011.9	药物分析	张留记	河南中医学院	2014.7
乔姗	女	2011.9	针灸推拿	范军铭	河南中医学院	2014.7
张凤英	女	2012.9	中药药理	王军	河南中医学院	2015.7
张志霞	女	2012.9	中药药理	王军	河南中医学院	2015.7
孟玲玲	女	2012.9	中医内科心血管方向	王守富	河南中医学院	2015.7
王洁	女	2012.9	中医妇科	王希浩	河南中医学院	2015.7
袁庆婷	女	2012.9	中医妇科	王希浩	河南中医学院	2015.7
张迎新	女	2012.9	中医妇科	王希浩	河南中医学院	2015.7
李众毅	女	2012.9	针灸推拿	田元生	河南中医学院	2015.7
陈鑫	女	2012.9	药物分析	李更生	河南大学	2015.7
冯京京	女	2012.9	药物分析	李更生	河南大学	2015.7
袁小飞	男	2012.9	中医内科	李培旭	河南中医学院	2015.7
何建芳	女	2012.9	中医基础理论	杨辰华	河南中医学院	2015.7
杨明杰	女	2012.9	药物分析	张留记	河南中医学院	2015.7
张海波	男	2012.9	药物分析	张留记	河南中医学院	2015.7
代金豹	男	2012.9	针灸推拿	范军铭	河南中医学院	2015.7
郭鹏远	女	2012.9	针灸推拿	范军铭	河南中医学院	2015.7
孙江伟	男	2013.9	中药药理	王军	河南中医药大学	2016.7
康红霞	女	2013.9	中医内科心血管方向	王守富	河南中医药大学	2016.7
魏伟峰	男	2013.9	中医妇科	王希浩	河南中医药大学	2016.7
唐迪	男	2013.9	针灸推拿	田元生	河南中医药大学	2016.7
王新	男	2013.9	中医内科	李培旭	河南中医药大学	2016.7
徐贞贞	女	2013.9	药物分析	张留记	河南中医药大学	2016.7
程欢欢	女	2013.9	中西医结合内科	韩颖萍	河南中医药大学	2016.7

姓名	性别	入学时间	专业	导师姓名	学校名称	毕业时间
时丽菲	女	2014.9	中药药理	王军	河南中医药大学	2017.7
耿露源	女	2014.9	中医内科心血管方向	王守富	河南中医药大学	2017.7
黄紫微	女	2014.9	中医妇科	王希浩	河南中医药大学	2017.7
门昂	女	2014.9	中医妇科	王希浩	河南中医药大学	2017.7
崔亚萍	女	2014.9	中医内科	石鹤峰	河南中医药大学	2017.7
张晨	男	2014.9	针灸推拿	田元生	河南中医药大学	2017.7
穆亚琦	女	2014.9	药物分析	李更生	河南大学	2017.7
郭园园	女	2014.9	中医基础理论	杨辰华	河南中医药大学	2017.7
周志敏	女	2014.9	药物分析	张留记	河南中医药大学	2017.7
范小会	女	2014.9	针灸推拿	范军铭	河南中医药大学	2017.7
刘雪	女	2015.9	中药药理	王军	河南中医药大学	2018.7
程亚莉	女	2015.9	中医内科心血管方向	王守富	河南中医药大学	2018.7
任平	男	2015.9	中医内科心血管方向	王守富	河南中医药大学	2018.7
陈亚琳	女	2015.9	中医内科	石鹤峰	河南中医药大学	2018.7
郭姗姗	女	2015.9	中医内科	石鹤峰	河南中医药大学	2018.7
张玉飞	女	2015.9	针灸推拿学	田元生	河南中医药大学	2018.7
尚智涛	男	2015.9	中医基础理论	杨辰华	河南中医药大学	2018.7
刘小苗	女	2015.9	药物分析	张留记	河南中医药大学	2018.7
姬昌	男	2015.9	针灸推拿	范军铭	河南中医药大学	2018.7
史金玉	女	2015.9	针灸推拿	范军铭	河南中医药大学	2018.7
何小鹤	女	2015.9	中医内科肿瘤	蔡小平	河南中医药大学	2018.7
李宁	女	2016.9	中药药理	王军	河南中医药大学	2019.7
周晨	女	2016.9	中医内科心血管方向	王守富	河南中医药大学	2018.7
张培培	女	2016.9	针灸推拿	田元生	河南中医药大学	2019.7
张晴晴	女	2016.9	针灸推拿	田元生	河南中医药大学	2019.7
赵翅	女	2016.9	针灸推拿	田元生	河南中医药大学	2019.7
朱翠翠	女	2016.9	中医基础理论	杨辰华	河南中医药大学	2019.7
王建霞	女	2016.9	药物分析	张留记	河南中医药大学	2019.7
邓林林	女	2016.9	针灸推拿	范军铭	河南中医药大学	2019.7
孟书德	男	2016.9	针灸推拿	范军铭	河南中医药大学	2019.7

姓名	性别	入学时间	专业	导师姓名	学校名称	毕业时间
邢可可	女	2016.9	针灸推拿	范军铭	河南中医药大学	2019.7
翟怡然	女	2016.9	中医内科肿瘤	蔡小平	河南中医药大学	2019.7
杨丹	女	2017.9	中药药理学	王军	河南中医药大学	在读
卢旭	女	2017.9	中医内科心血管方向	王守富	河南中医药大学	在读
李俊峰	男	2017.9	针灸推拿	田元生	河南中医药大学	在读
杨坤鹏	男	2017.9	针灸推拿	田元生	河南中医药大学	在读
张婷婷	女	2017.9	针灸推拿	田元生	河南中医药大学	在读
雷斯媛	女	2017.9	中医脑病	庆慧	河南中医药大学	在读
马晶晶	女	2017.9	中医基础理论	杨辰华	河南中医药大学	在读
李宁	女	2017.9	药物分析	张留记	河南中医药大学	在读
王百娟	女	2017.9	针灸推拿	范军铭	河南中医药大学	在读
杨煜珂	女	2017.9	针灸推拿	范军铭	河南中医药大学	在读
郑雯雯	女	2017.9	针灸推拿	范军铭	河南中医药大学	在读
何改丽	女	2017.9	中医内科肿瘤	蔡小平	河南中医药大学	在读
祝晶晶	女	2018.9	中医内科学心血管方向	王守富	河南中医药大学	在读
张强坤	男	2018.9	针灸推拿	田元生	河南中医药大学	在读
赵雅楠	女	2018.9	针灸推拿	田元生	河南中医药大学	在读
吴冰帆	女	2018.9	药物分析	张留记	河南中医药大学	在读
余晶晶	女	2018.9	针灸推拿	范军铭	河南中医药大学	在读
赵胜杰	男	2018.9	针灸推拿	范军铭	河南中医药大学	在读
王鑫荣	女	2018.9	中医内科肿瘤	蔡小平	河南中医药大学	在读

注：按研究生入学时间、导师姓氏笔画排序。

第四节　全国老中医药专家学术经验继承

2000 年，国家中医药管理局联合四部委开展了第一批全国老中医药专家学术经验继承工作，河南省中医药研究院张海岑、翟明义、毕福高被确定为第一批全国老中医药专家学术经验继承工作指导老师，3 名医师被确定为学术继承人。

2003 年，赵国岑、陈阳春被确定为第二批全国老中医药专家学术经验继承工作指导老师，3 名医师被确定为学术继承人。

2006 年，邱保国被确定为第三批全国老中医药专家学术经验继承指导老师，1 名医师被确定为学术继承人。

2009 年，赵法新被确定为第四批全国老中医药专家学术经验继承指导老师，3 名医师被确定为学术继承人。

2012 年，王希浩、李培旭被确定为第五批全国老中医药专家学术经验继承指导老师，4 名医师被确定为学术继承人。

2017 年，刘道清、范军铭被确定为第六批全国老中医药专家学术经验继承指导老师，7 名医师被确定为学术继承人。（表 8-5）

表 8-5　全国老中医学术经验继承

年度	批次	指导老师	继承人
2000	第一批	毕福高	毕巧莲
		张海岑	张国泰
		翟明义	翟立华
2003	第二批	陈阳春	王守富　徐毅
		赵国岑	赵一
2006	第三批	邱保国	韩伟锋
2009	第四批	赵法新	张书亮　徐蕾
		李发枝*	张明利
2012	第五批	王希浩	高翠霞 刘成藏
		李培旭	唐桂军 郭泉滢
2017	第六批	刘道清	杜文森 王素花
		范军铭	董永书 田中华
		李郑生*	王雷生
		王松龄*	张社峰
		邵静*	耿振平

注：文中加"*"者，非本单位带教老师。

第五节　全国优秀中医临床人才研修项目

为加快优秀中医临床人才的培养，国家中医药管理局于 2003 年组织制订下发了《"优秀中医临床人才研修项目"实施方案》（国中医药发〔2003〕9 号）。2003—2007 年，研究院共有 8 名主任医师参加全国中医优秀人才研修项目培训，其中 6 人通过考核结业，授予"全国优秀中医临床人才"称号。（表 8-6）

表8-6　全国优秀中医临床人才研修项目

姓名	批次	时间	称号
李培旭	第一批	2003—2007	全国优秀中医临床人才
高雅	第二批	2008—2012	全国优秀中医临床人才
陈宝玲			
庆慧	第三批	2012—2016	全国优秀中医临床人才
薛爱荣			
李玲			
张明利	第四批	2017—	在培
郭泉滢			

第六节　全国名老中医药专家传承工作室建设

2012年，国家中医药管理局开展了全国名老中医药专家传承工作室建设项目，以探索建立中医药学术传承及推广应用的有效方法和创新模式，河南省中医药研究院获批邱保国、陈阳春2个"传承工作室项目"。2013年，获批赵国岑"传承工作室项目"。2014年，获批赵法新、李培旭2个"传承工作室项目"。2012—2014年，5个"传承工作室项目"完成了3年周期建设，顺利通过验收。2018年，研究院再添王希浩"传承工作室项目"。

现建有6个名老中医药专家传承工作室，名老中医药专家6人，传承人员55人。（表8-7）

表8-7　全国名老中医药专家传承工作室建设项目

专家	批准时间	工作室负责人	传承人
邱保国	2012年	庆慧	庆慧、罗继红、董永书、杜文森、吴媛、崔莉芳、田中华、刘芳州、刘杰、刘霖、邱彤
陈阳春	2012年	李秋凤	李秋凤、马玉娟、王守富、赵章华、耿振平、王振华、张富汉、周红霞、刘霖
赵国岑	2013年	赵一	赵一、胡皓、任为民、张俊萍、罗银星、王菲、赵义红、张玉、马开
赵法新	2014年	赵玉瑶	赵玉瑶、王会丽、张社峰、魏征、乔翠霞、赵雷、赵晓东、赵军、马龙、高洪彬
李培旭	2014年	华琼	华琼、唐桂军、郭泉滢、李星锐、刘蕊、于国俊、刘彦妍、王娇、任永朋
王希浩	2018年	高翠霞	高翠霞、赵嘉梅、张爱华、宗丽萍、黄紫微、王明

第七节 河南省首批青苗人才培养项目

2018年7月，河南省中医管理局实施了河南省中医药青苗人才培养项目（豫中医科教【2018】6号），经过推荐、初审、考核与公示，河南省中医药研究院6名专家被确定为首批青苗项目指导老师，18名医生被确定为青苗人才，其中院外医疗机构6名。（表8-8）

表8-8 河南省首批青苗人才培养项目指导老师及青苗人才名单

指导老师	工作单位	青苗人才	工作单位
王守富	河南省中医药研究院	张富汉	河南省中医药研究院
		卢吉锋	河南省中医药研究院
		孟玲玲	中牟县人民医院
庆慧	河南省中医药研究院	白华	河南省中医药研究院
		李坦	河南省中医药研究院
		岳丽	新郑市中医院
杨小平	河南省中医药研究院	娄静	河南省中医药研究院
		赵雷	河南省中医药研究院
		何丽颖	郑州市第二人民医院
高雅	河南省中医药研究院	田丽	河南省中医药研究院
		李芳	河南省中医药研究院
		贾高峰	河南张仲景国医馆
蔡小平	河南省中医药研究院	罗银星	河南省中医药研究院
		张俊萍	河南省中医药研究院
		邱继春	焦作武陟第二人民医院
薛爱荣	河南省中医药研究院	张向阳	河南省中医药研究院
		魏薇	河南省中医药研究院
		王元新	郑州济华骨科医院

注：指导老师按姓氏笔画排序。

第八节 中医住院医师规范化培训

2016年10月，河南省中医药研究院被批准为河南省中医住院医师规范化培训基地，租用崧山宾馆宿舍用房10间作为规培学员的生活宿舍。2017年9月，研究院招录规范化培

训学员 17 名，2018 年招录 18 名，期间退培 3 人，现有 32 名学员参加培训。（表8-9）

表8-9　中医住院医师规范化培训学员名单

姓名	性别	单位	学历	专业	培训年度
王红亚	女	无	本科	针灸推拿	2017
王盼盼	女	宁陵县中医院	本科	针灸推拿	2017
牛石磊	男	平顶山市第二人民医院	本科	针灸推拿	2017
仝晓晓	女	无	本科	针灸推拿	2017
冯志辉	男	无	本科	中西医结合	2017
孙超龙	男	河南省中医药研究院	本科	中西医结合	2017
杨孟	女	新郑市中医院	本科	中西医结合	2017
吴静薇	女	无	本科	针灸推拿	2017
张凤娇	女	原阳县人民医院	本科	针灸推拿	2017
陈雪儿	女	郑州市管城回族区人民医院	本科	中西医结合	2017
赵文轲	男	上蔡县中医院	本科	中西医结合	2017
秦季恩	女	襄城县中医院	本科	中医	2017
彭凯丽	女	睢县中医院	本科	针灸推拿	2017
魏瑞杰	女	上蔡县中医院	本科	中西医结合	2017
王太龙	男	西华县中医院	本科	针灸推拿	2018
王振扬	男	西平县人民医院	本科	针灸推拿	2018
王静芳	女	西华县中医院	本科	针灸推拿	2018
刘好俊	男	无	本科	针灸推拿	2018
杨程程	男	灵宝市中医院	本科	中西医结合	2018
吴寒雪	女	兰考中心医院	本科	中西医结合	2018
张迪	女	驻马店市第二中医院	本科	中西医结合	2018
张俊逸	男	鹤壁市妇幼保健院	本科	针灸推拿	2018
张霏霏	女	登封市人民医院	本科	中西医结合	2018
尚智涛	男	无	硕士	中医基础	2018
罗伟	男	无	本科	针灸推拿	2018
赵文豪	男	登封市人民医院	本科	针灸推拿	2018
胡阳阳	男	鲁山县中医院	本科	针灸推拿	2018
徐上凯	女	无	本科	针灸推拿	2018
高洋飞	男	登封市人民医院	本科	中西医结合	2018
姬情	女	无	本科	中医	2018
梁进进	女	西平县人民医院	本科	针灸推拿	2018
雷海明	男	淮阳县人民医院	本科	针灸推拿	2018

注：按培训年度、姓氏笔画排序。

第九节 实习生、进修生

一、实习生

1981 年，首次接收河南中医学院带徒班 10 名学生，开始了实习生带教工作。1985 年，开始按年度计划每年接收河南中医学院学生实习，制定《实习生管理制度》。1989 年，医政科设专人负责实习生的管理工作。

2003 年，研究院进一步规范本科实习生接收录取标准，制订实习生带教计划，对实习生和带教指导老师明确提出标准要求和责任义务。2014 年 1 月，进一步修订实习生管理规定，细化实习生接收录取和学习管理办法，增加请消假制度。

1981 年以来，接收河南中医药大学、河南大学药学院、郑州大学药学院、桂林医学院、郑州澍青医学高等专科学校等院校实习学生 3 000 余人，包括中医学、药学、针灸推拿、中西医临床、医学心理学、全科医学、康复医学、预防医学、检验、制剂、信息管理等专业。

二、进修生

研究所从 1980 年开始接收地市县医疗机构人员进修，按规定收取进修费。1985 年始，每年按年度计划招收一定数量的基层医疗单位人员来院进修。1989 年，医政科设专人管理进修生教学安排。2003 年，接收进修生增加了专业知识考核。多年来，形成了以指导老师带教为主，跟师坐诊查房，结合专业知识讲座和学科新进展培训班等教学形式，帮助学生熟练掌握各项诊疗方法、技术操作规程及理论知识的提高。2014 年以来，以进修形式共为基层医疗单位培养业务骨干 72 人。

第九章

学术期刊

《中医研究》杂志为公开发行的国家级中医药综合性学术刊物，由河南省卫生健康委员会主管，中华中医药学会、河南省中医药研究院主办。

一、历史沿革

《中医研究》杂志创立于 1984 年 4 月，其前身是情报资料室负责编辑的《学术讨论》，该刊是 1961 年创办的不定期出版的内部刊物，已陆续刊印 19 期，"文化大革命"期间停刊。

1984 年 4 月，河南省中医研究所所务委员会讨论决定筹备创办中医药杂志，几经酝酿讨论，成立了以情报资料研究室人员为主的筹备组，以原办《学术研讨》为基础，以先易后难、先内部后公开的原则，以复刊的名义重新申请刊号并更改刊名为《中医研究》。具体工作由王素玉负责，田文敬、张大明协助，承担杂志的复刊审批及杂志的组稿、编辑和出版工作。后报经省新闻出版部门批准，原《学术讨论》复刊并更名为《中医研究》，仍为内部刊物，不定期出版发行，供内部传阅及交流使用。

同时成立了首届编辑委员会：副所长赵国岑任主任，情报资料研究室副主任王素玉、临床研究室副主任陈阳春任副主任，委员有赵国岑、王素玉、潘熙婉、张海岑、翟明义、毕福高、陈国华、都恒青、曹健生、陈阳春、常志清、王秀云。编辑部编辑有王素玉、潘熙婉、宁选，编辑部工作人员有田文敬、张大明，编辑部事务由情报资料研究室负责。刊物印刷在密县（今新密市）印刷厂。

1985 年 1 月，《中医研究》编辑部成立，情报资料研究室副主任王素玉主持编辑部工作。

1987 年 11 月，研究所决定调整《中医研究》编委会，组建第二届杂志编辑委员会，庞春生所长任主任，魏武英副所长任副主任，编委有庞春生、魏武英、李培旭、张大明、田文敬、张海岑、翟明义、毕福高、都恒青、常志青、王秀云、曹健生、陈阳春、张金楠、赵国岑。杂志主编庞春生，副主编魏武英，编辑有李培旭、张大明、田文敬，财务由朱锦华兼职。

1988 年 1 月，《中医研究》编辑部正式从情报资料研究室分离出来，归院里直接领导，为正科级部门，情报资料研究室不再负责杂志的管理和编印工作。曹健生任编辑部主任，党炳瑞、张国泰、李培旭、张大明任编辑。同年 7 月，报经新闻出版管理部门批准，《中医研究》杂志变更为正式出版物，国内外公开发行，国际标准连续出版物号为 ISSN 1001—6910，国内统一连续出版物号为 CN41—1124/R。每期固定 48 个页码，并变更为季刊，季末出版。印刷 3~4 千册，发行 300 多册，定价 0.45 元。

《中医研究》公开发行后，于 1989 年组建《中医研究》第三届编委会。主编：庞春生。副主编：魏武英、曹健生。编委：王绵之、王雪苔、方药中、邓铁涛、石冠卿、关幼波、米伯让、庞春生、刘渡舟、毕福高、李恩、张磊、张海岑、陈可冀、陈国华、时振声、余桂清、郑新、欧阳奇、柯雪帆、赵清理、高德、都恒青、曹健生、董建华、韩俊钦、焦树德、翟明义、魏武英。编辑部主任：曹健生。

1993 年《中医研究》换届产生第四届编委会。名誉主编：庞春生。主编：邱保国。

副主编：魏武英。编委：毛德西、宁选、刘道清、刘继堂、孙弼纲、孙建芝、孙光荣、李春生、李恩、李培旭、李晏龄、毕福高、时振生、邱保国、张金楠、张重刚、陈安民、陈阳春、陈国华、邵梦阳、庞春生、郑启仲、柯雪帆、都恒青、侯士良、赵国岑、赵建础、袁海波、党炳瑞、唐祖宣、曹健生、路志正、翟明义、魏武英。顾问：王雪苔、王绵之、方药中、邓铁涛、石冠卿、刘渡舟、关幼波、米伯让、时振生、李振华、郑新、张磊、陈可冀、余桂清、沈自尹、欧阳奇、赵清理、高德、唐由之、韩俊钦、董建华、焦树德、廖家桢。1994年增补荆志来为副主编，雷新强为编委。

1995年，经省新闻出版部门批准，《中医研究》杂志变更为双月刊，双月末出版，每期50个页码，定价0.45元。同年开展刊登广告业务和有偿征文，并与知名专家学者约稿。先后制定完善了《稿前会议制度》《审批制度》《编辑规范》等13项规章制度，杂志管理经营工作逐渐走上规范。

1998年7月，张国泰任《中医研究》杂志编辑部主任，侯勇谋任副主任。

2003年2月，《中医研究》被纳入中华中医药系列杂志，升格为国家级中医药学术期刊。

2004年3月，经院党委研究决定成立《中医研究》杂志社，社长：雷新强。同时成立第五届编委会，名誉主编：李俊德、夏祖昌。主编：石鹤峰。副主编：雷新强、张国泰。编委：马骥、王乃平、王永炎、王希浩、王炳歧、王效山、王琦、王新路、毛德西、邓大学、邓启华、石鹤峰、田元生、田景振、江洪、冯前进、孙永章、孙光荣、孙树椿、孙弼纲、李文复、李光荣、李金田、李建生、李春生、李俊德、李真、李恩、李乾构、李培旭、匡海学、朱兆云、朱桂、乔宝璋、刘平、刘品、刘亚娴、刘红晨、刘沈林、刘道清、刘敏如、闫志安、许树强、严世芸、苏庆民、杜建、李开祥、杨叔禹、杨明会、肖小河、肖劲夫、吴童、季绍良、邱保国、沈冯君、张大宁、张丽军、张国泰、张重刚、赵军宁、范军铭、郑玉玲、郑启仲、项平、钟国跃、侯泽民、施杞、祝彼得、秦克枫、夏祖昌、徐志伟、钱英、高学敏、唐祖宣、党炳瑞、梅国强、曹洪欣、盖国忠、彭勃、韩丽华、覃芳、傅世垣、温长路、雷新强、熊墨年、潘敏求、魏武英。专家委员会：马建中、王绵之、王雪苔、邓铁涛、石学敏、冯明清、李今庸、李佩文、李振华、乔保钧、刘弼臣、关幼波、米伯让、时振生、沈自尹、张灿玾、张学文、张磊、陈可冀、陈安民、欧阳奇、金世元、庞春生、房书亭、郭维淮、娄多峰、袁海波、晁恩祥、钱超尘、唐由之、董建华、韩俊钦、焦树德、路志正、廖家桢。编辑部主任：张国泰。副主任：侯勇谋。

2005年，《中医研究》杂志变更为月刊。

2006年4月，宋红湘《中医研究》编辑部任主任，侯勇谋任副主任。当年成功举办"河南省中医医院高层论坛暨《中医研究》杂志编委会"。

2012年，《中医研究》杂志社换届。社长：周文贞。主编：韩颖萍。酝酿产生《中医研究》第六届编委会。名誉主编：李俊德、夏祖昌、石鹤峰。主编：韩颖萍。副主

二、被收录情况

《中医研究》被《中国学术期刊综合评价数据库》（证书编号：ZR471）、《中国期刊网》、《中国学术期刊》（光盘版）（证书编号：QB471）、《万方数据—数字化期刊群》、《中国核心期刊（遴选）数据库》（证书编号：HA₁52）、《中文科技期刊数据库》、《超星期刊出版平台》（证书编号：K4111240）全文收录。

三、办刊宗旨

《中医研究》始终坚持发扬中医特色，以中医学术为本，同时推动和关注中医现代研究和中西医结合研究的发展，提高为主，兼顾普及，面向临床，兼重基础理论；以报道最新中医学术研究动态和临床运用新进展，提倡学术争鸣，活跃中医学术为办刊宗旨。编委、专家委员会成员为全国著名专家学者，读者对象为中医及中西医结合科研、临床、教学工作者，以及其他自然科学研究者等。

四、期刊开设栏目

期刊栏目设有学术探讨、发展论坛、经典研究、名师高徒、实验研究、药学研究、临床研究、医史研究、临床报道、临床经验、针灸经络、综述、专题研究、方药纵横等栏目。有相对固定的作者队伍，稿件多来自全国各中医药大学、各中医药院校及各省、地市知名医院，每期所载文章中均有基金项目等各级科研课题文章。新技术、新成果，注重其科学性、先进性、实用性、指导性，为传播中医药信息、交流中医药经验、振兴中医药事业做出了努力，受到国内外业内人士的好评及广大读者的欢迎。

五、期刊变更

1961 年创刊，当时的刊物名为《学术讨论》，属内部刊物，不定期出版，以资料交流为目的，隶属于情报资料研究室，陆续出版 19 期后停刊。

1984 年经省新闻出版部门批准复刊，更名为《中医研究》，仍为内部刊物。

1988 年《中医研究》杂志公开发行，季刊，季末出版。国际标准连续出版物号为 ISSN 1001-6910；国内统一连续出版物号为 CN 41-1124/R。

1995 年《中医研究》杂志变更为双月刊，双月末出版。

2003 年《中医研究》纳入中华中医药系列杂志，升格为国家级中医药学术期刊。

2005 年《中医研究》变更为月刊，每月 10 日出版。

六、开本及页码变更

1961 年下半年创刊，内部刊物，刊期及页码不定，16 开，3~12 页。

1984—1987 年，内部刊物，16 开，48 页。

1988—1994 年，季刊，公开发行，为 16 开，48 页。

1995—2004 年，双月刊。1995—1998 年为 16 开，50 页；1999 年为 16 开，58 页；2000—2001 年为 16 开，62 页；2002—2004 年为 16 开，64 页。

2005—2018 年，月刊。2005—2009 年为 16 开，64 页。2010—2018 年为 16 开，80 页。

七、期刊定价变更

1988 年前为内部刊物，无定价。

1988—1998 年：0.45 元。

1999—2004 年：4.80 元。

2005—2018 年：6.0 元。

八、期载文量

1961 年创刊之初，每期一个专题，刊载 1~3 篇文章，文章短小精干，易于集中专题讨论，每期总字数为 3 000~12 000 字。

1984—1988 年，每期载文为 20 篇，字数约为 48 000 字。

1988—1994 年，季刊。登载稿件 20~23 篇，字数约为 55 000 字。

1995—2004 年，双月刊，登载出版稿件 25 篇左右，字数约为 75 000 字。

2005—2018 年，月刊，登载出版稿件 30~35 篇，字数约为 125 000 字。每年审稿 3 000余篇。

九、期刊获奖

1991年度获河南省科技期刊质量考核单项优秀奖；1996年在河南省期刊评阅中，获二等奖；2007年4月，参加由国家中医药管理局组织的"以岭杯"第三届全国中医药优秀期刊评选活动，获得三等奖；2011年12月，荣获2011年度河南省期刊编辑业务培训暨河南省第二届期刊编校大赛活动组织奖。

十、业务骨干

王素玉（大学/副研究员），潘熙琬（大学/助理研究员），宁选（本科/主任医师），田文敬（大学/研究员），张大明（本科/副主任医师），党炳瑞（本科/主任医师），李培旭（硕士/主任医师），曹建生（本科/主任医师），张国泰（大学/主任医师），宋红湘（硕士/主任医师），赵莉敏（本科/副主任医师），侯勇谋（本科/主任医师），陶珠（本科/责任编辑），颜冬（硕士/责任编辑），李亚峰（硕士/责任编辑），马虹（本科/编辑），田晨辉（本科/编辑）。

十一、历任负责人

历任负责人见表9-1。

表9-1 《中医研究》编辑部历任负责人任职表

姓名	性别	职务	任职时间
王素玉	女	情报资料室副主任 主持《中医研究》编辑部工作	1984.4—1987.12
曹建生	男	主任	1988.1—1998.7
张国泰	男	副主任 主任	1990.1—1998.7 1998.7—2006.4
侯勇谋	男	副主任	1998.7—
宋红湘	女	主任	2006.4—

第十章

基础设施建设

河南省中医药研究院建院60年来，基础设施建设经历了创业、起步、发展、完善四个阶段。1959年3月河南省中医研究所创立之初，在河南中医学院院内办公。是时正值三年困难时期，条件艰苦、设施简陋。1964年在人民路10号购买二层楼房一栋，续建800 m₂实验室，开辟图书资料室、阅览室、动物房，建立门诊，争取科研病床，各项工作开始起步。1982年城北路新址综合科研楼落成，6月搬入并开诊。1993年研究院附属医院建成，药厂制剂楼落成启用，始形成"一体两翼"发展格局，科研、医疗产业初具规模，庭院总体布局，建筑风格古朴典雅。随后，附属医院门诊楼、病房楼又进行了二期扩建，药厂五层综合制剂楼竣工使用，六栋家属楼先后完成，业务用房逐渐增多，职工生活条件逐步改善，科研医疗事业得到发展。2009年以来，先后改造综合科研楼，扩建2 256 m₂，改为2号病房楼；东区药厂完成合资办厂；原住院病房楼进行内部装修，设施更新，院区建筑群重新装修改造一遍，附属医院基础设施和功能都更加完善，成为名副其实的三级甲等中医医院。

河南省中医药研究院经过60年建设发展，现已建成基础设施完善、配套设施、服务功能齐全的科研医疗机构。

第一节 基础工程建设

河南省中医药研究院由创业时期几间门诊、实验室，发展成为建筑规模 54 600m² 的中医药研究基地和国家中医药管理局确定的重点科研院所。先后完成综合科研楼及附属工程、附属医院门诊病房楼建设工程、药厂制剂楼及配套建设工程等基建项目工程。

一、综合科研楼及附属工程建设

1976 年，投资 6.9 万元在城北路购买北关大街生产队土地 34.41 亩（北院），城墙地 8.29 亩。1976 年 12 月进行院区规划。1977 年建成北院围墙。院区主要建筑即综合科研楼坐落在院区中轴线上，背靠汉城墙遗址，由于文物原因大楼退后 30 m 建设，大楼东侧是 X 线室、锅炉房、配电房，大楼西侧是制剂车间。综合科研楼外观风格及内部结构由洛阳建筑设计院设计，规划 5 层，建筑面积 5 716 m²，于 1977 年 12 月动工建设。1978 年 10 月河南中医学院任命杨绪谦为总务科副科长，负责基础工程项目建设。后又调入工程技术人员、电工、出纳、采购等工作人员负责具体实施。项目建设本着服从长远需要，争取较快较好完成任务的原则，施工中千方百计精打细算，有效利用有限的基建经费。

项目工程建设时值"文化大革命"末期，物资供应紧张，基建五大主材，钢筋、水泥、玻璃、木材、机砖等建筑材料执行计划调拨，而且工厂企业生产原材料有限，效率不高，所用建筑材料采购受到影响。面对困难，全所职工团结一心，利用各种资源跑计划、要指标。段风香赴东北家乡托亲友帮助调拨木材 400 m³，朱锦华通过新乡建委物资局争取调拨水泥 45 t，通过省农机公司、金属公司协调深水胶管和钢材 20 t。还有许多专家利用自己专业技术一边为企业工厂职工看病体检，一边催促材料；刘道清医师住密县机砖厂一边为工人家属看病，一边协调机砖供应。经过四年努力，5 716 m² 的综合科研楼项目于 1982 年竣工。

1979 年再次购买土地 9.2 亩（南院），规划为家属区。1980 年南院围墙建立，形成封闭院区。是年 998 m² 锅炉房、47 m² 水泵房、396 m²X 线室竣工，394 m² 职工食堂投入使用。配套设施包括 618 m² 动物房，135 m² 制剂车间，118 m² 车库，188 m² 挂号室，门卫大门及煎药房、除尘房、太平间、净化配料房、高低压配电房相继竣工投入使用，总建筑面积 8 610 m²。

同年 6 月由人民路院区搬入现址，科研用房增加 2 300 m²，基础设施条件得到改善。1996 年 2 月，完成综合实验楼扩建加高一层，增加建筑面积 1 262 m²，建立河南省中医药培训中心和动物实验中心。

2010 年，实施综合科研楼改造工程，扩建 2 256 m²，作为附属医院 2 号病房楼使用。

二、礼堂建设

为解决大型学术会议和职工活动场所，1986年5月，研究所以老干部活动室立项，通过河南省卫生厅批准，由国家卫生部下达经费和自筹经费，投资9.6万元，在汉代城墙以北，食堂以西，研究所自行设计、建设二层建筑830 m²，1987年4月竣工。1988年4月，河南省中医研究所更名河南省中医研究院时，庆典大会暨全国名老中医讲习班即在新落成的礼堂二楼举行。此后，研究院全院职工大会、大型学术会议、联欢会以及河南省中医管理局的重要学术活动在此举行，并以礼堂命名。

1993年，礼堂一楼分割，东部1/3作为食堂餐厅，西部2/3作为期刊室和阅览室使用。2010年5月，综合科研楼改造，行政职能科室迁入礼堂二楼集体办公，一年后迁出。2015年5月，期刊、图书打包临时存放。6月，礼堂装修改造，一楼地坪下降，架空增加一层，9月竣工，增加面积420 m²。一层为食堂餐厅，二层为期刊、图书阅览室，三层为康复科康复医疗大厅。

三、附属医院门诊病房楼建设

20世纪90年代事业快速发展，原有规模已不能满足科研临床需要，经过规划设计和论证报批，于1991年8月附属医院门诊病房楼立项，在院区东侧即原综合科研楼东边院区内开工建设，靠北临路为门诊楼，南临城墙和锅炉房为病房楼，规划门诊楼三层，病房楼六层，建筑面积共6 900 m²，总投资700万元。经过两年建设，门诊病房楼于1993年初建成竣工。于5月启用，门诊病房搬入。内设病区5个，门诊科室25个。

1998年11月，附属医院二期扩建，2000年竣工，门诊增加建筑面积1299 m²，住院部增加面积3 422 m²，门诊增至40余间，病房床位达250余张。

2010年，创建"三甲"医院提上日程，全院工作重心转向附属医院发展。2011年，将原综合科研楼进行内部改造和扩建，增大面积2 256 m²，作为2号病房楼使用。使住院床位达到600张，共增加医疗用房面积9 237 m²。

2011年8月投资16万元新建血库、B超室增加面积100 m²，同时扩建煎药房。2012年投资137万元，按"三甲"标准，建设消毒供应中心。2014年，为了改善就医环境，改造老旧基础设施，提升形象，对门诊进行装修改造，采用钢架结构彩板房，加建门诊第4层，增加面积1 000 m²，建立治未病健康管理中心和ICU。2015年改造1号病房楼五个病区，更新设施，加建第7层，设儿科病房，增加面积1 200 m²、增加床位28张。到2018年，医疗用房面积总体规模达到26 800 m²。

四、职工住宅楼建设

不断改善职工生活条件，是历届领导班子重视并着力解决的问题。在科研、医疗基础设施建设的同时，1979年，即在现址城北路7号院汉代城墙南，购置土地9.2亩（南院）规划建设家属院区。1980 年完成工程设计及前期准备，第一栋住宅楼在家属院西侧南开工建设，设计建筑面积 1 652 m²，于 1981 年 3 月竣工，安排职工 28 户。1986 年第二栋住宅楼在家属院东侧南开建，规划建筑面积 2 655 m²，分三室一厅、二室一厅房型，于 1987 年竣工，安排职工 30 户。

1990 年 2 月，成立职工集资建房工作领导小组，筹建住宅楼两栋，分别坐落在家属院南侧中间和北侧中间位置，户型有三室一厅 10 套，每户集资 6 500 元，二室一厅 44套，每户集资 5 500 元。于 1991 年 8 月，两栋家属楼同时竣工，建筑面积分别是 1 877 m²、1 360 m²，安排职工 54 户。

1995 年国家推行职工住房货币化分配制度改革，研究院成立房改工作领导小组，下设办公室，由总务科负责实施。1996 年 3 月，随着附属医院规模的扩大，人员增加，职工住房矛盾突出，决定集资筹建第 5、6 栋住宅楼，户型分四室二厅、三室二厅、二室一厅等，因面积大小不同，职工分别以 2.8 万元、3.5 万元、4.8 万元、5.6 万元、6.4万元、7 万元集资，于 1997 年 12 月，第 5、6 栋住宅楼同时竣工，建筑面积分别是 3 437 m²、2 717 m²，安排职工 69 户。

2001 年，拆除八十年代所建的第一、第二栋住宅楼，在原位置集资新建两栋 7 层住宅，同年两栋新楼竣工，建筑面积分别是 6 817 m²、4 536 m²，户型分为四室二厅、三室一厅、二室一厅等，职工分别以 6.3 万元、7.2 万元、9.4 万元、11.2 万元集资，安排职工 91 户。期间房改政策随着国家住房制度改革的深入，由部分产权到全部产权购买，由单位投资建设到职工集资建房的不断完善，到 2004 年研究院为职工办理房屋产权证 101 户，其中有两套房的住户和 2001 年竣工的两栋家属楼住户，由于政策原因，研究院始终在积极协调、办理剩余房屋产权证等相关事宜。

五、药厂制剂楼建设

建所之初，科研制剂的生产是在实验室完成，多项研究成果长期停留在"样品""展品"阶段，未能发挥应有的作用。1982 年 10 月在院区西侧建设制剂车间 135 m²，主体工程完工后，因无经费停工。1985 年 1 月，成立实验药厂筹备组，整合平房仓库、制剂车间 430 m²，购买设备，4 月中成药制剂中试车间建成投产，始形成初步的制剂生产能力。

1992 年 5 月，用省财政厅周转资金 30 万元和国家局中医专项资金 20.6 万元，按GMP 国际标准，建成三层制剂楼，建筑面积 1 650 m²，建成了降压宝、癫克星、魔力王口服液三个主导产品生产线。同时协调安装 400 kV 安箱式变压器 1 台，解决了药厂用电问题。1993 年 11 月，通过验收，取得制药企业"三证"。

1998 年，药厂综合制剂楼建设立项，1999 年动工建设，基建资金自筹，共投入资金 1 730 万元，完成五层综合制剂楼 4 050 m² 建设。2000 年底第一批通过国家 GMP 认证专家组的现场验收。2003 年取得片剂、胶囊剂、口服液三大剂型 GMP 认证。

2017年，在紧靠制剂车间楼东侧与门卫之间，建设制剂仓库三层，4月竣工，建筑面积共544 m²。

六、河南省奥林特药业有限公司建设

河南省奥林特制药厂是河南省中医药研究院原下属中药制药企业。拥有片剂、硬胶囊、合剂三大剂型通过国家药品GMP认证的生产线和"体虚感冒合剂""金砂消食口服液"等十九种国家准字号药品的生产权。

因场地狭小限制了药厂的规模化发展。2006年，研究院以河南省奥林特制药厂的名义在中牟县白沙镇工业园区（白沙组团园区）购置102亩土地，用于药厂的搬迁扩建。

购地之后，受体制、机制、资金及市场的困扰，药厂无力搬迁重建。按照河南省人民政府令（第108号）《河南省行政事业单位国有资产管理办法》中有关国有资产使用的政策规定，经过可行性论证，报经河南省中医管理局及省财政厅行政事业资产管理处批准，研究院于2010年8月与"北海阳光药业有限公司"达成协议，在购置土地上合作建设具有独立法人资格的股份制药公司。

2011年完成郑东新区合资药厂规划设计并开工建设，先后建成：①前处理提取车间，建筑面积4 752 m²，建设中药前处理生产线一条、中药饮片生产线一条，设计年生产能力为：中药前处理6 000 t/年；生产饮片2 000 t/年。②液体制剂车间，建筑面积2 160 m²，建设口服液生产线4条，设计年生产能力为：生产10 mil（1 mil≈0.025 mm）规格口服液2亿支/年；生产100 mil规格口服液5 000万瓶/年。③综合制剂车间，建筑面积1 800 m²，设计年生产能力为：生产片剂3亿片/年；生产胶囊5亿粒/年，产能名列河南省前茅。④中心仓库建筑面积5 400 m²。⑤质检综合楼建筑面积3 840 m²。⑥配电房水泵房热力站建筑面积590 m²、锅炉房建设、厂区绿化面积25 000 m²等。

2013年，河南省奥林特药业有限公司原规划设计的车间、仓库及附属配套工程全部完工，设备安装到位，并通过GMP认证。

七、后勤办公楼

2005年投入经费约22万元，在院区西侧南，建设两层办公楼，12月竣工，共两层，建筑面积324 m²。2006年1月16日总务科、保卫科、财务科及其他部分行政科室，移出综合科研楼，集中安置在两层小楼办公。2015年6月，又对后勤办公楼进行了装修改造，并改建后勤转运库房、后勤科集体办公室等。（表10-1）

表 10-1 研究院基建情况一览表

时间	项目	单位	数量	备注
1976	北院购土地 北院城墙地	亩	34.41 8.29	北关大队菜地 文物公地
1977	北院围墙	m	711.35	
1977.12—1982.4	综合科研楼	m²	5 716.82	1982 年 6 月由人民路搬迁
1977.12—1981.10	库房	m²	800.00	1977—1981 年分期建成 800 m² 干部、转业人员住宿待拆建
1978	简易门房	m²	70.00	
1979	南院购土地	亩	9.20	北关大队菜地
1980	南院围墙	m	236.00	
1979.12—1981.6	锅炉房	m²	998.00	集体宿舍、配电房、浴室、洗衣等用房
1980.7—1981.3	家属住宅 4 层 28 户	m²	1 652.00	设计五层待建一层，已拆除
1980.10—1980.12	水泵房	m²	50.00	
1980.11—1980.12	搬迁户房	m²	45.00	尚有一户待迁
1981	临时住房	m²	40.00	待拆建
1981	供水塔	m²	25.00	2007 年 9 月 23 日拆除
1981.1—1982.10	动物房	m²	613.00	下层动物房，上层中药库房
1981.1—1981.7	职工、病员食堂	m²	394.42	设计两层，上层职工宿舍待建
1981.5—1981.6	南院自行车库	m²	80.00	宿舍区存车用房
1981.6—1981.12	X 线室	m²	396.31	设计四层，底层局部完工，以上三层待建
1982.1—1982.1	变电、发电房	m²	50.00	已拆除
1982.1—1982.1	除尘间	m²	30.00	锅炉除尘、风机用房
1982.6—1982.6	净化配料房	m²	27.00	
1982.4—1982.10	制剂车间	m²	135.00	因无经费，只完成主体工程
1982.7—1982.12	煎药房	m²	44.77	
1982.8—1982.12	汽车库	m²	118.00	已拆除
1982.10—1982.10	太平间	m²	56.99	旧窗待修、解剖台未做
1982.10	挂号、传达、大门	m²	188.82	包括地下室 52.94 m²
1983—1987	家属院住宅楼	m²	2 655.00	砖混六层，已拆除
1984—	职工宿舍	m²	518.00	一层平房院
1985—	小卖部/临时病房	m²	394.00	服务公司
1986.8—	制剂间	m²	1 200.00	两层
1987.4—	礼堂	m²	830.00	两层礼堂
1987.7—	食堂加建集体宿舍	m²	789.00	第二层

时间	项目	单位	数量	备注
1989—1991	三层制剂楼	m²	1 500.00	框架三层
1990.1	针片制剂室	m²	447.60	
1990.5—1991.8	家属院2号住宅楼	m²	1 877.00	砖混共五层
1990.5—1991.8	家属院4号住宅楼	m²	1 360.00	砖混共六层
1991.9	改建院门诊门卫室	m²	11.00	拆除原门卫
1991.2—1993.5	门诊楼	m²	1 598.55	框架三层
1991.8—1993.5	病房楼	m²	5 230.30	框架六层
1995.9—1996.2	综合科研楼	m²	1 141.00	加建一层（第六层）
1997.5—1997.12	家属院住宅楼F栋	m²	2 820.00	砖混七层
1997.5—1997.12	家属院住宅楼E栋	m²	3 506.00	砖混七层
1998.11—2000	门诊楼扩建	m²	1 299.00	二期扩建三层（西侧接建）
1998.11—2000	病房楼扩建	m²	3 422.20	二期扩建六层（西侧接建）
1999.4—1999.5	院门卫收发	m²	30.14	改建
1999.4—1999.5	门诊门卫	m²	9.00	改建
1999.1—1999.12	综合制剂楼	m²	4 050.00	五层框架
2000.12—2001.12	1号住宅楼	m²	6—817.79	拆除原旧楼新建，带地下一层
2000.12—2001.12	3号住宅楼	m²	4 536.00	拆除原旧楼新建，带地下一层
2005.5—2005.12	后勤财务楼	m²	324.00	砖混二层
2006.10—2006.11	新建太平间	m²	31.20	砖混一层
2009.11—2010.2	职工宿舍改建病区	m²	482.87	新建针灸推拿科病房
2009.11—2010.2	集体宿舍改建	m²	425.00	上一层改建做办公用房
2010.3—2012.8	制剂楼装修改造	m²	3 858.00	逐步改为综合办公楼，包括行政办公、中药所、检验科老干部活动室
2010.11—2010.12	针推病区加建彩板房	m²	245.00	框架彩板结构
2010.6—2010.10	综合科研楼三期扩建	m²	2 256.06	南侧接建后同时改为二号病房楼
2011.7—2011.10	氧气房	m²	38.04	砖混一层
2012.10—2012.11	警医室	m²	21.00	钢架彩板
2012.12—2013.1	过刊期库房	m²	30.00	砖混
2013.8—2013.10	草药库二期扩建	m²	192.00	钢梁框架三层，上层药库、中层层煎药房、底层消防水池
2014.2—2014.5	门诊楼三期加建	m²	1 719.67	钢梁框架，上层加建第四层
2014.10—2015.3	一号病房楼三期加建	m²	1 423.88	钢梁框架，上层加建第七层
2015.6—2015.9	礼堂改建	m²	485.24	钢梁框架，内部加层，下层改为两层
2016.12—2017.4	制剂仓库楼	m²	544.00	钢梁框架三层

第二节　配套设施建设

随着研究院事业的发展、基建规模的扩大，配套设施也随着逐步改善，特别是供暖供气设施、供水管网、电力能源保障、医用电梯等进一步完善配套，保障满足科研医疗生产需要。

一、锅炉房供暖供气

河南省中医药研究院锅炉房供暖供气系统，随着使用规模的增加和国家环境治理力度的加大，经历了由小吨位燃煤锅炉到 4 t 燃煤锅炉、15 t 燃煤锅炉，再到 6 t 燃气锅炉的发展变迁。

1979 年 2 月建设锅炉房，面积 575 m^2，到 1982 年原研究所搬迁到位后正式运营，安装 2 t 锅炉一台，1 t 锅炉一台，一备一用保证供气供暖。随着采暖面积扩大，用气量增多，两台小吨位锅炉不能满足生产生活需求，1988 年夏季，先后拆除旧炉，购买安装 2 台 4 t 锅炉。

2003 年，因环境污染和治理问题，郑州市统一要求市区内废止 10 t 以下锅炉，从经济成本考虑，研究院多次协调，扩建锅炉房 300 m^2，购买安装一台山东泰安产 15 t 燃煤锅炉，其性能及排放指标达到规定要求，环保治理达标，充分满足生产用气和生活用暖需要。

2010 年以后，国家环境治理力度加大，相继出台《蓝天工程白皮书》《郑州市燃煤锅炉治理方案》，根据要求市区内禁用燃煤锅炉，要求研究院停止 15 t 燃煤锅炉运行，后经数次整改，维持使用到 2014 年，到 12 月研究院拆除原燃煤锅炉，购置安装 6 t 燃气锅炉一台，保证院区生产供气和生活供暖。同时家属院区供暖走向社会化，对接市政供暖系统。

2018 年 6 月，根据国家环保要求及郑州市环保局锅炉排放标准，对现有 6 t 燃气锅炉进行了改造，更换了锅炉燃烧器，使氮氧化物排放量低于 30 mg/m^3，达到环保型锅炉标准，供暖供气保障系统运行稳定。

二、供水设施

研究院供水设施经历了四次发展变迁，供水形式由自备井供水到城市管网供水再到自备井供水，又回到城市管网供水。每月用水指标由 4 000~8 000 t，再到 17 000 t 的历史变迁。

1976—1980 年基建施工期间，依靠一眼 60 m 深自备井供水。1980 年 12 月，蓄水量 70 t 的水塔和水泵房竣工，对接市政自来水公司管网，开始使用城市公共用水，每月用水指标 4 000 t。

1993 年附属医院落成运行，用水量激增，城市供水系统流量已不能满足研究院生产生活用水需求，在倡导节约用水，保证临床、科研、生产用水的同时，积极协调郑州市节水办公室，变更供水方式，同年 11 月，投资 13 万元在院区内打井一眼深 320 m，每小时出水量 50 t，增加用水指标至每月 8 000 t，有效缓解院区用水矛盾。进入 21 世纪，用水量逐渐提高，供水矛盾渐显，又于 2006 年投资 120 余万元，开凿 839 m 深水井一眼，每小时出水达 70 t，出水温度 25 ℃，矿物质含量达到国家矿泉水标准。用水指标再度增加至每月 17 000 t。同时投资 11.2 万元建成纯净水生产线，开始生产桶装纯净饮用水，供应工作区和家属区饮用。

2015 年 12 月，根据省发改委、省财政厅、省水利厅等下发《关于调整我省水资源费征收标准的通知》和郑州市供水节水技术中心（市节水办）《关于在城市公共供水管网覆盖范围内停止取用地下水的通知》要求，研究院进行管网改造，于 2016 年 7 月接入城市市政公共供水管网，将水井封闭，停止使用自备井水源。

三、配电保障

研究院输配电保障系统经历两个时期的变革。1995 年以前我国电力能源紧张，郑州市经常大面积拉闸控制负荷，院区也是经常停电，或负荷超载，空调设备控制运行。1995 年以后电力能源保障能力提高，研究院陆续增容，输变电载荷已能保障需求。

1978 年，城北路院区建设初期，建设高低压配电房 225 m²，供电载荷 100 kVA，基本能满足基建施工用电和日常运转。进入 20 世纪 90 年代，建筑规模不断扩大，电力载荷频繁报警，拉闸控电影响科研、医疗工作的正常进行。1992 年协调郑州市供电局三电办公室，增加电力容量，供电载荷增加至 200 kVA，一时缓解了供电矛盾。1998 年，附属医院二期扩建工程在即，再加上郑州市供电系统时有拉闸限电，致使日常科学实验不能连续，危重患者抢救受到干扰，于是研究院投资 100 多万元，跨越城东路引入第二路电源，投资 30 万元重新建设高低压配电房，投资 80 万元购买安装苏州阿尔斯通高低压配电成套设备，实现双回路供电，一次性增容至 500 kVA，并预留扩容空间。同时改造院区架空裸体铝线电路，采取电缆深埋，从而提高了电力载荷能力，配用电可靠性得到保障。当年一次性安装空调 300 余台，改善了就医条件，保障了连续性科学实验的正常进行。

2003 年又增容 500 kVA，电力载荷达到 1 000 kVA。2008 年争取财政拨款，经河南省政府办公厅组织协调，再次增容 1 000 kVA，加上药厂 400 kVA，电力总载荷达到 2 400 kVA。自此以后，研究院电力负荷得到保障，满足需求。

四、电梯设备

1982 年，随着综合科研楼建设，采购安装第 1 部电梯，主要用于生产、科研仪器和试剂的上下运输。1992 年 4 月，在 1 号病房楼安装天津奥的斯 2 部医用电梯。1997 年，拆除综合实验楼老旧电梯，安装天津奥的斯客梯 1 部。2000 年，投资 13 万元对 1 号病房楼两部电梯的控制系统进行更换改造，保证了电梯的安全运行。2000 年 8 月，附属医院 1 号病房楼更换安装爱登堡医用电梯 2 部。2011 年 5 月，争取省财政资金在 2 号病房楼西段安装医用电梯 1 部。2012 年，投资 7.4 万元对 1999 年制剂楼采购安装的货梯进行升级改造。2012 年 9 月，为了改善就医环境，提高医疗服务水平，投资 35.9 万元在门诊楼安装医用电梯一部。

2015 年 5 月，礼堂加层改造，建造电梯井 22 万元，安装电梯 1 部 21 万元。10 月，1 号病房楼加层，投入资金 10 余万元，改造电梯缆绳、电气系统。

第十一章

体制改革

1979年，河南省中医研究所划归河南省卫生厅直接领导，建制独立，具备完全法人资格，设置科室建制，选调中医药人才，实行院科两级管理体制。1985年以后，深化改革，以事业发展为目标、以调动职工积极性为前提，以提高社会效益和经济效益为目的，开展多种形式改革探索。推行以科研为龙头，以医疗、工贸为两翼的科医工贸一体化发展模式。结合院内实际，从科研体制、行政体制、医疗体制、产业体制几方面进行大胆改革。

第一节 行政体制改革

在行政体制改革方面，主要采取调整行政机构，简化办事流程，明确责任目标，调整分流人员等方法，实施干部竞争择优，职工竞聘上岗等措施，做到岗位职责明确，工作目标清楚。从人事制度改革、行政机构改革、分配制度改革入手，制定规则措施，推动行政体制改革。

一、人事制度改革

改革开放以来，研究院进行了多次人事制度改革，打破干部终身制，打破铁饭碗，打破平均主义分配制度，改变了用人制度，实行聘任制和优化组合，改革完善了职工晋升晋级和职称评定制度的方案。

1985年3月，研究所机构改革，实行聘任制，对人员进行调整，由主持工作的所长聘任所办公室、人事科、业务科、药械科、总务科、临床研究室、基础研究室、中药研究室、针灸经络研究室、情报资料研究室和医史文献研究室、门诊办公室等科室科长（主任）、副科长（副主任），科室科长（主任）招聘各科室的工作人员。1987年8月，完善改革办公室机构，增加人员，明确职责。1990年，根据科室设置调整需求，遵照干部的"四化"标准，采取党委提名、群众讨论的民主方法，起用年轻干部，改变过去单一领导决定的方式，为选拔干部走出了一条新路。

"八五"期间，研究院重视人才的培养和引进，1992年专业技术人员达到193人，技术人员结构比例增长。1993年，推行人员使用两级聘任制，坚持科室用人实行双向选择制度。院长按照德才兼备、任人唯贤的原则和责、权、利相统一的要求聘任科室负责人（主任、科长、厂长、经理、承包人等），科室负责人按岗位编制、专业需求，本着优化组合的原则聘任工作人员。全院实行在岗、试岗、待岗三岗制。对富余人员实行停薪留职、内部待业、离岗培训或辞退自谋职业。1994年，研究院全面实行目标岗位考核制，对每位职工的创收、出勤、工作消耗、工作量等内容分类统计考核，使每位职工的"德、能、勤、绩"得到量化，根据考核结果进行岗位调配、任务分工，确定津贴分配办法。1995年，继续推行人员使用两级聘任制，坚持用人双向选择制度，对富余人员分流，鼓励科技人员外出兴办科技企业。进一步完善停薪留职和临时工人事制度，辞退长期脱离单位不履行法定手续的停薪留职人员，凡因工作需要聘用的临时工与正式工享有同等政治待遇。

2000年，由于附属医院机构编制一直未能解决，人才引进困难，修订建立聘用人员及借调人员管理制度，公开招聘本科、硕士及博士生，根据业务需要计划内调动引进有一技之长的高级专业人员，逐步规范完善公开招聘制度和人事管理。建立修订离退休返聘人员和停薪留职人员管理制度，并对长期停薪留职人员进行清理，对不履行合同人员给予除名。2003年8月，为精减人员、增收节支，出台职工提前退休政策。在编职工符合年满50岁、工龄30年以上或接近法定退休年龄5年以内（男55岁，女50岁）标准，个人提出申请，经单位研究同意，办理了内退手续。2006年4月，实行中层干部公开竞聘、竞争上岗，通过竞聘调配干部69人。同年9月，研究院人事编制经历了一次重大变革，根据河南省政府科研机构减编分流政策要求，研究院保留科研编制60人，130人分流附属医院，超编70人。2007年，完善聘用人员管理，制订了聘用人员工资调整方案，建立了聘用人员信息库，按职称年限进行工资调整，缴纳保险，实现了聘用人员工资由学历管理到职称管理的转变，保证了聘用人员工资管理的连续性。

2011年，成立研究院岗位设置工作领导小组，制订岗位设置实施方案，完成了251人岗位设置的认定工作。全院实行岗位聘用制管理，出台实用人才招聘政策，充实医护队伍。制剂室按企业化管理，成立公司，编制人员40人，人员划入公司，自负盈亏，独立核算。

在职称评定方面。1980年研究所建立考核制度，以政治表现、工作态度、考勤、科研成果、著述等方面，作为晋级、晋职和年终评先的参考。是年有35人分别晋升为研究员、副研究员、助理研究员、医（护）师、技士。以后是按照省人事厅有关职称评定条件和标准，院人事部门进行资格审查和申报条件（成果、课题、论文、著作等）审查，符合条件的按专业能力、工作业绩、成果多少等，经院专家委员会评定和投票后，按指标名额予以推荐。

2009年，重新修订研究院《职称晋升推荐办法》，以业务工作量、科研能力、论文著作、科研成果、各类奖惩等硬指标作为评分标准，同时将考核分数和拟推荐人员姓名进行公示，做到公开公正透明，引导专业技术人员不断提高业务技能和学术水平。方案加大了客观业务评分权重，避免人为主观因素的影响，真正体现了择优选拔人才的目的。此阶段职称晋升政策是评聘分离，正高按照结构比例1：1.5，副高1：2进行推荐，增加了高级职称人员的储备。

2012年11月，举行河南省中医药研究院人才培养项目启动暨总结大会。2014年下发了《河南省中医药研究院人事代理管理制度》和《人事代理考评细则》，规范了人员管理，提高了人事代理待遇，增强了职工的归属感。2014年重新修订《职称晋升推荐办法》重点解决各类及各专业人员高级职称晋升之间的矛盾，明确了人事代理人员及非临床、科研系列人员晋升高级职称必须参加院内初评，以此作为院内聘任依据，充分体现了公平公正原则。

2015年，进一步修订《河南省中医药研究院高级职称晋升推荐办法》，取消了学术加分项目。2018年，重新修订高级职称晋升管理办法，提高了科研业务考核所占比例，并且在论文、科研成果及立项方面达到一定标准，采取上不封顶的计分政策；去除了不合理、不能体现业务学术水平的考核项目。职称晋升工作更趋合理。

二、行政机构改革

建所初期，建制不全，由办公室负责日常事务。1979 年因基建工作需要设总务科，任命一名副科长负责新址基建。20 世纪 80 年代以后，基建科改为总务科，又增设了政工科，其职能包括党务、人事、工会、共青团、思想政治工作等。"八五"年在 3 个行政管理科室的基础上又增设业务科，政工科更名为人事科。20 世纪 90 年代，逐步建立行政管理机构，先后增设了党委办公室、团委（与党办合署办公）、工会、财务科、保卫科，业务管理机构撤销业务科，分设科研科、医政科，各负其责，分工协作。

河南省中医研究所划归河南省卫生厅直接领导，8 月经卫生厅党组批准成立临时党支部，任命支部书记、支部委员和办公室主任、临床研究室主任、情报资料室主任。1980 年 2 月，制定河南省中医研究所制度，所办公会每半个月召开 1 次，所领导和各科室负责人参加，各科室每周召开 1 次例会，解决工作、业务、生活、学习方面的问题。

1981 年，行政任命副所长，调整办公室主任，增设临床部、中医研究室、中西医结合研究室、中药研究室、基础研究室副主任。总务科、情报资料室设置任命不变。

1982 年，增设政工科、药械科科长，政工科开展建团工作，设团支部书记。

1985 年，研究所进行组织机构改革，期间未设所长，由副所长主持工作，招聘各科室负责人，聘期一年，由原来的 9 个科室增加到 11 个科室，并进行制度划分，明确各科室责任。同年 4 月 13 日，成立所务委员会，调整学术委员会，组建编辑委员会，成立伙食委员会。

1986 年，根据省委组织部对科研单位领导班子建设的意见，研究所领导班子调整，书记院长"一肩挑"，建立党支部和纪律检查委员会，调整中层干部。

1986 年 12 月，经河南省卫生厅党组批准研究所建立中共河南省中医研究所委员会。1987 年 11 月，研究所升格为河南省中医研究院，是建所以来建制提升最大的一次变动。

1988 年，实行院长目标责任制管理，院长与省卫生厅签订年度目标责任，年终省卫生厅组织进行专项考核，6 项指标超额完成，工作指标达标，目标完成良好。是年成立改革办公室，负责承包科室经济核算和目标任务落实。

1989 年 8 月，领导班子再度调整，院长兼党委副书记，未设党委书记一职，执行院长年度目标负责制，院长主持全面工作，副书记、副院长分工负责。

1993 年，河南省中医研究院更名为河南省中医药研究院，成立了附属医院、河南省奥林特制药厂、河南省中达中医药科技开发公司，初步形成了"科、工、贸"一体化科研产业体系。研究院改革的范围已由科研、医疗领域拓展到行政、后勤、工贸产业，改革的层次也由以往的单纯经济分配，深入人事、劳资、社会效益，制订和推行了有关临床、科研行政、后勤的 8 种改革方案。在管理上实行一院多制，中医药基础研究部分实行科研事业单位管理办法；重点科研部门和项目实行全额预算管理办法；医疗工作推行成本核算基础上的综合目标管理责任制，实行差额补贴；科技企业经济实体及承包科室、班组实行企业化管理，引入风险和竞争机制，院方负责选好一个带头人，签好一个合同，自行管理，自主经营，自负盈亏，奖金上不封顶，下不保底，每年按照合同向研究院交纳利润。

1994年4月，河南省卫生厅党组对研究院班子进行调整，根据省委五届十次全会的精神，领导班子狠抓自身建设，坚持以民主集中制规范班子成员言行，进一步健全必要的议事规则和办事程序，领导体制上坚持实行党委领导下的院长负责制，要求副职对正职负责，院长对党委负责，院党委对省卫生厅党组、省中医管理局负责。党委实行并坚持集体领导，重大问题由院长办公会研究，再提交党委会讨论决策，坚持省委提出的"大事讲原则，小事讲风格，思想常沟通，心胸更坦荡"的要求，使班子形成合力、凝聚力，共同把研究院的事办好。同年恢复党政联席会议制度。

1997年，第二次改革转型，研究院坚持党委领导下的院长负责制，科室主任对副院长负责，院长对党委负责，党委制订发展规划。院党委会每月召开一次，院长办公会每周一次。每月召开一次中层干部例会，由院长主持；召开一次支部书记例会，由党委书记主持。同年10月，研究院执行新的全面质量管理考核方案。1998年5月，成立药事委员会、医疗事故鉴定委员会、感染管理委员会和附属医院抢救专家小组。2001年，建立行政总值班制度，值班室设在综合实验楼一层107号房间，有效协调了8小时工作时间以外的各项事务，及时处理各种重大、突发事件。

2009年，研究院进一步完善领导体系，坚持党委领导下的院长负责制，实行党委集体领导，院长行政指挥，职工民主管理的行政运行体制。坚持科学决策、民主决策、依法决策，先后建立健全党委议事规则、院长办公会制度、院周会制度及职工代表大会制度。党委把方向、管大局、做决策、促改革、保发展，发挥政治核心和监督制约作用，每月召开会议一次，通过党委集体领导，对"三重一大"以及与群众利益相关的热点难点问题起最后决定作用。党委书记一岗双责，履行"第一责任人"责任，抓班子、带队伍、调结构、促发展。院长为法人代表，在院党委领导下履行院长职责，全面负责研究院科研、医疗、教学、行政管理工作，每周召开会议一次，通报情况，部署落实党委会决议及上级指示精神。班子成员分工负责，切实履行"一岗双责"，抓好分管部门工作，层层传导压力，夯实目标任务。认真贯彻落实《工会法》和《工会章程》，深化民主管理、民主参与、民主监管，每年召开职工代表大会，增强职工主人翁意识，履行职工参政议政职能，凝聚群众智慧，使各项决策体现职工群众意愿，统一思想，鼓舞干劲，党政工团齐抓共管，精诚团结，推动了研究院管理规范化、精细化、科学化，基本建立权责明晰、管理科学、治理完善、运行高效、监督有力的现代化医院管理制度。

三、分配制度改革

"七五"期间，业务收入大幅增长，在分配制度上主要以平均主义大锅饭为主，1988年引入竞争机制，药房实行以工作量和年度目标责任制承包改革。1989年，锅炉房实行维修经费承包改革，两个病区实施以医疗质量和年度业绩收入相结合的目标责任制承包改革。

"八五"期间，随着科技体制改革步伐加快，研究院奖金平均分配方式开始逐步取消，陆续推行有利于科技创新的奖励制度，奖金承包浮动制、计量提成奖金制和超额劳动提成制全面展开。1991年，研究院实施科室年度目标管理考核，开始分解年度目标任务，出台考评制度，情报信息中心发平均奖的90%，中药研究室、基础研究室实行独立核算，取消平均奖；药房按调剂工作量核计奖金。1992年，研究院完成全院固定资产普查，对分配制度进一步完善，奖金同经济效益、社会效益、责任目标挂钩。同年出台了5万元以下设备集资方案，中医美容、科技开发、服务公司、食堂公开招标，鼓励承包经营，司机班实行目标责任制。

1993年，根据党的十四大和全国两会精神，改革步伐加大，鼓励创造性劳动，本着既要稳妥推进改革，又要加大推进改革力度的原则，把奖金的分配权下放给科室主任，并且拉开档次，打破平均分配。6月，临床科室执行新的不完全成本核算办法，教育职工树立成本意识，人员工资、低值易耗品和房屋折旧计入成本，并将医疗质量、科研质量、经济目标、精神文明纳入考核。

1994年，工资制度进行了重大改革，工资中70%为固定工资，30%为浮动工资，财政拨款增人不增钱，减人不减钱，逐步走向差额补助单位，向自收自支和企业化管理过渡。为此研究院打破以往固有模式，开展了多种形式的合作和分配方式改革。2月，研究院与癫痫病研究室签订年度目标责任书，药品在制剂室生产，统一包袋、商标，按比例提成。3月，研究院出台职工集资购买诊疗设备分配政策，原则是混合集资，分项核算，仪器成本、水电、房屋折旧，低值易耗品，纳入成本核算，待仪器投入成本还清后，按单位得大头、集资者得小头、操作者适当提成劳务费的原则执行，全院职工在自愿的原则下开始集资。6月，建立院内二级法人责任制，药厂、中达公司注册为二级法人，实行独立核算，打破铁饭碗，执行效益工资。7月，附属医院临床科室百分制成本核算考核方案实施，水电暖、房屋、人员工资、低值耗材、仪器折旧计入成本，定量与定性相结合，经济指标核算到科室，"德、能、勤、绩"考核到个人，由院办公室、人事科、党办组成考核小组，定期考核，考核结果与30%浮动工资和奖金挂钩。医技科、化验室开始实行成本核算。

1996年9月，根据国家相关财经政策，缓解资金压力，满足临床诊疗需要，研究院组织职工自愿集资购买仪器设备，每股1 000元，每职工限购3股，一年还本，两年还息，利息20%，至此各科室集资停止。同时引进社会力量在研究院开展血液透析技术，由对方提供设备、技术，供研究院临床使用，利润按比例分成。

1997年，研究院开始执行新的全面质量管理考核方案，急诊科实行单独核算，奖金发平均奖一半。退休专家返聘后在岗位上班，工资不计科室成本，奖金由科室内发放。

1998年2月，进一步完善奥林特制药厂独立核算承包责任制，水、电、气纳入成本。同年，研究院引进美国 8800 双排 CT，三年还本，四年中研究院与药厂五五分成，五年后归研究院所有。同时就科研对外合作出台了《关于科研课题外出做实验的管理办法》和《关于外单位申请临床验证和实验咨询管理办法》。

2006 年 7 月，研究院执行工资改革，薪资由岗位工资、绩效工资、奖励工资组成。2008 年 7 月，信息所、中药所奖金按 90% 执行。同时根据每个科室非药品收入情况对奖金实施调节。

2009 年，研究院进一步完善分配制度，准确评价工作绩效，探索建立以绩效考核为核心的指标体系，遵照"按劳分配、多劳多得、绩效优先、兼顾公平"的原则，以医疗质量、服务效率指标、科研量化指标、医德医风考核指标、人事劳动考核指标为依据，通过综合目标管理方案的实施，将考核结果与奖金分配、职称晋升、年度考评挂钩，充分调动全院职工的工作积极性。

2012 年，研究院明确科研绩效考核方向，重新制订科研绩效考核工作方案。

2018 年，行政科室根据年度目标责任执行百分制考核与全年 10% 浮动奖金挂钩。中药所、信息文献研究所、中医临床研究评价中心、《中医研究》编辑部实施年度科研绩效考核，突出科研导向，任务量化到人，激励科研成果产出。临床科室实施年度、月度目标责任考核，将科研、医疗、综合目标纳入年度考核，根据不同级别（国家、省、院级）专科量化科研指标，与全年 10% 浮动奖金挂钩；月度考核突出贡献率，缩小核算单位，鼓励突出，合理拉开收入差距。

第二节　医疗体制改革

20 世纪 80 年代以前的河南省中医研究所，没有真正的医疗管理机构设置。临床医疗是在原临床研究小组的基础上进行常见病和流行病的观察和防治，20 世纪 80 年代以后才逐步设置了负责医疗工作临床部。随着规模的发展，又改为业务科，再到医政科。在这一时期，由于医疗规模有限，又无医疗机构编制，科室建制不全，病区分科收治病种受限。20 世纪 90 年代以后，进行医疗体制改革，增设临床科室建制，特别是附属医院建成后，病区扩大，诊室增多，科室进一步细化，专科专病优势得以体现，形成大专科小综合的医疗管理模式，增挂了河南省高血压医院的牌子。明确了发展方向，确定了发展重点，确立了优势专科及学科带头人，医疗体制改革和管理运行模式逐步完善。

一、临床医疗机构改革

在建所初期，无正式的临床医疗建制，当时的肝硬化研究组、冠心病防治组、老慢支研究组、心血管研究组等小组，是根据研究任务需要临时组成，无任命、无级别。1981 年成立临床部，具体负责临床医疗工作，有病区 2 个。1985 年，成立业务科负责临床医疗及科研工作。1989年设医政科负责医疗管理工作，还负责门诊办、医技科、药剂科和3个病区。

河南省中医药研究院有附属医院建制后，临床医疗机构进行改革调整，临床分科细化，管理体制建设进一步完善，门诊部设有心血管、脑血管、消化、老年病、针灸、泌尿、肿瘤、呼吸、糖尿病、妇科、儿科、喉科、外科、脱发、癫痫、推拿、理疗、美容等18个中医专科，病房设5个病区，即二病区（呼吸老年病科）、三病区（针灸、脑血管病科）、四病区（高血压病科）、五病区（消化病科）、六病区（心肾病科）。

临床医疗机构逐步完善，管理部门设有医政科、感染管理科、质控办、护理部、社区医疗服务办公室、医保办，还有药剂科、器械科、医技科、急诊科、全国中医高血压医疗中心、河南省高血压防治中心等。附属医院增挂河南省高血压医院牌子。医院管理实行院科二级管理体制，职能科室并列，分工协作，职能分管。

2010年后，医疗机构规模进一步扩大，临床分科逐步分化，科室设置增多，专科门诊增加至30多个，病区增加到13个。分科名称也逐步规范。现病区名称分别为心病科病区、肺病科病区、肝胆脾胃科病区、肾病科病区、脑病科病区、高血压科病区、糖尿病科病区、肿瘤科病区、妇科病区、外科病区、儿科病区、风湿疼痛科病区、（康复科）针灸推拿科病区。药剂科更名为药学部，社区医疗服务办公室更名为医疗发展部，医技科分化为医学影像科和检验科。

二、医疗管理模式改革

1988年，设置改革办公室，推动临床医疗管理改革，首先从病区、药房实施年度目标责任制。探索联合办医，先后引入类风湿病、癫痫病、肛肠病专科和血液透析、白血病治疗项目。1990年研究院将医院分级管理纳入医疗目标管理和各种形式的责任制中，认真落实三级责任制，修订完善出入院制度、会诊制度和死亡病例讨论制度，严格执行医疗差错管理制度，并进一步完善年度目标责任制，突出技术指标的分量，将服务质量、服务态度等纳入目标管理。

1992年后，研究院临床科室进行改革，实施目标管理年度考核。按照医院分级管理要求，参照当时医院管理模式制定《医院工作制度》，设立总值班室，由院长、副院长、医政科长、门诊办主任、病区主任参加总值班，协调全院工作。成立护理部，建立护理二级组织，开展业务、行政院长查房，完善门诊值班制度。全体医务人员佩戴胸卡。

1994年，根据《中医医院分级管理标准》从软件着手狠抓内涵建设，成立质量管理委员会，院长任主任，主管院长任副主任，职能科室负责人和病区主任为委员，按中医医院分级管理标准，拟定质量目标，分解编制年度质量管理计划，由质量管理办公室和科室质量管理小组，负责年度目标落实。实行责任目标百分制核算，医疗管理考核与住院率、周转率、医疗质量挂钩，"德、能、勤、绩"考核到个人，考核结果与30%浮动工资和奖金挂钩。

1996 年，实施全面质量控制，制定推行一系列管理措施，成立质量控制办公室，落实自查、科控、院检三级检查制度，按照国家《医疗文书书写规范》建立病区三级评阅制，设立优秀病历书写奖励，设置专职病案管理和病案统计人员，促使病历书写和管理走向规范，杜绝不合格病例归档。实施住院医师轮转制度，推行护士长月评制和三查七对制度，急救用品实行五定管理措施。

1997 年，增设家庭病床，实行定制度、定人员、定时间、定服务内容及定服务形式五定管理模式。突出急诊功能，建立急诊绿色通道，设急救室病床。1998 年，围绕高血压中心建设，在国内外范围尝试设立高血压分中心。到 2002 年，在全国建立高血压病治疗协作单位达 113 家。

2000 年，强化专科专病建设，突出高血压、肝病、心血管、癫痫专科优势，努力打造院有专科、科有专病、病有专药、人有专长的特色模式，从而形成大专科小综合的特色医疗体制。以高血压重点专科为引领，促进各专科协同发展。

2002 年，坚持"以人为本，以患者为中心"服务宗旨加强医疗管理，从"医前、医中、医后"三个环节深化服务，建立医疗咨询办公室，开展医前咨询、医后随访服务，首推心理咨询服务，每个病区设一位心理咨询医生，开展人性关爱，情感关怀。2009 年，推行"五名"战略，开展"五率"达标和"学经典、用经方、做临床"活动。2012 年，顺利通过国家三级甲等中医医院验收。启动"十二五"国家级中医高血压重点专科、中医肿瘤专科协作网络项目，与 30 家地市中医院建立协作关系，成立高血压、肿瘤协作网和专科联盟。

2014 年 4 月，河南省中医药研究院附属医院增名"河南省中西医结合医院"。先后与中国中医科学院、河北以岭药业集团、天津中医药大学第一附属医院、河南省人民医院、郑州颐和医院达成合作意向，在人才培养、学科建设等方面开展合作。依托河南省中医药研究院国家临床肿瘤重点专科与河南省抗癌协会合作成立"河南省中西医结合肿瘤临床会诊中心"，每周定期开展疑难病例会诊。

第三节　科研体制改革

研究院的科研体制经历了从计划经济到市场经济的转变过程。建所初期，以科研小组的组织形式承担完成上级指令性研究任务为主，配合当时的国家社会发展需要，开展针对性的中医药服务或研究解决当时的健康问题，即常见流行病的防治研究。20世纪 90 年代以来，以自主申报各级各类科研计划课题的形式，开展中医药研究，并强化科研管理，改革科研体制，完善科研机构建制，制定和修订了一系列科研管理办法，对科研课题的申报，科研计划的实施，科研经费的使用，科研结果的验收，科研成果的评审及科研课题的论证办法、报账审批程序与权限、科研合同的签订，中期评估等进行规范管理。

一、科研机构与管理模式改革

在建所初期，无单独的科研管理建制，只是根据不同时期的具体任务，建立相应的科研小组，如肝硬化研究组、冠心病防治组、老慢支研究组、心血管研究组等，但无任命、无级别，人员组成大多是兼职人员。工作不稳定，计划很难完成。

1981年撤销临床研究室，设立中医研究室、针灸经络研究室、中西医结合研究室、中药研究室、基础研究室、情报资料研究室。到1985年，设立业务科，主管科研、医疗业务管理工作，中医研究室、中西医结合研究室合并恢复临床研究室。

1990年1月，撤销业务科、临床研究室，设立专职科研管理的科研科，研究体制逐渐细化，设立消化研究室、心血管研究室、呼吸病研究室、老年病研究室、仲景学说研究室、泌尿研究室、针灸研究一室、针灸研究二室、中心实验室、原中药研究室、基础研究室和情报资料研究室，共12个研究室。1994年，加快科研体制改革，在中药研究室、基础研究室基础上成立河南省中医药研究院中药研究所，在针灸研究一室、针灸研究二室基础上成立河南省针灸经络研究所，在情报资料研究室的基础上成立河南省中医药信息研究检索中心。1996年，建立科研档案室，建立洁净级动物中心和中试实验室。1998年又增设妇科研究室、儿科研究室。

2003年，建成中药药理实验室和中药分析实验室，被国家中医药管理局正式批准为国家首批中医药科研三级实验室。2006年临床药理基地通过验收，成立中医临床疗效评价中心，增设项目办公室、糖尿病研究室，泌尿研究室改为肾病研究室。

2010后，集中中药所、信息文献研究所、中医临床研究评价中心、国家肿瘤重点专科技术优势，开展肿瘤联合攻关，内设肿瘤研究所，恢复建立肿瘤研究室，成立人工智能中医应用研究室。河南省中医药研究院科研机构设置有5个研究所16个研究室。

二、科研管理模式改革

20世纪80年代强调科研管理的模式改革，发挥科研优势，开放搞活，开展科研横向联合。同时，进一步健全完善科研管理制度，实行科研课题检查汇报制度，国家课题每季度检查汇报一次，省级及以下课题每半年检查汇报一次，及时掌握课题进度，帮助解决科研工作问题。坚决反对科研工作中弄虚作假，对涉及单位的科研成果、论文，需经学术委员会审核。研究课题实行研究室主任负责制，建立考核制度，加强经费管理，各科室购置仪器、设备、药品均先经科室负责人签字，领导批准。

20世纪90年代，改革科研体制，建立院级研究课题库，开展前瞻性预研究，为申报国家、部级、省厅级课题做好申报准备，并为开发性研究提供研发条件，以利于筛选高水平的研究课题，为中青年科技人员创造科研机会，每年从事业费中拨出一定资金，资助开设院级研究课题。1993年，主动适应社会主义市场经济体制要求，加强成本核算，实行综合目标管理责任制，加速科技成果转化。制定《科研改革试行方案》，树立科研成本意识，增收节支。监督科研资金使用，督促科研进度，使科研管理走向制度化和规范化。科研人员积极开展横向联合，走科研与企业相结合的道路，多方争取企业资金，积极开展中药新药、保健药品和食品的开发。初步形成了"科、工、贸"一体化的科技产业结构和开放型科研实体，使临床研究、应用开发研究和基础理论研究协调发展，形成科研、医疗、生产、经营咨询为一体的综合服务功能。在科研管理体制上进行了大胆改革，实行"一院两制"；在经济管理上实行"成本核算"，制定《科研成果和科技开发奖励办法》，激发科技人员的创新精神。1998年，加强科技开发力度，面向临床、面向生产，科研管理从项目管理逐步转变到课题组长负责制管理。

2000年以来，为建立以"开放、流动、竞争、协作"的科研工作环境，优化院内科技资源配置，制定《河南省中医药研究院科技体制创新改革方案》，从"决策、激励、协作、人才培养、科技力量配置、多渠道融资"等六个方面提出明确目标，制定详尽措施，为科研工作提供了制度保障。2003年，在科研管理体制方面，将原来的以研究室为主的管理方式转变为实验室管理模式。

2018年，集中中药所、信息文献研究所、中医临床研究评价中心、国家重点专科技术优势，开展联合攻关，搭建防治网络平台，挖掘历代名医有效方药，开展临床应用并进行疗效评价。

三、课题申报立项制度改革

1988年以前，科研课题是根据自己的专业特长在工作实践中自主选题，随时申报，课题立项后没有明确的时间限制，实验周期长，无监督机制。1988年后，突出以科研为中心，申报课题必须有完整的开题申报书，写明与课题相关的国内外研究进展、目的意义、设计思路、研究方法、前期工作基础，预期结果、课题负责人情况等。研究院学术委员会对申报课题进行专家论证，或专题讨论，成熟一个申报一个。科研课题实行院长、科室、课题组长三级管理，执行课题组长负责制。1994年研究院制定了《课题、成果、保健品等申报程序管理办法》，成立了研究院成果、新药、保健品技术资料审查小组，所有项目申报需经学术委员会讨论通过后上报。

"九五"期间，项目的课题及专题以招标方式确定。2000年以来，随着国家科研体制改革和科研经费拨款模式改革等大环境的变化，由科教科审查申报书格式要求，统一组织申报各级各类科研计划，经院专家委员会评审后申报，由项目负责人具体组织实施，按期提交课题进度汇报。

2016年，为加快青年学术骨干成长，鼓励支持优秀青年创新人才脱颖而出，提高科研能力与水平，研究院利用科研沉淀资金及财政一般项目资金，资助有苗头的项目进行培育，或进行预试验，为申报立项打下基础。

四、经费使用制度改革

1982 年，制定《关于财务开支的几条具体办法》，科研课题项目费用开支，由科室提出每月用款计划送交会计室，转报主管领导审阅并经办公会议通过后，由办公室复写三份，送会计室一份，科室留一份，交所领导一份。采购前领取支票和借款，购买后报销，均以用款计划为依据，一般不再经领导在单据上签字，凡符合计划的开支，各科室负责人签字后，会计审查即可报销。如遇特殊情况需要追加计划的需经所领导决定。

1984 年 4 月，制定《科研经费使用管理办法》。1985 年制定《有关财务制度的补充规定》，对包干经费、课题经费和预算外资金，在 30 元以内的使用和审批，分别归口职能科室，按其合理用途，审批报销。

1988 年，科研经费实行专款专用管理，由上级全额资助的科研课题，院内提成 15% 管理费；上级全额资助但经费不到 1 000 元者、有偿合同课题、院内资助的课题、与外单位协作课题资助经费不提成，每一科研课题均单独设置"课题经费本"，由课题组长掌握使用。节约经费提取 10% 作为课题全体人员个人奖励，课题过期半年不能完成计划的收回剩余经费。

1990 年，科研经费专款专用，由课题组长按规定从严管理，同时采取临床用药收费办法，基本解决科研经费不足的矛盾。1993 年，科研体制改革，事业费减少，为弥补科研经费不足，研究院与企业开展协作攻关，多方争取厂方投资，1996 年，继续推行技术咨询的成本核算制，重视科研投入的有效性，每年投入一定经费支持既有先进性又有一定研究基础的项目。1998 年，事业费实行项目管理，实行项目总负责人制。

2000 年，规范科研经费使用范围，直接经费按照预算科目执行，会议费、差旅费、劳务费、专家咨询费等一般不得突破项目预算。2017 年，制定实施了《河南省中医药研究院科研项目间接费用及结余经费管理办法》《河南省中医药研究院科研项目预算调整管理办法》《河南省中医药研究院横向科研项目管理办法》等，进一步规范了科研经费中间接费用、结余经费、劳务费等的使用和管理，充分调动科研人员的工作积极性。

五、奖金分配制度改革

1989 年，制定实施科研奖励办法。科研成果奖金提成 5% 管理费，其余部分按工作量多少进行分配，主要研究人员不得少于 70%。以研究院为主要研制单位完成的科研项目，获得国家级、省部级一、二、三等奖的项目分别发放奖金 3 000～400 元不等的奖金，取得厅局级一、二、三等奖的项目，分别发放奖金 1 000 元、500 元、200 元的奖金。成果转让费根据郑州市市场技术指导小组等 8 个单位联合通知精神，2 万元以下（包括 2 万元）个人提成 30%；5 万元以下（包括 5 万元）个人提成 20%；10 万元以下（包括 10 万元）个人提成 10%～15%，其余部分留作科研基金、集体福利和奖励基金。以研究院名义对外服务纯收入按院方 50%、科室 20%、个人 30% 分配，业余对外服务收入按院方 30%、个人 70% 分配。

1991 年 4 月，情报信息、中药研究室、基础研究室实行独立核算，取消平均奖，奖金实行独立核算。1993 年，科研体制改革，财政拨款增人不增钱，逐步走向差额补助单位，向自收自支和企业化管理过渡，研究院开始改革奖励制度，从科技人员开发创收中，提取一定比例，奖励科技人员，制定了《科研咨询服务提成办法》《科研成果奖励办法》及《科研成果奖励办法补充规定》等，实行成果转让收入按不同比例奖励科研人员。国家和集体得大头、个人得小头进行分配；与企业联合开发课题，院里不提供经费者，成果转让后，大头归企业和个人；对业余时间开展的咨询服务，除去成本后，主要归个人。

1994 年，在原有科研管理和奖励制度基础上再次进行补充完善，实施《河南省中医药研究院科研管理和奖励制度补充试行办法》，对成果转让、对外服务、有偿性科研工作及成果奖金等管理进行了明确界定，制定了详细的分配办法，激发了科研人员创新热情，加快成果转让。1995 年，推行《科研改革试行方案》，从奖金平均分配制度向按劳分配制度转变。

2000 年，中药研究所接管河南省中达中医药科技开发公司，以公司为平台与企业医院协作，开展横向课题研究，多方位对外提供中介服务，科研工作走向市场。2018 年，重新修订了横向课题管理办法，规定横向经费扣除 10% 的院科研管理费和间接费用外，结余部分可作为绩效全部发放给课题组。制定《科研综合绩效目标管理及奖金发放办法》，将所有科研任务进行折算，以科室为单位量化绩效目标。

第四节　产业体制改革

河南省中医药研究院下属的河南省奥林特药业有限公司（药厂）、河南省中达中医药科技开发公司，在改革中实行承包经营责任制，企业化管理，经济独立，自主经营，自负盈亏。

一、人事劳动制度改革

企业成立初期，公司正副经理，药厂正、副厂长均由研究院党委委派，实行企业化管理。企业内部职工实行劳动合同制，实行总数控制，根据生产规模按比例调整。1995 年后，奥林特药厂打破正式工与临时工界限，统一签订劳动合同，实行效益工资。2000 年，实行车间岗位责任制，对生产及后勤人员实行不定期优化组合。营销人员的收入与销售业绩挂钩。引进人员实行公开招聘，择优录用，优胜劣汰。聘请经验丰富的老药工充实到生产技术岗位。

2010 年，河南省奥林特制药厂与广西北海阳光医药股份有限公司合资成立北海阳光奥林特（郑州）有限公司。

二、承包经营责任制

20 世纪 80 年代，医疗卫生体制进行改革，放宽政策，简政放权，开展了多形式承包经营责任制。研究院以横向联合的形式，与荥阳县广武乡联合开办了独立经营、自负盈亏的集体企业"河南省中医研究院全蝎养殖场"，开发销售全蝎制品，合作三年终止。

1993 年 3 月，院属企业采取自主经营、独立核算、自负盈亏的经营模式，实行承包经营责任制，院方根据现有固定资产规模、生产和效益水平及技术产出能力，核定承包基数，选定承包人，研究院与承包人签订目标责任书，实行年度定额利润承包，利润定额每年递增。药厂院方提供固定资产 100 万元，流动资产 20 万元。劳动服务公司提供平房 10 间。中达中医药科技开发公司提供固定资产 59 141 元，流动资金 9 万元。

1994 年后，推行院内二级法人责任制，药厂、中达公司注册为二级法人，独立经营与管理，自行承担风险，职工执行效益工资，工资总额与经济效益挂钩，奖金上不封顶，下不保底。企业每年按照合同向院方交纳利润。1998 年 2 月，药厂所用水、电、气纳入成本核算。

2010 年药厂合资建厂后，制剂室仍按企业化管理，自负盈亏，独立核算。

第十二章

国内外交流

河南省中医药研究院是河南省唯一一所专业的省级中医药科研机构，在科研、医疗诸多领域形成了独特的学术优势，曾多次承办全国中医药相关专业学术研讨会，开展了形式多样的学术交流活动。曾接待英国、德国、新西兰、意大利、日本、韩国、苏联、澳大利亚、美国等访问学者和学术团体，应邀出访了十几个国家和地区。对弘扬中医文化，增进中外友谊，促进中医对外交流做了积极尝试。

第一节　国内交流

研究院建院之初，学术交流大多是在国内进行，交流的主题多为与协作专题相关的协调会、座谈会、交流会、总结会等。改革开放后，学术交流的形式增多，内容逐渐丰富，范围逐步扩大，与港澳台交流也日益频繁，交流内容主要体现在科研方法、临床诊疗技术、情报信息等方面，交流形式多为相互参观访问、专题座谈、科研合作、项目洽谈及学术年会、专题研讨会、药展会、讲习培训班等。

一、省际交流

1986 年 6 月，湖南省卫生厅厅长一行来研究院调研交流。

1988 年 4 月，研究所改为研究院，在郑州召开河南省中医研究院成立大会暨首届全国名老中医经验讲习班，全国知名老中医专家、教授王雪苔、欧阳锜、时振声、李恩、余桂清、郑新、柯雪帆、焦树德等到会祝贺、题字留念，并做了专题学术报告，省卫生厅副厅长张磊到会讲话。11 月，山西省卫生厅厅长、中医处处长来研究院参观交流。

1990 年 9 月，中医情报网络会在河南饭店召开。

1994 年 10 月，江苏省卫生厅专家组一行到研究院参观交流。10 月，广东省 12 位医学专家到研究院参观交流。

1995 年 2 月 25 日，河南省中医药研究院承办了"全国中医科研方法高级学习班"，国家中医药管理局张瑞祥司长、赵璐处长和中国中医研究院李连达教授出席会议并授课，200 多位代表参加学习，座谈会上张瑞祥司长、李连达教授对今后发展提出很多有益建议。7 月，河南省中医研究院毕福高、邓启华前往厦门开展了专家门诊活动。12 月，河南省中医药研究院承办了中医专科专病网络建设研讨会，副省长李志斌出席会议并讲话，来自全国各地 30 余位专家在附属医院门诊义诊并授课，辽宁本溪市第三制药厂捐赠药品。

1996 年 4 月，由国家中医药管理局、国家科委主办，省中医管理局统一组织的"八五"期间中医药研究成果展览会在北京举行。张重刚副院长一行 7 人参加了展会，制作展板 6 块。4 月，中国中医药研究院党委书记房书亭莅临该院参观座谈。经过洽谈协商，与中国中医研究院达成合作意向，在科研管理、学术交流、人才培养、产业开发等方面开展合作。

2000 年 5 月，党委副书记王希浩带领医政、护理、总务科一行 9 人赴唐山市中医院，天津中医学院第一附属医院参观学习。

2008 年 12 月，广西中医学院领导专家一行 6 人来研究院考察交流。

2012 年 8 月，中国中医科学院刘保延副院长到研究院调研交流。11 月，中国工程院院士、河北以岭药业集团董事长吴以岭到研究院调研交流。12月，江西省中医药研究院一行 20 人到研究院参观调研，河南省中医管理局业务处副处长姬渐伟，院领导及相关科室负责人参加座谈。

2013 年 10 月，研究院与石家庄以岭药业股份有限公司签订战略合作协议。

2015 年 1 月与中国中医科学院再次完善合作协议。2 月与河北石家庄以岭医药集团战略合作工作座谈会在石家庄以岭药业集团举行，中国工程院院士、石家庄以岭医药集团董事长吴以岭，河南省中医药研究院院长韩颖萍、副院长范军铭及相关人员参加了座谈，共商深化合作事宜。7 月，中国工程院院士、国医大师石学敏教授来研究院调研交流。

2016 年 8 月，研究院承办"第 22 届全国针灸临床学术研讨会""第二届全国针灸学术流派交流研讨会""河南省针灸学会针灸临床分会 2016 年年会""河南省针灸临床应用及特色技术学术交流会""《中国针灸》杂志 2014 年优秀论文证书颁奖会"，有 200 余名针灸临床及教学、科研领域专家参加。10 月，海南省五指山副市长甘鸣鹏、岳国华一行 6 人，在河南省中医管理局张健锋副局长、尹文刚主任的陪同下来院参观考察。

2017 年 5 月，浙江省中医药研究院院长柴可群一行 5 人来院参观考察，加强了双方在科研、医疗方面的交流与联系。

二、省内交流

1994 年，研究院在灵宝、汝州、巩义、驻马店、信阳、南阳、光山、登封、邓州、周口、夏邑、民权、焦作、安阳、清丰等 16 家医疗机构建立河南省中医药研究院临床科研基地。

1996 年 11 月，在全国卫生大会召开之际，参加卫生部、国家中医药管理局组织的全国卫生改革发展成就展，组织专家参加"千名中医义诊"活动。会前、会中、会后分别在郑州市花园路口、郑州绿城广场、登封市举行了义诊。

1998 年 6 月，研究院召开河南省中风康复俱乐部成立大会，参会代表 240 人，制定章程，举办康复知识讲座。7 月，研究院对口支援许昌县中医院，派出专家组赴许昌帮扶。

1999 年 9 月，由河南省中医管理局组织，研究院承办全省中药炮制和中药鉴定大赛。

2000 年 5 月，平顶山市中医院专家组一行 10 人来研究院参观学习。

2004 年 1 月，研究院开展卫生三下乡活动，组织 10 名专家赴沈丘县帮扶，捐助药品 5 000 元。5 月专家组赴淅川县中医院义诊，并赠送救护车 1 辆。

2010 年 9 月在郑州举办河南省中西医结合学会高血压学术专业委员会成立大会暨学术年会，会议汇集中西医专家 120 多人，重点从高血压临床诊疗、并发症防治等方面进行了深入探讨，并邀请上海复旦大学范维琥教授、首都医科大学余振球教授做专题讲座。

2011年6月在郑州天基宾馆举办了中西医结合防治高血压及相关疾病新进展培训班，心血管专家徐予、洪岩、赵玉兰、田元生、邱保国、王守富作学术讲座，与会人员200余人。

2012年11月在河南郑州世纪星酒店举办了中西医结合防治高血压及相关疾病新进展培训班，赵英强教授、黄振文教授、李中建教授及该院名老中医邱保国、陈阳春研究员等做了学术报告，会议内容以高血压为主，兼及冠心病、心律失常、心力衰竭。经过培训，与会人员对高血压及其相关疾病的诊疗进展有了更深的了解，获得了与会人员160余人的一致好评。

2013年7月27日、28日在郑州河南宾馆举办了名老中医经验传承培训班。会议汇集了心血管、心电学、中医临床等领域的专家及河南省高血压中西医结合诊疗网络分中心单位代表共约300余人，围绕本次会议的主题——积极防治高血压及其相关疾病，重点从高血压诊疗网络建设、临床诊疗、并发症处理等方面进行了广泛和深入的探讨。11月16日、17日，研究院在郑州嵩山宾馆举办了"恶性肿瘤中西医结合治疗新进展"学习班，全省各地200余人参加了交流。

2015年10月30日至11月1日在河南饭店举办了河南省中西医结合高血压学术年会暨"河南省高血压络病研究院士工作站"揭牌仪式，中国工程院院士吴以岭、华中科技大学同济医学院附属同济医院唐家荣、天津中医药大学第二附院赵英强教授及研究院名老中医邱保国、陈阳春研究员等10余名心血管内科专家，围绕高血压及相关疾病规范化诊治做了学术报告及研讨。

2016年4月28日，河南省中医药研究院在郑州嵩山宾馆举办了"肿瘤重点专科建设及四位一体疗法"培训班，38个地市县级医院肿瘤专家150余人参加了会议。7月8~10日，河南省中医药研究院主办了《肾病中西医诊疗进展及李培旭名老中医经验传承学习班》，张琳琪、卢跃卿及研究院专家李培旭、华琼等做了专题讲座。

2017年9月16日、17日，河南省中医药研究院主办了《李培旭名老中医临床经验传承研修班》，名老中医刘玉宁、郭立中及省内著名专家张琳琪、卢跃卿、邓伟等授课。

2018年10月26~28日在郑州举办了高血压及相关疾病中西医结合防治新进展学习班。会议汇集了心血管、名老中医等领域的赵海滨等知名专家和河南省高血压中西医结合诊疗网络分中心单位代表共约240余人，本次会议的主题——防治高血压及并发症重要环节"血管保护""中西结合 传承创新 普及提高"，重点从高血压临床诊疗、并发症处理、科研思维等方面进行了广泛和深入的探讨。

2018年9月1日、2日，在郑州嵩山宾馆举办了河南省中医药继续教育项目《李发枝教授治疗呼吸系统疑难病学习班》。全国名老中医李发枝、范军铭做了专题讲座。全省各地医师300余人参会，会议受到与会者高度赞赏，同期网络直播约9万人进行了收看。

三、高血压协作

1994 年 9 月 1 日，南阳市张仲景国医院领导一行 3 人前来研究院介绍高血压辨证分型系统，在当地获得了较好的社会与经济效益，并希望在该院设立高血压分中心。

1997 年 4 月 15 日，河南省中医药研究院与广州天然药物研究所合作建立了高血压研究分中心，高血压分型仪由广州购买，研究院派王玉民，苗灵娟前往工作。

2000 年先后在南京、济南、银川、成都、上海建立了高血压分中心，经过几年的推广建设，全国布点达 100 余家。

2001 年 9 月，河南省中医药研究院在郑州未来大厦召开了全国高血压网络建设大会，全国各地 150 人参加了会议。

2003 年 5 月，研究院高血压网络建设走出了国门，在马来西亚建立高血压分中心。

2011 年 6 月 10 日、11 日，河南省中医药研究院召开了高血压协作网会议，与地市 17 家医院建立协作关系，颁发临床科研协作医院和高血压防治分中心的牌子，河南省中医管理局张重刚局长、韩新峰副局长出席会议。

2012 年 11 月 23 日，河南省中医药研究院召开了"十二五"国家中医高血压重点专科协作网络启动会。河南省中医管理局副局长韩新峰、业务处副处长姬渐伟出席启动仪式。

2014 年 6 月，研究院在郑州举办了河南省基层高血压诊疗网络建设暨高血压及其并发症的防治技术培训会，来自各级医疗卫生机构的医院院长、相关科室负责人及业务骨干共 200 余人参加了会议。建立省、市、县、社区四级高血压基层诊疗网络。

四、港台交流

1989 年 12 月，台湾医学代表团来院参观。1994 年 12 月，邱保国院长、张重刚副院长和田华前往香港参加中国医药保健精品展，降压宝、生发宝、清热解毒片、癫克星、复方大蒜油胶囊等产品参展，与多家医药贸易公司建立了联系。1995 年 1 月，香港达洋公司杨歌飞总经理到研究院协商在香港注册成立华洋医药公司事宜。2001 年 2 月，研究院与香港七星集团达成协议，以药厂为主体，推广该院制剂、保健品。2003 年 8 月，香港东华三院到研究院参观。

第二节　国际交流

改革开放以来，国际交流陆续开展，从 1986 年至 2018 年，较有影响的国际来访 14 次，研究院出访 17 次，成规模的国际学术交流 8 次。学术交流以针灸、中药研究、高血压及相关疾病的研究为主要方向，多次交流互动。

一、国际学术交流

1995 年 5 月，邓启华主任医师赴美国参加了第二届世界传统医药大会，其高血压辨治方法及降压宝系列制剂获大会金奖。1996 年 5 月，澳大利亚医学专家来研究院参观座谈，双方就中医学发展史进行了座谈交流。

1997 年 5 月、12 月，1998 年 10 月，分别在海南三亚、哈尔滨、郑州登封举办中国与世界卫生组织合作项目"草药剂型的制备与改进""中药材的质量标准控制""草药中重金属的含量控制"讲习班，世界卫生组织亚洲区官员陈垦、国家中医药管理局外事司姜再增司长、吴振斗、河南省中医管理局庞春生局长出席开班仪式，三次讲习班共有全国各地有关专家 350 人参加。

1999 年 9 月，副院长田元生随河南省卫生厅医学代表团赴美国加州、旧金山等地进行学术交流。2002 年 4 月，副院长田元生随河南省政府医药代表团赴巴西、南非，与两国针灸协会进行了针灸临床应用学术交流。

2009—2011 年，党委书记周文贞、院长韩颖萍、副院长田元生、范军铭、李毅萍分别前往新加坡，参加新加坡创新管理学院高级医疗管理培训。

2010 年 6 月，党委书记周文贞赴法国冈城大学医学中心进行学术交流。

2011 年 7 月，院长韩颖萍赴德国，与德国医学基金会主席进行学术交流。

2012 年 5 月，副院长范军铭随中国中医科学院交流代表团前往美国杜克大学和华盛顿大学进行学术交流，探讨了临床流行病学和生物统计学最新方法在中医药研究领域的应用。11 月 24 日至 12 月 1 日，河南省中医药研究院副院长范军铭随团访问英国进行了为期 8 天的学术交流活动。此次访英学术活动是基于 10 月英国伦敦南岸大学孔子学院补充替代医学中医学教授 Nicola Robison 来华访问后的一个延伸和拓展。随行团队在英国伦敦南岸大学及其附属孔子学院进行了学术交流活动。

2013 年 3 月 1 日，德国艾伯博士医疗康复集团董事长艾博先生到研究院参观访问。4 月 27 日，伦敦南岸大学 Nicola Robison 教授到河南省中医药研究院进行为期一天的学术交流活动，就英文 SCI 撰写稿约概述及几年来国外开展定性研究和定量研究范例解析进行解读。

2015 年 5 月，新西兰国会议员来河南省中医药研究院与副院长田元生进行中医针灸交流。

2016 年 5 月 16 日，意大利国家针灸学会弗兰克·梅尼凯利主席和意大利海外中医论坛秘书长郭春标一行 8 人到河南省中医药研究院进行学术交流。弗兰克·梅尼凯利教授介绍了意大利国家针灸学会开展的学术研究成果，安东尼·艾菲迪教授介绍了高血压危象-休克-脑血管痉挛-针灸在急症中的应用，郭春标介绍了欧洲中医药发展的现状和未来。

2014 年 11 月，院长韩颖萍一行 3 人赴瑞士传统医学治疗中心进行学术交流。

2018 年 12 月，党委书记周文贞随河南省卫健委医学代表团赴美国梅奥医学中心等地，进行学术交流。

二、来访出访

1986 年 10 月，日本访问团一行 7 人来院参观考察。1988 年 8 月，荷兰外宾一行 4 人来院参观访问。1990 年 7 月，斯里兰卡代表团来院参观座谈。10 月，朝鲜代表团来院参观交流。12 月，日本民间协会左野召——行在省科委领导的陪同下来院参观座谈。1991 年 1 月，日本友人哲藤正雄在省科委、省外事办、省中医管理局领导陪同下来院参观考察。7 月，苏联专家代表团在省中医管理局李宪法主任陪同下，来院参观考察。1992 年 10 月，世界著名生物学家、美籍华人牛满江来院参观交流。1994 年 1 月，日本厚生劳动省引进中心访问团来院参观考察。4 月，韩国学者一行 5 人来院交流访问。

1991 年 11 月，邱保国院长赴美国考察访问。10 月邱保国院长到泰国参加中医药医疗器械博览会。1995 年 7 月，魏武英副院长赴印度尼西亚调研考察。2010 年，韩颖萍院长应邀赴挪威交流访问。2012 年 10 月，韩颖萍院长应邀赴美国、加拿大参观访问。11 月党委副书记王希浩赴英国、法国、德国参观访问。2013 年 9 月，党委书记周文贞应邀赴德国、英国参观访问。2015 年 9 月，党委书记周文贞应邀赴韩国、日本参观访问。

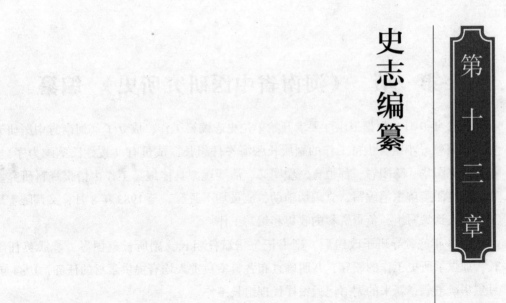

第十三章

史志编纂

第一节 《河南省中医研究所史》 编纂

1982 年 9 月，根据卫生厅要求开始单位史志编纂工作，成立了《河南省中医研究所史》编纂领导小组，主持工作的副所长张海岑任组长，成员有（按姓氏笔画为序）：毕福高、陈国华、陈阳春、都恒青、翟明义、潘熙琬。具体编纂工作由情报资料研究室负责，指定潘熙琬主笔编写，党瑞炳辅助，成员均不脱产。至 1983 年 8 月，又调陈宝玲和王玲两人到编写组，负责资料的收集和编写工作。

1983 年底领导班子改组后，副书记焦华斌任组长，副所长赵国岑、魏武英任副组长，加强了所史工作的领导，并明确宣布各科室负责人均有提供素材的任务，1984 年 11 月焦华斌患病，新来的副书记顾银祥代理组长工作。

领导小组刚成立时，正值我所迁入城北路新址不久，全所忙于收拾、整理、布置，所史工作未能走上正轨。由于十年动乱中资料大部分散失，相关档案只找到了 1965 年以前的一小部分。1966 年以后，运动不断，人事变动频繁，文书档案保存不善，散失严重。技术档案于 1964 年曾酝酿建立，也制定了管理条例，但未正式实行，故科研资料一直分散在个人手中，没有集中管理，有的材料已经丢失。只好依靠各有关同志的回忆书写。史料素材的缺漏、差错不可避免。

初稿以新中国成立十七年、"文革"时期和十一届三中全会以后三个阶段的时序为纵贯线，同时以医药文献理论研究、中医研究、中药研究三大类科研活动为横剖面进行编写。后又改为按科研课题开展前后顺序排列，即以时代为经，以事件为纬，从纵的方面反映历史的连续性，横的方面分门别类记述历史的现状，横排竖写，纵横结合，以横为主，从而使事件的始末连贯，分类归属得体，纵横相辅，纲目泾渭分明，一气呵成，始末清楚，无前后重复之弊。经过两易其稿后，又对局部小改小修、拾遗补阙。史稿记述截止至 1982 年底。

到 1984 年 6 月，卫生厅在南阳召开全省县、（市）卫生志初稿审评工作会议后，对工作上的一些理论和实际问题有了进一步的认识，任务更加明确，工作目标、方法、撰写体裁更加清楚，使编纂工作进入了一个新的阶段。同时又增加顾蕾为编校人员，师选生（河南省警察学校）、李威为摄影人员。稿子几经修改补充，至 1984 年 12 月《河南省中医研究所史》终于脱稿。

史稿完成后，报河南省卫生厅卫生志编辑室审阅。同时进行该书的印刷准备工作，封面的设计由张大明负责。《河南省中医研究所史》（1959—1982）于 1985 年 12 月印刷面世。并获 1986 年河南省卫生厅部门志三等奖。

《河南省中医研究所史》最后一页的编纂署名页抄录于后：

所史审稿单位

河南省卫生厅卫生志编辑室

所史编纂领导小组

组　　长：张海岑、焦华斌

副组长：赵国岑、魏武英

组　　员（以姓氏笔画为序）：毕福高、陈国华、陈阳春、都恒青、翟明义、潘熙琬

主　　笔：潘熙琬（党炳瑞辅助）

工作人员：陈宝玲　王玲　顾蕾

摄　　影：师选生（河南省警察学校）　李威

校　　对：顾蕾

第二节　《建院三十五周年成果汇编》 编纂

1994 年，是建院三十五周年，为总结经验，发扬成绩，使我院各项工作在改革开放年代再上新台阶，经院党委研究决定，特将我院 35 年来的科研成果、专著、专利和学术论文汇编成册，以资纪念。

同时，成立河南省中医药研究院《建院三十五周年成果汇编》编辑委员会，院长邱保国、书记荆自来任主任，副院长张重刚、魏武英、雷新强、纪检书王燕任副主任，毕福高、翟明义、都恒青、陈阳春、邓启华、张金楠、宁选、刘道清、田文敬、田华任委员。由田文敬具体负责并主笔编写。

《建院三十五周年成果汇编》主要收录河南省中医药研究院自 1959 年 3 月建院以来所获得的科研成果、专著、专利和学术论文，下限至 1994 年底。具体编辑思路是：全面反映科研工作成绩，材料准确可靠，文字言简意赅，避免缺失遗漏。

汇编收录的科研成果是以研究院立题或自主立项取得的厅局级以上的科研成果，且第一、二主持研究者是研究院人员，以摘要 800 字以下形式编入，编排以国家级、省部级、厅局级为序，同级别、同时间的按主持者的姓氏笔画为序排列，同一成果二处以上获奖只收录获得的最高奖项。

汇编收录的著作是以研究院名义或以研究院人员为主（副主编以上），由正式出版社出版的专著，以摘要 800 字以下形式编入，编排顺序以出版时间为序，同时间、同一出版社以研究院第一作者的姓氏笔画为序排列。

汇编收录的专利是以研究院人员为主（第一、二名），并获正式专利文号，以摘要800 字以下形式编入，按专利文号为序排列。

汇编收录的论文是前三名作者为研究院职工，且在正式公开发行的刊物发表的专业

学术论文，以摘要 500 字以下形式编入。编排以发表时间为序，同一时间按杂志级别为序，同一时间同一级别按我院第一作者姓氏笔画为序。

汇编收录的文稿外单位作者一律省略，只按原作者本单位人员名单为序排列，文稿均要求我院作者本人撰写，文责自负，编者只做体例及文字方面的修改、加工、编排。

汇编稿件的收集，王予英负责院本部、中药研究所；严慧负责附院门诊部、离退休人员、奥林特制药厂、中达公司；蔡永敏负责附院临床科室；李琦负责科研成果的收集。

汇编目录前有河南省中医管理局原局长庞春生、河南省中医学会原会长韩俊钦题字。1994 年底完成《建院三十五周年成果汇编》的编辑和出版印刷。

河南省中医药研究院《建院三十五周年成果汇编》编纂署名页抄录于后：

主　编：邱保国　荆志来

副主编：张重刚　魏武英　王　燕　雷新强

编　委：毕福高　翟明义　都恒青　陈阳春　邓启华　张金楠　宁　选
　　　　刘道清　田文敬　田　华

编　辑：田文敬　刘道清　王希浩　徐立然　蔡永敏

第三节　《河南省中医药研究院院志》编纂

2011 年 7 月，院党委研究起动《河南省中医药研究院院志》编纂工作，几经讨论研究，决定成立《河南省中医药研究院院志》编辑委员会：党委书记周文贞、院长韩颖萍任主任，副书记王希浩、副院长田元生、范军铭、李毅萍任副主任，田文敬、牛国顺、王军、李更生、庆慧、蒋春霞、邱保国、都恒青、陈阳春、刘道清及相关科室负责人等为委员。

同时，院党委指定由副书记王希浩主抓《河南省中医药研究院院志》（以下简称《院志》）编纂工作，由田文敬负责《院志》总体编纂方案的规划设计、详细章节目录的制定及后期稿件的编辑和修改，牛国顺负责《院志》规划方案的落实，所需相关资料的收集、汇总和编写。

相关资料收集完成后，由田文敬、王军、牛国顺负责按方案规定体例统稿和编纂。所有参与收集资料、撰稿和编纂的人员均为兼职，既不脱产，又不能耽误本职工作。

第十四章

荣誉

河南省中医药研究院（所）成立60年来，始终坚持党的领导，忠于社会主义卫生事业，在科研、临床岗位上，做出了一定的工作，取得了一定的成绩，赢得了上级部门的嘉奖和广泛的社会赞誉。获得了数不清的集体荣誉和个人荣誉，本章节择叙了其中主要的荣誉称号，一个个荣誉展示，是前人热血奋斗的缩影、开拓进取的见证，也是对后人的期望和叮咛。

第一节　集体荣誉

河南省中医药研究院主要集体荣誉见表 14-1。

表 14-1　河南省中医药研究院主要集体荣誉

日期	集体名单	获得荣誉	颁发部门
1978 年	河南省中医研究所	省直科教战线先进科技集体	河南省科学大会
1986 年	所第一党支部	1985—1986 年度厅直先进党支部	河南省卫生厅机关党委
1986 年	所第三党支部	1985—1986 年度厅直先进党支部	河南省卫生厅机关党委
1988 年	第三党支部	1987—1988 年度厅直先进党支部	河南省卫生厅机关党委
1995 年	河南省中医药研究院	科技体制改革先进单位	河南省人民政府
1996 年	第一党支部	1995—1996 年度先进党支部	厅直机关党委
1997 年	河南省中医药研究院	河南省中医工作先进集体	河南省人事厅、河南省卫生厅、河南省中医管理局
1998 年	河南省中医药研究院	河南省卫生宣传信息工作先进单位	河南省卫生厅
1998 年	河南省中医药研究院	河南省卫生系统先进纪委	河南省卫生厅
1999 年	河南省中医药研究院	河南科技情报先进单位	河南省科学技术委员会
1999 年	高血压科	青年文明号	共青团河南省直工委
2000 年	河南省中医药研究院	全国卫生系统先进集体	国家人事部、国家卫生部、国家中医药管理局
2000 年	草药房	省直级"青年文明号"	共青团河南省直工委
2001 年	第四团支部	优秀团支部	省直工委、省卫生厅
2002 年	河南省中医药研究院	河南省卫生系统纠风先进单位	河南省卫生厅
2002 年	河南省中医药研究院	社区建设"三个一工程"先进单位	郑州市人民政府
2003 年	河南省中医药研究院	郑州市抗击非典先进单位	郑州市人民政府
2003 年	河南省中医药研究院	社区卫生工作先进单位	郑州市卫生局
2003 年	河南省中医药研究院附属医院	2002 年省直基本医疗保险定点医疗机构先进单位	河南省社会保险中心
2006 年	河南省中医药研究院附属医院	2005 年省直基本医疗保险定点医疗机构先进单位	河南省社会保险中心
2006 年	河南省中医药研究院	2005 年度金水区社区卫生服务先进单位	金水区人民政府
2007 年	护理部	全国中医护理先进集体	中华中医药学会
2007 年	河南省中医药研究院	全省中医医院管理年活动先进单位	全省中医医院院长会议
2007 年	工会	先进职工之家	省直工会

日期	集体名单	获得荣誉	颁发部门
2008 年	一病区（疼痛风湿科）	全国中医特色护理优秀科室	中华中医药学会
2008 年	药剂科	药械安全监测工作先进集体	郑州市食品药品监督管理局
2008 年	第一党支部	2007—2008 年度省卫生厅直属机关优秀党支部	河南省卫生厅机关党委
2008 年	河南省中医药研究院附属医院	2007 年省直基本医疗保险定点医疗机构先进单位	河南省社会保险中心
2009 年	河南省中医药研究院附属医院	2008 年省直基本医疗保险定点医疗机构先进单位	河南省社会保险中心
2009 年	第一党支部	2008—2009 年度省卫生厅直属机关优秀党支部	河南省卫生厅机关党委
2009 年	工会	2007—2008 年度先进基层工会	河南省卫生厅
2009 年	信息研究所	河南省科技情报（信息）系统先进集体	河南省科学技术厅
2010 年	河南省中医药研究院	河南省财务管理先进单位	河南省卫生厅
2010 年	河南省中医药研究院附属医院	药品不良反应先进工作单位	郑州市食品药品监督管理局
2010 年	河南省中医药研究院附属医院	2009 年省直基本医疗保险定点医疗机构先进单位	河南省社会保险中心
2011 年	河南省中医药研究院附属医院	2010 年省直基本医疗保险定点医疗机构先进单位	河南省社会保险中心
2011 年	河南省中医药研究院附属医院	药品不良反应先进工作单位	郑州市食品药品监督管理局
2011 年	河南省中医药研究院	国有固定资产管理先进单位	河南省财政厅
2011 年	护理部	中医护理先进集体	河南省中医药学会
2011 年	脑病科	中医护理特色病区	河南省中医药学会
2012 年	河南省中医药研究院	创先争优先进集体	河南省总工会
2012 年	中共河南省中医药研究院委员会	河南省卫生厅直属机关"五好"基层党组织	河南省卫生厅
2012 年	河南省中医药研究院	健康中原先锋岗	河南省卫生系统创先争优活动指导小组
2012 年	河南省中医药研究院附属医院	药品不良反应先进工作单位	郑州市食品药品监督管理局
2012 年	河南省中医药研究院附属医院	河南省中医药岗位技能竞赛优秀组织奖	河南省中医管理局河南省总工会
2013 年	河南省中医药研究院	2012 年度河南省卫生新闻宣传先进集体	河南省卫生厅
2013 年	肿瘤血液科	2013 年度全国优质护理服务先进病房	国家中医药管理局
2013 年	护理团队	河南省五一巾帼标兵岗	河南省总工会
2013 年	河南省中医药研究院	河南省新农合管理先进集体	河南省卫生厅

日期	集体名单	获得荣誉	颁发部门
2013 年	医保办	河南省新农合管理先进集体	河南省卫生厅
2013 年	河南省中医药研究院附属医院	河南省中医药岗位技能竞赛优秀组织奖	河南省中医管理局 河南省总工会
2014 年	中共河南省中医药研究院委员会	河南省卫生和计划生育委员会直属机关 2012—2013 年度"五好"基层党组织	河南省卫生和计划生育委员会
2014 年	河南省中医药研究院附属医院	信息工作先进单位	中国药学会
2014 年	河南省中医药研究院附属医院	优质护理服务先进单位	河南省中医药学会
2014 年	肝胆脾胃科	优质护理服务先进病区	河南省中医药学会
2014 年	河南省中医药研究院附属医院	2013 年省直基本医疗保险定点医疗机构先进单位	河南省社会保险中心
2014 年	河南省中医药研究院附属医院	河南省中医药岗位技能竞赛优秀组织奖	河南省中医管理局 河南省总工会
2015 年	河南省中医药研究院	三八红旗手（集体）	河南省卫生和计划生育委员会
2015 年	河南省中医药研究院	中原健康先锋岗	河南省卫生和计划生育委员会
2015 年	河南省中医药研究院	河南省卫生计生系统安全生产先进单位	河南省卫生和计划生育委员会
2015 年	河南省中医药研究院附属医院	河南省中医药岗位技能竞赛优秀组织奖	河南省中医管理局 河南省总工会
2016 年	中共河南省中医药研究院委员会	河南省卫生和计划生育委员会直属机关 2014—2015 年度先进基层党组织	河南省卫生和计划生育委员会
2016 年	第三党支部	省卫生和计划生育委员会直属机关 2014—2015 年度"五好"党支部	河南省卫生和计划生育委员会
2016 年	第四党支部	省卫生和计划生育委员会直属机关 2014—2015 年度"五好"党支部	河南省卫生和计划生育委员会
2016 年	河南省中医药研究院附属医院	河南省中医中药治疗救治艾滋病工作先进集体	河南省中医管理局
2016 年	河南省中医药研究院	河南省卫生计生系统安全生产先进单位	河南省卫生和计划生育委员会
2016 年	河南省中医药研究院附属医院	河南省中医药岗位技能竞赛优秀组织奖	河南省中医管理局 河南省总工会
2017 年	河南省中医药研究院	河南省卫生计生系统安全生产先进单位	河南省卫生和计划生育委员会
2017 年	河南省中医药研究院附属医院	2015—2016 年河南省群众满意医院	河南省卫生和计划生育委员会
2017 年	河南省中医药研究院	2016 年全省卫生计生宣传先进集体	河南省卫生和计划生育委员会

日期	集体名单	获得荣誉	颁发部门
2017 年	中共河南省中医药研究院委员会	河南省卫生和计划生育委员会直属机关 2016 年度先进基层党组织	河南省卫生和计划生育委员会
2017 年	第三党支部	河南省卫生和计划生育委员会直属机关 2016 年度"五好"党支部	河南省卫生和计划生育委员会
2017 年	第四党支部	河南省卫生和计划生育委员会直属机关 2016 年度"五好"党支部	河南省卫生和计划生育委员会
2017 年	河南省中医药研究院	河南省中医药文化建设先进集体	河南省医院协会文化专业委员会
2017 年	河南省中医药研究院	2016 年度全省卫生计生系统保密工作先进单位	河南省卫生和计划生育委员会
2017 年	河南省中医药研究院	2016 年度全省卫生计生系统年鉴工作先进单位	河南省卫生和计划生育委员会
2017 年	河南省中医药研究院附属医院	河南省中医药岗位技能竞赛优秀组织奖	河南省中医管理局 河南省总工会
2017 年	河南省中医药研究院附属医院	全省干部保健工作先进集体	河南省卫生和计划生育委员会、河南省保健委员会
2018 年	河南省中医药研究院附属医院	2015—2017 年度河南省持续改善医疗服务示范医院	河南日报报业集团
2018 年	河南省中医药研究院	2015—2017 年度"学雷锋见行动无偿献血我先行"活动先进集体	河南省卫生和计划生育委员会精神文明建设指导委员会
2018 年	河南省中医药研究院	先进红十字志愿服务队	河南省红十字会
2018 年	河南省中医药研究院附属医院	河南省中医药岗位技能竞赛优秀组织奖	河南省中医管理局 河南省总工会
2018 年	河南省中医药研究院附属医院	全省中医医院管理先进单位	河南省中医管理局
2018 年	工会	先进基层工会	河南省卫生和计划生育委员会
2018 年	河南省中医药研究院附属医院	2017—2018 年度河南省群众满意医院	河南省卫生和计划生育委员会

第二节　个人荣誉

1984 年，毕福高获厅直优秀共产党员。1986 年，毕福高获厅直优秀共产党员、全国卫生文明建设先进工作者。1988 年，毕福高、邓启华、翟明义获厅直优秀共产党员。1989 年，毕福高获河南省劳动模范、河南省优秀科技工作者；都恒青、邱保国、刘道清、都恒青获河南省优秀科技工作者。1990 年，侯留法获河南省省直"青年岗位能手"，毕福高、邓启华获河南省卫生文明建设先进工作者；毕福高、邓启华获厅直优秀共产党员。1991 年，都恒青获河南省卫生系统先进工作者，邓启华获河南省中医药优秀科研工作者。1992年，邓启华获全国卫生系统模范工作者、河南省卫生系统先进工作者。1993年，都恒青获河南省优秀专家。1994年，都恒青获河南省劳动模范。1995年，田文敬获全国中医药优秀宣传工作者。1996年，翟明义获省直优秀党员，杨小平获厅直优秀党员；1997年，赵国岑获河南中医事业发展特别贡献奖，符文增获河南省中医工作先进工作者，朱超英厄立特里亚卫生部特殊贡献奖，刘道清获全国中医药科技信息先进工作者，李毅萍获省直、厅直优秀团干部。1999年，符文增获河南省百名巾帼科技带头人、河南省三八红旗手，刘道清获河南省科技情报系统老科技情报工作者，李毅萍获厅直优秀党务工作者，侯留法获河南省省直青年岗位能手。

2000年，侯留法获河南省青年岗位能手，李毅萍获省直优秀党务工作者。2001年，邓启华获中国中西医结合学会"中西医结合贡献奖"，李毅萍获省直优秀党务工作者，李春燕、冯敏获省直优秀团员。2003年，李毅萍获省直优秀党务工作者、厅直优秀党务干部，杨小平获厅直优秀共产党员，宋红湘获河南省抗击非典先进工作者，李思三获河南省直属机关工会"五一劳动奖章"、先进工作者。2004年，邓启华获河南省科技系统先进工作者。2005年，李毅萍获厅直优秀党务工作者，杨小平获厅直优秀共产党员。2005年，程广书获共青团河南省"新长征突击手"称号。2006年，邓启华获全省医德先进个人，王红获全国首届百名优秀中医护理标兵、河南省优秀中医护理标兵，许卫强获河南省卫生厅普法工作先进个人，邓松涛获省直青年岗位能手。2007年，李毅萍获厅直优秀党务工作者、省直优秀共产党员、人力资源普查先进个人，杨小平获厅直优秀共产党员，许卫强获河南省卫生厅普法工作先进个人。2008年，邱保国获中华老年医学会"牟善初教授医学特别奖"，李双武、张学琴、杨小平、田文敬获省直优秀共产党员，许卫强获河南省卫生厅普法工作先进个人，韩伟峰获省直青年岗位能手，邓松涛获河南省青年岗位能手，王红获河南省护理职业道德先进个人。2009年，邱保国获河南省中医事业终身成就奖，田文敬获省科技情报先进工作者，李毅萍获厅直优秀党务工作者，李双武、杨小平获省直优秀共产党员、厅直优秀党员，张学琴获厅直优秀党员，王梅获郑州市药物不良反应监测先进个人，许卫强获河南省卫生厅普法工作先进个人，邱彤获河南省科技情报（信息）系统先进个人，张明利获河南省直青年岗位能手。

2010年，周文贞获省直优秀党务工作者、厅直优秀党务工作者，王希浩、李更生、王红获省直优秀共产党员、厅直优秀党员，杨小平获厅直优秀党员，许卫强获河南省卫生厅普法工作先进个人。2011年，周文贞获省直优秀党务工作者，王希浩、李更生、王红获省直优秀共产党员，韩伟峰获省直青年岗位能手。2012年，王希浩、杨小平获全国中医药系统创先争优活动先进个人。2012年，周文贞省直优秀党务工作者、厅直优秀党务工作者，王希浩、李更生、王红获省直优秀共产党员、厅直优秀党员，杨小平获厅直优秀党员，冯惠娟获中华中医药学会"优质护理服务先进个人"。2013年，周文贞获卫生部全国卫生系统"创先争优"先进个人，李毅萍获河南省"五一巾帼标兵"，任孝德获省直优秀共产党员，冯惠娟获中华中医药学会"优质护理服务先进个人"。2014年，蒋春霞获省卫生和计划生育委员会直属机关优秀党务工作者，李毅萍获安全生产先进个人，王治阳、任孝德、李更生获省直优秀共产党员，牛国顺获省卫生计生系统办公室工作先进个人。2015年，周文贞获省直机关优秀工会之友，李毅萍获省"三八红旗手"，蔡小平获全国道德模范、河南省医德标兵，牛国顺获省卫生计生系统办公室工作先进个人。2016年，蒋春霞获省卫生和计划生育委员会直属机关优秀党务工作者，牛国顺、任孝德、马开、张红雨获省卫生和计划生育委员会直属机关优秀共产党员，张明利获河南省红十字会优秀志愿者。2017年，周文贞获省直机关优秀党务工作者，郑宏获国家卫生和计划生育委员会优秀通讯员、全省卫生计生宣传先进个人，李毅萍获安全生产先进个人、维稳安保先进个人，蒋春霞获省卫生和计划生育委员会直属机关优秀党务工作者，任孝德获省直机关优秀共产党员，牛国顺、蔡小平、马开、王治阳、张红雨、王学超获省卫生和计划生育委员会直属机关优秀共产党员，郭致远获全省卫生计生系统年鉴工作优秀工作者，刘道清获人民日报社"中国优秀杰出人物"，庆慧获河南省"双核心指标"考评工作先进个人。2018年，李毅萍获安全生产先进个人，韩伟峰获省卫生计生系统先进工作者，李琦、陈秀荣获省卫生和计划生育委员会优秀工会干部，郭致远获省卫生和计划生育委员会机关团委优秀共青团干部，徐靖宇、段艳艳、牛艺涵省卫生和计划生育委员会机关团委优秀共青团员，牛国顺、李更生、王雷生获全省中医工作先进个人。

第十五章

大事记

1959 年

3月，河南省中医中药研究所成立。由中医学院统一领导，张海岑为办公室秘书，有专职人员7人，办公地点附设在人民路中段河南中医学院院内。

12月18~31日开办短期经络训练班，为期两周，培训46人。

是年，先后举行经络学说、食管癌、肝硬化、小儿下肢麻痹、风湿性关节炎、子宫脱垂、湿温等项目的学术讲座10次，听讲者达4 900人次。

1960 年

8月，河南省中医中药研究所和郑州市卫生局联合举办养生学研究报告会，宣读了"养生学研究的国内外概况"，听讲单位80多个，共500余人。

11月10日，为了防治浮肿病、传染性肝炎、妇女闭经、子宫脱垂等四种疾病，河南省中医中药研究所组织全院有经验的中医大夫及教师进行座谈，交流经验，提出防治办法，并将座谈纪要发往省直及各专市医院、疗养院（所）参考。

11月15日，河南省中医中药研究所在河南中医学院领导下组织学术活动周，检阅1960年科研工作，为期4日，参加者100余人。

1961 年

年初建立肝病研究小组，对无黄疸型传染性肝炎及慢性肝炎进行疗效观察。

3月，河南中医学院任命张海岑为河南省中医中药研究所办公室主任。

8月，《学术讨论》创办，为不定期刊物，直到1963年8月为止，共16期。

冬，参加在武昌召开的"全国针灸聋哑经验交流会议"，交流了《针刺聋哑150例疗效观察》。

是年建立生理生化实验室，开展了临床常用的20多种生化检验项目，奠定了河南中医学院生化检验室的基础。并建立简陋的动物房。

1962 年

是年起由肝炎逐步转入肝硬化腹水研究。

全年组织多次学术讨论会、报告会，编辑了《泄泻治验研究资料汇辑》《哮喘学术讨论汇辑》等。

1963 年

年初，接受"肝硬化腹水"和"四大怀药的系统研究"两项国家规划；五月成研究小组，确定研究方案；六月，开始怀牛膝的本草学和生药学研究，于1964年按期完成任务。

是年，将原发性高血压病的研究列入 1963—1972 年科学技术发展规划，但进展很慢。

1964 年

夏，河南中医中药研究所改名为河南省中医研究所，并迁入人民路 10 号，占地 9 亩多，自购两层楼房，使用面积 900m²，在后院修建了 800m² 的实验室，开设门诊，并设立了图书资料室，扩充了实验仪器设备，并在河南中医学院附属医院争取到 15 张科研病床。

6 月，河南省人民委员会正式任命孙刚为研究所所长。河南中医学院任命毕福高为研究所办公室秘书。

1965 年

5 月，河南中医学院党委任命鲍长华为河南省中医研究所第一任支部书记，毕福高为支部副书记，正式成立党支部，有党员 10 人。

5 月 20 日，河南省中医研究所召开河南省肝硬化研究经验交流座谈会，出席会议的有河南省地、市、县及省直有关专家共计 20 个单位，代表 30 余人，会议交流了治疗肝硬化腹水经验，制订了治疗方案；建立了全省治疗肝硬化大协作联系，还收到书面材料 9 份。

8 月 16 日，由 7 人组成的第一批医疗队到荥阳县巡回医疗，培养卫生人员 226 人，治疗患者达 30 000 多人次。1966 年 1 月返郑，3 月又组织第二批（医师 5 名，学生 10 名）下乡。6 月"文化大革命"开始即返郑。

10 月，编成《土单验方汇集》（第一集）。

1966 年

中药麻醉研究组成立，并成为全国肌松剂专题研究组组长单位。

1967 年

4 月，河南省中医研究所开展了对猴耳草从剂型改革到动物实验一系列的研究工作。翌年 3 月，与郑州市中药厂协作研制成浸膏片（商品名"风湿宁片"），用于临床治疗风湿性关节炎，确有疗效。本品为研究所与药厂协作，首次取得社会效益的一个品种。

1968 年

1 月，"清热解毒注射液"研制成功，填补了河南省复方中草药注射液研究空白。河南省中医研究所与河南医学院协作组成流脑防治工作组，到漯河、周口、商水等地防治流脑。

1968—1969 年工宣队进驻河南省中医研究所。

1970 年

11 月，人防工事塌方，死亡一人，左胫腓骨折一人，腿部轻伤一人。

1971 年

气管炎防治研究组成立，开展老年性慢性气管炎的防治研究。

10 月，中药麻醉研究组参加信阳召开的河南省中麻座谈会，会后接受河南省卫生厅研制肌松的任务，翌年开始研究，并在 1973—1977 年先后四次参加徐州、海南等地召开的全国中麻经验交流会。

1974 年

春，心血管病研究组正式成立，开始对心血管三病（冠心病、高血压、脑卒中后遗症）进行研究，并在工厂、郊区进行冠心病、高血压普查，随即展开药物疗效观察。

秋，毕福高及其团队发现针灸新穴位：环上穴、环中上穴、新夹脊穴。

1975 年

7 月，由河南省中医研究所、河南医学院、洛阳市卫生局牵头在郑州召开了河南省防治心血管疾病座谈会，出席会议的有 32 个单位，共 49 位代表。除总结交流经验外，正式成立河南省防治心血管病科研协作组。

1976 年

河南省中医研究所投资 6.9 万元，在城北路买地 30 余亩，开始基建。

1977 年

4~5 月，河南省中医研究所在广东肇庆筹备召开全国肌松剂经验交流会，对全国有效的肌松剂进行临床考核比较，制订攻关协作计划。并于 1979 年、1980 年在广州、郑州、南宁主持召开肌松剂海轮 II、芫花醇制剂、粉背轮环藤肌松剂的鉴定会。

6 月，李长禄参加赴藏医疗队，传授中药技术、培养中药人员。1979 年 4 月初返郑。

12 月，综合科研楼动工。

1978 年

5 月，河南省中医研究所在河南省科学大会上获省直科教战线先进科技集体光荣称号。研究所有 11 项科研项目获河南省科学技术成果奖，（其中一项 1979 年获部级奖，研究所为协作单位之一）；1980 年有五项成果获省级奖（三等三项、四等两项）；1981 年有两项省级医药卫生科技三级奖，一项部级乙级奖；1982 年一项省级三级奖，一项四级奖。

11 月，在开封地区招待所召开河南省第七次心血管病协作组学术会议。会上宣布成立河南省心血管病学会，由主任张海岑、秘书陈阳春和 7 名委员组成。

1979 年

4 月，与河南医学院共同主持召开了"全国心血管病流行病学及人群防治协作座谈会郑州会议"。

5 月，参加在北京召开的第一届中医学术会议，有五篇论文作为交流资料。

7 月 31 日，河南省中医研究所归河南省卫生局直接领导。

8 月，与河南医学院共同负责组织全省高血压抽样普查的人员培训、资料收集、统计及整理工作，并写出了《1979 年河南省高血压抽样普查报告》。

12 月，河南省首届中医学术经验交流会议召开，河南省中医研究所编撰了"河南省首届中医学术会议交流资料"，收载论文 32 篇。

是年，研究所购买土地 9.2 亩。

1980 年

1 月，河南省卫生厅抽河南省中医研究所赵国岑、魏武英参加"全省卫生人员职称晋升"工作，历时两年余。主要工作是：评审著作及论文，考核资历及学历，命题、监考、评卷，全省范围内职称平衡等。其中包括晋升正、副主任医师和主治医师、医（护）师、医（技）士等。

3 月，参加在石家庄召开的全国心血管流行病学及人群防治座谈会。河南省中医研究所交流了高血压抽样普查的经验。

是年，河南省中医研究所 1 人晋升为研究员，6 人为副研究员，18 人为助理研究员，2 人为医（护）师，8 人为技士。

1981 年

6 月，与几个工厂协作建立了 5 万人的心血管病防治区，7 月在郑州市向阳区（今管城区）建立了心血管病死亡登记制度。

11 月，河南省中医研究所参加全国首届中西医结合学术讨论会，有 6 篇论文编入"首届全国中西医结合学术讨论会资料选编"。

是年，河南省中医研究所接受《河南省秘验单方集锦》的编写任务。于 1983 年出版。

是年，设立临床部及中医、中西医、针灸经络、基础、中药、情报资料等 6 个研究室。

1982 年

是年，河南省卫生厅正式批准河南省中医研究所建立门诊病房，下拨专款 10 万元。

4 月，综合科研楼竣工。

6 月，河南省中医研究所迁入新址——城北路 7 号。相继成立 X 线、超声波、心电图、心功能、脑电图等临床辅助科室及政工科、药械科。10 月，门诊试诊，12 月病房收住患者。

是年底，河南省中医研究所职工发展到 146 人。

1983 年

10 月，根据办事处要求，河南省中医研究所组织干部职工义务劳动，以科室为单位，分片包干，填坑割草，清理院内垃圾。

12 月，河南省中医研究所高血压患者群流行病学调查项目，已在郑州市 8 个工厂建立了心血管门诊，培养心血管医生，建立病历档案。该项目列入 1983 年省内重点课题，同时上报卫生部，作为全国重点课题。

是月，河南省中医研究所翟明义、张金楠、刘道清三人前往修武县调查落实张金鼎发现药王洞，具有一定文化价值。所发表材料真实，按三级成果上报。

1984 年

2 月，河南省中医研究所召开各科室负责人会议，对办公室、财务室、人事科、总务科、药械科、基础研究室、临床研究室等科室进行制度划分，明确各科室责任。建立 12 项规章制度。

3 月，开展文明礼貌月活动，成立爱委会，组织卫生大扫除，实现三包、五静、五无要求。

4 月，河南省中医研究所成立所务委员会，赵国岑任主任，魏武英任副主任，成员由周清顺、张国顺、都恒青、沙培林、刘锋、陈阳春、毕福高、陈国华、贾自立组成。

是月，调整所学术委员会，成员有张海岑、翟明义、毕福高、陈国华、都恒青、邱保国、张俊明、陈阳春、曹键生、魏武英、赵国岑。

是月，组建编辑委员会，负责编辑出版内部刊物《中医研究》，赵国岑任主任，王素玉、陈阳春任副主任，编辑王素玉、潘熙婉、宁选，工作人员田文敬、张大明。编委成员赵国岑、王素玉、潘熙婉、张海岑、翟明义、毕福高、陈国华、都恒青、曹健生、陈阳春、常志青、王秀云。

5月，成立伙食委员会。成员：贾自立、李思三、杨安、田文敬、翟立华、崔悦、王升启、徐荣彬。

6月，为改善职工生活条件，河南省中医研究所为正式职工发放燃气灶一套。

1985 年

1月，河南省中医研究所联合郑州纸袋厂，合作成立针灸康复医院，毕福高为队长。

4月，实验药厂投产，生产院内制剂18个品种，当年产值1.7万元。

6月，成立河南省中医研究所劳动服务公司，并招收人员。成立河南省中医研究所中医药技术咨询服务部。

是月，响应郑州市号召，河南省中医研究所组织70余人参加郑州市金水河治理工程，清除淤泥10余立方米。

10月，河南省中医研究所举办职工运动会。

1986 年

4月，针灸康复医院合作终止，河南省中医研究所人员撤回。

5月14日，河南省卫生厅副厅长张磊代表厅党组宣布：任命庞春生为河南省中医研究所所长兼党支部书记（正处级）。同意赵国岑辞去副所长职务，任命焦华斌为调研员（副处级）。

5月，国家卫生部中医司田景福司长到河南省中医研究所检查指导工作。

6月，湖南省卫生厅厅长一行到河南省中医研究所参观调研。

7月，一病区（消化病区）正式开诊，病床30张，陪护病床15张。

是月，全所职工义务劳动，为病区拔草平地，修简易路面。

是月，河南省中医研究所大楼广场及路面硬化工程开工。

7~8月，河南省中医研究所组织5人参加省卫生厅举办的法律知识竞赛。

10月14日，日本访问团一行7人到河南省中医研究所参观访问。

是月，河南省卫生厅运动会召开，河南省中医研究所组队参加排球、拔河等竞赛项目。

1987 年

4月21日，河南省卫生厅中医处组织"中医院检查团"到河南省中医研究所检查指导。

5月，2号家属楼竣工，成立分房委员会，制订分配方案，按政策分配。是年10月家属楼分配完毕，发钥匙，职工开始搬家。

是月，经河南省卫生厅党组同意，批准河南省中医研究所建立中共河南省中医研究所委员会。

6月，河南省中医研究所幼儿园开业，6名儿童入园。

8月9日，河南省卫生厅杨荣鹤厅长到河南省中医研究所视察工作。

9月，河南省中医研究所职工发扬人道主义精神，踊跃参加义务献血。

10月30日，国家卫生部副部长、国家中医药管理局局长胡熙明到河南省中医研究所视察工作，并题词。

11月18日，河南省卫生厅中医处韩俊卿处长陪同国家中医药管理局医政司郑守曾、杨红志二位领导到河南省中医研究所视察工作。

是月，河南省中医研究所《中医研究》杂志编委会调整。庞春生任主编，魏武英任副主编；李培旭、张大明、田文敬任编辑；编委有庞春生、魏武英、李培旭、张大明、田文敬、张海岑、翟明义、毕福高、都恒青、常志青、王秀云、曹健生、陈阳春、张金楠、赵国岑。

1988 年

1月，郑州市金水区文明单位建设指导委员会检查组到河南省中医研究所，验收市级文明单位建设情况。

4月5日，河南省中医研究所更名为河南省中医研究院，河南省中医研究院成立大会和首届名老中医经验讲习班在郑州召开，河南省卫生厅副厅长张磊到会讲话，院长、党委书记庞春生介绍了研究院发展概况，副院长魏武英主持会议。全国部分名老中医、专家、教授王雪苔、欧阳锜、时振声、李恩、余桂清、郑新、柯雪帆、焦树德等到会表示祝贺，并做学术报告。

6月，国家中医药管理局中南检查组一行6人到河南省中医研究院就科研条件、科研基础实力、仪器设备、人员比例、内在潜力进行检查、评分，并座谈，了解全国科研单位规格、管理机构等方面情况，为11月全国中医科研会议做准备。

7月，河南省中医研究院《中医研究》杂志公开发行。

8月26日，三门峡卫生局专家组到河南省中医研究院参观。

是月27日，荷兰外宾一行4人在河南中医学院张浩光陪同下到河南省中医研究院参观交流。

9月，河南省中医研究院与荥阳县广武乡联合开办养蝎厂，合同3年。

10月，河南省卫生厅秋季运动会开幕，河南省中医研究院30余人参加羽毛球、乒乓球、围棋、象棋、跳绳、自行车、长跑等项目比赛，女子乒乓球获团体第一名。

11月5日，全国中医高教会议代表200多人到河南省中医研究院参观。

是月7日，山西省卫生厅领导及专家到河南省中医研究院参观。

是月8日，卫生部科技司、计财司领导来河南省中医研究院视察指导。

是月 11 日，国家中医药管理局田景福副局长在河南省卫生厅副厅长刘全喜等陪同下到河南省中医研究院视察调研。

1989 年

2 月，张重刚调任河南省中医研究院副院长。

3 月，河南省中医研究院团委组织团员青年到郑州邙山种植树木 267 棵。

6 月，各科室认真组织学习《解放军报》"6.4 社论"，加强教育，发挥党团组织战斗堡垒作用，加强团结，不游行，不围观，不信谣，不传谣。

8 月，邱保国调任河南省中医研究院院长、党委副书记。

9 月，河南省中医研究院毕福高被评为河南省劳动模范。

是月 25 日，河南省中医研究院召开全院职工大会，部署双清运动，查摆问题。

10 月，食堂餐饮服务引入竞争机制，设营养餐厅和职工餐厅。

12 月 5 日，台湾医学代表团到河南省中医研究院参观交流。

1990 年

2 月，河南省中医研究院成立集资建房领导小组，筹建 2 栋家属楼，建筑面积 3 200 m³，二室一厅 44 套，三室一厅 10 套。

7 月 27 日，斯里兰卡代表团到河南省中医研究院参观交流。

9 月，由河南省中医研究院承办的全国中医情报网络会在河南饭店召开。

10 月 5 日，朝鲜代表团到河南省中医研究院参观交流。

是月，锅炉房实施年度目标责任制承包，水工班组实施年度维修经费承包。

11 月 26 日，河南省中医研究院附属医院初步设计报告会在中州宾馆召开。河南省中医管理局主持，郑州市供电局、自来水公司、市人防办、环保局、城建局、规划局、文物局等十几个市政机构 60 余人参加了会议。

12 月 4 日，日本民间协会左野召一一行在河南省科委领导的陪同下到河南省中医研究院参观。

是月，河南省中医研究院合作引进癫痫病专科。

1991 年

1 月 4 日，国家中医药管理局科技司张瑞祥司长、李大宁处长一行 4 人在河南省中医药管理局韩俊卿局长、庞春生副局长的陪同下到河南省中医研究院参观调研。

是月 15 日，日本友人哲藤正雄在河南省科委、河南省外事办、河南省中医管理局领导陪同下，到河南省中医研究院参观考察。

2 月，王燕调任河南省中医研究院党委副书记。

3月18日，"推按运经仪"学习班在河南省中医研究院礼堂二楼会议室举行。

4月3日，国家中医药管理局计财司宋文义司长在河南省卫生厅杨荣鹤厅长、省中医管理局韩俊卿局长、庞春生副局长陪同下，到河南省中医研究院专题调研。

是月17日，国家中医药管理局副局长诸国本在河南省中医管理局庞春生副局长的陪同下到河南省中医研究院视察指导工作。

5月7日，河南省副省长范钦臣在河南省中医管理局韩俊卿局长的陪同下到河南省中医研究院调研指导。

7月，苏联医学专家代表团在河南省中医管理局李宪法主任的陪同下，到河南省中医研究院参观考察。

8月，河南省中医研究院门诊病房楼工程开工建设，工期140天，建设面积6 828 m²，总投资700万元。

11月，河南省中医研究院邱保国院长圆满完成美国考察出访任务回国。

1992 年

3月，河南省中医研究院完成全院固定资产普查、登记、造册工作。

是月，河南省中医研究院同深圳市卫校（医疗培训中心）联合开办癫克星门诊部。

4月，家属楼分配完毕，将平房分配给青年已婚住房困难职工。

5月，河南省中医研究院出台5万元以下设备集资分成方案。

6月，河南省中医研究院中医美容科、科技开发服务公司、食堂公开招标，鼓励本院职工承包。

10月，河南省中医药研究院在世界高血压日期间，免挂号费，组织专家院外义诊。

是月26日，世界著名生物学家、美籍华人牛满江到河南省中医研究院参观。

1993 年

2月，河南省奥林特制药厂实行年度定额利润承包，中达公司实行目标责任制承包。

是月，河南省中医管理局庞春生局长一行7人到河南省中医研究院检查年度目标管理落实情况。

5月，河南省中医研究院门诊病房楼落成启用，附属医院门诊、病房搬迁。

6月，执行新的不完全成本核算管理办法，人员工资、低值易耗品和房屋折旧计入成本。

7月，医技科、化验室开始实行成本核算，药房以科室为单位进行承包。

8月，根据河南省卫生厅有关药品科研管理规定，河南省中医研究院收缩"癫克星"全国办点范围，中止部分单位的协作关系。

10月13日，河南中医研究院附属医院开业典礼在附属医院门前广场举行，国家中医药管理局余靖局长以及出席全国中医工作会议的专家领导100余人参加了庆典活动。

12月，打井工程通过郑州市节水办公室验收。井深314m，每小时出水50t，每天12小时供水600t，彻底解决了用水不足矛盾。

是月，河南省中医管理局庞春生局长到河南省中医研究院调研指导，提出十六字方针："整体推进、重点突破、分类指导、狠抓落实。"

1994 年

1月，河南省中医研究院成立中药研究所。行政财务由研究院统一管理，属科级设置，在做好基础研究和临床研究的基础上，开展对外咨询服务。

是月，日本厚生劳动省引进中心来河南省中医研究院参观考察。

2月，河南省中医研究院在光山县人民医院设立临床研究基地，肝病科研制剂在该院推广使用。

3月，为推广中医药科技成果，河南省中医研究院临床科研基地建立，经过筛选，灵宝、汝州、巩义、驻马店、信阳、南阳、光山、登封、邓州、周口、夏邑、民权、焦作、安阳、清丰等15家中医院纳入基地建设单位。

4月，河南省中医研究院更名为河南省中医药研究院。

是月，韩国学者一行5人来河南省中医药研究院交流访问。

是月，河南省中医药研究院都恒青被评为河南省劳动模范。

5月，河南省中医药研究院以科室为单位组织春季郊游活动，正式职工每人补助50元。

6月，河南省中医药研究院职工向希望工程捐资助学，计4 000余元。开展1加1助学活动，中药所、人事科、工会、团委等分别包养一个失学儿童。

是月6日，国家中医药管理局科技司张瑞祥司长到河南省中医药研究院调研指导工作。

7月，郑州地区突降暴雨，城北路供电线路故障停电两天，导致院区停水停电，研究院提出四个保障：保障每位患者每天"一瓶开水，一盆凉水，一服中药，一支蜡烛"。

8月，我省先涝后旱，灾情严重，省卫生厅部署"扶贫、帮困、献爱心"活动，河南省中医药研究院以科室为单位向灾区捐款捐物，捐赠毛毯18件、棉衣棉被157件和其他物品，共计554件。

9月，省卫生厅、省中医管理局批准成立河南省高血压病治疗中心、河南省中医药信息研究检索中心。

是月，为庆祝建党45周年，河南省中医药研究院推荐三个节目参加省卫生厅文艺会演，获得一等奖1个，二等奖2个。

10月11日，江苏省卫生厅专家组一行到河南省中医药研究院参观交流。

是月，邱保国院长到泰国参加中医药医疗器械博览会，开拓中医药国际市场。

11月，河南省中医药研究院自主研发的"复方大蒜油胶囊"获健字号批文。

是月 28 日，孙一民研究员收徒仪式在河南省中医药研究院二楼礼堂举行，河南省卫生厅刘全喜厅长、省中医管理局庞春生局长出席收徒仪式并讲话，邱保国院长介绍孙一民基本情况，并颁发特聘研究员证书，郭岳峰、杨振江鞠躬献花，签订跟师协议。

12 月，河南省中医药研究院邱保国院长、张重刚副院长和田华一行 3 人前往香港参加中国医药保健精品展，降压宝、生发宝、清热解毒片、癫克星、复方大蒜油胶囊等药在大会期间展出，并与多家医药贸易公司建立联系。

1995 年

1 月，香港达洋公司杨歌飞到河南省中医药研究院协商在香港注册成立华洋医药公司事宜。

2 月，河南省中医管理局主办，河南省中医药研究院承办的"中医科研方法"高级学习班在研究院二楼礼堂举行，国家中医药管理局张瑞祥司长、赵璐处长和中国中医研究院李连达教授出席会议并授课，200 多位代表参加学习。

4 月，河南省中医药研究院借郑州市回民中学（郑州六中）场地举办春季职工运动会，竞赛分个人项目和集体项目。

5 月，国家中医药管理局专家组到河南省中医药研究院，验收河南省中医药信息研究检索中心，专家组认为信息库建设在中南 5 个区中建设最好。

6 月，召开全院职工大会，宣传房改精神，筹备公房出售，从 7 月 1 日起执行住房公积金制度。

7 月，毕福高、邓启华代表河南省中医药研究院前往厦门开展专家门诊活动。

是月，魏武英副院长赴印度尼西亚调研考察。

8 月，河南省中医药研究院领导班子前往武警总队郑州消防支队慰问官兵，开展军民共建联谊活动。

9 月，河南省中医药研究院推荐 3 个节目参演河南省中医管理局举办的"九五省会世界传统医药日联欢"活动，司建国独唱获一等奖，中药所舞蹈获三等奖，门诊办获优秀奖，研究院获组织奖。

是月 24 日，国家中医药管理局副局长李大宁在河南省中医管理局庞春生局长陪同下到河南省中医药研究院视察，并就附属医院二期工程和药厂二期工程建设提出指导意见。

10 月，河南省中医药研究院信息检索工作通过长途电话实现了与北京计算机联网，采用新的检索报告形式，面向全省开展课题信息查新查重工作。

12 月 12 日，国家中医管药理局医政司陈思奎司长到河南省中医药研究院考察调研。

是月 19 日，河南省中医专科专病网络建设研讨会在河南省中医药研究院礼堂召开，副省长李志斌出席会议并讲话，来自全国各地 30 余位专家在附属医院门诊义诊，辽宁本溪市第三制药厂捐赠药品。

1996 年

1月，根据国家公费医疗制度改革精神，成立保健科，出台《关于加强公费医疗管理的通知》，本次公费医疗改革要求，分病种按不同比例，凭发票，附病历，每半年集中报销一次。

2月，综合科研楼六楼加层及五楼培训中心装修改造项目竣工，经鉴定评为优良工程。

3月，河南省中医药研究院陈阳春同志被评为河南省优秀专家，颁发证书及奖金1 000元。

4月，由国家中医药管理局、国家科委主办，省中医管理局统一组织的"八五"期间中医药研究成果展览会在北京举行。河南省中医药研究院张重刚副院长一行7人代表研究院参展，从科技开发、中药研究和临床研究等方面介绍了建院以来取得的成果。

是月23日，中国中医药研究院党委书记房书亭到河南省中医药研究院参观座谈。

5月6日，《郑州晚报》公示河南省中医药研究院被授予郑州市文明标兵单位。

是月11日，澳大利亚医学专家来河南省中医药研究院参观座谈，双方就中医学的发展史进行了交流。

是月13日，卫生部原副部长、国家中医药管理局局长胡熙明到河南省中医药研究院视察指导，充分肯定近20年来的发展成果。

7月，河南省卫生厅药品及三观教育检查组到河南省中医药研究院检查，从处级干部住房、三观教育、党支部目标管理、整治药品回扣等方面开展督导。

8月9日，郑州市规划、文物、消防等部门专家一行11人到河南省中医药研究院现场评估5、6号家属楼建设问题，专家组认为研究院对城墙保护较好，家属楼建设不影响建筑规划。

是月，河南省中医药研究院与中国中医研究院达成合作意向，在科研管理、学术交流、人才培养、产业开发等方面开展合作。

9月，为满足临床诊疗需要，缓解资金压力，根据国家相关财经政策，组织职工自愿集资购买仪器设备，每股1 000元，每职工限购3股，一年还本，两年付息，利息20%，各科室集资停止。

10月18日，河南省创建办主任到河南省中医药研究院检查创建省级卫生单位筹备情况，提出整改意见。

11月，为迎接全国卫生大会召开，研究院组织专家参加"千名中医义诊"活动。会前、会中、会后组织10位知名专家分别于6、9、14日在郑州市花园路口、绿城广场、登封市举行义诊，展示研究院改革发展成就。

12月，800 m² 超洁净级动物净化中心竣工，实验动物管理委员会成立。

1997 年

2 月，河南省中医药研究院小品《长春书记看望癫痫患者》参加省直卫生单位文艺会演。

是月，河南省中医药研究院组织全体职工在礼堂集中收看邓小平同志追悼会实况，会后各科室、各支部组织学习"告全国人民书"。

3 月 27 日，河南省中医药研究院附属医院病房楼二期扩建论证会召开，河南省中医管理局局长庞春生、综合处处长张重刚、机械工业部第六设计院总工程师何福林及研究院领导班子成员参加论证。

4 月，研究院与广州天然药物研究所合作建立高血压研究分中心。

5 月，附属医院实行门诊病房一条龙管理，患者用药公开透明，实施记账双卡制。

6 月，为满足社区患者服务需求，河南省中医药研究院增设家庭病床，定人、定时间、定服务内容、定服务形式，并纳入考核体系。

是月，河南省中医药研究院成功抢救六中一位心脏停搏 15 分钟的学生，河南省卫生厅多次提出表扬，社会影响很大。

7 月 14 日，强化急诊功能，开放绿色通道，司机 24 小时值班，急救室设床位 20 张，接到急救电话 6 分钟出车并上报，15 分钟赶到现场。

是月，石鹤峰任中共河南省中医药研究院委员会委员、书记，雷新强任中共河南省中医药研究院委员会委员、河南省中医药研究院院长，王希浩任中共河南省中医药研究院委员会委员、副书记，邓启华、李威、田元生任中共河南省中医药研究院委员会委员、河南省中医药研究院副院长，王树玲任河南省中医药研究院工会主席（副处级）。

8 月，研究院宣传组成立，组长田文敬，成员黄保民、孙维莹、李培旭、侯勇谋、顾蕾、庆慧、张大明、崔晓飞、薄立宏、赵一。

9 月 20 日，国家中医药管理局科技司何任光司长一行 6 人到河南省中医药研究院听取课题汇报。

10 月 24 日，国家科委新药研发中心专家到河南省中医药研究院考察调研。

12 月 9 日，国家中医药管理局医政司陈士奎司长到河南省中医药研究院就"全国中医高血压医疗中心"发展建设调研。

是月 23 日，"振兴中医大会"在郑州召开，河南省省长马忠臣、卫生部部长张文康、河南省卫生厅刘金喜厅长出席并讲话，河南省中医药研究院被评为先进单位，雷新强、符文缯被评为先进个人。

1998 年

1 月，拓宽家属院大门通道，建设电工房，升级用电负荷，实现 500 kVA 双回路供电，满足发展需求。

2月，国家中医药管理局批准附属医院为"全国中医高血压病医疗中心"建设单位，周期三年。

3月，河南省中医药研究院向扶贫对口单位太康县中医院捐赠 X 线机一台。

是月，广州会议通报，河南省中医药研究院条件实力在一类院所中占第三位，管理占第四位，经济占第四位，总评价名列第三位。

4月，河南省中医药研究院合作引进美国 GE 双排 CT，三年还本，五五分成，五年后产权归属研究院。

是月，河南省中医药研究院利用双休日以科室为单位组织春游，正式职工每人补助100元，临时工每人补助50元。

5月9日，传达国务院有关河南三星企业集团非法集资案情通报，组织三星集资人员统计上报，严禁闹事围观。

6月8日，河南省卫生厅刘全喜厅长到河南省中医药研究院调研指导。

7月9日，河南省中医管理局庞春生局长到河南省中医药研究院检查工作，强调坚持"一体两翼"发展思路。

8月，药事委员会、医疗事故鉴定委员会、感染管理委员会、附属医院抢救小组成立。

9月，濮阳遭受龙卷风冰雹灾害，根据河南省卫生厅对濮阳灾区进行紧急帮扶会议要求，河南省中医药研究院组织专家携带3.5万元药品器械、发电机1台和现金2万元赴灾区救助。

10月12日，国家中医药管理局外事司主办，河南省中医药研究院承办的"WTO 合作重金属测定"讲习班在登封召开，WTO 亚洲区官员陈恩、国家中医药管理外事司姜再增司长、河南省中医管理局庞春生局长出席开班仪式。

10月26日，国家中医药管理局医政司孙塑伦司长到河南省中医药研究院考察调研"全国中医高血压病医疗中心"建设情况。

11月，河南省中医管理局庞春生局长率领河南省中医药研究院领导及专家赴北京，向国家中医药管理局医政司汇报"全国中医高血压病医疗中心"建设思路。

1999 年

1月，河南省中医药研究院派白清林同志赴赞比亚执行援外医疗任务。

4月，太康县中医院开诊，河南省中医药研究院派出两批专家帮扶义诊。

6月26日，河南省高血压病医院成立暨河南省高血压病防治中心挂牌仪式在河南省中医药研究院举行，李志斌副省长、国家中医药管理局孙塑伦司长出席会议并讲话，河南省中医管理局负责人主持仪式。

7月，河南省中医药研究院走出国门，在马来西亚合作建立高血压分中心。

8月，河南省中医药研究院购买车辆，开展降压宝系列制剂邮寄服务，市区内送药上门。

9 月 18 日，全省中药炮制、中药鉴定大赛在河南省中医药研究院礼堂举行。

12 月，国家中医药管理局李振吉副局长，在河南省卫生厅刘全喜厅长陪同下到河南省中医药研究院指导"全国中医高血压病医疗中心"建设。是月 25 日，通过验收。

2000 年

2 月 1 日，河南省中医药研究院 1999 年总结表彰暨春节联欢会在礼堂二楼举行。

3 月，河南省中医药研究院附属医院病房楼二期扩建工程竣工。

4 月 19 日，河南省卫生系统纪检代表 70 余人到河南省中医药研究院参观。

5 月 11 日，平顶山市中医院专家组一行 10 人到河南省中医药研究院参观学习。

是月 11~14 日，河南省中医药研究院党委副书记王希浩带领医政、护理、总务一行 9 人赴唐山市中医院、天津中医学院第一附属医院参观考察。

6 月，洗衣房撤销，被服洗涤纳入社会化，河南省中医药研究院与北京洁丽洗涤有限公司签订服务协议，7 月份开始执行。

是月，门诊设立皮肤科、男性病专科，院内制剂"即帮"胶囊研发完成，每盒售价 58 元。

8 月，河南省中医药研究院王燕副书记退休，王希浩任纪检书记；范军铭任副院长，分管科研、老干部、保卫工作；邓启华负责全国中医高血压中心建设；田元生负责医疗工作。

9 月，为加快高血压中心建设，河南省中医药研究院开展高血压全国网络建设，成立网络组、培训组、邮寄组、业务组。同年 12 月先后在南京、济南、银川、成都、上海建立高血压分中心，经过几年的推广建设，全国布点达 100 余家。

2001 年

2 月，河南省中医药研究院与香港七星集团达成协议，以药厂为主体，推广院内制剂、保健品。

3 月，河南省中医药研究院党委副书记王希浩到鹤壁市下乡帮扶。

是月 10 日，河南省中医药研究院团委组织团员青年赴邙山义务植树。

4 月，根据全国整顿医疗经济秩序会议精神，终止外聘科室。解除脱发、骨质增生、肛肠、口腔门诊外聘人员聘任，癫痫病科 6 月 1 日起解除合作，由药厂与其协商制剂生产事宜。

5 月，河南省中医药研究院组织优秀共产党员 15 人赴延安参观学习。

7 月，中药所申报国家三级实验室，出台"科研管理办法"调整业务用房，满足三级实验室硬件要求。

8 月，根据省直医保管理有关规定，河南省中医药研究院医疗服务价格领导小组成立，执行基本药物目录，规范检查治疗服务收费，落实检查用药审批制度。

9月18~20日，河南省中医药研究院在郑州召开全国高血压网络建设大会，全国各地150人参加会议。

10月8日，"世界高血压日"，河南省中医药研究院专家30余人在人民大会堂广场举行大型义诊活动。

是月，王端权任中共河南省中医药研究院委员会委员、河南省中医药研究院副院长。

11月，附属医院加入省直城镇职工医疗保险定点单位、省直医疗保险慢性病定点医院。

12月，河南省中医药研究院专家11人深入新县山区9个乡，49个行政村历时两个月，开展红军遗留人员寻找和健康体检，并捐助地方医院价值3.2万元医疗设备和药品1万余元。

是月，河南省中医药研究院与河南大学药学院达成协议，联合培养药学专业硕士研究生。

2002 年

1月，河南省中医药研究院两栋家属楼竣工，各住户陆续迁入。

2月，附属医院以人为本，深化服务，首创病区配备心理咨询医生，开展人文关爱，情感关怀。

3月，从信阳新县筛查身患疾病的红军遗留人员入住附属医院治疗。

6月，河南省中医药研究院与田华合作在郑州市北下街建立河南省中医药研究院附属癫痫病医院。

7月，河南省中医药研究院附属医院开通120急诊。

8月，附属医院成立外科，ICU病房、手术室竣工启用，开展普外手术。

是月，范军铭副院长参加医疗队派驻上蔡县，对艾滋病患者进行干预治疗。

是月28日，河南省中医药研究院高血压、冠心病课题论证会在郑州召开，国家中医药管理局医政司刘文武司长、长春中医学院、北京中医学院专家参加论证。

12月12日，河南省中医药研究院举办职工运动会。

2003 年

3月，河南省中医管理局负责人到河南省中医药研究院调研指导。

4月18日，河南省中医药研究院召开紧急会议，安排部署省卫生厅关于"非典"防控指示精神，成立领导小组、医疗专家组，迅速组织人员筹备防护、消毒物资。药厂体虚感冒口服液销量激增，连日加班生产。

是月27日，传达河南省卫生厅转发卫生部办公厅关于"非典"治疗中防止交叉感染的紧急通知。根据"非典"属地管理的原则，在急诊一层建立发热门诊，消毒、无菌、有菌三区隔离，患者在隔离区内检查。隔离区内医护人员每人每天补助 100 元。专家组 24 小时值班。专家组会诊一次补助 100 元/人，每次安排 2 人。本周二进驻首批医护人员，时间 15 天。

5 月，自本月起，河南省中医药研究院省级文明单位奖金由每人每月 40 元提高到 80元。

是月 6 日，根据省卫生厅"非典"防控工作部署，河南省中医药研究院组织医护人员 20 人，由副院长范军铭带队分 5 个小组赴濮阳县、南乐、清丰、范县、台前 5 个县和镇卫生院督导非典三区隔离，对医护人员进行"非典"防护知识培训。累计培训卫生院、部分村卫生室医护人员 2 000 余人。

8 月 4 日，香港东华三院来河南省中医药研究院参观。

9 月，根据郑州市环保要求，河南省中医药研究院拆除 4 t 锅炉 1 台，投入 116 万元，购买山东泰安 15t 锅炉，以满足生产消毒需求。

是月 28 日，河南省中医药研究院召开"名医馆"成立暨研究员聘任会议，聘用专家 31 人，其中院内专家 5 人，外聘专家颁发研究员证书。

12 月，河南省中医药研究院《中医研究》杂志升为国家级杂志。

是月 21 日，河南省中医药研究院进行电力负荷增客，由 500 kVA 增至 1 000 kVA。

是月 30 日，河南省中医药研究院出台单位职工提前退休政策。年满 50 岁，工龄 30年以上，或接近法定退休年龄 5 年以内（男 55 岁，女 50 岁），个人提出申请，经单位研究同意，办理内退手续。

2004 年

1 月 13 日，落实卫生三下乡活动，河南省中医药研究院组织 10 名专家赴沈丘县帮扶，捐助药品 5 000 元。

4 月 27~29 日，国家中医药管理局在郑州召开全国中医药学高层论坛，27 日河南省中医药研究院组织专家义诊，29 日上午与会专家到河南省中医药研究院参观。

5 月 17 日，河南省中医药研究院组织专家赴淅川县中医院义诊，赠送救护车一辆。

6 月，河南省中医药研究院党委中心组织学习，前往西柏坡参观考察。

7 月，河南省中医药研究院组织先进工作者赴东南五省考察。

2005 年

3 月 7 日，河南省中医药研究院拔河比赛在院前广场举行。

4 月 20 日，河南省卫生厅保持党员先进性督导组来河南省中医药研究院听取汇报，督导检查。

5 月，根据郑州市急诊 120 集中管理要求，附属医院需增加医生、护士、司机及急救医疗设备约 50 万元，暂不申报 120 工作。

是月 25 日，后勤综合楼竣工，总务科、保卫科、财务科迁入办公。

6 月 21 日，河南省中医药研究院国家中医药管理局心血管重点学科迎接中期评估。

7 月，河南省中医药研究院修订在职职工脱产攻读研究生学位管理办法。

11 月 30 日，河南省中医管理局"医院管理年评价检查组"一行 8 人莅临河南省中医药研究院检查督导。

2006 年

2 月，河南省中医药研究院为科研凝练大项目，争取大课题，加快基础设施建设，制定"十一五发展规划"。

是月，河南省中医药研究院改革干部选拔任用制度，通过竞聘发现人才，激励人才，培养人才，储备人才，调动干部积极性，4 月中层干部轮岗调整。

3 月 10 日，839 m 深水井开钻，历时 2 个月，6 月启用，每小时出水 70 t，水温 25 ℃，水质达到矿泉水标准。

5 月 16 日，根据厅机关党委要求，河南省中医药研究院组织党员领导干部观看电影《苍生大医》。

是月 20 日、21 日，河南省中医药研究院国家药物临床研究基地通过验收。

6 月，老干部科组织老干部前往康百万庄园、雪花洞旅游。

7 月，后勤科购置纯净水设备，生产纯净水，供全院使用，9 月份投产。

是月 10 日，河南省中医药研究院开展"学习马文芳岗位见行动"活动，邀请马文芳做先进事迹报告。

8 月 29 日，借助医院管理年活动，河南省中医药研究院开展"学经典、用经方"活动，邀请河南中医学院冯明卿院长授课。

9 月，根据省政府科研机构减编分流政策要求，河南省中医药研究院保留科研编制 60 人，130 人分流附属医院，超编 70 人，经费按项目拨付。

是月 21 日，河南省中医管理局专家组一行 9 人到河南省中医药研究院开展医院管理年活动检查验收。

10 月 8 日，河南省中医药研究院召开治理商业贿赂第四次会议，公布上缴指定账号和廉政账号。

是月 10 日，河南省中医药研究院高血压重点专科验收。

11 月 29 日，颈肩腰腿疼专科搬入综合科研楼二层，建立一病区主要治疗颈肩腰腿疼痛疾病。

12 月 25 日，河南省中医管理局对河南省中医药研究院开展医院管理年活动情况进行检查，8 名专家分 6 个方面进行考核评分。

2007 年

2 月 9 日，河南省中医药研究院 2006 年度总结表彰暨春节联欢会在城东路香泉酒店召开。

3 月，根据人事制度改革精神，河南省中医药研究院自 3 月 1 日起清退临时工。

是月，附属医院网站建立，由信息所制作，门诊办公室负责管理，宣传健康知识，搭起医患沟通桥梁。

4 月，河南省中医药研究院成立药品网上集中招标采购领导小组。

5 月，河南省中医药研究院雷新强院长挂职禹州市委副书记职务。

7 月，附属医院煎药房更换电煎药机，彻底改变煤火煎药的历史。

8 月，河南省中医药研究院在中牟县郑汴产业带投资 800 万元，购置土地 102 亩，土地红线确定。

9 月，河南省中医药研究院出台科研奖励办法。

11 月，河南省中医药研究院调整聘用人员工资待遇，按学历、年限、职称进行工资核定，缴纳三金，从 12 月 1 日起执行。

12 月，河南省中医药研究院执行河南省药品集中招标采购管理办法，一次采购全年的药品。

2008 年

5 月，河南省中医药研究院组织全院干部职工，向汶川地震灾区捐款献爱心。

是月 14 日，煎药房陈素霞同志因工骨折，河南省中医药研究院号召全院干部职工，学习陈素霞爱岗敬业的奉献精神。

7 月，信息所、中药所奖金按平均奖的 90% 执行。

12 月 7 日，广西中医学院领导专家一行 6 人来河南省中医药研究院参观考察。

2009 年

1 月，河南省中医药研究院邱保国、陈阳春获河南省中医事业终身成就奖。

3 月，艾滋病项目机构重新组建。

5 月 16 日，中医中药中国行河南站筹备活动在绿城广场举行，河南省中医药研究院制作宣传展板，展示发展成就，并组织 15 位专家参加义诊。

6 月，韩颖萍任河南省中医药研究院院长、党委副书记。

7 月，周文贞任河南省中医药研究院党委书记、副院长。

是月，河南省中医药研究院成立省级文明单位领导小组，周文贞、韩颖萍任组长，王希浩、田元生、范军铭为副组长，王希浩兼常务副组长，为省级文明单位连创再动员、再部署。

是月21日，河南省中医管理局张重刚副局长到河南省中医药研究院与新班子成员座谈。

8月，河南省中医药研究院建立党委会议事规则、院长办公会议事制度和院周会制度。

9月，为加快发展，扩大附属医院规模，成立职工宿舍搬迁工作领导小组。周文贞、韩颖萍任组长，王希浩、田元生、范军铭任副组长（兼常务副组长），下设办公室，动员所有在工作区居住的住户，10月8日前搬出，领导小组成员分包到户。

是月27日，河南省卫生厅副厅长、河南省中医管理局负责人，张重刚副局长到河南省中医药研究院调研指导。

11月，修订完善综合目标考核方案。

12月3日，河南省卫生厅副厅长、河南省中医管理局负责人到河南省中医药研究院检查指导工作。

是月18日，河南省卫生厅副厅长、河南省中医管理局负责人听取河南省中医药研究院新一届领导班子5个月来的工作汇报。

2010 年

1月4日，河南省中医药研究院成立"十二五"规划编制工作领导小组。

3月，河南省中医药研究院省级文明单位连创成功，精神文明奖从80元提高至160元，离退休人员享受同一标准，随工资发放。

4月，河南省中医药研究院干部职工向发生7.1级地震的青海省玉树藏族自治州玉树县捐款25 620元，捐款人数达293人。

5月，行政科室集中礼堂二层办公，河南省中医药科技交流中心搬出综合科研楼。

是月，李毅萍任中共河南省中医药研究院委员会委员、工会主席。

8月18日，河南省中医药研究院与广西北海阳光药业有限公司在郑州正式签署了"北海阳光奥林特（郑州）药业有限公司"建设项目合作协议。

是月，制定合资企业"北海阳光奥林特（郑州）药业有限公司"公司章程，建立董事会，河南省中医药研究院设副总经理两位，药学、财务管理人员各一位参与企业运营。

是月，河南省中医药研究院顺利通过省级文明单位年度复审。

9月24日、25日，河南省中医药研究院高血压专业学术年会在郑州召开，参加会议代表150余人。

10月，河南省中医药研究院第三届职工暨工会会员代表大会召开，会议讨论通过研究院"十二五"规划。

11月12日，河南省中医药研究院党委书记周文贞、副书记王希浩带领20名临床专家，到巩义市北山口镇北湾村义诊，捐助村卫生室药品、设备1万余元。

12月，成立河南省社区卫生服务指导中心。

2011 年

1月20日，河南省卫生厅负责人在河南省中医药研究院调研时要求，创新发展思路，抢抓发展机遇。

3月18日，河南省卫生厅副厅长、河南省中医管理局负责人到河南省中医药研究院调研指导。

4月，附属医院2号病房楼竣工启用，临床科室细分，增设内分泌、肾病、肿瘤、外妇科病区，各病区陆续进驻，行政职能科室帮助病区搬家。

4月14日，下发《河南省中医药研究院学术委员会章程》。

4月26日至28日，河南省中医药研究院第三届职工暨工会会员代表大会第二次会议召开，会期3天。

5月27日，河南省中医药研究院按"三甲"医院标准分三组迎接"医院管理年活动暨三甲初评"检查评估。

5月29日，总结医院管理年检查验收成绩，根据检查组提出的16条意见，分解任务，启动附属医院创建三级甲等中医院活动。

6月10日、11日，河南省中医药研究院高血压协作网络会议召开，与地市17家医院建立协作关系，颁发临床科研协作医院和高血压防治分中心牌子，河南省中医管理局张重刚局长、韩新峰副局长出席会议。

7月12日，河南省中医药研究院领导班子走访慰问郑州武警消防总队官兵。

8月，制剂室按企业化管理，编制人员40人，成立公司，人员划入公司，自负盈亏，独立核算。

9月4日，国家中医药管理局"十一五"重点专科建设项目评审验收专家组对河南省中医药研究院高血压病重点专科进行验收。

9月9日，河南省中医药研究院举办"中医药标准化工作进展"学术报告会。

11月9日，国家中医药管理局中医心病学重点学科建设项目检查验收。

11月29日，河南省中医管理局医疗机构校验专家组一行6人到河南省中医药研究院，就附属医院医疗执业情况进行了现场审查和校验评估。

12月，附属医院成立医学影像科、检验科。

2012 年

1月10日，利用"两会"间隙，河南省政协副主席高体健率领省政协医卫组70余名委员齐聚河南省中医药研究院调研视察，河南省中医管理局张重刚局长陪同调研。

2月，河南省中医药研究院成立妇女工作委员会、学科建设办公室、中医临床疗效评价中心。

3月1日，德国艾伯博士医疗康复集团董事长艾博先生到河南省中医药研究院参观访问。

5月15日，河南省中医药研究院举办国家三级甲等中医医院评审标准培训会（第二周期评审工作）。

6月30日，国家中医药管理局马建中副局长在河南省卫生厅副厅长，河南省中医管理局负责人，副局长张重刚、韩新峰等陪同下到河南省中医药研究院调研指导工作。

8月2日，河南省中医药研究院附属医院顺利通过国家中医药管理局三级甲等中医医院三省专家组评审。

8月20日，中国中医科学院刘保延副院长到河南省中医药研究院调研指导。

9月，由河南省中医药研究院范军铭主持的科研项目——"基于临床数据的 CPOE 模式评价中医疗效的医学循证研究"获得 2012 年度国家自然科学基金项目资助，资助金额 70 万元。

11月3日，中国工程院院士、石家庄以岭药业股份有限公司董事长吴以岭到河南省中医药研究院调研指导。

11月，李毅萍任中共河南省中医药研究院委员会委员、副院长，不再担任工会主席职务。

12月，王希浩任中共河南省中医药研究院委员会委员、副书记、纪委书记（正处级），田元生任中共河南省中医药研究院委员会委员、河南省中医药研究院副院长（正处级），范军铭任河南省中医药研究院副院长（正处级）。

12月31日，江西省中医药研究院一行 20 人到河南省中医药研究院参观调研。

2013 年

2月5日，河南省卫生厅副厅长、河南省中医管理局局长张重刚到河南省中医药研究院慰问离退休老领导和老专家。

3月20日，河南省纪委驻河南省卫生厅纪检组组长魏金琳到河南省中医药研究院调研指导。

4月19日，国家中医药管理局科技教育司副司长洪静一行到河南省中医药研究院调研指导。

5月3日，河南省卫生厅副厅长，河南省中医管理局局长张重刚、副局长韩新峰一行到河南省中医药研究院调研指导。

5月10日，河南省卫生厅副厅长、河南省中医管理局局长张重刚到北海阳光奥林特（郑州）药业有限公司实地调研指导。

7月27日，河南省高血压中西医结合诊疗网络建设启动大会暨河南省高血压中西医结合诊疗中心、国家三级甲等中医医院揭牌仪式在河南省中医药研究院隆重举行。

8月22日，河南省卫生厅副厅长、河南省中医管理局张重刚局长到河南省中医药研究院调研，深入临床科室与医患交流，听取群众意见建议。

10月16日，河南省中医药研究院与石家庄以岭药业股份有限公司签订战略合作协议。

10月19~20日，河南省中医药研究院在郑州举办中华中医药学会养生康复专业委员会"第十一次中医养生康复学术会议"。

10月28日，河南省社会科学院院长喻新安一行13人在河南省中医管理局业务处副处长姬淅伟的陪同下，到河南省中医药研究院开展"河南省中医发展战略研究"座谈交流。

12月，河南省中医药研究院获批河南省高血压络病研究院士工作站。

2014年

2月，河南省中医药研究院获批博士后研发基地。

3月25日，河南省中医药研究院第三届职工暨工会会员代表大会第五次会议胜利闭幕。

是月，河南省中医药研究院成立信息科、治未病科。

4月，河南省中医药研究院附属医院增名"河南省中西医结合医院"。

5月14日，河南省中医药研究院党委书记周文贞带领临床专家11人，前往省级文明单位对口帮扶村荥阳市高村乡吴村送医送药，捐赠药品1万余元。

10月27日，河南省纪委驻河南省卫生和计划生育委员会纪检组到河南省中医药研究院督导检查党风廉政建设工作。

12月，河南省中医药研究院荣获河南省卫生和计划生育委员会培育和践行社会主义核心价值观"八个一"系列活动先进集体。

12月24日，河南省中医药研究院附属医院与河南蓬勃实业有限公司签订医疗合作协议。

2015年

1月，构建"国家队"和地方院所新型战略合作关系，河南省中医药研究院与中国中医科学院达成初步合作意向。

1月5日，河南省卫生和计划生育委员会保健局张智民局长、姚红玲、毕飞先副局长一行到河南省中医药研究院考察，就干部保健基地医院的建设管理及干部保健工作进行了调研。

2月12日，河南省中医药研究院与石家庄以岭医药股份有限公司战略合作工作座谈会在石家庄举行。中国工程院院士、石家庄以岭医药股份有限公司董事长吴以岭，河南省中医药研究院院长韩颖萍、副院长范军铭及相关人员参加了座谈，共商深化合作事宜。

3月，河南省中医药研究院成立"十三五"规划编制工作领导小组。

是月，河南省中西医结合肿瘤临床会诊中心正式成立。

4月9日，国家科技部"中医药古籍与方志的文献整理"项目（河南）督导组到河南省中医药研究院检查子项目课题进度。

4月15日，河南省中医药研究院召开第三届职工暨工会会员代表大会第六次会议。

5月22日，河南省三级中医医院持续改进检查评估专家组一行3人到河南省中医药研究院开展检查评审。

5月，河南省中医药研究院再次荣获"省级文明单位"称号。

6月，河南省中医药研究院派主治中医师王新义赴埃塞俄比亚开展援外医疗。

6月9日，河南省中医药研究院召开"三严三实"专题教育党课暨动员部署大会，党委书记周文贞做专题党课辅导，对全院开展"三严三实"专题教育进行动员和部署。

7月26日，河南省中医药研究院承办的"2015年度河南省中医药学会中医外治分会年会"在郑州召开，中国工程院院士、国医大师石学敏教授出席会议并做学术报告。河南省卫生和计划生育委员会副主任、河南省中医管理局局长张重刚出席座谈会。

10月，河南省中医药研究院附属医院成立康复医学科。

11月1日，河南省中医药研究院承办的"2015年度河南省中西医结合高血压学术年会暨河南省高血压络病研究院士工作站揭牌仪式"在郑州举行，中国工程院院士、附属医院名誉院长吴以岭教授，河南省卫生和计划生育委员会副主任、河南省中医管理局局长张重刚出席会议，来自全省各地200多名高血压防治人员参加了大会。

是月，附属医院儿科病区正式开诊，设有病床35张，配有医护人员18人。

是月，河南省中医药研究院肿瘤血液科蔡小平主任获中国科教文卫体工会全国委员会、国家卫生和计划生育委员会办公厅联合授予的"全国医德标兵"荣誉称号，是5位获此殊荣的河南专家之一。

12月，附属医院康复医学科正式开诊，康复治疗大厅面积450 m^2，拥有多种先进医疗设备，配有医护人员9人。

2016 年

2月5日，河南省中医药研究院与河南省人民医院战略合作协议签字仪式在研究院举行，河南省卫生和计划生育委员会副主任、河南省中医管理局局长张重刚，副局长韩新峰、张健锋等出席签约仪式。双方对口专业科室主任进行了现场对接。

3月11日，河南省中医药研究院在2号病房楼前广场开展了"学雷锋见行动 无偿献血我先行"主题活动，共有75名同志参与到献血活动中，献血量达到25 000毫升。

3月22~23日，河南省中医药研究院召开第三届职工暨工会会员代表大会第七次会议，大会听取审议并讨论通过了《院行政工作报告》等，一致通过了第三届职工暨工会会员代表大会第七次会议决议。

4月14日，河南省中医药研究院召开党委、纪委换届选举党员大会，到会153人。王希浩、田元生、李毅萍、周文贞、韩颖萍当选为新一届党委委员，王红、王希浩、李琦、朱旭东、肖莉当选为新一届纪委委员。大会通过了关于党委工作报告的决议和关于纪委换届工作报告的决议。大会结束后随即召开了新一届党委和纪委第一次会议。周文贞当选党委书记，韩颖萍、王希浩当选党委副书记；王希浩当选纪委书记。

5月，河南省中医药研究院召开"两学一做"学习教育动员大会，成立领导小组，领导小组下设办公室负责统筹谋划和组织协调。

是月13日，河南省中医药研究院红十字志愿服务队组团赴新郑市中医院参加河南省2016年"红会送医计划"郑州市新郑站启动仪式暨河南省中医药研究院国家中医肿瘤临床重点专科协作单位揭牌仪式。

6月14日，河南省卫生和计划生育委员会第五党建联络组党建工作座谈会及"两学一做"微型党课比赛在河南省中医药研究院召开。委机关党委专职副书记张学旺到会指导。委科教处处长王金合、妇幼健康处处长武宏、河南省中医管理局科教处处长马高峰、省医学情报研究所党支部书记郭增宏等12家成员单位有关领导和机关处室负责人及参赛选手40余人参加了会议，来自9家单位的选手进行了"两学一做"微型党课比赛。

8月6日，由中国针灸学会针灸临床分会、学术流派研究与传承专业委员会、河南省针灸学会临床分会、《中国针灸》杂志社联合主办，河南省中医药研究院承办的"第22届全国针灸临床学术研讨会""第二届全国针灸学术流派交流研讨会""河南省针灸学会针灸临床分会2016年年会""河南省针灸临床应用及特色技术学术交流会""《中国针灸》杂志2014年优秀论文证书颁奖会"在古都洛阳召开，来自国内外200余名针灸临床、教学及科研领域的专家受邀云集洛阳，纵论针灸临床治疗新进展。

8月，河南省中医药研究院团委开展"青年文明号"主题实践活动，以"统一思想，凝聚共识，增长本领，做爱院爱岗好青年"为主题在草药房开展团训活动。

是月30日，河南省中医药研究院附属医院疼痛风湿科主治医师王新义圆满完成了驻埃塞俄比亚援外医疗任务顺利返郑，院长韩颖萍、副院长田元生带领院相关科室负责人赴新郑机场迎接王新义凯旋。

9月29日，2016年度河南省高血压中西医结合诊疗模式创新暨高血压互联网医院建设研讨会在郑州召开，河南省中医药研究院与中健康（北京）高血压医疗科技有限公司举行签约仪式，建设"河南省中医药研究院高血压移动互联网医疗服务平台"，打造全国首家高血压互联网医院。

10月9日，海南省五指山市副市长甘鸣鹏、岳国华一行6人，在河南省中医管理局副局长张健锋、办公室主任尹文刚的陪同下到河南省中医药研究院参观考察，学习借鉴河南省中医药文化的精髓，为推动五指山市中医药发展助力。

11月23~26日，国家中医药管理局大型中医医院巡查组一行9人在巡查组组长、湖南中医药大学副校长、湖南省中医药研究院副院长柏正平的带领下，对河南省中医药研究院进行了为期4天的巡查，国家中医药管理局医政司医疗管理处处长邴媛媛莅临督导。

12月，河南省中医药研究院党委书记周文贞带领帮扶队员，前往上蔡县尚堂社区探望慰问三户困难群众，了解扶贫政策落实情况，商讨扶贫措施。

2017 年

1月24日，河南省中医药研究院附属医院被河南省中医管理局批准为河南省中医住院（全科）医师规范化培训基地。

2月22日，河南省卫生和计划生育委员会保健局召开了2017年全省干部保健工作会议，河南省中医药研究院获"全省干部保健先进集体"，韩颖萍、薛爱荣、王守富、冯静获2016年度"全省干部保健先进个人"。

3月16日、17日，河南省中医药研究院第三届职工暨工会会员代表大会第八次会议召开，54名正式代表、6名特邀代表、20名列席代表参加了会议。

3月29日，在第十一届中国（河南）国际投资贸易洽谈会2017健康中原全球论坛上，河南省中医药研究院与民生药业集团举行"战略合作关系"签约仪式；与郑州大学、河南大学、河南科技大学、河南中医药大学、河南农业大学、民生药业集团等签约共建"健康中原产、学、研联盟平台"。

4月7日，院长韩颖萍、副院长田元生、范军铭、李毅萍赴南阳理工学院参观考察，与南阳理工学院签订战略合作框架协议。

5月2日、3日，浙江省中医药研究院院长柴可群一行5人到河南省中医药研究院参观考察，加强了双方在科研、医疗方面的交流与联系。

是月，河南省卫生和计划生育委员会党组决定，韩颖萍同志调河南省人民医院工作，不再担任河南省中医药研究院院长、党委副书记职务。

6月，第六届中华优秀出版物奖颁奖大会上，河南省中医药研究院研究员田文敬等校注的《太平圣惠方校注》（10册）获第六届中华优秀出版物奖图书奖，是我省获得该奖的第一部中医药著作。

6月13日，经院党委研究决定，撤销全面质量控制办公室、项目办公室，撤销附属医院药剂科、制剂室，成立附属医院药学部。

7月，河南省中医药研究院组队赴新乡举行医联体签约揭牌仪式暨迎"七一"党员专家进社区大型义诊活动，与河南隆祥药业集团签订了医联体医院合作协议。

是月8日，河南省中医药研究院承办的"河南省中医药学会中医外治分会2017年度学术年会暨河南省疼痛康复医学协作网络成立大会及石学敏针灸康复院士工作站揭牌仪式"在郑州举行。

是月 12 日，全省卫生计生系统懒政怠政为官不为问题专项监督工作暨 2015—2016 年度民主评议医院行风表彰视频会议在河南省卫生和计划生育委员会举行，河南省中医药研究院获评"2015—2016 年河南省群众满意医院"。

是月 26 日，省直中医医疗机构"双核心指标"考核评价专家组在河南省中医管理局医政处副处长段瑞昌，专家组组长、濮阳市中医院院长韩文朝的带领下到河南省中医药研究院巡查指导。

8 月，河南省中医药研究院附属医院获批河南省跨省异地就医住院费用直接结算定点医疗机构，已有部分省外患者成功转诊就医。

是月 25 日，河南省中医药研究院党委书记周文贞带领院结对帮扶工作组，前往登封老栗树村实地查看，并签订结对帮扶工作协议书。

是月 31 日，是正式实施医药分开综合改革的第一天，河南省中医药研究院附属医院凌晨起实施药品零差价，药品零加成及价格调整切换完成，新的系统正式启用，新医改政策平稳落地，第 1 天运行良好。

9 月 18 日，河南省中医药研究院副院长田元生带领专家医疗队 15 人，前往结对帮扶地点登封市宣化镇老栗树村开展义诊活动，为该村 400 余名村民提供医疗咨询、诊疗服务，义诊活动现场共免费发放价值 7 000 余元的药品。

是月，河南省中医药研究院附属医院肿瘤血液科被共青团河南省直机关工委授予 2015—2016 年度"省直青年文明号"。

10 月 26 日，河南省中医药研究院与郑州颐和医院"肿瘤专科联盟医院"成立，两院共同搭建中西医肿瘤防治平台。

11 月，河南省中医药研究院附属医院肿瘤血液科魏征副主任医师，被共青团河南省直团工委授予 2015—2016 年度"省直青年岗位能手"。

12 月 13 日，河南省卫生和计划生育委员会党建第四联络组第一考核组组长、省肿瘤医院党委副书记王勇一行 7 人，到河南省中医药研究院考核指导 2017 年度党建工作。

2018 年

1 月 10 日，河南省中医药研究院举行人才培养项目启动拜师仪式暨 2018 年"中研·经典经方大讲堂"活动。

是月，河南省中医药研究院官方网站升级改版完成，正式上线试运行，网站新增科室导航、专家查询、预约挂号、站内搜索等多个栏目功能，以及在线查新、应聘报名等专项系统平台。

2 月，河南省中医药研究院领导班子带领相关职能科室深入全院各科室走访调研，历时 1 个月共计 16 次，全方位掌握研究院的运行和发展状况。

是月 7 日，河南省中医药研究院党委书记周文贞赴上蔡县看望慰问贫困户，在文楼社区发放春节慰问品，实地走访结对帮扶贫困户。

3月15日、16日，河南省中医药研究院第三届职工暨工会会员代表大会第九次会议召开。54名正式代表、6名特邀代表、20名列席代表参加会议。

4月，附属医院开通微信和支付宝缴费服务。

是月，行政科室根据年度目标责任执行百分制考核；中药所、信息文献研究所、临床评价中心、《中医研究》编辑部实施年度科研绩效考核，突出科研导向，任务量化到人；临床科室实施年度、月度目标责任考核，根据不同级别专科量化科研指标。

是月24日，河南省中医药研究院举办"护理科普暨健康教育微视频"大赛，各护理单元共推选出16个作品参加了本次比赛，推荐5个作品参加河南省健康教育微视频大赛。

5月，河南省中医药研究院外科主治医师买建修被国家文化和旅游部确定为第五批国家级非物质文化遗产代表性项目"中医诊疗法（买氏中医外治法）"代表性传承人。

是月30日，河南省卫生和计划生育委员会主任、党组书记阚全程一行到河南省中医药研究院调研指导工作，河南省中医管理局副局长张健锋、河南省卫生和计划生育委员会办公室主任路修德、人事处处长王培仁、财务处处长王仲阳、河南省中医管理局科教处处长马高峰参加调研。

6月，郑州市金水区精神文明建设指导委员会授予河南省中医药研究院"结对帮扶工作先进集体"称号。

7月24日，河南省中医药研究院举行"河南省中医药青苗人才培养项目拜师仪式"。

8月1日，河南省委省直工委副书记种瑞华带领第三调研组，到河南省中医药研究院调研指导省委十届六次全会暨省委工作会议精神落实情况，河南省卫生和计划生育委员会机关党委专职副书记张学旺主持座谈会。

是月16日，河南省中医药研究院召开首届"中国医师节"暨河南省中医临床工作先进表彰会，对获得河南省中医管理局通报表彰的先进集体和先进个人颁发了荣誉证书。

11月，河南省中医药研究院获批河南省风湿病脑病针灸治疗院士工作站。

是月28日，河南省卫生和计划生育委员会2017—2018年行风建设和民主评议创建"群众满意医院"第一考核组组长郑州大学第五附属医院副院长王少亭，带领来自省直各大医院的专家一行10人到河南省中医药研究院督导检查行风工作。

是年，集中中药所、信息文献研究所、中医临床研究评价中心、国家肿瘤重点专科技术优势，开展肿瘤联合攻关，内设肿瘤研究所。

是年，整合治未病中心、名医工作室、康复功能区资源，结合ICU，在门诊四层建立河南省中医药研究院国家药物临床试验机构I期临床试验病房。

第十六章

人物介绍

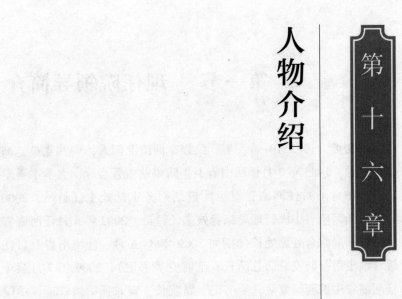

第一节　现任院领导简介

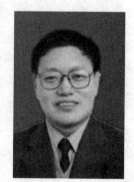

　　周文贞（1963.10—），男，汉族，河南淮阳人，中共党员，高级会计师。1985年7月任河南省卫生防疫站主管会计，大学本科学历，1996年6月任河南省卫生厅规划财务审计处主任科员，2000年6月任河南省中医管理局综合处主任科员，2002年4月任河南省中医管理局综合处副处长（期间2009年3~6月，任河南省对口支援江油市医疗防疫总队总队长、临时党委书记），2009年7月至今任河南省中医药研究院党委书记、副院长。曾兼任中国管理科学院特约研究员、中国卫生经济学会卫生财会专业委员会主任委员、中国卫生经济学会中医药分会常务理事、河南省卫生经济协会副秘书长、河南省高级会计师专业评审委员会评委等。

　　作为河南省卫生系统唯一的审计师，被收入我国第一部《中国审计师名鉴》。主持完成的中国卫生经济学会的中标科研课题《农村合作医疗评价指标体系探索》和《医院财务内部控制制度研究》被中国卫生经济学会分别评为优秀课题和良好课题。主持或参与出版《医院成本核算》《医院经济管理》《医院财务管理》《现代医院经营管理》《计算机在卫生财务管理中的应用》和《医院会计》等著作6部，其中主编的《医院成本核算》荣获1998—2003年度河南省经济学优秀成果一等奖（最高奖）、《医院经济管理》荣获1999年度河南省社会科学三等奖。在《中国卫生经济》《中国卫生资源》等国家级刊物发表论文20余篇。先后被评为全国卫生系统"创先争优"先进个人、省政府财税大检查先进个人、省直机关及省卫生和计划生育委员会直属机关优秀党务工作者、省卫生系统对口支援江油市灾后重建工作先进个人等。

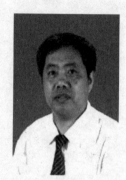

　　王希浩（1956.10—），男，汉族，辽宁新民人，中共党员。主任医师，硕士研究生导师，第五批全国名老中医药专家学术经验继承工作指导老师。1986年2月湖北中医学院（现湖北中医药大学）中医妇科专业硕士研究生毕业，获硕士学位，同年被分配到河南省中医药研究院。现任院党委副书记、纪委书记、妇科研究室主任，兼任中国中西医结合学会妇产科专业委员会常务委员、中国中医妇科学术委员会常务委员、河南省中医妇科专业委员会副主任委员、河南省卫生系列高级职称评审委员会委员等。

　　主要从事中医妇科临床与科研工作，擅长中医药治疗女性神经

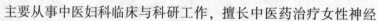

内分泌与生殖免疫疾病，在中医或中西医结合治疗月经病、不孕症、更年期综合征、反复自然流产、痛经、盆腔炎、乳腺增生等方面有深入研究。先后参与乳舒康、太太口服液、妇炎康泰冲剂、中老康口服液、孕早安营养液等产品的开发研究。共获科研成果奖12项，其中河南省科技进步三等奖1项、厅级科技成果一等奖2项、二等奖8项、三等奖1项，主编著作3部，发表论文50余篇。

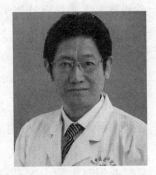

　　田元生（1962.12—），男，汉族，河北新乐人，中共党员。主任医师，硕士研究生导师，河南省优秀青年科技专家，疼痛风湿科学术带头人。1986年7月河南中医学院（现河南中医药大学）中医系本科毕业，获学士学位，同年分配到河南省中医药研究院工作。现任河南省中医药研究院副院长、河南省高血压病研究所所长、河南省针灸经络研究所所长，兼任中华中医药学会外治专业委员会副主任委员、河南省中医药学会中医外治专业委员会主任委员、河南省软组织病研究会副理事长、河南省中医学会副秘书长，河南省中医适用技术专业委员会副主任委员等。

　　长期从事中医药科研临床工作，擅长应用中医及针灸经络理论治疗风湿、颈肩腰腿痛、强直性脊柱炎及银屑病等疾病，积极开展针灸、穴位埋线、刺络等外治疗法。创立的"经络三联疗法治疗寻常型银屑病技术"于2006年被列为国家中医药管理局第一批中医临床适宜技术推广计划项（国中医药［2006］1号）；"柔筋健步丸配合埋线、刺络疗法治疗强直性脊柱炎技术"被河南省中医管理局列为河南省中医适用技术推广项目，在全省40多个市县中医院开展技术培训和推广。主持和参加完成30余项国家中医药管理局及河南省科技攻关项目，共获科研成果奖13项，其中河南省科技进步二等奖2项、三等奖1项，主编和参编著作5部，发表学术论文60余篇。

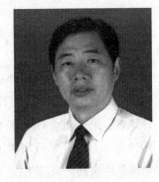

　　范军铭（1962.04—），男，汉族，河南长葛人，农工民主党河南省委员会常委，政协河南省第八、九届委员会委员，政协河南省第十、十一届委员会常委。主任医师（二级正高），硕士研究生导师，第六批全国名老中医药专家学术经验继承工作指导老师，河南省政府首批特殊津贴专家，河南省学术技术带头人，河南省中医学科领军人才。1988年8月南京中医学院（现南京中医药大学）针灸专业硕士研究生毕业，获硕士学位，同年被分配到河南省中医药研究院工作。现任河南省中医药研究院副院长、针灸经络研究所副所长，兼任中华中医药学会临床药理专业委员会副主任委员、中国针灸学会理事、中华中医药学会神志病专业委员会常务委员，河南省睡眠研究会副会长、河南省针灸学会针灸临床专业委员会主任委员、河南省医学会临床流行病学与循证医学专业委员会副主任委员、河南省中西医结合学会循证医学专业委员会副主任委员等。

主要从事中医、针灸及中西医结合诊治脑病、神志病等，对中风、顽固性失眠、抑郁发作、强迫症、恐惧症、疑病症、焦虑障碍、躯体化障碍等各种疑难杂症及亚健康体质调理有深入的研究，擅长应用针药结合认知增强疗法治疗情绪相关的各种心理问题。主持和参加国家自然科学基金面上项目3项、国家科技重大专项3项、河南省中医临床学科领军人才培育计划1项、河南省中医药研究专项5项等科研课题，共获科研成果13项，其中河南省科技进步二等奖2项、三等奖2项，主编和参编著作5部，发表论文80余篇。

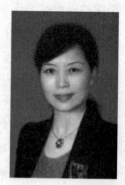

李毅萍（1967.12—），女，汉族，河南林州人，中共党员，高级经济师。1984年10月入伍，先后在新疆乌鲁木齐市三七六医院、新疆叶城县第十八医院、河南郑州一五三中心医院工作，1994年9月转业到河南省中医药研究院工作。2007年6月河南省委党校毕业，硕士研究生学历。历任院团委副书记、宣传科长、党办主任、人事科长、工会主席等职，现任河南省中医药研究院副院长，兼任河南省医院协会会员、河南省医院协会后勤管理专业委员会常务委员等。

长期从事党务、人事、工会、后勤管理等工作，积累了丰富的管理经验。注重卫生经济理论研究，先后在《中国卫生经济》《卫生经济研究》《医学信息》等国家级刊物发表论文10余篇。曾荣获河南省五一巾帼标兵，河南省"三八红旗手"，多次被河南省直工委、省卫生厅（现省卫生健康委）评为"优秀共产党员""优秀党务工作者""先进个人"等。

第二节　享受国务院政府特殊津贴专家简介

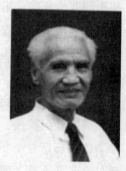

翟明义（1916.09—2003.08），男，汉族，河南济源人，中共党员，政协河南省委员会委员。研究员，主任医师，享受国务院政府特殊津贴，第一批全国名老中医药专家学术经验继承工作指导老师。1959年8月结业于河南中医学院教学研究班，大学学历。同年调入河南省中医药研究院工作，曾任中医研究室副主任、肝病临床研究组组长、学术委员会委员、《中医研究》编委，兼任《中原医刊》副主编、河南省中医学会理事、河南省卫生技术高级职称评委等。

1940年行医，擅长运用中医药治疗肝炎肝硬化、高血压、冠心

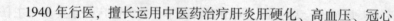

病等疑难重症。研制出"肝复康制剂",根据胸闷和胸痛特点,将病症划分为气滞血瘀、脾虚湿阻、心肾阴虚、脾肾阳虚等四型论治,取得临床效果。主持的课题"臌胀片抗肝纤维化作用的临床与实验研究"获河南省中医药科技进步奖三等奖、"益气健脾法治疗肝硬化血清 A/G 失调的实验及临床研究"获河南省医药卫生科技成果三等奖,参与编辑出版《中医临床基础》《河南省秘验单方集锦》《中药临床基础》《临床中药学》等著作4部,发表论文40余篇。

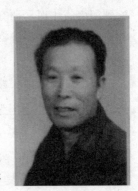

毕福高(1923.09—2009.12),男,汉族,河南商水人,中共党员。研究员,主任医师,享受国务院政府特殊津贴,第一批全国名老中医药专家学术经验继承工作指导老师。1951年7月参加工作,1959年4月到河南省中医药研究院工作。曾任所党支部副书记、办公室主任、针灸经络研究室主任,兼任多届省、市针灸学会副主任委员,省聋哑协会理事等。

出生于中医世家,从事针灸临床及科研工作50余年,擅长运用中医传统"理、法、方、药"治疗各种疑难杂症;在针灸科研方面,发现"环中上穴""一穴三针针刺环中上穴"治疗子宫脱垂、脱肛、坐骨神经痛等疾病,"新夹脊穴治疗中风后遗症"手法独特,疗效确切,被患者誉为"毕神针",事迹被《中国当代针灸100名人》收载。主持或参与的研究课题获河南省重大科技成果奖2项、河南省中医药科技成果奖5项。出版专著3部,其中《针灸治验》一书,两次再版。发表论文40余篇。1978年被评为河南省先进科技工作者、1986年被卫生部评为全国卫生文明建设先进工作者、1989年被河南省人民政府授予河南省劳动模范称号、从1984年至1990年连续7年被省直机关党工委评为优秀共产党员、1990年被省总工会评为省卫生文明建设先进工作者。

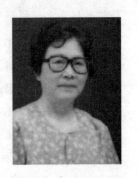

王秀云(1932.01—),女,汉族,河南开封人,中共党员。研究员,享受国务院政府特殊津贴。1958年华中师范学院(现华中师范大学)生物系本科毕业,1958年10月在开封师范学院(现河南大学)生物系任助教。1962年3月在河南医学院基础部生物化学教研室任助教。1977年7月调入河南省中医药研究院工作。

主要从事中医药理论与中药产品开发研究,主持或参加国家自然科学基金课题1项、省部级课题10余项及"金砂消食口服液"等中药新药4项。共获各级科技成果奖15项,其中国家地质矿产部科技进步三等奖1项、河南省人民政府重大科技成果三等奖2项、河南省科技进步三等奖3项、河南省中医药科技进步二等奖6项、河南省轻工业科技进步奖3项。参与编写《老年保健医疗指导丛书》等著作6部。发表论文35篇,其中《阳虚证与甲状腺素的关系探讨》等 2 篇论文获省自然科学优秀论文二等奖。1982 年被河南省卫生厅党组评为优秀党员。

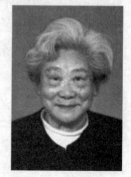

都恒青（1933.03—），女，汉族，浙江杭州人，中共党员，河南省第六、七届政协委员。研究员，享受国务院政府特殊津贴。1955 年南京药学院（现中国药科大学）生药系本科毕业。1959 年北京医学院（现北京大学）药学系生药学专业研究生毕业，同年分配到河南省中医药研究院工作。先后担任中药研究室主任、中药研究所所长，兼任中国药学会第 18~21 届理事，河南省药学会副理事长等。

主要从事中药生药学、药物化学及中药新药开发研究，先后主持或参加国家"七五""八五"重点科研攻关"常用中药材（地黄、山药、阿胶、石头藤、牵牛子等）的品种整理与质量研究"、国家自然基金项目"怀山药的系列研究"及其他省厅级科研项目 11 项。获部级成果二等奖 2 项、省级成果二等奖 6 项、三等奖 4 项，主持研发新药 12 项，出版专著 2 部，发表论文 50 余篇。1989 年、1991 年分别被河南省科学技术委员会、河南省中医管理局评为先进工作者，1993 年被河南省委、省人民政府授予"河南省优秀专家"称号，1994 年被河南省人民政府授予"河南省劳动模范"称号。

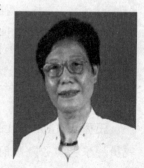

陈阳春（1935.11—）女，汉族，江西永新人，中共党员。研究员，主任医师，享受国务院政府特殊津贴，河南省优秀专家，第二批全国名老中医药专家学术经验继承指导老师。1959 年 7 月河南医学院（现郑州大学）医疗系本科毕业，1960 年 10 月西医离职在河南中医学院学习中医 3 年，1963 年 6 月到河南省中医药研究院工作。曾任业务科科长、病区主任，心血管研究室主任，兼任中国高血压联盟理事、河南省医学会理事、河南省科学基金研究会理事、河南省药品评审专家、河南省医学会心血管病专业委员会副主任委员、河南省全民健康促进会河南省心血管病防治专业委员会顾问等。

从事中西医结合科研临床工作 50 余年，擅长运用中西医结合治疗高血压、冠心病、心律失常及急性脑梗死等心脑血管疾病。主持或参与课题获卫生部科技进步二等奖 2 项，省部级科技成果二等奖 2 项，三等奖 4 项，厅级科技进步三等奖 5 项、出版著作 5 部、发表论文 60 余篇，建设有"全国名老中医药专家陈阳春传承工作室"，获得河南省中医事业特别贡献表彰奖，被授予全国卫生系统先进工作者称号。

邱保国（1936.04—），男，汉族，湖北武汉人，中共党员。研究员，主任医师，享

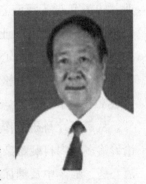

受国务院政府特殊津贴，河南省省管专家，第三批全国名老中医药专家学术经验继承工作指导老师。1960年河南医学院（现郑州大学）医疗系本科毕业，毕业后被分配到河南省医疗防疫大队，任内科医生、小队长。1969年12月下放到驻马店地区医院任内科医生。1977年调入河南省中医药研究院。曾任河南省中医药研究院院长，兼任中国虚证与老年病专业委员会委员、河南省卫生厅保健品评审委员会主任委员、河南省中西医结合学会常务副会长、河南省老年医学会第四、五届主任委员、河南省药品食品监督管理局新药评审专家、《中医研究》杂志主编等。

主要从事中医药科研与临床工作，擅长运用中医辨证思维和方法，治疗心脑血管病、糖尿病、呼吸病、消化病、泌尿病、头痛眩晕失眠等疑难杂症。主持和参与研制开发"清热解毒口服液""参芪杜仲丸""金砂消食口服液""寿康"等4种国家准字号新药、2种保健品。获省部级科技成果奖9项，主持或参与出版著作10余部，其中《衰老与老年病》和《中国老年学》获全国优秀书籍奖，发表论文30余篇。2008年6月获河南省中医事业终身成就奖，2009年10月获"牟善初教授医学特别奖"，建设有"全国名老中医药专家邱保国传承工作室"。

魏武英（1940.11—），女，汉族，河南汝州人，中共党员。主任医师，享受国务院政府特殊津贴。1965年8月河南中医学院中医系（现河南中医药大学）本科毕业，同年分配至遂平县人民医院，1978年10月调入河南省中医药研究院，曾任河南省中医研究院副院长、工会主席、《中医研究》杂志副主编，兼任河南省中医学会中医内病外治学会主任委员、河南省卫生技术高级职称评委会评委等。

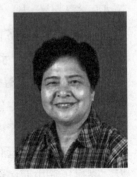

从事临床科研工作50余年，擅长运用中医药治疗食管炎、胰腺炎、急慢性结肠炎等多种消化道疾病，对子宫肌痛、宫颈炎、附件炎、多囊卵巢综合征、乳腺增生、乳腺结节等妇科疾病有深入研究。主持或参加"点校《血证论》""复方蛇舌草冲剂治疗急蔓性肾盂肾炎的研究""新药'克瘤丹'的研制"等10项课题研究，共获科研成果奖9项，其中河南省科技进步三等奖2项，河南省中医药科技进步一等奖1项、二等奖2项、三等奖3项，河南省科技情报成果二等奖1项。主编或参编专业著作17部，发表学术论文14篇，1988年荣获"郑州市精神文明先进个人"称号。

邓启华（1942.10—），男，汉族，云南富民人，中共党员。主任医师，享受国务院政府特殊津贴，硕士研究生导师。1966年8月河南医学院（现郑州大学）医疗系本科毕业，1976年调入河南省中医药研究院，1978年12月河南中医学院第七届西学中班毕业。曾任河南省中医药研究院副院长、全国中医高血压病医疗中心主任，兼任中国中西医结合学会理事、中华医学会河南省高血压专业委员会常委、中国中西医研究会河南分会常务理事。

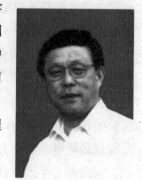

从事医疗科研工作50余年，擅长用中医人体气机升降平衡理论诊治多种内科疑难杂病；用中西医结合方法标本兼治高血压病，冠心病，脑卒中及糖尿病等方面有深入研究。首创"高血压病中西医结合辨证分型个体化诊疗方案"，解决了高血压病个体化治疗难题，被省科委评为1995年以来河南省十项重大科技成果之一。主持完成国家中医药管理局"中药'降压宝'的研究""高血压病中西医结合辨证分型个体化治疗方法""高血压病中医诊断标准和疗效评价标准的研究"及其他科研课题9项，获河南省科技进步二等奖1项、三等奖3项，厅级成果一、二等奖4项，获国家发明专利1项，获药品出字号1项。发表学术论文20余篇，其中国际论文6篇；曾荣获全国卫生系统模范工作者及全省医德先进个人。

符文缯（1942.11—），女，汉族，河北宁津人，中共党员，第八届省人大代表，第九届省人大常委，第十届全国人大代表。主任医师，享受国务院政府特殊津贴。1966年8月河南医学院（现郑州大学）医疗系本科毕业，1977年6月调入河南省中医药研究院，1980年河南中医学院"西学中"班毕业。曾任心血管病研究室主任、病区主任及全国中医高血压病医疗中心副主任。

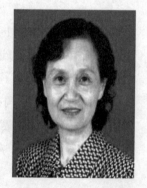

主要从事心血管疾病的临床和科研工作，擅长用中西医结合方法诊治高血压、冠心病、脑卒中及糖尿病等内科疾病，参与研发"高血压病中西医结合辨证分型个体化诊疗方案"解决了高血压病个体化治疗难题，被省科委评为1995年以来河南省十项重大科技成果之一。参加完成国家中医药管理局"中药'降压宝'的研究""高血压病中西医结合辨证分型个体化治疗方法""高血压病中医诊断标准和疗效评价标准的研究"等多项科研课题，获国际优秀成果奖1项，河南省科技进步二等奖1项、三等奖2项，厅级科技成果一、二等奖4项，药品出字号1项。发表学术论文10余篇。荣获河南省中医工作先进工作者、河南省百名巾帼科技带头人、河南省三八红旗手荣誉称号。

张留记（1964.03—），男，汉族，河南唐河人。博士，研究员，硕士研究生导师，享受国务院政府特殊津贴，河南省跨世纪学术和技术带头人。1984年河南中医学院（现河南中医药大学）中药系毕业，获学士学位；1990年中国药科大学生药学专业硕士研究

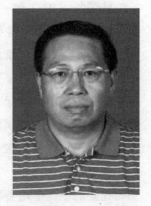

生毕业，获硕士学位；同年被分配到河南省中医药研究院。2007年郑州大学药物化学专业博士研究生毕业，获博士学位。历任科教科科长、国家药品临床研究基地办公室主任、项目办主任、河南省奥林特药业有限公司副总经理（质量受权人），现任中药研究所副所长、国家中医药管理局重点研究室主任。兼任国家食品药品监督管理局化妆品评审专家、河南省药学会中药天然药物学术委员会副主任委员、河南省药品评审专家、河南省科学技术进步奖评委、河南省自然科学基金评审专家等。

　　主要从事中药质量、"四大怀药"和中药新药开发研究，先后主持和参加国家"七五""八五""九五""十五"中医药重大科技攻关计划项目和国家"十一五"科技支撑计划项目等国家级科研课题9项、河南省科技创新人才计划项目1项、河南省杰出青年基金项目1项、河南省重点科技攻关计划项目2项等，主持完成近20项中药新药和保健药品的开发研制。共获科研成果奖11项，其中国家科技进步一等奖1项（参加者）、河南省科技进步二等奖3项（第1名）。主编或参编著作7部，获国家发明专利2项。发表论文50余篇。

第三节　研究系列专家简介

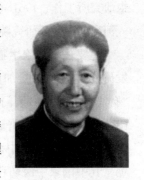

　　张海岑（1917.06—1992.12），男，汉族，河南兰考人，中共党员。研究员，主任医师，第一批全国名老中医药专家学术经验继承工作指导老师。1952年12月任开封县中西医联合医院院长，1956年5月任兰考县卫生院门诊部主任，1957年6月毕业于河南省中医进修学校师资研究班，大学学历。1959年3月到河南省中医药研究院工作，曾任河南省中医研究所副所长，河南省保健委员会"中医特诊室"主诊医师，兼任中华全国中医学会第一届理事、中华中医药学会河南分会常务理事、河南省心血管学会主任委员等。

　　从事临床医疗和科研工作50余年，擅长内、妇、儿科及温热时病，尤其在心痹病、哮喘、高血压、肝病、急慢性胃炎等疑难杂症的治疗上论治有道，提出治疗胃脘痛五辨十治、辨治泄泻八法等。参与的课题获河南省科技进步三等奖1项、河南省中医药科技成果二等奖1项，参与编辑《河南省秘验单方集锦》《神州秘方》及《医案丛书》《儒门事亲》校注、《中医词释》等著作。发表《高血压辨证论治》《谈谈哮喘辨证论治》《崩漏治验》等论文10余篇。创建《中医研究》杂志，编辑发行国内外。1959年曾被评为全国卫生先进工作者。

陈国华（1932.05—2003.03），男，汉族，广东广州人，研究员。1956 年北京医学院（现北京大学）医疗系本科毕业，1959 年北京医学院（现北京大学）研究生毕业。同年被分配到河南省中医药研究院。曾任基础研究室主任，兼任中国生理学会理事、河南省生理科学会副理事长兼秘书长、河南中医学院聘任兼职教授及中药学研究生兼职导师、《中医研究》杂志编委等。1992 年退休后返聘工作至 2002 年。

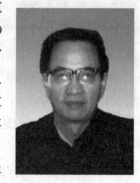

主要从事生理学、中西医结合及中药药理学研究。于 1961 年负责建立的生理生化实验室奠定了河南省中医药研究院和河南中医学院基础实验室和生化检验室的基础；率先采用 Langendorff 离体心脏灌流系统进行中药药理学研究，填补了省内空白；建立、完善及多种改良适用于中医药基础研究、中药新药药效学研究及针刺机理研究的实验方法。先后主持和参加完成国家自然科学基金课题 2 项及其他省、部、局课题 10 项等，完成多项中药新药、保健药品药效学和毒理学研究。共获各级科研成果奖 10 项，其中卫生部科技成果奖 1 项、河南省重大科技成果奖 4 项、河南省科技进步二等奖 2 项及河南省省中医药科技进步奖 3 项。发表论文 30 余篇。1991 年被评为河南省中医药优秀科研工作者。

李树英（1933.12—），女，汉族，河北丰润人，研究员。1956 年 7 月南开大学生物系本科毕业，同年被分配到（北京）中国科学院昆虫研究所工作，1961 年 5 月调入广西植物研究所工作，1974 年 4 月调入河南省中医药研究院工作。1993 年退休后返聘工作至 2000 年。

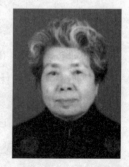

主要从事细胞生物学、中药药理学与毒理学研究及中药新药开发研究。主持或参加"当归补血汤对体外心肌细胞作用的研究""孙思邈养性——天门冬方延缓衰老作用机理的研究""常用中药材山药的品种整理与质量研究"及"怀山药功能与归经的实验研究"等多项科研课题及中药新药、保健药品药效学和毒理学研究。共获各级科研成果奖 6 项，其中国家中医药科技进步二等奖 1 项，河南省科技进步三等奖 1 项，河南省重大科技成果奖 1 项，河南省中医药科技进步一、二、三等奖各 2 项，郑州市科技成果三等奖 1 项，发表学术论文 20 余篇。

宁选（1936.06—），男，汉族，河南宁陵人，研究员，主任医师。1966 年 8 月毕业于郑州业余医科大学（现河南医学高等专科学校）医疗系，大学学历，1973 年 5 月毕业于河南中医学院（现河南中医药大学）西学中班，1974 年 7 月调入河南省中医药研究院。曾历任老年病研究室副主任、病区主任，兼任全国中西医结合

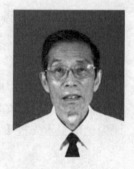

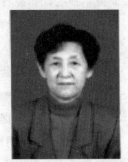
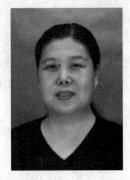

第一届心血管学会委员、河南省中西医结合学会秘书长等职。

从事中医临床和科研工作 50 余年，擅长中西医结合治疗糖尿病、高血压、呼吸道疾病、过敏性疾病、更年期燥热及汗证等。进行"郑州市区九十岁以上长寿老人调查研究分析"，参加"新药寿康研究"等科研项目，获河南省科技进步三等奖 5 项、厅局级成果奖 6 项，参编专著 5 部，发表专业学术论文 50 余篇。

郭湘云（1936.10—），女，汉族，山东青岛人，研究员。1959年 7 月南京药学院（现中国药科大学）本科毕业，同年被分配到郑州医学专科学校任药理教师，1962 年 8 月调入郑州市公教医院任药剂师，1964 年 3 月调入郑州市卫生学校任教师，1971 年 7 月调入漯河冷冻厂任药师，1972 年 9 月调入河南省中医药研究院在药理室工作。河南省中医药研究院研究员，曾任中国药理学会会员。

主要从事心脑血管病中药药理及毒理学研究，先后参加完成"降血脂新药——降脂灵的研究""常用中药材地黄的品种整理与质量研究""新药寿康的研究""脑血宁口服液治疗中风先兆的临床与实验研究""益气健脾法治疗肝硬化血清 A/G 失调的实验及临床研究"等多项科研课题及中药新药、保健药品药效学和毒理学研究。共获各级科研成果奖 8 项，其中获国家医药科技进步二等奖 1 项，河南省科技成果三等奖 3 项，河南省中医药科进步一、二等成果奖各 1 项，河南省医药科技成果三等奖 2 项。参编著作 3 部，发表论文 30 余篇。

傅蔓华（1955.11—），女，汉族，河北易县人，研究员。1980 年 1 月到河南省中医药研究院工作，2003 年 7 月河南中医学院（现河南中医药大学）中医专业本科毕业。曾任药理研究室副主任，兼任中国药学会高级会员、中国药理学会会员、中国生理学会会员、河南省药品评审中心专家、河南省科技评价专家库专家，河南省药理学会理事、心血管药理分会副主任委员等。2015 年退休。

主要从事心脑血管药理、中药药理、毒理研究及新药研发，负责开展了犬的血流动力学、犬的心肌梗死、犬的脑血流等实验研究；建立了各种心脏疾病动物模型，包括各种在体、离体的心律失常模型、心肌缺血及再灌注损伤模型、肾性高血压模型等。负责完成了心脑血管疾病及肾病药效、毒理等相关项目研究。参与完成国家自然科学基金项目 2 项、国家中医药管理局重点项目 2 项、"十一五"国家科技支撑计划项目 1 项、河南省杰出青年基金项目 1 项、河南省重大科技攻关项目 3 项、河南省自然基金项目 3 项等。获河南省科技进步二等奖 3 项、三等奖 1 项，河南省中医药科技进步一等奖 5 项、二等奖 5 项。参编著作 5 部（3 部为副主编，2 部为编委），发表论文 50 余篇。

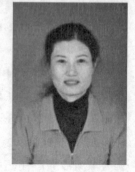

黄霞（1956.10—），女，汉族，河南清丰人，研究员。1982年 12 月河南中医学院（现河南中医药大学）本科毕业，获学士学位，1985 年 5 月调入河南省中医药研究院。曾任中药研究所毒理研究室副主任，兼任北京市自然科学基金项目同行评审专家、河南省免疫学会常务理事、河南省微生物学会理事、河南省科技成果奖鉴定评审委员。2016 年退休。

主要从事中药药理学、毒理学研究及中药新药研发工作。主持或参加完成"熟地黄补血作用有效部位的提取及实验研究""中医不同治则对肺间质纤维化模型动物作用靶点的研究""中医不同治则对 PF 动物作用靶点的探讨及对 Fas/Fasl 基因表达的影响""补肾调周法治疗多囊卵巢综合征疗效机理研究"等多项科研课题研究，共获科研成果奖 17 项，其中河南省科学技术进步二等奖 4 项、河南省科学技术进步三等奖 6 项、河南省中医药科学技术进步一等奖 1 项、河南省中医药科学技术进步二等奖 3 项、河南省中医药科学技术进步三等奖 1 项、河南省教育厅科技成果二等奖 1 项、河南省科学院科技成果三等奖 1 项。参与出版专著 3 部，发表学术论文 82 篇，其中国家级核心期刊 31 篇。

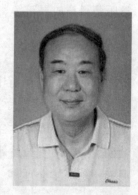

田文敬（1958.08—），男，汉族，河南商丘人，中共党员。研究员，河南省省管优秀青年专家。1988 年 7 月河南中医学院（现河南中医药大学）毕业，大学学历。1975 年 6 月参加工作，1983 年 1 月调入河南省中医药研究院。现任中医药信息文献研究所所长、河南省高血压研究所副所长，兼任中国中西医结合学会信息专业委员会副主任委员、中国民族医药学会医史文化分会副会长、国家非物质文化遗产评审专家、河南省非物质文化遗产保护工作专家委员会副主任委员、中医药学会文化科普学会、医史文献学会副会长等。

主要从事中医药图书情报、中医药信息、中医药文献、传统医药文化等研究工作，先后承担科技部、国家中医药管理局、河南省科技厅科研课题"中药名规范化研究""医药卫生科学数据管理和共享服务""中医药古籍与地方志文献整理研究"等研究项目 20 余项。获省厅级以上科技成果奖 40 项。发表科研论文 40 余篇。主编或参编著作 26 部，其中《太平圣惠方校注》（共 10 册）获中华优秀出版物奖图书奖。多次被评为省科技情报先进工作者、厅直优秀党员，荣获"全国中医药优秀宣传工作者""全国百名优秀中医科普专家"等荣誉称号。

王军（1961.07—），男，汉族，河南信阳人。博士，研究员，硕士研究生导师，河南省跨世纪学术和技术带头人，河南省中医药"112"学术与技术带头人。1983年河南医学院（现郑州大学）医疗系本科毕业，获学士学位；1991年西安医科大学硕士研究生毕业，获硕士学位；同年分配到河南省中医药研究院。2007年北京中医药大学中西医结合基础专业博士研究生毕业，获医学博士学位。现任中药研究所所长、河南省高血压研究所副所长、中药

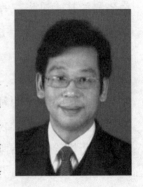

药理实验室（国家中医药三级实验室）主任，兼任中国药理学会理事、国家中医药管理局三级实验室评估委员、河南省药理学会副理事长、河南省神经药理专业委员会主任委员、河南省免疫学会副理事长、河南省科学技术进步奖评委、河南省自然科学研究系列高评委委员、河南省药品评审专家等职。

主要从事心脑血管病中西医结合基础、中药药理学、毒理学及中药新药开发研究。先后主持和参加完成国家自然科学基金课题2项、国家"九五"科技攻关课题1项、国家中医药管理局重点课题1项和青年基金课题2项、河南省重大科技攻关课题1项及其他省、部、局课题20项等，完成30余种中药新药药效学和毒理学研究。共获各级科研成果奖17项，其中河南省科技进步二等奖5项、三等奖3项。发表论文90余篇，主编著作1部，参编著作4部。

李更生（1962.11—），男，汉族，河南信阳人，中共党员。博士，研究员，研究生导师，河南省省管优秀青年专家，河南省中医药"112"学科带头人。1984年河南中医学院（现河南中医药大学）中药系毕业，获学士学位；同年分配到河南省中医药研究院工作。1994年北京医科大学（现北京大学）药学院硕士研究生毕业，获硕士学位；2008年北京中医药大学中药学院毕业，获博士学位。历任中药研究所副所长、中药研究室主任，现任科

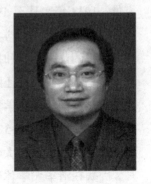

教科科长、中药分析实验室（国家中医药三级实验室）主任、学科办主任，兼任国家863计划项目、国家卫生健康相关产品、国家重大新药创制重大专项、国家自然基金、国家工信部中药绩效评估、国家"千人计划"项目等评审专家，中华中医药学会中药化学委员会、药物分析委员会常委，河南省药学会常务理事，河南省药学会药物分析专业委员会副主任委员，河南大学药学院兼职教授等。

主要从事中药成分分析及质量控制与新药研究。先后主持和参加完成国家自然科学基金面上及青年项目、国家"七五""九五""十五"及"十二五"重大攻关课题有关道地中药材地黄的系列研究及其他省、部、局课题21项等，共获各级科研成果奖12项，其中国家中医药管理局科技进步二等奖1项、河南省科学技术进步二等奖5项、河

南省科学技术进步三等奖 1 项、河南省中医药科学技术一等奖 5 项，获新药证书 1 项，国家发明专利 1 项，主编及参编著作 7 部，发表论文 70 余篇。

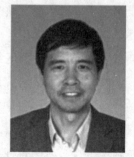

刘杰（1963.02—），男，汉族，河南镇平人，研究员，硕士生导师。1983 年 7 月河南中医学院（现河南中医药大学）中药系本科毕业，获学士学位，同年分配到河南省平顶山市药品检验所从事中药检验和药品监督管理工作。1993 年 6 月调入河南省中医药研究院。2004 年 6 月中国药科大学药物分析专业在职研究生毕业，获硕士学位。河南省药学会药物分析专业委员会委员。

主要从事中药分析、中药制剂和中药新药的开发研究，荣获各级科研成果共 10 项。其中"熄风定颤丸与美多巴胺联用对帕金森病减毒增效作用机理的研究"和"复智胶囊治疗血管性痴呆的临床与实验研究"等获河南省科技进步二等奖 3 项，"怀菊花本草考证及实验研究"等获河南省科技进步三等奖 3 项，"酒肝消脂冲剂治疗酒精性脂肪肝的临床与实验研究"等获河南省中医科技进步奖一等奖 2 项，"熟地黄补血作用有效部位的提取及实验研究"等获河南省中医科技进步奖二等奖 2 项，出版专著 2 部，发表学术论文 30 余篇。

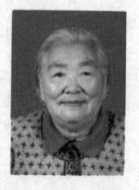

王素玉（1918.09—2018.09），女，汉族，江苏崇明人。副研究员。1938 年 8 月至 1942 年 7 月就读于重庆国立药学专科学校（现中国药科大学），学习期间正值抗日战争，积极参加了中国共产党组织的读书小组和抗日宣传等活动。1942 年 8 至 1943 年 7 月重庆陆军制药研究所任助理员，1943 年 8 月至 1944 年 7 月在浙江大学化学系任药理化学教师，1944 年 8 月至 1945 年 7 月在湘雅医院药理系任助教，1945 年 8 月至 1948 年 12 月在南京国立药学专科学校（现中国药科大学）任高级讲师，1948 年 12 月至 1950 年 8 月，因病在清华大学休养，1950 年 8 月至 1954 年 10 月在中国人民解放军第一军医大学任药理系教师，1954 年 11 月至 1961 年 4 月到人民卫生出版社任编辑，负责药物学方面书籍的编辑工作，1961 年 4 月至 1972 年 6 月到河南中医学院任西医教研室主任兼药理教研室主任。1972 年 6 月调入河南省中医药研究院，任情报资料室负责人、副主任，一方面整理既有书籍，同时负责《中医研究》杂志的复刊工作。1988 年 8 月退休。多次被河南省卫生厅评为厅直先进工作者。

常志清（1930.06—2015.01），男，汉族，江苏启东人，中共党员，副研究员。1958 年 9 月南京药学院（现中国药科大学）药学专业本科毕业，同年被分配到河南省药品检验所药理组工作，1963 年调入河南省中医药研究院工作，1991 年 12 月退休。曾兼任河南省新药审评委员会委员、中国科协自然科学专业学会药学专业学会会员、中西医结合研究会河南分会会员等。

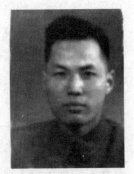

主要从事药物化学、药理学及中药新药开发研究，主持完成"猴耳草（风湿宁）的药理研究""肌松二号（河南产华瓜木八角枫碱）生产工艺""野花椒中新成分和不成瘾镇痛剂茵芋碱的研究""中枢抑制活性成分 EDULININE（加锡果宁）合成""新药抗风湿药酒的研制""加锡果宁镇痛、抗惊厥、中枢抑制作用及机理研究"等多项科研课题。共获科技成果奖 7 项，其中河南省重大科技成果奖 2 项、河南省科技进步三等奖 1 项、河南省医药卫生科技成果三等奖 2 项、河南省中医药科技进步二等奖 2 项。发表学术论文 60 余篇。曾先后获得河南省卫生厅计划生育技术奖、河南省科技先进工作者、厅直单位先进工作者等荣誉。

陈家畅（1932.01—），男，汉族，海南万宁人，副研究员。1939 年移居印度尼西亚爪哇岛茉莉芬市。1952 年 6 月作为华侨回国定居，1956 年南开大学生物系本科毕业，同年被分配到中国农业科学院工作。1961 年在广西植物研究所工作，1974 年调入河南省中医药研究院。1976—1977 年，在北京阜外医院进修病理学。1992 年 12 月退休后返聘工作 7 年。

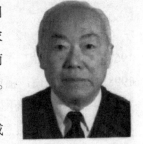

主要从事病理学、中药药理学及中药新药开发研究，主持或参加完成"胎冠状动脉病变病理形态学及其血脂变化研究""孙思邈养性—天冬方延缓衰老作用机理的研究""莞花酯甲药膜研究""常用中药材山药的品种整理与质量研究""当归补血汤对体外心肌细胞作用的研究""怀山药功能与归经机理的研究"等科研项目，共获科研成果奖 8 项，其中，国家中医药科技进步二等奖 1 项，河南省重大科技成果三等奖 1 项，河南省中医药科技进步一等奖 1 项、二等奖 2 项、三等奖 2 项，河南省计划生育科技成果二等奖 1 项。发表学术论文 30 余篇。有效利用华侨华人资源帮助引入科研设备，为研究院中药科研事业发展做出了积极贡献。

郝长源（1938.01—），男，汉族，河南新乡人，副研究员。1963 年 7 月新乡师范学院（现河南师范大学）生物系本科毕业。1963 年 8 月至 1972 年 9 月在河南省农业厅技术处工作，1972 年 10 月从河南省罗山县"五七干校"抽调到河南省中医药研究院。曾任基础研究室副主任。

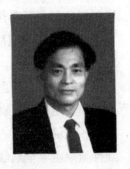

主要从事中医药基础研究及血液流变学的临床检验。主持或参加"中风病主要证型的血液动力流变学研究""新夹脊穴治疗脑卒

中后遗症及痿证的研究""针刺环中上穴治疗坐骨神经痛临床研究""新药'克瘤丹'的研制"等课题研究12项，获得省厅级成果5项，其中河南省医药卫生科技成果三等奖1项，河南省中医药科技进步二等奖2项、三等奖2项。参与编写《河南中药志》药理和药化等章节，发表学术论文16篇。

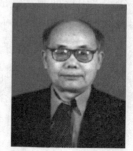

刘锋（1942.01—），男，汉族，河南杞县人，副研究员。1966年7月武汉大学化学系本科毕业，1967年12月至1976年3月在湖北省医药工业研究所从事医药研究及新药开发工作，1976年4月调入河南省中医药研究院，1998年12月退休。曾先后担任药械科科长、中心实验室主任、器械科科长等职。

主要从事中药研究、药剂及仪器设备管理等工作，参加多项科研课题研究，其中"肌松二号（河南产华瓜木中八角枫碱制剂）生产工艺"获河南省重大科技成果四等奖，"中枢抑制活性成分Edulinline（加锡果宁）的全合成"获河南省医药卫生科技成果三等奖。

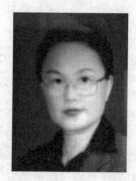

严慧（1949.12—），女，汉族，陕西永寿人，副研究员。1968年3月参加工作，1976年3月调入河南省中医药研究院，1998年12月河南广播电视大学图书馆专业毕业。

主要从事中医药图书情报工作，熟练掌握情报资料管理方法。参加"高血压文献信息研究管理数据库系统""中药药名规范化研究""中国科技期刊中医药文献累积索引（1949—1986）"等课题研究，参与"中医药临床参考术语计算机检索语言研究"获河南省科技情报成果二等奖，论文《灰色文献在新药开发中的作用》获河南省实用社会科学二等奖，获国家级专利1项，参编著作7部，发表学术论文30余篇。

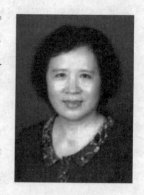

王玉升（1953.06—），女，汉族，山东东阿人，高级实验师。1974年11月河南中医学院（现河南中医药大学）护训班毕业，同年被分配到河南省信阳县鸡公山公社卫生院，1978年12月调入河南省中医药研究院。中国生理学会会员，中国药理学会会员，中国免疫学会会员。

主要从事心脑血管病基础、中药药理学及中药新药开发研究，建立和复制了耐缺氧模型、在体及离体的心肌缺血及再灌注损伤模型、大鼠与小鼠心律失常模型、大鼠及犬肾型高血压模型，局灶性脑缺血、全脑缺血及缺血再灌注模型等；建立并完善了犬与大鼠心外膜电图、血流动力学、心肌耗氧量及心肌梗死面积、脑梗死面积、脑循环等缺血性心脑血管疾病的指标检测体系。参加完成国家自然科学基金项目2项，国家"七五""八五""九五"科技攻关项目3项，其他课题40余项。完成多项中药新药药效学及毒理学实验。共获各级成果奖12项，其中河南省科学技术进步二等奖4项、三等奖1项、四等奖1项，河南省中医药科技进步成果一等奖2项、二等奖4项。参编著作1部，发表论文50余篇。

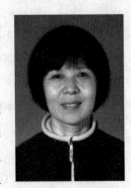

刘惠霞（1955.11—），女，汉族，河南新郑人，高级实验师。1980年4月毕业于河南医学院（现郑州大学）医技专业，同年分配到河南省中医药研究院。中国药理学会会员，中国免疫学会会员。

主要从事中药药理学、毒理学及中药新药开发研究，熟练掌握家蝇与小鼠衰老、大鼠脑缺血、大鼠动脉粥样硬化、大鼠肺纤维化、小鼠急性肝损伤等动物模型的制备及多种血液与组织免疫、生化指标的测定方法。参加完成国家自然基金"大黄当归复方对缺血性脑卒中治疗作用机理研究"、国家中医药管理局青年基金"通腑化痰活血法对实验性脑缺血的作用研究"、河南省科技攻关计划"益智康泰口服液治疗中风后遗症智力障碍的临床与实验研究"及其他多项省部级科研课题的研究工作。参与中药新药"寿康""不老丸""中国复方大蒜油胶囊"主要药效学研究。共获成果奖6项，其中，河南省科技进步二等奖1项、河南省科技进步三等奖5项。参编著作1部，在国家CN刊物发表学术论文70余篇。

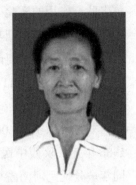

苗利军（1957.03—），女，汉族，山东聊城人，副研究员。1976年3月山东泰安卫校西医系中专毕业，同年被分配到郑州市口腔医院（原郑州市二七医院）内科工作。1983年7月河南中医学院（现河南中医药大学）中医系本科毕业，获学士学位，同年被分配到许昌地区人民医院中医内科工作，1985年4月调入河南省中医药研究院。

主要从事病理学、中药药理学及毒理学研究。先后主持或参加国家中医药管理局青年基金"通腑化痰活血法对实验性脑缺血作用的研究"、河南省科技攻关计划"子午流注取穴法穴位注射黄芪液对癌症化疗患者免疫功能的影响""'体虚感冒口服液'的研究""舒肝法对激怒大鼠GnRH基因表达及神经生殖内分泌轴的作用"等科研项目，并承担附属医院部分病理检查业务。共获科研成果奖11项，其中河南省科技进步三等奖3项，厅级成果一等奖2项、二等奖3项、三等奖1项。发表论文24篇。

贾士奇（1957.12—），女，回族，河南项城人，副研究员。1979年9月河南中医学院（现河南中医药大学）药学系毕业，2002年7月河南中医学院中医系毕业，1981年调入河南省中医药研究院工作。中国药学会会员，中国药理学会会员，中国免疫学会会员。

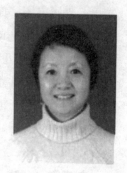

主要从事中药药理学、毒理学及中药新药开发研究。先后参加完成国家"七五"科技攻关"常用中药材品种整理与质量研究——山药专题""'九五'科技攻关"2项、国家自然科学基金"针刺治疗缺血性脑血管病机理的实验研究"、河南省自然科学基金"电针对实验性脑缺血基因表达及氨基酸递质研究"及河南省科技攻关"脑血宁口服液治疗中风先兆的临床与实验研究"等科研项目，共获科研成果奖11项，其中国家中医药科技进步二等奖1项，河南省科技进步二等奖2项、三等奖1项，中华中医药学会科技进步三等奖1项，河南省中医药科技成果一等奖2项、二等奖3项、三等奖1项。参编著作2部，发表论文34篇。

黄保民（1963.08—），男，汉族，河南罗山人，副研究员。1985年兰州大学化学系本科毕业，获学士学位；1991年7月中山大学化学系硕士研究生毕业，获硕士学位，同年被分配到河南省中医药研究院。现任信息科科长、基础研究室副主任，兼任中国生物化学与分子生物学会河南分会理事。

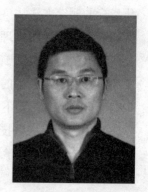

主要从事中药化学、中药生物活性及中药新药开发研究。先后主持或参加"怀菊花的本草考证及实验研究""降压宝作用高脂饲喂自发性高血压大鼠心脑调控轴的蛋白质组机制""不老丸抗老防衰作用的实验研究""里实热证与胃肠肽类激素异常分泌的关系研究"等科研项目11项。共获科研成果奖10项，其中河南省科技进步二等奖2项、三等奖2项，河南省中医药科技成果一等奖1项、二等奖1项。发表论文25篇，其中国家级核心期刊11篇；参编《实验动物和动物实验技术》等著作3部。

刘方洲（1964.06—），男，汉族，江西南昌人，副研究员。1986年7月陕西中医药大学中药学专业本科毕业，获学士学位，同年被分配到河南省中医药研究院。现任中达医药科技开发公司经理、中药所副所长、中药药理实验室（国家中医药三级实验室）副主任，兼任河南省药理学会常务理事、河南省中药药理专业委员会副主任委员等职。

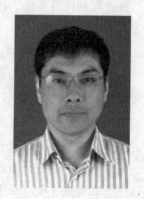

主要从事中药药理学、毒理学及中药新药开发研究。先后主持或参加国家"八五"科技攻关"常用中药材品种整理与质量研

究——牵牛子专题、石南藤专题"、国家新药基金"蝉蜕止咳颗粒"的研究"和"新药'三叉神经痛可停胶囊'的研制"、河南省基础与前沿计划"补肾健脾固冲法对雌性幼鼠性腺轴及子宫微环境的影响"等多项科研项目。共获科技成果奖 28 项，其中河南省科技进步二等奖 5 项、三等奖 2 项，获河南省中医药科技进步一等奖 2 项、二等奖 14 项，河南省教育厅科技进步二等奖 2 项、河南省轻工业科技进步二等奖 3 项。共获专利 13 项，其中发明专利 10 项，实用新型专利 3 项。参编著作 4 部，发表论文 57 篇。

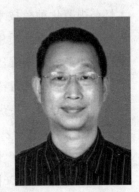

马开（1968.11—），男，回族，山东曹县人，中共党员，副研究员，硕士研究生导师。1991 年 7 月河南中医学院（现河南中医药大学）中药系本科毕业，获学士学位，同年分配到河南省中医药研究院。2007 年河南中医学院研究生班结业。现任中药研究所副所长、国家中医药分析实验室（三级）副主任，兼任中华中医药学会中药基础理论分会委员。

主要从事天然活性成分研究和新药开发工作。作为主要研制者和药学研究负责人参加完成了国家重点科技项目（攻关）计划（国家新药研究基金）项目 2 项、国家科技部"九五"科技攻关项目 1 项、国家自然科学基金 1 项、国家中医药管理局攻关课题 1 项、河南省重大科技攻关课题 1 项、河南省杰出人才创新基金课题 1 项、河南省重点科技攻关课题 4 项、河南省政府公益项目预研专项基金课题 1 项。作为课题负责人主持河南省重点科技攻关项目 1 项、河南省政府公益项目预研专项基金课题 1 项。共获科技成果奖 16 项，其中省部级成果二等奖 2 项、三等奖 2 项，厅局级成果一等奖 4 项、二等奖 8 项。承担的新药研究中获国家新药证书 7 项，获临床研究批件 6 项。发表论文 33 篇，参编著书 1 部。

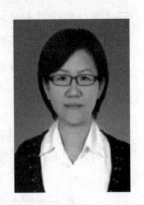

王慧森（1968.11—），女，汉族，河南南阳人，副研究员，执业中药师。1990 年河南中医学院（现河南中医药大学）中药系本科毕业，获学士学位；1993 年河南中医学院中药化学专业硕士研究生毕业，获硕士学位。同年分配到河南省中医药研究院中药研究所工作至今。中华中医药学会会员，河南省药学会会员。

主要从事中药化学成分、中药药效物质基础、中药新药开发研究及地黄的系统研究。先后主持或参加完成国家自然科学基金项目"地黄—源三性物质基础与血清效应相关性比较研究"、国家"十二五"重大科技专项"地黄规范化种植基地优化升级及系列产品综合开发研究"子课题"地黄标准物质提取及工艺研究"及其他多项科研课题，共获科技成果奖 8 项，其中河南省科技进步二等奖 4 项、河南省中医药科技成果一等奖 2 项。获发明专利 1 项，在国家级学术期刊发表论文 40 余篇。

刘长河（1968.12—），男，汉族，河南西平县人，副研究员，硕士研究生导师。1994年7月沈阳药科大学中药系本科毕业，获学士学位，同年分配到河南省中医药研究院中药研究所工作至今。

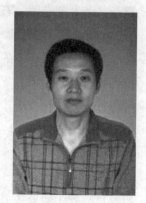

主要从事中药化学成分、天然活性成分、中药药效物质基础及中药创新药物开发研究等工作。先后主持或参加完成国家重点科技项目（攻关）计划项目"中药现代化研究与产业化开发—四大怀药规范化种植技术研究—怀地黄专题"、国家中医药管理局青年基金"标准物质地黄贰D的研究"、河南省重点科技攻关计划"五类新药蒺莱降压片的研究"等多项科研项目。共获科技成果奖8项，其中河南省科学技术进步二等奖3项，河南省中医药科技进步成果一等奖3项、二等奖2项。共获专利11项，其中发明专利7项，实用新型专利4项。参编著作2部，在国家CN刊物发表论文30余篇。

屠万倩（1970.06—），女，汉族，上海人，副研究员。1992年7月中国药科大学中药制剂专业本科毕业，获学士学位；2009年6月郑州大学化学系在职研究生毕业，获硕士学位。1992年在河南省中医药研究院中药研究所工作至今。

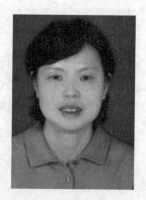

主要从事中药质量研究和中药新药开发工作。主持河南省重点科技攻关计划项目1项、河南省医学科学攻关计划项目2项，作为主要研制者参加省部级及以上科研课题10余项，其中包括国家"九五""十五"中医药重大科技攻关计划项目和国家"十一五"科技支撑计划项目等国家级科研课题4项、河南省科技创新人才计划项目1项、河南省杰出青年基金项目1项等。共获科研成果11项，其中河南省科学技术进步二等奖1项、河南省中医药科学技术成果奖一等奖1项。获得国家发明专利授权2项，在国家级及核心期刊杂志上发表学术论文50余篇。

刘明（1971.10—），男，汉族，河南商丘人，副研究员，执业药师。1995年7月河南中医学院（现河南中医药大学）药学系本科毕业，获学士学位。同年到河南省中医药研究院中药研究所工作至今。

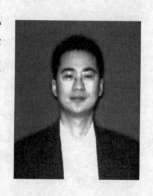

主要从事中药药效物质和中药新药的开发研究，参加完成国家自然科学基金"地黄一源三性物质基础与血清效应相关性的比较研究"、国家科技重大专项子课题"地黄规范化种植基地优化升级及系列产品综合开发研究——地黄标准物质提取及工艺研

究"、河南省中医药研究专项重点课题"五苓散系列方利水降压有效部位药效物质基础研究"等多项科研项目研究。共获各级科研成果奖 10 项，其中河南省科学技术进步二等奖 1 项，河南省中医药科技进步成果一等奖 4 项、二等奖 1 项、三等奖 2 项，河南省科技情报一等奖 2 项。获国家发明专利 1 项，参编著作 3 部，发表论文 40 余篇。

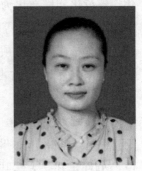

邱彤（1970.04—），女，汉族，湖北武汉人，副研究员。2012 年 1 月河南中医学院（现河南中医药大学）中医系本科毕业。1991 年 7 月参加工作，1995 年 4 月调入河南省中医药研究院。

主要从事中医药文献信息研究、图书管理和查新工作。先后参与"医药卫生科学数据管理和共享管理服务系统""中药科技数据库""中医临床术语规范化研究""中药名规范化研究"等多项国家级、厅局级课题研究。共获科研成果奖 21 项，其中河南省科技情报成果一等奖 8 项、二等奖 8 项、三等奖 4 项，河南省中医药科技成果二等奖 1 项。参与编撰出版《太平圣惠方校注》《中药名考证与规范》《一本书读懂失眠》等著作 7 部。在国家级期刊上发表论文 18 篇，其中为独著或第一作者 13 篇、SCI 论文 1 篇。

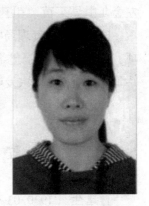

周红艳（1973.01—），原名周红霞，女，汉族，江苏铜山人，中共党员，高级实验师。2002 年河南中医学院（现河南中医药大学）本科毕业，获学士学位；2009 年 7 月河南中医学院中西医结合基础专业硕士研究生毕业，获硕士学位。1991 年 6 月至今在河南省中医药研究院中药研究所工作。中国药理学会会员，河南省免疫学会会员。

主要从事中药药理学和中西医结合基础研究，熟练掌握慢性阻塞性肺疾病、局灶性脑缺血、局灶性脑缺血再灌注、全脑缺血再灌注、心肌缺血、抑郁症等大鼠模型的制备及多指标评价体系。参加完成国家自然基金"针刺治疗缺血性脑血管病机理的实验研究"及其他多项省部级科研课题的研究工作。共获成果奖 11 项，其中，河南省科技进步二等奖 1 项、三等奖 1 项，中华中医药学会科学技术三等奖 1 项，河南省中医药科技进步一等奖 5 项、二等奖 2 项，河南省教育厅科技进步二等奖 1 项。取得实用新型专利 2 项，参编著作 2 部，发表论文 33 篇。

刘霖（1973.10—），女，汉族，安徽萧县人，农工民主党党员，副研究员。1999 年 7 月河南中医学院（现河南中医药大学）中医专业本科毕业。1995 年 7 月到河南省中医药研究工作至今，现任河南省中医药信息文献研究所副所长，兼任世界中医药学会联合会信息专业委员会理事会理事、世中联中医药文献与流派研究专业委员会理事、河南省医学会医学史专科分会副主任委员、《中国中医药年鉴》特约撰稿人。

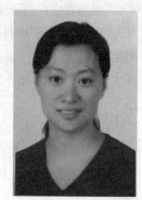

主要从事中医药文献信息研究工作，以中医药文献信息数字化、规范化和标准化为研究重点。共获科研成果奖 10 余项，其中河南省科技进步二等奖 1 项，河南省科技情报成果一等奖 3 项（第 1 名）、二等奖 1 项，河南省发展研究奖二等奖 1 项。主编和参编著作 12 部，校注古籍 4 部，发表学术论文 20 余篇。

梁瑞峰（1983.10—），男，汉族，河南郑州人，中共党员，副研究员。2006 年郑州大学药学院药学专业本科毕业，获学士学位；2009 年郑州大学基础医学院药理学专业硕士研究生毕业，获硕士学位。同年被分配到河南省中医药研究院中药研究所工作至今。河南省药理学会理事、国家自然科学基金函审评委等职。

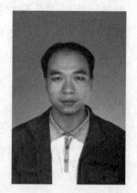

主要从事中药药理与中药药性研究，主持国家自然科学基金 2 项（①面上项目：基于脑肠互动和脑靶向分布研究痛泻要方中防风的脾经引经作用及机制。②青年科学基金：基于肝脏转运体研究左金丸中吴茱萸"引药入肝"的作用机制）、河南省科技攻关 1 项、国家中医药管理局中医心病重点学科基础研究项目 1 项、河南省中医药科研专项 2 项，作为主要完成人参加河南省科技攻关等科研项目 4 项。共获河南省中医药科技成果一等奖 4 项，获国家发明专利 3 项，发表论文 33 篇，参编著作 2 部。

第四节　医疗系列专家简介

曹建生（1930.03—2018.06），男，汉族，河南开封人，中共党员，主任医师。1951 年 10 月在洛阳地区人民医院工作，1962 年 1 月毕业于河南中医学院（现河南中医药大学）第一届西学中研究班，大学学历，1965 年 8 月调入河南省中医药研究院从事科研临床工作。曾先后担任临床研究室主任、《中医研究》编辑部主任，1990 年 8 月退休。

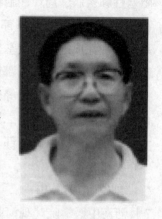

从事中西医结合临床工作 40 余年，善于治疗肝炎、肝硬化等消化系统疾病。主持和参加完成"益心汤（益气活血法）治疗冠心病临床与实验研究""点校《血证论》"等科研课

题。获河南省中医药科技进步三等奖 2 项，编写出版《中医内科临床》《肝病医案》《中医词释》《河南省秘验单方集锦》等著作。

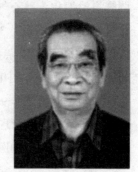

张俊明（1936.04—），男，汉族，河南开封人，中共党员，主任医师。1962 年 1 月毕业于河南中医学院（现河南中医药大学）西学中研究班，大学学历，同年分配到开封医学高等专科学校，1964 年 4 月在开封防疫站工作，1965 年 5 月调入河南省中医药研究院。曾任临床研究室副主任等职。

从事中西医结合临床和科研工作 60 余年，擅长中西医结合治疗冠心病、心肌缺血、心绞痛、心律失常、心力衰竭、脑栓塞等心脑血管疾病。对冠心病首倡"气虚为本，血瘀为标"的病理机制，研制了"益气活血，标本同治"的"益心液"口服药物；对慢性心功能不全提出"气虚阳虚，血瘀水滞"为发病的根本，研发了"益气温阳，活血利水"的"强心乐"口服液。先后主持和参与"益心汤治疗冠心病临床与实验研究""滋补强壮新药魔力王口服液的研究和应用"等科研项目，获河南省科学技术进步二等奖 1 项、三等奖 2 项。主编或参编著作 4 部，发表论文 20 余篇。

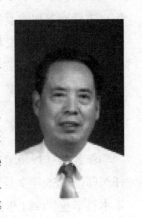

赵法新（1937.06—），男，汉族，河南新安人。主任医师，第四批全国名老中医药专家学术经验继承工作指导老师。1965 年 7 月河南中医学院（现河南中医药大学）中医徒弟班本科毕业，1979 年 2 月调入河南省中医药研究院。

出身世医，幼承家训，是赵氏"万修堂中医"第六代传人。1959 年参加卫生工作，临证师承名老中医张海岑，文献学师从中医文献学家马继兴、余瀛鳌。擅长治疗内、外、妇、儿科杂病及温热时病，对胃脘痛、结肠炎、积热病、痛经、崩漏等中医急症有深入的研究。主持或参与"胃康胶囊治疗胃脘痛的临床与实验研究"等课题。获省厅级科研成果奖 7 项。主编《中医文献学辞典》等专著 5 部，参编《近代中医珍本集》等著作 6 部，发表论文 40 余篇，荣获"密闭冷却回流陶瓷煎药壶""点穴助压器""小儿肛注器""药浴衣""覆脐袋"等国家实用新型专利证书 9 项。建设有"全国名老中医药专家赵法新传承工作室"。

赵国岑（1937.11—2018.10），男，汉族，河南郑州人，中共党员。主任医师，第二批全国名老中医药专家学术经验继承工作指导老师。1964 年 8 月河南中医学院（现河南中医药大学）本科毕业，同年分配到河南省中医药研究院。曾任河南省中医研究所副所长，兼任中华中医药学会河南省脾胃病分会主任委员、中国名医学会研究会河南分会常务理事、河南省脾胃病分会荣誉主任委员、河南省中医药学会理事、《中医药研究》杂志编委等。

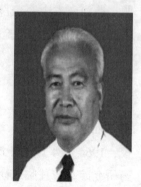

长期从事消化系统疾病的临床与科研工作，总结出"补中气调脾胃治消化，益心气活瘀血治胸痹，健脾土固肾气治消渴，纳肾气调阴阳活不育"36 字治病要诀。擅长治疗急、慢性胃肠炎、消化性溃疡等疑难杂症，结合临床体会，化裁组合"化滞益胃汤"。参加编写的《中医名言大辞典》获河南省科技情报成果二等奖，主编及参编著作 9 部，发表论文 20 余篇。1997 年被河南省卫生厅、河南省中医管理局授予"河南中医事业发展特别贡献奖"。建设有"全国名老中医药专家赵国岑传承工作室"。

党炳瑞（1939.08—），男，汉族，河南唐河人，中共党员，主任医师。1964 年 8 月毕业于河南中医学院（现河南中医药大学）学徒班，大学学历，1964 年 9 月在开封市中医院工作，1978 年 12 月调入河南省中医药研究院。曾任仲景学说研究室主任。

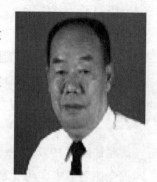

主要从事仲景学说、病毒性肝炎及肝硬化的科研与临床工作。主持或参加"复方白芥子膏抗衰老的临床与实验研究""仙茅浸膏片抗乙型肝炎病毒临床与实验研究"及"肝维康抗乙性肝炎病毒（HBV）临床与实验研究"等科研课题，获河南省中医药科技进步一等奖 1 项、二等奖 1 项、三等奖 1 项，编写医学著作 2 部，发表学术论文 10 余篇。

张金楠（1940.03—2000.02），男，汉族，河南开封人，主任医师。1965 年 7 月河南中医学院（现河南中医药大学）中医系本科毕业，1983 年由河南省光山县人民医院调入河南省中医药研究院。曾历任临床研究室副主任、消化研究室主任、病区主任等职，兼任中华中医药学会内科分会肝胆病委员、中华中医药学会温病学会委员、河南省中医药学会肝胆病专业委员会主任委员、河南省卫生厅药品评审委员会委员、洛神中医药学院（香港）名誉教授等。

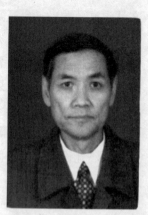

长期从事消化疾病的科研与临床工作，擅长运用中西医结合方法防治病毒性肝炎、肝硬化、胆囊炎、胆石症、胰腺炎、消化性溃疡等疾病。主持或参与"益气健脾法治疗肝硬化 A/G 失调临床实验研究""醉仙清口服液的研制""华佗全蝎健身酒抗衰老作用的临床与实验研究""臌胀片抗肝纤维

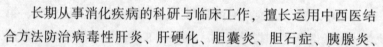

化作用的研究"等科研项目，获河南省中医科技进步二等奖 1 项、三等奖各 1 项，河南省轻工业科技进步一等奖 1 项、三等奖 1 项、河南省医药科技成果三等奖 1 项。主编或参编著作 3 部，发表学术论文 20 余篇。

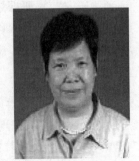

张静荣（1940.09—），女，汉族，河南伊川人，主任医师。1965 年 7 月河南中医学院（现河南中医药大学）中医系本科毕业，同年被分配到潢川县人民医院工作，1968 年 11 月在潢川县付店公社医院工作，1973 年 2 月在光山县人民医院工作，1983 年 5 月调入河南省中医药研究院。

从事中医临床和科研 40 余年，擅长糖尿病及并发症、气管炎、老年病及内科疑难杂症治疗，研制"益泉颗粒"治疗老年尿失禁，取得临床疗效。主持或参与"益泉颗粒冲剂治疗老年尿频的临床与实验研究""胆龙定喘胶囊治疗慢性支气管炎的研究""从微量元素角度探讨同病异治与实验研究"等科研项目，共获科研成果奖 6 项，其中河南省科技进步三等奖 1 项，河南省中医药科技进步二等奖 2 项，河南省科技情报成果二等奖 1 项。参编专著 6 部，发表论文 20 余篇。

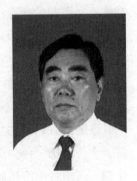

刘道清（1942.02—），男，汉族，安徽萧县人，中共党员。主任医师、第六批全国名老中医药专家学术经验继承工作指导老师。1968 年 12 月河南中医学院（现河南中医药大学）本科毕业，1976 年 10 月调入河南省中医药研究院工作。曾历任研究室主任、科室（中心）主任等职，兼任全国中医药图书情报工作委员会副主任委员、全国中医药图书情报工作委员会中南分会副主任委员、全国中医药科技信息工作委员会常委、河南省医学会医史专业学会主任委员等。

从事中医科研医疗工作 50 余年，治病强调"巧治""灵活辨治"，擅长治疗消化系统肝胆病、脾胃病、肠炎，代谢紊乱症以及妇科病、更年期综合征、亚健康、抑郁症、再生障碍性贫血等疑难杂症。主持或参加完成《中医名言大辞典》、"苍苓止泻口服液治疗病毒性腹泻临床实验研究""中医药科技查新方法及其应用"等多项科研项目，共获科研成果奖 8 项，主编或参编著作 30 余部，发表学术论文 30 余篇，荣获中国优秀杰出人物、河南省优秀科技工作者、全国中医药科技工作者等称号。

刘懿文（1944.12—），原名刘玉芝，女，汉族，河南鲁山人，主任医师。1968 年 7 月河南中医学院（现河南中医药大学）中医系本科毕业，1972 年 10 月调入河南省中医药研究院工作。

主要从事天人相应运气学说等中医基础理论的研究与临床应用。擅长治疗糖尿病及其并发症、心血管病、呼吸系统疾病、顽固性头痛、头晕、失眠、便秘等疾病。主持完成"300例肝火上炎型眩晕患者出生时相运气特征""从气象流行病角度对运气学说验证预测研究"科研课题，获河南省科技进步三等奖1项、河南省中医药科技进步二等奖1项、黄河中医药科技进步三等奖1项。发表学术论文20篇。

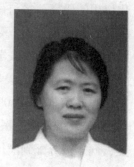

宋诚（1947.09—），女，汉族，河北南宫人，主任医师。1970年7月河南医学院（现郑州大学）医疗系本科毕业，1970年8月至1978年1月先后在周口地区商水县巴村卫生院、郑州郊区人民医院祭城分院从事西医内科工作。1976年河南中医学院"西学中"班毕业。1978年1月调入河南省中医药研究院。曾任河南省卫生系统科研成果评审专家、河南省卫生系列高级专业技术职称评审专家。

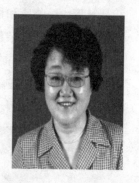

主要从事中西医结合临床和科研工作，擅长用西医辨病、中医辨证相结合的方法诊断和治疗内科疾病和疑难杂症，尤善于糖尿病及其并发症、心脏病、脑血管病及痛证、免疫功能低下、自主神经功能紊乱引起的病症治疗。主持和参加完成"'体虚感冒口服液'的研究""从微量元素角度探讨同病异治与实验研究""阳虚证型与甲状腺素关系的研究"等科研课题，共获科研成果奖8项，其中河南省科技进步三等奖1项。获新药证书1项，获发明专利1项，发表学术论文20余篇。

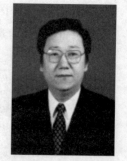

张国泰（1951.03—2008.09），男，汉族，河南兰考人，中共党员，主任医师。1969年12月入伍在解放军027医院任卫生员，1985年调入河南省中医药研究院，1988年7月河南中医学院（现河南中医药大学）毕业，大学学历。曾任《中医研究》编辑部主任，兼任中国中医药学会学术委员会委员，全国首批名老中医药专家张海岑研究员学术经验继承人。

主要从事中医药临床科研及《中医研究》编辑工作，擅长诊治心脑血管病、消化系疾病、脑萎缩、脑软化、脱髓鞘疾病、脑梗死、脑动脉硬化及心律失常等疾病；对乙肝、肝硬化、肝癌、肺癌、血癌、胃及十二指肠球部溃疡、高热、痛症等有深入的研究。主持国家新药基金"新药'三叉神经痛可停胶囊'的研制"等项目的研究，获河南省中医药科技进步二等奖。获发明专利1项，主编或参编著作5部，发表论文40余篇。

　　张英（1955.01—），女，汉族，山东牟平人，主任医师。1982年12月河南中医学院（现河南中医药大学）中医系本科毕业，获学士学位。同年被分配到河南省中医药研究院。曾任河南省中医药学会心血管专业委员会委员。

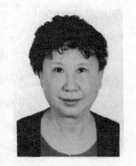

　　主要从事中医药临床医疗和科研工作，擅长中医药和针灸推拿治疗心脑血管、妇科、呼吸系统与消化系统疾病和疑难杂症。主持或参与河南省科技攻关计划"速效冠心滴油的研制"等科研课题的研究，获河南省科技进步三等奖2项，河南省中医药科技成果二等奖1项，主编或参编著作3部，发表论文25篇，曾公派至英国中医诊所工作，为中医药国际交流做出贡献。

　　袁效涵（1956.09—），女，汉族，湖南邵阳人，主任医师。1974年6月在洛阳市第一运输公司工作，1982年12月毕业于河南中医学院（现河南中医药大学）中医系本科毕业，获学士学位。1983年1月在洛阳市第二中医院工作，1991年9月调入河南省中医药研究院。曾任呼吸病研究室副主任，兼任全国名老中医学术思想研究会常委、河南省中医呼吸病学会常委、河南省全民健康促进会呼吸及急危重症专业委员会常委等职。

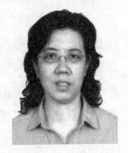

　　擅长运用中医、中西医结合的方法治疗COPD、支气管哮喘、支气管扩张、呼吸衰竭等呼吸系统疾病和甲状腺、糖尿病及其并发症等内分泌多种疾病及疑难杂症；尤其善于运用三阶段、多措施治疗慢性支气管炎、肺气肿、肺心病等；疏风理肺法治疗多种急、慢性咳嗽；疏肝利胆、益气养阴法治疗糖尿病及其并发周围神经及自主神经病变、视网膜病变、胆囊疾病。主持或参与省厅级科研项目10余项，获河南省科技进步三等奖4项，厅级科技进步奖2项。主编《糖尿病中医疗法》和《常见老年呼吸系统疾病的现代治疗》专著2部、参编著作2部，发表论文30余篇。

　　关明智（1957.08—），男，汉族，河南滑县人，博士，主任医师。1997年7月成都中医药大学博士研究生毕业，获博士学位。同年被分配到河南省中医药研究院。曾任肾病科副主任、肾病研究室主任，兼任河南省中西医结合学会肾病专业委员会委员。

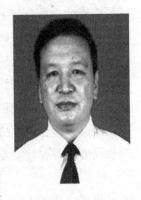

　　主要从事中西医肾病临床和科研工作，擅长采用中医、中西医结合手段治疗泌尿系统及内分泌系统疾病，对急、慢性肾小球肾炎，肾病综合征，急慢性肾衰，糖尿病肾病，泌尿系统结石，尿路感染等疾病，以及内科疑难重症的诊治有深入研究。参加"滋阴补肾法拮抗肾病综合征激素副作用机理研究"等科研课题研

究，发表论文 30 余篇，曾参加援疆医疗工作 2 年。

李培旭（1957.09—），男，汉族，河南武陟人，中共党员。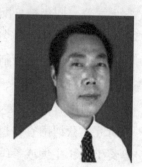
主任医师，硕士生导师，第一批"全国优秀中医临床人才"，第五
批全国名老中医药专家学术经验继承工作指导老师。1987 年 8 月
陕西中医学院硕士研究生毕业，获硕士学位，同年被分配到河南
省中医药研究院工作。曾历任院长助理、医政科科长、病区主任
等职，兼任中华中医药学会河南分会理事、河南省中西医结合学
会肾病专业委员会主任委员、河南省中医学会肾病专业委员会副
主任委员等职。

主要从事临床和科研工作，擅长诊治慢性肾功能衰竭，急、慢性肾炎，IgA 肾病，
肾病综合征，糖尿病肾病，高血压肾病，痛风性肾病，狼疮性肾炎，过敏性紫癜性肾
炎，泌尿系统结石，前列腺炎及增生症，少弱精症，阳痿，以及一些内科疑难杂病。总
结出六措施治疗慢性肾衰竭、总攻疗法治疗泌尿系结石、三阶段法治疗肾病综合征、止
敷忍限法治疗遗尿、双调法治疗机体慢性炎症等临床经验。主持或参与的课题获科研成
果奖 4 项，其中河南省科技进步三等奖 1 项、河南省中医药科学进步二等奖 1 项、河南
省轻工科技成果二等奖 2 项。主编或参编著作 8 部，发表学术论文 30 余篇，建设有"全
国名老中医药专家李培旭传承工作室"。

杨小平（1958.01—），女，汉族，河南沁阳人，中共党员。主
任医师，硕士研究生导师，河南省名中医，河南省中医药青苗人
才项目指导老师。1983 年 9 月河南中医学院（现河南中医药大学）
本科毕业，获学士学位，同年分配到河南省中医药研究院。现任院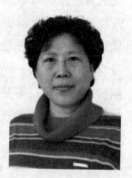
第四党支部书记，曾任肝胆脾胃科主任，兼任中华中医药学会内科
分会肝胆病委员、中华中医药学会防治艾滋病分会委员、河南省中
医药学会内科脾胃病专业委员会副主任委员、河南省中医药学会内
科肝病专业委员会副主任委员等职。

主要从事慢性肝病，肝硬化，脂肪性肝病及急、慢性胃肠炎等
消化系统疾病的临床研究，擅长运用中医特色疗法和经典经方对常见病及内科杂病的治
疗，对中医药防止肝纤维化有深入的研究。主持或参加国家"十一五"重大科技项目等
多项科研课题，共获科技成果奖 9 项，其中中华中医药学会科学技术一等奖 1 项、中国
中西医结合学会科学技术二等奖 1 项。主编或参编著作 7 部，发表学术论文 60 余篇。多
次被河南省委省直工委、省卫生厅机关党委评为优秀党员。

屈冰（1958.06—），女，汉族，北京顺义人，中共党员，主任医师。1982 年 12 月

北京中医药大学本科毕业。1995年8月从153医院调入河南省中医药研究院，2006年8月河南中医学院（现河南中医药大学）中医内科硕士研究生班毕业。曾任世界中医药学会联合会第一届、第二届呼吸病专业委员会理事，世界中联艾滋病专业委员会第一届第二届理事会理事，中华中医药学会防治艾滋病分会第四届委员会委员，中国中医药研究促进会内分泌学分会常务委员，河南省中医药学会呼吸病专业委员会委员，河南省艾滋病医疗救治专家委员会委员，河南省艾滋病专家组成员等职。河南中医药治疗艾滋病项目巡诊专家。

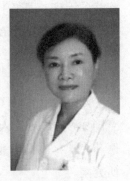

主要从事呼吸、心血管及内分泌系统疾病临床医疗和科研工作，擅长诊疗上呼吸道感染、支气管炎、肺炎、支气管哮喘、肺气肿、肺心病、肺间质纤维化、慢性呼吸衰竭、睡眠呼吸暂停综合征、冠心病、慢性心衰、高血压、高血脂、2型糖尿病及其并发症、甲状腺疾病等。参与国家"十一五""十二五"重大专项等10余项科研课题研究，获河南省科技进步三等奖1项、河南省中医药科技成果一等奖1项，发表论文50余篇。先后荣获河南省艾滋病试点项目工作先进个人、河南省艾滋病工作先进工作者、河南省中医药治疗艾滋病优秀专家等荣誉。

李伟伟（1958.12—），女，汉族，河南确山人，主任医师。1979年8月毕业于豫北医学专科学校（现新乡医学院）医疗系，大学学历，同年分配到驻马店市妇幼保健院工作，1980年7月调驻马店市第一人民医院从事内科临床工作，1986年12月调驻马店市公费医疗医院任内科主任，1989年任驻马店市公费医疗医院党委副书记兼内科主任，2001年调驻马店市第一人民医院任副院长，2006年1月调入河南省中医药研究院任医政科副科长至退休。

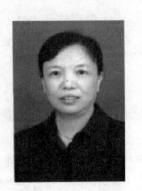

多年来一直从事临床医疗和管理工作，有一定的临床实践和医疗管理经验。获地市级科技成果3项，出版专著1部，发表论文20余篇。

王国栋（1960.11—），男，汉族，河南汝南人，中共党员，主任医师。1977年8月参加工作，1995年6月浙江中医学院（现浙江中医药大学）中医骨伤专业硕士研究生毕业，获硕士学位，同年被分配到河南省中医药研究院。河南省中西医结合学会骨质疏松与代谢性疾病委员会常委。

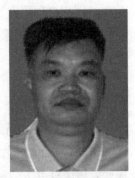

主要从事骨伤科疾病的科研和临床医疗工作，擅长骨髓炎、骨折不愈合和延迟愈合、各种关节炎及骨折、关节脱位等骨伤科

疾病的治疗，尤善于用介入及中药治疗各期股骨头缺血性坏死，并对痛风、失眠、眩晕、痤疮及便秘等治疗也有一定的治疗经验。承担科研课题 1 项，获国家发明专利 2 项，参与出版著作 3 部，发表论文 20 余篇。

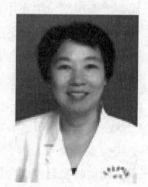

陈宝玲（1961.01—），女，汉族，河南荥阳人，主任医师，全国优秀中医临床人才。1983 年 7 月河南中医学院（现河南中医药大学）本科毕业，获学士学位，同年分配到河南省中医药研究院。

主要从事肝胆脾胃病临床和科研工作 30 余年。擅长中西医结合治疗慢性肝病，对慢性肝炎、肝硬化、脂肪肝、自身免疫性肝病、上消化道溃疡、各种胃炎等消化系统疾病有深入研究。参与"益气健脾法治疗肝硬化 A/G 失调临床实验研究""臌胀片抗肝纤维化作用的研究""解毒益气胶囊治疗肝硬化肠源性内毒素血研究"等课题研究 8 项，共获得科研成果 6 项，其中河南省科技进步二等奖 1 项，河南省中医药科技进步一等奖 2 项、三等奖 1 项，河南省医药卫生科技成果三等奖项 1 项，河南省轻工科技成果一等奖 1 项、二等奖 1 项。参编著作 6 部，发表论文 30 余篇。

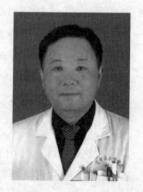

赵京伟（1961.06—），男，汉族，陕西永寿人，农工民主党党员，主任医师，河南省政协委员。1985 年 7 月河南中医学院（现河南中医药大学）本科毕业，同年被分配到河南省中医药研究院工作。现任脑病科主任、针灸经络研究所副所长，兼任河南中医脑病学会副主任委员、郑州市中医脑病学会副主任委员、河南省药品评审专家等。

擅长应用中医外治、经络穴位疗法治疗神经内科疾病，善于运用中西医结合的方法治疗脑血管病（脑出血、脑梗死）的急性期、恢复期、后遗症期，面瘫、老年痴呆、周围神经损伤、失眠、头痛、抑郁症、帕金森病等。参与"刺络闪罐法治疗漏肩风的临床研究""惠脑安胶囊治疗抑郁症机理研究""经络全息三联法治疗寻常型银屑病多中心临床疗效评价"等课题研究及 10 余项国家中药新药临床观察，获省厅级科技成果奖 3 项。参编著作 4 部，发表论文 10 余篇。

闫庆栋（1961.06—），男，汉族，河南新蔡县人，中共党员，主任医师。1982 年 11 月至 2011 年 7 月在新蔡县人民医院工作，1994 年 7 月毕业于河南医科大学（现郑州大学）医学影像专业及临床医学专业，本科毕业。2011 年 8 月调入河南省中医药研究院。现任附属医院影像科主任，兼任河南省医学会放射学会委员、河南省中西医结合医学影像学会常

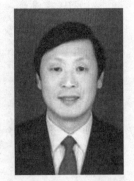

务委员、河南省中西医结合学会骨科影像学会常务委员、河南省抗癌协会肿瘤微创治疗专业委员会委员等。

擅长普通放射检查、CT、MRI 的诊断，鉴别诊断和介入治疗。1994 年在河南医科大学第一附属医院进修一年，1998 年在上海医科大学中山医院进修半年，2000 年在广东省人民医院进修 1 年，2010 年在解放军总医院进修半年，2014 年在河南省人民医院进修 1 年。获得地、厅级科技成果二等奖 2 项，参编专著 1 部，发表论文 30 余篇。

赵玉瑶（1961.06—），女，汉族，河南邓州市人，主任医师。1983 年 7 月河南中医学院（现河南中医药大学）本科毕业，同年被分配到河南省中医药研究院工作。

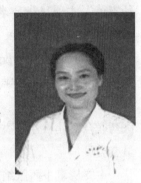

从事临床医疗和科研工作 30 余年，擅长肝胆脾胃病、心血管及糖尿病的中西医诊治。参与"益气健脾法治疗肝硬化血清 A/G 失调的试验及临床研究""鼓胀片抗肝纤维化作用的临床与试验研究""降糖系列食品的研究"等科研课题的研究，获河南省中医药科技进步一等奖 1 项、二等奖 1 项、三等奖 1 项，河南省医药卫生科技成果三等奖 1 项，河南省轻工科技成果一等奖 1 项、二等奖 1 项。参编著作 8 部，发表论文 50 余篇。

王梅（1961.09—），女，汉族，河南滑县人，主任药师。1981 年 7 月河南省云阳中医药学校中药专业毕业，同年被分配到河南省中医药研究院工作，1999 年 12 月河南中医学院（现河南中医药大学）本科毕业。现任药学部副主任，兼任河南省药学会医药信息专业委员会副主任委员、河南省药学会临床药学专业委员会委员、河南省中医药学会中药专业委员会委员等职。

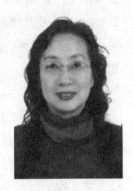

主要从事医院药事管理和临床药学工作，擅长中西药物临床合理应用，尤擅长抗菌药物的合理应用、药物不良反应监测。参与"镇晕胶囊治疗椎基底动脉供血不足性眩晕的机理研究"等课题研究，获河南省教育厅科技成果二等奖 1 项、商丘市级科技进步二等奖 1 项，参编著作 1 部，发表论文 40 余篇。

尹慧（1961.12—），女，汉族，河北深州市人，中共党员，主任医师。1985 年 6 月从河南中医学院（现河南中医药大学）中医系本科毕业，获学士学位，同年被分配到河南省中医药研究院工作。世界中医药学会联合会呼吸病专业委员会理事，中国医师协会中西医结合呼吸病专业委员会委员，河南省全民健康促进会呼吸病分会常务委员。

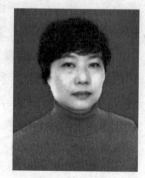

主要从事肺病、老年病临床医疗和科研工作，擅长治疗呼吸系统疾病（过敏性鼻炎、过敏性哮喘、慢性阻塞性肺疾病、肺间质纤维化、支气管扩张等）以及老年病，心脑血管病、糖尿病及其并发症、帕金森病等。主持或参加河南省科技攻关计划等科研课题8项，"菊花王（菊花枸杞汁碳酸饮料）的研制"获河南省轻工科技成果二等奖。主编或参编著作6部，发表论文30余篇。

高雅（1962.05—），女，汉族，河南开封人，中共党员。主任医师，硕士研究生导师，全国优秀中医临床人才，河南省中医药青苗人才项目指导老师，河南省中医药管理局"112人才"。1985年12月河南中医学院（现河南中医药大学）本科毕业，获学士学位，同年被分配到河南省中医药研究院。现任儿科主任，兼任中国中西医结合学会儿科专业委员会委员、中国中医药学会儿科专业委员会委员、河南省儿童健康管理委员会常委、世界中医药联合会儿科专业委员会理事、河南省中医药学会康复专业委员会委员。

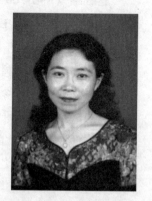

主要从事中西医结合儿科临床与科研工作，擅长中西医结合以中医药为主治疗小儿发热性疾病、反复呼吸道感染，鼻炎，哮喘，急、慢性咳嗽，腹泻，厌食，多动症，多发性抽动症，各型脑损伤及小儿亚健康状态的调理。主持国家中医药管理局青年基金"新药小儿退热滴鼻剂'一滴清'的研究"及参加10余项其他科研课题研究。获河南省科学技术进步二等奖3项、厅局级成果奖2项，出版专著5部，发表学术论文30余篇，曾荣获河南省卫生行业"双十佳标兵"荣誉称号。

薛爱荣（1962.11—），女，汉族，河南郑州人，中共党员。主任医师，河南省名中医，硕士研究生导师，全国优秀中医临床人才，河南省中医药青苗人才项目指导老师。1986年7月河南医科大学（现郑州大学）本科毕业，获学士学位，同年被分配到郑州市颈肩腰腿痛医院，2001年2月到河南省中医药研究院工作。现任疼痛风湿病科主任、康复医学科主任，兼任河南省软组织病研究会理事长、中国软组织疼痛学会副主任委员、中国骨伤微创水针刀学术委员会副会长、河南省中医药学会中医外治分会副主任委员、河南省中医药学会中医疼痛分会副主任委员、中华中医药学会疼痛学分会常委、中华医学会疼痛学分会常委、河南省中西医结合学会疼痛专业委员会常委、河南省康复医学会常委、河南省保健委员会干部保健会诊专家。

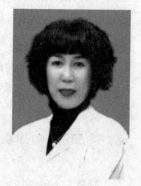

擅长应用推拿、正骨、小针刀、针灸、臭氧注射及各种神经阻滞等综合疗法治疗颈肩腰腿痛、骨科康复、产后康复等疾病。先后主持或参加河南省科技攻关计划等科研课题 20 项，共获科研成果奖 5 项，其中河南省科技进步三等 1 项、河南省中医药科技成果一等奖 2 项。参编著作 4 部，发表学术论文 20 余篇。

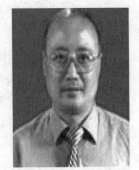

侯勇谋（1962.10—），男，汉族，河南商丘人，中共党员，主任医师。1983 年河南中医学院（现河南中医药大学）中医系本科毕业，获学士学位，同年分配到河南省中医药研究院。现任《中医研究》杂志社编辑部副主任，兼任世界高血压联盟（WHL）、中国高血压联盟（CHL）、中国中西医结合研究会会员，中华中医药学会编辑出版分会委员，郑州市中医药学会第六届理事会内科专业委员会委员，《中医研究》杂志副主编。

主要从事临床医疗、科研及《中医研究》杂志社编辑工作，师从河南省名老中医翟明义，擅长中西医结合治疗消化系统疾病（胃炎、胃溃疡、慢性结肠炎）、风湿性疾病（风湿性关节炎、类风湿关节炎）、三叉神经痛等。参加"胃康宝治疗胃脘痛的临床与实验研究"等多项科研课题研究，共获科研成果奖 10 项，其中河南省科技进步三等奖 2 项，河南省中医药科技进步二等奖 3 项，河南省轻工科技成果二等奖 2 项，北京市科学技术成果三等奖 1 项。参编著作 7 部，发表科研论文 37 篇。

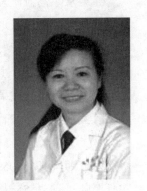

白清林（1963.01—），女，汉族，河南南阳人，中共党员，博士，主任医师。1982 年 7 月毕业分配到河南省中医药研究院。1993 年 7 月河南中医学院针灸专业硕士研究生毕业，获硕士学位；2009 年 7 月北京中医药大学脑病专业博士研究生毕业，获博士学位。现任急诊科副主任，兼任中华中医药学会急诊分会委员、国家中医药管理局国际交流专家，河南省中医管理局中医药外向型优秀骨干人才，国家中医药管理局第五批中医药科普巡讲专家，河南省中西医结合学会神经内科专业委员会常务委员、河南省门急诊管理委员会委员、国家医师资格考试实践技能考试中医类别考官、河南省住院医师规范化师资及结业考核考官等职。

擅长运用中西医结合方法治疗神经系统疾病（脑梗死、脑出血、脑萎缩、帕金森病、多发性硬化、老年痴呆、头晕头痛、面瘫）及冠心病、高血压等疾病，掌握急危重症的抢救技能。研发"针刺经验奇穴"治疗中风偏瘫、"强力抗栓丸"治疗并预防中风复发、"定颤丸"治疗帕金森病等。先后承担多项科研课题研究，其中"舒肝健脑调郁片对卒中后抑郁大鼠的保护作用的实验研究"获河南省科技进步二等奖。参编著作 3

部。发表学术论文 40 余篇，2000 年 3 月至 2002 年 5 月参加了卫生部派出的中国援赞比亚第十一批医疗队，在赞比亚首都医院任高级顾问医师，胜任全英文环境工作。

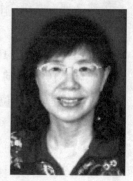

陈曦（1963.02—），女，汉族，河南开封人，主任医师。1985 年 8 月河南中医学院（现河南中医药大学）本科毕业，获学士学位，同年被分配到河南省中医药研究院。河南省高血压学术委员会委员。

从事临床医疗工作 30 余年，擅长高血压病的鉴别诊断，中西医结合治疗高血压病及高血压并发心、脑、肾等疾病，高血压中西医结合个体化诊疗系统及降压宝系列药物的应用。参加河南省中医药研究专项"舒脉饮病证结合治疗高血压病的疗效观察"等多项课题研究，其中"中西医结合诊疗方案治疗中青年高血压疗效评价研究"获河南省中医药科技进步一等奖。参编著作 2 部，发表学术论文 20 余篇。

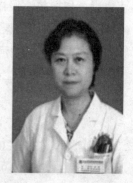

高丽君（1963.04—），女，汉族，江苏南京人，主任医师。2005 年 7 月郑州大学临床医学专业本科毕业。1998 年 3 月调入河南省中医药研究院。中华医学会河南省心血管专业委员会委员、河南省中西医结合学会脑心同治分会常务委员、河南省卒中学会心脏重症专业委员会委员、河南省高血压学术委员会委员等。

主要从事高血压及相关疾病的临床医疗和科研工作，擅长中西医结合治疗高血压及心脑肾并发症、冠心病、心力衰竭、心肌病、动脉硬化、心律失常、脑梗死、脑萎缩、高脂血症、糖尿病及并发症等内科疑难杂症。主持或参加多项中医药防治心脑血管疾病的课题研究，共获科研成果奖 5 项，其中河南省科技进步三等奖 2 项、河南省中医药科技进步一等奖 3 项。参编著作 1 部（副主编），发表专业学术论文 20 余篇。

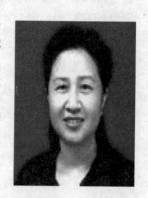

宋红湘（1963.05—），女，汉族，河南巩义人，中共党员。主任医师、省"555 人才工程"专家、河南省中医管理局"112 人才"。1984 年 7 月河南中医学院（现河南中医药大学）本科毕业，获学士学位，同年被分配到河南省中医药研究院，1992 年 7 月河南中医学院中医妇科专业硕士研究生毕业，获硕士学位。现任妇科主任、《中医研究》编辑部主任，兼任全国中西医结合妇产科学会会员、全国中西医结合学会会员、河南省药品评审专家。

从事中医妇科临床和科研工作 30 余年，擅长诊治多囊卵巢综合征、不孕不育、月经不调、卵巢早衰、痛经、子宫肌瘤、子宫腺肌症、盆腔炎、外阴白斑、难治性阴道炎、乳腺增生、乳腺炎等妇科疾病及产后并发症、妇科肿瘤术后、孕前产后、试管婴儿术前术后调理等。主持或参与课题如 2004 年河南省科技攻关项目"消症灵胶囊治疗卵巢囊肿的临床与实验研究"等，获河南省科技进步二等奖 2 项，河南省中医药科技成果一等奖 2 项、二等奖 2 项。发表学术论文 40 余篇，在 2003 年的抗击非典中，被评为抗击非典优秀工作者；曾多次被评为优秀共产党员、院级先进工作者。

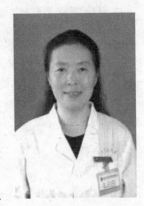

赵章华（1963.06—），女，汉族，山东龙口人，中共党员，主任医师。1985 年 12 月河南中医学院（现河南中医药大学）中医系本科毕业，获学士学位，同年被分配到河南省中医药研究院。2006 年 7 月河南中医药大学中医内科专业研究生课程进修班结业。河南省中西医结合学会老年分会副主任委员、老年高血压学组组长、高血压病分会常务委员、肾病专业委员会委员，河南省医学会老年医学分会常务委员，河南省中医药学会心血管病专业委员会常务委员、络病专业委员会委员。

主要从事心血管及泌尿系疾病临床医疗和科研工作，擅长治疗冠心病、心力衰竭、糖尿病肾病、高血压病、高血压肾损伤、脑梗死、高脂血症、高尿酸血症、肾结石、尿路感染、前列腺增生、多脏器损伤等疑难病症。获国家新药证书 2 个，河南省科技进步二等奖 2 项，河南省中医药科技成果一等奖 2 项、二等奖 4 项，参编著作 8 部，发表论文 26 篇。参加河南省中医管理局第六批艾滋病防治帮扶工作队，驻尉氏县屈楼村。

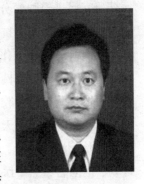

赵一（1963.11—），男，汉族，河南郑州人，主任医师。1985 年 7 月河南中医学院（现河南中医药大学）中医学系本科毕业，获学士学位。同年分配到河南省中医药研究院。中华中医药学会脾胃病分会委员，河南省中医药学会脾胃病学会委员、秘书、肝硬化学组组长，郑州市中医老年病学会副主任委员等。

从事消化系统疾病临床和科研工作 30 余年，擅长治疗肝癌、胃癌、食管癌及慢性萎缩性胃炎、胃溃疡、消化吸收不良综合征等病证。主持和参加多项科研项目研究，其中，"新药痛可停胶囊的研制"获国家新药临床研究批件，共获科研成果奖 6 项，其中河南省科技进步三等奖 1 项，河南省中医药科技进步一等奖 1 项、二等奖 3 项，获省轻工业科技进步二等奖 1 项。参编著作 5 部，发表论文 50 余篇。

华琼（1964.01—），女，汉族，浙江湖州人，主任医师，硕士研究生导师。1985 年 8 月河南中医学院（现河南中医药大学）中医系本科毕业，获学士学位，同年分配到河南省中医药研究院。现任肾病科主任，兼任中国民族医药学会肾病分会委员、中华中医药学会肾病委员会委员、中华中医药学会补肾活血分会委员、中华名医学术研究分会委员、世界中医药联合会老年医学委员会委员、河南省中西医结合学会肾脏病委员会副主任委员、河南省老年医学会分会常委、河南省中医药学会肾病委员会常委、河南省中西医结合学会透析委员会常委、河南省微循环学会高血压分会常委、《中医研究》杂志责任编辑。

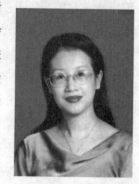

从事泌尿系统疾病临床和科研工作 30 余年，擅长治疗急、慢性肾功能衰竭，肾病综合征，痛风性肾病，高血压肾损害，糖尿病肾病，过敏性紫癜，狼疮性肾炎，尿路结石及心肾综合征等疾病，研发的中药医院制剂"肾毒宁结肠透析液"可有效延缓慢性肾功能衰竭发展进程。主持和参加多项科研项目研究，共获科研成果奖 5 项，其中河南省科技进步三等奖 1 项，河南省中医药科技进步一等奖 1 项、二等奖 3 项。获国家实用新型专利 1 项，主编或参编著作 8 部，发表论文 50 余篇。

蔡小平（1964.05—），男，汉族，河南温县人，中共党员。主任医师，河南省名中医，硕士研究生导师，河南省中医药青苗人才项目指导老师。2004 年 7 月河南中医学院（现河南中医药大学）中医内科（肿瘤专业）硕士研究生毕业，获硕士学位，同年分配到河南省中医药研究院。现任肿瘤血液科主任、国家中医药管理局肿瘤重点专科学术带头人，兼任中国民族医学会肿瘤分会副主任委员、中国中医药学会肿瘤分会学术委员会委员、中国中医药研究促进会肿瘤分会常务委员、河南省中医肿瘤学术委员会副主任委员、河南省抗癌协会常务理事等。

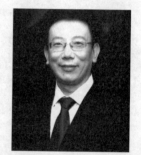

从事科研医疗工作 30 余年，对食管癌、肺癌、肝癌、胃癌、乳腺癌、子宫颈癌、卵巢癌、淋巴瘤等恶性肿瘤的治疗有深入研究。以"瘀毒"立论，设立瘀阳毒及瘀阴毒系列方药，研制消瘤胶囊、扶正消瘤丸、升血丸等，创立三步治疗法（解瘀毒消瘤法、调脾胃消瘤法、补先天消瘤法）及分阶段治疗法（术前消瘤、放化疗后调养、术后康复治疗）治疗恶性肿瘤，取得临床效果。主持或参加国家自然科学基金、河南省科技攻关计划、河南省重点中医学科（专科）学术带头人培养项目、河南省中医药研究专项等科研课题 20 余项。共获科研成果奖 8 项，其中河南省科技进步三等奖 2 项、河南省中医药科技成果一等奖 4 项，主编或参编著作 3 部，发表学术论文 50 余篇。2015 年荣获"全国医德标兵"称号。

庆慧（1964.08—），女，汉族，河南固始人，中共党员。主任医师，硕士生研究生导师，全国优秀中医临床人才，河南省中医药青苗人才项目指导老师。1988 年 7 月河南

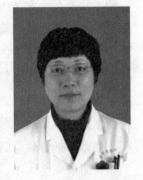

中医学院（现河南中医药大学）中医系本科毕业，获学士学位，同年分配到河南省中医药研究院。2003 年 7 月河南中医学院中医内科学在职研究生毕业，获硕士学位。现任医务科科长、药物临床试验机构办公室副主任，兼任中华中医学会名医学术研究分会委员、中国中医药研究促进会内分泌分会常委，世界中医药学会联合会神志病专业委员会理事，河南省药学会临床试验专业委员会副主任委员，河南省省直干部保健健康教育专家等。从事中医临床、科研工作 30 余年，擅长运用中医经典经方治疗内科、妇科、皮肤科等疾病。尤其对失眠、肝胆脾胃病、焦虑、抑郁、慢性疲劳综合征、更年期综合征、月经病、不孕、痤疮、口腔溃疡、银屑病、湿疹等疾病有深入研究。先后参加国家中医药管理局诊疗技术项目、国家"十一五"支撑计划、科技重大专项及厅局级科研项目 19 项；主持河南省中医药科技专项重点课题 2 项。获河南省科技进步奖二等奖 3 项、三等奖 1 项，厅局级成果 16 项。参编著作 10 部，校注古籍《伤寒瘟疫条辨》1 部，发表论文 48 篇。

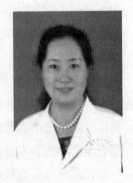

李秋凤（1964.09—），女，汉族，河南卫辉人，九三学社社员，主任医师。1988 年 7 月河南中医学院（现河南中医药大学）中医系本科毕业，获学士学位，同年被分配到河南省中医药研究院，2008 年 7 月河南中医学院在职研究生毕业，获硕士学位。河南省中医药学会心血管病专业委员会常务委员，河南省中西医结合学会高血压病专业委员会常务委员，河南省中医药学会络病专业委员会常务委员，河南省康复医学会心血管病康复分会常务委员，河南省中医养生保健分会委员，河南省中医药学会经方临床研究分会会员，郑州市中医药学会理事。

从事中西医结合诊疗心血管病及内科疑难杂症 30 多年，擅长治疗冠心病、高血压、动脉硬化、心律失常、心力衰竭、脑血管病、心脏神经官能症、更年期综合征等疾病。2002 年在北京大学第一医院心电生理进修半年。主持和参与完成 20 余项科研课题研究及 10 余项国家中药新药的临床研究，共获科研成果奖 3 项，其中河南省科技进步三等奖 1 项，河南省中医药科技进步二等奖 1 项、三等奖 1 项。主编或参编著作 6 部，发表学术论文 40 余篇。

程广书（1964.09—2017.12），男，汉族，河南开封人，主任医师。1988 年 7 月河南中医学院（现河南中医药大学）中医系本科毕业，获学士学位，被分配到开封县中医院工作，1994 年 7 月陕西中医学院硕士研究生毕业，获硕士学位，同年被分配到河南省中医药研究院工作。曾任高血压科主任、重症医学科主任，兼任中国中医药研究促进会专科专病委员会常务委员、中国中医药研究促进会高血压中医临床诊疗实践指南专题委员会委员、中国民族医药学会心血管分会常务理事、河南省中西医结合高血压学会副主任委员等。

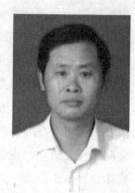

主要从事中西医结合治疗顽固性高血压，高血压合并心、脑血管病，高血压肾损害等疾病，擅长继发性高血压的鉴别诊断及肾动脉狭窄、原发性醛固酮增多症、嗜铬细胞瘤、呼吸睡眠综合征、焦虑与抑郁症等疑难杂症的治疗。主持或参与科研项目 5 项，共获科研成果奖 4 项，其中河南省中医药科学技术成果一等奖 3 项。获国家实用新型专利 1 项，参编著作 5 部，发表学术论文 40 余篇。2005 年获得"河南省新长征突击手"荣誉。

王守富（1964.11—），男，汉族，河南柘城人，中共党员。博士，主任医师，河南省名中医，硕士研究生导师，河南省中医药青苗人才项目指导老师。1995 年河南中医学院（现河南中医药大学）硕士研究生毕业，获硕士学位，同年被分配到河南省中医药研究院，2008 年 8 月天津中医药大学心血管专业博士研究生毕业，获博士学位。现任心血管内科主任、国家临床药理基地心血管专业主任、河南省高血压研究所副所长，兼任中国民族医药学会心血管病分会副会长、中华中医药学会心病专业委员会委员、河南省中西医结合学会高血压专业委员会主任委员、河南省中医药学会心血管学会专业委员会副主任委员、河南省中西医结合学会心血管专业委员会副主任委员、河南省保健委员会干部保健会诊专家等。

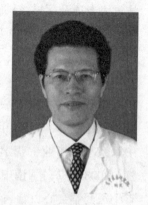

长期从事心血管病临床医疗和科研工作，擅长运用中医、中西医结合方法诊治冠心病、心绞痛、心肌梗死、心律失常、心力衰竭、高血压等心血管疾病。主持或参加课题研究 30 余项，参与完成国际协作课题"降压治疗预防脑卒中复发的研究"。获河南省科技进步三等奖 1 项，河南省中医药科技进步一等奖 4 项，参编著作 3 部，发表学术论文 80 余篇。

张影（1964.11—），女，汉族，河北深州市人，主任医师。1989 年 9 月成都中医药大学硕士研究生毕业，获硕士学位。同年被分配到河南省中医药研究院工作。河南省中西医结合肿瘤整合治疗及姑息疗法专业委员会常务委员，河南省中西医脾胃专业委员会胆病组组长，郑州市老年病专业委员会委员等。

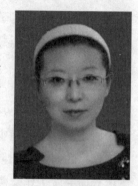

从事科研临床工作 30 余年，擅长内科杂病、消化系统的中医调理及内科常见恶性肿瘤的中西医结合治疗。主持或参加完成 18

项科研课题研究，共获科技成果奖 7 项，其中河南省科技进步三等奖 2 项，河南省中医药科技进步一等奖 2 项、二等奖 2 项、三等奖 1 项。获省级科技进步奖 2 项、厅级成果奖 6 项。主编或参编著作 6 部，发表学术论文 30 余篇。

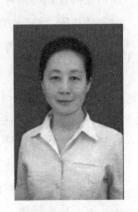

侯留法（1965.04—），男，汉族，河南新郑人，主任医师，硕士研究生导师。1990 年 7 月河南中医学院（现河南中医药大学）硕士研究生毕业，获硕士学位。同年被分配到河南省中医药研究院工作。现任肝胆脾胃科主任、消化研究室主任。兼任中国中西医结合肝病专业委员会委员、世界中医联合会肝病专业理事、《中国中西医结合肝病杂志》编委、河南省中医肝胆病专业委员会主任委员等。

长期从事临床科研工作，擅长治疗肝胆病、胃肠病、消化道肿瘤等疑难杂症。主持或参与"酒肝消酯冲剂治疗酒精性脂肪肝的临床与实验研究""肝复康治疗肝硬化白球比例失调的临床与实验研究""肝硬化肠源性内毒素血症的研究""中医药治疗慢性丙型肝炎优化方案的临床研究—滋水涵木法联合普通干扰素与利巴韦林治疗肝肾阴虚型丙型肝炎的临床研究"等科研项目研究，共获科研成果奖 4 项，其中河南省中医药科学技术进步一等奖 2 项，主编或参编著作 6 部，发表论文 40 余篇。1990 年、2000 年分别荣获河南省省直、河南省青年岗位能手称号。

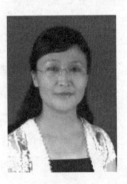

李士瑾（1965.05—），女，汉族，河南汝州人，中共党员，主任医师。1989 年 7 月河南中医学院（现河南中医药大学）中医系本科毕业，获学士学位。同年，分配到河南省武警总队第一支队医院。1998 年 8 月到河南省中医药研究院。现任信息文献研究所副所长。

主要从事中医内科临床和科研工作，擅长中医药治疗呼吸系统疾病、消化系统疾病及内分泌系统等内科疑难杂症。主持或参加河南省科技攻关计划"中医特色'卒中单元'的建立及临床效应评价的研究"等多项科研课题研究，获河南省科技进步二等奖 1 项、河南省科技情报一等奖 1 项、河南省中医药科技进步二等奖 1 项，参编著作 1 部，发表论文 30 余篇。

许新霞（1966.03—），女，汉族，河南长垣人，主任医师。1989 年 7 月河南中医学院（现河南中医药大学）本科毕业，获学士学位，同年被分配至郑州市二七区医院从事临床工作，1997 年 7 月调入河南省中医药研究院工作。中国针灸学会会员，河南省中医脑病学会，河南省中西医结合脑病学会理事。

主要从事心脑血管病医疗和科研工作，擅长中医药治疗中风、脑萎缩、周围性面瘫等心脑血管疾病及常见慢性病。2008年在郑州大学第一附属医院心血管内科及神经内科进修1年。参与10余种中药新药临床研究，发表学术论文20余篇。

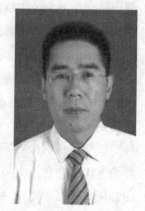

杨辰华（1966.06—），男，汉族，河南夏邑人，中共党员。博士，主任医师，河南省学术技术带头人，河南省"555人才工程"专家，硕士研究生导师。1995年河南中医学院（现河南中医药大学）硕士研究生毕业，获硕士学位，同年被分配到河南省中医药研究院，2006年7月中国中医科学院内科学专业博士研究生毕业，获博士学位。现任内分泌科主任，兼任世界中医联合会糖尿病专业委员会理事，中国医师协会中西医结合糖尿病专家委员会常委，河南省中医、中西结合糖尿病专业委员会副主任委员，河南省睡眠专业委员会副主任委员，河南省中医脑病协作组副主任委员等。

擅长内分泌系统疾病的诊断与治疗，对糖尿病及心、脑、肾、神经并发症，甲状腺疾病、肥胖、更年期综合征、痛风、慢性阻塞性肺疾病、顽固失眠等疑难杂症有深入的研究。提出解毒双调疗法治疗顽固性高血糖、3期4证辨证治疗糖尿病、开通玄府法治疗糖尿病肾病等治疗方法，研制了多种治疗糖尿病及其并发症的院内协定处方。主持河南省科技厅"糖肾宁对糖尿病肾病小鼠足细胞保护作用的研究"等3项课题，获河南省中医药科技进步一等奖2项，主编或参编著作2部，发表学术论文50余篇。

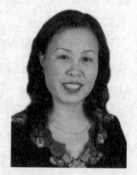

成爱武（1968.12—），女，汉族，河南长葛人，主任医师。1993年4月调入河南省中医药研究院，2010年6月郑州大学口腔医学院硕士研究生毕业，获硕士学位。中华口腔医学会会员，河南省口腔管理专业委员会委员，河南省医院协会口腔医院分会委员，漯河高等医学专科学校专业建设指导委员会委员。

主要从事牙体、牙髓病和口腔黏膜病的治疗，擅长各种复杂牙齿的拔除，各种固定义齿和活动义齿的修复，矫正牙齿拥挤扭转、深覆合、反合等临床医疗工作，尤善于运用新方法治疗口腔科疑难杂症，采取碘仿根管充填剂保留劈裂牙、运用甲醛甲酚脱敏治疗牙本质敏感症、用翻瓣导萌术矫治埋伏阻生牙等。参与科技部"十一五"科技支撑计划"中医外治特色疗法和外治技术的示范研究"等科研课题，获河南省科技进步三等奖1项，河南省中医药科技进步一等奖2项、二等奖2项。参编著作2部，发表论文20余篇。2013年获全国"巾帼建功"标兵荣誉称号。

　　郭泉滢（1970.11—），女，汉族，河南舞阳人，主任医师。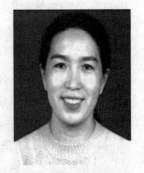
1995年7月河南中医学院（现河南中医药大学）本科毕业，获学
士学位，同年分配到河南省中医药研究院，2016年河南中医药大
学中医师承研究生毕业，获硕士学位。现任高血压科负责人，国
家中医药管理局第五批名老中医学术经验继承人，李培旭全国名
老中医传承工作室成员，入选第四批全国优秀中医临床人才。兼
任河南省中西医结合学会高血压分会副主任委员、老年病分会常
委、高血压学组副组长、心血管分会委员、脑心同治分会委员、
河南省医师协会首届高血压分会委员、河南省微循环学会高血压
分会常委、河南省中医药学会经方临床研究分会常委、络病分会委员、河南广播电视台
都市频道《都市大医生》特约专家。

　　擅长原发性高血压和各种继发性高血压疾病的鉴别诊断，以及中西医结合治疗高血
压及并发心脑肾疾病（如脑梗死、脑出血、冠心病心绞痛、心律失常、高血压肾病、肾
功能不全等）。主持或参加"十一五"国家科技支撑计划"中医治疗常见心血管疾病研
究——中西医结合诊疗方案治疗中青年高血压病疗效评价"等多项科研课题研究，获河
南省中医药科技成果一等奖2项。主编或参编著作5部；发表学术论文30余篇。

　　张明利（1971.07—），男，汉族，河南焦作人，中共党员。主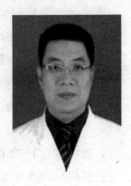
任医师，全国优秀中医临床人才，河南省学术技术带头人，全国老
中医药专家李发枝教授学术继承人。1995年河南中医学院（现河
南中医药大学）本科毕业，同年被分配到河南省中医药研究院，
2012年7月河南中医学院在职研究生毕业，获硕士学位。现任河南
省中医药研究院附属医院肺病科主任、第四党支部书记。兼任中国
医师协会中西医结合呼吸病专家委员会常务委员、河南省中西医结
合学会呼吸病分会副主任委员、河南省中医药学会经方临床研究分
会副主任委员、河南省中西医结合学会老年医学分会常务委员、河
南省保健委员会会诊专家和健康教育专家等。

　　擅长应用古方、经方，重视方证辨证，采用辨证与辨病相结合的方法治疗常见病、
多发病、疑难杂症，对《素问》《伤寒论》《金匮要略》《脾胃论》等有较深入的研究。
擅长治疗慢性咳嗽、哮喘、慢性阻塞性肺疾病、肺间质疾病、鼾症、中晚期肺癌、肺结
节病等疾病。参与河南省中医药防治艾滋病试点项目10年，2007年被评为"河南省中
医药防治艾滋病试点项目先进个人"。主持完成"艾滋病生存质量量表的研究"等课题，
获河南省中医药科技进步一等奖2项，河南省科技进步二等奖1项，河南省科技进步三
等奖1项。参编著作2部。发表论文60余篇。

苗灵娟（1971.10—），女，汉族，河南孟津人，主任医师。1994年分配到河南省中医药研究院工作，2000年7月河南中医学院硕士研究生毕业，获硕士学位。河南省高血压学术委员会委员。

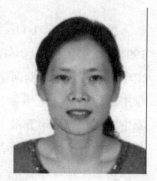

主要从事高血压合并心脑血管疾病的临床医疗和科研工作，擅长高血压合并冠心病、心律失常、心力衰竭、脑梗死和脑出血的治疗。参加"十一五"国家科技支撑计划"中医治疗常见心血管疾病研究——中西医结合诊疗方案治疗中青年高血压病疗效评价"等多项科研课题研究，获河南省科技进步三等奖1项，河南省中医药科技成果一等奖1项、二等奖1项。参编著作5部，发表学术论文30余篇。

张关亭（1972.02—），男，汉族，河南扶沟人，中共党员，主任技师。1991年7月河南省信阳卫生学校检验专业毕业，同年被分配到河南省中医药研究院工作，2009年1月新乡医学院检验专业本科毕业。现任检验科副主任。

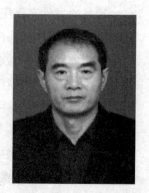

主要从事临床医学检验工作，系统掌握医学检验基础理论和检验试验技能，对血栓和出血性疾病实验诊断及输血技术检验有一定研究，先后到河南省肿瘤医院、河南省人民医院等医院进修。参加国家中医药管理局课题"里实热证与胃肠肽类激素异常分泌的关系研究"等20余项科研项目研究，获河南省科技进步三等奖1项、河南省中医药科技成果一等奖1项，获国家专利6项，其中实用新型4项、外观设计2项。主编或参编著作3部，发表学术论文36篇。

唐桂军（1972.04—），男，汉族，河南淇县人，中共党员，主任医师。1995年6月河南中医学院（现河南中医药大学）毕业，大学本科学历，同年分配到河南省中医药研究院工作，2016年河南中医药大学在职研究生毕业，获硕士学位。中华中医药学会肾病分会委员、补肾活血分会委员、名医学术研究分会委员，河南省中西医结合学会肾病专业委员会副主任委员、血液透析分会常委、男科分会常委、呼吸病分会常委，河南省中医药学会肾病专业委员会常委。

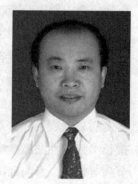

擅长中西医结合治疗急、慢性肾功能衰竭，急、慢性肾炎，IgA肾病，肾病综合征，糖尿病肾病，高血压肾病，痛风性肾病，过敏性紫癜性肾炎、狼疮性肾病，肾结石，泌尿系感染及阳痿、早泄、前列腺炎、前列腺增生等男科疾病。

主持或参加省厅级科研课题 10 余项，获河南省科技进步三等奖 1 项，河南省中医药科技成果一等奖 1 项，参编著作 5 部，发表学术论文 38 篇。国家中医药管理局第五批名老中医学术经验继承人，河南省中医管理局"112 人才"培养对象，河南省首批中医药拔尖人才培养对象。

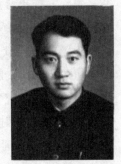

陈佃夫（1930.07—1999.03），男，汉族，河南西平人，中共党员，副主任医师。1951 年 10 月毕业于河南大学医学院（现郑州大学）本科毕业，1951 年 10 月至 1953 年 8 月在河南省防疫站任医士、副科长，1958 年 9 月至 1959 年 6 月在登封县东金店西队劳动，1959 年 7 月至 1962 年 3 月在登封县防疫站工作，1962 年 4 月至 1965 年 7 月在商丘地区防疫站任医士，1979 年 3 月调入河南省中医药研究院工作。曾任针灸经络研究室副主任。

擅长针刀、针灸、推拿结合中药治疗面瘫、颈腰椎疾病、卒中后遗症、耳鸣、失眠、自主神经功能障碍等疾病。发表学术论文多篇，参与"针法治疗脑卒中后遗症""新夹脊穴治疗脑卒中后遗症及萎证的研究"等科研项目研究，获河南省医药卫生科技成果三等奖 1 项、四等奖 1 项。

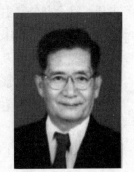

张金鼎（1930.12—2017.09），男，汉族，河南新乡人，副主任医师。1957 年 8 月河北医学院（现河北医科大学）医疗系本科毕业，同年分配到河南省结核病医院工作。1959 年 3 月至 1961 年 10 月在河南中医学院脱产参加西学中班学习，1964 年 9 月调入河南省中医药研究院工作。曾任中华医学儿科常务理事、全国李时珍研究会第二届理事会常务理事。

擅长中医治疗肾病、肺病等疑难杂症，对肾炎、慢性肾衰、肾结石、男性不育、哮喘等疾病有深入的研究。主持和参加"棉花根治疗慢性气管炎""太行山药王洞的研究""王岩山孙真人洞研究""抗感冒新药糙苏的研究"等多项课题研究，共获科研成果奖 9 项，其中河南省重大科技成果奖 4 项、卫生部科技成果奖 1 项。主编或参编著作 10 余部，发表论文 10 余篇。

赵宪法（1931.10—），男，汉族，山东黄县人，中共党员，副主任医师，离休干部。1946 年 11 月参加革命，荣立三等功 7 次、四等功 4 次，获得解放勋章 1 枚。在抗美援朝中，荣立一等功，获得战地救护英雄、中国人民志愿军二级模范等荣誉；朝鲜人民共和国授予军功章 1 枚，获得二级战士荣誉勋章 1 枚。1959 年毕业于南京铁道医学院，大学学历；1961 年 12 月河南中医学院（现河南中医药大学）第一期"离职西学中班"毕业。1962 年在河南商丘地区医院工作时，领导地区防疫医疗队，在郸城通过流行病学调查发现了钩端螺旋体病在我国长江以北地区首次大流行，获河南省重大科技成果奖。1965 年 7 月调入河南省中医药研究院。曾任呼吸病研究室主任。

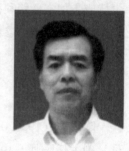

从事临床医疗和研究工作 50 余年，对呼吸和消化系疾病如慢性气管炎，肺气肿，肺心病，急、慢性胃炎，结肠炎等有深入的研究。先后主持和参加"猴耳草治疗风湿、类风湿性关节炎研究""复方山银胡防治感冒及流行性感冒研究""水莎草治疗慢性气管炎研究""慢性气管炎中西医结合诊断分型防治研究""肝维康抗乙型肝炎病毒（HBV）临床与实验研究""苍苓止泻口服液治疗病毒性腹泻临床实验研究""仙茅浸膏片抗乙型肝炎病毒临床与实验研究""清热解毒注射液研究""热参治疗慢性气管炎研究"等多项科研项目。共获科研成果奖 12 项，其中河南省重大科技成果奖 6 项、卫生部科技成果一等奖 1 项、河南省科技进步二等奖 1 项。获国家新药证书 2 项。发表论文 20 余篇。

沙培林（1939.05—），女，回族，河南郑州人，中共党员，副主任医师。1965 年 8 月河南中医学院（现河南中医药大学）本科毕业，1982 年 7 月调入河南省中医药研究院，曾任儿科研究室主任、门诊办公室主任等职。

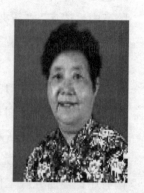

从事科研与临床工作 50 余年，擅长中西医结合治疗内科、儿科常见病、多发病及采用经络疗法、中药和外用制剂治疗反复呼吸道感染、慢性胃肠炎、免疫低下、肌营养不良、发育不良、血液病等疑难杂症。主持或参与"一休羹""新药小儿退热滴鼻剂'一滴清'的研究"等课题研究，获河南省医药卫生科技成果三等奖 1 项，河南省轻工科技成果二等奖 1 项。主编著作 1 部，发表学术论文 10 余篇。

曹鸿云（1939.10—），女，汉族，河南信阳人，中共党员，副主任医师。1967 年 7 月河南中医学院（现河南中医药大学）中医系本科毕业，1968 年 7 月在光山县晏河卫生院从事临床医疗工作，任卫生院业务负责人。1972 年 3 月在信阳地区中医院从事临床医疗工作，任门诊、病房业务负责人。1979 年 4 月调入河南省中医药研究院。曾任病区主任、肾病研究室主任，兼任中国科协自然科学专门学会会员、省医古文研究会委员等。

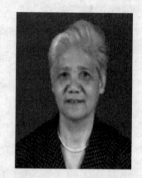

从事医疗科研工作 50 余年，擅长中卒后遗症，冠心病，乳腺炎，胃肠炎，急、慢性肾炎，肾病综合征，慢性肾衰，肾结石，前列腺炎，顽固性水肿等疾病的治疗。主持或参与"八珍益母口服液"等多项课题研

究，获科研成果奖 4 项，参编著作 8 部，发表论文 20 余篇。1971 年被评为河南省劳动模范。

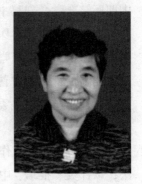

　　米巧玲（1945.05—），女，汉族，河南许昌人，中共党员，副主任医师。1964 年 9 月至 1968 年 12 月在河南省卫生厅中医学徒班跟师学习，大学本科学历。1968 年 12 月毕业出师并被分配到河南省平顶山市红旗公社卫生院，1973 年 10 月调入平顶山市中医院，1982 年 7 月调入河南省中医药研究院。曾任业务科副科长、医政科科长、门诊办公室主任等职。

　　主要从事医疗与科研工作，参与"郑州市高血压病因学调查研究""癫克星治疗癫痫的临床及实验研究""脑卒中发病、死亡与时间节律关系的研究"等课题研究，获河南省科技进步奖三等奖 1 项、河南省医药卫生科技成果二等奖 1 项；河南省中医药科技成果二等奖 1 项。发表学术论文 10 余篇。

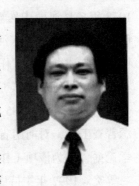

　　郭增福（1945.12—），男，汉族，山东菏泽人，中共党员，副主任技师。1965 年 7 月毕业于开封医学高等专科学校（现河南大学）检验专业，先后在开封医专附属医院、河南省红旗医院、郑州市第三人民医院工作，1986 年调河南省中医药研究院检验科工作。世界高血压联盟（WHL）和中国高血压联盟（CHR）成员，中国中西医结合学会河南分会会员。

　　从事临床检验工作 40 余年，参与"通腑化痰活血法对实验性脑缺血作用的研究"等课题研究，获河南省中医药科技进步二等奖 1 项，参编著作 2 部。

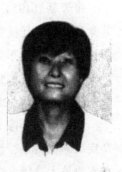

　　徐瑞兰（1946.06—1997.11.30），女，汉族，河南临颍人，副主任医师。1970 年 8 月河南医学院（现郑州大学）医疗系毕业，大学学历。1972 年调入河南省中医药研究院。

　　从事心血管病研究 30 余年，擅长治疗高血压、冠心病等心血管疾病。参与国家中医药管理局课题"中药'降压宝'的研究""高血压病中西医结合辨证分型个体化治疗方法"等项目研究，获河南省科技进步三等奖 1 项，发表学术论文 4 篇。

　　冯喜如（1951.11—），女，汉族，河南郑州人，中共党员，副主任医师。1988 年 7 月河南中医学院（现河南中医药大学）临床医学专业本科毕业，

1995年7月本科毕业于郑州大学思政管理专业，1997年12月任河南省中医药科技交流中心副主任、河南中医药学会常务秘书长，2009年2月调任河南省中医药研究院正处级调研员。曾兼任世界中西医结合学会副秘书长、中华中医药学会第四届和第五届理事会理事、首届中国名医学术研究会秘书长、河南中医药学会常务秘书长、河南省针灸学会常务秘书长、河南省首届内病外治学会副主任委员、河南省首届中西医结合美容学会副主任委员、河南省首届针刀学会副主委、河南省首届中西医康复学会副主委等职务。

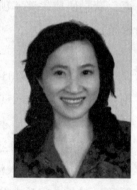

从事中医针灸工作40余年，临床跟师邵径明、赵国岑老师，擅长采用内病外治疗法，以针灸、推拿、中药外敷治疗常见病和部分疑难杂症。共获成果奖7项，获国家实用新型专利1项，参编著作20余部，发表学术论文6篇。曾荣获"河南省科学技术先进工作者"荣誉。

程民（1953.05—），男，汉族，河南睢县人，副主任医师。1978年7月河南中医学院（现河南中医药大学）毕业，大学学历。1982年9月调入河南省中医药研究院。1994年8月至2002年调到院基建办公室工作，2004年9月退休。

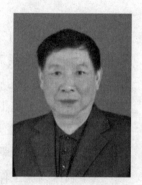

从事科研及临床工作，先后发表学术论文13篇，参与并获科研成果奖11项。1985年9月至1988年10月参加了河南省中药资源普查工作，对河南省中药资源的保护及合理开发利用提出了科学论据，作为该项工作主要研究人员获得了河南省科学技术进步二等奖。1992年主持课题"胆龙定喘胶囊"荣获河南省卫生厅科学技术进步二等奖。

崔天朝（1954.02—2018.02），男，汉族，河南孟州市人，中共党员，副主任技师。1970年12月应征入伍，先后在河南省军区门诊部、河南省军区第一招待所、第一五九医院工作，1993年7月毕业于河南省委党校，大学学历，1999年4月转业至河南省中医药研究院工作，2006年6月退休。

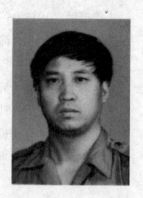

从事医学影像工作30余年，系统掌握本专业理论知识，对复杂疾病影像特点、诊断和鉴别诊断有一定临床积累，能独立处理本专业技术难题。多次荣获优秀党员荣誉，荣立三等功一次。

汤保玉（1954.06—），男，汉族，河南新野人，副主任医师。1978 年 11 月河南中医学院（现河南中医药大学）毕业，大学学历。1978 年被分配到河南省云阳中医药学校任教，1983 年 3 月调至河南新野县中医院，先后到解放军第三医院、天津长征医院、河南省人民医院皮肤科进修。2000 年 7 月调至河南省中医药研究院皮肤科工作。河南省中西医结合皮肤科学会副主任委员，全国中医皮肤科学会常委。

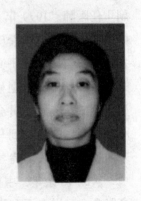

主要从事皮肤科临床医疗和科研工作，擅长中西医结合治疗银屑病、白癜风、脱发、痤疮、黄褐斑、各类湿疹、皮炎及各类性传播疾病，融几十年的临床经验，研制出"银屑胶囊""消斑胶囊""四鲜合剂""肤力乳霜""痤灵霜"等院内中药制剂，参与国家中医药管理局中医药临床诊疗技术整理与研究项目"经络三联法治疗寻常型银屑病多中心临床疗效评价"被国家中医药管理局列为农村中医适宜技术推广项目，并获河南省科技进步二等奖。发表论文 10 余篇。

王素萍（1955.01—2018.07），女，汉族，河南内黄人，副主任医师。1978 年 8 月河南中医学院（现河南中医药大学）中医系毕业，大学学历。同年被分配到河南省中医药研究院。曾兼任英国中医学院特聘教授、河南省老专家教授协会副会长等。

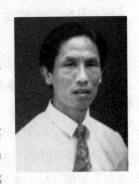

从事临床医疗和科研工作 30 多年，擅长用中医中药治疗内科疑难杂症。2001 年公派到北京同仁堂（英国伦敦分店）坐堂行医 10 年。主持或参加"妇炎康泰冲剂治疗慢性病盆腔炎的临床与实验研究"等 5 项课题研究，获河南省科技进步二等奖 1 项，河南省中医药科技进步一等奖 1 项、二等奖 1 项、三等奖 1 项，参编著作 2 部，发表学术论文 10 余篇。

翟立华（1955.08—），男，河南省济源人，中共党员，副主任医师。1970 年 12 月参加中国人民解放军，1976 年 4 月复员转业到河南省济源市化肥厂医院，1985 年 7 月在河南省中医学院（现河南中医药大学）中医系本科毕业，同年被分配到河南省中医药研究院工作。

主要从事高血压、心脑血管疾病临床医疗和科研工作，擅长高血压、糖尿病、高脂血症、心血管病及脾胃病的治疗。参与"中药'降压宝'的研究"等多项科研项目，获河南省科技进步三等奖 1 项，参编著作 2 部，发表论文 10 余篇。

张大明（1956.12—），男，汉族，河南内乡人，民盟盟员，副主任医师。1983年7月毕业于河南中医学院（现河南中医药大学）中医系本科毕业，获学士学位，同年被分配到河南省中医药研究院工作。

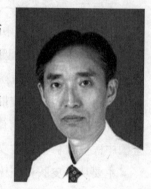

从事临床工作30余年，师从全国首批名老中医张海岑研究员，擅长运用经方治疗糖尿病、冠心病、抑郁症、风湿病、胃炎肠病等，兼辨别体质，调质养生。参加国家中医药管理局中医药科学技术研究专项"中医古籍整理与数字化研究温病专题"等项目研究，获河南省科技情报成果二等奖1项，出版《中医防治前列腺增生症百家验方》《小说中医》《医案聊斋》等著作，其中《小说中医》获中华医药学会"中华人民共和国成立60周年中医药科普图书著作一等奖"。发表学术论文30余篇。

赵莉敏（1957.07—），女，汉族，河南新县人，中共党员，副主任医师。1979年8月河南中医学院（现河南中医药大学）中医系毕业，大学学历。曾任《中医研究》杂志副编审、河南省中医药信息文献研究所副所长，兼任河南省中西医结合学会第三届常务理事、副秘书长，中国中西医结合学会青年工作委员会第二、三届委员会委员，郑州华信学院中西医结合专业客座教授等。曾公派到马来西亚担任驻诊中医专家数年，兼任马来西亚云海中医学院客座教授。

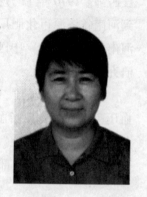

从医40余年，主要从事内分泌紊乱、甲状腺病、糖尿病、高脂血症、男女不孕不育、睡眠障碍等疾病的中西医结合诊断与治疗。主持或参加"《高血压防治动态》为用户提供信息服务的研究"等科研项目，共获科研成果奖8项，其中河南省科技情报成果一等奖1项、二等奖4项、三等奖3项。主编或参编著作10余部，发表学术论文10余篇。

齐晓玲（1958.02—），女，汉族，河南清丰人，副主任医师。1980年7月大学毕业后分配在安阳市第一人民医院中医科从事中医诊疗工作，1991年7月河南中医学院针灸专业硕士研究生毕业，获硕士学位，同年被分配到河南省中医药研究院。中国中医药学会会员，中国中西医结合学会会员、中国针灸学会会员，河南省脑血管病治疗中心专家委员会委员。

从事科研和临床医疗工作30余年。擅长针药并用治疗脑血管意外、脑栓塞、脑萎缩、老年性痴呆、卒中后遗症，以及面瘫、颈肩腰腿疼等疑难杂症。主持或参加"针刺治疗急性缺血性脑卒中的临床及实验研究"等多项科研课题，获河南省中医科技进步二等奖1项、三等奖1项，河南省轻工科技成果三等奖1项。参编著作3部，发表学术论文10余篇。1999年8月经河南省中医管理局推荐，被国家中医药管理局中国中医传统医药国际交流中心作为授外专家选派到瑞士，从事技术合作及诊疗工作。

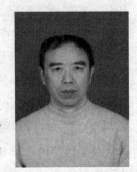

朱超英（1958.03—），男，汉族，河南清丰人，中共党员，副主任医师。1983年7月河南中医学院（现河南中医药大学）中医系本科毕业，获学士学位，同年被分配到河南省中医药研究院。曾任针灸经络研究室副主任、病区副主任等职。

主要从事脑病针灸临床和科研工作，师从全国500名老中医毕福高研究员，擅长以中医中药加针灸的方法治疗脑血管疾病（脑梗死、脑出血、脑萎缩、老年痴呆症等）和各种痛症（三叉神经痛、偏头痛、肩周炎、急性腰扭伤、坐骨神经痛等）。主持或参与"刺络闪罐法治疗漏肩风的临床研究"等科研项目研究，获河南省医药卫生科技成果三等奖1项，河南省中医药科技进步二等奖1项、三等奖1项。发表学术论文20余篇。曾入选中国援外医疗队，在非洲国家工作3年多。在厄立特里亚工作期间，用中医针灸治愈了大量的常见病、多发病和疑难杂症，任厄特总统以沙亚斯先生治疗小组的主治医生，治愈总统腰部顽疾，并任其保健医生一年余，传播了针灸文化，被厄特卫生部授予特殊贡献奖，并受到中国驻厄使馆和有关方面的赞扬。

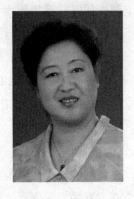

王红（1958.11—），女，汉族，山东青州人，中共党员，副主任护师。1980年7月毕业于洛阳市卫校，被分配到河南省洛阳正骨医院工作，曾任护理部副主任。1997年12月调入河南省中医药研究院，2001年7月河南省职工医学院（现河南医学高等专科学校）护理学专业毕业，大学学历。历任党支部书记、院纪委委员、护理部副主任、护理部主任，兼任中华护理学会中医护理分会副主任委员、中华中医药学会中医护理分会副主任委员、河南省护理学会副理事长、河南省护理学会中医（中西医结合）护理专业委员会主任委员、河南省中医药学会中医护理分会主任委员等。

主要从事护理临床和管理工作，多次参与国家中医药管理局组织的行业标准规范制定及河南省《中医护理文书书写规范》《中医护理工作达标指南》《中医医疗机构护理技术操作常规》等的制定。主持或参与多项课题研究，参编著作4部，发表论文20余篇，曾荣获"全国首届百名优秀中医护理标兵""河南省优秀中医护理标兵"和河南省总工会颁发的"五一巾帼标兵岗"等称号，多次被评为厅直"优秀党员"。

王玉民（1959.05—），男，汉族，山东阳谷人，副主任医师。1982 年 8 月至 1991 年 8 月在河南省清丰县人民医院中医科工作，1994 年 7 月陕西中医学院硕士研究生毕业，获硕士学位，同年被分配到河南省中医药研究院。河南省中医内科专业委员会委员，河南省脑病专业委员会委员。

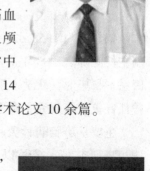

从事中医临床及科研工作 30 余年，擅长中西医结合治疗高血压病、脑梗死、脑出血、冠心病等心脑血管和神经内科疾病及颅脑钻孔抽吸术结合中药治疗高血压脑出血。主持或参加河南省中医药研究专项"舒脉饮病证结合治疗高血压病的疗效观察"等 14 项科研课题研究，获河南省中医药科技成果一等奖 1 项，发表学术论文 10 余篇。

薄立宏（1959.08—），男，汉族，河南商丘人，中共党员，副主任医师。1985 年 8 月河南中医学院（现河南中医药大学）中医系本科毕业，获学士学位，同年被分配到河南省中医药研究院。历任急诊中心主任、仲景门诊主任等职，兼任世界中联亚健康专业委员会第二届理事会理事、中华医学会亚健康专业委员会委员。

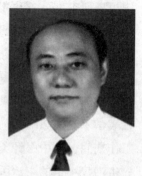

从事临床医疗和科研工作 35 年余，曾拜国医大师张磊教授为师，跟师临证多年。擅长治疗呼吸、消化系统疾病，糖尿病及其并发症，高血压，眩晕，中风，月经不调，痛经等疑难杂症。临证尊崇仲景辨治之法，用药多用经方，建立仲景特色门诊，在体质辨识、治未病、冬病夏治、膏滋方面有独到见解。参与河南省科技攻关计划等科研课题研究，获得河南省中医药科技进步二等奖 1 项、三等奖 1 项。参加编写著作 8 部，发表学术论文 20 余篇。

杨倩宇（1959.11—），男，汉族，江苏沛县人，副主任医师。1985 年 7 月河南中医学院（现河南中医药大学）中医系本科毕业，获学士学位。1995 年 7 月调入河南省中医药研究院。

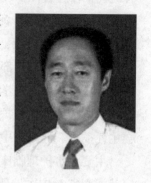

主要从事急诊、中医内科临床医疗工作。擅长心脑血管急危重症的诊治，尤其是急性心肌梗死、心源性休克及严重心律失常、心力衰竭、脑梗死、脑出血、高血压危象、重症支气管哮喘、重症肺部感染等疾病的急救与处理。参编著作 1 部。发表学术论文 20 余篇。

武可文（1959.11—），女，汉族，四川泸州人，副主任医师。1981 年 9 月到河南省中医药研究院工作，2000 年 7 月河南中医学院（现河南中医药大学）中医专业本科毕业。

从事高血压及心脑血管疾病的临床医疗和科研工作 20 余年，擅长高血压、冠心病、心律失常、心力衰竭、脑梗死和脑出血、糖尿病的治疗。参与了"降压宝"系列用药的研究工作。参与编辑出版著作 3 部，发表学术论文 10 余篇。

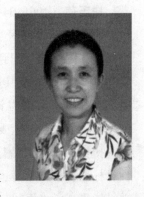

李鹏耀（1960.04—），男，汉族，河南洛宁人，副主任医师。1978 年参加工作，1985 年 7 月河南中医学院（现河南中医药大学）本科毕业，获学士学位。2012 年 9 月调入河南省中医药研究院。兼任中国中医药学会河南省中西医结合分会脾胃病专业委员会常务委员、肝胆病专业委员会常务委员，河南省中医药学会中医外治专业委员会委员，郑州市中医药学会第六届理事会中医内科专业委员会委员等。

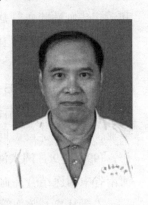

出生于中医世家，祖父为全国首届国医大师李振华教师。主要从事肝胆脾胃病临床医疗和科研工作，擅长急慢性胃肠炎、肝炎、肝硬化、胆囊炎及消化道肿瘤的诊治。获科技成果 4 项，其中参加完成的"七五"国家重点科技攻关项目"慢性萎缩性胃炎脾虚证临床及实验研究"获国家中医药管理局科技进步二等奖、"十五"国家科技攻关项目"名老中医学术思想临证经验总结和传承方法研究"获河南省科技进步二等奖。参编著作 8 部，发表论文 10 余篇。1998 年被国家中医药管理局列为"112 人才"培养对象。

徐毅（1960.07—），男，汉族，上海人，副主任医师，第二批全国 500 名老中医学术继承人。1985 年 7 月河南中医学院（现河南中医药大学）本科毕业，获学士学位。同年被分配到河南省中医药研究院工作。兼任河南省中医药学会心血管病专业委员会常务委员、河南省中医药学会络病专业委员会常务委员、河南省中西医结合学会高血压病专业委员会常务委员、河南省中西医结合学会心血管病专业委员会委员、河南省老年病医学会中西医结合学组副组长。

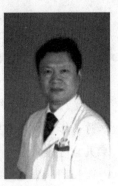

主要从事心血管疾病临床医疗和科研工作，擅长中西医结合治疗各种顽固性高血压病、冠心病、心绞痛、心律失常及心肌炎后遗症。主持或参与"中药'降压宝'的研究""律康冲剂治疗心肌炎后心律失常临床实验研究""益气活瘀利水法对慢性心力衰竭左心室重塑及神经内分泌的研究"等科研课题 10 余项，主编和参编著作 2 部，发表论文 50 余篇。

　　毕巧莲（1961.04—），女，汉族，河南商水人，副主任医师。1983 年 7 月河南中医学院（现河南中医药大学）本科毕业，获学士学位。同年被分配到河南省中医药研究院工作。现任针灸推拿科主任，兼任中国中医针灸推拿协会委员、世界中联亚健康专业委员会理事、河南省针灸学会理事、河南中西医结合学会委员、河南省针灸学会副组委、河南省康复学会副组委等。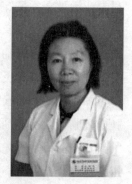

　　擅长巨刺疗法治疗卒中后遗症、亚急性脊髓炎后遗症、强直性脊柱炎、小儿脑瘫、小儿发育迟缓、小儿麻痹等中枢神经疾患。总结毕福高学术思想，研制"脑栓通片"，在保护心脑血管及预防和治疗缺血性脑血管病方面取得疗效。参加"新夹脊穴治疗脑卒中后遗症及萎证的研究"等 12 项科研课题研究，共获科技成果奖 6 项。参编著作 5 部，发表论文 20 余篇。

　　王国琴（1963.03—），女，汉族，河南开封人，副主任医师。1985 年 7 月河南中医学院（现河南中医药大学）中医学专业本科毕业，获学士学位。同年被分配到郑州市中医院从事眼科医疗工作，1992 年 9 月调入河南省中医药研究院。中国老年病协会委员，河南省中西医结合高血压学会委员。

　　主要从事心脑血管疾病的临床医疗和科研工作。擅长高血压病及高血压合并高脂血症、糖尿病、冠心病、脑血管病、高血压肾损害、高血压眼底病及眼科疑难杂症的中西医治疗。参与课题获省级科技成果三等奖 1 项、发明专利 1 项。参编著作 3 部，发表学术论文 9 篇。

　　郑春燕（1963.03—），女，汉族，河南方城人，副主任医师，全国名老中医郑建民教授学术经验继承人。1981 年 7 月到河南省中医药研究院工作，1999 年 7 月河南中医学院本科毕业。1988 年 9 月至 1999 年 12 月在喉科门诊，2000 年 1 月至今从事儿科临床医疗工作。河南省中医药学会儿科分会委员，河南省健康管理学会儿童健康管理专科分会委员。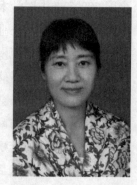

　　长期从事儿科临床医疗工作，擅长中医药治疗儿童发热性疾病、反复咳嗽、哮喘、鼻窦炎、扁桃体及腺样体增生导致的儿童鼾症、反复呼吸道感染、厌食、湿疹以及中西医结合治疗肾病综合征、急慢性肾炎、过敏性紫癜、紫癜性肾炎、IgA 肾病、红斑狼疮性肾炎等。参加"益气固本理肺祛邪法则控制儿童哮喘的研究"等科研课题研究，共获科技成果奖 5 项，获实用新型专利 1 项。参编著作 5 部，发表学术论文 30 余篇。

张国杰（1963.06—），男，汉族，河南尉氏人，博士，副主任医师。先后在河南省清丰县人民医院、河南省中医院从事中医内科临床工作。2007年7月山东中医药大学中医内科专业博士研究生毕业，获博士学位，同年被分配到河南省中医药研究院工作。

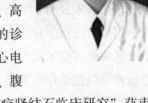

主要从事中医内科疾病的临床医疗及科研工作，对《黄帝内经》《难经》《伤寒杂病论》有较深入的研究，2011年拜国医大师张磊教授为师。发表学术论文10余篇。

张玉（1964.10—），女，汉族，河南南阳人，副主任医师。1985年7月河南中医学院（现河南中医药大学）本科毕业，获学士学位。同年被分配到商丘市中医院从事医疗工作，2011年11月调入河南省中医药研究院工作。

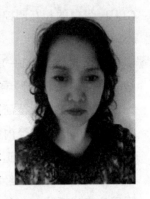

主要从事急诊科临床医疗和科研工作。擅长慢性气管炎、支气管哮喘、慢性阻塞性肺疾病、肺心病等的中西医结合治疗，尤善于急危重症如呼吸衰竭、肺源性脑病、重症肺炎、肺心病、高血压危象病、急性心肌梗死、脑出血、糖尿病酮症酸中毒等的诊断和急救。熟悉ICU的各项工作及各种急救设备（除颤仪、心电监护仪、呼吸机等）的操作运用，掌握气管插管、胸腔穿刺、腹腔穿刺等临床常规技术操作。主持的科研项目"张氏排石汤治疗肾结石临床研究"获市级科技成果二等奖，发表学术论文10余篇。

杜桂芹（1964.07—），女，汉族，河南新郑人，中共党员，副主任护师。1984年分配到郑煤集团总医院工作，曾任护士长、护理部副主任。1990年7月辽宁省阜新煤炭医学院高护专业毕业，大学学历，1999年3月到河南省中医药研究院工作。现任肺病科护士长，兼任河南省医学会护理学会老年分会委员、《中原护理》杂志第一届编委。

从事护理工作30多年，先后参与开展了责任制护理、整体化护理及优质护理工作，对呼吸及内分泌疾病护理和护理管理有一定的研究，积累了护理管理经验。参编著作1部，发表论文10余篇。2011年被评为河南省优秀中医护理管理工作者。

任孝德（1964.12—），男，汉族，河南项城人，中共党员，副主任药师，硕士生导师。1984年7月毕业于河南大学药物制剂专业，大学学历，同年被分配到河南省中医药研究院工作。历任中药研究所副所长、河南省中达中医药科技开发公司经理，现任后勤科科长，兼任河南省药学会理事。

主要从事中药制剂研究及中药新药开发研究。主持和参与"体虚感冒口服液""生姜挥发油与姜辣素的提取分离及抗脑缺血药理学研究""胃宝胶囊""五类新药蒺藜降压片的研究"等18项科研课题研究，参加20余项中药新药、保健品及保健用品的临床前药学研究。获河南省中医药科技进步一等奖1项、二等奖2项。获国家专利4项，其中发明专利3项、实用新型专利1项。参编著作2部，发表论文20余篇。多次被省委省直工委、省卫生和计划生育委员会评选为省直机关优秀共产党员、委直机关优秀共产党员。

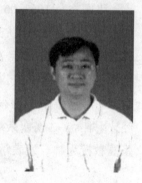

刘国平（1965.01—），男，汉族，河南郏县人，中共党员，副主任医师。1982年参加工作，2002年6月调入河南省中医药研究院，2007年1月郑州大学医学院本科毕业。现任外科副主任，兼任河南省中医药学会肛肠分会常委、华中中医肛肠专科联盟专家、河南省医药信息学会周围血管外科专业委员会常务委员等。

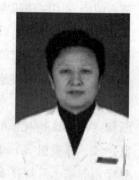

从事外科临床工作20余年，完成各级各类手术1万余例，擅长腹腔镜微创治疗胆囊结石、肝囊肿等肝胆疾病，开展了低位美容切口手术治疗甲状腺疾病，对保胆取石术的综合治疗有深入研究。开展了外科病患者围手术期中医中药干预综合性治疗、中西医结合治疗糖尿病足及顽固性疮疡。参加"缺血性脑损伤 cAMP/PKA 通路、NHE1 和 GLUTs 蛋白的相互调控作用"等课题研究，发表学术论文10余篇。

焦伟（1966.03—），男，汉族，河南修武人，副主任医师。1989年7月河南中医学院（现河南中医药大学）本科毕业，获学士学位。同年分配至河南省中医药研究院工作。1995年赴郑州大学第一附属医院神经内科进修学习一年，2000年5月至12月受河南省中医药研究院派遣，至马来西亚中医师学会客座讲学。历任改革办副主任、质量经济管理办公室主任、河南省中医药研究院附属癫痫病医院（华仁医院）副院长，现任河南省针灸经络研究所副所长、针灸推拿中心主任、河南省中医药研究院合资企业"河南省奥林特药业有限公司"常务副总经理。擅长中药及针灸诊治中风、面瘫、眩晕、神经元和肌肉病等神经内科疑难杂症。带教学生百余名，发表学术论文20余篇。

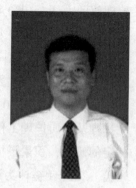

胡皓（1966.04—），男，汉族，河南南阳人，副主任医师。1990 年 7 月河南中医学院（现河南中医药大学）本科毕业。2011 年 5 月调入河南省中医药研究院工作。

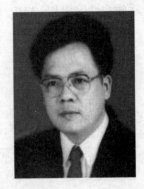

主要从事肿瘤、血液疾病临床医疗和科研工作。擅长各类肿瘤的微创治疗。采用放射性粒子植入术、冷极射频热消融术、氩氦冷冻消融术、经皮穿刺胆管置管引流术、肾脏置管造瘘术、化学消融术（无水酒精瘤体内注入治疗术）配合中医中药内服外敷、化疗，治疗各种常见肿瘤疾病，以及采用体腔热灌注配合中药治疗恶性胸、腹腔积液。掌握在 CT 或 B 超引导下各类肿瘤的穿刺活检术（如肺癌、肝癌、胰腺占位、鼻咽癌、肾癌、妇科肿瘤等穿刺术）。采用 CT 或 B 超引导下无水酒精或硬化剂注入治疗良性肿瘤如卵巢囊肿、巧克力囊肿、子宫囊肿、肝囊肿、肾囊肿等，达到手术治疗的效果。参与 16 项科研课题研究，发表学术论文 10 余篇。全国第三批名老中医药专家学术经验继承人。

刘青（1966.07—），女，汉族，河南新密人，中共党员，副主任护师。1986 年 7 月分配到河南省中医药研究院工作，1999 年 7 月河南医科大学（现郑州大学）护理专业，大学学历。现任心血管科护士长，兼任中华护理学会河南分会老年病委员、内科委员，中华中医药学会护理分会委员等。

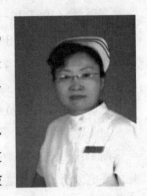

从事心血管病临床护理 30 多年，具有心血管疾病康复、心理护理、慢病管理的经验。获发明专利 1 项，发表护理学术论文 9 篇。1991 年获河南省首届中医护理技术比武二等奖，2011 年被评为河南省优秀中医护理管理工作者。

何雄文（1967.01—），男，汉族，江西峡江人，中国民主同盟盟员，副主任医师。1993 年 7 月毕业于新乡医学院临床医学专业，本科学历，同年就职于黄河科技学院医学院附属医院外科，兼任黄河科技学院医学院外科教师，1998 年至 2001 年就读于郑州大学医学院肝胆外科，在职研究生，2002 年 10 月就职于河南省中医药研究院。兼任中国医师协会外科分会理事。

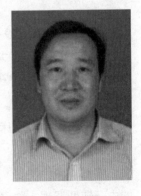

从事外科临床医疗和科研工作 20 余年，参与完成外科各级手术 5 000 余台，能独立完成外科胃癌根治术、结肠癌根治术、直肠癌根治术、乳腺癌根治术、胆囊微创摘除术、各种胆道结石手术、各种泌尿系统结石手术、前列腺汽化电切术、疝高位结扎+修补术、大隐静脉高位结扎+剥脱术及各种复杂性直肠肛管疾病的手术治疗。主持河南省重点研发与推广专项

"缺血性脑损伤 cAMP/PKA 通路、NHE1 和 GLUTs 蛋白的相互调控作用"课题研究,获国家专利 11 项,其中发明专利 5 项、实用新型专利 6 项,参编著作 2 部,发表论文 35篇。

张玉琴(1967.03—),女,汉族,河南鲁山县人,副主任医师。1985 年参加工作,2010 年 1 月郑州大学医学院本科毕业。2012 年 3 月调入河南省中医药研究院工作。河南省中西医结合影像分会委员。

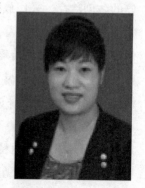

从事医学影像超声诊断工作 20 余年,擅长腹部超声、妇产科超声、心血管超声等方面的临床诊断。先后在北京阜外医院、郑州大学第一附属医院、河南省人民医院超声科进修学习,多次参加省内外超声诊断学术会议。参编《颈肩腰腿痛应用诊疗学》著作 1 部,发表论文 7 篇。

郑爱兰(1967.12—),女,汉族,河南西平人,副主任技师。1986 年分配到河南省中医药研究院工作,1994 年 7 月郑州大学医学院医学影像诊断学专业本科毕业。现任心电图室负责人,兼任河南省心电学会委员、河南省心电学诊疗中心副主任委员、河南省心电起搏器学会委员等。

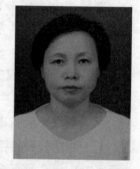

自 1993 年开始从事心电图室工作,主要负责心电图室的检查与诊断工作,擅长复杂心律失常、复杂起搏心电图、急性心肌梗死的心电分析诊断及鉴别诊断。参加"心室晚电位对缺血性心脏病猝死预测价值研究"等科研课题,获濮阳市科技进步二等奖 2 项。发表学术论文 10余篇。

张采真(1968.09—),女,汉族,河南方城人,副主任医师。1991 年 7 月河南医科大学(现郑州大学)临床医学专业本科毕业,1992 年到河南省中医药研究院工作。1997 年 6 月广州中医药大学中医学专业本科毕业。

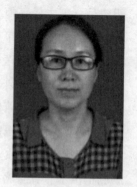

主要从事内科临床医疗和科研工作,擅长用纯中药治疗内科常见疾病。如甲状腺病、风湿疼痛病、失眠、哮喘、过敏性鼻炎、过敏性咳嗽、慢性便秘、胃肠功能紊乱症、冠心病、糖尿病、高血压的中药辅助调理、肿瘤术后的体质调理、免疫紊乱类疾病,以及女性月经失调、生殖系统炎症、更年期综合征等疾病。发表学术论文 10 余篇。

蔡州（1970.08—），男，汉族，河南西华人，副主任药师。
1993 年 7 月河南中医学院（现河南中医药大学）中药系本科毕
业，同年被分配到河南省中医药研究院。历任河南省奥林特制药
厂副厂长、附属医院制剂室主任等职，现任药学部副主任。

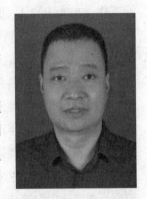

　　主要从事河南省奥林特制药厂及附属医院制剂室生产与管理
工作，在药厂制剂车间建设，新药报批与生产，GMP 认证及制剂
室 GPP 认证与验收，医院制剂报批，"体虚感冒合剂"的推广、
生产及供应等方面做出了积极贡献。发表论文 20 余篇。

罗继红（1971.04—），女，汉族，河南淮阳人，中共党员，
副主任医师。1994 年 7 月参加工作，2005 年 7 月河南中医学院
（现河南中医药大学）中医内科学脑血管专业研究生毕业，获硕士
学位，同年被分配到河南省中医药研究院。河南省中西医结合学
术委员会高血压病委员会委员，河南省中西医结合心脑同治学会
委员，河南省健康管理学会委员，河南省中西医结合学会睡眠分
会常务委员。

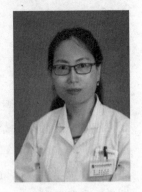

　　主要从事高血压及心脑血管疾病临床医疗和科研工作，擅长
中西医结合治疗高血压及冠心病、心力衰竭、心律失常、脑梗死、
脑出血等并发症，尤善于中医药辨证论治各种内科杂病。参加河南省中医药研究专项重
点课题"中医内服外治综合疗法干预难治性高血压的临床研究"等多项课题研究，获河
南省中医药科技成果一等奖 2 项，参编著作 4 部，发表学术论文 15 篇。

王治阳（1971.07—），男，汉族，河南杞县人，副主任药师，
全国中药特色技术传承人才培养对象。1990 年河南省焦作市中医
药学校中药学专业中专毕业，1995 年河南中医学院（现河南中医
药大学）中药学大专毕业，1999 年河南中医学院中医学本科毕
业。1990 年至今就职于河南省中医药研究院，历任院办副主任、
工会与计划生育综合办公室主任、工会副主席、第五党支部书记、
药剂科科长，现任第二党支部书记、河南省中医药研究院附属医
院药学部主任，兼任河南省中医药学会医院药学分会常务委员等

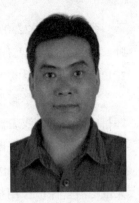

职。主要从事医院药事管理和中药特色技术研究，参与河南省中
医药研究专项重点课题"人参牡丹胶囊治疗冠心病实验研究"等
多项科研课题，获河南省中医药科技成果一等奖 1 项，参编著作 1 部，发表论文 8 篇。

潘金丽（1971.10—），女，河南沈丘人，中共党员，副主任医师。1994 年 11 月参

加工作，2000 年 7 月调入河南省中医药研究院，2008 年 8 月河南中医学院（现河南中医药大学）中医内科专业硕士研究生毕业，获硕士学位。现任治未病科副主任。

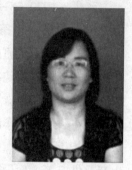

主要从事中医内科及妇科疾病临床医疗和科研工作，擅长乳腺增生、乳腺炎、乳腺囊肿、乳腺良恶性疾病的诊疗及痤疮、黄褐斑、肥胖、闭经、不孕、更年期综合征、亚健康等病症的治疗。参与"中医药治疗艾滋病的基础理论与临床证治规律研究""新药乳康胶囊的开发研究""益肾养元丹对卵巢早衰免疫机制异常的调控"等多项课题研究。获河南省中医药科技成果一等奖 1 项、二等奖 1 项。参编著作 1 部，发表学术论文 20 篇。

董兵（1971.11—），男，汉族，河南郑州人，副主任医师。1998 年 7 月河南中医学院（现河南中医药大学）骨伤系本科毕业，同年被分配到河南省中医药研究院工作。现任针灸推拿科副主任，兼任中华中医药学会整脊分会委员、世界中医药学会联合会脊柱健康专业委员会常务理事、河南省中医药学会整脊分会常务委员、河南省针灸学会疼痛分会常务委员、河南省中医药学会骨伤康复委员会常务委员。

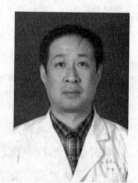

主要从事中医针灸推拿专业临床医疗和科研工作，擅长中医整脊方法治疗脊柱相关疾病，总结形成了一套行之有效的治疗颈椎腰椎及相关疾病的手法及骨盆骨关节失稳诊断及治疗方法，治疗腰骶痛及下肢凉麻不适，疗效优于传统方法。参编著作 1 部，发表论文 9 篇。

张晓红（1972.01—），女，汉族，河南内乡县人，副主任医师。1997 年参加工作，1998 年 9 月调入河南省中医药研究院，2013 年 7 月郑州大学医学院影像专业本科毕业。

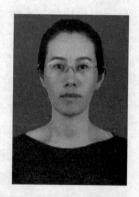

主要从事医学影像超声诊断工作，擅长消化系统、泌尿系统、妇科、心血管、浅表器官疾病的超声诊断。先后在北京阜外医院、郑州大学第一附属医院、河南省人民医院、河南省军区医院进修学习。参加河南省中医药研究专项重点项目"'降压宝'对高血压大鼠靶器官保护作用机制研究"等课题研究，参编著作 1 部，发表论文 6 篇。

韩伟锋（1972.03—），男，汉族，河南荥阳人，副主任医师。1994 年 7 月河南中医学院（现河南中医药大学）本科毕业，获学士学位。同年分配到河南省中医药研究院工作。

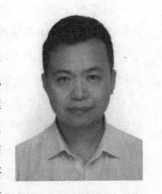

主要从事中医内科临床医疗和科研工作。先后师从河南省邱保国研究员、张磊教授、褚玉霞教授，湖南省熊继柏教授、刘新祥主任医师，天津陈津生主任医师等中医名家。习承众家之长，追求"简、便、廉、验"之风，以仲景理论及东垣学说为指归，据"内伤脾胃，百病由生""四季脾旺不受邪"之理论，立足脾胃，治疗各类肺疾病、糖尿病及其并发症、痛风、心脑血管疾病及肿瘤手术、放化疗后虚损证等。主持或参与"滋阴熄风颗粒剂治疗大鼠帕金森病模型的研究"等多项课题研究，获河南省中医药科技成果二等奖1项，参编著作6部，发表论文40余篇。2008年度、2011年度荣获省直青年岗位能手称号，2018年被评为河南省卫生计生系统先进工作者。第三批全国名老中医药专家学术经验继承人。

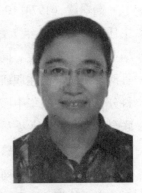

张红雨（1973.04—），女，汉族，安徽萧县人，中共党员，副主任护师。1993年7月被分配到河南省中医药研究院工作，2007年1月郑州大学护理学专业本科毕业。现任第四党支部副书记、肝胆脾胃科护士长，兼任河南省护理学会中医、中西医结合护理分会第八届委员会常务委员兼秘书、河南省护理学会内科护理分会第九届委员会委员等。

从事中医临床护理工作20多年，掌握护理专业理论知识，有临床实践经验。参与"健脾补肾涩肠法对艾滋病相关性慢性腹泻肠道微生态影响的临床研究"等课题研究，获河南省中医药科技成果二等奖1项，参编著作2部，发表论文12篇。2007年获首届河南优秀护士奖，2008年被评为河南省中医护理岗位能手，2011年被评为河南省中医护理标兵，2014—2015年度、2016年度被评为省卫生和计划生育委员会优秀共产党员。

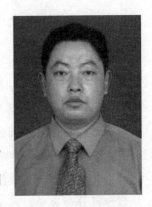

任为民（1972.05—），男，汉族，河南郑州人，副主任医师。1997年河南中医学院（现河南中医药大学）中医系中医专业毕业，获学士学位；1998—2008年就职于河南省荥阳市中医院内科；2011年中国中医科学院广安门医院中西医结合临床专业硕士研究生毕业，获硕士学位。2011年至今就职于河南省中医药研究院，兼任河南省抗癌协会肿瘤康复专业委员会委员。

主要从事中西医结合肿瘤临床与科研工作，主持和参与河南省中医药科研专项"益气生血膏治疗中晚期非小细胞肺癌相关性贫血的临床研究"等10余项科研课题研究，参编著作1部，发表论文12篇。

马志杰（1974.03—），男，汉族，河南巩义人，副主任医师。1997 年 7 月河南中医学院（现河南中医药大学）本科毕业，获学士学位。2011 年 5 月调入河南省中医药研究院。河南省中西医结合学会呼吸分会委员，河南省健康促进会呼吸与危重病学分会委员。

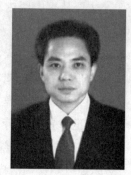

主要从事呼吸系统疾病临床医疗和科研工作，曾在北京朝阳医院进修学习呼吸科常见病、疑难病、危重病的诊疗及重症监护 ICU 业务。擅长中西医结合治疗各种不明原因的发热、慢性咳嗽、咯血、呼吸困难、胸腔积液、肺部阴影及肺部复杂混合感染、肺纤维化等间质性疾病、肺栓塞、呼吸睡眠暂停综合征、支气管扩张、慢性支气管炎、哮喘等呼吸科常见病和疑难病。参与河南省中医药研究专项"中医药治疗糖尿病患者社区获得性肺炎临床随机对照"等课题研究，发表论文 6 篇。

高翠霞（1974.10—），女，汉族，河南民权人，民盟盟员，副主任医师。1999 年 7 月河南中医学院（现河南中医药大学）本科毕业，获学士学位。同年被分配到河南省中医药研究院，2012 年 7 月河南中医学院在职研究生毕业，获硕士学位。中华中医药学会妇科分会委员，中华中医药学会生殖医学分会委员，世界中医药学会联合会乳腺病专业委员会常务理事，河南省中西医结合妇科委员会常务委员，河南省中医药学会妇科专业委员会委员，河南省肿瘤协会妇瘤分会委员，河南省民盟妇女专业委员会副主任委员等。

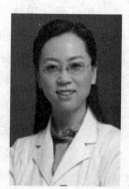

主要从事妇科医疗科研工作，擅长中西医结合诊治不孕不育、多囊卵巢综合征、复发流产、胚胎停育、子宫腺肌症、月经不调、卵巢早衰、痛经、盆腔炎、难治性阴道炎、乳腺炎、产后缺乳等妇科疑难杂症，尤其善于运用中医药进行更年期综合征调理、妇科肿瘤术后调理、孕前产后调理、试管婴儿术前术后调理，女性亚健康的调理、美容抗衰等。主持或参与科研课题 5 项，发表论文 20 余篇。第五批全国名老中医学术经验继承人。

吴文先（1974.12—），男，汉族，河南新县人，副主任医师。1998 年 7 月河南中医学院（现河南中医药大学）本科毕业，获学士学位。2005 年 7 月河南中医学院硕士研究生毕业，获硕士学位，被分配到郑州市第一人民医院，2015 年 8 月调入河南省中医药研究院。中国中西医结合学会儿科专业委员会委员，世界中医药学会联合会儿童保健与健康教育专业委员会理事，河南省健康管理学会儿童专科分会委员，河南省残疾人康复协会孤独症专业委员会委员，郑州市中医药（中西医结合）学会委员。

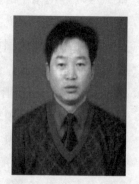

　　主要从事中西医结合治疗小儿肾脏疾病及呼吸系统疾病，擅长儿科反复发热、急慢性咳嗽、消化不良、积滞厌食、小儿腹痛腹泻、支气管肺炎、支气管哮喘、鼻炎鼻窦炎、过敏性紫癜、免疫功能低下、反复呼吸道感染及儿童体质调理等诊治。主持和参与"健儿乐膏方治疗儿童哮喘非急性发作期的临床疗效及安全性评价"等多项科研课题，参编著作5部，发表学术论文30余篇。

　　荫晴（1975.03—），女，汉族，山西沁源人，副主任护师。1994年毕业被分配到河南省中医药研究院工作，2012年6月郑州大学护理学本科毕业。曾担任肿瘤血液科护士长，现任护理部副主任，兼任河南省护理学会中西医结合专业委员会副主任委员、河南省护理学会护理管理专业委员会委员、河南省护理学会护理教育专业委员会委员、河南省护理学会护理科研分会专业委员会委员、郑州市中西医结合护理专业委员会副主任委员等。

　　从事护理工作20多年，具有扎实的护理理论知识和临床实践经验，对护理管理有深入的研究。参与"胃康舒宁抗胃癌作用机制的研究""益气活血经验方治疗气虚血瘀型溃疡性结肠炎的研究"等科研课题研究，获河南省教育厅科技成果一等奖2项。参编著作2部，发表学术论文16篇。带领肿瘤血液科护理团队荣获"全国优质护理服务先进集体"。

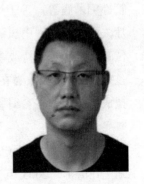

　　马龙（1976.10—），男，回族，山东曹县人，博士，副主任医师，硕士生导师。2005年7月河南中医学院（现河南中医药大学）中医内科学专业硕士研究生毕业，获硕士学位；2008年6月北京中医药大学中医内科学专业博士研究生毕业，获博士学位。同年到河南省中医药研究院工作。2012年2月至2014年7月中国中医科学院博士后。现任治未病科（健康管理中心）副主任，兼任世界中医药学会联合会老年医学专业委员会常务理事、中华中医药学会会员、中国老年学学会医药保健康复委员会委员、首届河南省中西医结合学会高血压专业委员会常委暨秘书、首届河南省中医治未病分会常委暨秘书。

　　擅长运用传统中医药治疗疑难杂症。2011年12月进入中国中医科学院博士后流动站从事博士后研究工作，师从国医大师刘志明教授、刘如秀教授，2013年遴选为河南大学硕士研究生导师，2014年8月完成博士后研究工作出站，专家考核等级为"优秀"。主持或参与"中药降压宝降低高血压患者血压和减少并发症回顾性研究""基于瓜蒌-薤白调控CD40/CD40L系统探讨仲景瓜蒌薤白类方抑制AS治疗冠心病机制研究"等科研课题9项，主编与参编著作2部，发表学术论文30余篇。

杨永枝（1976.10—），女，汉族，河南中牟人，副主任护师，国家二级心理咨询师。1994年毕业被分配到河南省中医药研究院工作，2002年12月长治医学院护理学专业本科毕业，2017年6月华中师范大学应用心理专业硕士研究生毕业，获硕士学位。现任高血压科护士长，兼任河南省护理学会静脉输液专业委员会委员、郑州市中医药学会委员、郑州市心理咨询师协会催眠专业委员会委员等。

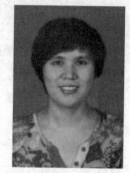

主要从事心脑血管内科临床护理工作，擅长高血压及其心、脑、肾等并发症的临床护理、护理管理、护理教育、心理健康教育、心理护理及心理咨询等。参与河南省中医药研究专项重点课题"中医内服外治综合疗法干预难治性高血压的临床研究"等科研课题研究，参编著作2部，发表学术论文20余篇。2014年获河南省中医护理优秀护理服务先进个人奖。

田中华（1977.03—），男，汉族，河南郑州人，农工民主党党员，副主任医师，第六批全国名老中医药专家学术经验继承人。1999年7月到河南省中医药研究院工作，2014年1月北京中医药大学本科毕业。中华中医药学会外治分会青年委员，河南省中西医结合学会脑心同治分会委员，河南省中西医结合头痛分会委员等。

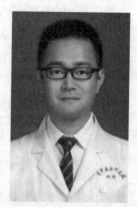

主要从事脑病科临床医疗和科研工作，擅长中西医结合治疗脑梗死、脑出血及其后遗症、高血压病、糖尿病、各种眩晕、血管性痴呆病等。善于运用针灸、刺络放血、埋线等中医外治法治疗失眠、癫痫、中风病，手法复位结合中医外治治疗良性阵发性位置性眩晕。主持或参与多项课题研究，其中"强直性脊柱炎特色疗法""中风胶囊在中风病二级预防中作用的前瞻性队列研究"均获河南省中医药科技成果一等奖。参编著作2部，发表学术论文10余篇。

王秉权（1977.05—），男，汉族，河南荥阳人，中共党员，副主任医师。2005年7月河南中医学院（现河南中医药大学）硕士研究生毕业，获硕士学位，同年被分配到河南省中医药研究院工作。河南省中医中西医结合耳鼻喉学科委员，河南省睡眠呼吸学会委员。

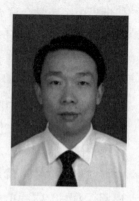

主要从事耳鼻喉科临床医疗和科研工作，师从耳鼻喉专家王永钦教授（香港浸会大学），擅长处理鼻出血、鼻骨骨折、耳鼻喉异物等专科急症，对过敏性鼻炎、喉源性咳嗽、耳鸣耳聋等专科常见病与慢性病有较深入的研究。主持或参与河南省中医药研究专项"治肺通耳合剂对慢性分泌性中耳炎患者听功能的影响评价"、河南省重点科技攻

关计划"基于临床数据的中医真实世界疗效评价方法构建研究"等多项课题研究，2010年参与研究的"鼻健康激光治疗仪治疗慢性鼻炎的临床研究"获河南省中医药科技进步一等奖，发表学术论文20余篇。2014荣获河南省中医药技能比武一等奖。

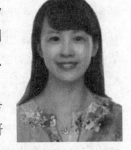

陈丽（1977.07—），女，汉族，河南虞城人，中共党员，副主任护师。1995年7月毕业被分配到河南省中医药研究院工作，2007年1月郑州大学护理学院护理学专业本科毕业。现任第三党支部副书记、外妇科护士长，兼任河南省护理学会手术室护理分会委员、河南省护理学会外科护理分会委员。

主要从事外科、妇科临床护理工作。参与河南省中医药研究专项"益气健脾解毒法对脾虚湿毒蕴结型 HR－HPV 感染的临床研究"、河南省重点研发与推广专项"缺血性脑损伤 cAMP/PKA 通路、NHE1 和 GLUTs 蛋白的相互调控作用"等课题研究，获国家发明专利1项。发表学术论文9篇，其中二类核心期刊2篇。2014年在河南省中医医院感染管理岗位技能竞赛中荣获一等奖。

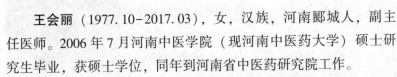

马玉娟（1977.08—），女，汉族，河南武陟人，副主任医师。2005年7月云南中医学院（现云南中医药大学）硕士研究生毕业，获硕士学位，同年被分配到河南省中医药研究院工作。河南省老年病学会（中西医结合组）委员，河南省中医药学会心血管病专业委员会委员，河南省中西医结合学会高血压病专业委员会委员等。

主要从事心血管疾病临床医疗和科研工作，擅长运用中西医结合、针药结合、中药贴敷等治疗冠心病、期前收缩、心房纤颤、心力衰竭、高血压、急性心脑血管疾病、甲状腺疾病、顽固性失眠等内科疑难杂症。主持或参与"益气养阴复脉颗粒治疗室性早搏多中心随机对照临床研究"等多项课题研究，获河南省教育厅科技成果一等奖1项，发表学术论文13篇。

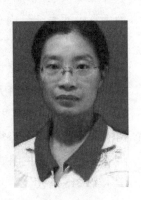

王会丽（1977.10-2017.03），女，汉族，河南郾城人，副主任医师。2006年7月河南中医学院（现河南中医药大学）硕士研究生毕业，获硕士学位，同年到河南省中医药研究院工作。

主要从事肝胆脾胃病临床及科研工作。擅长治疗肝炎、肝硬化、胃肠病、消化系统危重症的抢救治疗。参与课题"解毒益气活血法治疗肝硬化腹水肠源性内毒素血症的研究""慢性乙型肝炎肝纤维化的中医证型及优化方案的研究"分别获河南省中医药科技进步二等奖。参编著作 2 部，发表学术论文 10 余篇。

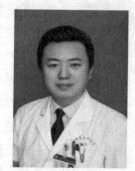

董永书（1978.10—），男，汉族，河南新乡人，农工党党员，副主任医师。2007 年 7 月河南中医学院（现河南中医药大学）硕士研究生毕业，同年到河南省中医药研究院工作。中华中医药学会脑病分会委员、中国教育学会眩晕专委会青年委员，中国针灸学会青年委员会委员，中国民族医药学会针灸分会委员，河南省中西医结合高血压病专委会委员，河南省针灸学会临床分会秘书长等。

主要从事脑病科临床医疗和科研工作，擅长治疗脑血管病及其后遗症、各类眩晕病（良性阵发性位置性眩晕、中枢及周围性前庭神经病等）、神志病（焦虑症、抑郁症、失眠）等。主持河南省科技攻关、河南省中医药专项、河南省公益预研项目各 1 项，获河南省中医药科技进步一等奖 2 项，发表论文 30 余篇。第六批全国名老中医药专家学术经验继承人。

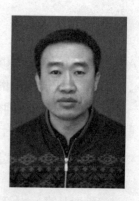

陈学力（1979.03—），男，汉族，河南杞县人，副主任医师。2002 年毕业于郑州大学医学院医学影像学专业，获学士学位；2002 年 7 月至 2009 年 6 月在河南省直第三人民医院放射科 CT 室工作，2009 年 7 月至今在河南省中医药研究院附属医院放射科工作。

主要从事放射诊断工作，熟练掌握 CT、MRI、CTA 的操作和诊断，先后两次在郑州大学第一附属医院放射科进修学习，师从放射学专家王声鼎教授。发表学术论文 6 篇。

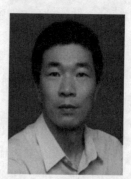

张社峰（1979.05—），男，汉族，河南洛阳人，副主任医师。2009 年 7 月河南中医学院（现河南中医药大学）硕士研究生毕业，获硕士学位。同年到河南省中医药研究院工作。兼任世界中医药学会联合会内分泌专业委员会理事、世界中医药学会联合会糖尿病专业委员会理事、河南省中西医结合糖尿病专业委员会委员、河南省中西医结合内分泌专业委员会委员、河南省睡眠研究会常委等。

主要从事内分泌科医疗和科研工作，擅长中西医结合辨治糖尿病及其心、脑、肾并发症与内科杂症。主持河南省科技攻关项目"糖尿病周围神经病变'玄闭络虚'病机及临床研究"，参与多项科研课题研究，获河南省科技进步三等奖 1 项、河南省中医药科技成果一等奖 2 项、河南省教育厅科技进步一等奖 1 项。主编或参编著作 4 部，发表学术论文 25 篇。第六批全国名老中医药专家学术经验继承人。

魏薇（1979.09—），女，汉族，河南平顶山人，副主任医师。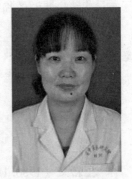2003年河南中医学院（现河南中医药大学）针灸推拿系本科毕业，获学士学位；2006年河南中医学院针灸专业硕士研究生毕业，获硕士学位。同年被分配到河南省中医药研究院附属医院，主要从事针灸、推拿临床工作。河南省中医药学会中医外治专业委员会常务委员，河南省软组织病学会常务理事，河南省中医药学会中西医结合疼痛专业委员会委员，世界疼痛医师协会中国分会臭氧治疗专业委员会全国委员。

参与河南省科技攻关计划"基于理筋调脊通络法治疗腰椎间盘突出症的应用研究"等多项课题研究，获得河南省中医药科技成果一等奖1项、拥有实用新型专利1项，参编著作2部，发表国家级期刊论文10余篇。获首届河南省中医药青苗人才培养项目。

崔伟锋（1980.02—），男，汉族，河南禹州人，副主任医师。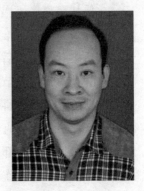2005年河南中医学院（现河南中医药大学）中医学专业本科毕业，获学士学位；2008年河南中医药大学中西医结合专业硕士研究生毕业，获硕士学位。2008年至今就职于河南省中医药研究院。兼任河南省中医药防治艾滋病工作专家组成员、世界中医药学会联合会艾滋病专业委员会常务理事、河南中西医结合学会循证医学专业委员会委员、中药上市后再评价专业委员会委员。

主要从事中医内科、艾滋病防治、临床疗效评价工作及研究，擅长采用经方治疗难治性咳嗽、顽固性高血压、慢性胃炎、胃溃疡、失眠、男性病等疑难杂症。主持河南省科技攻关1项、河南省中医药科研专项2项，作为主要研制者先后参加国家级课题7项（其中国家科技重大专项3项，国家自然基金4项，国家局项目1项）。获河南省科学技进步奖三等奖1项，河南省中医药科技成果奖一等奖6项、二等奖1项。参编著作4部，发表论文50余篇。

李星锐（1980.04—），男，汉族，河南郸城人，民盟盟员，副主任医师。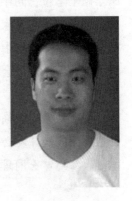2007年7月河南中医学院（现河南中医药大学）硕士研究生毕业，获硕士学位。同年到河南省中医药研究院工作。兼任中华中医药学会肾脏病专业委员会委员、中华中医药学会名医研究会委员、河南省中医药学会肾病专业委员会委员、河南省中西医结合学会老年分会常委、河南省医学科学普及学会中西医结合肾脏病专业委员会委员等。

主要从事中医肾病临床医疗及科研工作，2008 年 2 月在西苑医院进修学习一年，曾参与艾滋病课题的临床和科研工作，擅长中西医结合治疗急、慢性肾炎，急慢性肾功能衰竭，肾病综合征，过敏性紫癜性肾炎，糖尿病肾病，高血压肾损害，狼疮性肾炎，前列腺炎，尿路感染及尿路结石等疑难疾病。主持河南省科技攻关计划 1 项、河南省中医药研究专项 2 项，参与国家自然科学基金、科技部艾滋病和病毒性肝炎等重大传染病防治等多项科研项目，获河南省中医药科技成果一等奖 1 项。参编著作 3 部，发表学术论文 20 余篇。

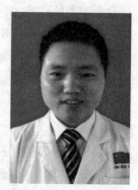

王新义（1980.12—），男，汉族，河南叶县人，农工民主党党员，副主任医师。2008 年 8 月河南中医学院（现河南中医药大学）针灸推拿专业硕士研究生毕业，获硕士学位，同年到河南省中医药研究院工作。兼任中华中医药学会中医外治分会委员、河南省中医药学会中医外治专业委员会副主任委员、河南省疼痛风湿病学会理事、河南省软组织病学会理事等。

主要从事疼痛风湿康复临床医疗和科研工作，擅长应用穴位埋线、针刀、针灸、推拿、正骨等中医特色疗法治疗单纯性肥胖病、产后肥胖病、产后康复、强直性脊柱炎、颈椎病、腰椎间突出症、膝关节骨性关节炎、卒中后遗症等疾病。主持或参加河南省科技攻关计划、河南省中医药研究专项等科研项目 23 项，共获科研成果奖 5 项，其中"柔筋健步丸配合埋线、刺络疗法治疗强直性脊柱炎的临床研究"获河南省科技进步三等奖。获实用新型专利 1 项，参编著作 1 部，发表学术论文 14 篇。2015—2016 年在援埃塞俄比亚第 18 批援外医疗队从事针灸工作。获河南省援外医疗工作先进个人、河南省中医药临床先进工作者、河南省首届中医药拔尖人才培养计划等荣誉。

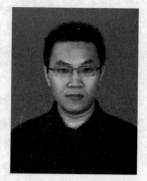

杜文森（1981.06—），男，汉族，河南镇平县人，副主任医师。2004 年河南中医学院（现河南中医药大学）本科毕业，获学士学位；2007 年 7 月福建中医药大学硕士研究生毕业，获医学硕士学位，同年 12 月到河南省中医药研究院工作。邱保国全国名老中医药专家传承工作室秘书，河南省中医糖尿病专业委员会委员，河南省中西医结合糖尿病专业委员会委员，河南省健康促进会糖尿病分会委员，世界中医药学会联合会糖尿病专业委员会委员。

长期从事中医临床工作，擅长中西医结合治疗及针药结合辨证治疗糖尿病并发心、脑、肾及周围神经病变，甲状腺疾病，肥胖，更年期综合征，痛风等。参与"玄府理论及其在血管性痴呆治疗中的应用研究"等课题研究，获河南省中医药科技成果一等奖 1 项，参编著作 3 部，发表学术论文 10 余篇。第六批全国老中医药专家学术经验继承人。

张向阳（1982.07—），男，汉族，河南新密人，副主任医师，全国中医临床特色技术传承骨干人才。2004 年河南中医学院（现河南中医药大学）本科毕业，获学士学位。2006 年 12 月就职于河南省中医药研究院附属医院，主要从事疼痛风湿类疾病及康复类疾病的科研及诊治工作。兼任中华中医药学会中医外治分会委员，中国中医药研究促进会软组织疼痛分会委员，河南省软组织病研究会秘书长，河南省中医外治专业委员会常务委员，河南省康复医学会推拿技术与康复分会常务委员，河南省科学技术协会第九届委员会委员，河南省科学技术协会第九次代表大会代表等职。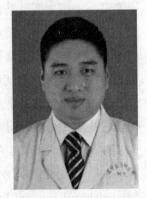

擅长中西医结合治疗颈椎病，腰椎间盘突出症，急、慢性肌肉损伤，膝关节病，滑膜炎，强直性脊柱炎，股骨头坏死，风湿病，带状疱疹神经痛，卒中后遗症，各种关节置换术后康复，神经康复，脊髓损伤康复。主持河南省中医药专项研究"河南省名中医薛爱荣治疗跟痛症临证经验总结"、河南省百千万创新驱动助力工程项目"理筋调脊通络疗法治疗腰椎间盘突出症的临床研究"，参与 4 项河南省科技攻关项目。获河南省科技进步三等奖 1 项、河南省中医药科技成果一等奖 1 项，获发明专利 1 项，参编著作 3 部，发表论文 10 余篇。获首届河南省中医药青苗人才培养项目。

马淑芳（1983.02—），女，汉族，河南杞县人，副主任护师。2001 年毕业于南阳卫生学校，2009 年郑州大学护理学专业本科毕业，获学士学位。2001 年至今就职于河南省中医药研究院。现任肿瘤血液科护士长，兼任河南省护理学会肿瘤护理分会常务委员。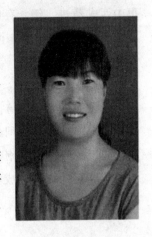

主要从事临床护理工作，参与河南省中医药研究专项"通督温阳灸改善癌症化疗患者白细胞减少症及对生活质量影响的临床研究""消癌止痛贴治疗中晚期癌痛的应用性评价"等 9 项科研课题研究，获河南省中医药科技成果一等奖 1 项，参编著作 1 部，发表论文 10 篇。

魏征（1983.12—），男，汉族，河南睢县人，中共党员，博士，副主任医师。2006 年 7 月河南中医学院（现河南中医药大学）中西医结合专业本科毕业，获学士学位；2009 年 7 月河南中医学院中医内科学专业硕士研究生毕业，获硕士学位；同年被分配到河南省中医药研究院。2016 年 6 月南京中医药大学中西医结合专业博士研究生毕业，获博士学位。2018 年河南省中医药研究院博士后研发基地进站博士后。兼任中国抗癌协会会员、中华中医药学会会员、中国中西医结合学会会员、河南省中西医结合学会姑息与整合治疗专业委员会委员等。

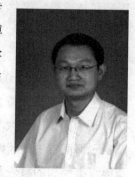

主要从事肿瘤血液科医疗与科研工作，擅长中西医结合治疗胃癌、肺癌、肝癌、甲状腺癌、卵巢癌、淋巴瘤、白血病等恶性肿瘤。主持国家自然科学基金面上项目 1 项、青年基金项目 1 项、河南省科技攻关 1 项、河南省中医药专项重点项目 1 项等科研课题研究。共获科技成果奖 5 项，其中河南省科技进步三等奖 1 项、河南省中医药科技进步一等奖 4 项。发表学术论文 50 余篇，其中 SCI 6 篇、中文核心 13 篇。目前是 SCI 期刊《Materials Science and Engineering B》《Chinese Journal of Integrative Medicine》《Oncology Letters》《Letters in Organic Chemistry》杂志的特约审稿人。

第五节 其他系列专家简介

李瑞玲（1965.11—），女，汉族，河南林州人，高级会计师。1985 年 7 月河南省纺织工业学校财会专业毕业，同年被分配到河南省安阳市统计局工作，1990 年 6 月取得河南省自学考试会计专业大专毕业证，1992 年底调入河南省中医药研究院财务科工作。主要从事中西成药进、销、存的会计核算和监督，以及年度预算的编制、汇总、分析工作。参与河南省社科联调研课题研究结项 2 项，发表专业论文 4 篇。

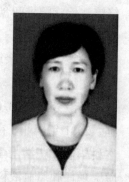

王飞（1968.11—），男，汉族，河南新县人，中共党员，高级会计师。1991 年 7 月河南财经学院（现河南财经政法大学）本科毕业，同年被分配到河南省中医药研究院工作，现任财务科副科长。主要从事会计核算、成本控制、物价管理等工作。参编著作 1 部，发表经济专业论文 4 篇。

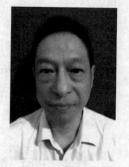

刘茜（1982.04—），女，汉族，河南新乡人，高级会计师。2004 年郑州大学管理学会计专业本科毕业，获学士学位；2007 年河南财经学院管理学会计专业硕士研究生毕业，获硕士学位。2007 年至今就职于河南省中医药研究院。兼任河南省科研会计协会理事。主要从事财务管理工作，主持河南省软科学项目 1 项（中医医院科技人才规划策略研究），作为主要完成人参加河南省软科学、基础前沿与技术研究、科技攻关等科研项目 4 项。共获河南省审计厅、财政厅科研成果奖 6 项，发表论文 10 篇。

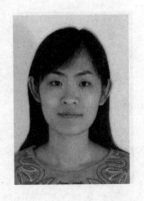

附 录

附表-1　河南省中医药研究院主要获奖成果

成果名称	负责人	获奖时间	主要完成人	获奖等级
清热解毒注射液的研究	都恒青*	1978	买凯　都恒青　李长禄　毕福高　赵宪法　邱保国等	河南省重大科技成果奖
猴耳草（风湿宁）的药理研究	常志青	1978	常志青　陈国华	河南省重大科技成果奖
猴耳草（风湿宁）的剂型研究	潘熙琬	1978	潘熙琬　都恒青	河南省重大科技成果奖
猴耳草（风湿宁）的临床研究	赵宪法	1978	赵宪法　毕福高	河南省重大科技成果奖
水莎草治疗慢性气管炎的研究	赵宪法	1978	赵宪法　王金榜　都恒青　李树英　陈国华　张金鼎	河南省重大科技成果奖
抗感冒新药糙苏的研究	陈国华*	1978	陈国华　赵宪法　张金鼎　陈道同　侯士良　王金榜	河南省重大科技成果奖
棉花根治疗慢性气管炎的研究	张金鼎	1978	张金鼎等	河南省重大科技成果奖
复方山银胡片（冲剂）治疗和预防感冒	赵宪法	1978	赵宪法等	河南省重大科技成果奖
针灸穴位研究	毕福高	1978	毕福高等	河南省重大科技成果奖
慢性气管炎中西医结合诊断分型研究	赵宪法	1978	赵宪法　王金榜　剪蕙英　张金鼎	河南省重大科技成果奖
热参治疗慢性气管炎的研究	赵宪法*	1979	赵宪法等	河南省重大科技成果奖
		1980		卫生部科技成果奖
熟地黄无酒炮制	都恒青*	1980	李庆华　都恒青	河南省重大科技成果三等奖
胎儿冠状动脉的病变	陈家畅	1980	陈家畅　王秀云　王青云　沈伟林　李立	河南省重大科技成果三等奖
一个耐缺氧实验方法	陈国华	1980	陈国华　王玉升	河南省重大科技成果四等奖
肌松二号（河南产华瓜木中八角枫碱制剂）生产工艺	常志青	1980	常志青　王树玲　刘峰	河南省重大科技成果四等奖
野花椒中新成分和不成瘾镇痛剂茵芋碱的研究	常志青	1981	常志青　李更生　梁力　王树玲　刘方洲　钱立刚　稽汝运	河南省医药卫生科技成果三等奖
郑州市区九十岁以上长寿老人调查研究分析	邱保国	1981	邱保国　宁选　段爱梅　张春贤　刘振生　葛桂芝　周须	河南省医药卫生科技成果三等奖

成果名称	负责人	获奖时间	主要完成人	获奖等级
降血脂新药——降脂灵的研究	都恒青	1982	都恒青　陈阳春　郭湘云　赵曦　刘根成　王青云　王秀云	河南省科技成果三等奖
全国 1979—1980 年高血压抽样普查总结（河南区）	陈阳春*	1982	郑弋　闫西觥　陈阳春　李文方　刘庆　边玉桂　牛良民	卫生部二等乙级科技成果奖
太行山药王洞的研究	张金鼎	1984	张金鼎　鲁秀荣	河南省医药卫生科技成果四等奖
"巨刺加运动" 针法治疗脑卒中后遗症	毕福高	1984	毕福高　王虹　陈坚征　冀黎阳　王晓平　陈佃夫	河南省医药卫生科技成果四等奖
王岩山孙真人洞的研究	张金鼎	1984	张金鼎　曹鸿云　韩宝善	河南省医药卫生科技成果四等奖
郑州健康人 532 人发血清八种金属元素的研究和应用	王秀云	1984	王秀云　邱保国　宁选　魏新　闫彬	河南省医药卫生科技成果三等奖
				河南省科技进步三等奖
中枢抑制活性成分 Edulinline（加锡果宁）的全合成	常志青	1985	常志青　王树玲　刘峰　刘力　顾坤健　唐希灿　钱立刚　嵇汝运	河南省医药卫生科技成果三等奖
中药糙苏的临床及实验研究	张金鼎*	1985	刘福安　张贻清　任丽君　朱大功　刘运卿　王太定　可君　李凌波　张贵卿　张金鼎等	河南省医药卫生科技成果三等奖
"降压保健操" 防治高血压病的研究	陈阳春*	1985	徐倬　赵乃军　陈阳春	河南省医药卫生科技成果四等奖
怀深（复方疗效烟）	陈阳春*	1985	陆建立　韩法涛　周志广　孙富明　张朝英　陈阳春	新乡市科学技术成果一等奖
新混合型烟	陈阳春*	1985	姜夫　陆建立　韩法涛　于子明　范胜利　周志广　孙富明　陈阳春等	河南省科技进步二等奖
河南省中医研究所所史	潘熙琬	1986	潘熙琬　党炳瑞等	河南省卫生厅部门志三等奖
中西医结合治疗白癜风的临床研究	陈阳春	1986	陈阳春　都恒青　符文缯　郭湘云	河南省医药卫生科技成果三等奖
麝香心绞痛膏	都恒青*	1986	杨桂荣　胡家信　席保顺　都恒青　宁选　李树英	郑州市科技成果三等奖
阳虚证型与甲状腺素关系的研究	邱保国	1986	邱保国　王秀云　宁选　宋诚　邓启华　翟明义　高艳珠	河南省医药卫生科技成果二等奖

成果名称	负责人	获奖时间	主要完成人			获奖等级
新夹脊穴治疗脑卒中后遗症及痿证的研究	毕福高	1986	毕福高 陈佃夫 郝长源 朱超英 王虹 毕巧莲 郭澍			河南省医药卫生科技成果三等奖
阳虚与甲状腺素关系的研究	邱保国	1986	邱保国 王秀云 宁选 宋诚 邓启华 翟明义 高艳珠			河南省科技进步三等奖
莞花酯甲药膜流引产临床研究	陈家畅	1986	李培全 张建国 胡佩兰 叶学敏 李运兴 黄本立 陈家畅 李晓冬 刘玉兰			河南省计划生育科技成果二等奖
中岳麦饭石抗衰老作用的研究	庞春生	1988	庞春生 王秀云 陈国华 宋诚 都恒青 李威 宁选			河南省医药卫生科技成果二等奖
		1989	庞春生 姚瑞增 王秀云 郭志敏 庞春生 耿午辰 邱保国 符光宏			河南省科技进步三等奖
益气健脾法治疗肝硬化血清 A/G 失调的实验及临床研究	翟明义	1988	翟明义 张金楠 郭湘云 杨小平 陈宝玲 赵玉瑶 沙培林			河南省医药卫生科技成果三等奖
新型药锅的研究	赵法新	1988	赵法新			河南省医药卫生科技成果三等奖
高血压病中西医结合辨证分型个体化治疗方法	邓启华	1989	符文缙 陈阳春 徐瑞兰 剪惠英 徐毅 赵一			河南省科技进步三等奖
益心汤（益气活血法）治疗冠心病临床与实验研究	曹健生	1990	曹健生 张俊明 陈国华 李树英 鲁秀荣 陈玉莲 曹鸿云			河南省中医药科技成果三等奖
孙思邈养性——天门冬方延缓衰老作用机理的研究	李树英	1990	李树英 陈家畅 都恒青 张金鼎 张静荣			河南省中医药科技成果三等奖
郑州市高血压病因学调查研究	陈阳春	1990	陈阳春 李震生 张海岑 侯勇谋 袁杰 米巧玲			河南省医药卫生科技成果二等奖
						河南省科技进步三等奖
治疗畜禽腹泻新药"速效止泻散"的研究	都恒青	1990	马清海 张新献 郭湘云 卢中华 郑清瑗 王玉萍			河南省科技进步三等奖
点校《血证论》	魏武英	1990	魏武英 曹健生			河南省中医药科技成果三等奖
当归补血汤对体外心肌细胞作用的研究	李树英	1990	李树英 陈家畅 苗利军 黄霞 杨安			河南省中医药科技成果三等奖
新药抗风湿药酒的研制	常志青	1990	王树玲 崔根成 王发田 王青栋 李更生 徐中强			河南省中医药科技成果二等奖

成果名称	负责人	获奖时间	主要完成人		获奖等级
块根生长素对怀山药增产的研究	庞春生	1991	庞春生　张重义　都恒青 李树英　刘琳　陈家畅 梁金城		河南省中医药科技成果二等奖
大黄当归复方对缺血性脑卒中治疗作用机理研究	陈国华	1991	陈国华　王秀云　邹明辉 傅蔓华　王玉升　刘惠霞 李立		河南省中医药科技成果二等奖
从气象流行病角度对运气学说验证预测研究	刘玉芝	1991	刘玉芝　石冠卿　庞天荷 李林村		河南省中医药科技成果三等奖
		1997	刘玉芝　石冠卿　庞天荷 顾万龙　李林村　王德荣 薄立红　程丙岩		河南省科技进步三等奖
常用中药材品种整理和质量研究（北方片）	都恒青*	1992	秦波　冯毓秀　许春泉 都恒青　乐崇熙		国家中医药管理局中医药科技进步二等奖
针刺环中上穴治疗坐骨神经痛181例临床疗效观察	毕福高	1992	毕福高　范军铭　田元生 李秀娟　毕巧莲　朱超英 郝长源		河南省中医药科技成果二等奖
癫克星治疗癫痫的临床及实验研究	田华	1992	田华　米巧玲　曹金梅 侯勇谋　李月华　文凤庭 胡德升		河南省中医药科技成果一等奖
从天人相应学说探讨脑卒中发病死亡与时间节律关系的研究	陈阳春	1992	陈阳春　李震生　侯勇谋 米巧玲　徐毅　袁杰　王汝坤		河南省中医药科技成果三等奖
新药寿康研究	邱保国	1991	邱保国　王秀云　李松武 宁选　李树英　郭湘云 马宏军		国家中医药科技进步一等奖
		1992			河南省科技进步三等奖
常用中药材山药的品种整理与质量研究	都恒青	1990	都恒青　陈家畅　赵曦 李树英　贾士奇　郑清瑗 张留记		河南省中医药科技成果二等奖
		1991			河南省中医药科技成果三等奖
		1992			国家中医药科技进步二等奖
常用中药材地黄的品种整理与质量研究	都恒青	1990	都恒青　郭湘云　赵曦 刘根成　侯士良　滑资云 李更生		河南省中医药科技成果二等奖
		1992			国家中医药科技进步二等奖
脑卒中发病、死亡与时间节律关系的研究	陈阳春	1992	陈阳春　李震生　侯勇谋 米巧玲　徐毅　袁杰 王汝坤		河南省科技进步三等奖

成果名称	负责人	获奖时间	主要完成人	获奖等级
卡宾营养液的研制	邱保国	1993	邱保国　王秀云　武治功　李长禄　武治国　尤风娥　白由庄	河南省轻工科技成果二等奖
七宝口服液的研制	李颖	1993	李颖　张跃辉　侯勇谋　李思三　包红升　齐晓玲　李琦	河南省轻工科技成果二等奖
醉仙清口服液的研制	张金楠	1993	张金楠　郭玉梅　程民　王勇　王圣峰　杨忠　吴伶俐	河南省轻工科技成果三等奖
怀山药功能与归经的实验研究	庞春生	1993	庞春生　李树英　陈家畅　都恒青　苗利军　梁拥军　王学超	河南省中医药科技成果二等奖
通腑化痰活血法对实验性脑缺血的作用研究	李威	1993	李威　苗利军　邹明辉　李秋凤　刘惠霞　华琼　郭增福	河南省中医药科技成果二等奖
华佗全蝎健身酒抗衰老作用的临床与实验研究	张金楠	1993	张金楠　程民　宋成　张静荣　魏武英　胡树兰　王素萍	河南省中医药科技成果三等奖
肝郁症月经病病理机制的研究	王希浩	1993	王希浩　贾可夫　郝长源　刘明　何玉凡　李学林　崔晓飞	河南省中医药科技成果三等奖
滋补强壮新药魔力王口服液的研究和应用	张俊明	1993	张俊明　都恒青　穆来安　张善杰　高雅　李思芬　陈国华	河南省科技进步二等奖
总统果茶研究	蔡铁栓	1994	蔡铁栓　雷新强　沈祥坤　牛小明　赵发新　李勇杰　孔海燕	河南省轻工科技成果二奖
未来中医学发展预测研究	田文敬	1994	田文敬　王予英　牛玲亚　宋斌　李炘志	河南省科技情报成果一等奖
查新检索在中医药管理中的应用研究	庆慧	1994	庆慧　田文敬　崔晓飞　顾蕾　王予英	河南省科技情报成果二等奖
《中医名言大辞典》	刘道清	1994	刘道清　周一谋　赵国岑　魏武英　张重刚　张静荣　王予英	河南省科技情报成果二等奖
胆龙定喘胶囊治疗慢性支气管炎的研究	程民	1994	程民　徐立然　张静荣　刘福勤　侯勇谋　张重刚　张金楠	河南省中医药科技成果二等奖

成果名称	负责人	获奖时间	主要完成人		获奖等级
肝维康抗乙型肝炎病毒（HBV）临床和实验研究	赵宪法	1994	赵宪法　党炳瑞　魏武英 赵章华　陈家畅　李树英 鲁秀荣		河南省中医药科技成果一等奖
蛞蝓抗肿瘤作用的实验与临床研究	郭岳峰	1994	郭岳峰　吴细呸　焦智民 严中平　刘方洲　杨振江 张英		河南省中医药科技成果二等奖
常用中药材阿胶的品种整理与质量研究	都恒青	1994	都恒青　赵曦　周桂生 李月华　林素风　朱琰 翟乙娟		河南省中医药科技成果二等奖
新药"三叉神经痛可停"胶囊的研制	张国泰	1994	张国泰　赵一　常志青 张海岑　刘方洲　马开 李长禄		河南省中医药科技成果二等奖
复方蛇舌草冲剂治疗急性肾盂肾炎的研究	魏武英	1994	魏武英　徐立然　王启政 李佺　蒋士卿　马开 熊粲		河南省中医药科技成果二等奖
	魏武英	1997	魏武英　徐立然　袁效涵 蒋士卿　王文选　魏俊英 甄克玉		河南省科技进步三等奖
中风病主要证型的血液动力流变学研究	郝长源	1994	郝长源　王希浩　董金霞 李秋凤　王士旗　毕巧莲 靳华		河南省中医药科技成果三等奖
臌胀片抗肝纤维化作用的临床与实验研究	翟明义	1994	翟明义　张金楠　李长禄 贾士奇　杨小平　赵玉瑶 陈宝玲		河南省中医药科技成果三等奖
总统果茶的研制	蔡铁栓	1994	蔡铁栓　雷新强　沈祥坤 牛小明　赵法新　李勇杰 孔海燕		河南省星火三等奖
老年收缩期高血压临床试验	陈阳春*	1994	刘力生　龚兰生　刘国仗 王宪衍　孙明　王淑玉 陈阳春		卫生部科技进步二等奖
		1995			中国科技进步三等奖
中国多省市冠心病、脑卒中及其危险因素的人群监测研究——中国 monica 方案	陈阳春*	1995	吴兆苏　陈阳春等		卫生部科技进步二等奖
孕早安营养液的开发研究	张重刚	1995	张重刚　王希浩　赵法新 李宏斌　李颖　刘方洲 马开		河南省轻工科技成果二等奖

成果名称	负责人	获奖时间	主要完成人	获奖等级
生长营养液的研制	李培旭	1995	李培旭　张秀珍　李宏斌　刘方洲　余松河　王涛　李慧	河南省轻工科技成果二等奖
菊花王（菊花枸杞汁碳酸饮料）的研制	徐立然	1995	徐立然　袁效涵　王雪芳　崔河泉　尹慧　徐立正　黄新	河南省轻工科技成果二等奖
一休羹	沙培林	1995	沙培林　袁杰　高雅　王军　周刚　夏胜利　杨建丽	河南省轻工科技成果二等奖
中国复方大蒜油胶囊的研制	都恒青	1995	都恒青　雷新强　李威　蔡铁栓　贾士奇　华泽霖　黄霞　翟乙绢　李勇杰	河南省中医药科技成果一等奖
		1996	都恒青　雷新强　李威　蔡铁栓　黄霞　李长禄　贾士奇	河南省科技进步三等奖
苍苓口服液治疗病毒性腹泻临床及实验研究	赵宪法	1995	赵宪法　罗瑞芝　赵章华　夏长军　赵章丽　刘道清　宋汉敏	河南省中医药科技成果二等奖
"开胃消食口服液"开发研究	王秀云	1995	王秀云　邱保国　李长禄　李月华　李明山　丁宏昌　黄保民	河南省中医药科技成果二等奖
速达抗疲劳口服液抗疲劳作用的临床与实验研究	陈阳春	1995	陈阳春　徐倬　黄梅芳　徐毅　李捷　范宏健　李互裔	河南省中医药科技成果三等奖
卡宾营养液的研制	邱保国	1995	邱保国　王秀云　武治功　李长禄　武治国　尤凤娥　陈红霞	河南省科技进步三等奖
魔力王口服液（高效强力饮）研究和应用	张俊明	1995	张俊明等	黄河中医药成果二等奖
癫克星胶囊	田华	1995	田华　文凤庭　李月华　曹金梅　胡德升　米巧玲　侯勇谋	黄河中医药成果二等奖
降糖系列食品的研制	赵玉瑶	1996	赵玉瑶　陈宝玲	河南省轻工科技成果一等奖
益苗口服液的研究	杨小平	1996	杨小平　陈宝玲	河南省轻工科技成果二等奖
中医药科技查新方法及其应用	刘道清	1996	刘道清　田文敬	河南省科技情报成果一等奖

成果名称	负责人	获奖时间	主要完成人	获奖等级
新药开发研究中信息专题服务效益的评价	刘道清	1996	刘道清　田文敬	河南省科技情报成果二等奖
河南省中医药信息计算机检索系统的建设	刘道清	1996	刘道清　田文敬	河南省科技情报成果二等奖
中频电脑治疗仪的研制	赵一	1996	赵一	河南省医药科技进步二等奖
益泉颗粒冲剂治疗中老年尿频、尿失禁的临床与实验研究	张静荣	1996	张静荣　张金楠　侯留发　宋诚　刘道清　程玲　薄立宏	河南省中医药科技成果二等奖
复方仙茅浸膏片抗乙型肝炎病毒（HBV）临床和实验研究	赵宪法	1996	赵宪法　党炳瑞　魏武英　赵章华　刘道清　夏长军　赵章丽	河南省中医药科技成果二等奖
复方白芥子膏抗衰老的临床和实验研究	党炳瑞	1996	党炳瑞　魏武英　薄立宏　张影　徐立然　严慧　李玲	河南省中医药科技成果三等奖
中老康口服液的研究	赵发新	1996	赵发新　王希浩　刘方洲　侯勇谋	河南省轻工科技成果二等奖
子午流注取穴法穴位注射黄芪液对癌症化疗患者免疫功能的影响	苗利军*	1996	李敏　苗利军　陈小耐　李郑芬	河南省中医药科技成果二等奖
		1997	李敏　苗利军　李郑芬　管汴生	河南省科技进步三等奖
咽喉宁口服液的临床与实验研究	王金榜	1996	王金榜　都恒青　李威　王玉升　傅蔓华　翟乙娟　冯喜茹	河南省中医药科技成果二等奖
针刺治疗急性缺血性脑卒中的临床及实验研究	毕福高	1996	毕福高　齐晓玲　王军　王玉升　毕巧莲　田元生　庞波	河南省中医药科技成果二等奖
妇炎康泰冲剂治疗慢性盆腔炎的临床与实验研究	王素萍	1996	王素萍　宋红湘　王希浩　刘方洲　张登峰　戴卫东　连清平	河南省中医药科技成果二等奖
"胃康宝胶囊"治疗胃脘痛（慢性浅表性胃炎）的临床与实验研究	赵发新	1996	赵法新　侯勇谋　刘方洲　马开　刘明友　李红彬　赵晓东	河南省中医药科技成果二等奖
变频电针镇痛仪临床与实验研究	范军铭	1996	范军铭　田元生　毕巧莲　王军　苏晓春　焦伟　乔桂娥	河南省中医药科技成果二等奖
浮萍、阿胶、蒲黄、白茅根等24类中药材的品种和质量研究	都恒青*	1996	赵玉英　宋万志　侯振荣　魏璐雪　都恒青	国家中医药管理局中医药科技进步二等奖

成果名称	负责人	获奖时间	主要完成人	获奖等级
鲜地黄中梓醇的提取分离和药理学研究	都恒青	1995	都恒青　王军　李更生　李威　王慧森　高寒　曹大明	河南省中医药科技成果二等奖
		1996	都恒青　雷新强　李更生　王军　李威　华泽霖　王慧森	河南省科技进步二等奖
常用中药材品种整理与质量研究	都恒青	1996	都恒青　张留记　禹凤英　刘方洲　雷新强　张俊杰　仲平　庞景三　王滔　蒋时红　侯惠鸣　翟乙娟	国家"八五"科技攻关重大科技成果
抗轻型高血压中药降压宝00号的研究	庞春生	1996	庞春生　邓启华　符文缯　付蔓华　王玉升　王涛　陈阳春	河南省中医药科技成果一等奖
		1997		河南省科技进步二等奖
保健食品乳舒康的研究	王希浩	1997	王希浩　余孝东	河南省轻工科技成果二等奖
消渴降脂茶的开发研究	李培旭	1997	李培旭　刘方洲	河南省轻工科技成果二等奖
新药"不老丸"的研制	邱保国	1997	邱保国　王秀云　李长禄　黄保民　屠万倩　丁宏昌　宁选	河南省中医药科技成果一等奖
蝉蜕止咳颗粒剂治疗急性气管支气管炎的临床与实验研究	徐立然	1997	徐立然　李全　袁效涵　刘方洲　冯喜茹　马开　魏俊英	河南省中医药科技成果二等奖
脑血宁口服液治疗中风先兆的临床与实验研究	陈阳春	1997	陈阳春　郭湘云　黄霞　徐毅　贾士奇　李长禄　谢和霞	河南省中医药科技成果二等奖
益智康泰口服液治疗中风后遗症智力障碍的临床与实验研究	邱保国	1997	邱保国　王秀云　王军　王涛　丁宏昌　王蕾　刘惠霞	河南省中医药科技成果二等奖
从微量元素角度探讨"同病异治"与"异病同治"的研究	宋诚	1997	宋诚　宁选　张英　邱保国　张静荣　翟立华　李思三	河南省中医药科技成果二等奖
		1998		河南省科技进步三等奖
八珍益母口服液的研究	曹鸿云	1997	曹鸿云　刘杰　李培旭　赵章华　华琼　何美霞　王秀华	河南省中医药科技成果二等奖

787

成果名称	负责人	获奖时间	主要完成人	获奖等级
牙痛疏清口服液的研究	刘方洲	1997	刘方洲　陈丙午　牛志英　巴蕾　何美霞　司冬梅　陈戈	河南省中医药科技成果二等奖
刺络闪罐法治疗漏肩风的临床研究	朱超英	1997	朱超英　毕福高　齐晓玲　毕巧莲　赵京伟　白清林　曹金梅	河南省中医药科技成果三等奖
石南藤类药材品种整理和质量研究	都恒青	1996	都恒青　张留记　雷新强　禹风英　刘方洲　蒋时红　侯惠鸣	河南省中医药科技成果二等奖
	张留记	1997	张留记　雷新强　禹风英　李威　刘方洲　都恒青　侯惠鸣　王惠琴	河南省科技进步二等奖
中药别名、商品名检索研究	刘道清	1998	刘道清　蔡永敏　秦恩甲　邱彤　严慧　刘霖　王淑玲	河南省科技情报成果一等奖
立法过程中的信息学论证研究与信息服务实践	庞春生	1998	庞春生　田文敬　刘品　马艾华　蔡永敏　杨英豪　仝选甫	河南省科技情报成果二等奖
医药科技信息报道与信息传播服务效果	田文敬	1998	田文敬	河南省科技情报成果二等奖
声像技术在中医药科研医疗中的应用	雷新强	1998	雷新强　孙维莹　蔡永敏　崔晓飞　田文敬	河南省科技情报成果三等奖
中医药科技信息工作实践及效益评价	石鹤峰	1998	石鹤峰　蔡永敏　田文敬　王予英　刘霖	河南省科技情报成果三等奖
牵牛子类药材品种整理和质量研究	张留记	1996	张留记　都恒青　刘方洲　庞景三　张俊杰　仲平　王滔	河南省中医药科技成果二等奖
		1998	张留记　宋义平　刘方洲　庞景三　种军　仲平　王滔	河南省科技进步二等奖
厚麻平喘口服液治疗支气管哮喘的临床与实验研究	袁效涵	1997	魏武英　徐立然　翟乙娟　孟黎　宋祖慧　何美霞	河南省中医药科技成果二等奖
		1998	袁效涵　魏武英　徐立然　翟乙娟　孟黎　焦红军　何美霞	河南省科技进步三等奖

成果名称	负责人	获奖时间	主要完成人	获奖等级
"体虚感冒口服液"的研究	宋诚	1997	宋诚　周燕青　苗利军　任孝德　刘根成　张英　郑清媛	河南省中医药科技成果一等奖
		1998	宋诚　都恒青　苗利军　李淑敏　刘根成　宁选　张英	河南省科技进步三等奖
"输可贴"的临床及实验研究	王翠华	1997	王翠华　黄霞　张霞　范丽　刘惠霞　王春风　韩丽娜	河南省中医药科技成果二等奖
		1998	王翠华　黄霞　张宁　范丽　种军　王春风　韩丽娜	河南省科技进步三等奖
		1999		全国护理科技进步奖三等奖
《河南省保障中医发展条例》的调研、起草、论证研究	田文敬	1998	田文敬	河南省实用社会科学优秀成果三等奖
"失眠安贴"的研制	赵一	1998	赵一	河南省医药管理局科技成果一等等奖
针刺治疗缺血性脑血管病机理的实验研究	王军	1998	王军　雷新强　范军铭　李威　王玉升　陈国华　傅蔓华	河南省中医药科技成果一等奖
		1999	王军　雷新强　范军铭　李威　王玉升　陈国华　付蔓华　贾士奇　周红霞	河南省科技进步二等奖
《中药药名辞典》	蔡永敏	1999	蔡永敏等	河南省医药管理局科技成果一等奖
参七妇康胶囊治疗慢性盆腔炎的临床与实验研究	李颖	1999	李颖　黄霞　马开　李美莲　李思三　来宾　李琦	河南省中医药科技成果二等奖
		2002		河南省科技进步三等奖
退热速肛注剂治疗外感高热症的临床与实验研究	赵法新	1999	赵法新　任孝德　赵玉瑶　李志刚　刘明　屈冰　赵军	河南省中医药科技成果二等奖
300例肝火上炎型眩晕患者出生时相运气特征研究	刘玉芝	1999	刘玉芝　符文缯　庞波　张影　李玲　董秋月　王守满	河南省中医药科技成果二等奖

成果名称	负责人	获奖时间	主要完成人	获奖等级
加锡果宁镇痛、抗惊厥、中枢抑制作用及其机理的研究	常志青	1998	常志青　李更生　王树玲　严慧　屈靖翔　何美霞　李秋凤	河南省中医药科技成果二等奖
		1999		河南省科技进步三等奖
河南省中医药信息局域网的建设及应用	石鹤峰	2000	石鹤峰　雷新强　刘霖　庆慧　蔡永敏　崔晓飞　田文敬	河南省科技情报成果一等奖
电视专题片《无声杀手——高血压》	雷新强	2000	雷新强　孙维莹　蔡永敏　邓启华　程广书　邱彤　田文敬	河南省科技情报成果二等奖
市场经济条件下中医药科技信息服务模式的转变	庆慧	2000	庆慧　田文敬　刘霖　石鹤峰　王予英　严慧　赵莉敏	河南省科技情报成果二等奖
中医药科技项目查新咨询工作质量控制和规范化研究	田文敬	2000	田文敬　庆慧　蔡永敏　赵莉敏　邱彤　王予英　顾蕾	河南省科技情报成果二等奖
《高血压防治动态》为用户提供信息服务的研究	赵莉敏	2000	赵莉敏　顾蕾　邓启华　石鹤峰　严慧　孙维莹　李思三	河南省科技情报成果三等奖
克喘栓治疗支气管哮喘的临床与实验研究	李威	2000	李威　徐立然　骆书信　华琼　吴景硕　王惠森　刘方洲	河南省中医药科技成果二等奖
小儿退热滴鼻剂"一滴清"的研究	高雅	1999	高雅　李更生　王军　安丽　云鹰　刘长河　高寒	河南省中医药科技成果一等奖
		2000		河南省科技进步二等奖
输卵通胶囊治疗输卵管炎性阻塞性不孕症的临床与实验研究	宋红湘	2000	宋红湘　张登辉　庆慧　侯勇谋　秦文杰　刘方洲　翟乙娟	河南省中医药科技成果二等奖
		2001		河南省科技进步二等奖
前列舒安胶囊治疗慢性前列腺炎的临床与实验研究	王军 *	2000	孙自学　王军　张留记　屠万倩　门波　党忠勤　于震	河南省科技进步三等奖
保健用品"奥宝强力骨康贴"的研制	王军 *	2001	石建辉　王军　李更生　于震	河南省药品监督管理局科技进步二等奖
迷尔永康膏治疗阴道炎的临床与实验研究	李颖	2001	李颖　刘慧霞　黄保民　田元生　刘超　郭泉莹　马开	河南省科技进步二等奖

成果名称	负责人	获奖时间	主要完成人	获奖等级
五子祛痰液治疗痰湿阻肺证的临床与实验研究	徐立然	2000	徐立然 刘方洲 魏俊英 马开 袁效涵 孙景莉 高丽君	河南省中医药科技成果一等奖
		2001	徐立然 魏俊英 马开 刘方洲 孙景莉 高丽君 袁效涵	河南省科技进步三等奖
怀菊花本草考证及实验研究	黄保民	2000	黄保民 张留记 李威 李月华 刘杰 王蕾 王端权	河南省中医药科技成果一等奖
		2001	黄保民 张留记 李威 刘杰 王端权 王蕾	河南省科技进步三等奖
最新中药药理与临床应用	蔡永敏	2001	蔡永敏 田文敬 张影 王端权 李荣 杜宝荣 邱彤	河南省科技进步三等奖
常见病中西医误诊误治分析与对策	蔡永敏	2002	蔡永敏 田文敬 张影 王端权 李荣 惠天宇 邱彤	河南省中医药科技成果二等奖
		2010	蔡永敏 郭雷 李燕梅 魏小萌 张影 邱彤 惠天宇 施景阳 申小静 郭效东	河南省科技进步三等奖
标准物质地黄甙 D 的研究	李更生	2002	李更生 王军 王惠森 于震 刘明 刘长河 张留记	河南省中医药科技成果一等奖
		2003	李更生 王军 王慧森 于震 刘明 刘长河 张留记 都恒青	河南省科技进步二等奖
熟地黄补血作用有效部位的提取及实验研究	黄霞	2002	黄霞 刘杰 李颖 刘超 元阿平 刘惠霞 孟胜喜	河南省中医药科技成果二等奖
脑血通口服液治疗缺血性中风的机理研究	王军 *	2002	王碧如 陈德宇 王军 楚海波 李燕玲 屈复生 苏永立	河南省科技进步三等奖
补肾调冲法促排卵作用机理研究	李颖	2002	李颖 黄保民 李雅丽 韦淑萍 成爱武 蔺敏 马金英	河南省中医药科技成果二等奖
		2003		河南省科技进步三等奖
中医药专业信息网站的建设及其应用效益研究	刘霖	2002	刘霖 田文敬 雷新强 庆慧 孙维莹 顾蕾 邱彤 蔡永敏	河南省科技情报成果一等奖

成果名称	负责人	获奖时间	主要完成人		获奖等级
新药（癫克星）开发推广的可行性研究	田文敬	2002	田文敬　蔡永敏　石鹤峰 张留记　顾蕾　严慧 孙维莹		河南省科技情报成果二等奖
互联网中医药信息资源的开发利用研究	严慧	2002	严慧　田文敬　蔡永敏 莉敏　陈立丽　王予英 庆慧		河南省科技情报成果三等奖
检察报告数据统计及报告书自动生成系统研究	田文敬	2002	田文敬　庆慧　赵莉敏 王予英　邱彤　刘霖 顾蕾		河南省科技情报成果三等奖
"灰色文献"在新药开发中的作用	严慧	2002	严慧　石鹤峰　史金花 蔡永敏　张爱兰		河南省科技情报成果二等奖
					河南省实用社会科学优秀成果二等奖
妇康消肿丸治疗乳腺增生的临床与实验研究	石鹤峰	2003	石鹤峰　宋红湘　李淑敏 孙红　郝兰枝　翟乙娟 刘方洲　蔡州		河南省中医药科技成果一等奖
		2004			河南省科技进步二等奖
肾衰灵胶囊治疗慢性肾衰的临床与实验研究	李培旭	2003	李培旭　傅蔓华　翟乙娟 赵章华　华琼　高寒 唐桂军		河南省中医药科技成果一等奖
		2005	李培旭　傅蔓华　翟乙娟 赵章华　华琼　高寒 唐桂军　曹鸿云　张书亮 安艳秋		河南省科技进步三等奖
从中医药学对SARS的临床研究探讨其理论基础及证治规律	夏祖昌	2003	夏祖昌　张重刚　徐立然 崔应麟　张健锋　姬浙伟 张瑞　王雪梅		河南省中医药科技成果一等奖
		2004	夏祖昌　张重刚　徐立然 崔应麟　张健锋　姬浙伟 王雪梅		河南省科技进步二等奖
酒肝消酯冲剂治疗酒精性脂肪肝的临床与实验研究	侯留法	2003	侯留法　刘方洲　刘杰 陈宝玲　赵玉瑶　张影 毛重山		河南省中医药科技成果一等奖
治疗病毒性腹泻新药苍苓止泻口服液的研究	赵宪法	2003	赵宪法　赵章华　夏长军 罗瑞芝　赵章丽　李淑敏 吕久省		河南省科技进步二等奖

成果名称	负责人	获奖时间	主要完成人	获奖等级
地黄质量标准的规范化研究	张留记	2004	张留记　李威　李更生　于震　王惠森　王军	河南省中医药科技成果一等奖
		2005	刘长河　都恒青　王玉升　屠万倩	河南省科技进步二等奖
《现代中西医临床内分泌病学》	蔡永敏	2004	蔡永敏　曹金梅　李力　王和平　汪艳芳　赵章华　苗灵娟	河南省中医药科技成果二等奖
四大怀药规范化种植技术研究——怀地黄治疗标准的规范化研究	张留记	2004	张留记　屠万倩　侯惠鸣　王惠森　李向阳　刘长河　李更生　都恒青	河南省中医药科技成果二等奖
高血压（结构型）数据库的设计与建设	田文敬	2004	田文敬　蔡永敏　邓松涛　赵莉敏　刘霖　邱彤　庆慧	河南省科技情报成果二等奖
中药药理数据结构化分析研究	蔡永敏	2004	蔡永敏　田文敬　雷新强　严慧　邹杰　王予英　邱彤	河南省科技情报成果二等奖
中药基础信息的挖掘与加工	邱彤	2004	邱彤　田文敬　石鹤峰　王予英　孙维莹　蔡永敏　赵莉敏	河南省科技情报成果二等奖
高血压文献信息研究管理数据库系统	田文敬	2005	田文敬　蔡永敏　邓松涛　邓启华　刘霖　庆慧　严慧	河南省中医药科技成果一等奖
中药药名规范化研究	蔡永敏	2005	蔡永敏　田文敬　严慧　陈宝玲　李成文　王琳　王予英	河南省中医药科技成果一等奖
		2006	蔡永敏　田文敬　严慧　陈宝玲　李成文　王琳　王予英　倪世英　刘桂荣　周永涛	河南省科技进步二等奖
经络三联法治疗寻常型银屑病多中心临床疗效评价	田元生	2005	田元生　范军铭　庆慧　汤保玉　焦伟　王素萍　赵京伟	河南省中医药科技成果一等奖
		2006		河南省科技进步二等奖
从神经递质与生殖内分泌的角度探讨舒肝法调经机理研究	王希浩	2005	王希浩　黄保民　苗利军　张关亭　郝兰枝　种军　罗伟	河南省中医药科技成果一等奖
		2006		河南省科技进步三等奖
海龙健脑胶囊的研制开发	曹金梅	2005	曹金梅　刘方洲　范军铭　张怀亮　刘群霞　屠万倩　周红霞	河南省中医药科技成果二等奖

成果名称	负责人	获奖时间	主要完成人	获奖等级
新药乳腺康胶囊的开发研究	李颖	2005	李颖　秦文杰　贾士奇　卫爱武　马开　潘金丽　周永涛	河南省中医药科技成果二等奖
INTERNET 环境下的医学信息服务策略研究	刘霖	2005	刘霖　刘雷　庆慧　田文敬　顾蕾　严慧　蔡永敏	河南省科技情报成果一等奖
中医药治疗艾滋病的基础理论与临床证治规律研究	夏祖昌	2006	夏祖昌　李发枝　李柏龄　张重刚　韩新峰　张健锋　徐立然	河南省中医药科技成果一等奖
河南省中医药治疗艾滋病管理模式与实施体系的研究	马建中	2006	马建中　夏祖昌　张重刚　韩新峰　王哲　张健锋　徐立然	河南省中医药科技成果一等奖
新药丹鳖胶囊的开发研究	李颖	2006	李颖　罗国器　贾士奇　莫国强　马杰　马开　李荣　龙成　陈世斌　黎佩红　孙晓嘉	河南省中医药科技成果一等奖
		2008	李颖　罗国器　贾士奇　莫国强　马杰　马开　李荣　龙成　王学超　陈世斌	河南省科技进步二等奖
		2011	李颖　罗国器　卫爱武　莫国强　马仲丽　魏大华　李荣　陈世斌　王学超　黎佩红	中华中医药学会科学技术二等奖
中国多省市心血管患者群监测研究	陈阳春	2006	陈阳春　侯勇谋　徐毅　米巧玲	北京市科学技术成果三等奖
基于本体论体系的中医药一体化语言系统	田文敬*	2006	田文敬等	中华中医药学会科技进步三等奖
黄精抗衰老作用研究	黄霞*	2006	任汉阳　张瑜　朱现民　王璐　黄霞　李根林　李寒冰　任慧玲	河南省科技进步三等奖
消疣擦剂/消疣丸抗HPV/CA复发的临床研究	黄霞*	2006	李翠萍　贾永艳　刘爱霞　黄霞　李京枝　马文侠　吴延红　张燕燕　田雁华　张梅香	河南省科技进步二等奖
中医本草文献知识表达体系分析研究	石鹤峰	2006	石鹤峰　蔡永敏　田文敬　邵明义　刘霖　贺晓梅　张大明	河南省科技情报成果二等奖
循证医学发展对医学信息服务提出的挑战及其对策研究	刘霖	2006	刘霖　庆慧　蔡永敏　田文敬　邱彤　王予英　顾蕾	河南省科技情报成果三等奖

成果名称	负责人	获奖时间	主要完成人	获奖等级
舒肝健脑调郁片对卒中后抑郁大鼠的保护作用的实验研究	白清林*	2008	许二平　张金生　许菲斐 于涛　白清林　任彬彬 刘振伟　张宝霞	河南省科技进步二等奖
敏疏糖胶囊对2型糖尿病患者外周胰岛素抵抗作用的研究	徐立然	2008	徐立然　李浩　芦长海 袁效涵　刘方洲　魏俊英 史冬梅　郭建中　张钟 张关亭　吕晓红　崔玲 王学超　杨辰华　韩伟峰 张明利	河南省中医药科技成果一等奖
埋线配合黄龙抑亢汤（胶囊）治疗甲状腺机能亢进症多中心近期临床疗效评价	蔡永敏	2008	蔡永敏　曹金梅　周红艳 张翠英　张勇　郭泉滢 吕久省　王学超　高丽君 孙大鹏　牛玲亚	河南省中医药科技成果一等奖
循经取穴电针抗实验性脑缺血作用与机理研究	王军	2008	王军　贾士奇　周红艳 范军铭　王玉升　于震 高丽君　张磊　董永书 张薇　蔡永敏	河南省中医药科技成果一等奖
		2009		河南省科技进步三等奖
中药药名考证及其在规范化研究中的应用	蔡永敏	2008	蔡永敏　邱彤　刘效平 刘明　王艳艳　刘方洲 邨凤香	河南省科技情报成果一等奖
中医中风病防治数据库的研制	邱彤	2008	邱彤　田文敬　蔡永敏 刘霖　张晓静　孙维莹 王予英	河南省科技情报成果一等奖
中药药名考证及其在规范化研究中的应用	蔡永敏	2008	蔡永敏　邱彤　刘效平 刘明　王艳艳　刘方洲 邨凤香	河南省科技情报成果一等奖
中医药临床参考术语计算机检索语言研究	刘霖	2008	刘霖　石鹤峰　田文敬 邱彤　赵莉敏　蔡永敏 严慧	河南省科技情报成果二等奖
高血压病例数据库的建立与分析	邓松涛	2008	邓松涛　刘霖　张翠英 邱彤　田文敬　蔡永敏 邹杰	河南省科技情报成果二等奖
中医药学科学数据管理与共享服务	邹杰	2008	邹杰　蔡永敏　马瑞华 邱彤　刘霖　顾蕾 张翠英	河南省科技情报成果二等奖
中医体质流行病学调查研究	石鹤峰	2008	石鹤峰　邹杰　蔡永敏 李淑敏　张翠英　王学超 李思三	河南省科技情报成果二等奖

成果名称	负责人	获奖时间	主要完成人	获奖等级
肝郁脾虚证与肝系病证相关性文献研究	张翠英	2008	张翠英 石鹤峰 田文敬 洪素兰 张璞琳 孙玉信 蔡永敏	河南省科技情报成果二等奖
"更年乐水丸"对围绝经期妇女骨密度及生化指标的影响	黄霞 *	2008	李翠萍 张丽霞 郝兰枝 黄霞 贾永艳 马丽亚 李宾玲	河南省科技进步三等奖
益肾通络方对实验性精索静脉曲张大鼠睾丸组织形态学及 SOD、NO、MDA、ATP 的影响	王士旗 *	2008	孙自学 王士旗 王金菊 王伟 王春霞 张淑芳 蒋平	河南省教育科学技术成果二等奖
生姜对实验性脑缺血治疗作用与机制研究	王军	2009	王军 任孝德 马开 贾士奇 王玉升 张薇 张磊	河南省中医药科技成果一等奖
益肾养元丹对卵巢早衰作用机理研究	李颖	2009	李颖 卫爱武 贾士奇 程延安 张丽娜 韩伟锋 丁红战	河南省中医药科技成果二等奖
爱罗咳喘宁方对支气管哮喘患者免疫功能的影响	刘霖 *	2009	谢文英 常学辉 刘霖等	河南省科技进步二等奖
瓜蒌薤白汤、乌蛇散防治肺纤维化作用及机理的实验研究	刘方洲 *	2010	宋建平 刘方洲 种军 李瑞琴 谢世平 李伟 潘梦菲	中华中医药学会科学技术二等奖
中医防治呼吸系统疾病数据库的研制	邱彤	2010	邱彤 刘霖 蔡永敏 田文敬 孙现鹏 孙维莹 严慧	河南省科技情报成果一等奖
重大疑难疾病（糖尿病及其并发症）中医防治临床方案的文献评价研究	刘霖	2010	刘霖 邱彤 邹杰 田文敬 顾蕾 赵莉敏 张翠英	河南省科技情报成果一等奖
胃康舒宁抗胃癌作用机制的研究	蔡小平 *	2010	蔡小平（第 2 名）荫晴（第 4 名）等	河南省教育厅科技成果一等奖
玄府理论及其在血管性痴呆治疗中的应用研究	杨辰华	2010	杨辰华 曹建恒 李广胜 杜文森 王彦华 王玉玲 曾宝珠	河南省中医药科技成果一等奖
HIV/AIDS 生存质量量表的研究	张明利	2010	张明利 魏俊英 吴毓敏 郭选贤 屈冰 张留超 苏芳静	河南省中医药科技成果一等奖
		2011		河南省科技进步三等奖
中药名考证与规范	夏祖昌	2010	夏祖昌 蔡永敏 李成文 王琳 邱彤 刘明 王艳艳	河南省中医药科技成果一等奖
	蔡永敏 *	2011	朱建平 王永炎 梁菊生 夏祖昌 蔡永敏	中华中医药学会学术著作二等奖

成果名称	负责人	获奖时间	主要完成人	获奖等级
中医药科学数据的共建与共享	田文敬*	2011	田文敬等	中华中医药学会科学技术二等奖
辅助中药新药的文献分析系统的建立与应用	田文敬*	2011	田文敬等	中华中医药学会科技进步二等奖
补肾调周法治疗多囊卵巢综合征疗效机理研究	黄霞*	2011	李翠萍 申霞 黄霞 郝兰芝 贾永艳 张丽霞 郭丽华	河南省科技进步二等奖
糖痹通膏穴位贴敷对糖尿病对称性多神经病变影响的研究	李士瑾*	2011	冯志海 李士瑾 岳新 王永山 程旭锋 王颖 潘研 燕树勋 张淑香 边爱中	河南省科技进步二等奖
二紫胶囊对不孕大鼠内分泌激素及受体的影响	刘方洲*	2011	褚玉霞 李晖 王祖龙 刘方洲 孙红 李艳青 陈小永 刘长河 王晓丽 梁瑞峰	河南省中医药科技成果一等奖
镇晕胶囊治疗椎基底动脉供血不足性眩晕的机理研究	刘方洲*	2011	李燕梅 李根林 蔡永敏 刘方洲 唐学敏 韩冠先 王梅 周红霞 金芳芳 赵小娟	河南省教育厅科技成果二等奖
不同治法方药对肺癌干预作用机制的比较研究	蔡小平*	2011	蔡小平（第3名）等	河南省科技发展计划二等奖
中西医结合诊疗方案治疗中青年高血压疗效评价研究	范军铭	2012	范军铭 韩颖萍 庆慧 田元生 李荣 王凤荣 程广书 邓松涛 罗继红 王玉民 陈曦 苗灵娟 李玲 郭泉滢	河南省中医药科技成果一等奖
乳癖散结膏治疗乳腺增生病临床研究	李颖	2012	李颖 买建修 王兰峰 马仲丽 何平 张卫红 成爱武 刘俊保 朱明辉 韩咏梅	河南省中医药科技成果一等奖
穴位埋线、耳压、敷贴三联疗法治疗顽固性高血压的临床研究	田元生	2012	田元生 王守富 程广书 李荣 李玲 罗继红 王新义	河南省中医药科技成果一等奖
高血压病中医证候构成研究	范军铭	2012	范军铭 王守富 田元生 杨克勤 董永书 李荣 高丽君	河南省中医药科技成果一等奖
新药"芷辛胶囊"（原名三叉神经痛可停）的研制	刘方洲	2012	刘方洲 赵一 牛志英 马开 余月娟 巴蕾 宋宏建	河南省中医药科技成果一等奖
补肾健脾固冲法治疗青春期功血作用机理的研究	王希浩	2012	王希浩 马开 郝兰枝 李兴华 葛翠莲 于喜乐 郭朋波 王晓丽 梁瑞峰 刘方洲	河南省中医药科技成果一等奖

成果名称	负责人	获奖时间	主要完成人	获奖等级
慢性乙型肝炎肝纤维化的中医证型及优化方案的研究	杨小平	2012	杨小平　王会丽　崔伟锋　赵雷　张红雨　高天曙　王菲	河南省中医药科技成果二等奖
解毒益气活血法治疗肝硬化腹水肠源性内毒素血症的研究	侯留法	2012	侯留法　刘方州　王菲　王晓丽　娄静　高天曙　王会丽	河南省中医药科技成果二等奖
基于数据挖掘的高血压病中医证候与相关因素分析报告	刘霖	2012	刘霖　田文敬　邱彤　顾蕾　孙现鹏　王明　孙维莹	河南省科技情报成果一等奖
中医药科技查新咨询的创新服务实践研究	顾蕾	2012	顾蕾　刘霖　邱彤　田文敬　孙维莹　孙现鹏　王明	河南省科技情报成果二等奖
六指六穴点压及旋转屈伸手法治疗膝关节骨关节炎的临床研究	董兵*	2012	李慧英　董兵（第三协作单位）等	河南省科技进步三等奖
循经取穴电针对缺血性脑损伤神经保护作用机制研究	王军	2013	王军　范军铭　贾士奇　周红艳　于震　王玉升　张薇　刘慧霞	中华中医药学会科学技术三等奖
益气活血法治疗慢性充血性心力衰竭的临床与实验研究	李更生	2013	李更生　刘明　王慧森　王守富　王学超　刘方洲	河南省中医药科技成果一等奖
中药外贴内服综合疗法治疗乳腺增生病临床研究	李颖	2013	李颖　范军铭　马仲丽　田元生　卫爱武　刘俊保　王学超	河南省中医药科技成果一等奖
化痰解郁调神法抗抑郁作用机制研究	范军铭	2013	范军铭　王军　董永书　行书丽　周红艳　姜建芳　刘华	河南省中医药科技成果一等奖
鲜地黄与地黄、熟地黄有效成分比较研究	李更生	2013	李更生　王慧森　刘明　卢鹏伟　吕杨　张雅阁	河南省中医药科技成果一等奖
健脾补肾涩肠法对HIV/AIDS慢性腹泻作用的研究	杨小平	2013	杨小平　李发枝　徐立然　王东旭　屈冰　李星锐　庞志勇	河南省中医药科技成果一等奖
柔筋健步丸配合埋线、刺络疗法治疗强直性脊柱炎的临床研究	田元生	2013	田元生　薛爱荣　王新义　王雷生　张向阳　魏薇　徐鹏	河南省中医药科技成果一等奖
		2014	田元生　薛爱荣　王新义　王雷生　田晨辉　张向阳　徐鹏	河南省科技进步三等奖

成果名称	负责人	获奖时间	主要完成人	获奖等级
一种地黄花茶及其生产工艺	刘明	2013	刘明　王慧森　李更生	河南省中医药科技成果三等奖
不同治法方药对胃癌前病变大鼠干预作用的比较研究及应用	蔡小平*	2013	蔡小平（第3名）等	河南省科技进步三等奖
金银花指纹图谱的研究	刘长河	2014	刘长河　任孝德　刘方洲　王艳艳　陈杰　周红艳　王晓丽　张薇　田萍　梁瑞峰　李更生　李展	河南省中医药科技成果一等奖
艾滋病中医辨证施治体系构建、评价及应用	杨小平*	2014	徐立然　郭会军　王健　李发枝　邓鑫　杨小平　蒋士卿　谢世平　刘翠娥　谭行华　杨毅　马建萍　王莉　王宝亮　张怀亮	河南省科技进步二等奖
综合治疗急性脑梗死的临床研究	张社峰*	2014	赵彦青　张社峰　王伟民　杨克勤　王爱凤　王改凤　张民旺　吴玉红　赵莹雪　王松龄	河南省科技进步三等奖
河南省地方志中中医药文献信息整理研究	王明	2014	王明　牛国顺　赵会茹　孙现鹏　刘霖　顾蕾　李亚峰	河南省科技情报成果一等奖
重点学科建设中的医学信息服务模式研究	刘霖	2014	刘霖　顾蕾　邱彤　孙现鹏　王明　邓松波　李士瑾	河南省科技情报成果一等奖
益气活血经验方治疗气虚血瘀型溃疡性结肠炎的研究	荫晴*	2015	张相安　荫晴（第6名）等	河南省教育厅科技成果一等奖
艾滋病中医基础理论体系研究	魏征*	2015	徐立然　魏征（第4名）等	河南省中医药科技成果一等奖
从OPG/RANKL系统探讨蛇床子抑制乳腺癌骨转移的机理	乔翠霞*	2015	程旭锋　乔翠霞（第5名）等	河南省教育厅科技成果一等奖
基于安卓系统手机的人体经络穴位软件	李宁*	2015	李宁（第4名）等	河南省教育厅应用成果一等奖
强直性脊柱炎特色疗法	田元生	2015	田元生　薛爱荣　王雷生　王新义　田中华　田晨辉　陈磊　孙玮琦　吕永飞	河南省中医药科技成果一等奖

成果名称	负责人	获奖时间	主要完成人	获奖等级
基于辨证施治的 HIV/AIDS 病证诊疗体系构建、评价与应用	杨小平*	2016	杨小平（第9名）等	中华中医药学会科学技术一等奖
艾滋病相关性腹泻病证结合诊疗体系构建及应用研究	杨小平*	2016	杨小平（第5名）等	中国中西医结合学会科技进步奖二等奖
怀药道地性与质量评价方法研究	张留记	2016	张留记　屠万倩　张宝　崔伟锋　刘钦松　张格艳　李开言	河南省中医药科技成果一等奖
降压宝蓝片对 SHR 血管重构及细胞生物学的研究	梁瑞峰	2016	梁瑞峰　王军　周红艳　张薇　宋献美　李开言　张雪侠	河南省中医药科技成果一等奖
中医药治疗慢性丙型肝炎优化方案的临床研究——滋水涵木法联合普通干扰素与利巴韦林治疗肝肾阴虚型丙型肝炎的临床研究	侯留法	2016	侯留法　王菲　赵义红　娄静　王会丽　赵雷　李鹏耀	河南省中医药科技成果一等奖
冠心止痛胶囊抗动脉粥样硬化的作用机制研究	王晓丽	2016	王晓丽　周红艳　孙为　张薇　黄霞　张雪侠　李开言	河南省中医药科技成果二等奖
基于临床数据的 CPOE 模式评价中医疗效的医学循证研究	范军铭	2017	范军铭　王守富　崔伟锋　范军星　程广书　武可文　邓松涛	河南省中医药科技成果一等奖
"降压宝"对高血压大鼠靶器官保护作用机制研究	王军	2017	王军　周红艳　张薇　高丽君　梁瑞峰　王晓丽　李开言	河南省中医药科技成果一等奖
益心血脂康胶囊的工艺优选及临床研究	张留记	2017	张留记　屠万倩　李向阳　侯惠鸣　王治阳　徐贞贞	河南省中医药科技成果一等奖
化瘀解毒法方药治疗肺癌的机理研究	魏征	2017	魏征　王艳春　张俊萍　蔡小平　李亚峰　张爱华　马淑芳	河南省中医药科技成果一等奖
《太平圣惠方校注》	田文敬	2017	田文敬等	第六届中华优秀出版物图书奖
化瘀解毒法抗肺癌的作用及机制研究	魏征	2017	魏征　王艳春　张俊萍　蔡小平　崔伟锋　李亚峰　张爱华	河南省中医药科技成果一等奖
		2018		河南省科技进步三等奖

成果名称	负责人	获奖时间	主要完成人	获奖等级
解毒散结方治疗非小细胞肺癌的临床观察和实验研究	张俊萍	2018	张俊萍　张爱华　付杰娜 陈关征　苏冠英　崔莉芳 蔡小平	河南省中医药科技成果一等奖
经膀胱经穴位透刺关节突关节治疗关节突源性腰痛的临床研究	王雷生	2018	王雷生　杨勇　张娟 田元生　薛爱荣　刘宜军 王新义　田晨辉　王权亮	河南省中医药科技成果一等奖
怀地黄的质量标准和炮制规范化研究	张留记	2018	张留记　屠万倩　张宝 张军霞　王晓燕　李开言 周志敏	河南省中医药科技成果一等奖
吴茱萸引经的现代科学内涵与转化应用	梁瑞峰	2018	梁瑞峰　李更生　崔伟锋 葛文静　张俊萍　宋献美 张社峰	河南省中医药科技成果一等奖
基于 PI3K/AKT 信号通路研究化疗解毒法调控胃癌侵袭转移的机制	魏征	2018	魏征　张俊萍　张社峰 蔡小平　梁瑞峰　张爱华 李亚峰	河南省中医药科技成果一等奖
中风胶囊在中风病二级预防中作用的前瞻性队列研究	田元生	2018	田元生　田中华　董永书 范军铭　王雷生　田晨辉 行书丽	河南省中医药科技成果一等奖
基于 CXCL12→CXCR4 生物学轴探讨"干蟾皮-莪术"药对抑制胃癌肝转移的机理研究	乔翠霞	2018	乔翠霞　张新峰　程旭锋 蔡小平　张影	河南省中医药科技成果一等奖
河南省地方志中中医药文献整理研究	田文敬	2018	田文敬　王明　孙现鹏 邱彤　刘霖　邓松波 李士瑾	河南省中医药科技成果二等奖
解码活血化瘀治法理论中的几个关键问题及其机制、应用	苗灵娟*	2018	张金生　张宝霞　刘萍 李社芳　苗灵娟　白娟 张俊	河南省科技进步三等奖

注：加"*"者为本单位该项目完成人，非项目第一完成人。

附表-2　河南省中医药研究院出版著作

著作名称	作者	出版社	出版时间
冠心病	邱保国主编	河南人民出版社	1977.8
中药临床基础	陈阳春、翟明义等主编	河南人民出版社	1979.8
中医临床基础	翟明义主编	河南人民出版社	1979.1
衰老与老年病	邱保国、宁选	河南人民出版社	1979.11
肝病	王昆山、张海岑、曹建生、赵法新、刘道清、党炳瑞等主编	河南人民出版社	1980.1
针灸治验	毕福高主编	河南科学技术出版社	1980.8
近代中医珍本集　伤寒分册	赵法新等主编	浙江科学技术出版社	1981.9
妊娠病中医据质预测预防学	王希浩、徐立然、王素萍等主编	中原农民出版社	1981.9
汤头歌诀新义	曹健生等释义	河南科学技术出版社	1981.9
中医词释	曹健生、赵法新等主编	河南科学技术出版社	1983.9
心理与健康	邱保国主编	河南科学技术出版社	1983.12
老年保健指导丛书　生命篇	邱保国等主编	河南科学技术出版社	1984.9
老年保健指导丛书　摄生篇	邱保国等主编	河南科学技术出版社	1985.1
老年保健指导丛书　健身篇	邱保国等主编	河南科学技术出版社	1985.3
老年保健指导丛书　药补篇	邱保国等主编	河南科学技术出版社	1984.9
老年保健指导丛书　祛病篇	邱保国等主编	河南科学技术出版社	1985.6
老年保健指导丛书　寿道篇	邱保国等主编	河南科学技术出版社	1984.9
儒门事亲校注	张海岑、赵法新、刘道清等校注	河南科学技术出版社	1984.11
北行日记	刘道清等校注	河南人民出版社	1985.7
传统老年医学	邱保国、张海岑等主编	湖南科学技术出版社	1986.1
意庵医案校注	张金鼎、曹鸿云校注	江苏科学技术出版社	1986.8
百病自我疗法	刘道清等主编	河南科学技术出版社	1986.12
意庵医案校注	张金鼎、曹鸿云校注	江苏科技出版社	1986.8
中国民间疗法	刘道清主编	中原农民出版社	1987.12
近代中医珍本集　温病分册	赵法新等校注	浙江科学技术出版社	1987.4
中国针灸大全	毕福高等副主编	河南科学技术出版社	1988.1
近代中医珍本集 伤寒分册	赵法新编	浙江科学技术出版社	1988.8

著作名称	作者	出版社	出版时间
乡村中医临症大全	赵法新主编	中医古籍出版社	1988.8
中医眼科学	张海岑主编、赵法新编	光明日报出版社	1989.1
中国老年学	邱保国等主编	河南科学技术出版社	1989.12
老年运动医学及运动处方	陈阳春、张守元等副主编	河南科学技术出版社	1989.6
中医肾脏病学	李培旭副主编	河南科学技术出版社	1990.1
血症论	魏武英、曹建生点校	人民卫生出版社	1990.1
怪病怪治	刘道清	中原农民出版社	1990.2
中医肾脏病学	李培旭副主编	河南科学技术出版社	1990.9
宫廷美容长寿方	张金鼎、薄立宏主编	河南科学技术出版社	1990.9
神州秘方	河南省中医研究院	河南科学技术出版社	1991.3
名老中医验方集	华琼编著	中医古籍出版社	1991.10
近代中医珍本集 金匮分册	赵法新等校注	浙江科学技术出版社	1991.12
中医名言大辞典	刘道清等主编	中原农民出版社	1991.12
当代名医神丹妙方	张大明、华琼等主编	河南科学技术出版社	1991.4
健康长寿运动指南	李培旭等副主编	河南科学技术出版社	1991.9
家庭巧用中成药	张大明、华琼、赵一等主编	中国古籍出版社	1992.1
中州医家荟萃（中、下册）	田文敬、张重刚等副主编	江苏科学技术出版社	1992.4
清热方剂药理和临床	郭湘云、赵莉敏主编	中国医药科技出版社	1992.9
妊娠病中医据质预测预防学	王希浩主编	中原农民出版社	1993.7
中国科技期刊中医药文献索引（1949—1986）第四分册	魏武英等副主编	光明日报出版社	1993.10
糖尿病治疗与康复指南	赵一等副主编	中国中医药出版社	1993.11
龙门石刻药方校注	张金鼎校注	山东科技出版社	1993.11
当代医家论经方	党炳瑞等主编	中国中医药出版社	1993.12
男女不孕育诊治汇萃	魏武英等主编	中国中医药出版社	1993.2
病家禁忌三千条	刘道清、张金楠主编，赵国岑、党炳瑞等副主编	四川辞书出版社	1993.3
中国回族民间实用药方	沙培林等副主编	国际文化出版公司	1993.5
老年自我保健台书	田文敬等	河南科学技术出版社	1993.7
妊娠病中医据质预测预防学	王希浩、徐立然、王素萍	中原农民出版社	1993.7

著作名称	作者	出版社	出版时间
糖尿病中医疗法	袁效涵等主编	中原农民出版社	1993.9
老年病证治	赵莉敏等主编	中国医药科技出版社	1993.9
当代中医必效奇方秘术	张俊明副主编	中医古籍出版社	1994.1
中医常见证候的辨病论治	杨小平主编	河南科学技术出版社	1994.1
中西医结合防治急性脑血管病	张社峰主编	人民卫生出版社	1994.1
金匮方引用及研究	张英副主编	河南科学技术出版社	1994.11
当代中医师灵验奇方真传	侯留法副主编	中国医药科技出版社	1994.12
河南少数民族名人	田文敬等副主编	南京大学出版社	1994.3
中医奇方妙治真传	张俊明副主编	中医古籍出版社	1994.6
中药别名大辞典	刘道清等副主编	中原农民出版社	1994.6
中药名大典	刘道清主编	中原农民出版社	1994.6
中医杂病证治	李颖等副主编	中原农民出版社	1994.6
现代临床中药	赵莉敏等主编	中国医药科技出版社	1994.9
当代针灸临床屡验奇术	张俊明等主编	北京科学技术出版社	1995.6
中西医内科临床指南	张英等主编	陕西科学技术出版社	1996.2
高血压冠心病独特秘方治病绝招	张英主编	中国医药科技出版社	1996.5
中西医结合内科学	侯留法副主编	中国中医药出版社	1996.9
中药药名辞典	蔡永敏主编	中国中医药出版社	1996.10
家用民间疗法大全	刘道清主编	四川辞书出版社	1996.10
中国中医药最新研创大全	高雅常务副主编	中医古籍出版社	1996.12
老年人糖尿病及其慢性并发症中医治疗	王守富副主编	中国医药科技出版社	1997.5
儿科临床手册	高雅主编	河南科学技术出版社	1997.6
常见病药物脐疗法	严慧、华琼、赵莉敏等副主编	中国中医药出版社	1997.8
肝胆疾病	田文敬、陈宝玲等主编	河南科学技术出版社	1997.8
中医临症备要	白清林副主编	山西科学技术出版社	1997.9
中华名医名方薪传 肾病	华琼等主编	河南医科大学出版社	1997.9
常见老年呼吸系统疾病现代治疗	袁效涵主编	中国中医药出版社	1998.1
中西医结合防治病毒性肝炎	侯留法主编	中国中医药出版社	1998.1
中西医结合诊断治疗腹水	李秋凤副主编	中医古籍出版社	1998.1
中医常见病证诊疗常规	王希浩副总主编	河南医科大学出版社	1998.5

著作名称	作者	出版社	出版时间
民间实效验方	田文敬等副主编	河南科学技术出版社	1998.5
家用药酒大全	刘道清主编	四川辞书出版社	1998.9
中风病防治300问	蔡永敏等主编	中国中医药出版社	1998.9
最新中药药理与临床应用	蔡永敏、张国泰等主编	华夏出版社	1999.1
百病自诊自疗自防	刘道清主编	四川辞书出版社	1999.8
食疗养生与保健食品	邱保国、尹慧、邱彤主编	中原农民出版社	1999.9
肝胆疾病答疑解难	刘道清、陈宝玲、侯留法主编	中原农民出版社	1999.9
常见病用药饮食禁忌	蔡永敏主编	中国中医药出版社	1999.10
中国民间疗法大典	刘道清主编	中原农民出版社	1999.11
肾脏病诊疗全书	李培旭主编	中国医药科技出版社	1999.11
中华药膳防治儿科疾病	高雅等主编	科学技术文献出版社	2000.1
实用老年疾病诊断与治疗	侯留法副主编	科学技术文献出版社	2000.3
中医文献学辞典	赵法新主编	中医古籍出版社	2000.4
肾与尿路疾病答疑解难	田文敬、华琼、王予英、陈宝玲主编	中原农民出版社	2000.4
怪病怪治	刘道清副主编	中原农民出版社	2000.5
现代胃肠病学	杨小平副主编	中原农民出版社	2000.9
肝胆病诊疗全书	杨小平副主编	中国医药科技出版社	2001.1
家用民间疗法精选	刘道清主编	四川辞书出版社	2001.1
家用药酒精选	刘道清主编	四川辞书出版社	2001.1
禽蛋疗法	蔡永敏等主编	中国中医药出版社	2001.8
常见病中西医误诊误治分析与对策	蔡永敏等主编	人民卫生出版社	2001.10
现代中西医临床内分泌病学	蔡永敏、曹金梅、徐学功主编	中国中医药出版社	2001.11
中国传统养生保健法(英文版)	刘道清等主编	外文出版社	2002.1
现代生活禁忌丛书	刘道清等主编	河北科学技术出版社	2002.1
日常生活禁忌	田文敬、蔡永敏等主编	河北科学技术出版社	2002.1
病家食居禁忌	刘霖、庆慧等主编	河北科学技术出版社	2002.1
妇女卫生禁忌	庆慧、刘霖等主编	河北科学技术出版社	2002.1
最新中药手册	杨小平主编	中原农民出版社	2002.1
妇儿疾病误诊误治分析与对策	李颖、蔡永敏等主编	军事医学科学出版社	2002.2
针灸学歌诀诠释	白清林副主编	河南科学技术出版社	2002.4

著作名称	作者	出版社	出版时间
国家基本药物中成药的辨证应用	赵法新主编	中医古籍出版社	2003.7
中医学	雷新强、刘道清主编	人民军医出版社	2004.4
中国民间神效秘方	刘道清主编	河北科学技术出版社	2004.5
中华当代名医赵国岑临证选集	赵国岑、赵一等主编	中国古籍出版社	2005.1
张仲景方剂现代临床应用	侯勇谋、刘方洲、王希浩等主编	中国医药科技出版社	2005.2
走出健康误区	刘道清、刘霖主编	郑州大学出版社	2005.5
心脑血管病临床治疗要览	邱保国、韩伟锋主编	河南科学技术出版社	2005.11
患者饮食禁忌	刘道清主编	河北科学技术出版社	2006.1
走出防病治病用药误区	刘道清主编	河北科学技术出版社	2006.3
糖尿病临床诊疗学	蔡永敏、杨辰华等主编	第二军医大学出版社	2006.3
中药名考证与规范	蔡永敏等主编	中医古籍出版社	2007.3
秘验单方集锦·儿科篇	刘道清、赵国岑、赵法新、党炳瑞、魏武英主编	河北科学技术出版社	2007.4
秘验单方集锦·外科篇	刘道清、赵国岑、赵法新、党炳瑞、魏武英主编	河北科学技术出版社	2007.5
秘验单方集锦·五官科篇	刘道清、赵国岑、赵法新、党炳瑞、魏武英主编	河北科学技术出版社	2007.5
秘验单方集锦·内科篇	刘道清、赵国岑、赵法新、党炳瑞、魏武英主编	河北科学技术出版社	2007.5
秘验单方集锦·男科、妇科篇	刘道清、赵国岑、赵法新、党炳瑞、魏武英主编	河北科学技术出版社	2007.5
中老年运动处方	陈阳春、侯勇谋副主编	河南科学技术出版社	2008.4
便秘自然疗法	蔡小平等副主编	金盾出版社	2008.1
中医药文献信息获取与利用	蔡永敏等副主编	人民卫生出版社	2009.1
肿瘤方剂大辞典	刘霖等副主编	中医古籍出版社	2009.4
中医防治前列腺增生百家验方	华琼编著	人民卫生出版社	2009.7
马荫笃中医儿科临证经验	吴文先副主编	人民军医出版社	2011.6
名老中医临证医案医话	刘霖等主编	人民军医出版社	2011.7
中医师承心悟	赵法新等副主编	中原农民出版社	2011.9
简明中药临床实用手册	邱保国、李长禄主编	中原农民出版社	2012.1
赵法新脾胃病临证经验	赵玉瑶、徐蕾主编	人民军医出版社	2012.1
强直性脊柱炎特色疗法	田元生主编	郑州大学出版社	2012.9

著作名称	作者	出版社	出版时间
万修堂中医八代传承	徐蕾等主编	人民军医出版社	2012.10
本草从新	赵法新副主编	中国中医药出版社	2013.1
本草蒙筌	赵法新副主编	中国中医药出版社	2013.1
一本书读懂失眠	邱保国、杜文森、邱彤主编	中原农民出版社	2013.3
一本书读懂过敏性疾病	尹慧主编	中原农民出版社	2013.3
现代临床诊疗-肿瘤学	魏征等副主编	科学技术文献出版社	2013.4
中医古籍珍本集成 伤寒金匮卷 尚论篇校注	刘霖等校注	湖南科学技术出版社	2013.5
中医古籍珍本集成·伤寒明理论	张影校注	湖南科学技术出版社	2013.5
当代实用医学内科学	史晓菲等副主编	科学技术文献出版社	2013.10
新编常见病实用食疗	史晓菲等副主编	郑州大学出版社	2013.10
新编常见病实用验方	史晓菲等主编	郑州大学出版社	2013.10
水针刀微创技术-骨筋伤病	薛爱荣等副主编	人民卫生出版社	2013.11
外科学	荫晴等副主编	第四军医大学出版社	2013.11
新编临床医学全书中医学	娄静等主编	中医古籍出版社	2014.7
当代临床医学新进展中医学	娄静、王菲副主编	中医古籍出版社	2014.8
中医古籍珍本集成 温病卷 伤寒瘟疫条辨	庆慧、张大明等校注	湖南科学技术出版社	2014.8
心血管疾病动物模型	王军、高传玉主编	郑州大学出版社	2014.9
一本书读懂习俗与健康	田文敬、王明主编	中原农民出版社	2014.10
临床常见疾病诊断与中西医治疗	买建修、苗灵娟、王菲等副主编	吉林科学技术出版社	2014.12
临床医学创新与实践——综合医学	王于真等副主编	科学技术文献出版社	2015.9
临床医学创新与实践——护理学	李妍妍等副主编	科学技术文献出版社	2015.9
临床医学研究与实践——综合医学	李妍妍等副主编	科学技术文献出版社	2015.9
临床医学研究与实践——内科学	王于真等副主编	科学技术文献出版社	2015.9
呼吸内科急症与重症诊疗学	庞志勇等副主编	吉林科学技术出版社	2015.2
邱保国验方医案医论集要	邱保国主编　庆慧、杜文森副主编	中原农民出版社	2015.3

著作名称	作者	出版社	出版时间
陈阳春中西医结合临床治验	陈阳春、徐毅、王守富主编	中原农民出版社	2015.3
实用临床诊疗实践护理学	杨永枝等副主编	科学技术文献出版社	2015.3
实用临床诊疗实践内科学	唐桂军等副主编	科学技术文献出版社	2015.3
临床外科疾病诊疗思维与应用	李涛等副主编	吉林科学技术出版社	2015.4
嵩崖尊生书校注	清·景日昣撰，刘道清、刘霖校注	河南科学技术出版社	2015.5
内科疾病临床诊治	苗灵娟副主编	吉林科学技术出版社	2015.5
急诊急症的处置与救护治疗	王爱军等主编	黑龙江科学技术出版社	2015.7
新编临床医学实践	吴文先等主编	吉林科学技术出版社	2015.7
国医万修堂寻访录：与赵氏中医第六代传人的心交神会	赵法新主审	人民军医出版社	2015.9
常见心血管疾病临床诊治	赵章华等主编	新疆人民出版社	2015.10
太平圣惠方校注（一）	宋·王怀隐编 田文敬、孙现鹏等校注	河南科学技术出版社	2015.10
太平圣惠方校注（二）	宋·王怀隐编 田文敬、孙现鹏等校注	河南科学技术出版社	2015.10
太平圣惠方校注（三）	宋·王怀隐编 田文敬、牛国顺等校注	河南科学技术出版社	2015.10
太平圣惠方校注（四）	宋·王怀隐编 田文敬、李更生等校注	河南科学技术出版社	2015.10
太平圣惠方校注（五）	宋·王怀隐编 田文敬、任孝德等校注	河南科学技术出版社	2015.10
太平圣惠方校注（六）	宋·王怀隐编 田文敬、邱彤等校注	河南科学技术出版社	2015.10
太平圣惠方校注（七）	宋·王怀隐编 田文敬、王学超等校注	河南科学技术出版社	2015.10
太平圣惠方校注（八）	宋·王怀隐编 田文敬、王明等校注	河南科学技术出版社	2015.10
太平圣惠方校注（九）	宋·王怀隐编 田文敬等校注	河南科学技术出版社	2015.10
太平圣惠方校注（十）	宋·王怀隐编 田文敬等校注	河南科学技术出版社	2015.10
肿瘤相关病症中医外治手册	王红等主编	河南科学技术出版社	2015.11

著作名称	作者	出版社	出版时间
李德俭中医临证精要	李宁等副主编	人民军医出版社	2015.11
中风相关病证中西医结合特色治疗	张社峰等主编	人民卫生出版社	2015.11
新编医学诊疗实践——综合医学	周明雪 等副主编	科学技术文献出版社	2016.5
新编医学诊疗实践——临床护理	周明雪 等副主编	科学技术文献出版社	2016.5
新编医学诊疗实践——护理学	栗瑞等副主编	科学技术文献出版社	2016.5
新编医学诊疗实践——内科学	栗瑞等副主编	科学技术文献出版社	2016.5
现代针灸推拿治疗学	朱在波副主编	吉林科学技术出版社	2016.2
传统中医诊断治疗学	侯留法等主编	西安交通大学出版社	2016.3
李培旭肾病临证验方验案	李培旭著	河南科学技术出版社	2016.4
新编医学诊疗实践——内科学	李星锐副主编	科学技术文献出版社	2016.5
临床肾脏病理论与实践	李星锐副主编	黑龙江科学技术出版社	2016.5
新编临床医学诊疗——内科医学	王磊、刘雪婷等副主编	科学技术文献出版社	2016.5
新编临床医学诊疗——临床急重症	冯亚楠、刘雪婷等副主编	科学技术文献出版社	2016.5
月经病合理用药与食疗	王芳等副主编	金盾出版社	2016.7
新编临床医学诊疗——指南中医学	郭泉滢副主编	中医古籍出版社	2016.8
赵国岑名医工作室论文集	赵一等主编	中医古籍出版社	2016.8
呼吸系统疾病防治学	王素花等副主编	吉林科学技术出版社	2016.9
中医名家肿瘤病辨治实录	蔡小平、荫晴等副主编	学苑出版社	2016.9
新编临床医学诊疗——实践内科学	辛亚等副主编	科学技术文献出版社	2016.11
新编临床医学诊疗——实践护理学	田莉、郑瑞红、辛亚副主编	科学技术文献出版社	2016.11
新编临床医学诊疗实践临床护理	付爱霞等副主编	科学技术文献出版社	2016.11
新编临床医学诊疗实践急诊医学	刘洁、付爱霞等副主编	科学技术文献出版社	2016.11

著作名称	作者	出版社	出版时间
赵法新临证经验	赵法新等主编	中原农民出版社	2016.12
实用肾内科诊治学	华琼等副主编	吉林科学技术出版社	2016.12
肾脏内科疾病诊疗新思维	华琼、于国俊等副主编	吉林科学技术出版社	2017.5
现代呼吸系统疾病诊断治疗学	王素花副主编	黑龙江科学技术出版社	2017.6
医路风雨 骨道柔肠：全国名老中医王宏坤的杏苑人生	薛爱荣等副主编	河南人民出版社	2017.6
临床护理学常规	冯惠娟副主编	黑龙江科学技术出版社	2017.6
常用中药配伍	王素花副主编	郑州大学出版社	2017.7
现代临床肾脏病学	于国俊副主编	黑龙江科学技术出版社	2017.7
临床心内科疾病诊疗学	罗继红副主编	吉林科学技术出版社	2017.8
肾内科疾病治疗与血液净化应用	逯璐副主编	黑龙江科学技术出版社	2017.8
李培旭肾病临证辑要	唐桂军、华琼、郭泉滢主编	河南科学技术出版社	2017.9
现代临床常见疾病护理学	娄海静副主编	吉林科学技术出版社	2017.9
名老中医赵国岑临证医案选粹	赵一等主编	河南科学技术出版社	2017.9
临床护理学实践	马淑芳等主编	科学技术义献出版社	2017.11
护理技能实训	李甜甜副主编	北京工业大学出版社	2017.12
临床肿瘤诊疗研究	胡晓琳等主编	科学技术文献出版社	2018.5
妇产科疾病临床处置精要	赵嘉梅主编	科学技术文献出版社	2018.1
肾脏疾病基础与治疗	刘彦妍、逯璐、于国俊副主编	科学技术文献出版社	2018.1
临床医学理论与实践	魏征等主编	科学技术文献出版社	2018.1
新编肾脏内科诊治学及血液净化	孔征副主编	黑龙江科学技术出版社	2018.2
郑建民名老中医肾病验案集	郑春燕等主编	科学技术文献出版社	2018.3
呼吸内科常见病诊治学	庞志勇主编	吉林科学技术出版社	2018.3
新编神经内科临床诊疗学	罗继红副主编	吉林科学技术出版社	2018.4
临床老年病诊治学	罗继红副主编	黑龙江科学技术出版社	2018.4
中医药史话集	崔莉芳副主编	华夏书局	2018.4
常见辅助用药合理应用手册	李宁等副主编	河南人民出版社	2018.4
当代针灸推拿特色疗法	张向阳等副主编	科学技术文献出版社	2018.5

附表-3　河南省中医药研究院专利

专利名称	发明人	申请号	公开号	公开日	类型
医用密闭冷凝式煎药锅	赵法新	CN88200619.3	CN2039572	1989.6.21	实用新型
寿康抗衰老保健药品及其配方	邱保国；李松武；王秀云；王文义	CN91105681.5	CN1061342	1992.5.27	发明
医用小儿肛注器	赵法新；赵晓东；赵军；余永乐	CN93201878.5	CN2162966	1994.4.27	实用新型
医用点穴助压器	赵法新；赵晓东；赵军	CN93201956.0	CN2173060	1994.8.3	实用新型
复方大蒜油胶囊及其生产方法	都恒青；雷新强；李威；蔡铁栓	CN94108044.7	CN1107341	1995.8.30	发明
电磁热板镇痛仪	刘方洲；苗明三；华琼；白明；田效志	CN97211409.2	CN2301179	1998.12.23	实用新型
中药保健被	冯喜如	CN97221756.8	CN2307497	1999.2.17	实用新型
心脏止痛贴膏	张英；李荣；李燕；孙光武；刘青	CN98250728.3	CN2355718	1999.12.29	实用新型
医用塑料消毒毁形机	王翠华；刘卫平；王秀萍；范丽	CN98203764.3	CN2378173	2000.5.17	实用新型
失眠安贴	赵一；赵国岑；刘方洲；马开；张国泰；余月娟	CN99101693.9	CN1267520	2000.9.27	发明
咽络刺针	郑春燕	CN00230072.9	CN2432901	2001.6.6	实用新型
医用药浴衣	赵法新；赵晓东；赵军；任建军	CN01225858.X	CN2501496	2002.7.24	实用新型
保健兜肚	赵法新	CN03245693.X	CN2612398	2004.4.21	实用新型
一种脐膏贴及其制备方法	赵法新	CN03126119.1	CN1537603	2004.10.20	发明
防治体虚感冒的药物及其制备方法	都恒青；宋诚；蔡铁拴；蔡州；张玮	CN200310110203.8	CN1546093	2004.11.17	发明
一种治疗中风病的中药胶囊及其生产方法	张留记；熊维政；侯惠鸣；张军兵；杨义厚；卢玉斌；乐仁汉；邬芙蓉；周琼；李敦明；王全华；万洁	CN200510017791.X	CN1723933	2006.1.25	发明
抗癌活性成分丹皮酚衍生物的制备方法	张留记；屠万倩；侯惠鸣；李向阳	CN200510048489.0	CN1772756	2006.5.17	发明

专利名称	发明人	申请号	公开号	公开日	类型
一种治疗中风病的中药胶囊的生产方法	张留记；熊维政；侯惠鸣；张军兵；杨义厚；卢玉斌；乐仁汉；邬芙蓉；周琼；李敦明；万洁	CN200610128269.3	CN1965996	2007.5.23	发明
金砂消食药物及其制备工艺	邱保国；王端权；蔡铁拴；蔡州；李长禄；李海松；张玮	CN200710054034.9	CN101015658	2007.8.15	发明
化学发光免疫分析仪检测板	刘聪；张关亭；余峰；梁亮；任伟；李聚勇；高艳彩；许准；杨帆；姜伟刚；张要平	CN200930118499.6	CN301202620S	2010.5.12	外观设计
荸荠式包衣锅	周红艳；任孝德；王艳艳；刘长河	CN200920257731.9	CN201519303U	2010.7.7	实用新型
大鼠气管给药插管	周红艳	CN200920257732.3	CN201542773U	2010.8.11	实用新型
试剂盘	王超；张关亭；刘聪；苗拥军；渠海；唐琪；梁亮；余峰；乔建勇；姜伟刚；石富坤	CN201020692533.8	CN201926665U	2011.8.10	实用新型
益心血脂康胶囊	张留记；王守富；屠万倩；周继春；李向阳；李振国；蔡州；侯惠鸣	CN201110168850.9	CN102225107A	2011.10.26	发明
乳癖散结膏	买建修	CN201010194970.1	CN102274450A	2011.12.14	发明
治疗缺血性中风的益气活血风静胶囊	张留记；李振国；屠万倩；周继春；傅蔓华；李向阳；侯惠鸣	CN201110274741.5	CN102283911A	2011.12.21	发明
消积散结膏	买建修	CN201010214255.X	CN102309718A	2012.1.11	发明
一种地黄花茶及其生产工艺	刘明；王慧森；李更生	CN201110306834.1	CN102318702A	2012.1.18	发明
一种地黄苷 D 标准物质的制备方法	李更生；刘明；王慧森	CN201110275514.4	CN102382156A	2012.3.21	发明
一种利用活炭炭柱层析和结晶技术提取纯化梓醇的方法	刘明；王慧森；李更生	CN201110275524.8	CN102408461A	2012.4.11	发明
一种地黄叶保健茶及其制备方法	刘明；王慧森；李更生	CN201110306826.7	CN102406009A	2012.4.11	发明
高血压中医辨证分型仪	田元生；王守富；曹剑天；程广书；蔡州	CN201120264239.1	CN202207134U	2012.5.2	实用新型

专利名称	发明人	申请号	公开号	公开日	类型
一种保健枕	田元生；程广书；蔡州；张玮	CN201220470760.5	CN202775468U	2013.3.13	实用新型
用于治疗缺血性中风、冠心病心绞痛的益气熄风中药制剂	张留记	CN201310222070.7	CN103251822A	2013.8.21	发明
用于全自动血培养仪的温育箱	刘聪；徐真；余峰；张关亭	CN201320625303.3	CN203530316U	2014.4.9	实用新型
全自动血培养仪	张关亭；刘聪；徐真；余峰	CN201330479602.6	CN302791114S	2014.4.9	外观设计
治疗非酒精性脂肪肝的马齿苋口服液及其制备方法	牛美兰；何雄文；张伟；田恒运；付志豪；裴岩岩	CN201410038780.9	CN103768289A	2014.5.7	发明
放血收集器	王新义；薛爱荣；张向阳；魏薇；薛爱霞；杜树明；徐鹏；杨华丽；王丽娟；姬小莉	CN201320847401.1	CN203647471U	2014.6.18	实用新型
一种胸腔闭式引流装置	白卫云；程治强；王志兵；楚晓飞；张关亭；刘会彩	CN201420642837.1	CN204121477U	2015.1.28	实用新型
一种用甘草酸原料合成甘草锌的工艺	刘长河；仁孝德；郭荣华；王艳艳；刘方洲；马开；李开言；王晓丽	CN201510021708.X	CN104530177A	2015.4.22	发明
一种用于治疗中风的中药组合物及其制备方法	田元生；范军铭	CN201410853808.4	CN104523861A	2015.4.22	发明
一种从木豆叶中提取抗骨质疏松和降脂物的工艺	刘长河；王艳艳；郭荣华；任孝德；刘方洲；马开；王晓丽；李开言	CN201510021698.X	CN104547001A	2015.4.29	发明
一种从菜粕中提取降压物的提取工艺	刘长河；王艳艳；任孝德；郭荣华；马开；刘方洲；李开言；周红艳；王晓丽	CN201510021706.0	CN104644717A	2015.5.27	发明

专利名称	发明人	申请号	公开号	公开日	类型
一种治疗高血压和高血脂的组合药物的提取工艺	刘长河；王艳艳；郭荣华；仁孝德；刘方洲；马开；王晓丽；李开言	CN201510022058.0	CN104644718A	2015.5.27	发明
灸疗床	田元生	CN201420808345.5	CN204352179U	2015.5.27	实用新型
一种治疗足癣用灸条及其制备方法	田元生	CN201510052353.0	CN104666594A	2015.6.3	发明
一种金银花微波杀青仪	刘长河；郭荣华；王艳艳；刘方洲；仁孝德	CN201520313061.3	CN204718306U	2015.10.21	实用新型
一种金银花热气流烘干装置	刘长河；郭荣华；王艳艳；刘方洲；仁孝德	CN201520313005.X	CN204718316U	2015.10.21	实用新型
家用中药熏蒸治疗器	王国栋；张关亭；王燕	CN201520443049.4	CN204766456U	2015.11.18	实用新型
一种治疗高尿酸血症合并血脂异常的中药及其制备方法	梁瑞峰；宋献美；张峰；吴晓东	CN201510643673.3	CN105106497A	2015.12.2	发明
一种桑当总黄酮的制备方法及其应用	张峰；梁瑞峰；宋献美；吴晓东	CN201510643672.9	CN105232729A	2016.1.13	发明
一种翁布提取物的制备方法及其应用	梁瑞峰；宋献美；张峰；吴晓东	CN201510675409.8	CN105250340A	2016.1.20	发明
治疗糖尿病足溃疡的中药制剂	李高申；牛美兰；何雄文；郭梅珍；刘勇华；马俊远；毕晓宾；李静	CN201510929261.6	CN105456498A	2016.4.6	发明
一种输液自动报警装置	田蓟	CN201521119799.2	CN205339739U	2016.6.29	实用新型
一种药浴长袜	赵法新；赵玉瑶；赵晓东；赵军；王会丽；张社峰；赵雷；娄静；魏征	CN201620175055.0	CN205434322U	2016.8.10	实用新型

专利名称	发明人	申请号	公开号	公开日	类型
一种万向哺乳类动物手术解剖台	牛美兰；何雄文；董兵；陈丽；付志豪；马俊远；毕晓宾；李静	CN201610381859.0	CN105919763A	2016.9.7	发明专利
一种治疗甲状腺功能减退症的中药组合物	刘方洲；郭建中	CN201610563234.6	CN105943813A	2016.9.21	发明
一种治疗痛风的中药组合物	刘方洲；郭建中	CN201610563477.X	CN105963482A	2016.9.28	发明
一种治疗继发性闭经的中药	郭建中；张雪侠；刘方洲	CN201610563297.1	CN105963517A	2016.9.28	发明
一种扶正祛湿散配方	郭建中；刘方洲；张雪侠	CN201610563478.4	CN105998916A	2016.10.12	发明
中药透敷枕	吴仪；李鹏鸟；徐丹；巴焕；常丽丽；菅媛媛；宋薛艺；谢丽娜；陈卫涛；李晓琼	CN201620340771.X	CN205696957U	2016.11.23	实用新型
一种关节保健用热敷板	冯惠娟	CN201620627653.7	CN204766456U	2017.3.8	实用新型
一种密闭冷却回流智能煎药锅	赵法新；魏征；赵玉瑶；赵晓东；赵军；王会丽；张社峰；赵雷；娄静	CN201621027496.2	CN206275837U	2017.6.27	实用新型
一种药液的雾化排出装置及雾化排出方法	牛美兰；何雄文；马俊远；刘勇华；高猎房；李静	CN201710249136.X	CN106964036A	2017.7.21	发明
一种用于治疗痹症的中药组合物及其制备方法	田元生	CN201610866398.6	CN107335025A	2017.11.10	发明
一种抗衰老、抗疲劳的中药配方及其应用	谢民；谢翀；苗灵娟	CN201711075454.5	CN107693705A	2018.2.16	发明
一种含青钱柳的降血糖的中药组合物及其制备方法	马开；田萍；张迪文；周红艳；马龙；孙为	CN201710944999.9	CN107714967A	2018.2.23	发明
一种中药组方设计及疗效评价数学模型构建方法	范军铭；范航	CN201711011708.7	CN107729714A	2018.2.23	发明

专利名称	发明人	申请号	公开号	公开日	类型
一种降血脂降血糖中药组合物及其制备方法	马开；田萍；张迪文；马龙；刘长河	CN201711276355.3	CN107823384A	2018.3.23	发明
提取木豆素、木豆素A、木豆素C、木豆内酯A的工艺	任孝德；王艳艳；刘长河；李华妮；葛文静；李开言；王晓丽；刘方洲；胡雨菲；郭荣华	CN201810037368.3	CN107879906A	2018.4.6	发明
膀胱微创造瘘手术小刀	何雄文；何南	CN201720183241.3	CN207220861U	2018.4.13	实用新型
一种治疗难治性高血压的中药组合物及其制备方法	刘明；王慧森；李更生；高雅；逯璐	CN201810018523.7	CN107913315A	2018.4.17	发明
一种地黄环烯醚萜苷类提取物的制备方法	王慧森；刘明；李更生；吕杨；周倩	CN201810047545.6	CN107998212A	2018.5.8	发明
一种营养神经细胞、抗衰老组合物的提取工艺	刘长河；李华妮；王艳艳；李开言；张雪侠；王晓丽；周红艳；胡雨菲；郭荣华	CN201810037355.6	CN108096369A	2018.6.1	发明
一种连续式薄膜闪蒸仪	王艳艳；刘长河；李华妮；李开言；葛文静；张雪侠	CN201721653432.8	CN207456917U	2018.6.5	实用新型
一种预防和治疗糖尿病肾病的中药组合物及其制备方法	杨辰华	CN201810071132.1	CN108175843A	2018.6.19	发明
一种治疗咽炎、扁桃体炎的中药组合物及制备方法和应用	玄振玉；范军铭；王金榜；陆赛卫	CN201611130164.1	CN108210646A	2018.6.29	发明
一种中药僵蝉止咳颗粒及其制备方法	杨辰华	CN201810312006.0	CN108245636A	2018.7.6	发明
下肢姿态理疗康复训练装置	牛美兰；何雄文；付志豪；杨建波；王珺；赵保强	CN201810304424.5	CN108420676A	2018.8.21	发明

附表-4　河南省中医药研究院主要科研仪器设备

品名	规格型号	产地	单价（万元）	购置日期
生物显微镜	Olympus-BHB	日本	1.80	1979
冰箱	比留莎	苏联	0.12	1980
熔点测定仪	FP5	瑞士	4.50	1980
电磁流量计	MF-26	日本	3.00	1981
荧光双目显微镜	Olympus-VANOX	日本	2.10	1981
双目显微镜	BHA	日本	1.90	1981
离心机	LD2-2A	北京	0.11	1981
霉菌培养箱	DL-160	宁波	0.18	1981
分析天平	46（万分之一）	日本	0.30	1981
倒置显微镜	Olympus-IM	日本	3.00	1982
分析天平	L-160 DTP	日本	0.30	1982
分析天平	L-160 DTP	日本	0.30	1982
磨刀机	903	美国	0.50	1982
超薄切片机（含制刀机）	LKB-2088-7800	瑞典	6.00	1982
扭力天平	TN 型	上海	0.02	1982
石蜡式切片机	Leit2	德国	0.80	1982
台式干燥箱	DG20-02	重庆	0.10	1982
冰箱（-24℃）	AEG	德国	0.28	1983
双目显微镜	CHC	日本	0.40	1983
多道生理记录仪	MR6000	日本	16.00	1984
扭力天平	TN		0.10	1984
冰箱	东宝		0.23	1985
冰柜（-30℃）	FRANGER	德国	0.21	1985
电热真空干燥箱	2-402	天津	0.30	1986
生化培养箱	LRA-150B	广东	0.20	1987
干燥箱（电热恒温鼓风）	101-2	上海	0.10	1987
高压液相色谱仪	Beckman 通用	美国	30.00	1987
电冰箱	琴岛得贝 FF40	青岛	0.37	1987
分光光度计	722	上海	0.30	1988
分光光度计	722	上海	0.30	1988
分光光度计	722	上海	0.30	1988
分光光度计	722	上海	0.30	1989

品名	规格型号	产地	单价（万元）	购置日期
心电示波器	XB-2B	上海	0.30	1989
心电图机	6151	日本	0.36	1989
倒置显微镜	XST-D	重庆	2.20	1989
CO_2 培养箱	FORMA3164	美国	3.80	1989
生物显微镜	Olympus-CHB	日本	0.49	1989
电冰箱	东方齐洛瓦 SR-368	丹东	0.28	1989
离心机	LXJ-II	上海	0.36	1990
紫外分光光度计	UV-265	日本	10.00	1990
双目显微镜	GAVEN-II	美国	0.37	1991
薄层扫描仪	CAMAG SCANERII	瑞士	23.84	1992
空气压缩机	（JET）AS-201	意大利	0.30	1993
电热恒温干燥箱	Jan-72	湖北	0.08	1993
崩解时限测定仪	LB-2B	上海	0.26	1994
鼓风干燥箱	101-1	上海	0.11	1994
分光光度计	722	山东	0.26	1995
分析天平（1/10万）	AE-240	瑞士	4.60	1995
干燥箱（电热恒温鼓风）	101-1	上海	0.15	1995
圆合式超滤器	HPS-2	上海	0.86	1995
多功能切药机	DQY-300	周口	0.45	1995
不锈钢过滤机	URA100	浙江	0.75	1995
旋转蒸发器	RE-52	上海	0.52	1995
恒温干燥箱	400×450		0.15	1995
冰柜	香雪海180	苏州	0.22	1995
血小板聚集仪	BS-634	北京	1.10	1996
气质联用仪	QP5000 岛津	日本	46.97	1996
超声波清洗器	KQ-250	昆山市	0.41	1996
空气压缩机	Fini	意大利	0.30	1996
旋转蒸发器		上海	0.32	1996
循环水真空泵	SHI-3	巩义	0.19	1996
循环水真空泵	SHI-B	巩义	0.14	1996
粉碎机	ST-130	江苏	0.51	1996
冰柜	BD-135	山东	0.16	1996

品名	规格型号	产地	单价（万元）	购置日期
冰柜	BD-135	山东	0.16	1996
真空泵			0.55	1996
微型颗粒机			0.44	1996
混合机	CH10		0.36	1996
心电图机	Kena1203	日本	4.20	1997
冰箱	东方齐洛瓦	丹东	0.21	1997
气相色谱仪	GC-8A	日本	7.50	1997
电冰柜	海尔	青岛	0.28	1997
喷雾干燥器	QZ-5	无锡	4.70	1997
除湿机	BD-825	日本	0.49	1997
花蓝冲压切片机	TPH-1		1.20	1997
电热恒温干燥箱		上海	0.12	1997
循环水多用真空泵		巩义	0.12	1997
大鼠尾血压测定仪	RBP-1	北京	0.66	1998
原子吸收光谱仪	WFX-ID	北京	7.76	1998
自动双重纯水蒸馏器	1810B	上海	0.20	1998
微机	586兼容机		0.40	1998
冰柜	冰熊 BC 369WA	商丘	0.40	1998
循环水多用真空泵	SHZ型	巩义	0.15	1998
冰箱	冰熊	商丘	0.30	1998
离心机	TDL-5	上海	0.15	1999
自动双层蒸馏水机	S2-93	上海	0.30	1999
自动生化分析仪	7020	日本	54.66	1999
电解质分析仪	F-555	南京	4.50	1999
自动尿分析仪	快利特-200	桂林	1.50	1999
循环水真空泵	SHI-3	巩义	0.80	1999
部分收集器	BS-30A		0.20	1999
旋转蒸发器	RE-52AA	上海	0.56	1999
电子计量秤	ASS-3BC	成都	0.28	2000
冰箱	ER-2001	重庆	0.40	2000
基因扩增仪	214-ECE	美国	6.20	2000
心电图机	XD-7100	上海	0.50	2000

品名	规格型号	产地	单价（万元）	购置日期
血液黏度仪	R80	北京	7.50	2000
γ-计数器	SN-694B	上海	4.80	2000
酶标仪（含洗板机）	MK3	芬兰	12.00	2000
高效液相色谱制备型	YZS-3	天津	4.00	2000
超声破碎仪		上海	0.30	2000
多功能提取罐	ILE	常熟	3.40	2000
冰箱	澳柯玛	青岛	0.29	2000
冷冻离心机	Sigma2K15	德国	5.50	2001
离心真空干燥箱	SavabtDNA125-230	美国	4.80	2001
电泳系统	EC250-90	美国	1.50	2001
超低温冰箱（-80℃）	Forma725	美国	5.00	2001
杂交箱	WTB-binder	美国	2.50	2001
液氮装置	Bio-Cane34	美国	1.60	2001
微循环脉波测定仪	APG-200	日本	5.60	2001
生物信号采集处理系统	Pclab3.0	北京	5.50	2001
凝胶图像分析系统	intel	法国	9.80	2001
温度梯度电泳仪	TGGE	德国	10.00	2001
恒温振荡器	SHA-B	江苏	0.78	2001
手术显微镜	SXP-113	上海	0.88	2001
高效液相色谱仪	岛津 LC-10A V/P	日本	43.61	2001
50 L 可倾反应锅	KF	常熟	0.65	2001
真空灭菌干燥箱	YG1.2	常熟	1.85	2001
冰箱	西门子	杭州	0.28	2001
恒温金属浴	CHB-100	杭州	0.80	2002
冰箱	金王子	海尔	0.26	2002
血液分析仪	MEK-6318K	日本	12.60	2002
电脑三恒多用电泳仪	Drr-12	北京	0.18	2002
紫外透射仪	ZF-90	上海	0.18	2002
离心机	TGL-16G	上海	0.20	2002
电冰箱	BCD-272HC	广东	0.38	2002
冰箱	BCD-175	新乡	0.29	2002
酸度计	PHS-3	上海	0.18	2002

品名	规格型号	产地	单价（万元）	购置日期
薄层成像仪	REPROSTAR3	瑞士 CAMAG	18.00	2003
血球计数器	MEK-6318K	日本 光电	7.38	2003
自动生化分析仪	PM4000	意大利	10.83	2003
离心机	DL-5B	上海 安亭	1.51	2003
电子计量天平	YPN601（0.1 g）	上海 精密	0.10	2003
16 导生物信号采集系统	MP-150	美国 BIOPAC	20.60	2004
多普勒血流仪	Triton 200	美国	20.60	2004
MORRIS 水迷宫系统	DMS-2	北京	4.20	2004
小鼠自主活动自动控制仪	ZLL-2	北京	0.65	2004
大鼠穿梭程序自动控制仪	DOC-2	北京	0.65	2004
小鼠穿梭程序自动控制仪	XCS-2	北京	0.65	2004
大鼠避暗程序自动控制仪	DBA-2	北京	0.65	2004
小鼠避暗程序自动控制仪	SBA-2	北京	0.65	2004
大鼠跳台仪	DTT-2	北京	0.36	2004
大小鼠疲劳仪	DXP-2	北京	0.94	2004
行为抑制实验仪	XYZ-2	北京	1.18	2004
电热培养箱	303	上海 锦屏	0.10	2005
高效液相色谱仪	2695	美国 Waters	55.00	2006
气相色谱仪	Clarus 500	美国 PE	44.80	2006
生物安全柜	BSC1500B2-X		7.05	2007
核酸扩增实时荧光检测系统	DA7600		9.00	2007
高速逆流色谱仪	HSCCC-TBE300	美国 GE	21.50	2007
高效液相色谱仪	Prep 150	美国 Waters	73.00	2007
制冷泵		郑州 巩义	0.28	2007
旋转蒸发器		郑州 巩义	0.38	2007
相差显微镜、科研型显微图像分析系统	DM4000B	德国 Leica	29.9	2008
全封闭全自动组织脱水机	ASP200	德国 Leica	19.86	2008
旋转蒸发器	RE-5299	郑州 凯鹏	0.38	2008
低温冷却液体循环泵	DLSB-5/10	郑州 凯鹏	0.28	2008
低温冷却液体循环泵	DLSB-5/20	郑州 凯鹏	0.38	2008
恒温水浴（双列六孔）	HHS-21-6	上海 博迅	0.09	2008

品名	规格型号	产地	单价（万元）	购置日期
恒温水浴（双列四孔）	HHS-21-4	上海 博迅	0.07	2008
CO_2 超临界萃取仪	Speed SFE-2	美国	60.00	2009
薄层色谱系统	CAMAG SCANNER-4	瑞士	119.76	2011
连续光源原子吸收光谱仪	CONTRAA700	德国	99.36	2012
智能无创血压计	BP-2010A	日本	20	2013
等电聚焦电泳仪	ITGTHOR3	美国		2013
多功能微孔板检测仪	NEOALPHAB405LS	美国	128.56	2013
石蜡式切片机	rm2235	德国	6.50	2014
组织包埋机	EG1150	德国	7.00	2014
高分辨质谱仪	Exactive Plus	美国	222.6	2015
分散机及配件	T10	德国	2.00	2016
超高效液相色谱-质谱联用仪	Ultimate 30000RSLC-Q	美国	164.25	2016
自动纯水蒸馏器	sz-93a	上海	0.21	2016
离心机	d05	长沙	1.30	2017
流式细胞仪	NAVIOS	美国	160	2017
串联四极杆质谱联用仪	SCIEX Triple Quad	美国	195	2018
二氧化碳培养箱	Hf160w	上海	4.10	2018
全自动流式细胞分析系统	Navios	美国	184.90	2018
高效液相色谱		新加坡	69.89	2018
转移电泳仪	Dyce-40b	北京	0.17	2018
倒置微分干涉荧光显微镜	ixt3	日本	34.95	2018
梯度 PCR 仪	Labcycler96	德国	7.20	2018
台式高速离心机	Sigma3-30ks	美国	15.80	2018
荧光 PCR 仪	Quanstudi05	美国	41.90	2018
循环泵		北京	0.42	2019
双垂直电泳仪		北京	0.18	2019
稳定性试验箱	LHH-250SD	上海	2.80	2019

附表-5　河南省中医药研究院附属医院主要医疗设备

品名	生产厂（地）	规格型号	价值（万元）	数量	购置日期
心电图机	上海 光电	ECG-6511	0.61	1	1979
生物显微镜	日本 奥林巴斯		4.01	2	1983
电冰箱	苏联 比留莎	130L	0.26	1	1984
纤维胃镜	日本 奥林巴斯	XQ-10	6.01	1	1988
电冰箱	美国 TOKA	UW-360	0.18	1	1989
心电图仪	上海 医电	XD-7100	0.48	1	1991
电动吸引器	上海 医械	B70-30	0.09	1	1993
心电图机	上海 光电	ECG-6511	0.48	1	1993
裂隙灯显微镜	江苏 苏州	YZ-5CS	0.87	1	1994
手术无影灯（4孔）	广东 汕头		0.17	1	1994
遥测心电监护仪	上海 光电	DEC-6501	4.47	1	1995
12导联心电图仪	日本 铃谦	KenZ 1203	4.29	1	1996
电冰箱	广东 科龙	容声 BCD-193	0.23	1	1996
电冰箱	上海 上凌	BCD-202WH	0.21	1	1996
电冰箱	上海 华凌	BCD-286W	0.36	1	1996
电冰箱	合肥 美凌	BCD-180	0.22	1	1996
颈颅多普勒血流诊断仪		MDS-100T	23.49	1	1996
生化培养箱	中国 广州	LRH-250A	0.61	1	1996
心电图机	上海 光电	ECG-6511	0.58	2	1996
心电图仪	中国 上海	ECG-6511	0.47	1	1996
101频谱治疗仪		101	0.15	1	1997
O_3消毒灭菌机	成都		0.28	1	1997
除颤器	美国 LIFPAK	9D	6.95	1	1997
血液促进循环机			0.15	1	1997
多参数监护仪	惠普 美国	HP-78352	5.61	1	1998
多参数监护仪	深圳 迈瑞	MFC-509$^+$	4.61	2	1998
呼吸机	美国 熊牌	1000	25.01	2	1998
麻醉机	上海 医械	MHJ-Ⅲ B2	4.71	1	1998
脑电、脑地形图分析仪	上海 诺诚		10.01	1	1998
牵引器			0.28	1	1998
手术无影灯（12孔）	广东 汕头		0.48	1	1998
手术无影灯（5孔）	浙江 黄岩	737	0.37	1	1998

品名	生产厂（地）	规格型号	价值（万元）	数量	购置日期
紫外灭菌车	郑州			1	1998
综合手术床（手动）	上海 医械	1008	0.63	1	1998
打印机		OKI-5340		1	1999
24 小时动态血压仪			10.01	1	1999
CO_2 培养箱		PBN-130	2.71	1	1999
TDP 治疗灯	中国 重庆	CQ-6	0.47	5	1999
低温离心机	中国 上海	DL-46RC	3.01	1	1999
电冰箱	河南 新乡	BCD-206	0.21	2	1999
电解质分析仪	中国 南京	DH-505K	4.51	1	1999
多参数监护仪		MFC-509	4.61	1	1999
多功能电离子治疗机	广西	GX-Ⅲ	0.23	1	1999
多功能射频治疗仪		WFL-DⅡ	1.21	1	1999
肺功能仪	日本	ST-95	3.86	1	1999
附：PC 机	中国 联想		0.94	1	1999
高精度脑立体定向仪	深圳		11.55	2	1999
高血压分型系统	院研发定制		5.74	2	1999
光谱治疗仪		ZX-Ⅱ	0.82	1	1999
喉镜			0.53	1	1999
护理床			0.85	4	1999
护理床（电动）			3.49	4	1999
经皮给药治疗仪		ZDH-F1	0.41	1	1999
颈牵椅	中国 广州	QY-6	0.47	1	1999
离心机	上海	80-Ⅰ	0.11	1	1999
颅脑降温监护仪	河北 唐山	SDL-Ⅱ-A	1.38	2	1999
酶标仪	芬兰	MK-3	6.41	1	1999
生物显微镜	日本 欧林巴斯	CH	0.66	1	1999
水处理装置			4.51	1	1999
洗板机	芬兰	MK-2	3.41	1	1999
消毒灭菌机	郑州		0.09	1	1999
血液透析机			21.01	2	1999
液氮冷冻罐	中国 四川	XK-2		1	1999
中央监护（四床）	美国	LP-4000	80.75	3	1999

品名	生产厂（地）	规格型号	价值（万元）	数量	购置日期
自动生化分析仪	日本 日立	7020	54.66	1	1999
综合手术床（电动）	上海 医械	DT-12B	2.58	1	1999
γ-计数器	中国 上海	SN-695	4.81	1	2000
程控牵引床			1.86	1	2000
充气床垫	上海		0.11	6	2000
除颤仪	GE 美国	X-9P	4.01	1	2000
电冰箱	河南 新飞	BCD-193K	0.21	1	2000
短波治疗机			0.45	1	2000
防护铅衣、裙			0.51	2	2000
感应电疗机			0.11	1	2000
高压注射器			17.72	1	2000
近、弱视治疗仪			0.39	1	2000
空气消毒机	郑州 天使	TSB-100	0.49	4	2000
离心机	中国 北京	LD5-2A	0.54	1	2000
离心机	中国 北京	LD4-2A	0.35	1	2000
离心机	中国 上海	LXJ-Ⅱ	0.51	1	2000
脑波治疗仪			3.01	1	2000
尿分析仪	中国 桂林	快利特200	1.51	1	2000
小型医用制氧机	北京 北宸	FY3	0.09	1	2000
心电图机	上海 光电	ECG-6511	0.58	1	2000
心理测评仪			1.27	1	2000
血凝仪	美国	四通道	9.01	1	2000
血糖仪	美国 ONE	TOUCHⅡ	0.11	2	2000
血液净化仪	广西 桂林	XD-Ⅲa	14.01	1	2000
眼底照相机			57.01	1	2000
12导联心电图仪	日本 铃谦	KenZ 1203	4.31	1	2001
50L电冰箱	广东 科龙	BC-50H	0.08	5	2001
除颤仪	GE 美国	X-300	4.01	1	2001
电动吸引器	上海 医械	DXT-1	0.31	1	2001
电动吸引器	上海 医械	DXT-7	0.15	1	2001
电动洗胃机	上海 医械	DXW-A	0.21	1	2001
封口机	温州 华联	FBM-980		1	2001

续表

品名	生产厂（地）	规格型号	价值（万元）	数量	购置日期
急救箱			0.20	1	2001
简易呼吸机	北京 华益		0.12	1	2001
轮椅			0.11	4	2001
乳腺治疗仪	中国 徐州	JW-2102	8.01	1	2001
时间分辨荧光分析仪	上海 新波	ANYTEST 2000		1	2001
输液泵	日本	P600	1.20	1	2001
心电图机	深圳 邦健	ECG-101	0.36	2	2001
心电图机	GE 印度	MAC-500	0.60	1	2001
心肺复苏机	北京 极远	JY8	0.42	1	2001
血糖仪	美国 惠好		0.11	1	2001
PC（组装）		P4 1.2G/256/40	0.81	2	2002
便携式监护仪	GE 德国	PRO-1000	5.61	3	2002
中、高频治疗机	中国 上海	2000a	0.85	1	2002
高血压分型系统	院研发定制		5.74	1	2005
多导睡眠检测仪	北京 怡和嘉业 TH-2000A		17	1	2011.4
精子测定仪	日本 欧林巴斯	CX31	12.6	1	2011.8
患者监护仪	深圳 迈瑞	PM-9000 Express		5	2012.6
低频电子脉冲治疗仪	上海	TENS-21	7.00	1	2013
数字遥测监护系统	深圳 迈瑞	TMS-6016	1	12	2013
医用X线机（乳腺）	上海		1.21	1	1993.1
电动吸痰器	上海 医械	YB.DX23D	0.09	3	1999.6
智能输液泵	深圳 康福得	ZNB-500	1.22	1	1999.6
蒸馏水器	河北 邢台	200L	2.18	1	2000.1
脉动真空灭菌器	山东 新华	XG1.PG-10	12.75	1	2000.7
髓核钳			0.42	1	2000.11
血液分析仪	日本 光电	MEK-6318K	12.62	1	2002.4
中频治疗机			0.85	1	2002.5
电子阴道镜	北京 中科	ZKPACS-D	2.78	1	2002.12
心电工作站	北京 美高仪	LAB	2.87	1	2002.12
运动平板心电分析仪	北京 美高仪	LAB	7.84	1	2002.12
彩色超声诊断仪	意大利 百胜	CARIS	36.48	1	2003.3

品名	生产厂（地）	规格型号	价值（万元）	数量	购置日期
黑白超声诊断仪	北京 中科	ZR-3000	2.87	1	2003.03
麻醉机呼吸机	北京 航天	ACM812A	2.01	1	2003.04
纤维腹腔镜	德国		37.40	1	2003.04
12导联心电图仪	韩国 Bio NET	EKG-2000	2.91	1	2003.06
多参数监护仪	深圳 科瑞	PC-9000SUN	2.01	1	2003.06
心电图仪	中国 上海	XD7100	0.28	1	2003.06
电动吸痰器	上海 医械	YX-930D	0.15	1	2003.08
多参数监护仪	美国 通用	Pro-1000	5.61	1	2003.12
配：心脏探头			4.43	1	2004.01
医用X线机（拍片）	GE北京 华伦	VR	55.01	1	2004.01
医用X线机（胃肠）	GE北京 华伦	TH600	94.01	1	2004.01
电动吸引器	上海 医械	DXT-1	0.11	1	2004.06
图像工作站				1	2005.01
X线断层扫描	GE北京 华伦	ProSprrdⅡ	388.01	1	2005.01
附：干式激光相机	爱克法	3000		1	2005.01
血液透析机		4008S	26.4	1	2005.04
血液透析机			26.45	1	2005.04
数字脑电图仪	北京 中科	NT92-MD16V		1	2005.06
自动生化分析仪	日本 欧林巴斯	AU-400	97.10	1	2005.06
医用移动X线机	北京 万东	HM-32		1	2005.11
多参数监护仪	北京德海尔	DHR-930	1.80	4	2005.12
动脉硬化测定仪	北京		58.00	1	2006.05
臭氧消毒机	河南 天使	TSDT-1	0.40	1	2006.11
电动手术床	江苏 科凌	KL-D.Ⅲ	0.60	1	2006.11
脉冲激光治疗机	北京东泰吉	DL-200E	72.00	1	2006.11
铅防护服			0.40	2	2006.11
铅防护屏风			0.70	1	2006.11
抢救车	河南 星辰		0.20	1	2006.11
移动C形臂X线机	北京万东	HMC-36	25.00	1	2006.11
治疗车	河南 星辰	中号	0.15	2	2006.11
治疗车	河南 星辰	大号	0.20	1	2006.11
生物洁净安全柜	苏州	BHC-1300II	2.98	1	2007.03

续表

品名	生产厂（地）	规格型号	价值（万元）	数量	购置日期
熏蒸治疗机	河南 安阳	HYZ-Ⅱ	2.40	1	2007.5
熏蒸治疗机	河南 安阳	HYZ-Ⅱ	2.40	1	2007.5
器械清洗气枪（含气泵）	广东 佛山	MLW-1	0.72	1	2007.8
器械清洗水枪	广东 佛山	MGB-8	0.55	1	2007.8
煎药机	天津 三延精密	DJQ252	0.45	12	2007.8
自动液体包装机	天津 三延精密	BZ150BX	0.45	4	2007.8
恒热间动电疗机	广东	TD-Ⅱ	6.00	1	2008.8
彩色超声诊断仪	美国 通用	LOGIQS6	165	1	2008.12
运动平板心电分析仪	北京 美高仪	AB3.0	14.5	1	2008.12
输液泵	日本	ATOM	1.7	1	2009.1
注射泵	日本	ATOM	1.7	1	2009.1
多参数监护仪	广东	M69	2.4	1	2009.4
电子结肠镜	日本	CF-Q150L/I	39	1	2009.5
电子胃镜	日本	GIF-Q150	39	1	2009.5
内镜清洗工作站	杭州 迈尔	NQG-2000	14.5	1	2009.5
尿沉渣分析仪	日本 希森美康	uf-5001i	53.8	1	2009.7
多参数监护仪	珠海		2.4	1	2009.7
脉动真空蒸汽灭菌器	连云港	SCM	21.8	1	2009.7
γ-放射免疫计数器	上海	SN-697	10.06	1	2009.11
血液透析机			16	1	2009.12
CR	美国	CLASSIC	106	1	2010.8
全自动血液分析仪	日本	XT-2000i	47.3	1	2010.8
耳鼻喉治疗台	佛山 盛田	ST-E600	6.1	1	2010.12
肌电图	上海 海神	NDI-200P		1	2010.12
冷热喷雾机	珠海 金稻	K-338		1	2010.12
免驱USB皮检仪		B-326CUBB		1	2010.12
水处理系统		ro-7500ct	21.6	1	2010.12
消毒柜	广东 康宝	ZTP268F		1	2010.12
医用臭氧治疗仪	山东 前沿	ZAMT-80	13.00	1	2010.12
医用冷藏箱	合肥 美菱	YC-260		1	2010.12
紫外线光疗仪	上海 希格玛	SS-3	5.8	1	2010.12
多参数监护仪	珠海	M69	2.4	1	2011.1

品名	生产厂（地）	规格型号	价值（万元）	数量	购置日期
空气消毒器	江苏	KT-B100	0.43	4	2011.3
体外反搏	江西　杰派	GP-2000	19.8		2011.3
血液透析滤过装置	德国　费森尤斯	4008B	15	3	2011.3
血液透析滤过装置	日本　尼普洛	NDF-21	24.8		2011.3
空气消毒器	江苏	KT-G100	0.48	1	2011.3
多参数监护仪	广东　宝莱特	M69	2.4	1	2011.4
牵引床	翔宇　安阳	JYZ-　B	1.8	2	2011.4
心电图机	深圳　帮健	101	0.35		2011.4
熏蒸治疗床	翔宇　安阳	YZB	4.9	1	2011.4
熏蒸治疗机	安阳　翔宇	HYZ-II	4.90	1	2011.4
熏蒸治疗机	安阳　翔宇	HYZ-II	4.90	1	2011.4
床单位消毒器	江苏	CHJ-2J	1.8	1	2011.5
多参数监护仪	广东	M69	2.4	3	2011.5
心电图机	深圳	ECG-101	0.35	2	2011.05
熏蒸治疗机	河南	HYZ-IIH	4.5	1	2011.6
固定呼叫器	北京	gp 系统	1.2		2011.7
磁共振	深圳　西门子	MAGNETOM C	635	1	2011.7
离子导入仪	北京		0.36	3	2011.7
肺功能激发试验装置	德国　耶格	Master Screen Paed	9.0	1	2011.8
压缩雾化器	德国	085G1205	0.38	2	2011.8
肺功能仪	德国	MS-Diff+APS	48	1	2011.8
结肠透析机	广州	JS-308F	12	2	2011.8
免散瞳眼底相机	日本	TRC-NW300	27.60	1	2011.8
无油空压机	上海	YJ-185W	0.9	1	2011.8
牙科 X 射线机	福建	MSD-III	1.2	1	2011.8
眼科裂隙灯显微镜检验仪	重庆	SLM-2ER	2.20	1	2011.8
艾灸床	郑州	定制	0.455	1	2011.11
离心机	北京	LDZ5-2	0.8	2	2011.11
十功能煎药机	北京　东华原		27.00		2011.11
固定呼叫器	北京	GP 系统	1.3	1	2011.12
激光治疗仪	台湾	LA-1200	22.00	1	2011.12
器械柜	定制		0.3	2	2011.12

品名	生产厂（地）		规格型号	价值（万元）	数量	购置日期
艾灸床	郑州		定制	0.4550		2012.1
原子吸收光谱仪	北京		BH5100T1		1	2012.1
自动生化分析仪	日本		7600-10STD	179.8	1	2012.1
恒温箱				1.05	1	2012.2
彩色超声诊断仪	美国	飞利浦	Ie33	290	1	2012.2
CB 系列动态心电血压记录仪	无锡		CB-2302-A	33.6	6	2012.4
多参数监护仪	广东	宝莱特	M69	2.4	1	2012.4
电动流产吸引器	上海	宝佳	LX-3	0.26	1	2012.5
骨密度监测仪	上海		390MT	32	1	2012.5
红外乳腺诊断仪	徐州		JW-2121A	1.6	1	2012.5
呼吸机	美国		GE	11	2	2012.5
射频电波刀	美国		F.F.P.F.EMC	19.5	1	2012.5
手术无影灯	曲阜	康尔健	KYZF500	2.1	1	2012.5
便携式心脏除颤仪	日本	光电	TEC-5531C	6.7	2	2012.6
喉镜	德国	卡威	可更换普通光纤	0.8	2	2012.6
呼吸机	美国	泰克	PB760	19	4	2012.6
灸疗床	郑州	明龙	定制	0.46	1	2012.6
十二道心电图机	日本	光电	ECG-1350	4.6	2	2012.6
血气分析	丹麦	雷度	ABL-80	11	2	2012.6
中频治疗仪				0.26	1	2012.6
患者监护仪	深圳	迈瑞	PM-9000 Express		5	2012.6
多参数监护仪	广东	宝莱特	M69	2.4	1	2012.6
输液泵	湖北		BYS-820	0.85	16	2012.6
中央监护系统	深圳	迈瑞	HYPERVISOR VI	25.2	2	2012.6
注射泵	湖北		BYZ-810	0.55	8	2012.6
灸疗床	郑州	明龙	定制	0.46		2012.7
康复器械一批	广东			3.68		2012.7
空气压力循环治疗仪	广东		LGT-2200H	4.64	1	2012.7
彩色超声诊断仪	香港		Clear Vue 580	157	1	2013.1
多参数监护仪	广东	宝莱特	M69	2.4	2	2013.1
干扰波治疗仪	广东	龙之杰	LGT-2800V2/VH	16.00		2013.2

品名	生产厂（地）	规格型号	价值（万元）	数量	购置日期
输液泵	湖北	BYS-820	0.85	2	2013.3
注射泵	湖北	BYZ-810	0.55	2	2013.3
18导心电图机	北京	ECEXPIORER500	21	1	2013.4
艾灸床	明龙	定制	0.455	2	2013.4
宫腔镜	德国		52	1	2013.4
体外高频热疗仪	珠海	HG-2000II	53	1	2013.4
注射泵	山东威海	WGS-1011	0.45	1	2013.4
多参数监护仪	珠海	M69		1	2013.5
监护仪	珠海	m-69	2.4	1	2013.5
自动血流变测试仪	北京	SA-9000	22		2013.5
输液泵	山东	WGI-1030	0.7	2	2013.6
注射泵	山东	WGS-1011	4	3	2013.6
全自动血液培养仪	珠海	BC128	21	1	2013.7
患者监护仪	深圳 迈瑞	IPM12	3.1	5	2013.7
大脑生物反馈治疗仪	广州	BBB-1A	35	1	2013.7
激光治疗仪	台湾	LA-1200	11.00	1	2013.7
微生物鉴定药敏分析系统	珠海	MA120	21	1	2013.7
心电图仪	日本	ECG-1350P	4.6	1	2013.7
血液透析滤过装置	德国 费森尤斯	4008S	15	3	2013.7
中心监护系统	深圳 迈瑞	HYPERVISORVI	5.5	1	2013.7
磁振热治疗仪	江苏	YE-2002T	4.2		2013.8
脑功能障碍	江苏	YE-7002T	4.2		2013.8
全自动电子血压计	大连	HBP-9020	4.2	1	2013.8
体外排痰机	江苏	YE-8001T	3.6		2013.8
熏蒸治疗机	河南	HYZ-IIH	7.60	1	2013.8
微电流刺激仪	美国	SCS	0.6	1	2013.8
注射泵	山东	WGS-1011	0.8	2	2013.9
数字化X射线系统	日本 岛津	Uni-Vision	357	1	2013.11
64排CT	美国 GE	Discorery CT 750HD	2200	1	2014.7
CB系列动态心电血压记录仪	无锡	CB-2302-A	33.6	6	2014.8

831

品名	生产厂（地）	规格型号	价值（万元）	数量	购置日期
超声经颅多普勒血流分析仪	深圳	EMS-9UBx2P	22	1	2014.8
磁振热治疗仪	广州	LGT-2600B	3.6	1	2014.8
非热康谱内瘘修护仪	台湾	TY-102	8.5	1	2014.8
光子治疗仪	深圳	Carnation 86c	10	1	2014.8
急性透析和体外血液治疗机	德国 费森尤斯	FMT	29	1	2014.8
经颅超声溶栓治疗仪[JF数码中频治疗仪 BI 型（赠送）]	洛阳	LHZ-300	17	1	2014.8
脑循环功能治疗仪	徐州	KT-3000B2	7.6	1	2014.8
视频阴道显微镜	美国	88006A/89006A	25	1	2014.8
通用超声波图像诊断装置	日本	UNEXEF-38G	176	1	2014.8
透化治疗系统（肺病治疗仪）	河南	ZP-A8	2.8	1	2014.8
网络心电图诊疗中心（同步心电分析系统）	北京	MECG-200	30	2	2014.8
微波治疗仪	天津	SW-61A2	1.9	1	2014.8
血液透析机	德国 费森尤斯	4008S	52	2	2014.8
整脊手法按摩床	石家庄	SFC-IA	4.80	1	2014.8
智能蜡疗系统	重庆	YUZ-180	10.20	1	2014.8
中药离子导入仪	南京	DS-MF2A	4.8	1	2014.8
骨质疏松治疗仪	广州	yk500	10.00	1	2014.11
床单位消毒机		cxj-2j	1.7	1	2014.12
肝病治疗仪	杭州	DSG-III	9.8	1	2014.12
空气消毒机		kt-g100	0.48	1	2014.12
轮椅体重秤	郑州	ngro-10	1.5	1	2014.12
全自动生化P模块	日本	7600-10	148.8	1	2014.12
全自动血凝仪	日本	CA-7000	69.8	1	2014.12
隔水式熔浆机		JIPAD-6L	4.1	1	2015.5
海尔低温保存箱		DW-40L262	3.3	1	2015.5
海尔血液保存箱		HXC-358	4.6	1	2015.5
脉搏波速度测定系统	法国	Complior Analyse	62	1	2015.9

品名	生产厂（地）	规格型号	价值（万元）	数量	购置日期
DMS 深层肌肉刺激仪	美国	DMS Ⅱ B	11	1	2015.11
等离子体空气消毒机	河南	PM-B1000D2	0.78	2	2015.11
低频刺激器	韩国	POINTRON802	6.5	1	2015.11
低周波肌肉刺激仪	韩国	H-3000	4	1	2015.11
低周波治疗仪	北京	IN-1200L	7	1	2015.11
短波治疗仪	美国	92	15	1	2015.11
多点多轴悬吊康复系统	南京	SPS-F Ⅱ	11	1	2015.11
多功能理疗机	美国	2772	2.5	1	2015.11
多关节测试与训练系统	法国	FEEDBACK SENSORS	17	1	2015.11
儿童康复器材一批	安阳		2.419	1	2015.11
儿童康复器材一批（补充）	安阳		0.4167	1	2015.11
儿童综合素质发展评价系统	深圳	ALT-2000D	11	1	2015.11
肺功能测定仪	意大利	Spirolab Ⅲ	3.5	1	2015.11
干扰电治疗仪	韩国	H-308	14	1	2015.11
肌兴奋治疗仪	北京	MK-A	0.2	2	2015.11
经颅磁治疗仪	北京	HX-C2	5.5	1	2015.11
痉挛肌治疗仪	徐州	KJ-9100A	0.65	1	2015.11
康复器械一批	安阳		9.3	1	2015.11
康复器械一批（补充）	安阳		0.86	1	2015.11
冷疗机	美国	GF-12	5.5	1	2015.11
连续被动运动康复器	美国	2090	8.5	1	2015.11
喷雾式鼻腔清洗器，压缩雾化吸入机	意大利	AC0415P	0.27	1	2015.11
全身有氧垂直律动床	台湾	UR1000	11.3	1	2015.11
全智能儿童专用水疗机	北京	Walkbaby	7	1	2015.11
人体姿态稳定性分析诊断系统	意大利	GPS80	49	1	2015.11
上肢关节康复器	杭州	YTK-E	1	2	2015.11
神经和肌肉刺激理疗仪	墨西哥	5951	17	1	2015.11
数码经络导平治疗仪	徐州	KJ-9000A	2	2	2015.11
四肢联动虚拟情景反馈系统	美国	MINI7005	17	1	2015.11

品名	生产厂（地）	规格型号	价值（万元）	数量	购置日期
听觉综合训练仪	深圳	RT510	19.5	1	2015.11
微波治疗机	徐州	SW-61A2	1.5	1	2015.11
微波治疗仪	韩国	HM-801	7	1	2015.11
温热电针综合治疗仪	安阳	XY-WD-Ⅲ	0.54	1	2015.11
下肢智能反馈训练系统	广州	A1	29	1	2015.11
压力治疗系统	韩国	Q-3000	2.5	1	2015.11
压缩雾化吸入机	德国	085G1025	0.25	5	2015.11
智能蜡疗系统	重庆	YLLZ-180	10	1	2015.11
智能疼痛治疗仪	安阳	XYG-500ⅡB	4	1	2015.11
智能运动康复机	山东	ZEPU-2000A	8	1	2015.11
智能运动康复机	山东	ZEPU-2000K	1	1	2015.11
智能运动康复机	山东	ZEPU-K2000F	10	1	2015.11
中低周波治疗系统	北京	IN-1300K	16	1	2015.11
周林频谱治疗仪	北京	101C	0.24	2	2015.11
输液泵	山东	WGI-1020	0.6	1	2015.12
双通道注射泵	山东	WGS-1020	0.62	1	2015.12
心电监护	珠海	Q5	1.90	1	2016.1
心脏除颤器	日本	TEC-5531C	8.5	1	2016.2
牙科综合治疗台	上海	FJ36A	5.4	1	2016.2
治疗柜	山东	ff-g-4	0.55	2	2016.2
防护铅衣	郑州　恒瑞	防护服5套眼镜2个	1.2	5	2016.3
欧姆龙超声波身高体重仪	大连	HNH-219	2.9	1	2016.3
欧姆龙全自动医用电子血压计	大连	HBP-9029	2.9	1	2016.3
脊柱减压治疗床	韩国	DJD4798	40.00	1	2016.6
微波治疗仪	韩国	HM-801	6.00	1	2016.6
GE彩超	美国	LOGIQE9	247	1	2016.8
除颤仪	日本	TEC-5531C	8.2	3	2016.8
射频消融治疗系统	韩国	VRS-1	89	1	2016.8
18导网络心电系统	北京	DMS300-BTT02	8.9	1	2016.8
监护仪	深圳	IPM10	4.5	1	2016.9

品名	生产厂（地）	规格型号	价值（万元）	数量	购置日期
抢救车	山东	FG-C-1	0.64	1	2016.9
治疗车	山东	FG-E-1	0.56	1	2016.9
呼吸机	瑞士	哈美顿 C1	19	1	2016.9
心电监护	珠海		1.9	1	2016.10
心电图机	深圳	ECG-3010	0.7	2	2016.10
模型人	上海	KAS-138	1.2	1	2016.10
鼻饲泵	德国	FMS	1.6	1	2016.10
便携式呼吸机	德国	CPR	5	1	2016.10
气压泵	英国	BTL-600	3.5	1	2016.10
亚低温治疗仪	长春	ZLJ-2000	4.5	1	2016.10
电动气垫床	江苏		1.2	4	2016.10
电动升降床	江苏		1.5	1	2016.10
心电监护	珠海	Q5	1.9	1	2016.11
心电图机	深圳	ECG-3010	0.7	1	2016.11
气囊测压表	德国	54-4-000	0.32	1	2016.11
纤维镜清洗装置	广州	SY-600	8	1	2016.11
纤维支气管镜	日本	BF-P60	17.5	1	2016.11
碳 13 呼气检测仪	广州	HY-IREXB	0.5	1	2016.12
医用无菌物品柜	郑州		0.36	2	2016.12
注射泵	山东	WGS-1011	0.6	4	2016.12
输液泵	山东	WAI-1030	0.6	3	2017.1
注射泵	山东	WGS-1011	0.4	1	2017.1
超短波治疗仪	汕头	DL-C-BⅡ	0.7	1	2017.2
中频治疗仪	山东	ZM-C-II	0.4	1	2017.2
多导睡眠监测系统	美国	Airces	28.6	1	2017.3
非热康普内瘘	台湾	TY102	8.5	1	2017.3
高频排痰系统	深圳	PV-300	7.5	1	2017.3
微电流刺激仪	美国	SCS	1.3	2	2017.3
气管模型	上海	KAS-50	0.35	1	2017.3
稳压电源	上海		0.25	1	2017.3
人体成分分析仪	韩国	InBody230	9	1	2017.3
红外偏振光治疗仪	北京	BPM-Ⅲ	3.5	1	2017.4

品名	生产厂（地）	规格型号	价值（万元）	数量	购置日期
呼叫器		ZB68W	0.9	1	2017.4
脉象诊测信息采集系统	上海	DS01-C	14	1	2017.4
排痰机	常州	YS8001	4.3	1	2017.4
体重秤	郑州	SH-10XD	0.78	1	2017.4
注射泵	山东	WGS-1011	0.4	1	2017.4
等离子体空气消毒机	浙江	PM-B1000D2	2.25	3	2017.4
注射泵	山东	WGS-1020	0.6	4	2017.4
多参数监护仪	广东	Q5	1.9	1	2017.4
数字式心电图机	深圳	ECG-3010	0.7	1	2017.4
上传发光免疫分析仪	北京	UPT-3A-1800	0.08	2	2017.5
多功能电离子手术治疗仪	广西	GX-Ⅲ	0.18	1	2017.6
立式灭菌器	山东　新华	LMQC-80E	2.9	1	2017.6
OES 维护保养装置	日本	MU-1	0.8	1	2017.9
医用冷藏箱	青岛	DW25l262	1.07	1	2017.10
医用冷藏箱	青岛	HYC310S	0.47	9	2017.10
吸引器	上海	VTS-32	0.49	1	2017.11
心电图机	深圳	IE300	0.78	1	2017.11
个人剂量报警仪	上海	GB2010	0.25	2	2018.1
固定式空气辐射报警仪	上海	BD9010	4	1	2018.1
全自动恒温蜡疗机	四川	qlp-xv	8.6	1	2018.1
便携式彩色超声系统	苏州	Usmart3200T	45	1	2018.1
体外冲击波治疗仪	法国	2074	43	1	2018.1
透化治疗系统（肺病治疗仪）	郑州	Zp-A9	3	1	2018.2
呼叫器	郑州		1.05	1	2018.2
红蓝光治疗仪	美国	Revive-blue	28.3	1	2018.3
麻醉机	北京	ACM606	10	1	2018.3
气囊式体外反搏器	重庆	pecpt1	27.9	1	2018.3
输液泵	山东	WGS-1030	0.58	1	2018.3
注射泵	山东	WGS-1011	0.40	1	2018.3
输液泵	山东	WGS-1030	0.58	1	2018.3
3D 头戴式静脉显像仪	西安	SK-800	3.8	1	2018.3

品名	生产厂（地）	规格型号	价值（万元）	数量	购置日期
药材恒温试验箱	无锡	定制	0.98	1	2018.4
脉动真空灭菌器	山东 新华	MAST-A-990S-B-MO	29.9	1	2018.5
高血压治疗仪	济南	JL-12Ⅲ	9.8	1	2018.6
洁净层流床罩	广东	YC-02	2.4	2	2018.6
内镜清洗专用纯水系统	重庆	SDLE-E-120	3.98	1	2018.6
全自动恒温蜡疗机	四川	qlp-xv	8.6	1	2018.6
输液泵	山东	WGS-1030	0.58	4	2018.6
眼震治疗仪	丹麦	Type 1068	35	1	2018.7
实时动态胰岛素泵系统	美国	MMT-722WWP	11.5	1	2018.7
毫米波治疗仪	成都	HB/H-B	9.5	1	2018.7
振动式物理治疗仪	珠海	HemaG-2000	3	1	2018.7
立式灭菌器	山东 新华	LMQC-80E	2.7	1	2018.7
磁场刺激仪	武汉	YRDCCY-Ⅱ	56.24	1	2018.8
肝功能剪切波量化超声诊断仪	法国	502Touch	195	1	2018.8
超声儿童心脏探头	美国	S8-3	14.5	1	2018.11
排烟系统	开发	定制	1.85	1	2018.11
荧光免疫分析仪	合肥	HIT-91A	1.69	1	2018.11
无线呼叫器	郑州	SD2000	0.88	1	2018.11
等离子空气消毒机	江苏	PT-120Y	0.95	1	2018.11
辐射监测仪	德国	RadeyeG-10	1.5	1	2018.12
阴道镜	沈阳	XG-5A	1.3	2	2018.12
不锈钢担架车	山东	B02	0.38	1	2018.12
精密电子天平	上海		0.256	1	2018.12
血压计	日本	HEM-907	55	1	2019.1
牙科治疗机	陕西	S2315	4.6	1	2019.1
血液透析制水设备	武汉	ME4-1000型	22	1	2019.4

附表-6 河南省中医药研究院在职职工（2018年）

科室	姓名	籍贯	出生年月	民族	性别	参加工作时间	来院时间	入党时间	文化程度	技术职务	行政职务	毕业学校及时间
院领导	周文贞	河南淮阳	1963.10	汉	男	1985.7	2009.7	1985.5	大学本科	高级会计师	党委书记	中南财经大学 1991.7
	王希浩	辽宁新民	1956.10	汉	男	1974.4	1986.2	1986.1	硕士研究生	主任中医师	党委副书记、纪委书记	湖北中医学院 1986.2
	田元生	河北新乐	1962.12	汉	男	1986.8	1986.8	1994.5	大学本科	主任中医师	副院长	河南中医学院 1986.7
	范军铭	河南长葛	1962.4	汉	男	1983.10	1988.8	农工党	硕士研究生	主任中医师	副院长	南京中医学院 1988.8
	李毅萍	河南林州	1967.12	汉	女	1984.10	1994.9	1988.6	研究生学历	高级经济师	副院长	河南省委党校 2007.6
党委办公室	蒋春霞	河南修武	1976.3	汉	女	1995.7	1995.7	1994.6	本科	主管护师	党办主任、宣传科副科长	郑州大学 2007.6
	郭毅远	河南登封	1984.10	汉	男	2012.7	2011.7	2007.12	硕士研究生	助理经济师	党办副主任、团委副书记	郑州大学 2011.7
	孟洁	河南新乡	1986.2	汉	女	2014.12	2014.12	2007.4	硕士研究生	助理经济师		上海大学 2014.6
	牛国顺	河南宝丰	1965.2	汉	男	1987.7	1987.7	1997.12	中专	主治中医师		云阳中医学校 1987.7
	李春燕	河南拓城	1976.3	汉	女	1995.7	1995.7	2003.7	本科	主管中药师		河南中医学院 2007.1
	张青云	河南拓城	1967.10	汉	女	1987.7	1987.7		大专	主管护师		河南医科大学 1999.6
院办公室	徐雁南	河南正阳	1990.11	汉	女	2016.7	2016.7	2011.12	硕士研究生	助理经济师	院办主任	重庆大学 2016.6
	姜东	吉林临江	1960.12	汉	男	1979.12	1981.3		大专	药士	院办副主任	河南广播电视大学 1985.12
	王庭杰	河南新密	1965.7	汉	男	1987.10	1987.10		高中	二级工		密县曲梁高级中学 1983.7
	冯国喜	河南中牟	1963.8	汉	男	1981.4	2011.4		初中	二级工		郑州省直中学 1979.7
	王高峰	河南项城	1974.9	汉	男	1991.7	1998.7		硕士研究生	二级工		郑州大学工商管理 2010.7

续表

科室	姓名	籍贯	出生年月	民族	性别	参加工作时间	来院时间	入党时间	文化程度	技术职务	行政职务	毕业学校及时间
院办公室	王冀涵	山东寿光	1980.10	汉	男	2008.5	2008.5		本科	四级工		郑州大学 2006.7
	范军尧	河南长葛	1974.10	汉	男	2002.6	2002.6		高中	五级工		长葛三高 1991.7
	翟建勋	河南济源	1979.12	汉	男	1999.12	2004.4		专科	三级工		中央广播电视大学 2014.1
人事科	李亚峰	河南沁阳	1981.6	汉	男	2007.11	2007.11	2003.6	硕士研究生	主治中医师	人事科科长	广州中医药大学 2007.7
	刘淑萍	河南郾城	1977.4	汉	女	1993.12	2005.9	1998.7	本科	主管护师		第四军医大学 2005.6
	袁园	河南西峡	1982.4	汉	女	2006.7	2006.7	2005.6	本科	主管中药师		河南中医学院 2006.6
	尹曙光	河南临颍	1987.5	汉	女	2016.7	2016.7	2004.7	硕士研究生	人力资源师		河南大学 2016.7
监察室、纠风办	肖莉	湖北武汉	1975.4	汉	女	1992.12	2003.11	1997.7	本科	主管护师	监察室主任、纠风办主任(兼)	郑州大学 2009.1
	黄高翔	河南许昌	1982.6	汉	女	2008.7	2008.7	2007.12	本科	主管护师		新乡医学院护理 2008.7
宣传科	郑宏	河南开封	1965.12	汉	女	1984.9	2001.9	1987.7	本科学历、硕士学位	七级职员	副调研员/第一党支部书记、宣传科副科长	省委党校中文系 1982/河南省委党校经济管理专业 2004.6
工会	李筠	河南新县	1970.3	汉	男	1991.8	1991.8	2000.6	研究生学历	实验师	第五党支部书记、工会副主席	省委党校 2012.6
	陈秀荣	河南虞城	1968.5	汉	女	1987.7	1987.7	2014.6	本科	主管护师		郑州大学 2008.7
离退休职工工作科	许卫强	河南郾城	1962.12	汉	男	1981.6	1982.8	1996.2	大专	七级职员	离退休职工工作科科长	河南省广播电视大学 1988.7

续表

科室	姓名	籍贯	出生年月	民族	性别	参加工作时间	来院时间	入党时间	文化程度	技术职务	行政职务	毕业学校及时间
财务科	高宇	河南延津	1968.5	汉	男	1990.7	1990.7	2002.1	本科	会计师	财务科副科长	河南财经学院 2003.7
	王飞	河南新县	1968.11	汉	男	1991.7	1991.7	1991.6	本科	高级会计师	财务科副科长	河南财经学院 1991.7
	崔磊	河南荥阳	1978.9	满	男	1999.7	1999.7	2008.12	本科	八级职员	财务科副科长	中国人民解放军信息工程大学 2012.6
	李瑞玲	河南林州	1965.11	汉	女	1985.8	1993.2		大专	高级会计师		河南财经学院 1990.6
	刘茜	河南新乡	1982.4	汉	女	2007.11	2007.11	2005.10	硕士研究生	高级会计师		河南财经学院 2007.6
	刘战英	河南项城	1963.10	汉	女	1980.2	2002.2		大专	会计师		河南广播电视大学 1991.12
	陈红霞	河南永城	1967.7	汉	女	1987.7	1987.7		本科	会计师		郑州大学 2018.7
	张文萍	河南开封	1973.6	汉	女	2008.1	2008.1		本科	经济师		郑州大学 2018.7
	吕勇	河南郑州	1974.6	汉	女	1993.6	1993.6		本科	会计师		河南财经学院 2003.12
	李乐	河南嵩县	1974.9	汉	男	1995.7	2004.3	2013.6	本科	会计师		河南大学 2006.7
	曹东霞	河南商丘	1977.6	汉	女	1997.9	1997.9		本科	经济师		中央党校 2005.12
	郭丽	河南郑州	1977.8	汉	女	2010.11	2010.11		本科	经济师		黄淮学院 2014.7
	马君琳	河南郑州	1982.1	汉	女	2007.1	2007.1		本科	经济师		解放军信息工程大学 2005.7
	方婕	河南郑州	1985.2	汉	女	2012.6	2012.6		本科	经济师		郑州大学升达经贸管理学院 2009.7
	宋欢欢	河南淅川	1985.12	汉	女	2011.6	2011.6		本科	经济师		湖北武汉华中科技大学武昌分校 2007.6
	高铭	河南林州	1986.8	汉	女	2011.6	2011.6	2008.7	本科	会计师		河南财经政法大学 2014.7
	陈重阳	河南洛阳	1987.1	汉	女	2013.7	2012.7	2008.6	硕士研究生	会计师		河南财经政法大学 2012.7
	周美霞	河南商丘	1983.1	汉	女	2004.3	2004.3		本科	助理会计师		郑州大学 2016.1

科室	姓名	籍贯	出生年月	民族	性别	参加工作时间	来院时间	入党时间	文化程度	技术职务	行政职务	毕业学校及时间
财务科	孙玉霞	河南洛阳	1970.12	汉	女	2008.7	2008.7		专科	会计从业证		河南农业大学 2008.10
	尹瑞英	河南夏邑	1973.12	汉	女	1998.1	1998.1		本科	会计从业证		河南财经学院 2007.1
	王岩	河南郑州	1983.3	汉	女	2012.6	2012.6		本科	会计从业证		平顶山学院 2009.6
	李想	河南驻马店	1988.7	汉	女	2012.6	2012.6		本科	会计从业证		河南农业大学 2014.7
	雷玉丹	河南开封	1992.4	汉	女	2012.3	2012.3		本科	会计从业证		安阳工学院 2015.7
	杨云迪	河南郑州	1992.8	汉	女	2012.3	2012.3		本科	会计从业证		洛阳理工学院 2016.7
	张飒	湖北汉川	1970.11	汉	女	1987.10	1991.7		中专	四级工		河南省中华会计函授学校 2001.7
后勤科	任孝德	河南项城	1964.12	汉	男	1984.7	1984.7	2005.6	大专	副主任药师	后勤科科长	河南大学 2005.1
	周长顺	山东历城	1963.4	汉	男	1979.12	1984.11	1983.9	大专	八级职员	第六党支部书记、后勤科副科长	河南广播电视大学 1991.11
	李新	河南民权	1968.1	汉	男	1986.11	1991.7	1990.4	本科	二级工	后勤科副科长	郑州大学 1997.6
	王涛	河南开封	1977.10	汉	男	1996.9	2015.4	1999.5	大专	工程师		解放军空军第一航空学院 1999.7
	李志刚	河南内黄	1979.6	汉	男	2011.5	2011.5		本科	一级工		郑州大学 08.1
	曹舒郑	内蒙宁城	1965.4	回	男	1982.11	1985.12	1985.10	高中	二级工		黄泛区高级中学 1982.7
	海浩	河南平顶山	1965.8	回	男	1983.12	1983.12		高中	二级工		郑州回民中学 1983.7
	宋辉	河南南阳	1968.6	汉	男	1985.10	1990.9		大专	二级工		河南广播电视大学 2005.7
	夏亚珉	河南永城	1977.3	汉	女	1995.7	2002.5		大专	二级工		郑州工程学院 2002.7
	王磊	河南开封	1969.4	汉	男	1986.12	1990.9		大专	二级工		河南大学 1995.12
	黄红亮	河南民权	1969.4	汉	男	1991.1	1993.3		初中	五级工		郑州二十二中 1989.7

续表

科室	姓名	籍贯	出生年月	民族	性别	参加工作时间	来院时间	入党时间	文化程度	技术职务	行政职务	毕业学校及时间
后勤科	崔永正	河南项城	1982.2	汉	男	2015.8	2015.8	2008.3	硕士研究生	五级工		河南大学 2009.6
	卫志鹏	河南灵宝	1987.8	汉	男	2016.7	2016.7		专科	五级工		河南广播电视大学 2009.7
	马佳	河南周口	1987.11	汉	男	2016.7	2016.7		本科	五级工		河南科技大学新科学院 2010.7
	李晓龙	河南灵宝	1989.2	汉	男	2013.7	2013.7	2010.11	大专	五级工		河南广播电视大学 2012.1
	李志东	河南孟津	1989.10	汉	男	2014.12	2014.12		中专	五级工		郑州职业技术学院 2011.7
	周亚运	河南孟津	1990.8	汉	男	2014.12	2014.12		中专	五级工		洛阳铁路信息工程学校 2011.6
	徐靖宇	河南开封	1992.2	汉	男	2015.8	2015.8		本科	五级工		郑州大学 2014.12
	韩旭阳	河南临颍	1993.6	汉	男	2014.12	2014.12		大专	五级工		鹤壁职业技术学院 2014.6
	刘建党	河南项城	1972.7	汉	男	2011.5	2011.5		高中	电工证		项城一中 1988.6
	赵焕	河南郑州	1972.8	汉	男	2011.9	2011.9		大专	水工证		河南大学 1996.6
	郑付闯	河南驻马店	1980.6	汉	男	1999.3	1999.3		高中	电工证		泌阳一高 1997.6
	岳国清	河南淅川	1968.2	汉	男	1998.3	1998.3		中专	普工		南阳市技工技术学校 1996.6
	姚俊霞	河南郑州	1968.7	汉	女	2004.4	2004.4		高中	普工		河南省长垣浦东中学 1988.6
	张原	河南郑州	1971.5	汉	女	1992.6	1992.6		高中	普工		郑州市 39 中 1989.6
保卫科	张建刚	河南灵宝	1964.2	汉	男	1982.11	1999.9	1987.5	大专	主管技师	保卫科副科长	河南省委党校 2003.7
	王博	河南郑州	1984.3	汉	男	2015.8	2015.8		中专	五级工		河南省郑州市人民警察学校 2003.8
	杜振学	河南永城	1965.7	汉	男	2001.3	2001.3		高中	普工		永城一高 1984.7
	夏吉田	河南淮阳	1972.3	汉	男	2011.7	2011.7		大专	普工		郑州大学 1995.5
	张大陆	河南鹿邑	1992.9	汉	男	2016.7	2016.7		本科	五级工		郑州大学网络教育工商管理 2019.1.1

续表

科室	姓名	籍贯	出生年月	民族	性别	参加工作时间	来院时间	入党时间	文化程度	技术职务	行政职务	毕业学校及时间
科教科	李更生	河南信阳	1962.11	汉	男	1984.7	1984.7	1999.7	博士研究生	研究员	科教科科长	北京中医药大学 2008.7
	王学超	河南商城	1973.8	汉	男	1991.7	1991.7	2008.12	本科	主管技师	科教科副科长、药品临床实验机构办公室副主任(兼)	河南中医学院 2012.1
临床评价中心	刘彩霞	河南永城	1969.7	汉	女	1987.7	1987.7		本科	主管护师		郑州大学 2015.2
	王世冉	河南汝阳	1988.7	汉	女	2015.12	2015.12		硕士研究生	医师		复旦大学 2013.7
	崔伟锋	河南禹州	1980.2	汉	男	2008.12	2008.9	2005.5	硕士研究生	副主任中医师		河南中医学院 2008.7
	马笑凡	河南郑州	1985.7	汉	女	2013.7	2012.7		硕士研究生	主治中医师		长春中医药大学 2012.7
	潘玉颖	河南禹州	1989.4	汉	女	2016.7	2016.7		硕士研究生	主治医师		河南中医药大学 2015.7
中药所	王军	河南信阳	1961.7	汉	男	1983.7	1991.7		博士研究生	研究员	中药研究所所长	北京中医药大学 2007.7
	张留记	河南唐河	1963.2	汉	男	1984.7	1990.7		博士研究生	研究员	中药研究所副所长(正科)	郑州大学 2007.12
	马开	山东曹县	1968.11	回	男	1991.7	1991.12	2013.6	本科	副研究员	中药研究所副所长(正科)	河南中医学院 1991.7
	刘方洲	江西南昌	1964.6	汉	男	1986.12	1986.12		本科	副研究员	中法医药科技开发公司经理、中药研究所副所长	陕西中医药大学 1986.7
	刘杰	河南镇平	1963.2	汉	男	1983.7	1993.6		硕士研究生	研究员		中国药科大学 2004.6
	王慧森	河南南阳	1968.11	汉	女	1993.8	1993.8		硕士研究生	副研究员		河南中医学院 1993.7
	刘长河	河南西平	1968.12	汉	男	1994.7	1994.7		本科	副研究员		沈阳药科大学 1994.7
	屠万倩	上海	1970.6	汉	女	1992.7	1992.8		本科学历、硕士学位	副研究员		中国药科大学 1992年/郑州大学分析化学专业 2009.6

续表

科室	姓名	籍贯	出生年月	民族	性别	参加工作时间	来院时间	入党时间	文化程度	技术职务	行政职务	毕业学校及时间
中药所	刘明	河南商丘	1971.10	汉	男	1995.7	1995.7		本科	副研究员		河南中医学院 1995.7
	周红艳	江苏铜山	1973.1	汉	女	1991.7	1991.7	1998.6	硕士研究生	高级实验师		河南中医学院 2009.7
	包红升	河南罗山	1967.8	汉	男	1989.7	1989.7		大专	助理研究员		郑州兽医高牧专 1989.7
	高寨	河南商城	1967.7	汉	男	1994.7	1994.7		本科	助理研究员		河南中医学院 1994.7
	王艳艳	河南兰考	1976.10	汉	女	1999.11	1999.11		本科	助理研究员		河南中医学院 1999.7
	张徽	河南信阳	1981.7	汉	女	2002.9	2002.9		本科	助理研究员		郑州大学 2005.7
	田萍	陕西咸阳	1982.1	蒙古	女	2009.8	2008.9	2007.12	硕士研究生	助理研究员		贵阳中医学院 2008.7
	梁瑞峰	河南郑州	1983.1	汉	男	2009.10	2009.10	2008.5	硕士研究生	副研究员		郑州大学 2009.7
	王晓丽	河南长垣	1983.8	汉	女	2008.12	2008.9	2008.5	硕士研究生	助理研究员		郑州大学 2008.7
	李开言	河南驻马店	1986.10	汉	女	2013.7	2012.7	2011.3	硕士研究生	助理研究员		郑州大学 2012.7
	李华妮	河南开封	1987.1	汉	女	2016.7	2016.7		硕士研究生	研究实习员		西安交通大学 2015.7
	张雪侠	安徽阜阳	1987.4	汉	女	2014.12	2014.12		硕士研究生	研究实习员		河南中医学院 2013.7
	葛文静	河南开封	1988.4	汉	女	2016.7	2016.7		硕士研究生	研究实习员		河南科技大学 2016.7
	张迪文	河南封丘	1990.5	汉	女	2016.8	2016.8	2012.12	硕士研究生	研究实习员		河南中医药大学 2016.7
	郭晓燕	河南新密	1995.8	汉	女	2016.7	2016.7		专科	药士		河南化工职业学院 2016.7
	张辉	河南郸城	1968.10	汉	男	1997.7	1997.7		专科	普工		郑州牧业工程高等专科学校 1995.7
	孙为	安徽无为	1983.1	汉	男	2004.4	2004.4		大专	普工		郑州牧业工程学校 2003.7

续表

科室	姓名	籍贯	出生年月	民族	性别	参加工作时间	来院时间	入党时间	文化程度	技术职务	行政职务	毕业学校及时间
中医药信息文献研究所	田文敬	河南商丘	1958.8	汉	男	1975.6	1983.1	1986.7	大专	研究员	中医药信息文献研究所所长	河南中医学院 1988.7
	李士瑾	河南汝州	1965.5	汉	女	1989.9	1998.9	1992.11	本科	主任中医师	中医药信息所研究所副所长	河南中医学院 1989.7
	刘燕	安徽萧县	1973.10	汉	女	1995.7	1995.7	农工党	本科	副研究员	中医药信息所研究所副所长	河南中医学院 1999.7
	邱彤	湖北武汉	1970.4	汉	女	1991.7	1995.4		本科	副研究馆员		河南中医学院 2012.1
	顾蕾	广西柳州	1963.1	汉	女	1984.7	1984.7		大专	馆员		开封医专 1984.6
	邓松波	云南富民	1975.1	汉	男	1996.7	2014.11		硕士研究生	馆员		河南大学 2012.7
	孙现鹏	河南登封	1975.4	回	男	2009.7	2008.9	2002.7	硕士研究生	馆员		河南中医学院 2008.7
	王明	河南遂平	1984.8	汉	男	2012.7	2011.7		硕士研究生	馆员		广西中医学院 2011.7
	孙维莹	河南郑州	1964.1	汉	男	1988.4	1996.6		专科	普工		郑州大学 1995.12
	宋红湘	河南巩义	1963.5	汉	女	1984.11	1986.7	1995.9	硕士研究生	主任中医师	妇科主任、编辑部主任	河南中医学院 1992.7
编辑部	侯勇谋	河南商丘	1962.10	汉	男	1983.9	1983.9	1992.6	本科	主任中医师	编辑部副主任	河南中医学院 1983.7
	陶珠	河南驻马店	1973.11	汉	女	1994.7	1995.4		本科	编辑		河南医科大学 1999.7
	颜冬	河南潢川	1983.10	汉	女	2004.4	2004.4	2002.1	本科	编辑		郑州大学 2009.1
	田晨辉	河南郑州	1988.4	汉	女	2012.10	2012.10	2012.7	本科	医师		河南中医学院 2012.7
	马虹	河南开封	1986.11	汉	女	2008.11	2008.11	2008.5	本科	无		河南大学 2016.1

续表

科室	姓名	籍贯	出生年月	民族	性别	参加工作时间	来院时间	入党时间	文化程度	技术职务	行政职务	毕业学校及时间
医务科	庆慧	河南固始	1964.8	汉	女	1988.12	1988.12	2002.7	硕士学位	主任中医师	医务科科长、药品临床实验机构办公室主任	河南中医学院 2003.7
	李伟伟	河南确山	1958.12	汉	女	1974.3	2006.2	1987.4	大专	主任医师	医务科副科长	新乡医学院 1979.7
	张书亮	河南延津	1972.11	汉	男	1994.7	1994.7	1999.7	本科	主治中医师		河南中医学院 1994.7
	王雷生	河南汝州	1983.6	汉	男	2012.7	2011.7	2004.5	硕士研究生	主治中医师		河南中医学院 2011.7
	白华	河南郑州	1983.8	回	女	2007.5	2007.5	2011.7	本科学历、硕士学位	主治中医师		河南中医学院 2005.7
	李坦	河南西峡	1984.6	回	女	2012.7	2011.7	2010.4	硕士研究生	主治中医师		广西中医学院 2011.7
	冯静	河南漯河	1982.9	汉	女	2012.7	2011.7	2005.7	硕士研究生	营养(中级)		郑州大学 2011.7
	王洪久	河南开封	1986.2	汉	男	2011.7	2011.7		本科	主管中药师		河南中医学院 2011.7
	王维峰	河南濮阳	1986.9	汉	男	2016.7	2016.7		硕士研究生	医师		河南中医药大学 2016.7
	范小会	河南长葛	1989.12	汉	女	2018.3	2018.3	2011.5	硕士研究生	医师		河南中医药大学 2017.7
	张振亚	吉林江源	1990.9	汉	男	2016.7	2016.7		硕士研究生	主治医师		长春中医药大学 2016.7
	王蕾	河南郑州	1980.1	汉	女	2009.6	2009.6		大专	经济师		河南财经学院 2002.6
护理部	王红	山东青州	1958.11	汉	女	1976.12	1997.12	1993.5	大专	副主任护师	护理部主任	河南职工医学院 2001.7
	蔺晴	山西沁源	1975.10	汉	女	1994.7	1994.8		本科	副主任护师	护理部副主任	郑州大学 2012.7
	王艳	安徽太和	1982.9	汉	女	2001.9	2001.9		本科	主管护师		郑州大学 2007.1
	马艳	河南周口	1994.5	汉	女	2016.7	2016.7		大专	无		河南医学高等专科学校 2016.7
	李燕	河南封丘	1995.1	汉	女	2016.7	2016.7		大专	护士		河南护理职业学院 2016.7

续表

科室	姓名	籍贯	出生年月	民族	性别	参加工作时间	来院时间	入党时间	文化程度	技术职务	行政职务	毕业学校及时间
信息科	黄保民	河南罗山	1963.8	汉	男	1985.7	1991.7		硕士研究生	副研究员	信息科科长	中山大学 1991.7
	郭庆宏	河南林州	1968.8	汉	男	2004.6	2004.6		硕士研究生	工程师		中央党校函授学院湖北分院 2014.1
	李媛	河南鹤壁	1986.12	汉	女	2014.12	2014.12	2011.2	硕士研究生	工程师		南京航空航天大学 2012.6
	潘晔	河南郑州	1987.8	汉	女	2015.8	2015.8	2009.5	硕士研究生	工程师		华南理工大学 2014.6
	晁颖	河南内黄	1989.5	汉	女	2016.7	2016.7	2012.4	硕士研究生	工程师		兰州交通大学 2016.7
	龚艳云	河南驻马店	1991.4	汉	女	2015.8	2015.8	2014.6	硕士研究生	工程师		首都医科大学 2014.7
	李程昊	河南禹州	1989.9	汉	男	2007.10	2007.1		大专	四级工		中央广播电视大学 2013.7
医保办	张清懋	河南巩义	1980.6	汉	女	1999.11	1999.11	2018.5	本科	主管护师	医保办副主任	郑州大学护理学院 2008.12
	许新霞	河南长垣	1966.3	汉	女	1998.7	1998.7		本科	主任中医师		河南中医学院 1989.7
	安华	河南商丘	1972.7	回	女	1991.7	1991.7		中专	主管中药师		焦作中医药学校 1991.7
	周子静	河南固始	1985.10	汉	女	2006.11	2006.11		本科	主管护师		河南中医学院 2013.1
	代言	河南新乡	1989.8	汉	女	2016.2	2016.2	2011.11	硕士研究生	主治中医师		河南中医学院 2016.6
器械科	崔晓飞	河南乐	1963.7	汉	男	1983.12	1983.12		本科	主管技师	器械科科长	郑州大学 1985.7
	袁涛	湖北黄冈	1988.1	汉	男	2014.11	2013.7	2012.11	硕士研究生	工程师		燕山大学 2013.7
	王永宾	河南封丘	1965.4	汉	男	1983.10	1987.2	1985.8	大专	九级职员		河南农业大学 1997.9
	张建涛	河南长垣	1974.12	汉	男	1992.12	1995.12		大专	二级工		河南省委党校 2003.7
	李林	河南民权	1970.1	汉	男	2000.4	2000.4		中专	普工		郑州旅游学校 1988.6

科室	姓名	籍贯	出生年月	民族	性别	参加工作时间	来院时间	入党时间	文化程度	技术职务	行政职务	毕业学校及时间
医疗发展部	张克	河南南阳	1976.6	汉	男	1995.7	1995.7		本科	主管中药师	医疗发展部副主任	河南中医学院 2004.7
	沙丽君	河南郑州	1971.2	回	女	1990.12	1993.12	2009.4	大专	主管护师		河南中医学院 1999.7
	李娟娟	河南周口	1985.5	汉	女	2009.7	2009.7		本科	无		郑州大学 2013.8
	刘佳	河南郑州	1989.11	汉	女	2015.8	2015.8	2011.5	硕士研究生	无		河南大学 2015.7
感染(管理)科、传染科	赵凯	河南宁陵	1966.11	回	男	1986.7	1999.9	1993.12	本科	主治医师	感染(管理)科、传染科副主任	第三军医大学 1990.7
	李蕾	河南信阳	1974.11	回	女	1994.6	1994.6		本科	主管护师		郑州大学 2012.3
	冯敏	河南长葛	1975.9	汉	女	1995.7	1995.7		本科	主管护师		郑州大学成教学院 2007.1
	薄乐	河南郑州	1985.12	汉	女	2004.10	2004.10		本科	护师		郑州大学 2018.7
	路程	河南商丘	1986.9	汉	女	2005.5	2005.5		本科	主管护师		郑州大学 2011.3
药学部	王冶阳	河南杞县	1971.7	汉	男	1990.7	1990.7	1994.12	本科	副主任药师	第二党支部书记,药学部主任	河南中医学院 1999.7
	蔡州	河南西华	1970.8	汉	男	1993.7	1993.7		本科	副主任药师	药学部副主任(正科)	河南中医学院 1993.7
	王梅	河南滑县	1961.9	汉	女	1981.9	1981.9	民盟	本科	主任药师	药学部副主任	河南中医学院 1999.12
	高润	河南西平	1964.6	汉	女	1985.12	1985.12		大专	主管药师		河南医科大学 2000.7
	贺红杰	河南漯河	1973.10	汉	男	1998.11	1998.11		本科	主管中药师		河南中医学院 2014.1
	黄志恒	河南南阳	1973.10	汉	男	2010.8	2010.8	1999.6	本科	主管中药师		南阳理工学院 2014.1
	樊亚	河南郑州	1976.12	汉	女	1995.7	1995.7		本科	主管中药师		河南中医学院 2005.7
	程贺丽	河南驻马店	1977.1	汉	女	1999.4	1999.4		本科	主管中药师		河南中医学院 2014.1
	田庆忠	河南西峡	1977.3	汉	男	1997.12	1997.12		本科	主管中药师		河南中医学院 2013.1

科室	姓名	籍贯	出生年月	民族	性别	参加工作时间	来院时间	入党时间	文化程度	技术职务	行政职务	毕业学校及时间
药学科	张峰	河南临颍	1978.12	汉	女	2000.7	2009.10		硕士研究生	主管中药师		河南中医学院 2009.7
	徐彩霞	河南开封	1979.1	汉	女	2007.1	2007.1		本科	主管药师		郑州大学 2005.7
	赵继霞	河南开封	1979.9	汉	女	1999.11	1999.11		本科	主管药师		郑州大学 2014.1
	李春英	河南柘城	1980.11	汉	女	2007.5	2007.5		本科	主管中药师		河南中医学院 2015.1
	谷晓博	河南新密	1983.9	汉	男	2010.6	2010.6		本科	主管中药师		河南中医学院 2011.1
	孙珍珍	河南武陟	1984.4	汉	女	2007.8	2007.8		本科	主管中药师		河南中医学院 2015.1
	代震	河南三门峡	1985.2	汉	男	2013.7	2012.7	2011.12	硕士研究生	主管中药师		河南中医学院 2012.7
	周倩	河南平顶山	1986.1	汉	女	2015.8	2015.8	2009.12	硕士研究生	主管中药师		河南大学 2014.7
	李喆	河南荥阳	1986.2	回	女	2012.6	2012.6	2008.6	硕士研究生	主管中药师		河南中医学院 2009.7
	叶同生	河南虞城	1986.12	汉	男	2016.3	2016.3		本科	主管药师		河南中医学院 2013.6
	唐素琴	河南上蔡	1987.7	汉	女	2012.6	2012.6	2011.5	本科	主管中药师		河南中医学院 2011.7
	杨晶晶	河南虞城	1987.7	汉	女	2015.8	2015.8	2012.5	硕士研究生	主管中药师		河南中医学院 2015.7
	常伟强	河南新郑	1987.8	汉	男	2014.12	2014.12		硕士研究生	主管中药师		河南中医学院 2014.6
	王钰涵	河南太康	1988.7	汉	女	2014.12	2014.12		硕士研究生	主管中药师		河南大学 2011.6
	李琳	河南平顶山	1964.11	汉	女	2004.1	2004.1		中专	药师		许昌卫生学校 1990.6
	李珂珍	河南荥阳	1973.8	汉	女	1997.10	1997.10		本科	中药师		河南中医药大学 2017.7
	余义成	河南信阳	1976.8	汉	男	1999.5	1999.5		本科	中药师		河南中医学院 2010.1
	江铁苗	河南南阳	1978.3	汉	女	2004.1	2004.1		本本科	药师		河南中医学院 2015.1
	于启蒙	河南通许	1987.3	汉	男	2007.12	2007.12		本科	中药师		河南中医药大学 2017.1
	苗琼洁	河南西平	1989.2	汉	女	2016.7	2016.7		本科	主管药师		河南中医学院 2011.7

续表

科室	姓名	籍贯	出生年月	民族	性别	参加工作时间	来院时间	入党时间	文化程度	技术职务	行政职务	毕业学校及时间
药学部	牛莉娜	河南宝丰	1989.11	汉	女	2012.6	2012.6		本科	主管药师		河南中医药大学 2017.1
	邢盼盼	河南偃师	1989.12	汉	女	2016.7	2016.7		本科	中药师		河南中医学院 2015.7
	关鹏志	河南商丘	1990.2	汉	男	2016.7	2016.7		本科	中药师		河南中医学院 2014.7
	陈东阳	河南泌阳	1990.10	汉	男	2016.3	2016.3		本科	中药师		河南中医学院 2016.7
	郭旭阳	河南通许	1989.5	汉	男	2016.8	2016.8		本科	无		河南中医药大学 2015.7
	尚家庆	河南郑州	1990.7	回	男	2012.6	2012.6		本科	无		郑州大学 2015.2
	焦曼华	河南尉氏	1993.7	汉	女	2016.7	2016.7		本科	无		河南中医学院 2016.7
	张朝宏	河南临汝	1965.3	汉	男	1983.1	1985.12		高中	二级工		临汝高中 1981.7
	邓红	河南洛阳	1968.12	汉	女	1984.11	1991.5		大专	二级工		光明中药函授学院 1990.3
	陈元丽	海南万宁	1965.8	汉	女	1983.4	1983.4		本科	三级工		河南大学 1994.12
	刘夏	河南郑州	1977.7	汉	男	2001.9	2002.5		大专	五级工		河南中医学院 2006.7
	高鹏	河南开封	1978.2	汉	男	1993.12	1997.11	1996.8	本科	五级工		河南中医学院 2014.7
	郑炳兰	河南西平	1963.6	汉	男	2001.2	2001.2		中专	普工		南阳仲景国医中等专科学校 2003.6
	陈东昌	河南洛阳	1967.7	汉	男	1990.11	1990.11		大专	普工		郑州大学卫生职专 2004.5
	陈素霞	河南郾城	1970.3	汉	女	1993.8	1993.8		中专	普工		南阳仲景国医中等专科学校 2003.6

续表

科室	姓名	籍贯	出生年月	民族	性别	参加工作时间	来院时间	入党时间	文化程度	技术职务	行政职务	毕业学校及时间
门诊办	周永涛	河南封丘	1972.9	汉	男	1995.7	1995.7	2005.6	本科	经济师	门诊办副主任	中央党校函授学院 2006.12
	薄立宏	河南商丘	1959.8	汉	男	1977.7	1983.12	1995.12	本科	副主任中医师	仲景门诊主任	河南中医学院 1985.8
	成爱武	河南长葛	1968.12	汉	女	1989.8	1993.4		本科学历、硕士学位	主任医师		河南中医学院 2001.6/郑州大学 2010.6
	杨倩宇	江苏沛县	1959.11	汉	男	1977.12	1995.7		本科	副主任中医师		郑州大学 2015.12
	张国杰	河南蔚氏	1963.6	汉	男	1984.7	2007.1		博士研究生	副主任中医师		山东中医药大学 2007.6
	张采真	河南方城	1968.9	汉	女	1991.7	1992.7		本科	副主任中医师		河南医科大学 1991.7
	韩伟锋	河南荥阳	1972.3	汉	男	1994.7	1994.7		本科	副主任中医师		河南中医学院 1994.7
	王秉权	河南荥阳	1977.5	汉	男	2005.8	2005.8	2013.6	硕士研究生	副主任中医师		河南中医学院 2005.7
	牛蔚露	河南荥阳	1983.2	汉	女	2009.10	2009.10		硕士研究生	主治中医师		成都中医药大学 2009.7
	张森茂	河南驻马店	1988.7	汉	男	2016.7	2016.7		硕士研究生	主治医师		成都中医药大学 2016.6
	王丽	河南郑州	1984.6	汉	女	2012.6	2012.6		本科	药师		郑州大学 2016.1
	胡爱香	河南郑州	1970.7	汉	女	1988.7	1988.7		专科	主管护师		河南中医学院 2001.12
	吴会玲	辽宁义县	1970.3	满	女	1988.8	1996.5		专科	主管护师		郑州大学 2009.6
	吴春亚	河南确山	1979.4	汉	女	1999.6	1999.6	2018.5	本科	主管护师		郑州大学 2011.1
	徐永利	河南安阳	1979.6	汉	女	2001.3	2001.3		本科	主管护师		郑州大学 2014.6
	汤瑞	河南新野	1988.6	汉	女	2012.6	2012.6		本科	护师		郑州大学 2018.1
	李婧	河南睢县	1988.12	汉	女	2011.6	2011.6	2011.5	本科	主管护师		郑州大学 2011.7
	朱青	河南郑州	1989.4	汉	女	2012.6	2012.6		本科	护师		郑州大学 2014.2
	李燕	山东菏泽	1989.6	汉	女	2015.8	2015.8		本科	护士		郑州大学 2017.1
	张举	河南泌阳	1969.11	汉	男	1995.8	1995.8		中专	无		汝州市成人中专 1995.7
	朱萌	河南郑州	1989.7	汉	女	2012.6	2012.6	2009.6	大专	无		郑州师范学院 2011.6

续表

科室	姓名	籍贯	出生年月	性别	民族	参加工作时间	来院时间	入党时间	文化程度	技术职务	行政职务	毕业学校及时间
检验科	张关亭	河南扶沟	1972.2	男	汉	1991.7	1991.7	1997.12	本科	主任技师	检验科副主任	新乡医学院 2009.1
	汪艳萍	湖北武汉	1964.3	女	汉	1979.9	1993.9		大专	主管技师		河南医科大学 1995.7
	胡玲	湖北黄陂	1971.3	女	汉	2002.12	2002.12		本科	主管技师		郑州大学 2014.1
	巩锋	山东菏泽	1975.1	男	汉	1994.7	1994.7		本科	主管技师		郑州大学 2009.1.1
	刘晓静	河南濮阳	1977.10	女	汉	1997.8	1997.8		本科	主管护师		郑州大学 2009.6
	陈恋恋	河南信阳	1987.1	女	汉	2010.6	2010.6		本科学历、硕士学位	主管技师		郑州大学 2016.6
	王宁	河南濮阳	1988.8	女	汉	2015.8	2015.8		本科	技师		郑州大学 2015.6
	陈慕媛	河南信阳	1989.10	女	汉	2011.8	2011.8		大专	主管技师		郑州铁路职业技术学院 2010.6
	赵飞跃	河南许昌	1991.4	男	汉	2013.8	2013.8		本科	技师		河南科技大学 2013.7
	吕琳	河南漯河	1991.5	女	汉	2014.12	2014.12	2013.11	本科	技师		河南科技大学 2014.6
	夏冬昕	河南信阳	1990.10	男	汉	2011.8	2011.8		本科	技师		河南科技大学 2015.1
	夏清泉	河南周口	1993.6	男	汉	2016.7	2016.7		专科	技士		信阳职业技术学校 2015.6
医学影像科	闫庆栋	河南新蔡	1961.6	男	汉	1978.12	2011.8	1981.6	本科	主任医师	医学影像科主任	河南医科大学 1997.7
	张玉琴	河南平顶山	1967.3	女	汉	2012.3	2012.3		本科	副主任医师		郑州大学 2010.1
	郑爱兰	河南西平	1967.12	女	汉	1986.7	1986.7		大专	副主任技师		河南医科大学 1994.7
	张晓红	河南南阳	1972.1	女	汉	1998.9	1998.9	农工党	本科	副主任医师		郑州科技大学 2013.7
	彭建宏	河南西平	1963.2	男	汉	1982.10	2008.1		大专	主治医师		郑州职工医学院 1989.7
	王素霞	河南巩县	1966.10	女	汉	1986.7	1986.7		大专	主管护师		河南职工医学院 1998.7
	席玉勤	河南中牟	1976.7	女	汉	2005.5	2005.5	2001.12	本科	主治医师		郑州大学 2009.1

续表

科室	姓名	籍贯	出生年月	民族	性别	参加工作时间	来院时间	入党时间	文化程度	技术职务	行政职务	毕业学校及时间
医学影像科	陈学力	河南杞县	1979.3	汉	男	2002.7	2009.6		本科	副主任医师		郑州大学 2008.1
	田小荀	河南新野	1981.6	汉	男	2006.12	2006.12		本科	主治医师		新乡医学院 2006.7
	李秀芹	河南郑州	1984.1	汉	女	2014.3	2014.3		本科	主治医师		河南中医学院 2009.7
	顾爱丽	河南郑州	1985.8	汉	女	2012.7	2011.7	2006.12	硕士研究生	主治医师		郑州大学 2011.7
	郑蕊	河南西平	1985.11	汉	女	2010.6	2010.6		本科	主治医师		新乡医学院 2010.7
	刘坤	河南郑州	1983.11	汉	男	2004.12	2004.12		大专	医师		黄河科技大学 2005.7
	滑亚楠	河南长垣	1985.2	汉	男	2011.6	2011.6		本科	医师		新乡医学院三全学院 2010.7
	姜兰兰	河南信阳	1988.3	汉	女	2013.8	2013.8		本科	主管技师		新乡医学院 2013.7
	徐柯柯	河南沈丘	1988.9	汉	男	2011.6	2011.6		本科	无		新乡医学院三全学院 2011.6
	刘东尼	河南南阳	1988.11	汉	女	2013.8	2013.8		本科	医师		新乡医学院 2013.7
	代笑梅	河南商丘	1989.7	汉	女	2014.12	2014.12		本科	医师		新乡医学院三全学院 2012.7
	建文章	河南灵宝	1982.4	汉	男	2006.12	2006.12		大专	助理医士		郑州黄河医专修学院 2003.7
	温庭筠	江西萍乡	1988.1	汉	女	2009.6	2009.6		大专	护师		河南职工医学院 2009.7
	闫昆仑	河南新蔡	1985.6	汉	男	2011.8	2011.8		专科	技士		河南科技大学 2007.7
	乔国民	河南襄城	1965.5	汉	男	2000.9	2000.9	1986.7	专科	无		同济医科大学 1988.7
	沈毅	四川广元	1978.8	汉	女	2011.8	2011.8		大专	无		河南职工医学院 2010.7

续表

科室	姓名	籍贯	出生年月	民族	性别	参加工作时间	来院时间	入党时间	文化程度	技术职务	行政职务	毕业学校及时间
心病科	王守富	河南柘城	1964.11	汉	男	1987.7	1995.7	1994.4	博士研究生	主任中医师	心病科主任	天津中医药大学 2008.8
	刘青	河南新密	1966.7	汉	女	1986.7	1986.7	1999.7	大专	副主任护师	护士长	河南医科大学 1999.7
	赵章华	山东龙口	1963.6	汉	女	1985.12	1985.12	1992.4	本科	主任中医师		河南中医学院 1985.12
	李秋凤	河南卫辉	1964.9	汉	女	1988.9	1988.9	九三学社	本科学历、硕士学位	主任中医师		河南中医学院 1988.7/河南中医学院 2008.7
	徐毅	上海	1960.7	汉	男	1985.12	1985.12		本科	副主任中医师		河南中医学院 1985.7
	马玉娟	河南新乡	1977.8	汉	女	1999.9	2005.8		硕士研究生	副主任中医师		云南中医学院 2005.7
	耿振平	河南开封	1980.8	汉	女	2007.11	2007.11		硕士研究生	主治中医师		河南中医学院 2007.6
	王振华	河南济源	1982.12	汉	女	2009.10	2009.10		硕士研究生	主治中医师		南京中医药大学 2009.7
	张富汉	河南临颍	1985.11	汉	男	2012.7	2011.7	2011.1	硕士研究生	主治中医师		河南中医学院 2011.7
	卢吉锋	河南新郑	1987.6	汉	男	2014.11	2013.7	2009.11	硕士研究生	主治中医师		河南中医学院 2013.6
	程欢欢	河南伊川	1989.3	汉	女	2016.7	2016.7		硕士研究生	主治中医师		河南中医药大学 2016.7
	黄辞	湖北松滋	1977.2	汉	女	2001.1	2001.1		本科	主管护师		郑州大学 2011.9
	马晓端	河南巩义	1977.8	汉	女	1997.6	1997.6	2017.11	本科	主管护师		郑州大学护理学院 2013.2
	杨利梅	河南荥阳	1979.2	汉	女	2003.1	2003.1		本科	主管护师		浙江大学 2008.6
	王艳璞	河南荥阳	1982.9	汉	女	2005.5	2005.5	2004.12	本科	主管护师		郑州大学 2015.2
	杜丹丹	河南周口	1985.12	汉	女	2009.6	2009.6		本科	主管护师		郑州大学 2009.6
	方艳	河南罗山	1987.4	汉	女	2011.6	2011.6		本科	主管护师		郑州铁路职业技术学院 2011.6
	刘晓杰	河南新密	1988.5	汉	女	2010.7	2010.7		本科	主管护师		郑州大学 2014.8
	张明芳	河南荥阳	1990.8	汉	女	2012.6	2012.6	2012.6	本科	主管护师		长江大学 2012.11

续表

科室	姓名	籍贯	出生年月	民族	性别	参加工作时间	来院时间	入党时间	文化程度	技术职务	行政职务	毕业学校及时间
心病科	张敏	河南新郑	1990.9	汉	女	2012.6	2012.6		本科	主管护师		郑州大学 2015.7
	金双双	河南周口	1991.5	汉	女	2015.6	2015.6		大专	护师		漯河医学高等专科学校 2015.7
	罗萌	河南罗山	1992.9	汉	女	2012.6	2012.6		本科	主管护师		郑州大学 2015.7
	李琛	河南商丘	1993.10	汉	女	2016.7	2016.7		本科	护师		河南中医药大学 2016.7
	赵雅雯	河南周口	1994.11	汉	女	2016.7	2016.7		本科	护师		郑州大学 2016.12
肝胆脾胃科	侯留法	河南新郑	1965.4	汉	男	1990.7	1990.7		硕士研究生	主任中医师	肝胆脾胃科主任	河南中医学院 1990.7
	杨小平	河南沁阳	1958.1	汉	女	1975.7	1983.1	1982.6	本科	主任中医师	第四党支部书记	河南中医学院 1983.9
	张红雨	安徽萧县	1973.4	汉	女	1993.7	1993.7	1997.9	本科	副主任护师	第四党支部副书记,护士长	郑州大学 2007.1
	陈宝玲	河南荥阳	1961.1	汉	女	1983.7	1983.7		本科	主任中医师		河南中医学院 1983.7
	赵玉瑶	河南邓县	1961.6	汉	女	1977.8	1983.9		本科	主任中医师		河南中医学院 1983.7
	李鹏耀	河南洛宁	1960.4	汉	男	1978.7	2012.9		本科	副主任中医师		河南中医学院 1985.11
	王菲	河南南阳	1975.10	汉	女	2005.8	2005.8	2003.9	硕士研究生	副主任中医师		河南中医学院 2005.6
	娄静	河南新乡	1981.8	汉	女	2009.8	2008.9	2007.6	硕士研究生	主治中医师		河南中医学院 2008.7
	赵雷	河南郑州	1984.3	汉	男	2012.7	2011.7		硕士研究生	主治中医师		南京中医药大学 2011.4
	朱岩洁	河南南阳	1988.7	汉	女	2018.2	2018.2		硕士研究生	医师		河南中医药大学 2017.7
	张杭洲	河南项城	1990.1	汉	男	2018.3	2018.3	2017.5	硕士研究生	医师		河南中医药大学 2017.7
	田莉	河南项城	1980.5	汉	女	1998.6	1998.6		本科	主管护师		河南大学 2012.3
	冯亚楠	河南新密	1984.1	汉	女	2002.9	2002.9	2011.7	本科	主管护师		郑州大学 2011.9
	王磊	河南信阳	1985.2	汉	女	2009.6	2009.6	2005.7	本科	主管护师		河南中医学院美豫国际中医学院 2009.7

续表

科室	姓名	籍贯	出生年月	民族	性别	参加工作时间	来院时间	入党时间	文化程度	技术职务	行政职务	毕业学校及时间
肝胆胃脾科	贾彩霞	河南焦作	1988.3	汉	女	2008.6	2008.6	2008.7	本科	主管护师		河南大学 2012.6
	张会	河南周口	1989.8	汉	女	2015.6	2015.6		大专	护师		河南护理职业学院 2015.7
	张丽丽	河南南阳	1989.10	汉	女	2011.6	2011.6		本科	护师		河南大学 2016.2
	郭丽	河南驻马店	1989.12	汉	女	2012.6	2012.6		本科	护师		河南大学民生学院 2012.7
	刘雪婷	河南濮阳	1990.1	汉	女	2011.10	2011.10		本科	护师		郑州大学护理学院 2015.8
	张亚茹	河南新乡	1990.2	汉	女	2014.12	2014.12		大专	护师		河南职工医学院 2012.7
	段艳艳	河南商丘	1991.8	汉	女	2016.7	2016.7		本科	护师		河南大学民生学院 2016.7
	王甜甜	河南南阳	1992.2	汉	女	2014.12	2014.12		本科	护师		郑州大学 2018.1
	赵培培	河南叶县	1992.3	汉	女	2015.6	2015.6	2014.5	大专	护师		河南医学高等专科学校 2015.7
	李乙娟	河南长葛	1994.12	汉	女	2015.6	2015.6		大专	护师		河南医学高等专科学校 2015.6
	郭闪闪	河南许昌	1989.12	汉	女	2012.6	2012.6		本科	护士		郑州大学 2018.1
	买情	河南周口	1990.7	回	女	2014.12	2014.12		大专	护士		漯河医学高等专科学校 2014.7
肿瘤血液科	蔡小平	河南温县	1964.5	汉	男	1986.6	2004.8	1992.5	硕士研究生	主任中医师	肿瘤血液科主任	河南中医学院 2004.7
	马淑芳	河南杞县	1983.2	汉	女	2001.8	2001.8		本科	副主任护师	护士长	郑州大学 2009.6
	赵一	河南郑州	1963.11	汉	男	1985.12	1985.12		本科	主任中医师		河南中医学院 1985.8
	张影	河北深县	1964.11	汉	女	1989.9	1989.9		硕士研究生	主任中医师		成都医药大学 1989.9
	胡皓	河南南阳	1966.4	汉	男	1990.9	2011.5		本科	副主任中医师		河南中医学院 1990.7
	魏征	河南睢县	1983.12	汉	男	2009.10	2009.10	2001.7	博士研究生	副主任中医师		南京中医药大学 2016.6

续表

科室	姓名	籍贯	出生年月	民族	性别	参加工作时间	来院时间	入党时间	文化程度	技术职务	行政职务	毕业学校及时间
肿瘤血液科	任为民	河南荥阳	1972.5	汉	男	1998.5	2011.7		硕士研究生	副主任中医师		中国中医科学院 2011.7
	罗银星	河南凌县	1980.8	汉	女	2008.12	2008.12		硕士研究生	主治中医师		首都医科大学 2008.7
	乔翠霞	河南焦作	1982.1	汉	女	2012.7	2012.7		博士研究生	主治中医师		上海中医药大学 2012.7
	张俊萍	河南滑县	1985.10	汉	女	2012.7	2011.7	九三学社	硕士研究生	主治中医师		天津中医药大学 2011.7
	赵浩杰	河南长葛	1987.8	汉	男	2015.8	2015.8		硕士研究生	医师		新乡医学院 2015.7
	王芳	河南尉氏	1983.12	汉	女	2005.5	2005.5		本科	主管护师		郑州大学 2011.7
	周明雪	河南信阳	1989.1	汉	女	2012.6	2012.6		本科	主管护师		郑州大学 2015.6
	栗瑞	河南鹿邑	1989.10	汉	女	2008.6	2008.6		本科	主管护师		郑州大学 2013.2
	李妍妍	河南杞县	1986.1	汉	女	2010.6	2010.6	2010.6	本科	主管护师		河南大学 2010.7
	王子真	河南偃师	1986.9	汉	女	2007.10	2007.10	2006.3	本科	护师		郑州大学 2012.3
	乔嫩华	河南商丘	1990.3	汉	女	2010.6	2010.6		本科	护师		郑州大学 2013.5
	胡晓琳	河南偃师	1990.3	汉	女	2012.6	2012.6		本科	主管护师		郑州大学 2016.1
	赵晶晶	河南灵宝	1990.5	汉	女	2011.6	2011.6		本科	护师		郑州大学 2015.2
	王维维	河南虞城	1990.11	汉	女	2012.6	2012.6		本科	护师		郑州大学 2010.10
	张昕慧	河南漯河	1994.9	汉	女	2014.12	2014.12		本科	护师		郑州大学 2017.7
	张寒玉	河南灵宝	1993.9	汉	女	2015.6	2015.6		本科	护师		郑州大学 2018.7
高血压科	邓松涛	云南富民	1972.9	汉	男	1997.7	1997.9		本科	主治医师	高血压科副主任	河南医科大学 1997.6
	杨永枝	河南中牟	1976.10	汉	女	1994.7	1994.8		硕士研究生	副主任护师	护士长	华中师范大学 2017.6
	陈曦	河南开封	1963.2	汉	女	1985.12	1985.12		本科	主任中医师		河南中医学院 1985.8

科室	姓名	籍贯	出生年月	民族	性别	参加工作时间	来院时间	入党时间	文化程度	技术职务	行政职务	毕业学校及时间
	郭泉莹	河南舞阳	1970.11	汉	女	1995.7	1995.10		本科学历、硕士学位	主任中医师		河南中医学院1995.7
	王玉民	山东阳谷	1959.5	汉	男	1976.8	1994.8		硕士研究生	副主任中医师		陕西中医学院1994.7
	武可文	四川泸州	1959.11	汉	女	1981.9	1981.9		本科	副主任中医师		河南中医学院2000.7
	王国琴	河南开封	1963.3	汉	女	1985.7	1994.1		本科	副主任中医师		河南中医学院1985.7
	高丽君	江苏南京	1963.4	汉	女	1982.9	2000.5		本科	主任医师		郑州大学2005.7
	罗继红	河南淮阳	1971.4	汉	女	1994.7	2005.8	2005.7	硕士研究生	副主任中医师		河南中医学院2005.7
	苗灵娟	河南孟津	1971.10	汉	女	1994.7	1994.7		硕士研究生	主任中医师		河南中医学院2000.7
	崔莉芳	河南林州	1979.3	汉	女	2008.12	2008.12	2002.6	硕士研究生	主治中医师		河南中医学院2008.7
	张腾云	河南商丘	1987.3	汉	女	2016.7	2016.7	2009.11	硕士研究生	主治中医师		江西中医药大学2014.7
高血压科	李志伟	河南新乡	1987.4	汉	女	2016.7	2016.7		硕士研究生	主治医师		河南中医药大学2016.7
	段真真	河南郑州	1982.4	汉	女	2001.5	2001.5		本科	主管护师		郑州大学2012.3
	张晶晶	河南开封	1986.7	汉	女	2008.4	2008.4		本科	主管护师		郑州大学2014.6
	魏小敏	河南焦作	1987.1	汉	女	2011.6	2011.6	2010.3	本科	主管护师		郑州大学2016.7
	辛亚	河南周口	1988.9	汉	女	2006.11	2006.11		本科	主管护师		郑州大学2013.2
	王露宁	河南周口	1988.9	汉	女	2012.6	2012.6		本科	主管护师		郑州大学2016.12
	付爱霞	河南林州	1986.6	汉	女	2010.6	2010.6		本科	主管护师		郑州大学2017.1
	青洋洋	河南漯河	1989.11	汉	女	2011.6	2011.6		大专	护师		南阳医学高等专科学校2010.7
	李惠珍	河南周口	1989.12	汉	女	2014.12	2014.12		本科	护师		河南中医学院2014.6
	孔维旸	河南郑州	1991.4	汉	女	2014.12	2014.12		本科	护师		黄科科技学院2014.6

续表

科室	姓名	籍贯	出生年月	民族	性别	参加工作时间	来院时间	入党时间	文化程度	技术职务	行政职务	毕业学校及时间
高血压科	关晓瑞	山西临汾	1991.10	汉	女	2015.6	2015.6		大专	护师		南方医科大学 2014.7
	罗超妹	河南郑州	1992.1	汉	女	2012.6	2012.6		本科	护师		郑州大学 2017.1
	靳丹丹	河南新密	1992.9	汉	女	2014.12	2014.12		大专	护师		洛阳职业技术学院 2014.7
	李敏	河南郑州	1992.7	汉	女	2016.7	2016.7		专科	护士		河南医学高等专科学校 2015.7
	吴肖阳	河南开封	1994.11	汉	女	2016.7	2016.7		大专	护师		河南医学高等专科学校 2015.7
	陈露露	河南西平	1995.1	汉	女	2015.6	2015.6		大专	护士		河南医学高等专科学校 2015.6
血管功能监测中心	郑欣	河南安阳	1979.1	汉	女	2002.4	2002.4		本科	主治中医师		河南中医学院 2002.4
	王娜	河南许昌	1982.10	汉	女	2007.9	2007.9	2004.4	硕士研究生	医师		河南中医学院 2012.7
	刘建珂	河南南阳	1974.12	汉	女	1993.7	1993.7		本科	主管护师		河南中医学院 2005.12
	巩芳	山东菏泽	1978.1	汉	女	1998.6	1998.6		本科	护师		郑州大学 2013.6
疼痛科	薛爱荣	河南郑州	1962.11	汉	女	1981.10	2007.12	1996.2	本科	主任中医师	疼痛科主任,康复医学科主任(兼)	河南医科大学 1986.7
	李鹏鸟	河南洛宁	1971.1	汉	女	1989.9	1993.4	2014.7	本科	主管护师	护士长	河南中医学院 2002.1
	王新义	河南平顶山	1980.12	汉	男	2008.12	2008.12	农工党	硕士研究生	副主任中医师		河南中医学院 2008.7
	魏薇	河南平顶山	1979.9	汉	女	2006.10	2006.10		硕士研究生	副主任中医师		河南中医学院 2006.6
	张向阳	河南新密	1982.7	汉	男	2006.12	2006.12		本科	副主任中医师		河南中医学院 2014.1
	王权亮	河南沈丘	1985.9	汉	男	2014.11	2013.7	2012.5	硕士研究生	主治中医师		河南中医学院 2013.7
	薛爱霞	河南郑州	1964.8	汉	女	2003.4	2003.4		本科	医师		河南医科大学 1986.7
	杜树明	河南鹿邑	1980.2	汉	男	2006.12	2006.12		本科	医师		河南中医药大学 2018.1

859

续表

科室	姓名	籍贯	出生年月	民族	性别	参加工作时间	来院时间	入党时间	文化程度	技术职务	行政职务	毕业学校及时间
疼痛科	徐鹏	河南郑州	1988.4	汉	男	2008.7	2008.7		本科	医师		河南中医学院 2012.1
	熊安福	河南信阳	1990.4	汉	男	2016.7	2016.7		专科	医师		河南中医学院 2013.7
	王丽娟	河南郑州	1980.6	汉	女	2006.12	2006.12		本科	康复医学治疗技术(士级)		燕京函授医学院 2004.7
	杨华丽	河南西华	1982.9	汉	女	2008.7	2008.7		本科	康复医学治疗技术(士级)		燕京医学院 2005.7
	李素娟	河南郏县	1979.5	汉	女	2006.11	2006.11		本科	主管护师		郑州大学 2012.8
	常丽丽	河南鹤壁	1985.8	汉	女	2008.6	2008.6		本科	主管护师		郑大护理学院 2015.6
	宋胜男	河南洛阳	1987.5	汉	女	2010.6	2010.6		本科	主管护师		郑州大学 2014.6
	司亚娟	河南新郑	1988.10	汉	女	2011.6	2011.6		本科	主管护师		河南中医学院 2011.7
	武明慧	河南郑州	1986.6	汉	女	2010.6	2010.6		本科	护师		郑州大学 2013.8
	谢丽娜	河南郑州	1987.9	汉	女	2008.7	2008.7		本科	主管护师		郑州大学 2012.3
	许真真	河南太康	1989.1	汉	女	2012.6	2012.6		本科	护师		郑州大学 2016.7
	陈卫涛	河南郑州	1989.11	汉	女	2011.6	2011.6		本科	护师		郑大护理学院 2014.2
	冉雪菲	河南郑州	1991.8	汉	女	2012.6	2012.6		本科	护师		郑州大学 2015.10
	王爽	河南漯河	1991.10	汉	女	2010.6	2010.6		本科	护师		郑州大学 2015.2
	吴倩	河南漯河	1992.6	汉	女	2016.7	2016.7		本科	护师		河南大学民生学院 2016.7
	魏海洋	河南南阳	1989.3	汉	男	2014.12	2014.12		本科	护士		郑州大学 2017.7
	吴仪	河南商丘	1984.4	汉	女	2005.12	2005.12	2003.1	本科	主管护师	护士长	郑州大学护理学院 2012.8
	李宁	河南周口	1986.10	汉	女	2014.12	2014.12	2007.7	硕士研究生	主治中医师		河南中医学院 2014.7
康复医学科	张雯	河南郑州	1987.7	汉	女	2009.7	2009.7		本科	康复医学治疗技术(师级)		郑州大学 2018.1
	闵磊	河南信阳	1988.11	汉	男	2015.8	2015.8		大专	康复医学治疗技术(师级)		郑州华信学院 2010.7

续表

科室	姓名	籍贯	出生年月	民族	性别	参加工作时间	来院时间	入党时间	文化程度	技术职务	行政职务	毕业学校及时间
康复医学科	姬鑫玉	河南平顶山	1988.12	汉	女	2015.8	2015.8		大专	康复医学治疗技术（师级）		郑州华信学院 2010.7
	巴焕	河南郑州	1983.9	回	女	2002.11	2002.11		本科	主管护师		中央电大 2015.3
	徐丹	河南驻马店	1986.7	汉	女	2007.5	2007.5	2009.7	本科	主管护师		郑州大学护理学院 2011.1
	郝艳民	河南郑州	1989.10	汉	女	2011.6	2011.6		本科	主管护师		郑州大学 2016.6
	管媛媛	河南商丘	1992.2	汉	女	2015.6	2015.6	2014.9	本科	护师		西藏民族大学 2015.6
针灸推拿科	毕巧莲	河南商水	1961.4	汉	女	1983.9	1983.9		本科	副主任中医师	针灸推拿科主任	河南中医学院 1983.7
	董兵	河南郑州	1971.11	汉	男	2003.1	2003.1		本科	副主任中医师	针灸推拿科副主任	河南中医学院 1998.7
	田蓟	河南郑州	1976.1	汉	女	1994.8	1994.8	2018.6	本科	主管护师	护士长	郑州大学护理学院 2009.7
	朱在波	河南濮阳	1981.4	汉	男	2012.7	2011.7		硕士研究生	主治中医师		天津中医药大学 2010.7
	刘华	河南郑州	1983.1	汉	男	2012.7	2011.7	2006.12	硕士研究生	主治中医师		河南中医学院 2011.7
	毕瑞勤	河南商水	1973.8	汉	男	2014.12	2014.12		大专	医师		河南中医学院 1994.7
	王政泽	河南平顶山	1986.12	汉	女	2012.7	2011.7		硕士研究生	医师		陕西中医学院 2011.7
	杨杰	河南灵宝	1988.2	汉	男	2014.12	2014.12		本科	助理医师		新乡医学院 2018.1
	韩瑞红	河南中牟	1984.2	汉	女	2008.6	2008.6		本科	主管护师		郑州大学护理学院 2012.2
	白玉洁	河南巩义	1986.12	汉	女	2011.6	2011.6		本科	主管护师		河南科技大学 2011.7
	王会利	河南开封	1977.1	汉	女	1999.8	2006.1		本科	护师		河南中医学院 2014.7
	孙廷廷	河南大康	1987.4	汉	女	2012.6	2012.6		本科	护师		郑州大学 2017.7
	张丹丽	河南夏邑	1989.4	汉	女	2007.10	2007.10		本科	主管护师		郑州大学 2015.3
	范瑞帆	河南长葛	1990.2	汉	女	2011.6	2011.6		本科	护师		郑州大学 2014.12
	孙丽佳	河南郑州	1991.6	汉	女	2012.6	2012.6		大专	护师		河南职工医学院 2012.6

续表

科室	姓名	籍贯	出生年月	民族	性别	参加工作时间	来院时间	入党时间	文化程度	技术职务	行政职务	毕业学校及时间
针灸推拿科	张丽莎	河南周口	1992.9	汉	女	2015.6	2015.6		本科	护师		郑州大学 2014.6
	扶新菊	河南周口	1990.2	汉	女	2015.6	2015.6		大专	护师		商丘医学高等专科学校 2014.6
	郭圆圆	河南郑州	1992.9	汉	女	2016.7	2016.7		大专	护士		河南中医药大学 2016.7
	张彦锁	河南卢氏	1989.8	汉	男	2014.12	2014.12		大专	助理医师		南阳医学高等专科学校 2009.7
脑病科	赵京伟	陕西永寿	1961.6	汉	男	1985.6	1985.6	农工党	本科	主任中医师	脑病科主任	河南中医学院 1985.7
	陈秋云	河南内乡	1972.12	汉	女	1991.7	1991.7		本科	主管护师	护士长	郑州大学 2008.6
	董永书	河南新乡	1978.10	汉	男	2000.7	2007.11	农工党	硕士研究生	副主任中医师		河南中医学院 2007.7
	田中华	河南郑州	1977.3	汉	男	1999.7	1999.7	农工党	本科	副主任中医师		北京中医药大学 2014.1
	陈刚	河南郑州	1971.7	汉	男	1991.7	1991.7		大专	主治中医师		河南中医学院 1991.7
	郭六雷	河南偃师	1974.7	汉	男	2003.4	2003.4		大专	主治中医师		河南中医学院 1999.7
	宋昕	河南南阳	1977.7	汉	女	2000.11	2000.11		本科	主治中医师		北京中医药大学 2014.1
	李燕	河南郑州	1978.11	汉	女	2002.6	2002.6		本科	主治中医师		北京中医药大学 2001.7
	高宁	河南郑州	1978.12	汉	女	2002.4	2002.4		本科	主治医师		郑州大学 2009.1
	张桂霞	河南新郑	1982.1	汉	女	2009.10	2009.10		硕士研究生	主治中医师		河南中医学院 2009.7
	王海兰	河南郑州	1972.1	汉	女	1991.7	1991.7		本科	主管护师		郑州大学 2008.6
	赵素娟	河南通许	1972.10	汉	女	2006.4	2006.4		大专	主管护师		郑州大学 2017.1
	杨景丽	河南禹州	1977.10	汉	女	1997.9	1997.9		本科	主管护师		郑州大学 2008.6
	张颖	河南虞城	1986.7	汉	女	2007.5	2007.5		本科	主管护师		郑州大学 2012.6
	冯盼盼	河南驻马店	1990.2	汉	女	2012.6	2012.6		本科	主管护师		郑州大学 2015.6

续表

科室	姓名	籍贯	出生年月	民族	性别	参加工作时间	来院时间	入党时间	文化程度	技术职务	行政职务	毕业学校及时间
脑病科	杨暖	河南南阳	1988.7	汉	女	2010.6	2010.6		本科	主管护师		郑州大学 2018.1
	刘燕	河南兰考	1988.12	汉	女	2011.6	2011.6		本科	主管护师		郑州大学 2014.8
	刘琼琼	河南偃师	1989.12	汉	女	2012.6	2012.6		本科	主管护师		郑州大学 2016.1
	刘艳芹	河南鹿邑	1991.6	汉	女	2012.6	2012.6	2011.1	本科	主管护师		郑州大学 2013.12
	王芬	河南焦作	1993.10	汉	女	2016.7	2016.7		本科	护师		大连大学 2016.7
	马建伟	河南郑州	1992.4	汉	女	2014.12	2014.12		本科	护士		郑州大学 2017.7
	王璐	河南新郑	1993.8	汉	女	2015.6	2015.6		大专	护士		河南医学高等专科学校 2015.7
内分泌科	杨辰华	河南夏邑	1967.9	汉	男	1990.8	1995.8	1989.6	博士研究生	主任中医师	内分泌科主任	中国中医科学院 2006.7
	蔺虹丽	河南灵宝	1971.12	汉	女	1990.9	1997.12		本科	主管护师	护士长	郑州大学 2009.6
	张社峰	河南洛阳	1979.5	汉	男	2009.10	2009.10		硕士研究生	副主任中医师		河南中医学院 2009.7
	吴瑷	河南新乡	1978.8	汉	女	2008.12	2008.12		硕士研究生	主治中医师		河南中医学院 2008.7
	杜文森	河南南阳	1981.6	汉	男	2007.12	2007.12	2002.10	硕士研究生	副主任中医师		福建中医学院 2007.6
	赵云	河南通许	1982.12	汉	女	2012.7	2011.7		硕士研究生	主治中医师		广州中医药大学 2011.7
	吕娜	河南周口	1985.11	汉	女	2014.12	2014.12		硕士研究生	主治医师		河南中医学院 2012.7
	赵玉洁	河南周口	1987.12	汉	女	2008.6	2008.6		本科	主管护师		郑州大学 2012.4
	张参丽	河南兰考	1988.5	汉	女	2010.6	2010.6	2009.12	本科	主管护师		郑州大学 2014.8
	吕洁	山东东明	1986.3	汉	女	2007.5	2007.5		本科	护师		郑州大学 2010.9
	付婷婷	河南商丘	1988.3	汉	女	2010.6	2010.6		本科	护师		郑州大学 2015.7
	杨倩	河南周口	1989.2	汉	女	2012.6	2012.6		本科	主管护师		郑州大学 2012.6

续表

科室	姓名	籍贯	出生年月	民族	性别	参加工作时间	来院时间	入党时间	文化程度	技术职务	行政职务	毕业学校及时间
内分泌科	王亚敏	河南焦作	1990.1	汉	女	2011.6	2011.6		本科	主管护师		郑州大学 2015.6
	张迪	河南驻马店	1990.7	汉	女	2011.6	2011.6		本科	护师		郑州大学 2015.2
	王敏	河南新郑	1991.6	汉	女	2012.6	2012.6		本科	护师		郑州大学 2016.1
	王帅佳	河南登封	1991.12	汉	女	2015.6	2015.6		大专	护士		洛阳市职业技术学院 2014.7
	张靖依	河南焦作	1994.6	汉	女	2016.7	2016.7		大专	护师		河南医学高等专科学校 2016.7
肺病科	张明利	河南博爱	1971.7	汉	男	1995.7	1995.7	1995.7	本科学历、硕士学位	主任中医师	肺病科主任	河南中医学院 1995.7/河南中医学院 2012.7
	朴桂琴	河南新郑	1964.7	汉	女	1984.9	1999.3	1999.12	大专	副主任护师	护士长	辽宁阜新煤炭医学专科学校高护班 1990.7
	屈冰	北京顺义	1958.6	汉	女	1975.8	1995.9	1985.9	本科	主任中医师		北京中医药大学 1982.12
	尹慧	河北深县	1961.12	汉	女	1985.6	1985.6	2004.7	本科	主任中医师		河南中医学院 1985.6
	马志杰	河南巩义	1974.3	汉	男	1997.1	2011.5		本科	副主任医师		河南中医学院 1997.7
	庞志勇	河南民权	1977.7	汉	男	1999.11	1999.11	1998.12	硕士研究生	主治中医师		河南中医学院 2011.7
	王素花	河南禹州	1981.2	汉	女	2008.12	2008.12		硕士研究生	主治中医师		福建中医学院 2008.7
	黄谦峰	河南襄城	1983.3	汉	男	2009.1	2009.1	2005.7	硕士研究生	主治中医师		广西中医学院 2009.7
	张俊霞	河南郑州	1981.8	汉	女	2001.1	2001.1		本科	主管护师		郑州大学 2013.8
	赵艳丽	河南辉县	1988.6	汉	女	2008.4	2008.4		本科	主管护师		黄河科技学院护理 2008.7
	梁艳	河南漯河	1989.9	汉	女	2010.6	2010.6	2013.10	本科	主管护师		河南大学 2014.1
	王丽君	河南商丘	1985.8	汉	女	2012.6	2012.6		大专	主管护师		新乡医学院 2011.1
	申雪梅	河南商丘	1989.1	汉	女	2011.6	2011.6		本科	护师		河南大学 2017.1

续表

科室	姓名	籍贯	出生年月	民族	性别	参加工作时间	来院时间	入党时间	文化程度	技术职务	行政职务	毕业学校及时间
肺病科	孙冬冬	河南驻马店	1990.5	汉	女	2011.10	2011.10		大专	护师		河南职工医学院 2011.7
	高雅	河南漯河	1990.9	汉	女	2012.6	2012.6		大专	护师		郑大护理学院 2012.6
	刘艳芳	河南鹿邑	1991.6	汉	女	2012.6	2012.6		本科	主管护师		郑州大学 2014.12
	贾阳	河南南阳	1991.7	汉	女	2012.6	2012.6		本科	护师		郑州大学 2018.7
	吴佳佳	河南博爱	1980.6	汉	女	2002.4	2002.4		本科	无		河南中医学院 2009.1
肾病科	华琼	浙江湖州	1964.1	汉	女	1985.12	1985.12		本科	主任中医师	肾病科主任	河南中医学院 1985.12
	冯惠娟	河南长葛	1973.2	汉	女	1992.7	1992.7		本科	主管护师	护士长	郑州大学 2007.1
	唐桂军	河南淇县	1972.4	汉	男	1995.7	1995.7	1993.11	本科学历、硕士学位	主任中医师		河南中医学院 1995.7/河南中医药大学 2016.6
	李星锐	河南郸城	1980.4	汉	男	2007.11	2007.11	民盟	硕士研究生	副主任中医师		河南中医学院 2007.7
	刘恋	河南南阳	1979.12	汉	女	2007.11	2007.11	2005.12	硕士研究生	主治中医师		河南中医学院 2007.6
	刘彦妍	河南南阳	1982.9	汉	女	2012.7	2011.7	2009.5	硕士研究生	主治中医师		河南中医学院 2011.7
	于国俊	河南安阳	1986.4	汉	男	2012.7	2011.7	九三学社	硕士研究生	主治中医师		天津中医药大学 2011.7
	王娇	河南新乡	1989.1	汉	女	2015.8	2015.8	2010.6	硕士研究生	主治中医师		河南中医学院 2015.7
	任永朋	河南焦作	1988.2	汉	男	2016.7	2016.7	2010.5	硕士研究生	医师		河南中医学院 2016.7
	张艳	河南郑州	1981.2	汉	女	2004.11	2004.11		本科	主管护师		河南中医学院 2013.1
	娄思娅	河南鹤壁	1983.1	汉	女	2006.4	2006.4		本科	主管护师		郑州大学 2007.7
	郭慧	河南洛阳	1985.9	汉	女	2006.11	2006.11		本科	主管护师		郑州大学 2013.8
	娄海静	河南叶县	1986.6	汉	女	2008.7	2008.7		本科	主管护师		郑州大学 2017.6
	逯璐	河南商丘	1986.10	汉	女	2007.10	2007.10		本科	主管护师		郑州大学 2013.12

续表

科室	姓名	籍贯	出生年月	民族	性别	参加工作时间	来院时间	入党时间	文化程度	技术职务	行政职务	毕业学校及时间
肾病科	孔征	河南新乡	1978.8	汉	女	1997.9	1997.9		本科	护师		郑州大学 2012.3
	李蕾	河南郑州	1974.11	汉	女	1994.6	1994.6		本科	主管护师		郑州大学 2013.6
	狄文玲	河南郑州	1986.6	汉	女	2009.6	2009.6		本科	护师		中央广播电视大学 2012.7
	白小杰	河南巩义	1988.2	汉	女	2010.6	2010.6		本科	主管护师		中央广播电视大学 2014.7
	宋方方	河南安阳	1989.7	汉	女	2012.6	2012.6		本科	护师		中央广播电视大学 2014.1
	许倩文	河南开封	1990.2	汉	女	2015.6	2015.6		大专	护师		郑州大学西亚斯国际学院 2013.7
	周佳楠	河南焦作	1992.4	汉	女	2014.12	2014.12		大专	护师		山东协和学院 2014.6
	唐雅	河南荥阳	1993.1	汉	女	2016.7	2016.7		专科	护师		河南医学高等专科学校 2015.7
	孙姣姣	河南长葛	1993.3	汉	女	2012.6	2012.6		大专	护士		郑州大学护理学院 2012.6
	路文君	河南商丘	1994.10	汉	女	2016.7	2016.7		本科	护士		南阳医学高等专科学校 2016.7
儿科	高雅	河南开封	1962.5	汉	女	1985.12	1985.1	1985.9	本科	主任中医师	儿科主任	河南中医学院 1985.12
	李丽	河南信阳	1974.9	汉	女	1997.8	1997.8		本科	主管护师	护士长	郑州大学 2008.6
	郑春燕	河南方城	1963.3	汉	女	1981.7	1981.7		本科	副主任中医师		河南中医学院 1999.7
	吴文先	河南新县	1974.12	汉	男	1998.8	2015.8	民盟	硕士研究生	副主任中医师		河南中医学院 2005.8
	田丽	河南济源	1984.5	汉	女	2009.10	2009.1		硕士研究生	主治中医师		南京中医药大学 2009.7
	李芳	河南临颍	1986.5	汉	女	2014.11	2013.7	2008.5	硕士研究生	主治中医师		河南中医学院 2013.7
	魏秀红	山东莱芜	1988.9	汉	女	2016.7	2016.7		硕士研究生	主治中医师		辽宁中医药大学 2013
	郭嘉成	河南扶沟	1988.5	汉	男	2014.12	2014.12		硕士研究生	医师		甘肃中医学院 2014.6

续表

科室	姓名	籍贯	出生年月	民族	性别	参加工作时间	来院时间	入党时间	文化程度	技术职务	行政职务	毕业学校及时间
儿科	白东林	河南洛阳	1986.11	汉	男	2016.7	2016.7		硕士研究生	主治医师		河南中医药大学 2016.7
	冯暖暖	河南商丘	1991.6	汉	女	2014.12	2014.12		本科	康复医学治疗技术（士级）		河南中医药大学 2018.1
	李爱徽	河南新乡	1980.1	汉	女	2014.12	2014.12		本科	主管护师		郑州大学 2011.12
	李娟	河南濮阳	1987.1	汉	女	2006.4	2006.4		本科	主管护师		郑州大学 2010.6
	田笛	河南禹州	1989.7	汉	女	2010.11	2010.11		本科	主管护师		郑州大学 2016.1
	张彩虹	河南禅城	1988.6	汉	女	2012.6	2012.6		本科	主管护师		郑州大学 2014.6
	马向琼	河南平顶山	1990.5	汉	女	2015.6	2015.6		大专	护师		开封大学 2015.6
	薛慧宁	河南洛阳	1993.3	汉	女	2016.7	2016.7		本科	护师		郑州大学 2015.12
	牛艺涵	河南开封	1993.5	汉	女	2014.12	2014.12		大专	护师		南阳医学高等专科学校 2014.7
	孙慕飞	河南周口	1994.7	汉	女	2015.6	2015.6		本科	护师		山西医科大学 2014.7
	魏方方	河南滑县	1992.5	汉	女	2015.6	2015.6		大专	护士		鹤壁职业技术学院 2015.6
	钱晓兰	河南周口	1992.10	汉	女	2016.7	2016.7		大专	护士		平顶山学院 2016.7
	张素瑞	河南周口	1995.12	汉	女	2016.7	2016.7		专科	护师		河南医学高等专科学校 2016.7
外妇科	刘国平	河南郑县	1965.1	汉	男	1982.10	2002.6	1998.7	本科	副主任医师	外科副主任	郑州大学 2007.1
	陈丽	河南虞城	1977.7	汉	女	1995.7	1995.7	1995.7	本科	副主任护师	第三党支部副书记，护士长	郑州大学 2007.1
	王国栋	河南汝南	1960.11	汉	男	1977.8	1995.7	1995.6	硕士研究生	主任中医师		浙江中医学院 1995.6
	何雄义	江西峡江	1967.1	汉	男	1993.6	2002.10	民盟	本科	副主任医师		新乡医学院 1993.7
	高翠霞	河南民权	1974.10	汉	女	1999.11	1999.11	民盟	本科学历、硕士学位	副主任中医师		河南中医学院 1999.7/河南中医药大学 2012.7

科室	姓名	籍贯	出生年月	民族	性别	参加工作时间	来院时间	入党时间	文化程度	技术职务	行政职务	毕业学校及时间
外妇科	买建修	河南周口	1962.12	回	男	1980.12	1997.11		大专	主治中医师		新乡医学院 1997.7
	李涛	河南沈丘	1970.1	汉	男	1986.10	2004.9	1988.7	本科	主治中医师		河南中医学院 2013.1
	刘赟	河南荥阳	1971.6	汉	男	1991.8	2004.5		大专	主治中医师		河南中医学院 1991.7
	孟鸿雁	河南泌阳	1978.9	汉	女	2014.12	2014.12	2008.9	硕士研究生	主治中医师		河南中医学院 2011.7
	赵嘉梅	河南南阳	1980.1	汉	女	2003.6	2011.1	1999.6	硕士研究生	主治中医师		河南中医学院 2008.5
	张爱华	河南柘城	1981.12	汉	女	2009.10	2009.1	2008.5	硕士研究生	主治中医师		河南中医学院 2009.7
	董林林	河南方城	1983.2	汉	男	2012.7	2011.7	2005.12	硕士研究生	主治中医师		河南中医学院 2011.7
	高飞	河南郑县	1977.6	汉	男	1999.7	2002.9		本科	医师		新乡医学院 2005.7
	张永静	河南固始	1978.10	汉	女	2002.8	2000.8		本科	主管护师		郑州大学 2014.8
	杜丽华	河南襄城	1979.12	汉	女	1999.4	1999.4		本科	主管护师		河南中医学院 2005.7
	孙娟	河南开封	1980.11	汉	女	1999.11	1999.11		本科	主管护师		郑州大学 2010.12
	付丽君	河南舞阳	1982.12	汉	女	2001.11	2001.11		本科	主管护师		郑州大学 2014.8
	田慧萍	河南荥阳	1983.6	汉	女	2005.4	2005.4		本科	主管护师		郑州大学 2009.6
	徐录敏	河南叶县	1987.11	汉	女	2011.6	2011.6		本科	主管护师		河南中医学院 2011.7
	王润章	河南郑州	1987.1	汉	女	2011.6	2011.6		本科	主管护师		郑州大学 2011.1
	李静	河南安阳	1990.6	汉	女	2014.12	2014.12		本科	护师		郑州大学 2014.6
	田明丽	河南郸城	1990.7	汉	女	2016.7	2016.7		本科	护师		河南中医学院 2016.7
	郭燕	河南方城	1992.6	汉	女	2015.6	2015.6		本科	护师		郑州大学 2016.6
	贾可娟	河南襄城	1982.8	汉	女	2006.6	2006.6		本科	无		河南中医学院 2009.1

续表

科室	姓名	籍贯	出生年月	民族	性别	参加工作时间	来院时间	入党时间	文化程度	技术职务	行政职务	毕业学校及时间
急诊科	白清林	河南南阳	1963.1	汉	女	1982.7	1982.7	1993.6	博士研究生	主任中医师	急诊科副主任	北京中医药大学 2009.7
	彭秀丽	河南虞城	1970.9	汉	女	1990.7	1990.7		本科	主管护师	护士长	郑州大学 2008.12
	张玉	河南南阳	1964.10	汉	女	1985.12	2011.11		本科	副主任医师		河南中医学院 1985.7
	郭文学	河南民权	1979.8	汉	男	2008.1	2008.1	2006.7	硕士研究生	主治中医师		河南中医学院 2007.6
	王爱军	河南遂平	1980.9	汉	女	2011.11	2011.11		硕士研究生	主治中医师		河南中医学院 2008.7
	史晓菲	河南渑池	1980.12	汉	女	2008.1	2008.1		硕士研究生	主治中医师		河南中医学院 2007.6
	周彬彬	河南内乡	1988.9	汉	女	2015.8	2015.8		硕士研究生	主治医师		黑龙江中医药大学 2015.7
	宣永丽	河南舞阳	1984.5	汉	女	2002.7	2002.7		本科	主管护师		郑大护理学院 2013.8
	聂珍珍	河南扶沟	1987.3	汉	女	2006.4	2006.4		本科	主管护师		郑州大学 2011.1
	董娟	河南渑池	1982.2	汉	女	2002.5	2002.5		本科	护师		郑州大学 2013.3
	冯晓纳	河南平顶山	1989.1	汉	女	2014.12	2014.12		本科	主管护师		郑州大学 2014.12
	逯雅丹	河南巩义	1989.3	汉	女	2010.6	2010.6		本科	护师		郑州大学 2015.8
	刘晓丽	河南新郑	1989.3	汉	女	2015.6	2015.6		本科	护师		河南中医学院 2013.7
	闫会娟	河南濮阳	1990.10	汉	女	2015.6	2015.6		本科	护师		郑州大学 2018.1
	朱文	河南信阳	1991.4	汉	女	2012.6	2012.6		本科	护师		郑州大学 2018.1
	杨雅咏	河南荥阳	1991.6	汉	女	2012.6	2012.6		本科	护师		郑州大学 2015.8
	郑丹丹	河南新乡	1991.9	汉	女	2010.6	2010.6		本科	主管护师		郑州大学 2015.8

续表

科室	姓名	籍贯	出生年月	性别	民族	参加工作时间	来院时间	入党时间	文化程度	技术职务	行政职务	毕业学校及时间
ICU	吕柏雪	河南洛宁	1980.12	女	汉	1999.11	1999.11		本科	主管护师	护士长	上海交大网络学院 2009.1
	王同满	河南开封	1987.2	女	汉	2016.8	2016.8	2009.4	硕士研究生	主治中医师		河南中医学院 2015.7
	麻丽娜	河南驻马店	1988.10	女	汉	2016.7	2016.7	2012.3	硕士研究生	主治中医师		河南中医药大学 2015.7
	陈洋	河南漯河	1989.10	女	汉	2016.7	2016.7		硕士研究生	主治医师		河南中医药大学 2015.7
	李想	河南郑州	1986.1	女	汉	2007.5	2007.5		本科	主管护师		郑州大学护理学院 2010.9
	徐倩	河南禹州	1989.6	女	汉	2012.6	2012.6		本科	护师		郑州大学 2016.7
	曾欢欢	河南开封	1990.3	女	汉	2016.7	2016.7		本科	护师		河南中医药大学 2016.7
	陈亚萌	河南郑州	1990.12	女	汉	2012.6	2012.6		本科	护师		郑州大学 2015.10
	武芝华	河南周口	1992.11	女	汉	2016.7	2016.7		本科	护师		郑州大学 2017.6
	马昊	河南商丘	1994.2	男	满	2016.7	2016.7		专科	护师		郑州大学护理学院 2014.7
	高梦寒	河南太康	1996.12	女	汉	2016.7	2016.7		大专	护师		河南医学高等专科学校 2016.7
治未病科	潘金丽	河南沈丘	1971.10	女	汉	1994.11	2001.7	2007.8	硕士研究生	副主任中医师	治未病科副主任	河南中医学院 2008.8
	马龙	山东曹县	1976.10	男	回	2008.12	2008.9	2005.1	博士研究生	副主任中医师	治未病科副主任	北京中医药大学 2008.7
	方珊珊	浙江绍兴	1980.12	女	汉	1999.11	1999.11		本科	主管护师	护士长	郑大护理学院 2008.6
	王彩云	河南平舆	1975.9	女	汉	1995.7	1995.7		本科	主管护师		郑州大学 2018.1
	李冰	河南郑州	1980.6	女	回	2002.11	2002.11		本科	主管护师		郑大护理学院 2009.1
	周伟	河南荥阳	1983.5	女	汉	2014.12	2014.12		大专	主管护师		郑州大学医学院 2008.1
	李甜甜	河南临颍	1991.11	女	汉	2011.10	2011.10		本科	主管护师		郑州大学 2015.8
	黄碧茜	河南周口	1993.3	女	汉	2014.12	2014.12		本科	护师		郑州大学 2015.12

续表

科室	姓名	籍贯	出生年月	民族	性别	参加工作时间	来院时间	入党时间	文化程度	技术职务	行政职务	毕业学校及时间
	郑丽君	河南鄢陵	1973.8	汉	女	1992.7	1992.7		本科	主管护师	护士长	郑州大学 2007.1
	毕爱华	河南商水	1971.7	汉	女	1990.10	1995.7		大专	主管护师		河南中医学院 2006.12
	马俊	河南固始	1974.12	汉	女	1999.5	1999.5		本科	主管护师		郑州大学 2008.12
	林维珍	山东日照	1980.3	汉	女	1999.11	1999.11		本科	主管护师		郑州大学 2009.6
供应室	王瑛	巴彦淖尔	1987.10	汉	女	2011.6	2011.6		本科	护师		河南中医学院 2011.7
	李晓晴	河南濮阳	1990.5	汉	女	2012.6	2012.6		本科	护师		郑州大学 2016.7
	杨萌	河南商丘	1990.6	汉	女	2012.6	2012.6		本科	护师		郑州大学 2015.2
	张新生	河南郑州	1977.7	汉	男	1990.3	1995.7		专科	二级工		河南广播电视大学 2005.7
东区药厂	焦伟	河南修武	1966.3	汉	男	1989.7	1989.7		本科	副主任中医师	主任	河南中医学院 1989.7
	孙志华	河南民权	1972.3	汉	男	1994.7	1994.7		本科	会计师		沈阳工业大学 2003.7
	赵建一	河南鲁山	1973.1	汉	男	1991.7	1991.7	2010.7	本科	主管药师		河南中医学院 2002.7

后

记

单位志是一个单位发展的史书，它记载着单位的创立、创业、发展、进步的整个过程，能起到"存史、资政、教化"作用，对管理决策提供历史的基本资料、对培养现代或下一代从业者爱国、爱院、爱岗敬业精神，为后世留下翔实可靠的史料借鉴都有重要意义。据此，2011 年 7 月，经院党委研究决定启动《河南省中医药研究院院志》编纂工作，成立《河南省中医研究院院志》（以下简称《院志》）编纂委员会：党委书记周文贞、院长韩颖萍任主任，副书记王希浩、副院长田元生、范军铭、李毅萍任副主任，田文敬、牛国顺、王军、李更生、庆慧、蒋春霞、邱保国、都恒青、陈阳春、刘道清及相关科室负责人等为委员。

同时，院党委指定由副书记王希浩主抓《院志》编纂工作，由田文敬负责《院志》总体编纂方案的规划设计、详细章节目录的制定及后期稿件的编辑和修改，牛国顺负责《院志》规划方案的落实、所需相关资料的收集以及汇总和编写。所有参与收集资料或撰写人员均为兼职，既不脱产，又不能耽误本职工作。

初期，编纂人员虽然参与过行业年鉴或行业志的编写，但没有单位志书编纂经验，不知从何下手，后来办公室找到两本相关单位编纂的志书作为参考，并查找资料，学习相关志书编写方法，边学边干，直到年底，才勉强摸索着草拟了一个《院志》编写规划方案，制定了目录，经过集体讨论，几经修改，初步确定编写内容。

2013 年后，在草案目录的基础上，研究院在召开院周会时，布置《院志》编纂工作，要求院属各单位、各科室提供相关资料，撰写与其相关的内容和文稿。由于该项工作没有严格的时限性，又没有专职人员负责或催要，各忙各的工作，收效甚微。此后因种种原因，《院志》编纂的资料收集工作进展缓慢。

直到 2017 年又重新起动《院志》的编纂资料收集工作，研究院召开《院志》专题会议，专门讨论《院志》资料收集的途径和办法，会议决定由院属各部门主任负责收集和提供本部门的相关资料，由院办主任牛国顺负责联络和催办，后又成立资料收集小组，成员有郭致远（负责院属行政部门的资料收集）、张振亚（负责附属医院各科室的资料收集）、李开言（负责中药研究所的资料收集）、孙现鹏（负责信息文献研究所的资料收集）等，经过一段时间的工作，资料的收集有较大进展。

由于年代久远，时过境迁，人事变化较大，再加上单位搬迁，科室变动，相关资料搬来搬去，散失严重，档案保存不善，前期的文书档案几乎没有，收集到的也多是近期资料。有鉴于此，所用资料除现有档案外，主要来源于以下几个方面：①办公室会议记录；②近年来的年终总结；③有关老专家的部分回忆；④收集分散在个人手中的零碎资料；⑤以前编印的《河南省中医研究所所史》《建院三十五周年成果汇编》及相关宣传页的记述；⑥人物部分资料由个人撰写提供。然后，对散乱的资料进行筛选论证，使之串联起来，再与相关科室和老专家反复核对。

在资料收集过程中，因经验不足，虽想了不少办法，但还是走了不少弯路，事倍功半，直到 2018 年下半年，才进入资料的编纂阶段，具体分工是：牛国顺负责行政机构与管理、基础设施建设、国内外交流、产业建设、体制改革、大事记、人物等章节；王军负责科学研究、临床医疗、教育等章节；田文敬负责概述、建制沿革、党的组织、学术期刊、史志编纂等章节。参加编写的人员有：郭致远、李春燕、王学超、张振亚、孙现鹏、李开言、王明等，孙维莹负责查找老档案，翻拍老资料底片，提供全书所用的历史照片。

2018年12月，形成初稿，送院领导及老专家审阅。于2019年1月召开《院志》稿初审会，参加人员有：周文贞、王希浩、田元生、范军铭、李毅萍、邱保国、都恒青、陈阳春、刘道清、田文敬、牛国顺、王军、李春燕、郭致远等，座谈会上，领导和专家提出了很多修改建议，仍由编纂人员按分工补充修改。

《院志》编纂就是书写研究院的历史，是严肃而庄重的事情，对每一件事、每个人物、每一项工作、每一个课题等的记述，都来不得半点马虎，更不能似是而非，都必须做到事出有因，行文有据。相关事件的时间、地点、人物、过程等每一个细节都不能有丝毫差错。因此，在《院志》编纂过程中始终坚持以下原则：①人事变动、职务升迁有任命；②名称（包括院名、科室名等）、编制、设置、职能变动有批文；③项目、课题有标书、任务书，科研成果有文件、证书，著作有原件；④事件有原始记录或办公会议记录，还有照片佐证等。一切照章行事，不越雷池半步。为避免差错，编纂成稿后，相关人事、科研、临床及科室内容等分别由人事管理部门、科研管理部门、医政管理部门、院办公室等相关科室主任核准把关并签字确认。人物记述的基本信息由人事部门核准，记述的内容均由对口管理部门核准，如科研成果、著作、论文、专利、学术兼职等应与院档案记录相一致，并经通用的知网、专利网、图书网、学会网等核实，最后再请本人签字确认，本人与管理部门意见相左时以管理部门意见为准。在此过程中，时常讨教、打扰各位领导、主任、专家、当事人，给各位增添了不少麻烦，深表歉意，这实乃为研究院历史负责而为之，还望予以谅解。

《院志》编纂过程中，我们始终本着对研究院负责、对历史负责、对领导负责、对专家负责的态度，用心认真，对事件人物记述是慎之又慎，反反复复，走访查据，商讨再三，纠结失眠，惴惴不安，唯恐出错。用词遣句反复推敲，仔细核对，斟酌取舍，其工作之艰辛，烦乱难寐之痛苦，不是身临其境亲临亲为是难以体验到的。但念及能为研究院的历史做点工作，能使研究院的发展从中得到裨益，中医药史研究能由此而多一史料佐证，则内心又感到些许安慰。

甲子书志事，甘苦寸心知。书好也罢，书歹也罢，唯竭尽心力而为之；述全也好，述偏也好，唯端正心思而定之；记多也好，记少也罢，唯原始资料而综之；放前也好，置后也罢，唯编志规则而从之。偏全、好歹、前后、多少，绝无编者偏好之意，绝非编者亲疏而为。是非功过，任人评说，后人自有公论。六十年往事功业虽未尘封，但已成过去，亦进史志之门，唯事业追求之精神，唯中医研究之成就，唯专家学者之贡献对中医事业能有所借鉴，有所激励。足矣！

《院志》编纂是个大工程，几经寒暑，前后动用数十人查资料、找线索、访人物、寻图表，动员多位老专家忆往事、思旧闻、觅踪迹、搜依据，烦请院领导、科室主任亲自撰稿、修稿、审稿、核对。这些都是在无专职、不脱岗的情况下利用业余时间完成的，他们兢兢业业、踏踏实实、任劳任怨、加班加点、反复论证和修改，令人感动，还有很多年过花甲的老专家非常关注《院志》编纂，提出很好的建议，提供了珍藏的资料和照片。在此，对为《院志》编纂做出努力、付出劳动、献出心血、提供帮助的所有领导、专家、职工和工作人员表示衷心的感谢。

《院志》编纂能得以完成并付梓，主要是得益于院领导的大力支持，得益于各科室主任的鼎力相助，得益于广大职工的无私奉献，更得益于各位专家的指导和帮助，得益于各位撰稿人、编纂者的辛勤劳动，再次致以深切的谢意。由于编纂者水平有限，史料素材缺漏，差误难以避免，不妥之处，敬请各位同仁不吝赐教。